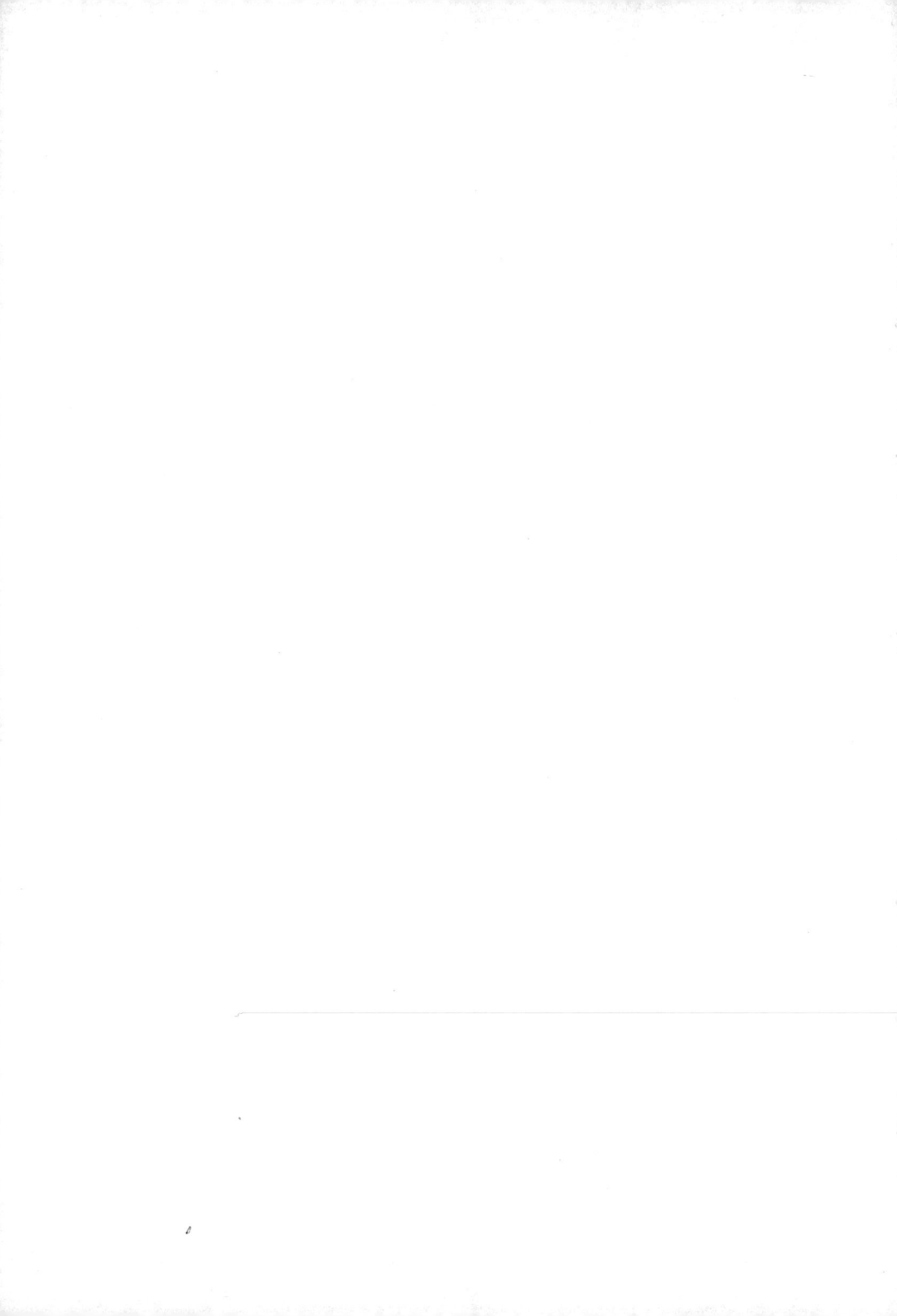

# Moderne Tauchmedizin

Christoph Klingmann, Kay Tetzlaff (Hrsg.)

# Moderne Tauchmedizin

Mit 212 Abbildungen und 46 Tabellen

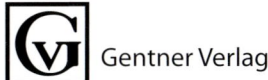 Gentner Verlag

## Herausgeber

**Dr. med. Christoph Klingmann**
Oberarzt, Universitäts-Hals-Nasen-Ohren-Klinik Heidelberg; Mitglied des Vorstands
der Gesellschaft für Tauch- und Überdruckmedizin e.V.

**Priv.-Doz. Dr. med. Kay Tetzlaff**
Facharzt für Innere Medizin/Pneumologie; Leiter des Ausschuss Tauchtauglichkeit der
Gesellschaft für Tauch- und Überdruckmedizin e.V.; Gastdozent Abteilung Sportmedizin
am Universitätsklinikum Tübingen

## Redaktionelle Koordination

Silvia Göhring, Heidelberg

## Copyright-Material

Den Autoren des Werks wird an dieser Stelle für die Überlassung von Texten, Grafiken
und Methodikdarstellungen herzlich gedankt.

**Bibliografische Information der Deutschen Bibliothek**
Die Deutsche Bibliothek verzeichnet diese Publikation in der Deutschen
Nationalbibliografie; detaillierte bibliografische Daten sind im Internet
über http://dnb.ddb.de abrufbar.

ISBN 978-3-87247-645-6

© 1. Auflage, Gentner Verlag, Stuttgart 2007

Umschlaggestaltung: GreenTomato Süd GmbH, Stuttgart
Medizingrafiken: Angelika Kramer, Stuttgart
Satz und Layout: Hilger VerlagsService, Heidelberg
Druck und Bindung: Druckerei Marquart GmbH, Aulendorf

Printed in Germany

Alle Rechte vorbehalten

*Unseren Eltern, Biljana, Christiane, Jana, Svenja, Saskia in Dankbarkeit!*

# Geleitwort

Der moderne Taucher ist tauchmedizinisch interessiert und ziemlich gut informiert. Seine Quellen sind Artikel in den Tauchmagazinen, selbstverständlich das Internet und die Diskussion in Taucherkreisen.

Die Beschäftigung mit Tauchphysiologie und Tauchmedizin tut auch Not, und zwar weit über die bisher etablierten Lehrinhalte der verschiedenen Ausbildungsorganisationen hinaus. Niemals zuvor war die Bandbreite der zur Verfügung stehenden Tauchverfahren mit und ohne Gerät so groß. Niemals zuvor konnte der Taucher aus derartig vielen Angeboten wählen. Das Ganze findet in einer an Freizeit orientierten Welt häufig leider nicht in der erforderlichen Ruhe und Ausgeglichenheit statt. An Wochenenden, Feiertagen und im Urlaub werden bis zu den Wunschzielen erhebliche Fahr- oder Flugstrecken zurück gelegt. Das an sich so beschauliche Tauchen kann dadurch zu einem ziemlich hektischen Unterfangen werden. Bedeutende Tauchsicherheitsaspekte können dabei schon einmal auf der Strecke bleiben.

Es muss unser gemeinsames Anliegen sein, medizinische Tauchsicherheit verständlich und im Gesamtzusammenhang direkt bis an die Tauchplätze zu bringen. Nur derjenige Taucher, der verstanden hat, was in seinem Körper vor, während und nach dem Tauchen abläuft, hat das Wissen dazu erworben, mögliche Risiken für sich selbst auch erfolgreich zu minimieren.

Einen Tauchgang ganz ohne Risiko gibt es allerdings nicht. Es wird ihn auch niemals geben. In der persönlichen Rückschau als Tauchmediziner ist mir das im Laufe der Jahre immer deutlicher vor Augen getreten. Viele Taucher sind sich sicher, dass wer gesund ist, alles richtig macht, die Regeln beachtet und bestes Material verwendet, schon keinen Tauchunfall erleiden wird. Dass dies nicht so ist, zeigen die weltweiten Statistiken von Divers Alert Network (DAN). Bei mehr als der Hälfte aller signifikanten Tauchunfälle wurde alles „richtig" gemacht. Warum passieren dann die Unfälle? Ist „richtig" vielleicht nicht immer richtig? Sicher ist, dass sich die moderne Tauchmedizin derzeit in einem dynamischen Prozess befindet, an dessen vorläufigem Ende die bisher geübte Praxis der „Gasbläschentoleranz" durch eine neue Strategie der „Gasbläschenvermeidung" abgelöst werden wird.

Der moderne tauchmedizinisch tätige Arzt steht vor der Herausforderung, seinen Wissenstand auch dann aktuell halten zu müssen, wenn er nur gelegentlich Tauchtauglichkeitszertifikate ausstellt und ansonsten anderen medizinischen Aufgaben nachgeht. Aufgrund der äußerst dynamischen Entwicklung der Tauchmedizin in den letzten Jahren ist es für Nicht-Insider schwierig, dem Wissensfortschritt zu folgen. Tauchwillige Menschen in jungem oder sehr hohem Lebensalter, mit körperlichen Einschränkungen, mit chronischen Krankheiten, die niemals zuvor eine taucherärztliche Erlaubnis erhalten hätten, haben aufgrund dieses Paradigmenwechsels in der Tauchmedizin nun realistische Chancen, dem Tauchsport nachzugehen. Statt nur zu verbieten, ist es jetzt daran zu prüfen, unter welchen genauen Bedingungen das Tauchen im Individualfall ausgeübt werden kann. Gefragt sind Fingerspitzengefühl, Begleitung und Beratung. Dies stets vor dem Hintergrund des technisch Machbaren. Erforderlich ist die konstruktive Interaktion zwischen tauchmedizinisch tätigem Arzt, Taucher, Tauchlehrer und tauchmedizinischen Experten. Oft genug hat das Tauchen einen positiven Effekt auf bestehende Grundkrankheiten. Der moderne tauchmedizinisch tätige Arzt bringt sich engagiert ein und sollte zur Beurteilung des einen oder anderen Falls durchaus auch selbst einmal „nass" werden. Nichts vermag die eigene Beobachtung des Verhaltens eines infrage stehenden Kandidaten unter Wasser zu ersetzen!

Moderne Tauchmedizin ist ohne ein hoch aktuelles Nachschlagewerk nicht denkbar. Ältere Publikationen greifen nicht mehr. Die über Jahrzehnte fortgeschriebenen Inhalte haben teils nur noch historischen Wert. Moderne Tauchmedizin hat an Breite und an Tiefe gewonnen, sie ist individueller und spezieller geworden.

Dieses Standardwerk wird dem voll gerecht. Aus der Praxis für die Praxis geschrieben folgt es der Logik der modernen Tauchmedizin, indem es neben der wichtigen Erkennung und Behandlung tauchunfallbedingter Ereignisse den Vorsorgeaspekt umfassend in den Vordergrund rückt.

Meine Sympathie kommt nicht von ungefähr. DAN Europe, zu dessen Gründungsvätern ich mich zählen darf, hat sich immer als umfassende Tauchsicherheitsorganisation verstanden, deren Mitglieder zwar selbst auf das Beste abgesichert sind, aber zugleich ihren Beitrag zur allgemeinen Tauchsicherheit leisten. Die Ergebnisse der weltweiten DAN-Forschung zur sicheren Dekompression oder zum Risiko vorbestehender Erkrankungen haben Standards gesetzt, die sich als moderne Tauchmedizin im vorliegenden Werk direkt widerspiegeln. Und das auch endlich einmal umfassend in deutscher Sprache!

Der moderne Tauchlehrer hat stets die Hand am Puls der Tauchmedizin. Es bleibt ihm gar keine andere Wahl. Vor Ort hat der Tauchlehrer klar definierte tauchmedizinische Verantwortlichkeiten. Das reicht von der Einschätzung der Tauchtauglichkeit bei akuten gesundheitlichen Auffälligkeiten über das rechtzeitige Erkennen von riskanten Symptomen unter Wasser bis zur ersten qualifizierten Hilfe bei Tauchunfällen. Und weil die Globalisierung beim Tauchurlaub längst gelebte Normalität ist, erwartet der Kunde überall auf der Welt umfassende Tauchsicherheit, gleichsam ebenso als Normalität.

Die Erfahrungen bei DAN als Betreiber des einzigen weltweiten Tauchsicherheitsnetzwerks zeigen überdeutlich, wie konkret der Tauchkunde diese Verantwortlichkeiten des Tauchlehrers in entsprechender Situation einfordert.

Neben einer guten Haftpflicht- und Rechtsschutzabdeckung, die weltweit greift, sind für Tauchlehrer bei in der Regel fehlender tatsächlicher Notfallpraxis profunde tauchmedizinische Ausbildung und deren regelmäßige Auffrischung entscheidend. Ein übersichtlich gegliedertes modernes tauchmedizinisches Handbuch ist dem Tauchlehrer dabei sehr hilfreich. Er kann fehlende eigene Erfahrung durch praxisnahe Darstellungen Erfahrener ein gutes Stück wettmachen.

Die Herausgeber Klingmann und Tetzlaff, selbst erfahrene Tauchmedizinspezialis-ten, haben hiermit ein hervorragendes Standardwerk geschaffen, das auch gerade deswegen besticht, weil es Tauchlehrer, Taucher und Ärzte als Leser vereint. Sicher-lich nicht ungewollt ist es deswegen auch so ausgesprochen verständlich gestaltet. Was mir persönlich aber am besten gefällt, ist seine Vielseitigkeit. Taucher und Tauchlehrer können sich damit hoch seriös auf eine Prüfung vorbereiten. Sie kön-nen sich aber auch ganz entspannt in Zusammenhänge einlesen, die der Interessierte schon immer einmal stressfrei verstehen wollte – sei er nun Taucher, Arzt oder Tauchlehrer.

Ich wünsche Ihnen Begeisterung beim Eintauchen in die Tauchmedizin!

*Dr. med. Ulrich van Laak*
Direktor Divers Alert Network Europe

# Vorwort

Tauchen ist ein faszinierender Sport, der dem Menschen Einblicke in die Welt unter Wasser ermöglicht. Immer mehr Menschen geraten in den Bann dieser Faszination und dementsprechend wächst der Bedarf an aktueller Information über die tauchmedizinischen Grundlagen, das Erkennen von Gefährdungen, Vermeiden von Risiken und der Behandlung von Unfällen. Das vorliegende Buch der modernen Tauchmedizin soll diesen Anspruch in vielfältiger Weise erfüllen.

Die Tauchmedizin, die sich unmittelbar an der Nahtstelle zwischen Tauchen als Sport und als Beruf befindet, wird damit gleichzeitig zu einem wichtigen Element der dynamischen Entwicklung des modernen Tauchsports und der beruflichen Anwendung. Die Tauchmedizin hat sich deutlich zum aktiven Gestalter verantwortlichen Tauchens entwickelt. Die Anforderungen an die Qualifizierung, an die Aus- und Fortbildung bei allen Beteiligten des Tauchens nehmen laufend zu.

Die moderne Tauchmedizin befasst sich speziell mit den physiologischen und psychologischen Auswirkungen des Aufenthalts unter Wasser auf den Menschen. Sie konzentriert sich auf Prävention, Diagnose und Therapie von gesundheitlichen Risiken, die im und unter Wasser auftreten können. Auch die Beurteilung der Tauchtauglichkeit ist Aufgabe der Tauchmedizin und trägt neben der sicheren Ausbildung zur Risikominimierung bei.

Das vorliegende Werk ist vor allem für Tauchausbilder, interessierte Taucher und Ärzte konzipiert. Wegen der hohen Verantwortung für sich selbst und andere müssen insbesondere Tauchausbilder ständig ihr tauchmedizinisches Wissen aktualisieren, denn die Tauchmedizin entwickelt sich so dynamisch wie der Tauchsport selbst. Das Buch soll daher dazu beitragen, die Qualität und das tauchmedizinische Wissen gerade der Tauchausbilder zu unterstützen im Sinne einer aktiven Hilfe bei der pädagogischen Umsetzung. Sie sind verantwortlich für eine fundierte Tauchausbildung einer ständig wachsenden Zahl von Interessenten am Tauchsport.

Dieses Handbuch informiert entsprechend systematisch über die medizinischen und physikalisch-technischen Hintergründe und spezifischen Aspekte des Tauchsports. Entsprechend der anspruchsvollen Thematik wurde ein sehr übersichtliches strukturiertes Konzept entwickelt, das den Leser gut orientiert durch die Themen führt. Zahlreiche tauchmedizinisch interessante Praxisfälle, Checklisten, Handlungshinweise, aufwändige Illustrationen, Kontakthinweise auf die Tauchszene veranschaulichen die tauchmedizinischen Grundlagen und bieten hohen Nutzwert.

Bisher selten adressierte Randthemen des Tauchsports wie Tauchen mit Kindern oder bei Behinderung sowie juristisch relevante Sachverhalte rund ums Tauchen werden mit eigenen Schwerpunkten behandelt. Der thematische Bogen spannt sich weit bis zum Berufs- und Forschungstauchen.

Der Tauchsport spielt sich für viele Begeisterte im Ausland ab, besonders in den Tropen. Deshalb wurden auch Kapitel integriert, die sehr praxisbezogen über tropen- und reisemedizinische Erkrankungen, Versicherungsschutz beim Tauchen auf Reisen und die richtige Ausstattung der Reiseapotheke informieren. Abgerundet wird dieser Teilaspekt des Buches durch ausführliche Informationen über die zu erwartende Flora und Fauna unter Wasser und deren Gefahren.

Unser Buch berücksichtigt ferner die Leitlinien und Regelwerke der führenden deutschsprachigen und internationalen tauchmedizinischen Fachgesellschaften, den verschiedenen Tauchsportverbänden, den Berufsgenossenschaften, der Bundeswehr und der verschiedenen Hilfsorganisationen wie DLRG und der Feuerwehr.

Unser Konzept, die verschiedenen Aspekte der Tauchmedizin jeweils durch hoch qualifizierte Experten zu vermitteln, soll die unterschiedlichsten Aspekte in einer Detailfülle und Aktualität beleuchten, wie es in einem Werk zweier Autoren niemals möglich wäre. Zusätzlich bietet dies die Möglichkeit, verschiedene auch persönliche Betrachtungsweisen zu den verschiedenen tauchmedizinischen Inhalten darzustellen. Unser Dank gilt deshalb den zahlreichen Autoren, die wir für das Projekt begeistern konnten und die als Experten für das jeweilige Thema ihre Beiträge in hoher und aktueller Qualität erarbeitet und zur Verfügung gestellt haben. Wir danken insbesondere auch Herrn Dr. Martin Heß für die Konzeption der in die Kapitel eingestreuten „Tipps für Tauchlehrer" und die kritische Durchsicht des Manuskripts. Besonderer Dank gebührt auch Frau Silvia Göhring für die wertvolle Hilfe bei der redaktionellen Konzeption. Darüber hinaus möchten wir Herrn Gernot Keuchen vom Gentner Verlag für die ausgesprochen gute Zusammenarbeit und inspirierende Betreuung danken.

*Ch. Klingmann*
*K. Tetzlaff*

# Inhalt

## Unfälle und Erkrankungen beim Tauchen

## Behandlung von Tauchunfällen

## Professionelles Tauchen

## Tauchtauglichkeit

## Spätschäden

## Taucher auf Reisen

## Juristische Aspekte

## Anhang

# Abkürzungsverzeichnis

| | |
|---|---|
| ABC | Grundausrüstung des Schnorcheltauchers |
| ADV | Bauartvariante des Rettungs- und Tariermittels („adjustable divers jacket") |
| AE | Ausbildungseinheit |
| AED | Automatisierte Externe Defibrillation |
| AESD | Europäischer Forschungstaucher Level 2 („advanced European scientific diver") |
| AGE | arterielle Gasembolie |
| AMG | Arzneimittelgesetz |
| AnwFE 287/300 | Anweisung zum Tauchereinsatz der Pioniere (Dienstvorschrift Bundeswehr) |
| AOWD | Taucher Stufe 2 in manchen Ausbildungssystemen („advanced open water diver") |
| ARDS | akut fortschreitendes Lungenversagen („acute respiratory distress syndrome") |
| AV-Block | atrioventrikulärer Block |
| AWMF | Arbeitsgemeinschaft der Wissenschaftlichen Medizinischen Fachgesellschaften |
| BetrSichV | Betriebssicherheitsverordnung |
| BG | Berufsgenossenschaft |
| BGB | Bürgerliches Gesetzbuch |
| BMI | Body Mass Index |
| BSAC | British Sub Aqua Club |
| BWS | Brustwirbelsäule |
| $CaCO_3$ | Kalziumkarbonat (Kalk) |
| CAGE | zerebrale arterielle Gasembolie |
| CaO | Kalziumoxid (gebrannter Kalk) |
| $Ca(OH)_2$ | Kalziumhydroxid (gelöschter Kalk) |
| CCT | Computertomografie des Schädels („cranial computer tomography") |
| CE | Produkt-Kennzeichnung zur Konformitätserfüllung nach europäischen Richtlinien |
| CEDIP | Europäischer Ausschuss professioneller Tauchlehrer |
| CMAS | Confederation Mondiale des Activites Subaquatiques |
| $CO_2$ | Kohlendioxid (Kohlensäureanhydrid) |
| COPD | chronisch obstruktive Lungenerkrankungen („chronic obstructive pulmonary disease") |

| | |
|---|---|
| CPR | Herz-Lungen Wiederbelebung („cardio pulmonary reanimation") |
| CT | Computertomografie (Röntgen-Schichtaufnahmen) |
| DAN | Divers Alert Network |
| DCI | Dekompressions-Erkrankung („decompression illness") |
| DCS | Dekompressions-Krankheit („decompression sickness") |
| DIN | Deutsche Industrienorm |
| DLRG | Deutsche Lebensrettungsgesellschaft |
| DON | Dysbare Osteonekrose |
| EANx | Sauerstoff-Stickstoff-Gemisch („enriched air nitrox" mit x% Sauerstoffgehalt) |
| ECHM | European Committee for Hyperbaric Medicine |
| EDTC | European Diving Technology Committee |
| EEG | Elektroenzephalographie |
| EKG | Elektrokardiographie |
| EN | Euronorm |
| ERV | Ausatemreserve (expiratorisches Reservevolumen) |
| ESD | European Scientific Diver |
| $FEV_1$ | Einsekundenkapazität (Lungenfunktion) |
| FVC | forcierte Vitalkapazität (Lungenfunktion) |
| G31, G26 | Berufsgenossenschaftliche Grundsätze für arbeitsmedizinische Vorsorgeuntersuchungen (Überdruck G31, Atemschutz G26) |
| GS-Zeichen | Zertifikat für geprüfte Sicherheit |
| GSM | Schnittstellenspezifikation für Mobilfunknetz ("global system for mobile communications") |
| GTÜM | Gesellschaft für Tauch- und Überdruckmedizin |
| HBO | Hyperbare Sauerstofftherapie („hyperbaric oxygenation") |
| He | Helium (Edelgas) |
| HID-Brenner | Hochdruck-Gasentladungslampe („high intensity discharge") |
| HIV | Human Immunodeficiency Virus |
| HLW | Herz-Lungen-Wiederbelebung |
| HNO | Hals-Nasen-Ohren |
| HPNS | high pressure neurological syndrome |
| HSA | Handicapped Scuba Association |
| HWS | Halswirbelsäule |
| IAHD | International Association of Handicapped Divers |
| IAND | International Association of Nitrox Divers |
| IANTD | International Association of Nitrox and Technical Divers |

| | |
|---|---|
| IDA | International Divers Association |
| IEDCI | Dekompressionserkrankung des Innenohrs („inner ear decompression illness") |
| IRV | Einatemreserve (inspiratorisches Reservevolumen) |
| ISO | Norm der International Organization for Standardization |
| IWR | nasse Rekompression („in water recompression") |
| korr. | korrigierter Wert |
| LTG | Leichttauchgerät |
| LWS | Lendenwirbelsäule |
| MDv | Marinedienstvorschrift |
| MEFx | maximaler Ausatemstrom |
| MOD | Maximum Operation Depth (max. Tauchtiefe für ein Atemgasgemisch) |
| MRT | Magnetresonanztomografie |
| MS | Multiple Sklerose |
| $N_2$ | Stickstoff |
| NBO | normobare Sauerstofftherapie („normobaric oxygenation") |
| NIADD | National Instructors Association for Divers with Disabilities |
| Ni-MH | Nickel-Metallhydrid (Akku) |
| Nitrox | Stickstoff-Sauerstoff-Gemisch |
| NNH | Nasennebenhöhlen |
| NMR | Kernmagnetresonanz ("nuclear magnetic resonance") |
| NOAA | National Oceanic and Atmospheric Administration |
| $O_2$ | Sauerstoff |
| ÖBV | Österreichischer Berufstauchlehrerverband |
| ÖGTH | Österreichische Gesellschaft für Tauch- und Hyperbarmedizin |
| OP | Operation |
| OTU | Maß für pulmonale Sauerstoffintoxikation („oxygene tolerance unit") |
| PADI | Professional Association of Diving Instructors |
| PBT | pulmonales Barotrauma |
| $pCO_2$ | Kohlendioxid-Partialdruck |
| PEEP | positiv endexspiratorischer Druck |
| PEF | Spitzenfluss (Lungenfunktion) |
| PFO | offenes Foramen Ovale (patent foramen ovale) |
| pH | negativ dekadischer Logarithmus der Wasserstoffionenkonzentration |
| $pN_2$ | Stickstoff-Partialdruck |
| $pO_2$ | Sauerstoff-Partialdruck |

| | |
|---|---|
| PORP | Trommelfellteilprothese ("partial ossicular replacement prosthesis") |
| PTCA | Ballondehnung der Herzkranzgefäße (perkutane transluminale koronare Angioplastie) |
| RAW | Atemwegswiderstand (Lungenfunktion) |
| RNT | Zeitzuschlag (= Nullzeitverkürzung) bei Wiederholungstauchgang (residual nitrogen time) |
| RTH | Rettungshubschrauber |
| RV | Residualvolumen = Totraum der Lunge |
| SchiffMedInstM | Schifffahrtsmedizinisches Institut der Marine |
| SCUBA | autonomes Drucklufttauchgerät ("self-contained underwater breathing apparatus") |
| SEP | somatosensibel evozierte Potenziale |
| SPECT | Single Photon emission Computed Tomography |
| SSI | Scuba Schools International |
| SUHMS | Schweizerische Unterwasser- und Hyperbarmedizinische Gesellschaft |
| SurD | nachgeholte Dekompression an der Oberfläche („surface decompression") |
| tc $pO_2$ | transkutaner Sauerstoffpartialdruck |
| TEE | Schluckecho ("transesophageal echocardiography") |
| TG | Tauchgang |
| TL | Tauchlehrer |
| TLC | Totalkapazität der Lunge („total lung capacity") |
| TLCO, TLCO | Diffusionskapazität der Lunge für Kohlenmonoxid (Lungenfunktion) |
| TORP | Trommelfell-Vollprothese ("total ossicular replacement prosthesis") |
| UE | Unterrichtseinheit |
| USNTT | Druckkammer-Behandlungsschemata (United States Navy Treatment Tables) |
| UV | ultraviolette Strahlung |
| UWL | Unterwasserlaboratorium |
| VC | Vitalkapazität (Lungenfunktion) |
| VDD e.V. | Verband Deutscher Druckkammerzentren |
| VDST e.V. | Verband Deutscher Sporttaucher |
| VDTL e.V. | Verband Deutscher Tauchlehrer |
| VT | Atemzugvolumen |
| W-Tiefe | Wassertiefe |
| WHO | Welt-Gesundheitsorganisation („world health organization") |
| ZNS | zentrales Nervensystem |

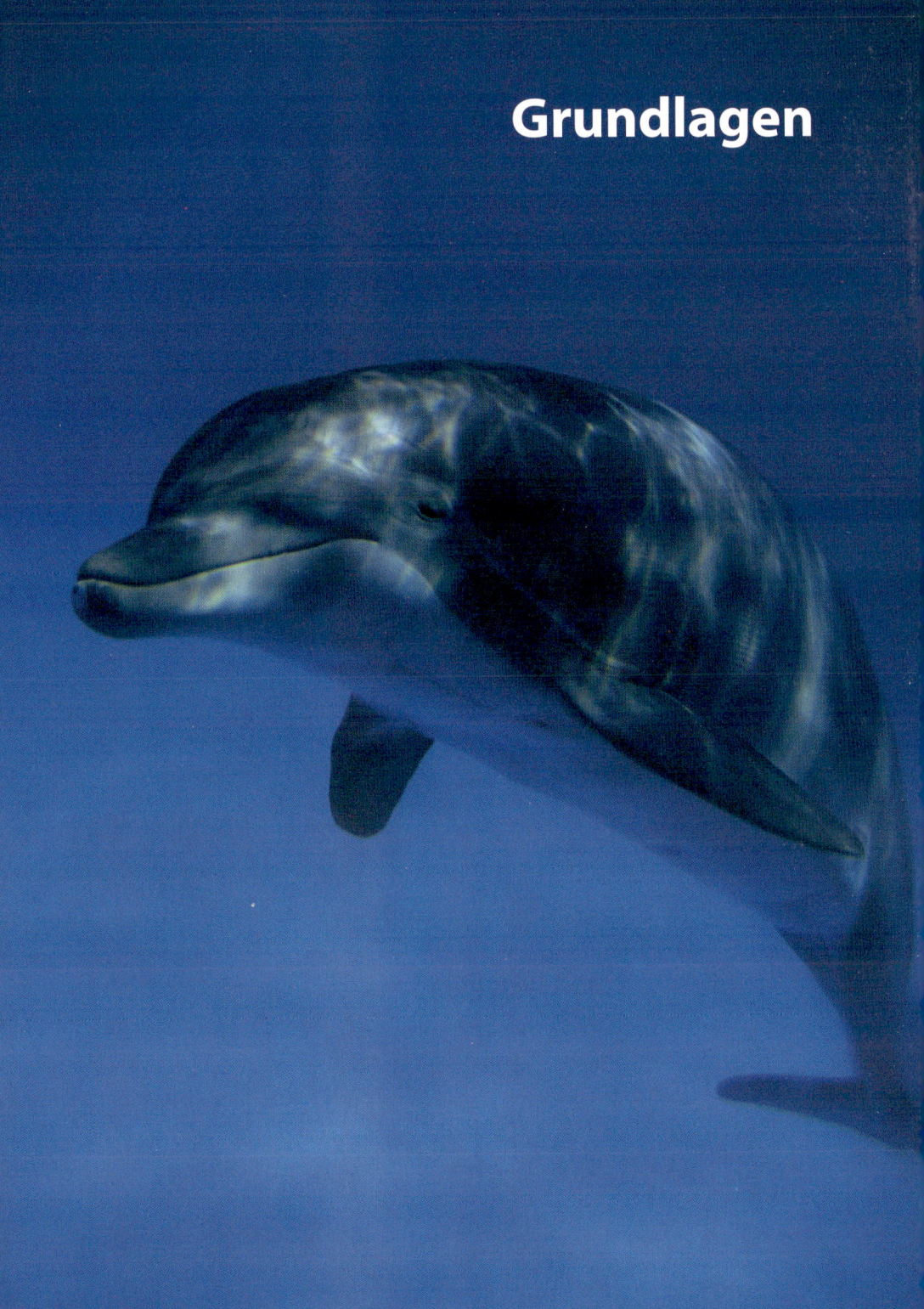

# Grundlagen

# 1 Historische Betrachtung

*K.-P. Faesecke*

Wenn der Mensch als warmblütiges und lungenatmendes Säugetier ein Medium aufsucht, das primär die Domäne kaltblütiger und kiemenatmender Lebewesen bildet, ist es nicht verwunderlich, dass eine Fülle von Reaktionen und Veränderungen in seinem Organismus einsetzt, die einerseits zu lebenserhaltenden Reflexen zählen, andererseits aber fast unmittelbar lebensbedrohlich sind.

Nachdem jahrtausendelang Unterwasseraktivitäten nur einer unerschrockenen Schar professioneller oder kriegerischer Sonderlinge vorbehalten waren, ist seit der Entwicklung massentauglicher Tauchgeräte in der Mitte des letzten Jahrhunderts eine Sportart entstanden, die die medizinische Wissenschaft immer noch und immer wieder herausfordert, wenn es um die Erkennung, Behandlung und Verhütung von tauchspezifischen Gesundheitsstörungen geht, die durchaus noch immer nicht vollständig erklärbar sind.

## 1.1 Tauchen im Altertum

Der Mittelmeerraum ist nicht nur allgemein als die Wiege der abendländischen Kultur anzusehen, sondern ließ auch die ersten maritimen Aktivitäten wie Schiffbau, Fischerei und Seehandel entstehen. Besonders begehrt waren bereits in der Antike Luxusartikel wie Perlen, Purpurschnecken (zum Färben von Prachtgewändern), Schwämme und heilkräftige Algen, die nur durch Taucher zu gewinnen waren. Sie praktizierten die älteste Form des Apnoetauchens, wobei einzelne Individuen durch Konstitution und Training sicherlich erstaunliche Tauchtiefen und -zeiten erreichen konnten. Homer beschreibt in der „Ilias" die Eleganz des Tauchers beim Kopfsprung ins Wasser; bei der u. a. von Shakespeare beschriebenen Angeltour von Marc Anton und Cleopatra spielten Taucher eine wichtige Rolle und Aristoteles hat sich in seinen Schriften mit der Frage beschäftigt, wie der Taucher unter Wasser Luft mitführen könnte. Bei solchen Überlegungen spielten vornehmlich militärische Aspekte eine Rolle: Wie konnte sich jemand unerkannt einem feindlichen Schiff nähern und es dann z. B. durch Anbohren des Rumpfes versenken? In diesem Zusammenhang ist festzuhalten, dass in der weiteren Evolution der Tauchtechnik durch die Jahrhunderte immer wieder kriegerische Auseinandersetzungen und die Vorbereitungen dafür Anstoß zu Neuentwicklungen gaben. Das lässt sich bis heute für das „technical diving" im Sporttauchbereich nachvollziehen.

Dass sich in überlieferten Schriften abenteuerliche Berichte über Unterwasser-erlebnisse finden, ist eher orientalischer Fabulierkunst zur Verherrlichung der Herrscher als realer Technologieanwendung zuzuschreiben: So soll sich beispiels-weise Alexander der Große in einer gläsernen Kugel mehrere Stunden unter Wasser aufgehalten haben …

Es sind von den Ärzten jener Zeit keine medizinischen Beobachtungen über die gesundheitlichen Auswirkungen von Unterwasseraktivitäten überliefert worden, bis auf eine, die Eingang in die lateinische Umgangssprache fand: Dort wurde der Taucher als „urinator" bezeichnet; die harntreibende Wirkung des Eintauchens ins Wasser war also schon im Altertum bekannt. Im Übrigen ist es nachvollziehbar, dass beim damaligen medizinischen Kenntnisstand keine im heutigen Sinne physiologi-schen, d. h. funktionsorientierten Erkenntnisse zu gewinnen waren.

## 1.2   Das Mittelalter

Kaum eine menschliche Aktivität ist solchen extremen Interaktionen von physika-lischen Gesetzen und physiologischen, also körperlichen Antworten darauf, unter-worfen wie das Tauchen. Solange die Naturwissenschaft sich nicht emanzipiert hatte und das Experiment an die Stelle mystischen Hokuspokus getreten war, konnte man keinen Erkenntnisfortschritt erwarten. Auch die Medizin war weit davon entfernt, ein überzeugendes und nachprüfbares Bild vom Inneren des Menschen zu besitzen, noch viel weniger von den Funktionszusammenhängen der einzelnen Organe. Und so sind aus dieser Zeit allerlei Mythen und Heldensagen von Tauchern überliefert, auch zunehmend aus dem nordischen Raum, die sich durch die Jahrhunderte er-halten haben, jedoch keinen Beitrag zur Klärung medizinischer Zusammenhänge leisteten.

## 1.3   Das Zeitalter der Entdeckungen

Seit der Entdeckung Amerikas öffneten sich neue Horizonte für die Menschen Euro-pas; Forschung wurde nicht mehr verteufelt, und die Medizin machte sich auf, mit wissenschaftlichen Methoden den Menschen zu entdecken und die Geheimnisse seiner Organsysteme zu entschlüsseln. Es war dem Physiker Boyle vorbehalten, im Jahre 1660 bei Tierexperimenten mit der gerade erfundenen Luftpumpe eine Zufallsbeobachtung zu machen, die im Nachhinein dem Formenkreis der neuro-logischen Dekompressionserkrankungen zuzurechnen ist: Im Auge einer kleinen Schlange, die er in einem Glaskolben einem erheblichen Unterdruck ausgesetzt hatte, beobachtete er eine sich bewegende Blase, während sich das Tier wie in Krämpfen wand. Als gewissenhafter Forscher verzeichnete er diese Beobachtung, konnte aber keine Erklärung dafür liefern. Erst 200 Jahre später wurde diese Textstelle für einen deutschen Mediziner Ausgangspunkt für eine schlüssige Erklärung der Dekompressionsproblematik. Ein Ergebnis der Forschungen von Boyle ist jedoch jedem Taucher präsent: Der reziproke Zusammenhang zwischen Umgebungsdruck und einem eingeschlossenen Volumen wird bei jedem Abtauchen und Wiederauftauchen eindrucksvoll, z. B. im Mittelohr, demonstriert.

## 1.4 Kolonialismus und Bergungstaucher

Der einsetzende Kolonialismus, d. h. die Ausbeutung der gerade entdeckten überseeischen Länder durch die europäischen Seefahrtsnationen, bewirkte im Nebeneffekt die Entstehung der eigentlichen Berufstaucherei. Es kam immer wieder zu Schiffsverlusten auf unbekannten Riffen und an nebligen Küsten, bei denen die oft sehr kostbare Ladung aus Übersee nicht dem Meer überlassen werden sollte. Zunächst mit den überlieferten Verfahren des Apnoetauchens versuchten wagemutige Männer, gegen hohe Prämien aus den relativ geringen Tiefen alles zu bergen, was sich zu Geld machen ließ oder für den Schiffsneubau zu gebrauchen war. Bald suchte man dann aber nach Methoden, die Einsatzdauer unter Wasser zu verlängern, und erprobte verschiedene Methoden, atembare Luft mitzunehmen oder nach unten zu schaffen. Am erfolgreichsten war dabei die Methode des englischen Astronomen Halley, der im Jahre 1690 ein glockenförmiges, unten offenes Holzfass mit Gewichten beschwerte und auf den Boden der Themse absenkte, wobei er und zwei weitere Männer aus der in dieser „Taucherglocke" gefangenen Luft atmen konnten (Abb. 1.1). Mittels kleinerer bleibeschwerter Fässer wurde immer wieder neue Luft von oben herabgelassen und in die Glocke entleert.

Die von den Männern berichteten Schmerzen in den Ohren stießen als Laienbeobachtungen in der örtlichen Ärzteschaft allerdings nicht auf weitergehendes Interesse.

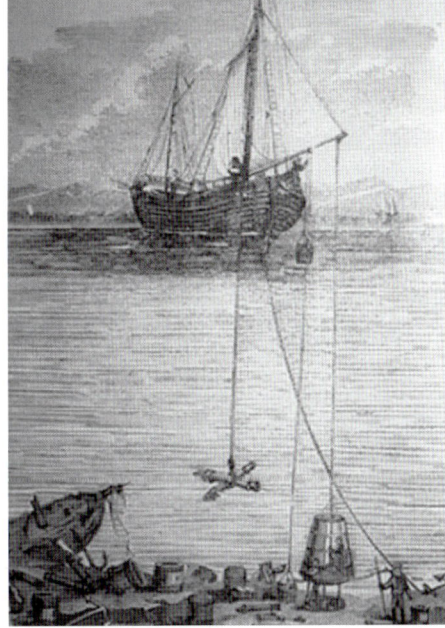

**Abb. 1.1:** Der englische Naturforscher Edmund Halley gilt als Erfinder der Taucherglocke (1690)

**Hinweis.** Bei der Betrachtung der historischen Wechselbeziehungen zwischen Medizin und Tauchen ist bis heute immer wieder festzustellen, dass die medizinische Wissenschaft nur in ganz seltenen Fällen von sich aus Interesse an den pathophysiologischen Fragestellungen der Überdruckexposition zeigt. Nur wenn das öffentliche Interesse sich an gehäuften Zwischenfällen entzündete oder wenn militärische Fragestellungen unaufschiebbar waren, fanden sich Wissenschaftler, die sich mit einzelnen Aspekten dieser besonderen Arbeitsumwelt befassen mochten. Valsalva hat 1704 das nach ihm benannte Manöver nicht etwa für Taucher erfunden, sondern um bei Kindern mit Mittelohrentzündung nach Durchlöchern des Trommelfells den Eiter herauszublasen …

## 1.5 Verkehrswege und Druckluftarbeiter

Mitte des 19. Jahrhunderts nahm eine neue Technologie einen enormen Aufschwung, die letztendlich das Prinzip der Taucherglocke aufnahm und ins fast Gigantische steigerte: Die Caissontechnik ermöglichte es, unter Wasser trockenen Fußes z. B. Gründungspfeiler für Brücken über tiefe und breite Gewässer zu bauen, die für die Verkehrserschließung der alten und der neuen Welt erforderlich waren. Nachdem ein französischer Bergwerksingenieur bei einer überschwemmten Kohlengrube dieses Verfahren erfolgreich eingesetzt hatte, finden sich bei Pol und Watelle (1854) die ersten medizinischen Erörterungen über einige der dort aufgetretenen Probleme, wie die Einwärtswölbung der Trommelfelle und die Möglichkeit, den auftretenden Schmerz verschwinden zu lassen, die Verlangsamung der Pulsfrequenz, die druckfallbedingte Abkühlung der Schleusenluft und die erste Selbstbeschreibung von tagelang anhaltenden Gelenkbeschwerden. Es wurden kurze Zeit danach auch die ersten unerklärbaren Todesfälle bei den französischen Bergleuten, die in Überdruck gearbeitet hatten, beschrieben.

Angeregt von diesen Publikationen, unternahm der deutsche Physiologe Hoppe dann Tierexperimente, die Boyle schon vor ihm durchgeführt hatte, nur dass Hoppe daraus die richtigen Schlüsse zog: Er publizierte 1857 die noch heute gültige These, dass die Druckerniedrigung im Organismus Gasblasen freisetzen kann. Diese bewirken je nach Lokalisation unterschiedliche klinische Symptome, die durch erneutes Verbringen in Überdruck zum Verschwinden gebracht werden können. Trotzdem dauerte es noch vier Jahrzehnte, bis dieser Gedanke in der Caissonpraxis angewendet wurde. In der Zwischenzeit verloren viele Druckluftarbeiter ihr Leben oder fristeten ihr Dasein als Krüppel, so beim Bau der Mississippibrücke in St. Louis oder in New York, wo die örtlichen Druckluftärzte keine Vorstellung von der Entstehung oder der Behandlung der damals „Caissonkrankheit" genannten Gesundheitsstörung hatten. Diese Baustellen brachten allerdings einen Begriff hervor, der heute jedem Sporttaucher geläufig ist: Wegen der gebeugten Schonhaltung, mit der die befallenen Arbeiter die Personenschleuse verließen und die an die damals angesagte Damenmode „(Grecian) Bend" erinnerte, wurden sie von ihren Arbeitskameraden mit diesem Ausdruck verspottet, der heute im angelsächsischen Sprachgebrauch nicht nur für die (einfachen) Gelenk- und Muskelschmerzen verwendet wird, sondern sogar bis zu „skin-" und „brain-bends" verfremdet wurde (Abb. 1.2).

In Norddeutschland wurden bei diversen Caissonprojekten wissenschaftliche Untersuchungen angestellt, und die Kieler Universitätsklinik trat unter Professor Quincke im Jahre 1889 mit einer ersten Doktorarbeit über die so genannte Druckluftlähmung an die Fachöffentlichkeit.

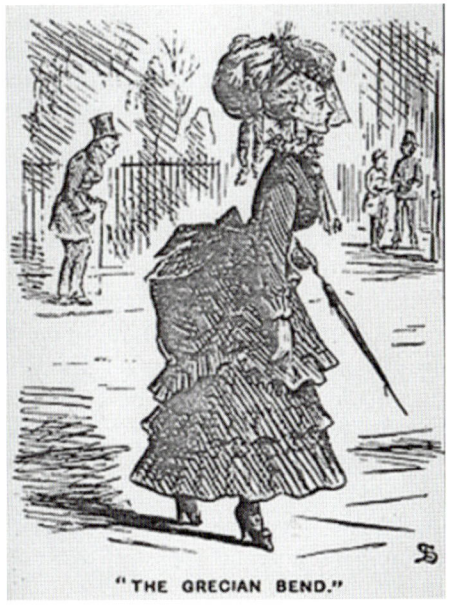

"THE GRECIAN BEND."

**Abb. 1.2:** Eine Damenmode des 19. Jahrhunderts war Namensgeberin für die klassische Dekompressionspathologie

## 1.6 Höhenflüge und Sauerstoff

Zur gleichen Zeit zogen in Frankreich bei den sehr beliebten Ballonfahrten die unerklärlichen Zwischenfälle, die sich ereigneten, wenn bestimmte Höhen erreicht waren, das Interesse der Öffentlichkeit auf sich. Nachdem es dabei zu Todesfällen gekommen war, nahm der Inhaber des Physiologie-Lehrstuhls an der Pariser Sorbonne sich des Problems an. Paul Bert fand schnell heraus, dass es nicht die bloße Druckabnahme in der Höhe war, die sich lebensgefährlich auswirken konnte, sondern dass die damit einhergehende Abnahme des Sauerstoffpartialdrucks für die eintretende Bewusstlosigkeit verantwortlich war. Nach seiner nahe liegenden Empfehlung, bei solchen Aufstiegen Sauerstoff in Glasflaschen mitzuführen und aus ihnen in der Höhe zu atmen, stellte er sich der Frage, wie denn Sauerstoff im Überdruck auf den Organismus wirken würde. Das Fazit seiner Experimente in Druckkammern an verschiedenen Tierspezies und auch an sich selbst war die heute allgemein nach ihm benannte zentralnervöse generalisierte Krampfneigung, ähnlich dem epileptischen Anfall. Es muss allerdings herausgestellt werden, dass die Drücke, mit denen diese Symptome erzeugt wurden, sich in Bereichen bewegten, die sehr unrealistisch waren (zum Teil bis über 8 bar mit fast reinem Sauerstoff). Daher haben seine Ergebnisse für über hundert Jahre die tauchmedizinische Forschung eher nachteilig beeinflusst, weil die daraus abgeleitete Sauerstoffphobie, zusammen mit der Erhöhung des Brandrisikos, die segensreiche Nutzung des Sauerstoffs als Dekompressionsgas, vor allem in der Druckluftarbeit, bis heute in vielen Ländern ausschließt.

## 1.7  Die Royal Navy wacht auf

In der zweiten Hälfte des 19. Jahrhunderts waren die entscheidenden Impulse für die ärztliche Beschäftigung mit Fragen der Überdruckexposition von der Anwendung der Caissontechnik ausgegangen. Zum einen hatte man die Baustellen praktisch vor Augen, während das Geschehen auf See wenig Aufmerksamkeit erhielt; der Hauptgrund war allerdings die Dosisabhängigkeit der Caissonkrankheit. Das Ausmaß der Übersättigung ist abhängig vom einwirkenden Druck und der darin verbrachten Zeit. Zwar waren die Caissonarbeiter im Allgemeinen in geringeren Drücken als die Taucher beschäftigt, aber ihr Arbeitstag war deutlich länger, so dass die Menge des aufgenommenen Stickstoffs für die Auslösung des bekannten Spektrums an Symptomen ausreichend war. Erst als die in der Taucherei üblichen Handpumpen durch mechanisch angetriebene Kompressoren ersetzt wurden und die Möglichkeit, Druckluft in eisernen Flaschen aufzubewahren, den Tauchern deutlich größere Einsatztiefen und eine längere Verweildauer ermöglichten, kam es um die Wende zum 20. Jahrhundert in Großbritannien zu einer Häufung von Taucherkrankheiten, die man bis dahin nur aus der Caissonarbeit kannte. Der Anlass dafür war ein militärischer: Die Erprobung des Torpedos als Unterwasserwaffe führte zu zahlreichen Verlusten dieses teuren Geräts in erheblichen Wassertiefen, so dass die Marinetaucher in bis dahin für unerreichbar gehaltene Drücke absteigen mussten.

Der englische Marineminister beauftragte seinen Bruder John Haldane, den berühmtesten britischen Physiologen seiner Zeit, mit einem umfangreichen Forschungsprogramm zur Aufklärung dieser Zwischenfälle und der Ausarbeitung von Präventionsmaßnahmen. Dafür standen ihm fast unbeschränkte Mittel an Menschen und Material zur Verfügung. Ausgehend von der täglichen Taucherfahrung, dass ein Aufenthalt bis maximal etwa 10 m Wassertiefe nach dem Auftauchen keinerlei Gesundheitsprobleme auslöste, und zwar unabhängig von seiner Dauer, postulierte Haldane, dass der menschliche Organismus offenbar eine Halbierung des Umgebungsdrucks toleriert, ohne dass klinisch fassbare Symptome auftreten.

Haldane war der Erste, der den Körper in fünf fiktive Kompartimente mit unterschiedlich langen „Halbwertszeiten" einteilte, und schuf auf dieser Basis die ersten Austauchtabellen, wobei die stufenweise Dekompression im Vergleich zur linearen sich als praktikabler erwies. Die von ihm gewählte Einteilung in 10-Fuß-Abstände findet sich noch heute weltweit; im deutschen Sprachraum wurde sie in 3-Meter-

Stufen umgerechnet. Er testete diese Tabellen zunächst in einer Druckkammer mit Ziegen (Abb. 1.3), nachdem sich Hunde als ungeeignet herausgestellt hatten (sie simulierten Bends, weil sie gelernt hatten, dass sie dann aus den Tests herausgenommen wurden), und setzte die Erprobungen danach mit Navy-Tauchern im offenen Wasser in seiner schottischen Heimat fort. Die Aussagekraft dieser Expositionen bleibt indes fragwürdig, weil es sich um ausgesuchte, d. h. positiv selektionierte Taucher handelte, die unter Wasser keine Arbeit im physikalischen Sinne verrichteten, sondern mit dem Kran abgesenkt und nach einer bestimmten Zeit unter Einhaltung der vorher festgelegten Stufen wieder aufgewinscht wurden. Sofern sich bei mehreren Tauchern dabei gesundheitliche Störungen zeigten, wurden die Zeiten entsprechend modifiziert. Die Tabellen reichten bis in eine Wassertiefe von knapp 70 m, wofür nach einem Aufenthalt von maximal 12 min eine Dekompressionsdauer von 32 min vorgesehen war. Die US-Marine wiederholte diese Tests zehn Jahre später vor Hawaii; als Ergebnis wurde das erste U.S. Navy Diving Manual veröffentlicht, das jahrzehntelang auch für die internationale Berufstaucherei Maßstäbe setzte. Einer davon war die in den Tabellen vorgeschriebene maximale Auftauchgeschwindigkeit von 18 m pro Minute, die keiner wissenschaftlichen Überlegung entsprang, sondern durch die Leistung des verwendeten Bordkrans von 60 Fuß/min vorgegeben war (Abb. 1.4).

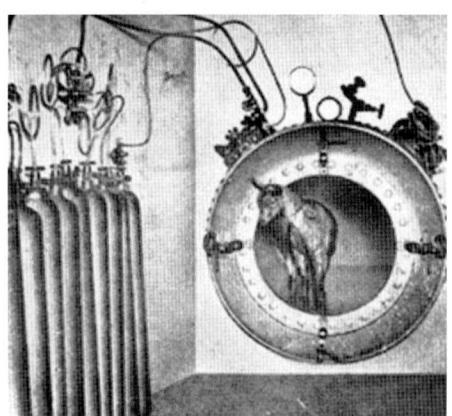

**Abb. 1.3:** Versuchstiere leisteten einen entscheidenden Beitrag zur Erprobung der ersten Austauchtabellen (Haldane 1908)

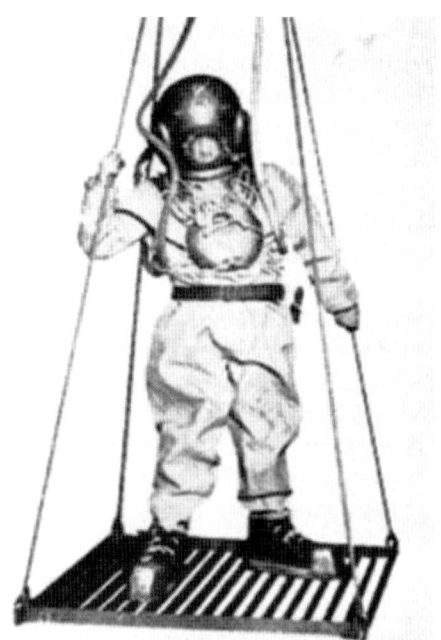

**Abb. 1.4:** Erprobung der US-Navy Diving Tables (1915): Der Bordkran benötigte eine Minute für 60 Fuß = 18 Meter

## 1.8 Hundert Jahre medizinische Tauchforschung

Die technischen Entwicklungen auf dem Gebiet der Überdruckexposition hatten im Verlauf des 19. Jahrhunderts viele medizinische Fragen aufgeworfen, die nur ansatzweise von der Wissenschaft geklärt werden konnten. Es handelte sich ja im weitesten Sinne um arbeitsmedizinische Herausforderungen, denn es ging um den Schutz der Taucher und Druckluftarbeiter vor den gesundheitlichen Risiken und Folgen ihrer Tätigkeit. Nur wer sich exponierte, war gefährdet; aber die Arbeitswelt war schon damals voller Gefahren, und die Aufgeschlossenheit der wissenschaftlichen Medizin gegenüber diesen Fragen war wenig ausgeprägt.

Allerdings gilt dies nicht für den Bereich der militärischen Taucherei: Hier wurde von den führenden seefahrenden (englischsprachigen) Mächten schon früh in Forschung investiert; nicht zuletzt trug die zunehmende Bedeutung der Unterwasser-Kriegsführung dazu bei. Während im gewerblichen Bereich die gesundheitlichen Voraussetzungen für Berufstaucher nur vage definiert waren, ging es bei der Frage der militärischen „Tauglichkeit" um die Vorhersage künftiger Bewährung bei bestimmten Einsatzanforderungen.

Die führende Position der US-amerikanischen Marine zeigt sich schon an der Aufzählung wichtiger Entdeckungen und Verfahren, die seit den zwanziger Jahren weltweiten Einfluss hatten:

- **1919:** Erprobung von Helium als Inertgas zur Verringerung des Atemwiderstands in großen Tiefen;
- **1931:** Erkennung der arteriellen Luftembolie als eigenständiges Krankheitsbild (Folge der Lungenüberdehnung bei U-Boot-Rettungsübungen);
- **1935:** Aufklärung des Phänomens „Tiefenrausch" als stickstoffinduziert durch den U.S.-Marinearzt Behnke (noch in den Sechzigern beharrte der führende deutsche Anästhesiologe [Prof. R. Frey] öffentlich auf der konkurrierenden $CO_2$-Theorie);
- **1936:** Anwendung von Sauerstoff bei 2 bar Überdruck als Therapiegas bei der Rekompression von Bends;
- **1939:** operativer Einsatz von Helium zur Vermeidung der Stickstoffeffekte bei Einsätzen über 70 Meter mit Sauerstoffdekompression im Wasser;
- **1957:** Formulierung des Prinzips „Sättigungstauchen" durch Bond;
- **1969:** Experimente zur Flüssigkeitsatmung durch Kijlstra.

Auch in zahlreichen zivilen Einrichtungen wurde im Auftrag und mit Geldmitteln der U.S.-Marine geforscht, wie zu Fragen der maximal tolerierbaren Sauerstoffdosis, der größten erreichbaren Tauchtiefe, bei der Menschen noch einsatzfähig sein würden, oder der Wassertiefe, aus der ein Aufstieg nach Sättigung in Luft noch ohne Dekompressionsstopps möglich sein würde. Bei allen Projekten in der zweiten Hälfte des Jahrhunderts war ohne Zweifel der „Kalte Krieg" der Motivationsfaktor; für den zivilen Bereich ergab sich nur wenig Stimulation. Eine Ausnahme sollte die

Arbeit von Bühlmann bleiben, der zunächst mit Keller zusammen auf die Finanzmittel und die Einrichtungen der US-Marine angewiesen war, aber dann in Zürich eine bis heute nachwirkende Forschungseinrichtung etablierte.

In Großbritannien waren ebenfalls die Streitkräfte auf dem Forschungssektor aktiv; durch die zunehmende Einsatzhöhe der Kampfflugzeuge rückte die Frage der Langzeitsauerstoffexposition in den Vordergrund, wobei sich der Sohn von Haldane als Wissenschaftler profilierte. Für die im 2. Weltkrieg zuerst von Italien, dann auch von Großbritannien und Deutschland eingesetzten Kampfschwimmer war ebenfalls die Frage der Sauerstofftoleranz von lebenswichtiger Bedeutung.

Ebenso wurde die technische Entwicklung von kleinen, autonomen Drucklufttauchgeräten nebst Zubehör wie Maske, Flossen und Harpunen, die sich im mediterranen Frankreich der 30er und 40er Jahre vollzog und die Voraussetzung für die Etablierung einer Freizeitaktivität war, die heute als Sporttauchen bezeichnet wird, maßgeblich von drei Marineoffizieren, nämlich LePrieur, Tailliez und Cousteau vorangetrieben.

Die deutsche Marine hatte erst spät die Bedeutung von U-Boot- und tauchmedizinischer Forschung erkannt. Nur wenige relevante Beiträge sind überliefert und verschwanden nach dem 2. Weltkrieg in den Archiven der Alliierten, die sich zusätzlich auch die wenigen namhaften Forscher für ihre eigenen Dienste sicherten. In der Bundesrepublik Deutschland wurde bereits mit Beginn der Wiederbewaffnung die Notwendigkeit für eine marineeigene Untersuchungs- und Forschungskapazität, die sich mit allen Taucherfragen befassen sollte, erkannt; das daraus (nach einigen Vorläufern seit 1957) entstandene Schifffahrtsmedizinische Institut der Marine hat unter seinen Leitern Wandel und Seemann nicht nur die tauchende Bundeswehr, sondern fast dreißig Jahre lang auch den zivilen Bereich des gewerblichen Tauchens und der Druckluftarbeit maßgeblich mitgestaltet: Die in der Berufstaucherei als Austauchtabellen eingeführten Verfahren waren bis zum Ende der 80er Jahre deckungsgleich mit den Tabellen der Bundeswehr; die gesundheitlichen Eignungsvorschriften (der sog. „G 31") waren zunächst überwiegend von Marineärzten ausgestaltet worden, die ebenfalls in den einschlägigen Ausschüssen der Arbeitsschutzverwaltungen und zuständigen Berufsgenossenschaften maßgeblich vertreten waren. Die Anfänge der hyperbaren Sauerstofftherapie waren ebenfalls dort zu finden – gleichermaßen die Initiative zur Gründung der deutschen tauchmedizinischen Fachgesellschaft (1984) – und wenn man gegenwärtig die Liste der hierzulande publizistisch aktiven Tauchmediziner betrachtet, so findet sich bei ihnen zum überwiegenden Teil eine, wenn auch manchmal kurze, Marinehistorie; die Tendenz ist jedoch abnehmend.

In den sechziger Jahren des vorigen Jahrhunderts setzte dann eine Entwicklung ein, deren Dynamik gewisse Parallelen zum Goldrausch hundert Jahre früher aufweist: Es begann die Erkundung und Gewinnung von Erdöl und Erdgas im so genannten Offshore-Bereich, zunächst in der Nordsee, später auch im Golf von Mexiko, vor Brasilien, Indien usw. Dieser Bereich erstreckt sich bis in 200 m Wassertiefe und war ohne Taucher nicht zu erobern. Besonders in der Nordsee ereigneten sich in den ersten wilden Jahren gravierende Zwischenfälle, die häufig tödlich ausgingen, so dass schon bald die Regierungen der Anliegerstaaten zusammen mit den Betreibern der Exploration nach Problemlösungen suchten. Es entstanden zahlreiche üppig ausgestattete Einrichtungen mit einem breit angelegten Forschungsspektrum; darunter auch in Geesthacht bei Hamburg und Porz bei Köln, obwohl Deutschland bei der Verteilung der Ölvorkommen leer ausgegangen war. Regelmäßige internationale Tagungen sorgten für regen Austausch von Gedanken und Daten, allerdings stark dominiert von den englischsprechenden Ländern. Inzwischen hat diese Dynamik erheblich nachgelassen; durch Mittelkürzungen sind einige Einrichtungen geschlossen worden, andere arbeiten mit reduziertem Personal weiter; Deutschland hat sich aus diesem Forschungsgebiet gänzlich verabschiedet.

Es war vor 30 Jahren kaum absehbar, dass der relativ überschaubare, weltweit aktive Kreis von Taucherärzten innerhalb kurzer Zeit von einer neu entstandenen Fachrichtung überdruckexponierter Mediziner nicht nur zahlenmäßig dominiert werden sollte: Mit der weltweit exponentiellen Zunahme hyperbarer Behandlungseinrichtungen, die die von der Tauchmedizin etablierte segensreiche Wirkung des Sauerstoffs im Überdruck auf eine Fülle von mehr oder weniger plausiblen Indikationen übertrugen, veränderte sich auch das internationale Erscheinungsbild der Tauchmedizin. Aus vielen HBO-Zentren kamen allerdings im Laufe der Zeit auch für die Taucherei nützliche Erkenntnisse, und ihre wichtige Funktion für die Behandlung akuter Druckfallerkrankungen ist unbestritten.

## 1.9  Zukünftige Herausforderungen

Die aktuelle Situation der Tauchmedizin in Deutschland lässt sich etwa so beschreiben: Der gewerbliche Bereich umfasst eine über die Jahre relativ konstant bleibende Zahl von einigen hundert Exponierten, deren Arbeit durch einschlägige Regularien sicherheitsoptimiert ist, wobei die überwiegende Mehrheit selten tiefer als 10 m tätig ist. Dort besteht mehr Fortbildungs- als Forschungsbedarf.

Die gesundheitlichen Herausforderungen und Risiken der Arbeit in Druckluft, die anfänglich die Tauchmedizin wesentlich stimuliert hatten, stellen gegenwärtig nur einen peripheren und auch weltweit vernachlässigten Aspekt der Überdruckmedizin dar. Das steht in deutlichem Gegensatz zum tatsächlichen Bedarf einer Branche, die auf der ganzen Welt unter Anwendung der 150 Jahre alten Drucklufttechnik immer tiefere und längere Tunnel für das steigende Verkehrsaufkommen der Ballungsräume und Wirtschaftszentren baut.

Die tauchmedizinische Forschung beschäftigt sich auch weltweit inzwischen fast ausschließlich mit den Herausforderungen von Millionen von Sporttauchern. Dieser Bereich zeigt ein ungebrochenes Wachstum, wobei die technische Weiterentwicklung der Ausrüstung mittlerweile extreme Möglichkeiten bietet, was die Tiefe und Dauer von Unterwasserexkursionen betrifft. Die Akzeptanz des Tauchcomputers als Sicherheitsfaktor und Schutzengel lässt auch weniger Erfahrene schneller an ihre individuellen Grenzen kommen und darüber hinaus vorstoßen.

Das Jahrtausende alte Apnoetauchen hat sich in den letzten Jahrzehnten zu einer Extremsportart entwickelt und überrascht die Medizin mit Rekordleistungen, die mit überkommenen Vorstellungen nicht zu erklären sind. Höhlentaucher erarbeiten sich individuelle Dekompressionsprofile, die eine Vielzahl differenzierter Gasgemische erfordern: eine logistische Herausforderung, die keine Fehler verzeiht. Die Verwendung von Nitroxgemischen wird zunehmend selbstverständlich, wobei der ursprünglich beabsichtigte Sicherheitszuwachs leicht ins Gegenteil umschlagen kann.

In der inzwischen deutlich zurückgegangenen Zahl hyperbarer Behandlungseinrichtungen spielen Aspekte der Tauchmedizin für Patienten und Begleiter wohl eine entscheidende Rolle, vor allem das Barotrauma und die Toxizitätsgrenzen des hyperbaren Sauerstoffs, die aber inzwischen überall zur Routine zählen dürften. Die zentralen Fragen der Indikationsstellung, der Durchführung der Behandlung und Verlaufskontrolle fallen dann in die jeweiligen organsystemorientierten klinischen Fächer.

Das Fehlen einer universitären Fachinstitution, an der sich die Tauch- und Überdruckmedizin im öffentlich-rechtlichen Rahmen orientieren könnte, hat in den letzten Jahren zu der erfreulichen landesweiten Vielfalt von individuellen Beiträgen aus Kliniken und Praxen geführt, die überwiegend aus persönlichem Interesse und Anteilnahme am Tauchsport oder auch durch die klinische Konfrontation mit gesundheitlichen Problemen von Tauchern entstanden sind. Dabei muss inzwischen der fließende Übergang zu den nichtmedizinischen Fächern nicht nur zur Kenntnis genommen, sondern als Erweiterung der eigenen Kompetenz begrüßt werden: Die moderne Tauchmedizin braucht den Input von Psychologen, Verhaltensforschern, Soziologen und auch Juristen, um die Erwartungen, die zu Recht an sie gestellt werden, umfassend zu erfüllen.

Die Tauchmedizin bleibt für alle beteiligten Fachexperten eine permanente und faszinierende Herausforderung, weil diese noch weit davon entfernt sind, auf zum Teil Jahrhunderte alte Fragen eine überzeugende Antwort zu wissen: Was sind z. B. „bends"? Wir können sie beschreiben, behandeln, auch verhüten, aber nicht im Letzten erklären.

Das frühere Bemühen einzelner Autoren, das gesamte Gebiet der Pathophysiologie des Tauchens abzudecken, hat schon lange in der Medizin keinen Platz mehr, und so gilt es, die interdisziplinäre Zusammenarbeit zu stärken und durch Strukturen wie Fachgesellschaften und wissenschaftliche Veranstaltungen den Erkenntnisgewinn und den Output für die Nutzer zu optimieren. Der Volkssport Tauchen wird dieses Fach zu neuer Bedeutung bringen, weit über die bisherige militärische und gewerbliche Perspektive hinaus.

## Weiterführende Literatur

1. Bert P. Barometric Pressure. Columbus, Ohio 1943 (Reprint Bethesda, Maryland 1978 der engl. Übers. von M.A. und F.A. Hitchcock; Original: La Pression Barométrique, Recherches de Physiologie Experimentale. Paris 1878)
2. Davis RH. Deep diving and submarine operations. Siebe, Gorman & Co., Cwmbran (Reprint 1981)
3. Haldane JS, Boycott AE, Damant GCC. The prevention of compressed-air illness. J Hyg 1908; 8: 342–443
4. Heller R, Mager W, v. Schroetter H. Luftdruckerkrankungen mit besonderer Berücksichtigung der sogenannten Caissonkrankheit. Bd. 1–2. Hölder, Wien, 1900
5. Stelzner H. Tauchertechnik. Coleman, Lübeck, 1931

# 2　Physikalische Grundlagen

*S. G. Scholz*

> Das Tauchen spielt sich in einer für den Menschen fremden Umgebung ab, denn unter Wasser unterliegt er fremden Kräften und Einflüssen, die zu ungewohnten Effekten führen. Die Grundlage für das Verständnis dieser Einflüsse stellt die Physik dar. Möchte man die Vorgänge beim Tauchen und die tauchmedizinischen Auswirkungen verstehen, kommt man nicht umhin, sich mit grundlegenden Gesetzmäßigkeiten auseinander zu setzen.

## 2.1　Druck

Physikalisch ist Druck definiert als Kraft pro Fläche. Dabei wird der senkrecht auf eine Fläche angreifende Kraftanteil berücksichtigt. Wirkt auf eine Fläche von einem Quadratzentimeter (cm²) die Kraft von 10 Newton (N), so herrscht ein Druck von 1 bar. Beim Tauchen spielt der Druck, dort der Umgebungsdruck, eine entscheidende Rolle, da er Auswirkungen auf die Bereiche Gasverbrauch, Dekompression, Tarierung und indirekt auch auf den Wärmehaushalt hat.

### 2.1.1　Luftdruck

Der Luftdruck beträgt auf Meereshöhe 1,013 bar. Alle Berechnungen beim Tauchen können in guter Näherung mit folgender vereinfachter Betrachtungsweise durchgeführt werden: Luftdruck auf Meereshöhe ist 1 bar und Abnahme des Luftdrucks ist 0,1 bar pro 1000 m. Tatsächlich nimmt der Luftdruck jedoch nicht in dieser linear angenommenen Weise ab. Der tatsächliche Verlauf wird durch die barometrische Höhenformel beschrieben und folgt einer exponentiellen Kurve. Dies muss beim Tauchen in größerer Höhe (z. B. Bergseen) berücksichtig werden. Ab ca. 600 m Höhe müssen für die Tauchgangsberechnung und Dekompression Tabellen verwendet werden, die den reduzierten Luftdruck berücksichtigen.

### 2.1.2　Wasserdruck

Mit zunehmender Tiefe nimmt der Wasserdruck zu. Die auf die Tauchtiefe bezogene Zunahme des Wasserdrucks hängt dabei von der Dichte des Wassers ab. Salzwasser hat je nach Salzgehalt eine höhere Dichte als Süßwasser, wodurch bei gleicher Tauchtiefe der Wasserdruck im Salzwasser (Ozeanwasser, 3,5 % Salzgehalt bei 20 °C Wassertemperatur) ca. 2,5–3 % größer ist als im Süßwasser. Für Tauchgangsberechnungen wird in der Regel mit 1 bar Druckzunahme pro 10 m Tauchtiefe gerechnet. Diese Genauigkeit reicht für fast alle Anwendungsgebiete aus.

### 2.1.3 Umgebungsdruck

Der Druck, dem wir als Taucher ausgesetzt sind, wird als Umgebungsdruck bezeichnet. Er setzt sich aus Luftdruck und Wasserdruck zusammen und ist eine entscheidende Größe beim Tauchen. Von dieser Größe hängen Gasverbrauch, Tarierung und Dekompressionsdaten ab. Der Umgebungsdruck auf Meereshöhe ist die Summe aus 1 bar Luftdruck und pro 10 m Wassertiefe einem weiteren Bar an Wasserdruck. In 10 m Tiefe herrscht also in guter Näherung ein Umgebungsdruck von 2 bar, in 37 m Wassertiefe ein Umgebungsdruck von 4,7 bar.

## 2.2 Prinzip des Archimedes

### 2.2.1 Herleitung

Das Gesetz des Archimedes besagt, dass ein Körper, der in eine Flüssigkeit getaucht wird, an Gewichtskraft verliert (Abb. 2.1). Der Gewichtskraftverlust entspricht dabei der Gewichtskraft der von ihm verdrängten Flüssigkeitsmenge. Prinzipiell sind drei Zustände möglich: Die verlorene Gewichtskraft ist größer als die Gewichtskraft des Körpers, wodurch der Körper schwimmt. Wenn der Gewichtskraftverlust exakt gleich der Gewichtskraft des Körpers ist, so resultiert der Zustand des Schwebens oder des hydrostatischen Gleichgewichts. Ist der Gewichtskraftverlust kleiner als die Gewichtskraft des eingetauchten Körpers, sinkt der Körper ab. Sein „Gewicht" im Wasser hat sich dann in Bezug auf sein ursprüngliches „Gewicht" an Land reduziert.

Die Herleitung des Archimedischen Prinzips beruht auf der Betrachtung der Kräfte, die an einem eingetauchten Körper angreifen. Dabei wirken Druckkräfte auf die Unterseite des Körpers als Auftriebskräfte und Druckkräfte auf die Oberseite des Körpers als Abtriebskräfte. Da aber auf der Unterseite des Körpers ein größerer Umgebungsdruck herrscht als auf der Oberseite, ist die resultierende Kraft nach oben gerichtet, der Körper verliert also an Gewichtskraft, wobei der Gewichtskraftverlust umso größer ist, je größer die Dichte des umgebenden Mediums ist.

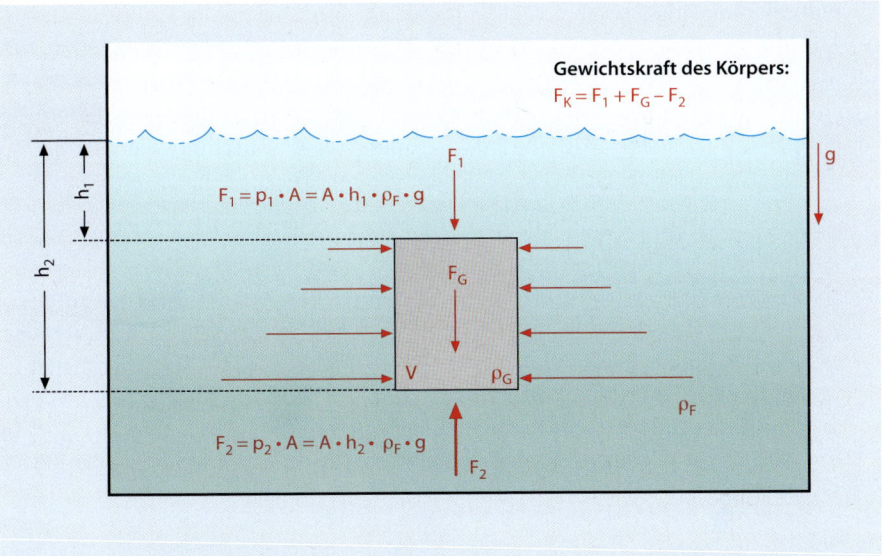

**Abb. 2.1:** Das Archimedische Prinzip beruht auf einem Druckunterschied zwischen Körperober- und Körperunterseite. Dabei betrachtet man die Kräfte, die auf die Ober- und Unterseite des Körpers (der in eine Flüssigkeit getaucht ist) wirken. Die Kraft auf der Oberseite ($F_1$) ergibt sich aus dem Produkt aus der Stirnfläche (A), der Tiefe bis zur Körperoberseite ($h_1$), der Dichte der Flüssigkeit ($\rho_F$) und der Erdbeschleunigung (g). Analog für die untere Stirnfläche des Körpers (Index 2). Da der Druck auf die untere Stirnfläche nach oben wirkt, ist auch die Kraft $F_2$ nach oben gerichtet (negatives Vorzeichen). Die Gewichtskraft des Körpers ($F_G$) berechnet sich aus der Dichte der Körper ($\rho_G$) multipliziert mit dessen Volumen (V). Die resultierende Gewichtskraft des Körpers in der Flüssigkeit ($F_K$) ergibt sich aus der Summer der Kräfte $F_K = F_1 + F_G - F_2$ (Vorzeichen beachten).

## 2.2.2 Anwendungen

Beim Tauchen regulieren diese drei Zustände (Auftrieb, Abtrieb und Schweben) die Positionierung des Tauchers im Wasser. Generell wird das hydrostatische Gleichgewicht angestrebt, in dem Auf- und Abtriebskräfte gleich groß sind und der Taucher neutral schwebt. Durch Veränderung seiner Auftriebskraft, entweder durch Veränderung des Volumens (Aufblasen des Tarierjackets, Einatmen) oder der Gewichtskraft (Zusatzblei), kann er sich aus der neutralen Position nach oben oder unten bewegen. Um jederzeit Auftrieb zu gewähren, ist es wichtig, schon vor dem Tauchen die Auftriebskräfte zu berechnen.

**Fallbeispiel.** Ein komplett ausgerüsteter Taucher hat eine Masse von 132 kg (Gewichtskraft von 1320 N) und ein Volumen von 130 l. Im Süßwasser (Dichte $\rho = 1,00$ kg/l) erfährt er einen Gewichtskraftverlust von 1300 N (130 l $\times$ 1,00 kg/l $\times$ 10 m/s$^2$ = 130 kg $\times$ 10 m/s$^2$ = 1300 N.) In diesem Beispiel kann in guter Näherung mit einer Gravitationskonstanten g = 10 m/s$^2$ gerechnet werden (exakt: 9,81 m/s$^2$). Da den meisten Tauchern die physikalisch korrekte Rechung mit Gewichtskraft in N nicht vertraut ist, wird in der Praxis vom Gewicht (in kg) statt der Gewichtskraft ausgegangen. Vergleicht man den Gewichtskraftverlust mit seiner Gewichtskraft an Land, so stellt man fest, dass eine nach unten gerichtete Kraft von 20 N (2 kg $\times$ 10 m/s$^2$) resultiert und der Taucher damit Abtrieb hat. Diesen Abtrieb kann er durch Vergrößerung seines Volumens (z. B. Einlass von Luft in sein Tarierjacket) ausgleichen, bis er wieder ein hydrostatisches Gleichgewicht erreicht hat. Die Volumenvergrößerung beträgt dabei 2,0 l (2,0 kg/1,00 kg/l = 2,0 l). Neben Volumen und Gewichtskraft ist die Dichte des Mediums für die Berechnung wichtig. Man beachte, dass der gleiche Taucher im Salzwasser (Dichte $\rho = 1,025$ kg/l ) Auftrieb hätte. Der Gewichtskraftverlust des Tauchers im Salzwasser beträgt 130 l $\times$ 1,025 kg/l $\times$ 10 m/s$^2$ = 133,25 kg $\times$ 10 m/s$^2$ = 1332,5 N) und ist damit größer als das „Gewicht" des Tauchers an Land. Folglich resultiert eine nach oben gerichtet Kraft. Um wieder ein hydrostatisches Gleichgewicht zu erreichen, muss der Taucher zusätzliches (Blei-)Gewicht mitnehmen.

**Hinweis.** Das Gesetz des Archimedes ist Grundlage dafür, dass man als Taucher unter Wasser scheinbar schwerelos schweben kann.

## 2.3 Gase

### 2.3.1 Tauchgase

**Luft**

Das Gas, das beim Sporttauchen überwiegend Anwendung findet, ist normale atmosphärische Luft, die in Druckgaszylindern komprimiert wird. Luft besteht aus einem Gemisch unterschiedlicher Gase: 78 % Stickstoff (N2), 21 % Sauerstoff ($O_2$), 0,03 % Kohlendioxid ($CO_2$) und einem Anteil Edelgase (Argon, Neon, Helium etc.). Für Berechnungen im Bereich Tauchen/Überdruckexposition reicht in guter Näherung die Betrachtung der Hauptkomponenten Stickstoff, Sauerstoff und $CO_2$. Stickstoff nimmt nicht an den Stoffwechselprozessen im Körper teil und wird deshalb als inert bzw. Inertgas bezeichnet. Stickstoff wird aber in Abhängigkeit des Umgebungsdrucks in den Körpergeweben gelöst, Sauerstoff dagegen wird für metabolische Prozesse im Körper benötigt, wobei etwa 4 % des eingeatmeten Sauerstoffs in $CO_2$ umgewandelt werden und wieder in die Ausatemluft gelangen. Kohlendioxid spielt eine wichtige Rolle bei der Steuerung der Atmung und des Atemreizes.

## Mischgase

In den letzten Jahren erfahren Mischgase beim Tauchen immer größere Bedeutung. Dabei wird das Gasgemisch in der Regel aus unterschiedlichen Reingasen je nach Anwendung zusammengemischt. Bei größeren Tauchtiefen wird oft ein größerer Anteil an inertem Helium verwendet und der Sauerstoffanteil reduziert (Trimix). Gemische aus Sauerstoff und Stickstoff mit einem Sauerstoffanteil > 21 % (Nitrox) finden Verwendung bei Tauchgängen bis 40 m (s. Kap. 6, Nitroxtauchen).

### 2.3.2 Gasgesetze

Im Folgenden werden die für das Tauchen wichtigsten physikalischen Gesetzmäßigkeiten kurz erläutert.

### Boyle-Mariotte

Das Gesetz von Boyle-Mariotte (nach Robert Boyle [1627–1691], britischer Naturforscher, und Edme Mariotte [1620–1684], französischer Naturforscher) besagt, dass für eine gegebene Gasmenge bei konstanter Temperatur der Druck im umgekehrten Verhältnis zum Volumen steht (s. Formel). Diese isotherme Zustandsänderung hat für das Tauchen große Bedeutung: Doppelter Druck (p) bedeutet halbes Volumen (V). Dies hat Auswirkungen auf alle volumenveränderlichen gasgefüllten Räume im Körper und der Tauchausrüstung. So dehnt sich eine gasgefüllte Blase (z. B. das Tarierjacket) mit abnehmender Wassertiefe aus, und durch das zusätzlich verdrängte Wasser erhöht sich der Auftrieb. Umgekehrt wirkt mit zunehmender Tiefe ein erhöhter Druck auf den Körper, d. h., es entsteht ein relativer Unterdruck im Mittelohr, wodurch sich das Trommelfell nach innen wölbt, da das Gas im Mittelohr komprimiert wird. Um eine Schädigung des Trommelfells zu vermeiden, muss zusätzliches Gas (also in der Regel Atemluft) ins Mittelohr gelangen (Druckausgleichsmanöver), so dass das Trommelfell in seiner natürlichen Position verweilt. Boyle-Mariotte gilt dabei nur für den Zeitraum, in dem die Gasmenge im Mittelohr konstant ist, da mit Durchführen des Druckausgleichs die Gasmenge verändert wird.

$$\frac{p_1}{p_2} = \frac{V_2}{V_1} \implies pV = \text{const.} \quad (p \propto \frac{1}{V})$$

(Erläuterung: Für das Verhältnis zweier Drücke [$p_1$ und $p_2$] gilt bei konstanter Temperatur, dass das Verhältnis der Volumina [$V_1$ und $V_2$] reziprok ist. Das Produkt aus Druck [p] und Volumen [V] ist eine Konstante, bzw. der Druck ist proportional zu $1/V$.)

**Hinweis.** Das Gasgesetz von Boyle-Mariotte ist eines der wichtigsten Gasgesetze beim Tauchen und Ursache für viele druckbedingte Schädigungen, z. B. das Barotrauma.

### Gay-Lussac

Das Gesetz von Gay-Lussac (Joseph Louis Gay-Lussac [1778–1850], französischer Physiker) besagt, dass bei konstantem Druck das Volumen (V) einer abgeschlossenen Gasmenge in gleichem Verhältnis wie die absolute Temperatur (T) steigt (s. Formel). Die Bedeutung beim Tauchen beschränkt sich auf Gasmengen, die ihre Temperatur verändern.

$$\frac{V_2}{V_1} = \frac{T_2}{T_1} \implies \frac{V}{T} = const. \quad (V \propto T)$$

(Erläuterung: Für das Verhältnis zweier Volumina ($V_2$ und $V_1$) gilt bei konstantem Druck (p), dass dieses Verhältnis dem Verhältnis der absoluten Temperaturen ($T_2$ und $T_1$ in Kelvin) entspricht. Der Quotient aus Temperatur (T) und Volumen (V) ist eine Konstante, bzw. das Volumen ist proportional zur absoluten Temperatur (T).)

**Fallbeispiel.** Zum Beispiel sinkt der Druck in einem mit 210 bar gefüllten Druckgastauchgerät, das eine Temperatur von 42 °C hat, beim Eintauchen ins Wasser (Abkühlung auf 12 °C) auf 191 bar (210 bar × (12 K + 273 K) / (42 K + 273 K) = 191 bar).

### Henry

Das Gesetz von Henry (nach William Henry [1775–1836], englischer Chemiker) besagt, dass die in einer Flüssigkeit gelöste Gasmenge direkt proportional zum Druck des Gases über der Flüssigkeit ist und zusätzlich vom Löslichkeitskoeffizienten und der Temperatur der Flüssigkeit abhängt. Das Gesetz von Henry beschreibt quasi-stationäre Zustände und bildet beim Tauchen die Grundlage für die im Kapitel Kompression (s. Kap. 4) beschriebenen Mechanismen, da hiermit die Lösung der Inertgase in den einzelnen Geweben in Abhängigkeit des Umgebungsdrucks beschrieben werden kann. Die durch eine Veränderung der Tauchtiefe hervorgerufene zeitliche Veränderung des Umgebungsdrucks führt zu Auf- und Entsättigungsprozessen in den Geweben, und die symptomfreie Abgabe des gelösten Inertgases in der Auftauchphase ist die wichtigste Grundlage für die Berechnung der Kompressionsvorschriften (s. Dekompression, Kap. 4).

Vereinfacht ausgedrückt, beschreibt das Gesetz von Henry die Auf- und Entsättigungsvorgänge im menschlichen Körper. Je höher der Anteil eines Inertgases, also eines am Stoffwechsel nicht beteiligten Gases, in der Einatemluft ist, desto höher ist sein Anteil in allen Körperflüssigkeiten. Mit zunehmendem Druck steigt die Menge des im Körper gelösten Gases, d. h., ein gesättigter menschlicher Körper auf 10 m Wassertiefe trägt die doppelte Menge Stickstoff in sich. Wird der Umgebungsdruck wieder gesenkt, muss das Inertgas wieder abgegeben werden. Geschieht dies zu schnell, wird also das Löslichkeitsprodukt überschritten, perlen Gasblasen im Gewebe aus. Sehr anschaulich kann dies beim Öffnen einer Sprudelflasche verdeutlicht werden: Mit Öffnen der Flasche wird der Druck zu schnell für das Löslichkeitsprodukt gesenkt und es entstehen Gasblasen. Würde man die Flasche über einen längeren Zeitraum sehr langsam öffnen, würden keine Gasblasen entstehen.

**Hinweis.** Das Gesetz von Henry ist die Grundlage für die Entstehung der Dekompressionserkrankung.

## Dalton

Nach Dalton (John Dalton [1766–1844], englischer Naturforscher und Lehrer), gilt der folgende Zusammenhang: Der Gesamtdruck p eines Gasgemisches setzt sich aus der Summe der Einzelpartialdrücke ($p_{Gas}$) der jeweiligen Gase zusammen. So gilt z. B. für Luft auf Meereshöhe (1 bar):

$$p_{Luft} = pN_2 + pO_2 = 0{,}79 \text{ bar} + 0{,}21 \text{ bar} = 1 \text{ bar}$$

Die Partialdrücke der einzelnen Gasbestandteile spielen beim Tauchen eine erhebliche Rolle. Die Partialdrücke der Inertgase sind für die Bereiche Dekompression und Narkose entscheidend, der Sauerstoffpartialdruck muss auf Grund seines toxischen Grenzwerts berücksichtigt werden.

### 2.3.3 Ideales Gas – reales Gas

Vernachlässigt man das Eigenvolumen der Gasmoleküle und die Wechselwirkung der Gasmoleküle untereinander, so erhält man den Begriff des idealen Gases, für das die oben formulierten Gesetze Anwendung finden. Bei der Betrachtung von idealen Gasen werden die Moleküle als ausdehnungslose Massepunkte gesehen, die sich als elastische Kügelchen im Raum bewegen. Die in der klassischen Tauchphysik relevanten Druck-, Temperatur- und Volumenbereiche lassen in guter Annäherung die Betrachtung der Gase als ideale Gase zu. Daraus ergeben sich die Zustandsgleichungen für die Parameter p (Druck), V (Volumen) und T (Temperatur):

- Isobare Zustandsgleichung (1. Gesetz von Gay-Lussac):
  V/T = konstant, bei konstantem Druck.
- Isochore Zustandsänderung (2. Gesetz von Gay-Lussac):
  p/T = konstant, bei konstantem Volumen.
- Isotherme Zustandsgleichung (Gesetz von Boyle-Mariotte):
  p × V = konstant, bei konstanter Temperatur.
- Zusammengenommen ergibt sich daraus folgende Zustandsgleichung für ideale Gase:
  p × V/T = konstant.

Bei realen Gasen spielt die Bewegung der Moleküle und deren Wechselwirkung untereinander eine Rolle. Die Kohäsionskräfte zwischen den einzelnen Molekülen bewirken einen Binnendruck, der proportional zur Anzahl der benachbarten Moleküle ist und zusätzlich berücksichtigt werden muss. Außerdem muss das Gasvolumen um das Kovolumen (Volumen der Moleküle bei dichtester Packung) verkleinert werden. Für reale Gase gilt die Van der Waal'sche Zustandsgleichung.

**Hinweis.** Um die zugrunde liegenden Mechanismen beim Tauchen einfacher beschreiben zu können, geht man von idealen Gasen aus.

## 2.4 Wärmeregulation

### 2.4.1 Wärmeübertragung

Wärmeenergie kann auf unterschiedliche Art und Weise von einem Körper zum anderen transportiert werden. Häufig hat man es in der Praxis mit Mischformen der einzelnen Übertragungsmechanismen zu tun.

### Wärmestrahlung

Wärmestrahlung ist eine elektromagnetische Strahlung. Die abgegebene Strahlungsenergie ist dabei proportional zur Kelvin-Temperatur des Körpers. Mittels Strahlung wird Wärmeenergie transportiert, ohne dass ein Übertragungsmedium vorhanden sein muss (Vakuum). Die ausgetauschte Wärmeenergiemenge (Q in Watt) ist dabei ausschließlich von der Temperatur beider Körper abhängig und wird durch das Bolzmann-Gesetz beschrieben.

Ein Körper kann Strahlung emittieren (aussenden), transmittieren (durchlassen) oder absorbieren (aufnehmen). Dabei spielen Oberflächeneigenschaften eine Rolle.

## Konvektion

Wärmekonvektion beschreibt den Transport von Wärmeenergie mittels Materietransport. Wärmeenergie wird weitergeleitet, indem Teilchen transportiert werden, die ihre kinetische Energie (Wärmeenergie) mitführen. Ein warmer Körper wird z. B. von kalter Luft angeströmt, diese erwärmt sich und wird sofort durch nachströmende kalte Luft ersetzt. Dabei werden zwei grundsätzliche Transportmechanismen unterschieden: die natürliche und die erzwungene Konvektion. Von natürlicher Konvektion wird gesprochen, wenn die sich an dem Körper erwärmende kalte Luft durch Verringerung der Dichte aufsteigt (z. B. ruhender Taucher). Erzwungene Konvektion liegt vor, wenn der Körper z. B. durch ein Gebläse zwangsweise angeströmt wird (z. B. bewegter Taucher).

## Wärmeleitung

Bei Wärmeleitung handelt es sich um einen Transportmechanismus, bei dem Wärmeenergie innerhalb eines Körpers (Festkörper oder ruhende Flüssigkeit) weitergegeben wird. Dabei wird die Schwingungsenergie der Moleküle an benachbarte Molekülgruppen übertragen. Die Menge der gesamtmöglichen übertragenen Wärmeenergie pro Zeiteinheit ist dabei stark von den Stoffeigenschaften abhängig.

## Kondensation und Verdunstung

Bei Verdunstungsprozessen können große Mengen an Wärmeenergie umgesetzt werden. Der Phasenwechsel z. B. von Wasser in Wasserdampf erfordert eine große Energiemenge (freie Verdampfungsenthalpie bei Wasser ist ~2500 KJ/kg). Dieser Prozess wird z. B. verwendet, um durch Schweißproduktion und anschließendem Verdampfen auf der Haut dem Körper auf effektive Weise Energie/Wärme zu entziehen. Bei Kondensationsprozessen (Übergang Gas – Flüssigkeit) werden entsprechend große Energiemengen frei. In der Praxis hat man es meist mit der Kombination aller Wärmeübertragungsmechanismen zu tun.

**Fallbeispiel.** Ein Taucher, der am Ufer steht, wird durch Sonnenstrahlung stark erwärmt. Gleichzeitig gibt der Taucher über Wärmeleitung Wärmeenergie nach außen ab. An der Materialoberfläche (des Tauchanzugs) wird diese Wärme über Konvektion an die Umgebung abgegeben. Herrscht Wind, handelt es sich um erzwungene, bei Windstille um natürliche Konvektion. Hat sich der Taucher vorher im Wasser aufgehalten und die Oberfläche des Tauchanzug ist noch nass, wird zusätzlich ein großer Anteil an Wärmeenergie über Verdunstung abgegeben.

## 2.4.2 Regelmechanismen im Körper

Die Anteile der verschiedenen Mechanismen zur Wärmeregulierung (Strahlung, Verdunstung, Konvektion, Wärmeleitung, Kältezittern) können je nach Situation

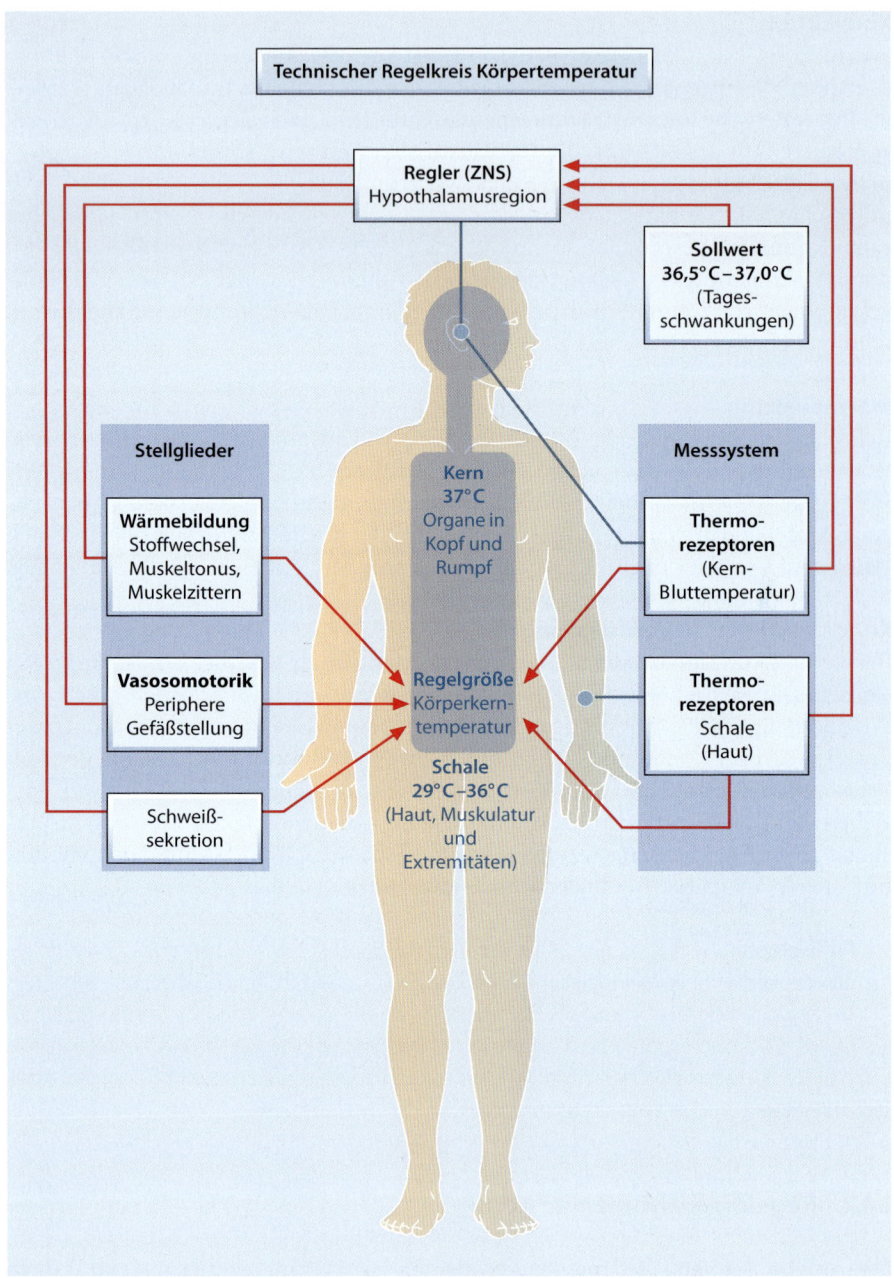

**Abb. 2.2:** Möglichkeiten der Wärmeregulation im Körper

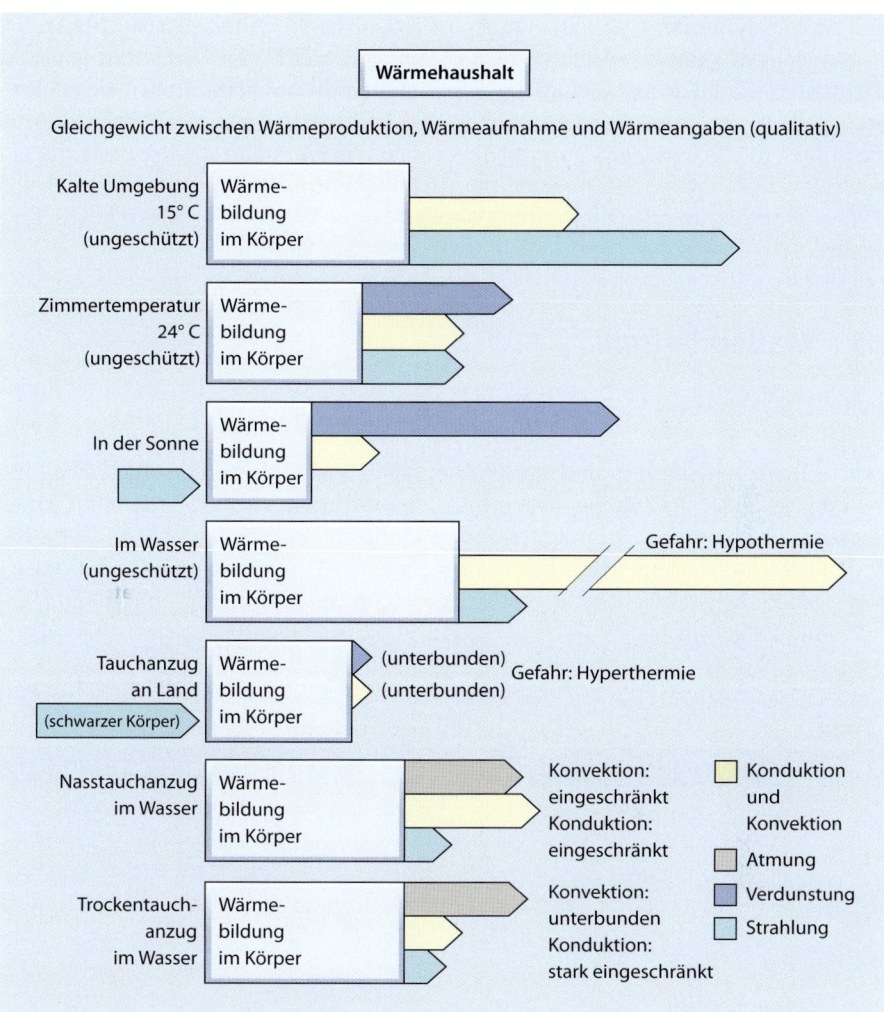

**Abb. 2.3:** Einfluss der verschiedenen Wärmeübertragungsmechanismen auf die Körperkerntemperatur. Die Temperatur des Körpers wird vor allem von Wärmeproduktion (Stoffwechsel) Wärmeabgabe und dem Körper zugeführte Wärme beeinflusst. Die Wärmeproduktion im Körper kann dabei in Abhängigkeit von den Umgebungsbedingungen stark variieren (durch unterschiedlich große Flächen dargestellt). Die Wärmezufuhr durch die Umgebung geschieht i. d. R. durch Strahlung und variiert hier ebenfalls. Nennenswerten Einfluss hat dies bei direkter Sonneneinstrahlung. Diese Fälle sind durch von links kommende Pfeile dargestellt. Die Mechanismen der Wärmeabgabe sind rechts der Wärmebildungsprozesse im Körper visualisiert. Sie variieren je nach Umgebungsbedingungen. Ziel ist es, diese Einflüsse beim Tauchen durch die Wahl geeigneter Kälteschutzanzüge zu minimieren

und Art des Kälteschutzes beim Tauchen stark variieren (Abb. 2.2, s. auch Kap. 3). So ist bei Tauchgängen in kalten Gewässern ein ausreichender Kälteschutz genauso wichtig wie ein effektiver Schutz vor Sonneneinstrahlung beim Tragen eines Neopren-Anzugs an Land. Der menschliche Körper kann auf verschiedene Weise auf die unterschiedlichen Umgebungsbedingungen reagieren und die Körpertemperatur regeln. Dabei stehen bei Auskühlung effektive Wärmebildungsmechanismen sowie bei Überhitzung Möglichkeiten von verstärkter Wärmeabgabe zur Verfügung (Abb. 2.3).

## 2.5 Maßeinheiten

### 2.5.1 Umrechnung SI-Einheiten

In verschiedenen Ländern und Anwendungsgebieten werden unterschiedliche Einheiten verwendet. In Europa finden in Alltag, Industrie und Wissenschaft (außer Medizin) überwiegend SI-Einheiten Verwendung, in einigen anderen Ländern, z. B. in den USA, werden eigene Einheiten verwendet (z. B. Imperialsystem). Im Folgenden werden die wichtigsten für das Tauchen relevanten Einheiten und deren Umrechnung aufgelistet.

### Länge

| Kurzzeichen | Einheit/Konstante | Wert ca. | Wert exakt |
|---|---|---|---|
| m | Meter | – | SI-Einheit |
| " | Zoll | – | 2,54 cm |
| in. | inch | – | 2,54 cm |
| ft. | foot | – | 30,48 cm |

### Fläche

| Kurzzeichen | Einheit | Wert ca. | Wert exakt |
|---|---|---|---|
| $m^2$ | Quadratmeter | – | SI-Einheit |
| sq.in. | square inch | 6,45 cm$^2$ | 6,4516 cm$^2$ |
| sq.ft. | square foot | 929,00 cm$^2$ | 144 sq.in. |
| sq.yd. | square yard | 0,8361 m$^2$ | 9 sq.ft. |

## Volumen

| Kurzzeichen | Einheit | Wert ca. | Wert exakt |
|---|---|---|---|
| $m^3$, cbm | Kubikmeter | – | SI-Einheit |
| L, L | Liter | – | 0,001 $m^3$ |
| $cm^3$, ccm | Kubikzentimeter | – | 1 ml |
| cu.in. | cubic inch | 16,387 ml | – |
| cu.ft. | cubic foot | 28 l | – |
| cu.yd. | cubic yard | 765 l | – |
| fl.oz. | (fluid) ounce | 29,6 ml (?) | – |
| gal. | (U.S.) dry gallon | 4,4 l | – |
| Imp.gal. | (Imperial) gallon | 4,5459 l | – |

## Temperatur

Um über das subjektive qualitative Temperaturempfinden (warm, kalt, heiß) hinaus eine quantitative Bestimmung der Temperatur (Zahlenwerte) zu erreichen, benötigt man Thermometer mit objektiven Temperaturskalen (Abb. 2.4). Historisch begründet haben sich drei Skalen entwickelt, die in den unterschiedlichen Anwendungsbereichen bis heute verbreitet sind.

| Kurzzeichen | Einheit | Wert ca. | Wert exakt |
|---|---|---|---|
| K | Kelvin | – | SI-Einheit |
| °C | Grad Celsius | – | n °C = (n + 273,15) K |
| °F | Grad Fahrenheit | – | n °F = (n – 32)/1,8 °C |

**Celsius-Skala.** A. Celsius (1701–1744), schwedischer Astronom. Ein Grad Celsius (1 °C) ist der hundertste Teil der Temperaturdifferenz zwischen Eispunkt und Siedepunkt von Wasser bei normalem Atmosphärendruck ($p_0$ = 1013,25 hPa: s. S. 29).

**Kelvin-Skala.** W. Thomson alias Lord Kelvin (1824–1907), englischer Physiker. Die Kelvin-Skala ist eine thermodynamische Temperaturskala. Sie ist über die Zustandsgleichungen für ideale Gase und den zweiten Hauptsatz der Thermodynamik definiert. Die Einheit der Absoluten Temperatur ist Kelvin (1 K). Ein Kelvin ist der 1/273,15te Teil der Temperatur am Tripelpunkt des Wassers. Der Tripelpunkt des Wassers (Koexistenz von Eis, Wasser und Dampf) beträgt 273,15 K. Der absolute Nullpunkt (0 K) ist die tiefste denkbare Temperatur, die durch den Stillstand der Moleküle gekennzeichnet ist, und entspricht –273,15 °C.

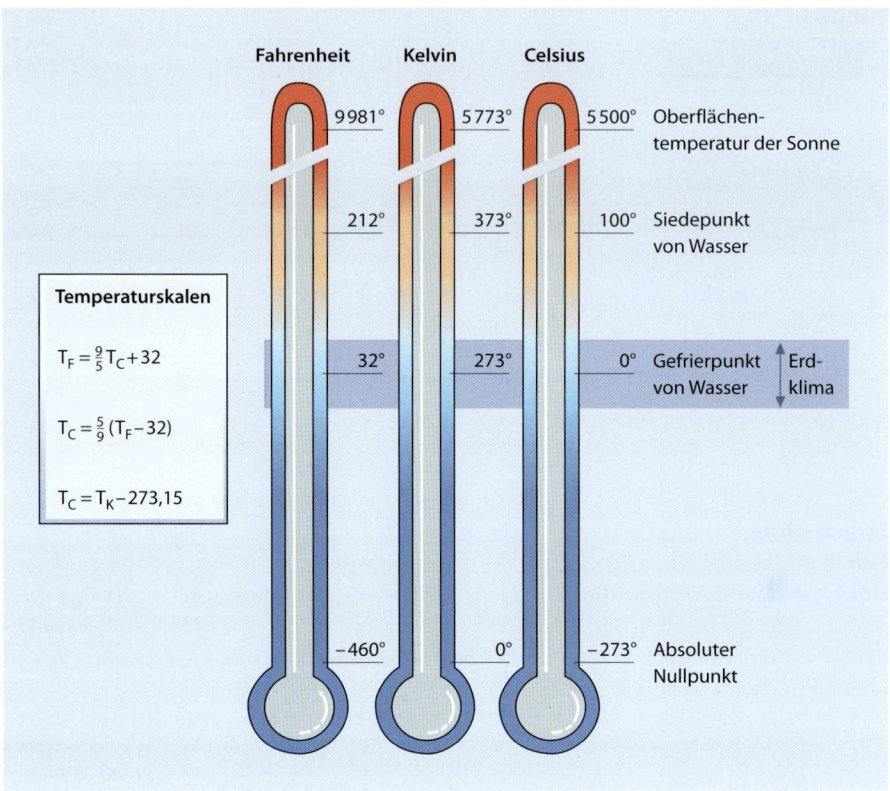

**Abb. 2.4:** Die wichtigsten Temperaturskalen im Vergleich

**Fahrenheit-Skala.** D. G. Fahrenheit (1686–1736), deutscher Physiker. Ein Grad Fahrenheit (1 °F) ist der hundertste Teil der Temperaturdifferenz zwischen der niedrigsten mit Salmiak/Eismischung herstellbaren Temperatur und der Bluttemperatur des menschlichen Körpers.

## Masse

| Kurzzeichen | Einheit | Wert ca. | Wert exakt |
|---|---|---|---|
| Kg | Kilogramm | – | SI-Einheit |
| oz. | Ounce, Unze | 28,35 g | – |
| lb. | Pound | 453,59 g | – |

## Druck

| Kurzzeichen | Einheit | Wert ca. | Wert exakt |
|---|---|---|---|
| Pa | Pascal | – | $1 N/m^2$ |
| $kp/cm^2$ | Kilopond je Quadrat-zentimeter | 98,0665 kPa | – |
| $kp/mm^2$ | Kilopond je Quadrat-millimeter | 9,80665 MPa | – |
| Torr | Torr | 133,322 Pa | 1/760 atm |
| atm | Physikalische Atmosphäre | 101,325 kPa oder 101,3232 kPa | – |
| at | Technische Atmosphäre | 98,0665 kPa | $1 kp/cm^2$ |
| bar | Bar | – | 100 kPa |
| mbar | Millibar | – | 1 hPa |
| hPa | Hektopascal | – | 100 Pa |
| mmHg | Millimeter Queck-silbersäule | 1 Torr | – |
| mmWS | Millimeter Wasser-säule | 9,80665 Pa | – |
| PSI | Pound per square inch | – | – |
| – | Normalluftdruck | 1013 mbar | – |

## Kraft

| Kurzzeichen | Einheit | Wert ca. | Wert exakt |
|---|---|---|---|
| N | Newton | – | $1 kg \times m/s^2$ |
| kp | Kilopond | 9,80665 N | – |

## Energie

| Kurzzeichen | Einheit | Wert ca. | Wert exakt |
|---|---|---|---|
| W | Watt | – | 1 Nm/s oder 1 J/s |
| PS | Pferdestärken | 0,735499 kW | – |
| kcal/h | Kilokalorien je Stunde | 1,163 W | – |

## Leistung

| Kurzzeichen | Einheit | Wert ca. | Wert exakt |
|---|---|---|---|
| J | Joule | – | 1 Nm oder 1 Ws |
| Nm | Newtonmeter | – | 1 J |
| Ws | Wattsekunde | – | 1 J |
| kcal | Kilokalorie | 4,1868 kJ | – |

---

### Tipps für Tauchlehrer

1. Ein solides physikalisches Wissen ist die Basis für die widerspruchsfreie Erklärung des Beziehungsgeflechts zwischen Wasser, Mensch und Technik beim Frei- und Gerätetauchen.
2. Durch die klare und überzeugende Herleitung der Verhaltensregeln sicheren Tauchens fördert der Tauchlehrer die konsequente Umsetzung dieser Regeln durch den Schüler in der Praxis.
3. Im Verlauf der Ausbildung muss die Bleimenge minimiert bzw. optimiert werden (austariert mit leerem Jacket in 3 m, Flaschendruck 50 bar).
4. Im Meer ausgebildete Taucher müssen wissen, dass sie im Süßwasser ca. 2–4 kg weniger Blei benötigen (Absturzgefahr!).
5. Aufgrund der großen relativen Druckänderungen ist das Flachwasser einerseits die anspruchsvollste Tiefenzone bzgl. der Tarierung, andererseits die gefährlichste bzgl. diverser Druckverletzungen.

## Weiterführende Literatur

1. Roedel W. Physik unserer Umwelt: Die Atmosphäre. 3. Aufl. Springer, Berlin Heidelberg New York Tokio, 2000
2. Hering E, Martin R, Stohrer M. Physik für Ingenieure. VDI, Düsseldorf, 1989
3. Dobrinski P, Krakau G, Vogel A. Physik für Ingenieure. Teubner, Stuttgart, 1990
4. Gerlach E, Grosse P. Physik – Eine Einführung für Ingenieure. Teubner, Stuttgart, 1989
5. Schneider HA, Zimmer H. Physik für Ingenieure, 2 Bände. Fachbuchverlag, Leipzig, 1987/1991

# 3 Temperaturhaushalt

*H. Liedtke*

Die Möglichkeit einer Überhitzung während eines Tauchganges mit einer kritischen Erhöhung der Kernkörpertemperatur ist im Bereich des Sporttauchens unter Verwendung angepasster Ausrüstung auch unter tropischen Bedingungen faktisch nicht gegeben. Auch bei Temperaturen von 30 °C ist das Wasser mit seiner hohen Wärmeleitfähigkeit ein Medium, das dem Körper Wärme entzieht. Dennoch besitzt das Sporttauchen in warmen Regionen einige Besonderheiten, die durchaus direkte medizinische Relevanz haben.

Anders als im Sporttauchbereich verhält es sich beim Berufstauchen, wenn zum Kontaminationsschutz beim Tauchen, z. B. in Faultürmen von Klärwerken oder anderen sehr warmen Einsatzorten, Trockentauchzüge und Taucherhelme getragen werden müssen. Unter solchen extremen Umständen ist eine Überhitzung des Tauchers durchaus möglich.

Fällt die Kernkörpertemperatur eines Menschen auf einen Wert unterhalb von 35 °C sprechen wir von einer Hypothermie. Dabei unterscheidet man die medizinisch induzierte künstliche Hypothermie, die bei bestimmten Operationen am offenen Herzen oder bei der Behandlung von Patienten nach Reanimation Anwendung findet, von der unabsichtlichen bzw. akzidentiellen Hypothermie. Dass die Hypothermie auch günstige Effekte haben kann, ist eine wichtige Erkenntnis für das Verständnis der Reanimation von Beinnaheertrunkenen und/oder schwer hypothermen Patienten. Nur durch die rasch einsetzende Hypothermie ist es dem Nervengewebe des Gehirns trotz Kreislaufstillstands möglich, einen Sauerstoffmangel deutlich länger ohne Schädigungen zu überstehen. Dadurch ist immer wieder zu beobachten, dass Patienten auch nach langer Zeit unter Wasser ohne bleibende Schäden gerettet werden. Die Hypothermie ist sehr häufig mit Beinaheertrinken assoziiert. Dabei kann die Hypothermie Ursache oder Folge des Ertrinkens bzw. Beinaheertrinkens sein (s. Kap. 12).

## 3.1 Überhitzung (Hyperthermie)

### 3.1.1 Anatomie, Physiologie, Pathophysiologie

Beim gesunden Menschen liegt die normale Körpertemperatur zwischen 36 und 37 °C. Alle lebenswichtigen Vorgänge unseres Körpers verlaufen nur optimal in diesem engen Regelbereich. Schwankungen nach oben führen mit Erreichen von

Temperaturen dauerhaft über 42 °C zum Tod. Zum Regelwerk der Temperatursteuerung gehören insbesondere die hypothalamische Region des Gehirns, die Temperatursensoren der Haut, Schweißdrüsen, Blutgefäße und die Atmung. Steigt die Umgebungstemperatur, wird durch Schwitzen Verdunstungskälte erzeugt und über weitgestellte Blutgefäße Wärme abgegeben. Werden diese Mechanismen überfordert, kommt es zur Überhitzung und nachfolgend zum Kreislaufversagen durch Hitzekollaps oder Hitzschlag. Wenn die Temperatur über 42,8 °C steigt, kommt es zum Tod durch irreversible Eiweißgerinnung.

### 3.1.2 Gefahren beim Tauchen in warmem Wasser bzw. warmen Regionen

**Dehydration.** Die Dehydration (Austrocknung) hat praktische Relevanz für das Tauchen in warmen Regionen und ist als schwerwiegender Kofaktor in der Entstehung einer Dekompressionserkrankung anzusehen.

Eine wesentliche Ursache der Dehydratation ist eine dem warmen Umfeld nicht adaptierte Tauchausrüstung. Taucher aus Mitteleuropa reisen mitunter mit 7-mm-Neopren-Anzügen in tropische Tauchdestinationen, legen diese viel zu lange vor dem Tauchgang an (da sie z. B. als Neulinge auf einem Tauchboot glauben, schnell angezogen sein zu müssen, obwohl noch 45 min Fahrt vor ihnen liegen) und verlieren in dieser Zeit enorm an Flüssigkeit durch die regulatorisch einsetzende erhöhte Schweißsekretion.

Außerdem ist unter solchen Umständen die Entwicklung eines Hitzekollapses vor dem Tauchgang gegeben. Die Taucher werden plötzlich bewusstlos und weisen einen kaum tastbaren Puls auf.

**Therapie.** Meistens kann durch das Anheben beider Beine wieder genügend Blut in den Kreislauf zurückverlagert und das Bewusstsein wiedererlangt werden. Die weitere Behandlung besteht im sofortigen Ausziehen des Tauchanzuges und in der Kühlung der Körperoberfläche durch Verdunstung von Wasser (feuchte Handtücher, angefeuchtete leichte Kleidung, kühle Dusche, kühle Luftzufuhr) und ausreichende Flüssigkeitsaufnahme.

Wichtiger ist jedoch die einfache Prävention solcher Situationen durch angepasste Tauchausrüstung und deren An- und Ablegen zu einem Zeitpunkt kurz vor und nach dem Tauchgang. Weiterhin ist die ausreichende Flüssigkeitsaufnahme durch den Taucher vor und nach dem Tauchgang eine zentrale präventive Maßnahme. Aus tauchmedizinischer Sicht kann Tauchern nur empfohlen werden, auf diesen Umstand sorgfältig zu achten.

**Hinweis.** In den von der Klinik des Autors betreuten tauchmedizinischen Zentren auf den Malediven und Seychellen wenden wir gemeinsam mit den ansässigen Tauchbasen das „Two-Tank"-Prinzip an: „One for air and one for water". Dem Taucher wird damit vermittelt, die gut gefüllte Trinkflasche als selbstverständlichen Bestandteil seiner tropischen Tauchausrüstung zu betrachten.

## 3.2 Unterkühlung (Hypothermie)

### 3.2.1 Anatomie, Physiologie, Pathophysiologie

Anders als bei der Erhöhung der Körpertemperatur, die mit der Temperatur von 42,8 °C ein tödliches Maximum erreicht, ist bei der Unterkühlung ein wesentlich größerer Wechsel des Temperaturbereichs überlebbar. Dennoch gilt auch hier, dass bei Unterschreiten der normalen Kernkörpertemperatur von 36–37 °C der menschliche Organismus zunehmend funktionellen Einschränkungen unterliegt, die im Extremfall tödliche Auswirkungen haben können. Um den Körper vor Auskühlung zu schützen, wird über den Hypothalamus u. a. das Kältezittern aktiviert. Zittern ist eine spezielle Form muskulärer Aktivität, die dazu dient, Wärme zu produzieren.

### Überlebenszeiten im Wasser

In Tabelle 3.1 ist zu erkennen, dass mit steigender Wassertemperatur die Überlebenswahrscheinlichkeit deutlich größer wird. Viele Todesfälle treten deshalb auf, weil das Gesicht des ohnmächtigen oder erschöpften Opfers ins Wasser ein- bzw. untertaucht, was zum Ertrinken des Opfers führt. Mit einer geeigneten Auftriebshilfe, die den Körper in einer ohnmachtssicheren Lage hält (z. B. aufgeblasene Tarier- bzw. Schwimmweste mit Kragen), können deutlich höhere Überlebenszeiten erreicht werden. Unterkühlung kann aber auch von Vorteil sein, da das Gehirn im unterkühlten Zustand weniger Sauerstoff benötigt. Überlebt wurden beispielsweise Zeiten von bis

**Tabelle 3.1:** Zeit, die bis zur Rettung vergehen kann bei einer Überlebenswahrscheinlichkeit von 50 % (Oakley u. Pethybridge 1997)

| Wasser-temperatur | Molnar (1946) | Golden (1976) | Hayward (1975) | Tikuisis (1994) | Mit Auf-triebshilfe |
|---|---|---|---|---|---|
| 5 °C | 1,0 h | 1,0 h | 2,2 h | 2,2 h | 17 |
| 10 °C | 2,2 h | 2,0 h | 2,9 h | 3,6 h | >24 |
| 15 °C | 5,5 h | 6,0 h | 4,8 h | 7,7 h | >24 |

zu 60 min unter Wasser, bis zu 390 min Dauer einer Herz-Lungen-Wiederbelebung und bis 13,7 °C Körperkerntemperatur (Gilbert et al. 2000).

### Individuelle Einflüsse und Kofaktoren

Das Verhältnis zwischen Körperoberfläche zur Körpermasse ist ein ganz entscheidender Faktor bei der Ausbildung einer Unterkühlung. Kinder haben beispielsweise eine relativ große Körperoberfläche im Vergleich zur geringen Körpermasse und kühlen daher wesentlich schneller aus. Taucher mit wenig Körperfett sind eher gefährdet zu unterkühlen als Taucher mit einem hohen Körperfettanteil.

Reglos im Wasser zu treiben bedeutet, einen geringeren Wärmeverlust zu haben als bei hektischen Bewegungen. Deshalb wird empfohlen, sich im kalten Wasser ohne Aussicht auf Selbstrettung möglichst nicht zu bewegen, sofern geeignete Auftriebsmittel zu Verfügung stehen.

**Hinweis.** Aus Einzelfallberichten Geretteter (Estonia-Katastrophe 1994) ist bekannt, dass diese einen Hauptgrund für ihr Überleben in ihrer starken mentalen Verfassung sahen, die mit dem unbedingten Willen verbunden war, bis zur Rettung durchzuhalten.

Menschen, die zum Zeitpunkt des einsetzenden Kältereizes stark alkoholisiert sind, spüren häufig noch ein Wärmeempfinden oder frieren nicht so stark. Diese Beobachtung führt leider immer wieder zu der Interpretation, dass Alkohol eine Hypothermie verhindern kann oder diese schneller beendet. An dieser Stelle sei betont, dass das wohlige Wärmeempfinden im Bauch bei der Aufnahme von hochprozentigem Alkohol keinerlei Erhöhung der Körpertemperatur herbeiführt. Die zentrale Wirkung des Alkohols basiert auf einer Veränderung der „Sollwertgröße" im Hypothalamus des zentralen Nervensystems. Dieses körpereigene Temperaturkontrollzentrum wird durch Alkohol lediglich „verstellt", so dass das Kälteempfinden und auch das Einsetzen des Zitterns verzögert bzw. ausgeschaltet werden. Dadurch wird die Phase der leichten Hypothermie von den unterkühlten Patienten nicht erlebt und sie werden deshalb nicht rechtzeitig nach wärmenden Möglichkeiten suchen. Im Falle des Tauchens würde das bedeuten, dass ein alkoholisierter Taucher einen Tauchgang wegen fehlender starker Kälteempfindungen nicht schnell genug abbrechen könnte und sich somit in die ernste Gefahr einer Hypothermie begibt.

**Hinweis.** Alkohol wärmt nicht und begünstigt das Entstehen einer gefährlichen Unterkühlung!

### 3.2.2 Wärmeprotektion beim Sporttauchen

Durch die hohe Wärmeleitfähigkeit von Wasser (25fach höher als die von Luft) und die hohe spezifische Wärme ist es notwendig, in einem Temperaturbereich zwischen 0–30 °C Maßnahmen zu treffen, die einen ausreichenden Wärmeschutz sicherstellen. Bei einem 60-minütigen Tauchgang in 30 °C warmen Wasser sind diese natürlich weniger wichtig als bei einem Tauchgang in sehr kaltem Wasser. Grundsätzlich gilt es dabei jedoch zu beachten, dass bei extrem langem Aufenthalt auch in relativ warmem Wasser eine Hypothermie entstehen kann.

Nasstauchanzüge sind die am häufigsten benutzten Tauchanzüge im Sporttauchbereich. Durch die im Neopren eingelagerten Luftblasen entsteht eine Isolationsschicht, die vor Auskühlung schützt. Zusätzlich entsteht durch das zwischen dem Anzug und der Haut vom Körper aufgewärmte eingeschlossene Wasser eine weitere Isolationsschicht. Nachteilig ist jedoch, dass gemäß dem Gesetz von Boyle-Mariotte die Gasblasen des Neoprens mit zunehmender Tauchtiefe kleiner werden und somit die Wärmeprotektion der Anzüge sinkt. Hersteller solcher Anzüge bieten diese in verschiedenen Dicken von 0,5–7 mm Neopren an.

Trockentauchanzüge sind am effektivsten zur Wärmeprotektion bei längerem Aufenthalt in sehr kaltem Wasser. Der Körper ist hier in einer eingeschlossenen trockenen Luftschicht und kann darüber hinaus noch mit warmer bzw. heizbarer Unterkleidung effektiv gegen Auskühlung geschützt werden. Das Tauchen mit einem solchen Anzug macht jedoch besondere Fertigkeiten und Kenntnisse des Tauchers notwendig, da die Luft im Anzug beim Ab- und Auftauchen abgelassen bzw. zugeführt werden muss.

Ein wesentliches Problem der Wärmeprotektion bei extrem langen Tauchgängen in Trockentauchanzügen ist durch die Urinausscheidung gegeben. Gelingt es nicht, den Urin durch spezielle Ventile aus dem Tauchanzug heraus bzw. in einem geschlossenen System zu halten, kommt es zur Feuchtigkeitsansammlung im Anzug und damit zu erheblichem Wärmeentzug.

Grundsätzlich sind beide Typen von Tauchanzügen geeignet, einen Taucher vor gefährlicher Hypothermie schützen. Im Ernstfall sichern die Anzüge über Stunden im eiskalten Wasser das Überleben, wogegen ohne Wärmeschutz die Überlebenszeit nur kurz wäre.

**Hinweis.** Wichtig ist bei Kaltwassertauchgängen, auch die Hände ausreichend vor Auskühlung zu schützen, damit nicht durch Kälteeinwirkung die resultierende Gefühllosigkeit und die Bewegungseinschränkung der Hände zu Schwierigkeiten beim Bedienen der Tauchausrüstung führen.

### 3.2.3 Wie erkennt man eine Hypothermie?

Die Einteilung der Hypothermie in verschiedene Schweregrade ist einerseits sehr sinnvoll, da je nach Schwere der Hypothermie verschiedene Vorgehensweisen resultieren, andererseits ist eine Einteilung anhand der gemessenen Körpertemperatur vor allem im Bereich der notfallmedizinischen Maßnahmen am Unfallort häufig nicht praktikabel. Herkömmliche Fieberthermometer können nur eine Temperaturabnahme bis ca. 35,0 °C messen. Um einen Abfall der Kernkörpertemperatur auf wirklich gefährliche Werte nachweisen zu können, benötigt man geeignete Thermometer, die z. B. über die Temperatur des Trommelfells oder über elektronische Sonden (Magen, Darm, Harnblase) einen niedrigen Wert der Kernkörpertemperatur anzeigen können. Die Temperatur der Haut ist in diesen Fällen irrelevant.

Für die Akutversorgung eines unterkühlten Patienten ist die Einschätzung anhand des klinischen Bildes (Symptome) wesentlich relevanter.

Ein wichtiges Kriterium in der Einschätzung des Schweregrades der Hypothermie ist das Kältezittern. Dieser physiologische Mechanismus zu Erhöhung der Körpertemperatur setzt nur ein bei einer leichten Abkühlung auf Werte unter 36 °C und ist nur möglich bis ca. 32–33 °C. Sinkt die Körpertemperatur weiter, verliert der Körper die Fähigkeit des Zitterns und damit die Möglichkeit, sich selbst zu erwärmen.

---

**Kompaktinformation**

**Einteilung der Unterkühlung**

*Nach Schweregrad und Temperatur*
- Leichte Hypothermie:      35–33 °C
- Mittelschwere Hypothermie:      33–30 °C
- Schwere Hypothermie:      < 30 °C

*Nach Schweregrad und Symptomen*
1. Leichte Hypothermie
   - Vollständig bei Bewusstsein, kreislaufstabil
   - Starkes Zittern
2. Mittelschwere Hypothermie
   - Bewusstseinseinschränkungen (verzögerte oder wirre Antworten)
   - Verlust der Orientierung, Amnesie, auch Bewusstlosigkeit möglich
   - Verlust der Fähigkeit, sinnvoll an der eigenen Rettung mitzuwirken (Rettungsring halten, Seil erfassen, bestimmte Richtung schwimmend einschlagen, Kopf über Wasser halten)
   - Kaum noch Zittern, eher rigide Muskeln (ähnlich der Leichenstarre)
   - Deutliche Abnahme der Herzfrequenz
   - Störungen der Erregungsbildung und -leitung am Herzen
   - Deutliche Abnahme der Atemfrequenz
3. Schwere Hypothermie
   - Bewusstlosigkeit
   - Weite Pupillen evtl. lichtstarr, keine Sehnenreflexe
   - Herzrhythmusstörungen von extremer geringer Herzfrequenz (10–20/min) bis hin zu Kammerflimmern. Stark gesunkener Blutdruck ohne tastbare Pulse, kaum noch Eigenatmung, 1–2 Atemzüge pro Minute, Patienten sehen aus, als ob sie tot wären

**Hinweis.** Unter dem Verdacht einer Unterkühlung ist ein Mensch, der nicht zittert, entweder warm oder lebensbedrohlich kalt!

### 3.2.4 Behandlung der Hypothermie

**Erstmaßnahmen**

- In allen Fällen einer Hypothermie sollte jeder Patient unabhängig vom klinischen Schweregrad aus dem Wasser in eine horizontale Position gebracht werden. In jedem Fall sollte man den Patienten dabei äußerst schonend bewegen. Dabei muss unbedingt eine vertikale Lage des Opfers vermieden werden, um der Gefahr des so genannten Bergetodes (Afterfall) entgegenzuwirken. Hierbei kommt es zu einem Versacken des Blutes in der unteren Körperhälfte und damit zu einem totalen Kreislaufzusammenbruch, an dem der Patient versterben kann.

**Hinweis.** Etwa 20 % aller Todesfälle bei Hypothermien im Wasser treten kurz vor, während oder kurz nach der Rettung auf.

- Nach Überprüfung von Bewusstsein und Herz-Kreislauf-Funktion gegebenenfalls mit Maßnahmen der Reanimation beginnen. Allerdings sollte nur dann eine externe Herzmassage durchgeführt werden, wenn überhaupt keine Pulsaktivität festgestellt werden kann, da sonst das evtl. sehr langsam schlagende und sehr empfindliche Herz durch die Herzdruckmassage zum Flimmern gebracht werden kann.
- Überprüfen, ob der Patient zittert oder nicht. Wer stark genug zittert, wird auch von allein wieder warm! Zusätzlich sollte man bei dem nicht bewusstlosen Patienten die Bewusstseinslage differenziert überprüfen. Dazu kann man dem Patienten Fragen zum Ort, seiner Person und zur Sache stellen. Anhand der gewonnen Ergebnisse kann man Rückschlüsse auf den Schweregrad der Hypothermie ziehen.
- Alle nassen Kleidungstücke sind vorsichtig zu entfernen und weitere Wärmeverluste unbedingt zu vermeiden. Dazu sind verschiedene Methoden, wie Zuführung warmer Luft, Wärmepackungen, Kameradenerwärmung, Schlafsäcke oder Decken, anwendbar. Keine Wärmepackungen über 40 Grad! Sonst besteht die Gefahr von Hitzeläsionen der sehr vulnerablen kalten Haut.
- Bei schwerer und mittelschwerer Hypothermie sollte prähospital keine aktive Wiedererwärmung durch heiße Bäder oder Duschen durchgeführt werden, da

hier sonst die Gefahr besteht, dass kaltes Blut aus der Peripherie des Körpers plötzlich in das noch etwas wärmere Herz gelangt, was zu einem Kreislaufversagen führen kann (Afterdrop)!

## Erste medizinische Hilfe

**Hinweis.** Medizinische Hilfe ist bei leichter Hypothermie meist nicht notwendig.

Bei schwerer und mittelschwerer Hypothermie gibt es einige notfallmedizinische Besonderheiten.

- So sollte man auf die intravenöse Gabe von Ringer-Laktat bei diesen Patienten verzichten, da die kalte Leber nicht in der Lage ist, Laktat zu metabolisieren und somit die Gefahr einer Übersäuerung steigt.
- Zentrale Venenkatheter sollten so gelegt werden, dass es nicht zur Irritation des Herzens durch Seldinger-Drähte oder Katheter kommt, da hiermit ein Kammerflimmern ausgelöst werden kann.
- In der Reanimation bei schwerer Hypothermie sollte auf Katecholamine (Adrenalin) verzichtet werden, da diese die Gefahr des Kammerflimmerns erhöhen.
- Die elektrische Defibrillation bleibt wirkungslos, solange der Patient hypotherm ist. Unter solchen Bedingungen sind auch rhythmisierende pharmakologische Maßnahmen (Amiodaron, Lidocain) kaum mit Aussicht auf Erfolg verbunden. Grundsätzlich sollten daher alle elektrokardiografischen Anomalien außer der Asystolie (Nulllinie) erst dann behandelt werden, wenn der Patient wiedererwärmt ist.

### Kompaktinformation

Bei der Behandlung von schwer unterkühlten Patienten gilt es, sich nicht entmutigen zu lassen. Lange Reanimationszeiten und ein Transport unter den Bedingungen einer Reanimation sind bei diesen Patienten immer wieder erfolgreich! Es gilt daher weiterhin die alte rettungsmedizinische Grundregel „Niemand ist tot, bis er warm und tot ist". Nur diese Strategie ist in der Lage, unnötige Todesfälle von unterkühlten Patienten innerhalb der Rettungskette vom Unfallort bis zum Krankenhaus zu vermeiden. Dabei ist damit zu rechnen, dass viele Patienten, trotz aller Bemühungen, am Ende der mitunter langen Rettungskette vom Unfallort bis zum geeigneten Krankenhaus verstorben sind.

**Hinweis.** Der Notarzt muss einen schonenden schnellen Transport ggf. auch unter Reanimation durchführen und dabei vorzugsweise ein medizinisches Zentrum mit Möglichkeiten extrakorporaler Wiedererwärmung ansteuern.

## Behandlung im Krankenhaus

Die in der Vergangenheit propagierte Erwärmung mit Herz-Lungen Maschine wird auf Grund unerwünschter Effekte wie die allgemeine Zellschädigung durch Reperfusion zunehmend kritischer beurteilt (World Congress on Drowning 2002). Dennoch sind invasive Verfahren wie die Erwärmung mit der Herz-Lungen Maschine nach wie vor zu wählen, wenn die Patienten einen Kreislaufstillstand aufweisen.

Konservative Verfahren sind bei Patienten mit noch vorhandener Kreislauffunktion geeignet, diese sicher wieder zu erwärmen. Röggla et al. (2002) konnten an 36 Patienten, die eine Kernkörpertemperatur zwischen 20–28 °C aufwiesen, in 92% erfolgreich eine konservative Wiedererwärmung mit Luft mit 1 °C pro Stunde durchführen.

Die konvektive Wiedererwärmung durch warme Luft mittels geeigneter Wärmedecken und Warmluftgebläse hat sich unter den konservativen Verfahren eindeutig als das Verfahren der Wahl etabliert.

Diese Methode ist einfach und preiswert in der Anwendung und faktisch in allen Krankenhäusern vorhanden. Ein weiter Vorteil ist, dass alle bisherige Erfahrungen dafür sprechen, dass es bei der Anwendung dieser Methode keinen Afterdrop gibt.

**Fallbeispiel.** Ein 54-jähriger männlicher, adipöser Sporttaucher begibt sich mit einer Gruppe von Tauchern zu einem Eistauchgang ohne Sicherheitsleine in einem zugefrorenen See. Die Eisdecke ist nicht komplett. Es ist rings um das Ufer ein Streifen von ca. 12 m eisfrei. Bereits vor dem Tauchgang berichtet der Taucher nach Angaben seiner Tauchpartner über Unwohlsein. Der Tauchgang wird dennoch durchgeführt. Wie alle seine Tauchpartner trägt auch dieser Taucher einen Trockentauchanzug. Etwa 10 min nach Beginn des Tauchganges in ca. 10–12 m Tiefe trennt sich der Taucher von seinem Partner und signalisiert, dass er auftauchen will. Der Partner gibt das OK-Zeichen und lässt seinen Partner allein auftauchen. Zeugen am Ufer berichten später, den Taucher bei seinem Aufstieg gesehen zu haben, als er in das nur dünne Eis mit seiner Lampe ein Loch zu schlagen versuchte. Nachdem seine Hand die Eisdecke durchstoßen hatte, hörten seine vom Ufer sichtbaren Bewegungen jedoch auf. Die Zeugen schlossen daraus jedoch nicht auf eine Gefahrensituation. Von seiner Position aus hätte der Taucher, ca. 30 m unter dem Eis schwimmend, freies Wasser erreichen können.

Erst als seine Tauchpartner den Tauchgang ca. 50 min später beenden, bemerken sie das Fehlen des Tauchers. Da aber alle Luftvorräte der Gruppe aufgebraucht wurden, sind sie nicht in der Lage, den Taucher zu suchen. Daraufhin wird der Notruf ausgelöst. Die nach weiteren 20 min eintreffende Feuerwehr kann durch den ebenfalls am Unfallort eintreffenden Rettungshubschrauber (BK117) über Funk zu dem sichtbar unter dem Eis treibenden leblosen Taucher dirigiert werden. Die Bergung des Tauchers erfolgt 90 min nach dem letzten Lebenszeichen. Der Taucher ist bewusstlos, die Haut ist kalt, die Pupillen sind weit, Pulse sind keine tastbar, im EKG zeigt sich eine Nulllinie. Der Luftvorrat seiner Tauchausrüstung beträgt 160 bar. Der Notarzt des Rettungshubschraubers beginnt mit der Reanimation und vermutet bei dem Patienten Beinnahertrinken mit schwerer Hypothermie. Aus technischen Gründen ist die Bestimmung der Kernkörpertemperatur nicht möglich. Der Tauchanzug ist in der oberen Körperhälfte jetzt aufgeschnitten. Nach 30 min erfolgloser Reanimation entschließt sich der Notarzt, den Patienten unter den im Hubschrauber extrem schwierigen Bedingungen einer fortgeführten Reanimation zum nächstgelegenen geeigneten Krankenhaus zu fliegen. Nach ca. 15 min Flugzeit und weiteren 15 min Reanimation im Krankenhaus (nunmehr insgesamt 60 min Reanimation und 135 min nach dem letzten Lebenszeichen) wird bei dem Patienten mittels Temperatursonde im Blasenkatheter die Kernkörpertemperatur ermittelt, die 36,2 °C beträgt. Damit ist keine Indikation mehr zur Fortführung der bis dahin erfolglosen Reanimation gegeben. Der Taucher wird für tot erklärt.

Abgesehen von der völlig desolaten Planung und Durchführung des Eistauchganges durch den Taucher und seine Partner ist festzustellen, dass der Trockenanzug in Kombination mit einer mäßigen Fettleibigkeit des Tauchers diesen vollständig vor einer Hypothermie geschützt hat. Da die Hypothermie aber nicht ausgeschlossen werden konnte, hat der Notarzt völlig richtig die Entscheidung getroffen, in der Klinik zweifelsfrei die Kernkörpertemperatur bestimmen zu lassen (… niemand ist tot, bis er warm und tot ist!).

## Tipps für Tauchlehrer

1. Zur Vermeidung eines Hitzestaus erfolgen Aufbau und Transport des schweren Tauchgeräts in bequemer Kleidung und nicht in der prallen Sonne.
2. Schnorcheltaucher sind auf die besondere Gefährdung durch Sonnenbrand hinzuweisen.
3. Sonnenhut und Sonnencreme können ebenso Bestandteil einer vollständigen Tauchausrüstung sein wie ausreichender Kälteschutz (z. B. auch im Sommer unter der Temperatursprungschicht).
4. Hochgeschlossene Neopren-Bekleidung erleichtert den Aufenthalt im kalten Wasser, ebenso nützlich sind Tauchzeitbegrenzungen, eine Thermoskanne mit warmem Wasser und zwei erste Stufen.
5. Der Tauchlehrer sollte bei Anzeichen einer beginnenden Auskühlung seiner Tauchschüler umgehend zum Ausstieg zurücktauchen.
6. Winddichte Jacken dürfen auch über dem nassen Neopren-Anzug getragen werden.
7. Ein Flüssigkeitsverlust durch Schwitzen und Atmen trockener Luft (v. a. an Land) begünstigt Dekompressionserkrankungen. Eine gefüllte Trinkflasche gehört daher zur Ausrüstung vorbildlicher Tauchlehrer und fortschrittlich denkender Taucher.
8. Alkohol hat im unmittelbaren Umfeld einer Tauchbasis und an Bord eines Tauchschiffes nichts verloren.

## Weiterführende Literatur

1. Edmonds C, Lowry C, Pennefather J. Diving and subaquatic medicine. Butterworth & Heinemann, Oxford, 1992
2. Gilbert M, Busund R, Skaqseth A et al. Resuscitation from accidental hypothermia of 13.7 degrees C with circulatory arrest. Lancet 2000; 355: 375–376
3. Bierens JJLM (Hrsg). Handbook on drowning. Springer, Berlin, Heidelberg, New York, Tokyo, 2006
4. Oakley EH, Pethybridge RJ. The prediction of survival during cold immersion: results from The UK National Immersion Incident Survey. INM Report No. 97011, 1997
5. Röggla M, Frossard M, Wagner A et al. Severe accidental hypothermia with or without hemodynamic instability: rewarming without the use of extracorporeal circulation. Wien Klin Wochenschr 2002; 114: 315–320

# 4 Kompression und Dekompression

*S. G. Scholz*

Im Kapitel Kompression und Dekompression werden die Grundlagen der Dekompressionstheorie sowie erfolgreiche Dekompressionsstrategien erarbeitet. Ziel ist es, ein fundiertes Verständnis für die Abläufe im Körper während eines Tauchgangs zu entwickeln. Dabei wird generell auf die Herleitung der zum Teil komplexen Mathematik, insbesondere bei den Zweiphasenmodellen, verzichtet. Stattdessen sollen die den Modellen zugrunde liegenden Ideen verständlich erläutert werden.

## 4.1 Dekompressionsgrundlagen

Im Folgenden werden die wesentlichen Zusammenhänge, die für das Verständnis von Dekompression und deren Modellierung notwendig sind, kurz erläutert. Schwerpunkt bildet das Verständnis von Perfusions- und Diffusionsvorgängen zwischen Gas und Körperflüssigkeit, da diese Mechanismen die Grundlage der später beschreibenden Dekompressionsmodelle bilden.

### 4.1.1 Auf- und Entsättigung

Der grundsätzliche Mechanismus für die Dekompressionserkrankung ist das Entstehen von Gasblasen im Körpergewebe, die zu Verschlüssen der Kapillaren und damit zu Sauerstoffmangel in den Geweben, die von den betroffenen Gefäßen versorgt werden, führen können. Bereits 1670 beschrieb Robert Boyle den Effekt der Blasenbildung in Flüssigkeiten. Er zeigte, dass sich Gase unter Druck in Flüssigkeiten lösen und es bei einem plötzlichen Druckabfall zu einem Ausperlen (Blasenbildung) des Gases kommt. Nach dem Gesetz von Henry lösen sich Gase, die unter Druck stehen, in Flüssigkeiten, wobei die Menge des gelösten Gases proportional zum Partialdruck des Gases an der Flüssigkeitsoberfläche ist (s. Kap. 2, Physikalische Grundlagen). Dabei dringen Gasmoleküle, die auf die Oberfläche einer Flüssigkeit treffen, in diese Flüssigkeit ein, bis ein Gleichgewichtszustand zwischen ein- und austretenden Gasmolekülen erreicht ist (Sättigung) und in der Nettobilanz kein weiteres Gas mehr in der Flüssigkeit gelöst wird. Erst durch Erhöhen des Drucks kann wieder Gas gelöst werden. Kommt es dagegen zum Druckabfall, wechselt das bereits gelöste Gas den Aggregatzustand und geht aus der Lösung in die Gasphase über. Dies kann an der Oberfläche der Flüssigkeit geschehen oder auch innerhalb des Flüssigkeitsvolumens.

Die Menge des gelösten Gases hängt von der Temperatur, der Art der Flüssigkeit und der Art des Gases ab. Zu beachten ist, dass die von Henry postulierte Proportionalität zwischen gelöster Gasmenge und Druck des Gases über der Flüssigkeitsoberfläche nur für Drücke gilt, die in der Größenordnung des Umgebungsdrucks beim Tauchen liegen (0,7–20 bar).

**Fallbeispiel.** Ein Sättigungstaucher mit 80 kg Körpergewicht ist in einer Tiefe von 400 m gesättigt. Er atmet ein Gas mit 98 % He, 1 % $N_2$ und 1 % Sauerstoff. Bei einem Umgebungsdruck von $p_{Umgebung} = 41$ bar in 400 m Tiefe ergeben sich folgende Partialdrücke (Teildrücke, s. Gesetz von Dalton, S. 21) (p): $p_{He} = 40,18$ bar; $p_{N2} = 0,41$ bar, $pO_2 = 0,41$ bar. Geht man davon aus, dass der Körper des Tauchers aus 60 l Wasser und 20 l Öl besteht (Löslichkeitskoeffizient [$\alpha$] von He in Öl [$\alpha_{He-Öl} = 0,015$] und Wasser [$\alpha_{He-H2O} = 0,009$]), ergeben sich folgende Werte für die gelösten Heliummengen ($Q_{He}$) im Körper: $Q_{He-Öl} = 0,015 \times 20$ l $\times 40,18$ bar $= 12$ barl und $Q_{He-H2O} = 0,009 \times 60$ l $\times 40,18$ bar $= 21,7$ barl. Die Gesamtlösungsmenge an Helium bei einem Umgebungsdruck von 41 bar ist demnach 33,7 barl. Bei einem plötzlichen Druckabfall auf 1 bar (Druck auf Meereshöhe) würde nahezu die gesamte gelöste Menge an Helium plötzlich ausperlen. Eine solche massive Gasblasenbildung im Organismus würde zum augenblicklichen Tod des Tauchers führen. Bereits um Zehnerpotenzen geringere Mengen Gasblasen im Körper können extreme Schädigungen verursachen.

Bei einem Tauchgang verändern sich mit wechselnder Tauchtiefe der Umgebungsdruck und damit die Partialdrücke der Inertgase, was dazu führt, dass sich unterschiedlich viel Inertgas in den Körpergeweben löst. Als Inertgase bezeichnet man Gase, die nicht an der Reaktion im Körper teilnehmen, z. B. Stickstoff oder Helium. Diese Gase diffundieren bei einem Partialdruckgefälle in Richtung des niedrigeren Partialdruckes. Je größer diese Differenz, desto schneller wird Inertgas aus den Geweben abgegeben. Gleichzeitig reagieren unterschiedliche Gewebsgruppen mit unterschiedlicher Geschwindigkeit auf eine Veränderung des Inertgaspartialdrucks (Abb. 4.1). Die Geschwindigkeit für die Auf- und Entsättigung der einzelnen Gewebsgruppen wird dabei durch das Maß der Kapillarisierung und damit der Durchblutung des Kompartiments bestimmt. Stark durchblutete Gewebsgruppen, wie z. B. das Gehirn oder die Nieren, reagieren schnell auf Änderungen des Inertgasdrucks, schwach durchblutete Kompartimente, wie Knochen oder Knorpel, reagieren entsprechend langsam. Hierauf wird im Abschnitt Dekompressionsmodelle noch ausführlicher eingegangen. An dieser Stelle soll nur kurz darauf hingewiesen werden, dass Körpergewebe bei der Berechnung von Dekompressionsmodellen als Flüssigkeiten betrachtet werden.

Ein Tauchgang kann aus dekompressionstechnischer Sicht in drei Phasen eingeteilt werden, Kompressions-, Isopressions- und Dekompressionsphase. Die Kompressionsphase zeichnet sich durch eine Zunahme des Umgebungsdrucks (Zunahme der Tauchtiefe) aus. Der zunehmende Umgebungsdruck bewirkt, dass vermehrt Inertgas in den Geweben gelöst wird. In der Isopressionsphase (Verweilen auf konstanter Tiefe) ist der Umgebungsdruck quasi konstant. Genau wie in der Kompres-

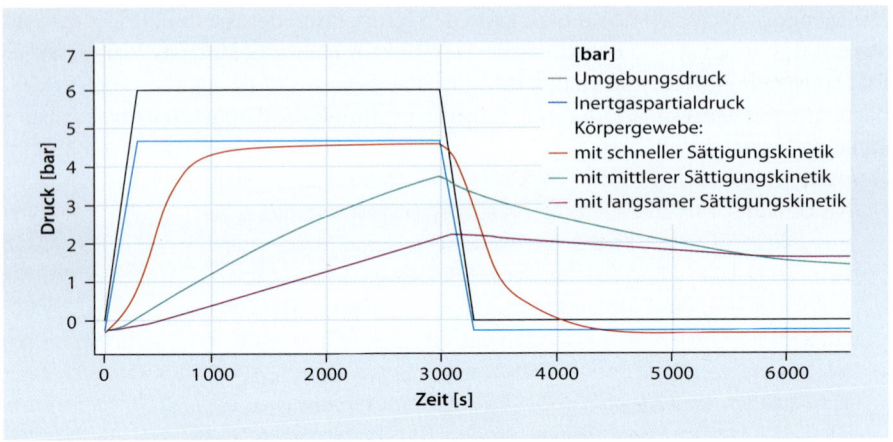

**Abb. 4.1:** Unterschiedliche Körpergewebe reagieren bezüglich Auf- und Entsättigung mit unterschiedlicher Geschwindigkeit auf eine Änderung des Umgebungsdrucks

sionsphase wird Inertgas als Funktion der Zeit in den Körpergeweben gelöst, wobei das treibende Potenzial der Partialdruckunterschied zwischen dem Inertgas in der Gasphase und dem bereits gelösten Inertgas ist. Mit zunehmender Tauchzeit wird diese Differenz immer geringer, wodurch sich die Aufnahme von Inertgas verlangsamt, bis sich ein stationärer Gleichgewichtszustand (Sättigung) einstellt. In der Dekompressionsphase (Verringerung der Tauchtiefe) sinkt der Umgebungsdruck, so dass der Inertgasdruck in der Lunge niedriger ist als der Gasdruck des Inertgases in der gelösten Phase. Dieser Druckunterschied bewirkt, dass Inertgas aus den Geweben diffundiert und über die Lunge abgeatmet wird. Ziel der Dekompressionsstopps ist es, das Blasenwachstum zu begrenzen bzw. durch gezielte Stopps in unterschiedlichen Tauchtiefen die Inertgaspartialdruckdifferenz zu minimieren, so dass genug Zeit besteht, entstandene Mikroblasen abzuatmen.

### 4.1.2 Diffusion und Strömung

Um die Mechanismen des Gastransports verstehen zu können, sind die Begriffe der Diffusion und Strömung aus der Thermodynamik entscheidend. Zusätzlich bildet Perfusion die Grundlage vieler Dekompressionsmodelle.

#### Diffusion

Diffusionsprozesse sind Transportprozesse von Teilchen entlang der Konzentrationsunterschiede. Diese Konzentrationsunterschiede werden von den Teilchen unter

Ausnutzung ihrer thermischen Bewegungsenergie ausgeglichen. Jedes Teilchen bewegt sich dabei in eine nahezu beliebige Richtung, wobei sich ein Nettofluss in Richtung des Konzentrationsgefälles ergibt. Dieser Prozess endet bei Erreichen eines Gleichgewichtszustands. Die Ausgleichsgeschwindigkeit von Konzentrationsunterschieden ist umgekehrt proportional zum Konzentrationsunterschied (Fick'sches Gesetz), wobei leichte Gase schneller diffundieren als schwere. Diffusion ist der treibende Mechanismus für den Gastransport am Übergang Lunge-Blutbahn und verantwortlich für den Transport von gelösten Inertgasen zwischen den Geweben/Kompartimenten.

### Perfusion

Perfusion bezeichnet die Durchblutungsrate eines Körpergewebes. Je besser die Kapillarisierung eines Gewebes ist, desto besser ist es in der Regel durchblutet, und je stärker die Durchblutung eines Kompartiments/Gewebes ist, desto schneller reagiert es auf die Veränderung des Inertgaspartialdrucks. Bei der Gruppe der perfusionsorientierten Dekompressionsmodelle beruhen die Auf- und Entsättigungsgeschwindigkeiten der einzelnen parallelen Kompartimente auf der Perfusionsrate (s. Abb. 4.4).

### Strömung

Bei Strömungsprozessen bewegen sich die Teilchen entlang von Stromlinien. Dies hat zur Folge, dass sich alle Teilchen quasi in gleicher Richtung und mit annähernd gleicher Geschwindigkeit bewegen. Strömungsprozesse werden durch Dichteunterschiede gesteuert, die durch Temperaturgradienten oder Konzentrationsunterschiede entstehen können. Warme Luft hat z. B. eine geringere Dichte als kalte Luft und steigt auf. Strömungsprozesse können aber auch durch äußere Einwirkungen, z. B. durch Pumpen verursacht werden. So wird der Blutstrom durch die Herzpumpe angetrieben.

### 4.1.3  Mechanismen der Blasenbildung und des Blasenwachstums

Im Zusammenhang mit Dekompressionsaspekten ist die Blasenbildung um so genannte Blasenkeime (Nuklei) entscheidend. Blasen benötigen Störstellen/Keime als Basis für das Blasenwachstum, da die Gasspannungen im Gewebe zu niedrig sind, um ein spontanes Aufspringen von Gasblasen zu ermöglichen. Dabei dient oft ein minimaler Gasrest als Pfad für die Diffusion von weiteren Gasmolekülen in die Blase. Das Wachstum einer Blase aus einem Blasenkeim heraus wird als Nukleation bezeichnet. Gasblasen können aber nicht nur an Störstellen (wie z. B. an den festen Bestandteilen des Blutes) entstehen, sondern auch an Stellen lokalen Unterdrucks (Kaviation), wie sie z. B. in turbulenten Strömungen oder in Reibungsbereichen zwischen Grenzschichten herrschen. Diese Art der Blasenentstehung wird als Tribonukleation bezeichnet (Abb. 4.2).

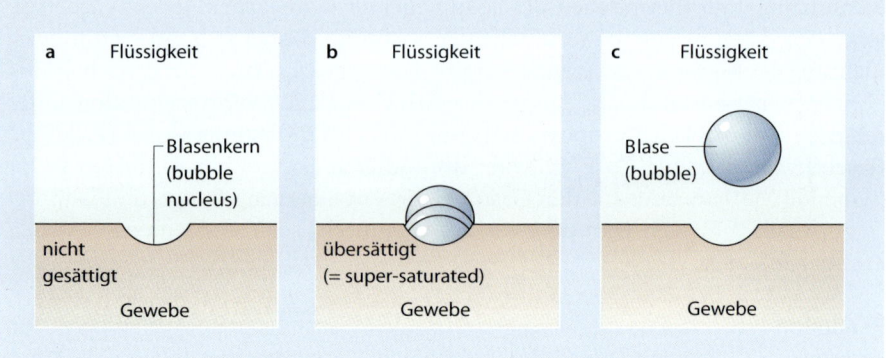

**Abb. 4.2: a** In einer Störstelle des Gewebes (Blasenkeim) wird eine kleine Menge Gas eingefangen. Die Gasoberfläche ist zunächst konkav. **b** Zusätzliches Gas diffundiert in die Gasblase, wodurch diese wächst. **c** Überschreitet die Gasblase eine Grenzgröße, löst sie sich vom Gewebe und wird mit dem Blutstrom abtransportiert

**Hinweis.** Nur ein sehr geringer Prozentsatz der Nuklei erreicht den kritischen Radius, der ein Anwachsen von stabilen Blasen ermöglicht. Der weit größere Prozentsatz der Nuklei kollabiert unterhalb des kritischen Radius. Da der Prozess der Blasenentstehung ein stochastischer Prozess ist, kann nicht exakt berechnet werden, wann und wo sich eine stabile Blase bilden wird. Vorhandene Gasreste, Kavitation und Störstellen jedoch unterstützen maßgeblich die Blasenentstehung und das Blasenwachstum.

Der Gasinnendruck einer Blase steht im Gleichgewicht zum umgebenden hydrostatischen Druck plus der Oberflächenspannung, die aus den umgebenden Flüssigkeitsmolekülen resultiert. Dabei sinkt der Einfluss der Oberflächenspannung mit zunehmender Blasengröße. Anschaulich lässt sich der Effekt der Blasenbildung an kohlesäurehaltigen Getränken diskutieren: In einer Sprudelflasche wird unter Druck Kohlendioxid zugesetzt. Nach dem Gesetz von Henry löst sich dieses Gas in der Flüssigkeit. Bei verschlossener Flasche ist der Druck über der Flüssigkeitsoberfläche konstant und das $CO_2$ bleibt in Lösung. Wird die Flasche geöffnet und es kommt damit zu einem Druckabfall, wachsen die $CO_2$-Blasen nach dem Gesetz von Boyle-Mariotte. Zusätzlich steigt die Diffusionsrate von Gas in die Blasen sprunghaft an. Die entstandenen Gasblasen wachsen auf dem Weg zur Oberfläche, wobei Diffusion der entscheidende Mechanismus ist, d. h., die Blase wächst dadurch, dass sich die Masse an Gas im Inneren der Blase stetig erhöht. Die Veränderung der Blasengröße auf Grund der Abnahme des hydrostatischen Drucks auf dem Weg zur Oberfläche

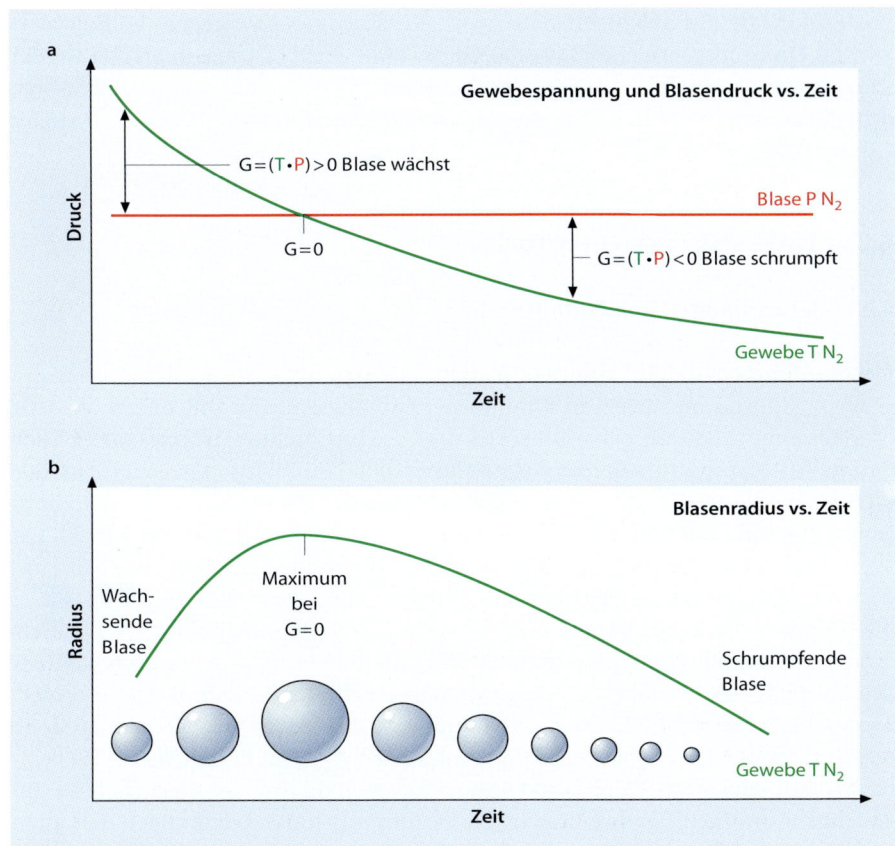

**Abb. 4.3:** Eine Gasblase wächst, wenn die Inertgasspannung im umgebenden Gewebe (Kurve Gewebe T $N_2$) größer ist als der Blaseninnendruck (Gerade Blase p $N_2$). Dementsprechend verkleinert sie sich, wenn die Inertgasspannung im umgebenden Gewebe kleiner ist als der Blaseninnendruck. Als Funktion der Zeit sind im oberen Bildteil die Zustände „Inertgasdruck im umgebendes Gewebe ist größer als der Blaseninnendruck" (linkes Drittel) und „Inertgasteildruck kleiner als Blaseninnendruck" (rechts) dargestellt. Der daraus resultierende zeitliche Verlauf des Blasenradius (untere Bildhälfte) hat das Maximum zum Zeitpunkt gleichen Blaseninnendrucks wie Inertgaspartialdruck im umgebenden Gewebe

ist dabei vernachlässigbar. Die Flüssigkeitsoberfläche in der geöffneten Flasche hat einen Druck von 1 bar (Meereshöhe). In einer gewöhnlichen Flasche ist die Höhe der Flüssigkeitssäule ca. 30 cm, wonach am Flaschenboden ein Druck von 1,03 bar herrscht. Das Volumen der Blase vergrößert sich beim Aufstieg nach dem Gesetz von

Boyle-Mariotte um 3 %. Beobachtet wird allerdings ein Anwachsen des Volumens auf das Drei- bis Vierfache (300–400 %), was nur durch Diffusion erklärt werden kann. Ebenso kann das Entstehen der Blasen um Blasenkeime veranschaulicht werden; in der Regel entstehen Blasen an mikroskopischen Störstellen der Flaschenwand (Abb. 4.3).

## 4.2 Dekompressionsmodelle

### 4.2.1 Grundlagen der Modelltheorie

Dekompressionsmodelle lassen sich je nach Schwerpunkt des Modellansatzes in drei große Gruppen unterteilen, in Einphasen-, Zweiphasen- und statistische Modelle. Einphasenmodelle sind perfusionsorientiert. Sie beschreiben die Auf- und Entsättigung der Kompartimente in Abhängigkeit der Durchblutungsrate. Grundlage dieser Modelle ist die Theorie von Haldane, auf die alle weitere Theorien, die so genannten Neo-Haldane-Modelle, aufbauen. Hierzu gehören u. a. das Modell von Workman, der Bühlmann-Algorithmus und die Differenzialgleichung von Schreiner (s. S. 53). Zweiphasenmodelle berücksichtigen neben dem gelösten Inertgas auch die Gasphase. Im Vordergrund steht die mathematische Beschreibung der Blasenentstehung und des Blasenwachstums. Die Dekompressionsvorschriften während des Aufstiegs werden dabei so berechnet, dass das Blasenwachstum auf einen definierten kritischen Wert (Radius) beschränkt wird. Statistischen Modelle analysieren real durchgeführte Tauchgangsprofile und werten diese im Hinblick auf das DCS-Risiko aus, wobei auf Datenbanken zurückgegriffen wird, die zusätzlich zu den Tauchgangsprofilen Beschreibungen zu Dekompressionserkrankungen enthalten. Eine fundierte Datenbasis mit statistischer Signifikanz ist Grundlage dieses Modellansatzes. Im Folgenden soll näher auf die unterschiedlichen Modelle eingegangen werden.

### 4.2.2 Einphasenmodelle

Einphasenmodelle berücksichtigen nur Gas in der gelösten Phase. Der Vorteil dabei ist, dass mit einfacher Mathematik Dekompressionspläne berechnet werden können. Nachteilig bei dieser Art der Modellbildung ist, dass in der Regel überdurchschnittlich lange und flache Stopps berechnet werden. Außerdem weisen die berechneten Dekompressionspläne einen relativ flachen ersten Dekompressionsstopp auf, so dass ein großer Druckgradient zwischen maximaler Tiefe und erstem Dekompressionsstopp entsteht und es somit zu vermehrtem Blasenwachstum und damit suboptimaler Dekompression kommen kann.

## Haldane

Das Modell von Haldane basiert auf der Klassifizierung von fünf unterschiedlichen Gewebsgruppen (Kompartimente), die sich in ihrer Durchblutungsrate und damit in ihren Auf- und Entsättigungsgeschwindigkeiten unterscheiden. Kompartimente sind dabei Gruppen von Geweben, die sich aus dekompressionstechnischer Sicht durch quasi-identische Eigenschaften auszeichnen. In den Modellen von Haldane und Neo-Haldane sind die Kompartimente als voneinander unabhängig zu betrachten, d. h., sie können als parallele Gewebsgruppen angesehen werden, die mit dem Partialdruck des Einatemgases beaufschlagt und so als voneinander unabhängige Inertgasspeicher behandelt werden können (Abb. 4.4).

Zur Beschreibung eines solchen Kompartiments führte Haldane den Begriff der Halbwertszeit ein, in Anlehnung an die Exponentialgesetze der Physik. Die Halbwertszeit ist dabei die Zeit, die benötigt wird, um die Hälfte des Partialdruckunterschieds auszugleichen. Nach einer Halbwertszeit sind danach 50 %, nach zwei Halbwertszeiten 75 % und nach drei Halbwertszeiten 87,5 % des Unterschieds überwunden. Man geht davon aus, dass nach sechs Halbwertszeiten die Kompartimente als gesättigt (98,5 %) anzunehmen sind. Haldane verwendete Halbwertszeiten von 5, 10, 20, 40 und 75 min für die fünf unterschiedlichen Kompartimente.

Weiterhin ermittelte Haldane experimentell die kritische Übersättigung eines jeden Kompartiments und zeigte, dass eine kritische Übersättigung von 2:1 für jedes von ihm untersuchte Kompartiment angenommen werden kann. Generell gilt bei dieser Art der Modellierung Folgendes: Ist der Umgebungsdruck niedriger als die jeweilige Gasspannung in einem Kompartiment, kommt es zur Entsättigung dieses Kompartiments. Während des Aufstiegs darf die kritische Übersättigung nicht überschritten werden. Das Haldane-Modell postuliert in diesem Fall, dass die Entsättigungsvorgänge symptomfrei, also ohne das Entstehen von Gasblasen ablaufen.

## Neo-Haldane

Durch die Verwendung der Haldan'schen Dekompressionsvorschriften konnte die Zahl der Zwischenfälle bei Arbeiten unter Überdruckexposition deutlich reduziert werden. Dennoch gab es einige Zwischenfälle, die die Grenzen des Haldane-Modells aufzeigten. Ein wichtiger Fehler in diesem Modell war z. B., dass die Partialdruckberechnungen für die Dekompression auf dem Gesamtdruck des eingeatmeten Gases beruhen, also nicht zwischen Inertgasen und Gasen, die im Körper metabolisiert werden, unterschieden wird. Für die Sättigungsberechnung muss jedoch nur das Inertgas betrachtet werden. Weiterhin ging Haldane von einer tolerierten Übersättigung von 2:1 für jedes Kompartiment aus, d.h., jedes Kompartiment toleriert eine Druckhalbierung während des Aufstiegs symptomfrei. Wie schon erwähnt, ging er dabei fälschlicherweise vom Gesamtdruck des Gasgemisches aus und nicht vom Partialdruck der Inertgase.

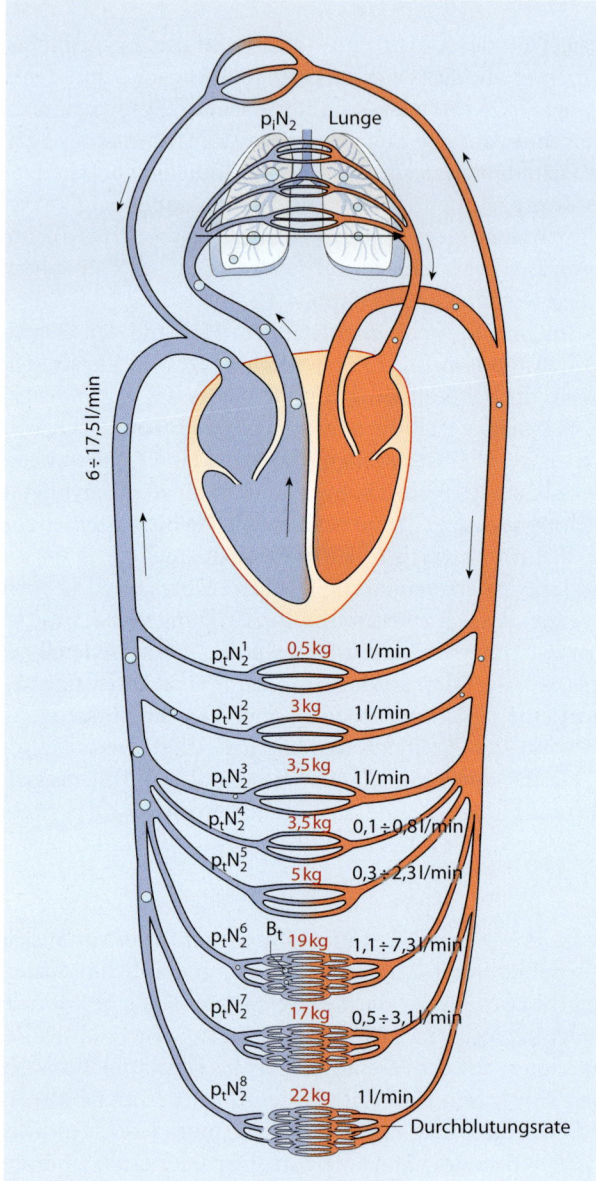

$p_iN_2$  Lunge

$6 \div 17{,}5\,l/min$

$p_tN_2^1$  0,5 kg  1 l/min

$p_tN_2^2$  3 kg  1 l/min

$p_tN_2^3$  3,5 kg  1 l/min

$p_tN_2^4$  3,5 kg  $0{,}1 \div 0{,}8\,l/min$

$p_tN_2^5$  5 kg  $0{,}3 \div 2{,}3\,l/min$

$p_tN_2^6$  $B_t$  19 kg  $1{,}1 \div 7{,}3\,l/min$

$p_tN_2^7$  17 kg  $0{,}5 \div 3{,}1\,l/min$

$p_tN_2^8$  22 kg  1 l/min

Durchblutungsrate

**Abb. 4.4:** Neo-Haldane-Modelle zeichnen sich durch parallele Kompartimente aus, deren Auf- und Entsättigungsrate sich nach der Perfusion (Durchblutung) richtet. Exemplarisch sind hier 8 Kompartimente mit unterschiedlicher Durchblutungsrate dargestellt. Eine variierende Gesamtdurchblutungsrate verändert dabei die einzelnen Auf- und Entsättigungsgeschwindigkeiten und damit die Halbwertszeiten der Kompartimente. Die Durchblutungsraten von Kompartimenten, die für Muskelgewebe oder innere Organe stehen, können ihre Durchblutungsrate stark verändern. Bei adaptiven Dekompressionsmodellen versucht man, dies durch variable Halbwertszeiten zu simulieren

## Workman

Als wichtigste Neuerung definierte Workman für jedes Kompartiment einen tolerierten Inertgasüberdruck. Dabei verwendet er eine lineare Beziehung zwischen Umgebungsdruck und toleriertem Inertgasüberdruck in den parallelen Kompartimenten. Die Einführung dieser Linearität ist die Grundlage fast aller heute gängigen Dekompressionsmodelle. Dekompressionsstopps während des Aufstiegs werden genau dann notwendig, wenn das Führungs- oder Leitkompartiment eine relative Sättigung von 100 % aufweist. Als Führungs- oder Leitkompartiment wird jenes Kompartiment bezeichnet, das zum betrachteten Zeitpunkt die höchste relative Sättigung aufweist.

Die tatsächliche Sättigung des Leitgewebes nimmt also den Wert der tolerierten Gasüberspannung (Übersättigungstoleranz) an. Während des Dekompressionsstopps nimmt die tatsächliche Sättigung als Funktion der Zeit ab, während die tolerierte Gasüberspannung, die allein vom Umgebungsdruck abhängt, konstant bleibt. Dies hat zur Folge, dass das Verhältnis aus der tatsächlichen Sättigung und der Übersättigungstoleranz (also die relative Sättigung) kleiner wird. Wird dort für das Führungskompartiment ein Wert erreicht, der ein Auftauchen zum nächst flacheren Stopp erlaubt, kann der Aufstieg zur höheren Dekostufe/Oberfläche begonnen werden.

Der Aufstieg wird also durch linear vom Umgebungsdruck abhängige Übersättigungstoleranzen paralleler Kompartimente gesteuert, wobei das Leitkompartiment den Aufstieg bestimmt. Es ist dabei zu beachten, dass die Rolle des Leitkompartiments während eines Tauchgangs oder während des Aufstiegs auf ein anderes Kompartiment übertragen werden kann.

## Bühlmann

Das Modell von Bühlmann gilt bis heute als das Arbeitspferd unter den Dekompressionsmodellen (Abb. 4.5). Modelltheoretisch basiert es auf den Annahmen von Workman, unterscheidet sich jedoch durch die Verwendung des absoluten Drucks. Damit ist dieses Modell auch ohne Erweiterungen z. B. für Dekompressionsberechnungen in Bergseen geeignet. Das Verhältnis zwischen Umgebungsdruck und symptomlos toleriertem Inertgasüberdruck wird dabei für jedes Kompartiment als konstant und vom Umgebungsdruck abhängig angenommen und geht als eigene Konstante in die Berechnung jedes Kompartiments ein.

Weiterhin berücksichtigt Bühlmann in seinem Modell sechzehn parallele Kompartimente, die gegen jeweils definierte Grenzwerte rechnen und von Halbwertzeiten zwischen 4 und 635 min ausgehen. Bei den experimentellen Ermittlungen der Übersättigungstoleranzen zeigte sich, dass Kompartimente mit einer kurzen Halbwertszeit symptomfrei die größte Gasüberspannung vertragen. Kompartimente mit langen Halbwertszeiten und damit schlechter Durchblutung vertragen dagegen symptomfrei nur relativ geringe Mengen an gelöstem Inertgas bei abnehmendem

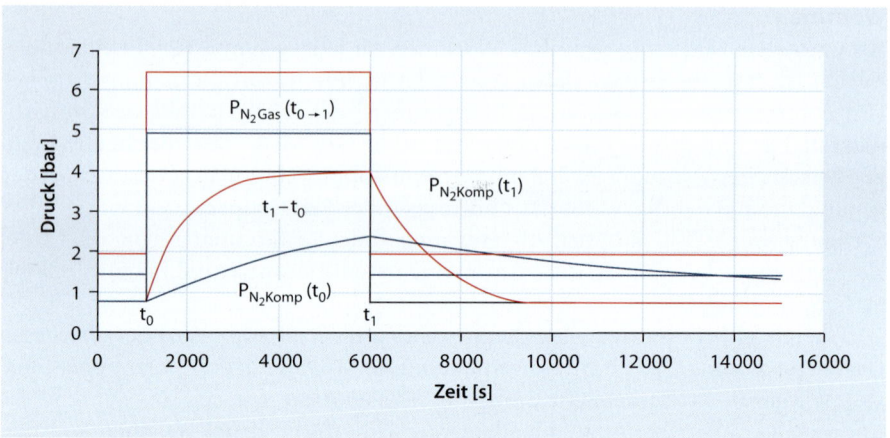

**Abb. 4.5:** Parallele Kompartimente reagieren unterschiedlich schnell auf eine sprunghafte Veränderung des Inertgaspartialdrucks ($P_{N2Gas}$). Jedes Kompartiment verträgt symptomfrei eine bestimmte tolerierte Gasüberspannung, die alleinig vom Umgebungsdruck abhängig ist (vgl. Rechteckprofile). Exemplarisch sind zwei Kompartimente mit unterschiedlichem Zeitverhalten ($P_{N2Komp}$) und zugehöriger Übersättigungstoleranz dargestellt

Umgebungsdruck. Das Bühlmann-Modell ist weit verbreitet, da der Algorithmus komplett veröffentlicht ist und die experimentell zu bestimmenden Parameter dieses Modells statistisch gut abgesichert sind. Schwächen weist das Modell bei kurzen, tiefen Tauchgängen und bei Wiederholungstauchgängen auf. Hier zeigt sich das grundsätzliche Verhalten der Einphasenmodelle, relativ flache Dekompressionsstopps zu generieren.

### Bühlmann mit Gradientenfaktoren (GF)

Eine Erweiterung der Modelle von Bühlmann und Workman um so genannte Gradientenfaktoren für die Übersättigungstoleranzen ermöglicht es, mit diesen Modellen tiefere Dekompressionsstopps zu berechnen (Abb. 4.6). Dabei werden die Parameter der Übersättigungstoleranzen so korrigiert, dass die relative Sättigung für die einzelnen Kompartimente früher erreicht wird.

Mit dieser eleganten Methode können tiefere Dekompressionsstopps auf einfache Weise erzeugt werden. Vorteil dieser Methode ist es außerdem, dass alle tiefen Stopps tatsächlich in der Dekompressionszone liegen, d. h. dass es laut Modell auch wirklich zu einer Entsättigung, also zu keiner weiteren Aufsättigung kommt (bei einigen anderen regelbasierten Erweiterungen des Bühlmann-Modells zur Erzeugung von tiefen Dekompressionsstopps ist dies nicht zwingend der Fall).

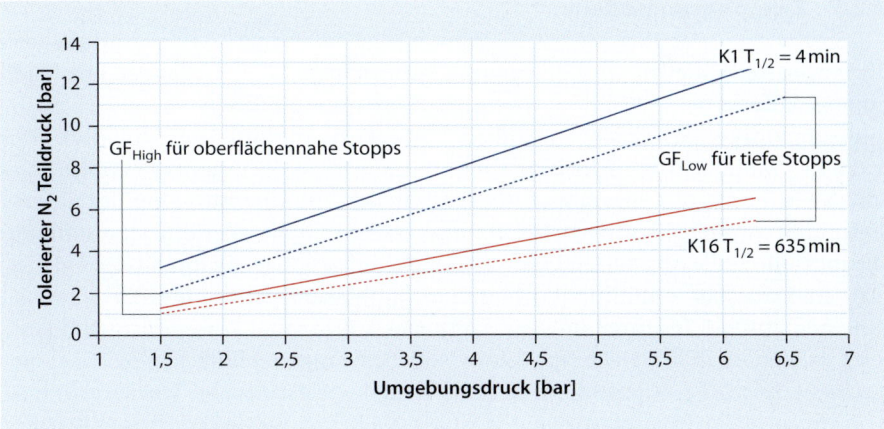

**Abb. 4.6:** Mittels der Gradientenfaktoren (GF, Einflussfaktor, mit dem die Steigung der Übersättigungstoleranz beeinflusst wird) kann die Übersättigungstoleranz eines jeden Kompartiments reduziert werden. Somit können Dekompressionswerte konservativer gestaltet und tiefere Stopps generiert werden. Die mittels GF reduzierte Übersättigungstoleranz eines Kompartiments ist durch die gestrichelte Linie angezeigt. Exemplarisch sind hier zwei Kompartimente (K1 und K16) mit den Halbwertszeiten 4 min und 635 min dargestellt

### Schreiner-Integration für Neo-Haldane-Modelle

Nachteilig bei den Modellen von Haldane und von Workman (und damit auch Bühlmann) ist, dass die zugrunde liegende Differenzialgleichung unter der Annahme eines konstanten Umgebungsdrucks für das betrachtete Zeitintervall gelöst wurde. Die Kompartimente reagieren damit exponentiell als Sprungantwort auf eine Veränderung des Umebungsdrucks. Ändert sich der Umgebungsdruck bei Tiefenwechseln, so muss das Tauchprofil in einzelne Zeitabschnitte (Sekunden) zerlegt und für jedes Kompartiment die Sättigung am Ende des Zeitabschnitts berechnet werden. Der so errechnete Sättigungswert wird als Startwert für die Berechnung der Sättigung im nächsten Zeitabschnitt gesetzt. Diese iterative Vorgehensweise wird in den von Tauchcomputern verwendeten Dekompressionsmodellen gewählt. Dabei wird der reale Tauchverlauf in ein Treppenprofil zerlegt, so dass für relativ kurze Zeitintervalle der Umgebungsdruck als konstant angenommen werden kann. Die Annahme von solch idealisierten Tauchprofilen mit Auf- und Abstiegsrampe und Verweilen auf konstanter Tiefe stellt insbesondere für die Berechnung von Tauchtabellen sowie bei Simulationen oder Software-Tools eine elegante Methode dar, aufwändige numerische Verfahren zu vermeiden. Außerdem erlaubt die beschriebene Integrationsmethode, sprunghafte Änderungen des Inertgaspartialdruckes z. B. bei Gaswechseln durchzuführen.

### 4.2.3 Zweiphasenmodelle

In Einphasenmodellen wird davon ausgegangen, dass keine Gasblasen entstehen, solange korrekt dekomprimiert wird, d. h., Gasblasen entstehen nur, wenn Dekompressionsstopps ausgelassen und damit Übersättigungstoleranzen überschritten werden. Zweiphasenmodelle hingegen berücksichtigen gelöstes und „freies" Gas, also auch Gasblasen, deren Wachstum zusätzlich zur Übersättigung der Gewebe berechnet wird. Der Aufstieg wird somit sowohl durch die tolerierte Übersättigung als auch durch die Anzahl/das Volumen der Blasen gesteuert. Während des Aufstiegs darf ein kritischer Radius der Gasblasen nicht überschritten werden. Da die exakte (mathematische) Beschreibung von Blasenentstehung und Blasenwachstum komplex ist, werden in den Dekompressionsmodellen einige vereinfachende Annahmen gemacht. Es wird z. B. postuliert, dass während des Aufstiegs eine konstante Anzahl von stillen (Mikro)Blasen vorhanden ist, die als Keime für das Wachstum größerer stabiler Gasblasen dienen. Auch bei der Berechung der Diffusionsvorgänge von Inertgas in die Blase hinein müssen Vereinfachungen gemacht werden, da die Blase durch zusätzliche Barrieren stabilisiert wird (fibrinoproteinöse Kokons, die durch die Blutgerinnung um die Gasblase herum verursacht werden und so die Diffusionseigenschaften beeinflussen).

Die Kontrolle des Aufstiegs durch die Begrenzung der Blasengröße unterhalb des kritischen Blasenradius erzwingt im Vergleich zu den Einphasenmodellen tiefere erste Dekompressionsstopps. Dafür sind die Dekompressionsstopps im oberflächennahen Bereich oft vergleichsweise kürzer. Der Vorteile von Zweiphasendekompressionsmodellen zeigt sich daher bei sehr kurzen tiefen Tauchgängen („bounce dives"), bei kurzen Oberflächenpausen oder bei Verwendung hoher Heliumanteile im Atemgas.

#### VPM/VPM B (Varying Permeability Model)

Das VPM-Modell wurde von D.E. Yount und D.C. Hoffmann 1986 entwickelt, um Blasenbildung, -wachstum und -auflösung bei Druckbe- und -entlastung zu simulieren. Grundlage des Modells sind dabei Experimente mit Flüssigkeiten und Gelatine. Die dem Modell zugrunde liegende Annahme ist, dass ein kritischer Blasenradius existiert, der eine Grenze zwischen Wachstum und Auflösung der Blase beschreibt. Der Aufstieg der Blase wird durch den Druckgradienten zwischen Gewebe- und Umgebungsdruck bestimmt und steht in direktem Zusammenhang mit dem Blasenwachstum.

Es liegt die Annahme zugrunde, dass Blasenkeime existieren, die klein genug sind, um in Lösung zu verbleiben, aber groß genug, um nicht vollständig zu kollabieren. Dabei werden Gleichgewichtsbedingungen für die Blase formuliert, in denen der Gasinnendruck im Gleichgewicht zur Oberflächenspannung und zum Außendruck steht. Dabei kann Gas sowohl in die Blase hinein- oder aus ihr herausdiffundieren; die Veränderung des Blasenradius wird über den Umgebungsdruck berechnet. Die Massenänderung der Gasblase (gesteuert durch Diffusion) basiert auf der Grundlage der Ergebnisse von Haldane.

Das VPM berechnet kontinuierlich die Veränderung des Blasenradius durch Erhöhung und Verminderung des Umgebungsdrucks. Im Gegensatz zu anderen Modellen, die mit Übersättigungstoleranzen arbeiten, wird im VPM ständig (iterativ) ein neuer Dekompressionsplan berechnet. Diese aufwändige iterative Berechnung der Dekompressionsdaten aus dem Gesamttauchgangsverlauf bedeutet, dass der Tauchgang in den numerischen Lösungsverfahren mehrere Male durchlaufen werden muss, bevor ein Ergebnis erzielt wird. Dies hat zur Folge, dass der Abstieg auch den Aufstieg beeinflusst: Schnelle Abstiege erlauben (modelltechnisch) eine schnelle Dekompression. Der Aufstieg wird dabei über den kritischen Druckgradienten, der sich aus der Wachstumsgeschwindigkeit der Gasblasen berechnet, bestimmt.

**Hinweis.** Die Tatsache, dass das Tauchprofil mehrfach ausgewertet werden muss, bevor ein Ergebnis vorliegt, schränkt die Verwendung dieses Algorithmus stark ein und reduziert ihn auf Simulationsrechungen. VPM bildet jedoch eine wichtige Grundlage für andere Zweiphasenmodelle, die durch Vereinfachungen auf die oben beschriebene Iterationsmechanismen verzichten können und somit auch in Echtzeitdekompressionsrechnern eingesetzt werden können.

## RGBM (Reduced Gradient Bubble Model)

Das VPM-Modell wurde 1991 von B. Wienke dahingehend erweitert, dass Wiederholungstauchgänge berechnet werden können. Entscheidend bei der Herangehensweise dieses Modells ist die Reduzierung des Druckgradienten, so dass zur Berechnung von Dekompressionsplänen keine Mehrfachiterationen mehr notwendig sind. Damit ist die Grundlage geschaffen, Zweiphasenmodelle in Echtzeitdekompressionsrechner zu implementieren.

Das RGBM ist sehr verbreitet und wird neben einigen Software-Tools auch in Dekompressionsrechnern eingesetzt. Es ist zum jetzigen Zeitpunkt das am weitesten verbreitete Zweiphasendekompressionsmodell.

## TBDM (Tissue Bubble Diffusion Model)

Das TBDM ist eine Kombination aller vorangegangenen Modelle. Es ist charakterisiert durch das Gasblasenwachstum im Kompartiment, durch Diffusion an den Übergangstellen Gasblase/Gewebe und durch Perfusion im Bereich Blut/Kompartiment. Die Blasengröße wird zusätzlich an statistische Aussagen im Bezug auf die Blasengröße gekoppelt. Mathematisch ist dieses Modell extrem aufwändig und daher kaum verbreitet.

## 4.2.4 Statistische Modelle

### MLM (Maximum Likelihood Model, maximale Wahrscheinlichkeit)

Beim MLM wird aus einer Datenbank mit Tausenden von Tauchgängen eine statistische Vorhersage über die Wahrscheinlichkeit von DCS-Zwischenfällen getroffen. Dabei ist es notwendig, dass in der gesamten Datenbank vollständige Informationen über Tauchprofile, Vorgeschichte, Dekompressionsprozeduren und Symptome vorhanden sind. Nur so ist es möglich, für ein vorgegebenes Tauchprofil das Risiko für einen DCS-Zwischenfall anzugeben.

Da die Datenbasis erheblich sein muss, um Aussagen mit statistischer Signifikanz machen zu können, beschränkt sich diese Methode mit einigen Ausnahmen auf Standardtauchprofile.

## 4.2.4 Regelbasierte Modelle

### Langzeitexposition

Die Dekompressionsvorschriften einiger Tauchgruppen für den Bereich der Langzeitdekompression (bis zu 20 Stunden) beruhen zum großen Teil auf Regeln, die empirisch iterativ ermittelt wurden.

### Deep-Stop-Methode nach Pyle

Die Deep-stop-Methode nach Richard Pyle stellt ein weiteres Verfahren dar, tiefe Dekompressionsstopps zu bestimmen. Dabei handelt es sich um kein eigenständiges Dekompressionsmodell, sondern lediglich um die Bestimmung von tiefen Stopps zusätzlich zu den (von einem gängigen Dekompressionsmodell) geforderten Dekompressionsstopps. Der erste zusätzliche tiefe Stopp liegt auf der Hälfte zwischen maximaler Tauchtiefe und erstem geforderten Dekompressionsstopp und dauert 2–3 min. Beträgt die Distanz vom ersten tiefen Stopp zum geforderten Dekompressionsstopp mehr als 10 m, wird auf der Hälfte ein weiterer Tiefenstopp (Verweilzeit

### Kompaktinformation

In allen Dekompressionsmodellen gibt es freie Parameter, deren Koeffizienten lediglich experimentell bestimmt werden können. Daher bilden aufwändige klinische Tests die Grundlage aller Modelle. Die Validierung der gemachten Annahmen ist Vorraussetzung dafür, Dekompressionszwischenfälle mit vertretbarem Restrisiko vermeiden zu können. Eine hundertprozentige Sicherheit zur Vermeidung von Dekompressionszwischenfällen kann jedoch keines der Modelle gewähren. Generell können Dekompressionsphänomene nur näherungsweise modelliert werden. Das Optimum wäre dabei sicherlich eine individuell auf den einzelnen Taucher zugeschnittene Dekompressionsvorschrift.

von 2–3 min) eingefügt. Dieses Verfahren wird so lange wiederholt, bis die Distanz zum ersten geforderten Dekompressionsstopp kleiner als 10 m ist.

Der Nachteil dieser Methode ist zum einen, dass sie keinerlei wissenschaftliche Grundlage birgt. Zum anderen wird nicht das gesamte Tauchgangsprofil in Betracht gezogen, so dass keine optimalen Stopptiefen errechnet werden können. Im Bereich der flacheren Stopptiefen befindet sich der Taucher immer noch sehr nahe an der kritischen Übersättigung. Zusätzlich können Wiederholungstauchgänge nicht berücksichtigt werden.

## 4.3 Dekompressionsplanungshilfen

Die in den vorangegangenen Abschnitten beschriebenen Modelle und Algorithmen haben in unterschiedlichster Form Anwendung zur Berechnung von Kompressionsdaten gefunden. Grundsätzlich haben sich drei Formen etabliert: Auf Grund ihrer einfachen Bedienung und Handhabung werden im Sporttauchbereich hauptsächlich Tauchcomputer eingesetzt. Im Bereich des wissenschaftlichen und Berufstauchens wird maßgeblich auf Dekompressionstabellen zurückgegriffen, wohingegen im Bereich Technisches Tauchen/Mischgastauchen die Planung der Dekompression durch Softwareprogramme und Erfahrung geschieht.

### 4.3.1 Dekompressionstabellen

Je nach Anwendungsgebiet und Spezialisierung gibt es inzwischen eine Vielzahl unterschiedlicher Dekompressionstabellen und dazugehöriger Regelwerke, die sich zum Teil in den dort berechneten Dekompressionsvorschriften erheblich unterscheiden. Unverkennbar ist allerdings der Trend zu konservativeren (längeren) Gesamtdekompressionsforderungen. Alle Dekompressionstabellen basieren auf der Berechnung eines Rechteckprofils für den Tauchgang. Es wird angenommen, dass der Taucher bis zum Aufstieg auf der Maximaltiefe verweilt. In der Praxis wird jedoch oft in Form so genannter Multilevel-Tauchgänge mit wechselnden Tauchtiefen getaucht und die Verweilzeit auf der Maximaltiefe ist dabei meist wesentlich kürzer als die Gesamttauchzeit. Die Annahme eines Rechteckprofils liefert daher oft eine Überschätzung der tatsächlichen Verweilzeit auf maximaler Tauchtiefe, so dass Austauchtabellen bei realen Tauchgängen oft ein hohes Maß an Sicherheit beinhalten.

Beim Vergleich verschiedener Austauchtabellen ist zu beobachten, dass sich die Gesamtdekompressionsforderung für vergleichbare Tauchprofile in den letzten Jahren erhöht hat und die Dekompressionsprofile deutlich tiefenorientierter sind. Moderne Tabellen fordern einen deutlich tieferen ersten Dekompressionsstopp als noch vor einigen Jahren. Zudem erkennt man, dass je nach Anwendungsgebiet die Dekompressionsforderungen oft weit auseinander liegen. So zeichnen sich Tabellen, die für militärische Anwendungen berechnet wurden, in der Regel durch minimale Dekompressionsforderungen aus. Dies liegt zum einen an der Zielgruppe, die sich durch hohe körperliche Leistungsfähigkeit auszeichnet, zum anderen aber auch an der Tatsache, dass lange Dekompressionszeiten militärischen Anforderungen oft hinderlich sind. Im Gegensatz dazu sind Tabellen, die für Arbeitstaucher entwickelt wurden, oft durch lange Dekompressionsstopps gekennzeichnet, da Arbeitsleistung zu vermehrter Inertgasaufnahme führt.

### 4.3.2  Tauchcomputer

Mit der Entwicklung und Miniaturisierung von Mikroprozessoren nahm auch die Entwicklung von Dekompressionscomputern ihren Lauf. Bereits 1980 waren erste Modelle verfügbar. Moderne Tauchcomputer zeichnen sich vor allem durch ihre Vielseitigkeit aus. Sie berechnen bei Multilevel-Tauchgängen die Dekompressionsforderung exakt am zugrunde liegenden Tauchprofil und bieten einen Tauchgangsplanungsmodus, bei dem im Vorfeld die Dekompressionsforderung abgeschätzt werden kann, was besonders bei der Durchführung von Wiederholungstauchgängen hilfreich sein kann. Tauchcomputer mit adaptiven Dekompressionsmodellen sind in der Lage, die Dekompressionsforderung an Umwelteinflüsse wie Arbeit unter Wasser, Kälte, hoher Luftverbrauch oder die Durchführung eines Risikotauchprofils anzupassen. Einige Tauchcomputervarianten bieten die Möglichkeit, Atemgaswechsel in situ mit in die Berechnungen einzubeziehen. Zusätzlich verfügen moderne Tauchcomputer über Logbuchfunktionen und die Möglichkeit, Tauchgangsdaten auf den PC zu übertragen und dort zu visualisieren (Abb. 4.7).

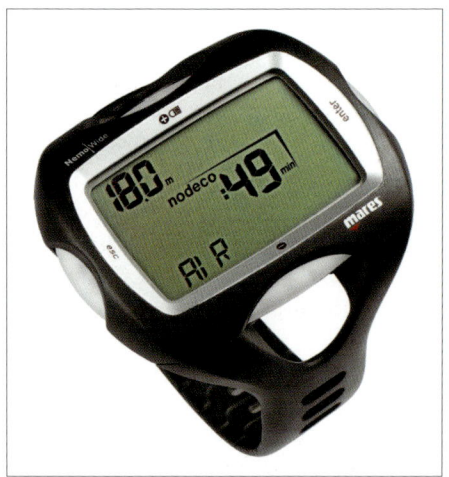

**Abb. 4.7:** Moderne Dekompressionscomputer berechnen nicht nur Dekompressionspläne. Durch die Integration der Gasverbrauchsberechnung kann auch adaptiv auf Umgebungseinflüsse reagiert werden (Fa. MARES, Feldkirchen)

### 4.3.3 Dekompressionssoftware

Moderne Dekompressionssoftware ist eine wertvolle Hilfe bei der Planung komplexer Dekompressionsabläufe (Abb. 4.8). Kommen neben komplexen Profilen auch noch mehrere Atemgase als Grundgemische und verschiedene Dekompressionsgase

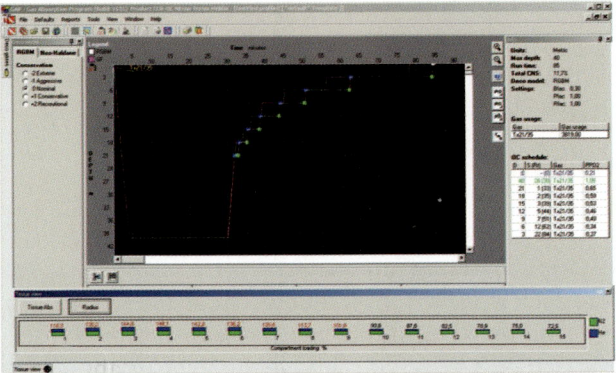

**Abb. 4.8:** Software zur Dekompressionsplanung mit guter grafischer Oberfläche

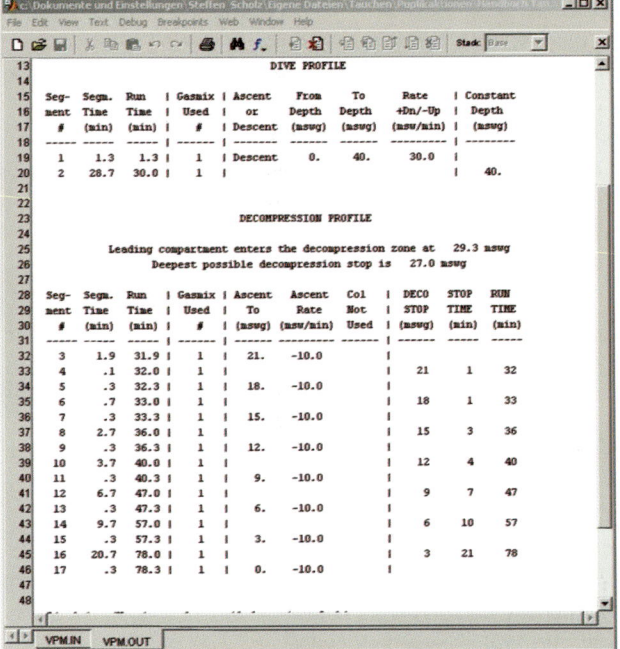

**Abb. 4.9:** Dekompressionsplanung mit Hilfe von Software. Die Ausgabe der Informationen erfolgt hier in Textdateien, die sich einfach und leicht weiterverarbeiten lassen

**81**

zum Einsatz, können unterschiedliche Dekompressionspläne berechnet und verglichen werden. Die Simulation von Tauchgängen unter verschiedenen Randbedingungen ist ein wichtiges Hilfsmittel, um eine optimale Strategie für den Tauchgang zu entwerfen. Dabei ist die Planung von Notfallszenarien ein wichtiger Bestandteil. Oft bieten die Programme dem Benutzer eine Vielzahl von Eingriffsmöglichkeiten in die Modellparameter, setzen aber damit fundierte Kenntnisse in der Modelltheorie voraus. Häufig sind Dekompressionsplanungsprogramme mit Tabellengeneratoren ausgerüstet, die die Möglichkeit besitzen, ganze Dekompressionstabellen zu berechnen (Abb. 4.9). Aufgrund der verfügbaren Rechenleistung bietet sich die Möglichkeit, mathematisch komplexe Algorithmen zur Berechnung heranzuziehen. Die Möglichkeit zur Visualisierung von Tauchprofilen ist ebenfalls gegeben.

## 4.4 Dekoprofile

Die Qualität der Dekompression hängt nicht nur von der Gesamtdekompressionszeit ab, sondern entscheidend auch vom Dekompressionsprofil und dem Verhalten des Tauchers während der Dekompression. Abbildung 4.10 zeigt die Dekompressionsforderung unterschiedlicher Dekompressionsmodelle für ein- und denselben Tauchgang. Alle aufgezeigten Modelle sind praxiserprobt und zeichnen sich nicht durch eine signifikant höhere DCS-Zwischenfallrate aus. Vergleicht man die Dekompressionsprofile, liegen die Diskrepanzen sowohl in der Gesamtdekompressions-

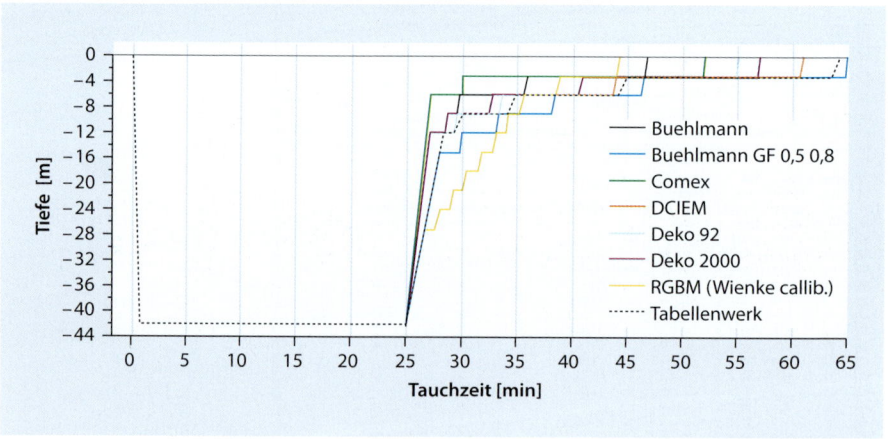

**Abb. 4.10:** Bei gleicher Grundzeit und Tauchtiefe generieren verschiedene Dekompressionsmodelle unterschiedlich lange Stopps auf unterschiedlichen Tiefen. Auffällig ist, dass blasenorientierte Modelle generell tiefere Stopps generieren als Einphasenmodelle

forderung als auch in der Tiefe des ersten Dekompressionsstopps. Keines der Profile ist hierbei als Risikodekompressionsprofil zu werten.

## 4.5 Dekompressionspraxis

### 4.5.1 Aufstiegsgeschwindigkeit und Dekompressionsmethoden

Für die Qualität der Dekompression ist nicht nur die Einhaltung der Dekompressionsstopps entscheidend, sondern unter anderem auch die Geschwindigkeit, mit der sich der Taucher der Oberfläche annähert. Dabei ist aber die Druckabnahme pro Zeiteinheit entscheidender als die absolute Aufstiegsgeschwindigkeit. Fordert man eine konstante Druckabnahme, um optimale Dekompressionsvoraussetzungen zu erreichen, so muss die Aufstiegsgeschwindigkeit mit abnehmender Wassertiefe reduziert werden (Abb. 4.11).

Für die im Sporttauchbereich üblichen Tiefen (bis 40 m) ist eine Druckhalbierung alle 2 min sinnvoll. Je nach Tiefe ergeben sich Aufstiegsgeschwindigkeiten von 10 m/min bis 1,25 m/min (Tabelle 4.1).

**Hinweis.** Aufstiegsgeschwindigkeiten größer als 10 m/min sind generell nicht sinnvoll. Ab einer Wassertiefe von 10 m reduziert sich die Aufstiegsgeschwindigkeit weiterhin. Die letzten 5 m des Aufstiegs eines Tauchgangs sollten in einer Zeit von 3–4 min zurückgelegt werden.

Tabelle 4.1: Im Tiefenbereich bis 40 m kann in guter Näherung eine Druckhalbierung alle 2 min angestrebt werden. Daraus ergibt sich eine variable Aufstiegsgeschwindigkeit mit reduzierter Annäherungsgeschwindigkeit im oberflächennahen Bereich

| Tiefe [m] | Druck [bar] | 1/2 Druck [bar] | Tiefe [m] | Aufstiegsgeschwindigkeit | |
|---|---|---|---|---|---|
| 40 | 5,0 | 2,5 | 15 | 25 m/2 min | 12,5 m/min |
| 30 | 4,0 | 2,0 | 10 | 20 m/2 min | 10,0 m/min |
| 20 | 3,0 | 1,5 | 5 | 15 m/2 min | 7,5 m/min |
| 10 | 2,0 | 1,0 | 0 | 10 m/2 min | 5,5 m/min |
| 5 | 1,5 | 1,0 | 0 | 5 m/2 min | 2,5 m/min |

Aufstiegsgeschwindigkeit ist keine Konstante, sondern der Druckgradient ist für das Blasenwachstum entscheidend.

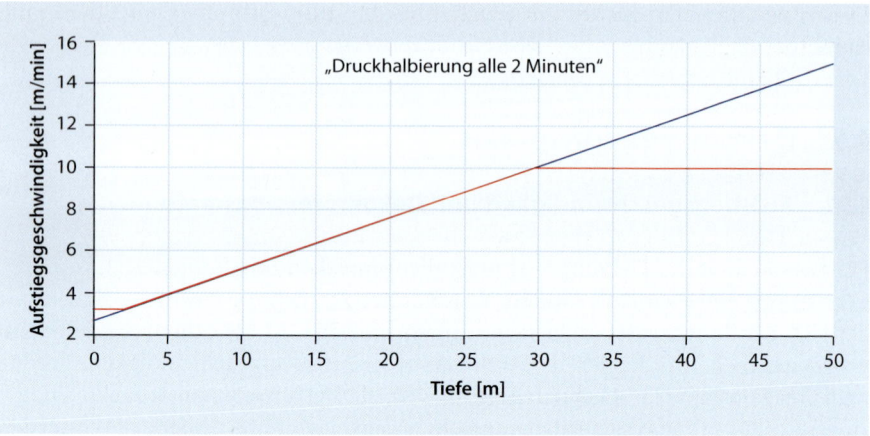

**Abb. 4.11:** Darstellung der optimalen Aufstiegsgeschwindigkeit (rote Linie) in Abhängigkeit der Tauchtiefe. Man erkennt, dass gerade im oberflächennahen Bereich eine deutlich reduzierte Aufstiegsgeschwindigkeit eingehalten werden sollte. Generell sollten Aufstiegsgeschwindigkeiten nicht mehr als 10 m/min betragen

In der Dekompressionsphase sind grundsätzlich zwei Vorgehensweisen denkbar. Die Druckabnahme kann kontinuierlich erfolgen, wobei sich die Druckabnahmegeschwindigkeit mit abnehmendem Umgebungsdruck immer weiter reduziert. Dies bedeutet, man nähert sich kontinuierlich der Oberfläche an, wobei die Aufstiegsgeschwindigkeit immer weiter reduziert wird, je näher man der Oberfläche kommt. Dieses Verfahren wird hauptsächlich benutzt, wenn die Dekompressionsphase unter quasi Laborbedingungen in einer Druckkammer stattfindet. Bei diesem Verfahren wird auch von Ceiling gesprochen.

Unter Freiwasserbedingungen stößt diese Methode schnell an ihre Grenzen. Bewährt hat sich ein Verfahren, bei dem man während des Aufstiegs in vorher definierten Tiefen unterschiedlich lange Stopps einhält. Man verweilt bis zum Ende der Stoppzeit konstant auf der jeweiligen Stopptiefe. Dabei sind Tiefenstufen im Abstand von 3 m bzw. 10 Fuß gebräuchlich. Mit abnehmender Wassertiefe verlängern sich die Zeiten auf der jeweiligen Tiefe.

### 4.5.2 Risikofaktoren

Auch wenn alle von der verwendeten Planungshilfe vorgegeben Dekompressionsstopps eingehalten werden, gibt es keine Garantie dafür, dass es nicht zu Dekompressionserkrankungen kommt. Eine Reihe von Größen hat Einfluss auf die Qualität der

Dekompression, die von den entsprechenden Modellen in der Regel nicht berücksichtigt werden oder nicht berücksichtigt werden können. Im Folgenden werden die wichtigsten Risikofaktoren aufgelistet.

### 4.5.3 Verhaltensregeln

■ Gute allgemeine körperliche Fitness!
■ Ausreichende Flüssigkeitsaufnahme vor dem Tauchgang
■ Möglichst keine Valsalva-Manöver während der Dekompressionsphase
■ Keine Anstrengungen direkt vor und nach dem Tauchgang (Schleppen von schwerer Ausrüstung, Sport, Bootsleiter, steile Böschung)
■ Einhaltung der maximalen Aufstiegsgeschwindigkeiten
■ Erhaltung der Körperwärme während der Dekompressionsphase
■ Konsequente Einhaltung der Dekompressionsstopps
■ Horizontale Position während der Dekompressionsphase
■ Dekompressionsphase in Bewegung, aber ohne Anstrengung verbringen
■ Während der Dekompressionsphasen keine längeren Muskelkontraktionen, wie z. B. Festklammern
■ Nach dem Tauchgang entspannen und ausreichend Flüssigkeit aufnehmen

---

**Kompaktinformation**

1. Das Patent Foramen Ovale (PFO, s. Kap. 31) ist ein entscheidender Defekt in der Herzscheidewand, bei dem es unter bestimmten Bedingungen zum massiven Übertritt von Bläschen in das arterielle System kommt. Diese Blasen im arteriellen System sind während des Aufstiegs einem massiven Wachstum unterzogen, was zu den bekannten Problemen der DCS führt.

2. Kälte: Ausgedehnte Tauchgänge in kalten Gewässern oder mit unzureichendem Kälteschutz sind im Bezug auf Dekompression als Risikotauchgänge zu werten, da bei solchen Tauchgängen die Gefahr einer Auskühlung besteht. Anweisungen von Dekompressionstabellen in Bezug auf Auskühlung müssen unbedingt eingehalten werden.

3. Körperliche Anstrengung vor, während oder direkt nach einem Tauchgang sollte vermieden werden, weil sie v. a. während eines Tauchgangs zu einer verstärkten Aufsättigung in den Muskelkompartimenten führt. Kommt es jedoch während eines Tauchgangs ungeplant zu erhöhter Anstrengung (z. B. starke Strömung), ist die Dekompressionsphase entsprechend konservativer zu gestalten.

4. Unausgeglichener Flüssigkeitshaushalt (Dehydratation), z. B. bedingt durch Durchfallerkrankung oder mangelnde Flüssigkeitsaufnahme, kann zu veränderten Perfusionsraten der Kompartimente und damit zu verändertem Auf- und Entsättigungsverhalten führen.

## Kompaktinformation *(Fortsetzung)*

5. Kurze Oberflächenpausen sind generelle Risiko-faktoren genauso wie häufige/viele Tauchgänge pro Tag (so genanntes Non-Limit-Tauchen).

6. Tauchprofile mit häufigen Auf- und Abstiegen (Jojo-Tauchen) gehören zu den Risikofaktoren, da Blasen, die sich beim ersten Aufstieg im venösen System gebildet haben, in der nächsten Kompressionsphase verkleinert werden und ins arterielle System gelangen können.

7. Fitness: Beim Tauchen ist eine gute körperliche Konstitution und Fitness anzustreben. Insbesondere der Körperfettanteil spielt eine maßgebliche Rolle in Bezug auf Dekompression, da Fettgewebe im Gegensatz zu anderen Körpergeweben schlecht durchblutet ist, daher viel Inertgas speichert und nur sehr langsam wieder abgibt. Besser durchblutete Gewebe können freies Inertgas (Mikroblasen) schneller zum Lungenfilter transportieren und sind daher für die Dekompression von Vorteil. Außerdem bringt gute körperliche Fitness eine bessere

Lungenfunktion und damit eine gesteigerte Sauerstoffaufnahmefähigkeit mit sich. Schlechte körperliche Fitness/Kondition bedeutet, dass die Kapillarisierung in vielen Kompartimenten unzureichend und damit der Abtransport von Inertgas in der Entsättigungsphase erschwert ist.

8. Drogen und Alkohol haben generell im Tauchsport nichts zu suchen, da sie einen negativen Einfluss auf die Dekompression haben. Die Wirkung von Medikamenten unter Überdruck ist weitestgehend ungeklärt und der Einfluss auf das Auf-, Entsättigungs- und Blasenbildungsverhalten im Organismus unbekannt.

9. Müdigkeit ist ein genereller Risikofaktor beim Tauchen und kann zusätzlich durch verstärkte Auskühlung des Körpers zu ineffizientem Dekompressionsverhalten führen.

10. Schlecht sitzende Tauchausrüstung (zu enger Anzug, Bebänderung) kann die Durchblutung in den Extremitäten einschränken und zur Verschlechterung der Dekompressionseigenschaften führen.

## 4.6 Begriffe und Definitionen

Für Dekompressionstabellen und Modelle existieren einige Begriffe, die kurz beschrieben werden sollen (Abb. 4.12).

### Aufstiegsgeschwindigkeit
Geschwindigkeit, mit der man sich in der Dekompressionsphase der Oberfläche nähert. Generell sollten Aufstiegsgeschwindigkeiten kleiner als 10 m/min sein.

### Austauchen
Austauchen ist ein regelunterworfenes Auftauchen. Alle notwendigen Dekompressions- und Sicherheitsstopps werden eingehalten.

### Grundzeit
Grundzeit ist die Zeit vom Beginn des Abtauchens bis zum Beginn des Austauchens.

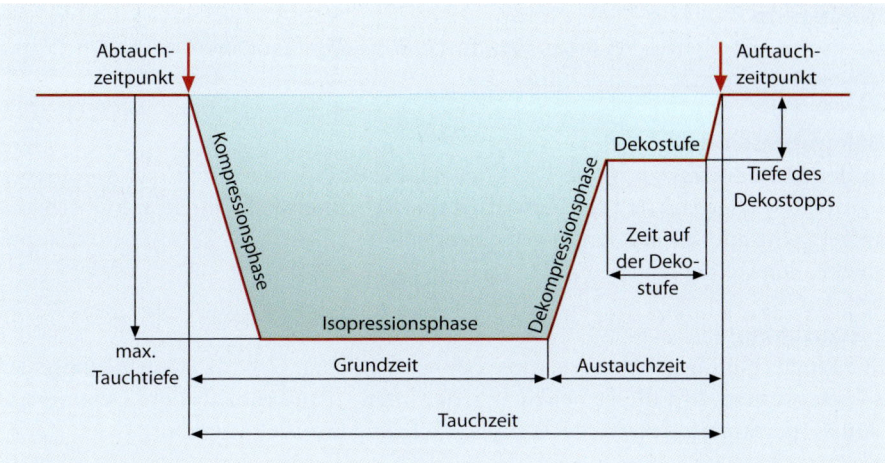

**Abb. 4.12:** Bei der Verwendung von Dekompressionstabellen spielen Grundzeit (Zeit vom Abtauch-zeitpunkt bis zum Beginn des Austauchens) und maximale Tauchtiefe die entscheidende Rolle, um die Dekompressionsstopps zu ermitteln. Dabei können in der Tabelle für jeden Stopp die Zeit auf der Dekostufe und die Tiefe des Dekostopps ermittelt werden

## Wiederholungstauchgang
Als Wiederholungstauchgänge werden Tauchgänge bezeichnet, bei denen eine zu-sätzliche Dekompressionsforderung aus dem vorangegangenen Tauchgang berück-sichtigt werden muss. Ein Wiederholungstauchgang liegt immer dann vor, wenn die Oberflächenpause kürzer ist als die Totalentsättigungszeit.

## Dekostopp
Ein Dekompressionsstopp (Dekostopp) ist der Aufenthalt in einer laut Dekompres-sionsplan vorgegebenen Tiefe für eine vorgegebene Verweilzeit. Die Stopptiefen sind meist in 3-m-Schritte aufgeteilt.

## Jojo-Tauchgang
Ein Jojo-Tauchgang beschreibt einen Tauchgang, dessen Tauchprofil häufige Auf- und Abstiege aufweist. Das Risiko in Bezug auf eine Dekompressionserkrankung ist bei dieser Art von Tauchgängen signifikant höher als bei Tauchgängen, die keine stark wechselnden Tauchtiefen aufweisen (quasi Rechteckprofile).

## Kompression
Die Kompressions- oder Abtauchphase eines Tauchgangs ist gekennzeichnet durch die Zunahme des Umgebungsdrucks.

## Isopression

Die Isopressionsphase zeichnet sich durch konstante Tauchtiefe und damit quasi konstanten Umgebungsdruck aus.

## Dekompression

In der Dekompressionsphase wird der Umgebungsdruck durch das Auftauchen schrittweise abgebaut. Je nach Verweilzeit und Tauchtiefe kann direkt zur Oberfläche aufgetaucht oder es müssen in verschiedenen Tauchtiefen Dekompressionsstopps eingehalten werden.

## Zeitzuschlag

Für Wiederholungstauchgänge muss zur tatsächlichen Grundzeit ein Zeitzuschlag addiert werden. Mit dieser neuen angenommen Grundzeit kann die Dekompressionsforderung für den Wiederholungstauchgang ermittelt werden.

## Wiederholungsgruppe

Die Wiederholungsgruppe in einer Dekompressionstabelle enthält Informationen über die Inertgasbelastung des absolvierten Tauchgangs. Aus Wiederholungsgruppe und Länge der Oberflächenpause kann der Zeitzuschlag zur Grundzeit für einen Wiederholungstauchgang berechnet werden.

## Oberflächenpause

Die Oberflächenpause ist die Zeit, die nach dem Ende des vorangegangenen Tauchgangs bis zum Beginn des nächsten Tauchgangs verstrichen ist. Dekompressionstabellen enthalten Informationen über Totalentsättigungszeiten. Ist die Oberflächenpause länger als die Totalentsättigungszeit, so braucht der vorherige Tauchgang für die Berechung des Wiederholungstauchgangs nicht berücksichtigt zu werden.

## Nullzeittauchgang (NDL, „no decompression limit")

NDL ist ein Tauchgang, bei dem keine expliziten Dekompressionsstopps eingehalten werden müssen. Am Ende der Grundzeit kann direkt zur Oberfläche getaucht werden.

## Flugverbotszeit

Die Flugverbotszeit ist die Zeit, die nach einem Tauchgang gewartet werden muss, bevor ein Flug absolviert werden darf. Hintergrund ist der niedrige Kabinendruck im Flugzeug, der relativ zum Druck auf Meereshöhe abgesenkt wird. Ein aufgesättigter Taucher würde einer weiteren Dekompression mit den beschriebenen Effekten des Blasenwachstums unterzogen. Die Länge der Flugverbotszeit richtet sich nach Tiefe und Zeit des Tauchgangs. Prinzipiell gilt, dass Tauchgänge mit größerer Gesamtdekompressionsforderung eine längere Flugverbotszeit aufweisen als Tauchgänge mit geringerer Dekompressionsforderung. Beachtet werden muss, dass

Höhenänderungen nach Tauchgängen, so z. B. das Überqueren einer Passstraße, auch unter dieses Flugverbotslimit fallen.

**Bergseetauchen**
Für das Tauchen in Bergseen ab einer Höhe von ca. 600 m müssen gesonderte Dekompressionstabellen berücksichtigt werden. Hintergrund ist die Verringerung des Luftdrucks mit zunehmender Höhe.

**Dekostress**
Der Begriff des Dekostress hat seit kurzem Einzug in die Tauchmedizin gehalten. Man geht davon aus, dass es in der Auftauchphase immer zur Bildung kleinerer, zum größten Teil symptomfreier Blasen kommt. Anzahl und Größe dieser Blasen bestimmen das Maß des Dekompressionsstresses für den Organismus. Wenige kleine Gasblasen werden symptomfrei über den Lungenfilter abgeatmet. Steigt das Blasenaufkommen, so kommt es zu ersten Symptomen von Dekompressionsstress, wie z. B. Müdigkeit. Treten vermehrt Gasblasen mit einem Radius auf, der größer ist als der für die symptomfreie Abatmung, so kommt es zu Dekompressionserkrankungen mit den bekannten Krankheitsbildern. Die Übergänge zwischen den einzelnen Stufen der Erkrankungen sind dabei fließend (Abb. 4.13).

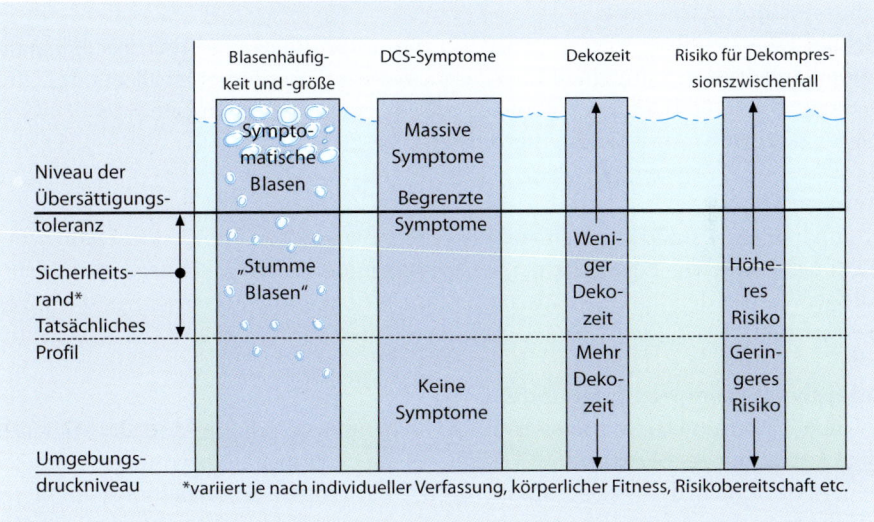

**Abb. 4.13:** Die Übergänge zwischen optimaler Dekompression und schwerer Dekompressionserkrankung sind fließend. In der Praxis sind je nach Maß des Dekompressionsstresses alle Zwischenstadien anzutreffen. Blasenhäufigkeit und -größe nehmen bei gleichem Tauchprofil mit abnehmender Dekompressionszeit zu

## Bounce Dive

Hierbei handelt es sich um einen Tauchgang, bei dem die Maximaltiefe sehr schnell aufgesucht, kurz verweilt und dann zügig mit dem Austauchen begonnen wird. Häufig werden dabei große Tiefen aufgesucht.

## Sicherheitsstopp

Der Sicherheitsstopp ist ein genereller Stopp in einer Wassertiefe von ca. 5 m für eine Zeitdauer von ca. 3 min mit dem Ziel, das Risiko von Dekompressionszwischenfällen zu reduzieren.

## Halbwertszeit

Die Halbwertszeit ist die Zeit, die ein Kompartiment benötigt, um bei definierter Partialdruckdifferenz genau die Hälfte des Druckunterschiedes auszugleichen.

## Sättigung

Sättigung bezeichnet den Gleichgewichtszustand, bei dem aus einer Flüssigkeit pro Zeiteinheit die gleiche Menge Gas austritt wie in Lösung geht. Dieser Zustand wird durch das Gesetz von Henry beschrieben und richtet sich nach Art der Flüssigkeit, Art des Gases, der Höhe des Partialdrucks und der Temperatur.

## Übersättigungstoleranz

Bei der Übersättigungstoleranz oder (symptomfrei) tolerierten Inertgasüberspannung handelt es sich um einen Intertgaspartialdruck, der höher ist als der des Umgebungsdrucks (z. B. in der Auftauchphase), bei dem aber noch keine stabilen Gasblasen oder Dekompressionssymptome zu erkennen sind.

## Kompartiment

Kompartimente sind Gruppen von Geweben, die aus dekompressionstechnischer Sicht nahezu gleiche Eigenschaften besitzen und sich also vergleichbar auf- und entsättigen. Sie werden durch identische Halbwertzeiten und Übersättigungstoleranzen beschrieben.

## Adaptive Dekompressionsmodelle

Bei den adaptiven Dekompressionsmodellen handelt es sich um Modelle, bei denen die Übersättigungstoleranzen im Verlauf des Tauchgangs an Umgebungsparameter angepasst werden, d. h., sie berücksichtigen unterschiedliche Umgebungsparameter für die Berechung der Dekompressionsvorschriften (Abb. 4.14). Bei großer Kälte werden z. B. die Halbwertszeiten der entsprechenden Kompartimente verlängert, was einer reduzierten Durchblutung entspricht. Gleichzeitig werden bei vermehrter Arbeit unter Wasser die Halbwertszeiten der zugehörigen Kompartimente (Muskeln) verkürzt, um eine stärkere Durchblutung des Muskelgewebes zu simulieren.

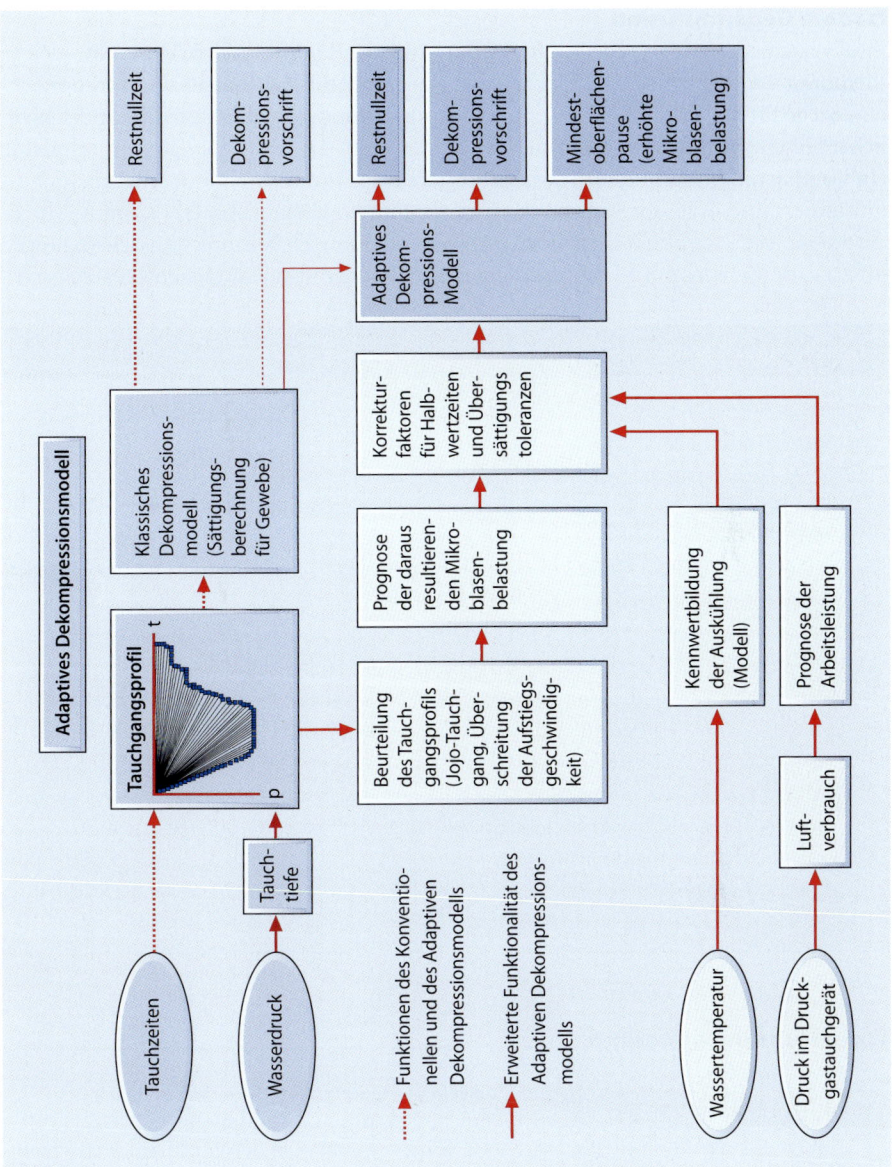

**Abb. 4.14:** Bei adaptiven Dekompressionsmodellen werden neben dem Sättigungsverhalten der Kompartimente Umgebungseinflüsse (äußere Einflüsse wie Wassertemperatur, Arbeitsleitung oder Tauchverhalten) herangezogen, um Halbwertzeiten und Übersättigungstoleranzen zu korrigieren und den Dekompressionsplan anzupassen (t = Zeit, p = Druck)

## Isobare Gegendiffusion

Zwei verschiedene Inertgase (i. d. R. Helium/Stickstoff) diffundieren durch die gleiche Membran in unterschiedliche Richtungen. Dabei sind die jeweiligen Konzentrationsunterschiede für die einzelnen Gase entscheidend. Diffundieren die Gase mit unterschiedlicher Geschwindigkeit, so kann der Effekt auftreten, dass das eine Gas sehr schnell in ein Kompartiment diffundiert, das andere bereits gelöste Gas aber nur langsam hinausdiffundiert und es in der Summe zu einer verstärkten Lösung von Gas kommt. Möglicherweise ist dieser Effekt Ursache für schwer erklärbare Dekompressionsschädigungen im Zusammenhang mit Mischgastauchen und den damit verbundenen Gaswechseln.

### Tipps für Tauchlehrer

1. Die Tauchlehrer der meisten Ausbildungsorganisationen sind sich einig: Die Grenzen sicheren Sporttauchens liegen bei maximal 40 m.
2. Ein „schlaues" Tauchprofil führt rasch auf die größte Tiefe und von dort an nur noch aufwärts.
3. Das Wissen um die Mikroblasen, die bei jedem Aufstieg unvermeidbar entstehen, sollten jeden Taucher zu entsprechend kontrolliertem Austauchen motivieren.
4. Ein Sicherheitsstopp für 3 min auf 5 m vermindert die Netto-Aufstiegsgeschwindigkeit in Oberflächennähe wirksam und sollte für jeden Tauchgang eingeplant werden.
5. Die Verwendung von Tauchcomputern hilft, den Luftvorrat optimal zu nutzen und die Erlebniszeit unter Wasser zu maximieren. Sie verleitet aber allzu oft auch zu sorglosem und unselbstständigem Tauchen.
6. Tauchcomputer können das Unfallrisiko beim Gerätetauchen vermindern, aber sie können Unfälle nicht verhindern. Die Rechenmodelle berücksichtigen nicht persönliche Risikofaktoren wie Kälte, Anstrengung, Dehydratation, Übergewicht, PFO, Tagesform etc.
7. Der Tauchlehrer ist in der Verantwortung, den vernünftigen Umgang mit Tauchcomputern zu vermitteln. Wer jedoch nicht in die Lage versetzt wurde, seinen Tauchgang mit Tabelle und Taschenrechner zu planen, sollte auch mit Tauchcomputer nicht tauchen.
8. Non-limit-Tauchen erhöht die Gefahr der Bildung „stiller" Blasen in langsamen Geweben. Um das Risiko einer Dekompressionserkrankung zu vermindern, sollte die Urlaubs-/Einsatzplanung tauchfreie Tage vorsehen.

## Weiterführende Literatur

1. Bennet P, Elliot D. The physiology and medicine of diving, 5th edn. Saunders, Philadelphia, 2003
2. Bühlmann AA, Völlm EB, Nussberger P. Tauchmedizin, 5. Aufl. Springer, Berlin, 2002
3. Ehm OF, Hahn M, Wenzel J. Tauchen noch Sicherer – Leitfaden der Tauchmedizin für Sporttaucher, Berufstaucher und Ärzte, 8. Aufl. Müller Rüschlikon, Cham, 1999
4. Lettnin HKJ. International textbook of mixed gas diving, 2nd edn. Best Publishing Company, Flagstaff, 2001
5. Wienke BE. Basic decompression theory and application. Best Publishing Company, Flagstaff, 1991

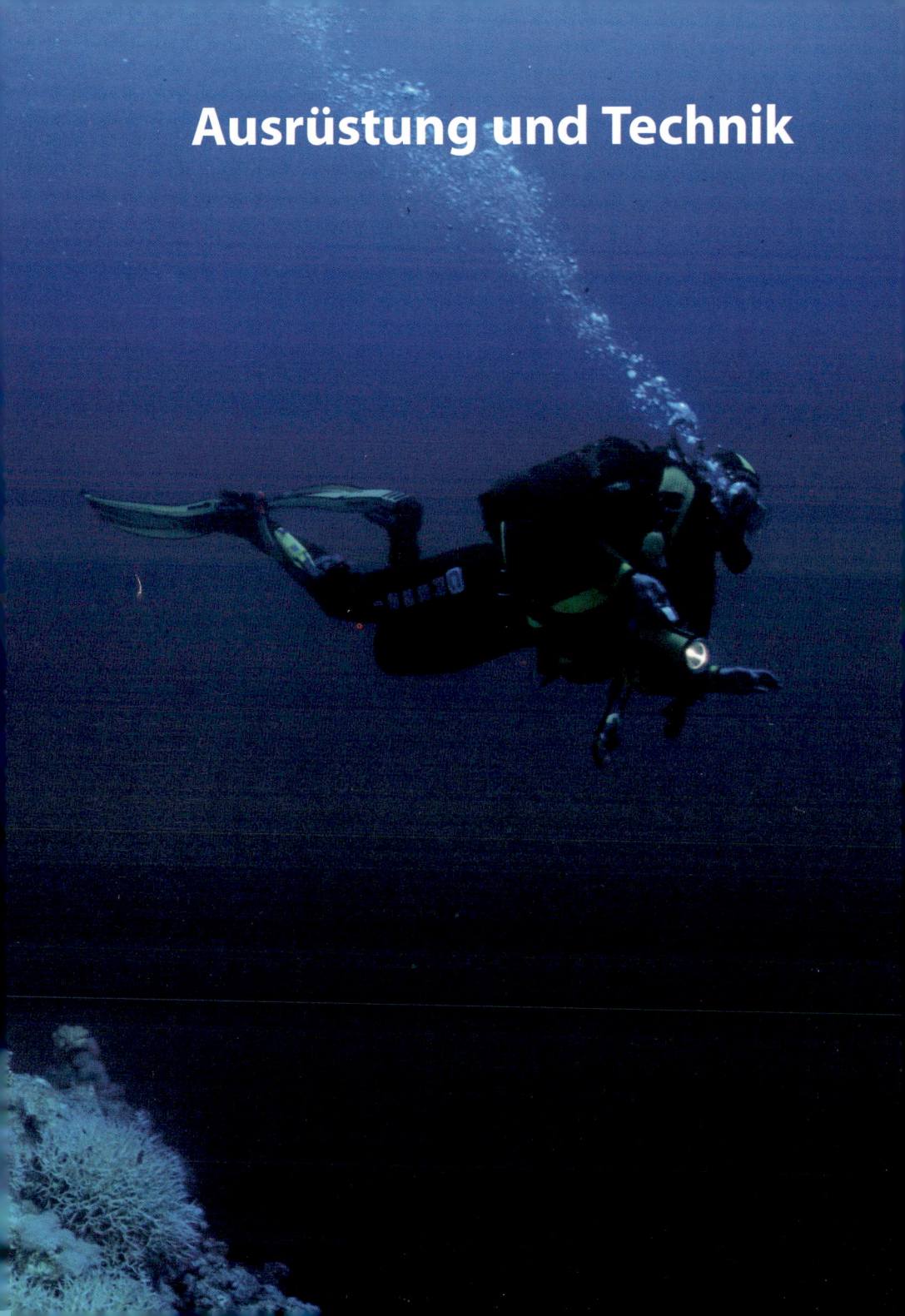

# Ausrüstung und Technik

# 5 Tauchausrüstung

*M. Waldbrenner*

Tauchausrüstungen sind so alt wie das Tauchen selbst. Bereits sehr früh experimentierten Taucher mit Schläuchen als Atemwegsverlängerung, mit Luft gefüllten Tierblasen oder Fässern und Eimern, um einen größeren Luftvorrat mit in die Tiefe nehmen zu können. Auch das Sehen unter Wasser sowie die Fortbewegung und der Temperaturschutz nahmen eine kontinuierliche Entwicklung. Diese Entwicklung war ausschließlich durch ihre Zweckgebundenheit funktional bestimmt; modische Aspekte kamen erst sehr viel später, durch den Tauchsport als Hobby, hinzu.

Viele Tauchgeräte, wie z. B. Kreislauftauchgeräte (Rebreather), wurden sehr früh bereits militärisch eingesetzt und erst später für Sporttaucher interessant. Heute existieren beide Welten nebeneinander, die Tauchausrüstung als Arbeitsmittel und auch als Lifestyle-Produkt bzw. Hobby-Ausrüstung. Eine exakte Trennlinie lässt sich hierbei oftmals nicht ziehen, da jeder Mensch und jede Institution mit Tauchaktivitäten eigene Trennlinien zieht und jede Art des Tauchens unterschiedlich eingeschätzt wird.

## 5.1 Flossen

Die letzten Jahre waren geprägt durch immer neue Flossenarten, mit speziellen Strömungskanälen, bizarren Formen, Knickgelenken und anderen Besonderheiten. Die Vielfalt der angebotenen Produkte für einen simplen „Entenfuß" ist erstaunlich.

Ebenso bemerkenswert ist die Renaissance der bewährten Gummiflossen, die seit Jahren von Höhlentauchern und der Marine verwendet werden. Da sie nahezu unzerstörbar und sehr effektiv sind, wurde sogar die bereits eingestellte Produktion wieder aufgenommen, so dass sie eine zweite Blüte erleben. Aus medizinischer Sicht muss angemerkt werden, dass diese recht steifen Flossen bei untrainierten Tauchern häufig zu Krämpfen führen. Meist sind aber die Benutzer dieses Flossentyps eher zu den Vieltauchern zu rechnen und damit besser trainiert.

Unterschieden wird ferner zwischen Flossen mit integriertem schuhartigem Fuß, „Schwimmbadflossen" genannt, und Geräteflossen, die über ein hinten offenes Fußbett verfügen und meist mit einem verstellbaren Gummiband abschließen (Abb. 5.1). Immer häufiger sieht man heutzutage auch so genannte „Springstraps", Edelstahlfedern als Ersatz für das Gummiband, die nicht reißen und keine äußeren Befestigungen haben, mit denen man sich unter Wasser in Leinen etc. verheddern könnte.

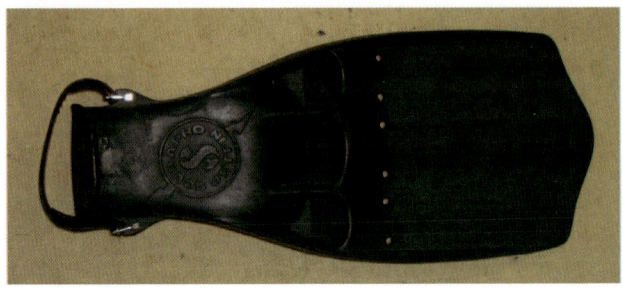

**Abb. 5.1:** Der Klassiker Scuba-pro Jetfin

Bei erhöhter Krampfneigung sollte auch geprüft werden, ob das Fersenband nicht zu straff eingestellt ist. Viele Taucher klagen dann über Krämpfe im Fuß und in der Wade.

## 5.2    Maske

Bedingt durch die Natur des menschlichen Auges und physikalische Gegebenheiten benötigt der Mensch unter Wasser eine Sehhilfe, die ihm einen luftgefüllten Hohlraum vor der Augenlinse bietet: die Tauchermaske.

Für das Gerätetauchen sollten ausschließlich Masken mit eingebautem Nasenerker verwendet werden, damit ein Druckausgleich der Luftfüllung in der Maske über die Nase möglich ist.

Der Nasenerker muss gut erreichbar sein, um problemlos das Valsalva-Manöver durchführen zu können. Am wichtigsten ist die Dichtigkeit, die am besten durch einen breiten, weichen Silikonrand ermöglicht wird. Einige Taucher finden durchsichtiges Silikon störend, da es dann bei seitlichem Lichteinfall von schräg hinten (Sonne) zu Reflektionen auf dem Glas kommen kann.

Manche Taucher klagen bei Masken mit getrennten Gläsern nach einiger Zeit über Augen- oder Kopfschmerzen, die wahrscheinlich durch den Nasensteg verursacht werden, auf den die Augen unbewusst fixieren bzw. der für einen leichten Knick zwischen den Glasebenen für beide Augen sorgt.

Taucher mit häufiger Otitis können seit kurzem auf Masken zurückgreifen, die eine Art Ohrmuschelkappe angesetzt haben. Diese ist über eine Röhre mit dem Luftkörper der Maske verbunden, so dass das Ohr trocken bleibt und der Druckausgleich erfolgen kann (Näheres hierzu s. Kap. 10, HNO-Erkrankungen).

Masken mit getrennten Gläsern werden auch mit Visuskorrektur angeboten. Ab einer Fehlsichtigkeit von 1,5 Dioptrien sollte man unbedingt mit korrigierten Gläsern tauchen. Kontaktlinsen sind zwar auch verwendbar, werden aber gerade bei Tauchgängen im Meer oft aus dem Auge gewaschen und gehen dann verloren.

Eine Ersatzmaske mit optischen Gläsern oder Linsen für eine Leihmaske gehören ebenfalls in das Urlaubsgepäck.

Eine neu gekaufte Maske sollte durch einmaliges Ansaugen mit der Nase und Luftanhalten auf dem Gesicht haften bleiben. Vor dem Erstgebrauch sollte die Maske von Silikonresten auf den Gläsern gereinigt werden, da diese zum sofortigen Beschlagen führen. Hier kann der Fachhändler die entsprechenden Tipps für das gekaufte Modell geben. Auch eine Reinigung mit diversen „Hausmittelchen" ist möglich, wie beispielsweise Coca-Cola über Nacht in der Maske stehen lassen, mit Zahnpasta ausreiben oder bei niedriger Temperatur in der Geschirrspülmaschine waschen.

Vor dem Tauchgang sollte man die Innenseite des Maske auf jeden Fall mit einem Antibeschlagmittel, wie z. B. Seadrops, oder einfach mit Speichel benetzen.

Für Taucher und Taucherinnen, denen das Gummiband der Maske zu sehr an den Haaren zieht, ist es empfehlenswert, auf ein Neopren-Maskenband umzusteigen, da es ebenfalls fast unzerstörbar und generell sehr empfehlenswert ist.

## 5.3  Schnorchel

Der Schnorchel (s. auch Kap. 8.1) ist einer der ältesten Tauchausrüstungsgegenstände. Bereits im Mittelalter versuchten Menschen, mit Bambusrohren unter Wasser zu atmen. Die heutigen Schnorchel bestehen aus einem Atemrohr und einem Mundstück sowie eventuell einem oder mehreren Ventilen, die eingedrungenes Wasser austreiben sollen. Das Mundstück darf keine scharfen Gussgrate oder Kanten haben, um Schleimhautverletzungen im Mundbereich zu vermeiden.

Ob ein Schnorchel mit oder ohne Ausblasventil besser ist, ist die Entscheidung des jeweiligen Tauchers. Die richtige Variante und der bequeme Sitz des Mundstücks lassen sich am besten beim probeweisen Gebrauch im Schwimmbad ermitteln. Abzuraten ist jedoch von Schnorcheln, die an einer Maske angesetzt sind oder am Endstück eine Art Schwimmer zum Verschluss des Rohres aufweisen. Diese Schnorchel sind eher in die Kategorie Spielzeug einzuordnen und für das Sporttauchen absolut ungeeignet, wenn nicht sogar gefährlich.

Noch weitaus gefährlicher sind Verlängerungen des Schnorchels, da diese zu Pendelatmung durch einen hohen Totraum und/oder zu pulmonalen Problemen durch die Druckdifferenz führen können.

## 5.4  Tauchanzug

Es werden im Allgemeinen drei Arten von Tauchanzügen, je nach Grad des Wasseraustausches, unterschieden.

### 5.4.1 Nasstauchanzug

Diese Variante des Tauchanzugs ist sicherlich die älteste. Ein Anzug soll schließlich nicht nur vor Auskühlung schützen, sondern bietet seit jeher auch einen mechanischen Schutz gegen nesselnde Meerestiere, Verletzungen durch scharfkantige Steine und anderes.

Aus der Seefahrt war bereits seit langem bekannt, dass über Bord gegangene Seeleute länger in kaltem Wasser überleben konnten, wenn diese z. B. Wollpullover und darüber Ölzeug trugen, so dass durch die Körperwärme das eingeschlossene Wasser erwärmt wurde und sich eine thermische Schutzschicht um den Körper bildete. Nicht anders funktioniert der klassische Nasstauchanzug. Beim Kontakt mit Wasser dringt dieses zunächst an den Armmanschetten, den Reißverschlüssen, Beinen und am Hals in den Anzug ein und verdrängt die darin vorher befindliche Luft. Dieses eingedrungene Wasser wird nun durch die Körperwärme erwärmt und bildet so eine Art warmen Schutzfilm zwischen Körper und Anzug.

Der Nasstauchanzug selbst hat also zwei Funktionen: Zum einen bildet er eine Barriere, damit das angewärmte Wasser nicht wieder abfließt, zum anderen schützt er vor einem Wärmeaustausch zwischen dem kalten Umgebungswasser und dem angewärmten Wasser rings um den Körper. Hinzu kommt natürlich noch die mechanische Schutzfunktion.

Ein guter Tauchanzug sollte deshalb relativ eng am Körper anliegen, um den Wasseraustausch gering zu halten. Kauft man den Anzug zu groß, so wird bei jeder Bewegung das warme Wasser hinausgepumpt und kaltes Wasser strömt ein. Dies führt in Folge sehr schnell zu einem unbehaglichen Kältegefühl. Außerdem darf ein Tauchanzug niemals die Blutzirkulation behindern, da dies unter Umständen weitreichende Folgen, wie beispielsweise eine Dekompressionserkrankung, haben kann.

Hinsichtlich der Form unterscheidet man zwischen verschiedenen Schnitten von Nasstauchanzügen:

- *Shortie:* kurzärmeliges Oberteil mit angesetzter kurzer Hose, das meist in den Tropen verwendet wird.
- *Longjohn:* langärmeliger Overall mit langen Beinen, meist in warmen Gewässern und/oder beim Vorhandensein von Nesseltieren getragen.
- *Überweste:* wird über den Longjohn gezogen und ist mit einer angesetzten Kopfhaube ausgestattet. Ab diesem thermischen Schutz kann man bei entsprechender Neopren-Dicke von einem guten Kälteschutz für kurze Aufenthalte im Ganzjahreseinsatz sprechen. Dazu gehören auch entsprechend warme Füßlinge und Handschuhe.
- *Eisweste:* zusätzliche Isolierschicht, meist in Form einer ärmellosen Weste. Man kann durch die Namensgebung nicht unbedingt darauf schließen, dass sie für das Tauchen in eiskaltem Wasser geeignet ist.

## 5.4.2 Halbtrockenanzug

Im Volksmund wird der Halbtrockenanzug auch „Halbnassanzug" bezeichnet. Durch spezielle, wasseraustauschhemmende Maßnahmen wird hierbei lediglich der Wasseraustausch minimiert. Dabei handelt es sich z. B. um eng anliegende Glattneoprenbündchen an den Bein- und Armabschlüssen sowie am Hals. Die Reißverschlüsse sind entweder schon wasserdicht ausgeführt oder durch überlappende Unterlegung mit Glattneopren stärker abgedichtet.

Meist werden die Nasstauchanzüge in Dicken von 5–7 mm verwendet, um eine entsprechende adäquate Isolierung zu gewährleisten, während Halbtrockenanzüge bis hinunter in den Bereich von weniger als 1 mm angeboten werden (Lycraanzüge), die ausschließlich gegen nesselnde Tiere verwendet werden, wie z. B. in Australien während der Quallensaison.

Bei halbtrockenen Tauchanzügen gilt für die Passform das Gleiche wie für Nasstauchanzüge, es muss hierbei lediglich auf eine gute Überlappung von Handschuhen und Füßlingen zu den Arm- bzw. Beinmanschetten geachtet werden, damit kein starker Wasseraustausch erfolgt oder die Haut direkt der Kälte ausgesetzt wird.

**Hinweis.** Die Kopfhaube verdient in diesem Zusammenhang eine besondere Erwähnung, denn ein Taucher verliert allein im Kopfbereich bereits mehr als 30 % seiner Körperwärme, weshalb an der Kopfhaube niemals gespart werden sollte. Aus diesem Grund verwenden die meisten Höhlentaucher in kaltem Wasser auch zwei übereinandergezogene Kopfhauben.

Generell sollte bedacht werden, dass Neopren altert. Besonders tiefe Tauchgänge zerstören mit der Zeit die Struktur, und das Neopren verliert an Isolation. Daher sollte man die Lebensdauer eines Neopren-Anzugs durchaus kritisch hinterfragen. Meist sind die Anzüge nach 5 Jahren nicht mehr ausreichend isolationsfähig, in Tauchschulen und Basen tritt dieser Effekt entsprechend früher ein.

## 5.4.3 Trockentauchanzüge

Darunter versteht man Tauchanzüge, die das Wasser vom Körper fernhalten und die eingeschlossene Luft als Isolierungsmaterial verwenden. Da Luft im Gegensatz zu Wasser komprimierbar ist, muss das komprimierte Volumen durch Luft aus der Tauchflasche ersetzt werden. Handelt es sich bei dem Tauchanzug um einen Trilaminatanzug (unkomprimierbares Laminat), spricht man daher auch von einem Konstantvolumenanzug. Während Neopren durch die eingeschlossene Luft in der Tiefe komprimiert wird, bleibt Trilaminat unverändert. Das Komprimieren des Neoprens führt in der Tiefe zu verringerter Wärmeisolierung und auch zu einem reduzierten Auftrieb. Bei Neopren-Anzügen muss daher beachtet werden, dass ein „überbleiter" Taucher, der sich an der Oberfläche mit voll aufgeblasenem Auftriebskörper noch über Wasser halten kann, in der Tiefe möglicherweise plötzlich in eine lebensbedrohliche Situation gerät, da sein Auftriebskörper ihn nicht mehr an die Oberfläche bringen kann. Dies ist insbesondere bei sehr tiefen Tauchgängen zu berücksichtigen und erklärt, warum hier vorrangig Trilaminat und Anzüge aus vorkomprimiertem Neopren eingesetzt werden.

Das vorkomprimierte Neopren ändert seine Eigenschaften in der Tiefe weitaus weniger und ist daher bei tieferen Tauchgängen praktischer und sicherer. Vor allem von Wracktauchern werden diese „Compressed-Neopren"-Anzüge gern verwendet, da sie stabiler gegen Schnitte an scharfen Wrackteilen sind als vergleichbare Trilaminatanzüge.

Jeder Trockentauchanzug verfügt über ein Einlassventil, um Gas zum Druckausgleich zuzuführen, und ebenso über mindestens ein Auslassventil, um sich ausdehnendes oder überschüssiges Gas wieder abzugeben. Somit ist der Trockentauchanzug ähnlich zu tarieren wie ein Tarierjacket.

### Unterzieher

Unter Trockentauchanzügen werden im Normalfall Unterzieher als wärmende Isolierschicht angezogen. Diese sehen meist aus wie ein Ski-Overall und sind die eigentliche Isolationsschicht. Somit kann auch die Isolierung passend zur Wassertemperatur ausgewählt werden. Bei warmem Wasser genügt es auch, einen Jogginganzug unter dem Anzug tragen, bei sehr kaltem Wasser benötigt man einen dicken Thinsulate-Unterzieher, evtl. noch mit einigen Lagen Funktionsunterwäsche darunter.

**Hinweis.** Trockentauchanzüge und Unterzieher müssen gut passen. Im Zweifel sollte man einem Maßanzug dem Vorzug geben. In der Hocke muss der Taucher noch mit seinen Fingerspitzen die Schulterblätter berühren können, sonst ist die Bewegungsfreiheit zu gering.

## 5.5   Handschuhe

In tropischen Gewässern sind Handschuhe nicht gerne gesehen oder sogar verboten. Man möchte so vermeiden, dass Taucher Pflanzen und Tiere berühren und sich überall „festhalten". Ein Paar dünner Lederhandschuhe bietet aber die Möglichkeit, sich z. B. beim Aufstieg an einer rostigen oder scharfen Ankerleine festzuhalten.

In kalten Gewässern sind Handschuhe lebenswichtig, da sie die Greiffähigkeit der Hände und das Gefühl in den Fingern bewahren. Sind diese Eigenschaften durch Unterkühlung verloren gegangen, so ist fast kein sinnvoller Handgriff mehr möglich Wie bei den Taucheranzügen, wird auch bei den Handschuhen nach den Kategorien Nass-, Halbtrocken- und Trockentauchhandschuhe unterschieden.

Selbst in sehr kaltem Wasser verwenden viele erfahrene Taucher vorzugsweise halbtrockene Fünffingerhandschuhe, um ein besseres Gefühl in den Händen zu haben. Welcher Handschuh für wen am besten geeignet ist, muss jeder Taucher selbst ausprobieren. Die Handschuhe sollten auf jeden Fall nicht zu weit geschnitten sein, damit der Wasseraustausch nicht zu groß ist, aber auch nicht zu eng, um die Blutzirkulation nicht zu behindern.

Bei Trockentauchhandschuhen empfiehlt es sich, zum gasdichten Anschluss an die Arme des Tauchanzugs die bewährten Ring- oder Bajonettverschlüsse zu verwenden.

## 5.6  Auftriebskörper

Auftriebskörper, oft Tarierweste oder auch Jacket genannt, sind meist eine Kombination aus dem eigentlichen Auftriebskörper und einer Flaschenbefestigung. Das Jacket dient neben der Flaschenbefestigung dazu, den Taucher in die Lage zu versetzen, seinen Auftrieb zu regulieren. Zum Abtauchen wird Gas aus dem Jacket abgelassen, so dass der Taucher absinkt, sobald sein Auftrieb negativ wird. Dies ergibt auch eine der ersten Anforderungen an einen solchen Auftriebskörper: Er soll den Taucher nämlich auch mit voller Ausrüstung sicher an der Wasseroberfläche halten können. Taucher mit schweren Doppelgeräten und Lampen brauchen hierzu ein größeres Volumen, während der Warmwassertaucher auch mit einem kleineren Volumen auskommt.

In Europa sollten Auftriebskörper über eine CE-Zulassung verfügen. Das Gas wird über den so genannten Inflator in das Jacket befördert und kann über diesen auch wieder abgelassen werden. Meist gibt es noch einige andere Ablassventile zum schnellen Ablassen des Gases.

Immer mehr setzen sich so genannte Wingjackets durch, kurz Wing genannt. Diese Auftriebskörper werden ausschließlich auf dem Rücken, seitlich der Flaschen getragen, daher auch der Begriff Wing (für engl. „Flügel"). Unter Wasser führt dies zu einer perfekten horizontalen Schwimmlage, an der Oberfläche jedoch kippt man damit eher nach vorne, sodass man sich meist zurücklegt, um dann in Rückenlage zu schwimmen. Wer Wings einmal ausprobiert hat, möchte oft nicht wieder auf ein herkömmliches Jacket umsteigen. In Kombination mit einer Rückenplatte (Backplate) haben sich diese Wings in den letzten Jahren daher sehr stark verbreitet (Abb. 5.2).

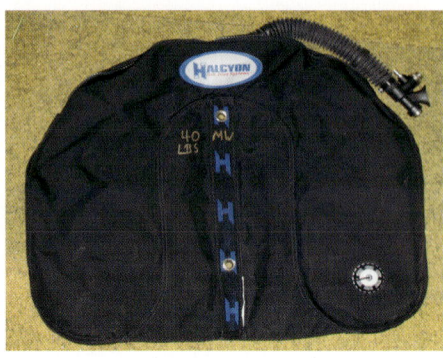

**Abb. 5.2:** Ein Wing in Standardausführung, wie es sich tausendfach bewährt hat

## 5.7 Atemregler

Der Atemregler ist wahrscheinlich das wichtigste, aber auch das am meisten überschätzte Ausrüstungsteil. Es gibt heute fast keinen Atemregler mit CE-Zulassung, der wirklich schlecht oder gar gefährlich wäre, gleichwohl gibt es aber eine sehr große Anzahl mit den unterschiedlichsten Vor- und Nachteilen.

Der Atemregler besteht im Regelfall aus der Kombination einer ersten Stufe als Druckminderer des Flaschendrucks (bis zu 300 bar) auf den so genannten Mitteldruck (ca. 10 bar) und der zweiten Stufe als Mundstück mit integriertem Druckminderer auf den Umgebungsdruck. An der ersten Stufe befindet sich ferner häufig ein Druckanzeigegerät (Finimeter), um den verbleibenden Flaschendruck anzuzeigen und meist auch eine zusätzliche zweite Stufe als Ersatzautomat. Dieser sollte nicht, wie oftmals üblich, eine günstigere, weniger leistungsfähige Version des primären Automaten, sondern ein volles gleichwertiges Pendant dazu sein. Wer möchte schon im Notfall aus einer minderwertigen Luftquelle atmen?

---

### Kompaktinformation

- **ABC-Ausrüstung:** Flossen entsprechend dem Trainingszustand und dem Einsatzzweck (Warmwasser, Geräteflossen etc.) auswählen. Je besser der Trainingszustand, desto härter kann das Flossenblatt sein. Maske muss dicht sein und bequem sitzen. Breiter Silikonrand und gegebenenfalls optische Gläser bevorzugen.
- **Tauchanzug:** Nach Einsatzgebiet und Jahreszeit zwischen Nass-, Halbtrocken- und Trockentauchanzug wählen. Lieber einen Anzug nach Maß, als einen schlecht sitzenden Tauchanzug wählen.
- **Tarierweste:** Auftrieb nach Bedarf wählen, aber auf keinen Fall zu wenig. CE-Zulassung sollte vorhanden sein. Wing/Backplate-Kombination durchaus empfehlenswert.
- **Atemregler:** Auf CE EN250 achten. Keine Billigware verwenden.

## Tipps für Tauchlehrer

1. Bei der Erziehung zu nachhaltig sicherem Tauchverhalten muss der Tauchlehrer Akzente setzen, z. B. auch durch bequeme und stets gut gewartete Leihausrüstung.
2. Keine Kompromisse machen: Der Kälteschutz muss vollständig sein; ein Oktopus oder zweite 1. Stufe (bei Wassertemperaturen < 10 °C) muss vorhanden sein, Nachttauchgänge sollten nur mit mindestens 2 Lampen pro Taucher durchgeführt werden.
3. Die neue Tauchausrüstung sollte unter einfachen Bedingungen erprobt werden; v. a. bei Trockentauchanzügen bietet sich für Übungen eine stabile Unterwasserplattform in 5–10 m Tiefe an.
4. Ein für Tauchlehrer in vielen Situationen wertvolles Hilfsmittel ist ein Schwimmkörper, der mittels Rollleine an der Hand mitgeführt wird (Orientierung in der Vertikalen, stabiler Halt etc.).
5. Zur Tauchausrüstung gehören auch Trinkflasche, $O_2$-Koffer, Handy, Mütze.

## Weiterführende Literatur

1. Dederichs H, Wilhelm R. Tauchausrüstung. Müller Rüschlikon, Cham, 2005
2. Scheyer W. Tauchausrüstung von A bis Z. Delius Klasing, Bielefeld, 2005

# 6 Tauchen mit Nitrox

*M. Waldbrenner*

Andere Atemgase als Pressluft wurden jahrelang als gefährlich und exotisch eingestuft. Seit Mitte der 90er Jahre hat sich aber die sauerstoffangereicherte Luft unter
dem Namen „Nitrox" gut im Markt und bei den Tauchern etablieren können.
  Den anfänglichen Ruf als Tieftauchgas hat Nitrox inzwischen verloren, da dieser auf falschen Vorstellungen beruhte. Heute wird Nitrox besonders auf Tauchsafaris und in vielen Tauchbasen bekannter Tauchsportreiseziele verwendet, also
überall dort, wo besonders viel getaucht wird.

## 6.1 Was ist Nitrox?

### 6.1.1 Herkunft

Das Wort Nitrox ist ein Kunstwort aus den englischen Begriffen Nitrogen (Stickstoff) und Oxygen (Sauerstoff). Da hieraus jedoch nicht die quantitative Zusammensetzung deutlich wird, kann auch unsere Atemluft als Nitrox bezeichnen werden.

Meist wird zu dem Begriff Nitrox noch der Sauerstoffanteil in Prozent angegeben. Unsere Atemluft wäre demnach Nitrox 21, da diese 21 % Sauerstoff enthält.

Ein weiterer Begriff für Nitrox ist das Akronym EAN oder EANx. Hierbei steht
die Abkürzung für Enriched-Air-Nitrox, also „angereicherte" Luft. Ferner gibt es
noch den Begriff Safe-Air, also sichere Luft, der aber irreführend ist.

### 6.1.2 Historie

Nitroxtauchen ist nicht neu. Bereits im 19. Jahrhundert wurde dieses Gas als Luft
mit erhöhtem Sauerstoffanteil zur Verwendung beim Tauchen erwähnt. Den ersten
größeren Einsatz gab es während des ersten Weltkrieges im militärischen Bereich.

Erste Tauchtabellen für Nitrox wurden von der amerikanischen NOAA (National
Underwater and Atmospheric Administration) 1979 veröffentlicht.

Für den Sporttaucher wurde Nitrox maßgeblich durch Dick Rutkowski zugängig
gemacht. Er war früher bei der NOAA Diving Supervisor und gründete 1985 den
Verband IAND (International Association of Nitrox Divers), der später dann zum
IANTD (International Association of Nitrox and Technical Divers) wurde und das
Nitroxtauchen populär machte.

In den Anfängen wurde Nitrox aber hauptsächlich von Tauchern verwendet, die tiefere Tauchgänge durchführten und Nitrox lediglich zur Dekompression einsetzten. Daher kommt häufig auch der Irrglaube, dass Nitrox als „Mischgas" zum Tieftauchen verwendet würde.

## 6.2  Nitrox und die Gesetze

Fast jedes Land behandelt das Thema „Sauerstoff-Gemische" aus juristischer Sicht anders. In Deutschland ist jedes Gas, das mehr als 21 % Sauerstoff enthält, wie reiner Sauerstoff zu behandeln. In anderen Ländern liegt diese Grenze bei 40 %. Dies führt dazu, dass es, je nach Land, unterschiedliche Normen und Vorgaben bezüglich der Handhabung, Nutzung und Ausrüstung gibt.

Dieses Thema ist sehr komplex und muss auch nach den Bereichen der kommerziellen und privaten Nutzung unterschieden werden, weswegen an dieser Stelle nicht näher darauf eingegangen werden soll.

## 6.3  Vor- und Nachteile von Nitrox

### 6.3.1  Vorteile

Stickstoff ist ein Inertgas; es reagiert (fast) nicht im menschlichen Körper, hat dafür aber die Fähigkeit, sich im Körper unter Druck anzureichern. Diese Inertgassättigung ist die Ursache dafür, dass wir dekompressionspflichtig werden. Die maximale Zeit, die man in einer bestimmten Tiefe verbringen kann, ohne dekompressionspflichtig zu werden (= Nullzeit) hängt also vom Anteil des Stickstoffs im geatmeten Gas und der daraus resultierenden Sättigung der Gewebe ab.

Will man diese Aufsättigung reduzieren, kann entweder die Tauchzeit oder der Anteil des Stickstoffs im Atemgas reduziert werden. Beim Nitroxtauchen findet die zweite Variante Anwendung. Man ersetzt einen Teil des Stickstoffs durch Sauerstoff. Das heißt, der Sauerstoffanteil wird erhöht, wodurch der Anteil des Stickstoffs automatisch verringert wird. Die Stickstoffsättigung wird damit vermindert und die Nullzeit verlängert.

Tabelle 6.1 zeigt einen Vergleich der Nullzeiten von Pressluft, EAN32 und EAN36, die je nach Quelle variieren können.

Auch die Pausen zwischen den Tauchgängen können mit Nitrox verkürzt werden. Für alle Taucher, die dekompressionspflichtige Tauchgänge durchführen wollen, ist Nitrox zur Verkürzung von Dekompressionszeiten einsetzbar.

**Tabelle 6.1:** Vergleich der Nullzeiten von Pressluft, EAN32 und EAN36

| Tiefe [m] | Luft [min] | EAN 32 [min] | EAN 36 [min] |
|---|---|---|---|
| 12 | 200 | 400+ | 400+ |
| 15 | 100 | 200 | 200 |
| 18 | 60 | 100 | 100 |
| 21 | 50 | 60 | 60 |
| 24 | 40 | 50 | 60 |
| 27 | 30 | 40 | 50 |
| 30 | 25 | 30 | 40 |
| 33 | 20 | 25 | 30 |
| 36 | 10 | 25 | * |
| 39 | 10 | 20 | * |

* überschreitet zulässige Sauerstoffpartialdruckgrenze (Quelle: IANTD Arbeitsbuch Nitrox)

Ein Vorteil, der öfter in der Literatur genannt wird, nämlich die geringere Stickstoffnarkose, ist sehr umstritten, da auch Sauerstoff ein gewisses narkotisches Potenzial besitzt.

Insgesamt bietet Nitrox für Urlaubs-Vieltaucher eine erhöhte Sicherheitsreserve, wenn sie es wie Pressluft nutzen (dabei aber naürlich die Tiefenlimits einhalten). Es kann auch genutzt werden, um bei gleicher Stickstoffbelastung mehr und länger zu tauchen. Daher ist Nitrox auf Safaribooten inzwischen sehr beliebt und wird vielfach ohne Aufpreis angeboten.

### 6.3.2 Nachteile

Die Behauptung „Mit Nitrox kann man nicht tief tauchen" wird oft als Nachteil genannt, wenn auf Tauchbasen Nitrox zum Tauchen angeboten wird. Das stimmt, denn man ist je nach Nitroxgemisch an eine maximale Verwendungstiefe gebunden. Bedingt wird dies durch den Sauerstoffpartialdruck, der einen vorgegebenen Wert von 1,4 oder 1,6, je nach Verwendungszweck und Tauchverbandsphilosophie, nicht überschreiten darf, da es sonst nach einer gewissen Einwirkzeit zur erhöhten Gefahr von Sauerstoffkrämpfen mit Ertrinken als Folge kommen kann. Dies wird neuronale Sauerstoffvergiftung (Paul-Bert-Effekt) genannt.

Zur Kontrolle dieser Sauerstoffvergiftung wurde eine Kenngröße festgelegt, die ZNS-Uhr (ZNS = zentrales Nervensystem). Dabei werden die Einwirkzeiten und die entsprechenden Partialdrücke von Tauchgängen berücksichtigt. 100 % ZNS-Ein-

## Kompaktinformation

- **Was ist Nitrox?** Nitrox ist ein Gasgemisch, bei dem der Sauerstoffanteil höher ist als die natürlichen 21 %.
- **Vorteil:** Bei Vieltauchern wird die Belastung durch Stickstoff verringert; dies kann entweder als Sicherheitspuffer oder für mehr Tauchgänge eingesetzt werden.
- **Nachteile:** Neuronale Sauerstoffvergiftung kann unter Wasser zu Krampfanfällen und damit zum Ertrinken führen. Daher muss die maximale Verwendungstiefe unbedingt eingehalten werden. Pulmonale oder Ganzkörpervergiftung kommt nur bei extrem langen Tauchgängen zum Tragen, die mehrfach über viele Tage durchgeführt werden.
- **Einsatz:** Früher wurde Nitroxtauchen in den Bereich des technischen Tauchens eingruppiert, heute gehört es zum Sporttauchen, auch wenn es im technischen Tauchen immer noch verwendet wird.

wirkzeit werden als das absolute Maximum angesehen, allerdings ist dieser Wert nur empirisch ermittelt und festgelegt. Dem normalen Sporttaucher sollte diese Gefahr des Krampfanfalls stets bewusst sein und er sollte seine Expositionszeiten daher konservativ planen!

Auch auf die Lunge wirkt ein erhöhter Sauerstoffpartialdruck schädlich, was jedoch eher ein Langzeiteffekt (s. auch Kap. 43, Spätschäden im Bereich der Lunge) ist. Diese Lungen- oder Ganzkörpervergiftung wird mit der OTU-Repex-Methode (OTU = „oxygen toxicity unit") beziffert. Dabei entspricht ein OTU der Wirkung eines Sauerstoffpartialdruckes von 1 bar über den Zeitraum einer Minute. Für den ersten Tauchtag eines Urlaubs sollten 850 OTU nicht überschritten werden, am zweiten Tag sind es noch 700, dann 620 usw. Am 10. Tag bleiben lediglich noch 310 OTU zum „Vertauchen" übrig. In der Praxis werden diese Werte jedoch selten erreicht, da meist vorher die ZNS-Uhr-Grenze von 100 % überschritten wird, oder die Tauchgänge einfach zu lang sein müssten.

## Tipps für Tauchlehrer

1. Es gibt eine Hemmschwelle gegen den Gebrauch nichtnatürlicher Atemgasgemische. Aus physiologischer Sicht spricht jedoch viel für die richtige Verwendung von Nitrox.
   Bedenke: Luft unter erhöhtem Druck ist auch kein natürliches Atemgas!
2. Tauchen mit Nitrox nur nach einem einschlägigen Spezialkurs bei einer anerkannten Ausbildungsorganisation.
3. Es ist vernünftig, bei der Verwendung von Nitrox einen Tauchplatz zu wählen, bei dem die maximal zulässige Einsatztiefe ($pO_2$ = 1,4 bar) nicht überschritten werden kann.
4. Nitrox ist **das** Atemgas für Vieltaucher (Urlaubstaucher, Ausbilder) und Personen mit PFO, vorausgesetzt, sie nutzen den Sicherheitsgewinn durch Verwendung von Lufttabellen/-computern.

Zu beiden Kenngrößen, also ZNS-% und OTUs gibt es von den verschiedenen Verbänden entsprechende Tabellen, aus denen man die Werte ablesen kann. Wenn auch die Werte teilweise nur empirisch ermittelt wurden, so empfiehlt es sich dennoch, sich an diese Werte bei der Planung seiner Tauchgänge zu halten.

**Weiterführende Literatur** _____

1. Bove AA, Davis J. Diving Medicine . WB Saunders, Philadelphia, 2003

# 7 Technisches Tauchen

*M. Waldbrenner*

In den letzten Jahren hat das „technical diving" oder technische Tauchen vermehrt an Popularität gewonnen. Eine formale Definition existiert bisher nicht, doch versteht man heute darunter meist komplizierte und lange Tauchgänge jenseits der Sporttauchgrenzen, die oft mit technischen Hilfsmitteln und anderen Gasen als Nitrox und Pressluft durchgeführt werden. Ebenso enthalten diese Tauchgänge meist erhebliche Dekompressionsverpflichtungen und der direkte Aufstieg zur Oberfläche ist verwehrt.

Häufig sind es „zielbezogene" Aufgabenstellungen, die zu diesen Tauchgängen führen, also tief liegende Wracks, Erforschung einer Höhle und andere tiefe Ziele.

## 7.1 Was versteht man unter technischem Tauchen?

Sicher kann man sagen, dass militärische Tauchgänge in der Vergangenheit unter dem heutigen Begriff des technischen Tauchens zu subsumieren wären, denn sie hatten eine „Mission", wurden oft mit technischem Gerät (Kreislauftauchgerät) und meist mit „Mischgas", damals Nitrox oder Sauerstoff durchgeführt.

Der Begriff „technical diving" wurde 1991 von Michael Menduno, Herausgeber der Zeitschrift Aquacorps, wie folgt definiert: "… a discipline that uses special tools and methods to improve underwater safety and performance enabling a diver to conduct operations in a wide range of environments and perform tasks beyond the scope of recreational diving", also „ … eine Disziplin, bei der spezielle Hilfsmittel und Methoden zur Erhöhung der Tauchsicherheit und der Leistungsfähigkeit eingesetzt werden, die es ermöglichen, Tauchgänge in einer Vielzahl von Umgebungen durchzuführen, weit über die Möglichkeiten des Sporttauchens hinaus".

Später wurde diese Definition dann zu den folgenden Punkten zusammengefasst:

- tiefer als 40 m,
- andere Atemgase als Pressluft,
- direkter Aufstieg zur Oberfläche unmöglich (Höhle, Wrack oder erhebliche Dekompressionsverpflichtung),
- spezielles technisches Equipment und Ausbildung über den Stand des Sporttauchens hinaus notwendig.
- Wechsel des Atemgases während eines Tauchgangs.

Diese Definitionen sind jedoch ebenfalls unscharf, denn demnach wäre ein Nitrox-tauchgang per Definition ein technischer Tauchgang, ebenso wie ein Eistauchgang, da ja auch hier der direkte Weg zur Oberfläche versperrt ist. Tatsächlich werden diese Tauchgänge aber heutzutage als reine Sporttauchgänge betrachtet. Daher wird es immer einen Graubereich zwischen dem Sporttauchen sowie dem technischen Tauchen geben und diese Grenze wird sich auch weiter verschieben.

## 7.2   Motivation

Als George Mallory, ein britischer Bergsteiger, 1923 gefragt wurde, warum er auf den Mount Everest steigen wollte, antwortete er, „weil er da ist". Diese Einstellung führte schon oft dazu, dass Menschen die Grenzen des bisher Erreichten überschreiten wollten. Heute gibt es allgegenwärtig Grenzen, die zum Teil durch Vernunft, oft aber durch reine Willkür festgelegt wurden. Und es gibt immer wieder Menschen, die nach dem „Warum?" fragen und die bereit sind, diese Grenzen für sich zu verschieben.

Beim Tauchen geht es nicht darum, einfache Tieftauchgänge durchzuführen, auch wenn diese unter technische Tauchgänge fallen, sondern meist gibt es eine weitere Motivation, wie zum Beispiel ein unbetauchtes Wrack, eine unerforschte Höhle oder Ähnliches, zu erkunden (Abb. 7.1). Die Rekordsucht ist im technischen Tauchen meist verpönt, da es sich bei dieser ja ausschließlich darum dreht, ein hohes Risiko einzugehen.

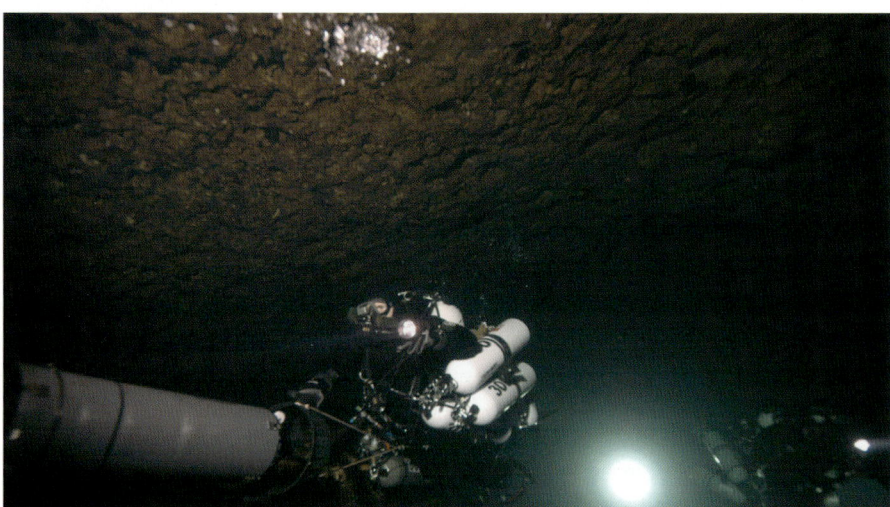

**Abb. 7.1:** Höhlentaucher mit Scooter und Stageflaschen in Höhle (Foto: David Rhe)

## 7.3 Tiefe

Inzwischen werden im Bereich des Hobbytauchens (denn es wird immer noch als Hobby ausgeführt) regelhaft Tiefen von 100 m aufgesucht. Dies galt früher als extrem tief; heute gibt es wahrscheinlich an jedem Wochenende etliche Taucher, die diese Grenze überschreiten. Aber man sollte sich gerade deshalb immer wieder vor Augen führen, dass ein Fehler in 100 m Tiefe nur eine sehr geringe Überlebenschance lässt. Wenn man nur den Gasverbrauch in diesen Tiefen berechnet, wird einem klar, wie schnell die Uhr tickt. Für das Kreislaufgerätetauchen sei in diesem Zusammenhang das Stichwort „Bail-out", also offene Notfallreserve, erwähnt. Hierunter versteht man die Gasmenge, die nicht für den eigentlichen Tauchgang verplant wird, sondern für den Ausfall von Equipment als zusätzlicher Gasvorrat mitgeführt wird. Welche Faktoren beeinflussen nun unsere Tauchgänge in die Tiefe?

## 7.4 Druck

In jeder Tiefe herrscht ein hydrostatischer Druck, der näherungsweise mit $p = (D/10) + 1$ angegeben werden kann, wobei D die Tiefe in Metern darstellt. Die 1 kommt als Offset für den atmosphärischen Druck hinzu.

In 70 m Tiefe haben wir also $p = (70/10) + 1 = 7 + 1 = 8$ bar an hydrostatischem Druck, der auf uns wirkt, ebenso wie auf die gesamte mitgeführte Ausrüstung. Diese Tatsache ist zwar in der Theorie vielen Tauchern klar, aber etliche Ausrüstungsgegenstände sind möglicherweise niemals für solche Drücke konzipiert. Ein Beispiel dafür sind einige Tauchlampen, aber auch Finimeter und alte Tiefenmesser. Auch wenn der Prüfdruck bei einigen Geräten 10 bar beträgt, so muss sorgfältig getestet werden, ob diese Belastungen auch im harten Einsatz unter Wasser gelten. Taucheruhren werden manchmal nur bis zu einem bestimmten Druck in einer Kammer getestet. Allein das Tragen am Arm und das Drücken der Bedienknöpfe unter Wasser ist hierbei schon nicht vorgesehen. Schließlich rechnete früher einfach niemand damit, dass diese Geräte dann auch tatsächlich in solchen Tiefen eingesetzt werden.

## 7.5 Atemgase

Wie im Kapitel über Nitrox bereits erwähnt, bringt Sauerstoff auch Nachteile mit sich, wie zum Beispiel die Tiefenbegrenzung, die vom Anteil des verwendeten Sauerstoffanteils im Atemgas abhängig ist. Während beim Nitroxtauchen der Sauerstoffanteil künstlich erhöht wurde (hyperoxisch), wird er in den Tauchgasen für größere Tiefen unter den natürlichen Volumenanteil von 21 % gesenkt (hypoxisches

Gemisch). Ab einem Volumenanteil von weniger als 17 % soll ein solches Gas an der Oberfläche nicht mehr geatmet werden, da sein Sauerstoffanteil für das Gehirn nicht mehr ausreichend ist. Eine Bewusstlosigkeit mit Ertrinken wäre die Folge. In 10 m Tiefe, also bei rund 2 bar, ist der Partialdruck eines Gemisches mit 12 % $O_2$ bereits wieder $2 \times 0{,}12$ bar $= 0{,}24$ bar und damit voll lebenserhaltend, während dieses Gasgemisch an der Oberfläche zur Gefahr werden könnte. Somit muss bei hypoxischen Gemischen also nicht nur auf die maximale, sondern auch auf die minimale Verwendungstiefe geachtet werden.

Wenn man unser Gemisch mit 12 % Sauerstoffanteil betrachtet, worin besteht dann der Rest des Volumens? Auf jeden Fall nicht nur aus Stickstoff, denn dies sollte bereits beim Nitroxtauchen eliminiert werden. Also suchte man vor vielen Jahren bereits nach Ersatzgasen als „Füllgas" und experimentierte mit Wasserstoff, Helium und einigen anderen Gasen. Die COMEX in Frankreich führte 1988 Experimente mit Gemischen unter Verwendung von Wasserstoff auf bis zu 534 m Tiefe durch, allerdings nur in einer Druckkammer. Da Wasserstoff im Gemisch mit Sauerstoff als Knallgas bekannt ist, war dessen Handhabung nicht unkritisch. Helium war in seiner Verarbeitung beim Füllen und Tauchen deutlich sicherer als der explosive Wasserstoff. Die Versuche der COMEX endeten erst in einer Tiefe von mehr als 700 m im Jahre 1992. Auch dabei wurden verschiedene Hydreliloxmischungen (Sauerstoff, Wasserstoff, Helium) verwendet.

Im heutigen technischen Tauchen wird meistens Trimix eingesetzt. Hierbei sagt der Name Trimix jedoch nicht direkt etwas über die Zusammensetzung der Gase aus, sondern lediglich, dass es sich hierbei um ein Gemisch aus drei Gasen handelt. Diese sind im Normalfall Sauerstoff, Helium und Stickstoff.

Wann wird nun welches Gemisch verwendet? Der Sauerstoffpartialdruck soll in der Zieltiefe in einem normoxischen bis leicht hyperoxischen Bereich liegen, während die Narkosetiefe meist flacher als 30 m gewählt wird. Mit Narkosetiefe ist der Anteil des Stickstoffs im Atemgas gemeint, der zu den Symptomen des Tiefenrauschs führt und auch als Stickstoffnarkose bezeichnet wird. Damit kann man nun genau ausrechnen, welche Volumenanteile an Sauerstoff und Stickstoff das Atemgas enthalten darf. Der Rest zu 100 % wird dann mit Helium aufgefüllt. In den frühen Jahren des Trimixtauchens wurden oft Narkosetiefen von 40 m und tiefer gewählt. Dies lag vor allem am damaligen Unwissen über die Verwendung von Helium. Inzwischen verwenden es die meisten Taucher bei 30 m und weniger, bei sehr anspruchsvollen, langen Tauchgängen auch bis hin zu schwimmbadähnlichen Tiefen. Je komplexer die Tauchgänge, desto klarer sollte der Kopf sein.

Aber warum wird der Stickstoff nicht komplett aus dem Atemgas entfernt, also Heliox getaucht, ein Gemisch aus Sauerstoff und Helium? Weil Stickstoff zu einer minimalen Narkose führt und diese minimale Narkose durchaus zweckmäßig sein kann, denn schließlich haben wir auch an der Oberfläche einen physiologischen Stickstoffpartialdruck von etwa 0,79 bar und außerdem verringert dieser

Stickstoffpartialdruck durch seine dämpfende Wirkung das Auftreten eines HPNS-Syndroms (s. unten). Insgesamt muss aber wegen der Gefahr eines Tiefenrausches beachtet werden, dass Stickstoff ein im technischen Bereich eher unerwünschtes Gas ist.

## 7.6 HPNS

Das High-pressure-nervous-Syndrom stellt eine ernstzunehmende Gefahr bei extrem tiefen Tauchgängen dar. HPNS äußert sich in extremem Zittern der Extremitäten bis hin zur Unfähigkeit, einfachste Handgriffe durchzuführen. Damit ist es hinsichtlich seiner Gefährlichkeit als ernstes Problem einzustufen. Anfangs dachte man noch, dass das Helium für HPNS ursächlich ist, später ergaben Tests dann den Druck an sich als Ursache. Genauer gesagt: Das schnelle Ansteigen des Drucks führt zum HPNS durch eine direkte Auswirkung auf Zellmembranen.

Leider kann man meist nicht beliebig langsam absteigen und sollte sich deshalb dieses Problems bewusst sein. Indem man mindestens eine Narkosetiefe von einigen Metern beibehält, lässt sich das Einsetzen von HPNS dämpfen, d. h., es wird eine Narkose gegen diese Überreizung eingesetzt. Die Gefahr eines HPNS wird im Allgemeinen bei Tiefen ab 120 m als gegeben angesehen.

## 7.7 Gasdichte

Ein weiterer Aspekt bei heutigen tiefen Trimix-Tauchgängen ist die zunehmende Gasdichte in der Tiefe. Bei Stickstoff wirkt sich dies stärker aus als bei Helium, aber prinzipiell gilt für jedes Gas, dass es bei hohem Druck dichter und damit „zähflüssiger" wird. Bei Pressluft ist dies ausgeprägter als bei Trimixen mit hohem Heliumanteil.

Die Gasdichte von Stickstoff beträgt bei 37 °C und 1 bar Druck 1,1017 g/l, bei Helium liegt dieser Wert lediglich bei 0,1572 g/l. So wird hier ein weiterer begrenzender Faktor von Stickstoff deutlich.

Durch die hohe Gasdichte fällt nicht nur das Atmen schwerer, sondern es wird auch die Belüftung der Lunge schlechter, da die Strömungen in den kleinen Bronchien und Bronchiolen nicht mehr laminar, sondern turbulent erfolgen. Im Kreislaufgerätetauchen spielen diese Gasdichten und Strömungsverhältnisse ebenfalls eine sehr wichtige Rolle. Auch hier ist Stickstoff als eines der minderwertigen Gase für extreme Tauchgänge anzusehen!

Aufgrund des vergleichsweise geringen Atemwiderstands von Helium-Gemischen wird sich unbewusst ein erhöhtes Atemminutenvolumen einstellen, was in Luftverbrauchsberechnungen berücksichtigt werden sollte.

## 7.8 Dekompression

Alle geatmeten Gase lösen sich im Blut und in den menschlichen Geweben. Diese Löslichkeit hängt vom Löslichkeitskoeffizienten und vom Umgebungsdruck ab. Reduziert sich nun dieser Umgebungsdruck, wie zum Beispiel beim Vorgang des Auftauchens, so überschreitet die Sättigung einen kritischen Wert und das Gas geht aus der Lösung. Es kann zur Gasblasenbildung kommen. Diese Blasen können – abhängig von ihrer Größe, Anzahl und Lokalisation – unter Umständen Symptome verursachen. Früher dachte man, dass Taucher bereits eine Dekompressionskrankheit hätten, sobald Gasblasen venös feststellbar waren. Diese Meinung ist inzwischen dadurch revidiert, dass es Tausende von Tauchern mit Tauchgängen gibt, bei denen eine symptomlose Dekompression mit sehr kurzen Profilen getaucht wurde, aber trotzdem Bläschen venös nachweisbar waren. Die venösen Gasblasen werden im „Lungenfilter" aufgefangen und dort sehr effektiv abgeatmet. Dies geht allerdings nur bis zu einer gewissen Grenze. Zusätzlich verringert sich die Gasaustauschfläche, wenn der Lungenfilter überlastet wird. Da ein persistierend offenes Foramen ovale

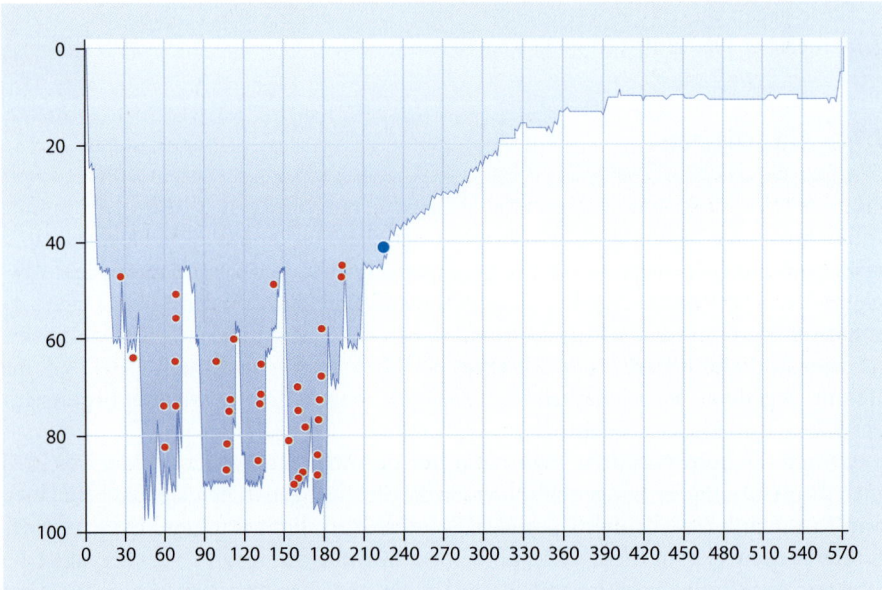

**Abb. 7.2:** Anspruchsvolles Tauch- und Dekompressionsprofil, das durch den Höhlenverlauf vorgeschrieben wurde. Die roten Kreise entsprechen Warnhinweisen des Computers, z. B. bei zu schnellem Aufstieg. Der blaue Kreis ist eine individuell gesetzte Wegmarke, die man bei einem Umkehrpunkt oder einem interessanten Ereignis setzen kann

zusätzlich zu einer Arterialisierung von Gasbläschen führt, resultiert aus dieser Erkenntnis ein wichtiger Grundsatz: keine tiefen, technischen, dekompressionspflichtigen Mischgastauchgänge mit einem offenen Foramen ovale! Da ca. 25 % der Menschen ein solches PFO aufweisen, sollten alle Taucher, insbesondere aber jene, die komplizierte, dekompressionspflichtige Tauchgänge durchführen, sich auf ein solches PFO testen und ihre Tauchtauglichkeit untersuchen lassen (Abb. 7.2). Heutige Dekompressionszeiten können durchaus mehrere Stunden betragen.

## 7.9 Kosten

Tatsächlich sind technische Tauchgänge durch die verwendeten Ausrüstungsgegenstände und Gase teurer als Sporttauchgänge, aber das teuerste ist und bleibt immer noch die Fahrt zum Tauchplatz. Dagegen spielen die Gaskosten in Europa nur eine untergeordnete Rolle. Wenn man beim Equipment oder den Gasen aus Preisgründen die Sicherheit vernachlässigt, sollte man lieber einem weniger teuren Tauchgang den Vorzug geben.

## 7.10 Ausrüstung

Im technischen Tauchen werden fast ausschließlich Trockentauchanzüge verwendet. Die Mehrzahl der Taucher benutzt Trilaminatanzüge. Als Anzuggas kommt wegen der besseren isolierenden Wirkung Argon zum Einsatz, bei sehr langen Tauchgängen im kalten Wasser werden auch elektrische Anzugsheizungssysteme eingesetzt. Diese verfügen im Regelfall über Heizleistungen zwischen 50 und 75 W. Leider werden auch Heizsysteme mit 20 W und weniger angeboten, diese führen jedoch eine viel zu geringe Wärmemenge zu. Als Unterzieher werden ausschließlich Hochleistungsunterzieher aus Thinsulate oder anderen Hightech-Kunstfasern verwendet. An den Anzügen sind meist Taschen befestigt, um zusätzliches Equipment, wie zum Beispiel Unterwasserschreibhefte, mitzuführen. Oft werden zwei Kopfhauben übereinander getragen, da die Auskühlung am Kopf besonders hoch ist.

Bei den Flossen werden häufig die bewährten Gummiflossen von Poseidon (Handelsname Jetfin) oder ähnlich einfache Modelle eingesetzt, oft auch mit Edelstahlfedern statt Gummibändern um die Fersen. Dies verhindert das Hängenbleiben mit den Flossenverschlüssen in Schnur oder Draht.

Die häufig verwendeten Masken besitzen einen Maskenkörper aus schwarzem Silikon, um störende Reflektionen von den Tauchlampen des Partners zu verhindern. Ein Neoprenmaskenband ist wegen seiner Beständigkeit den normalen Gummibändern vorzuziehen. Außerdem kann sich hier am Verschluss nichts verfangen. Schnorchel werden im technischen Tauchen nicht verwendet.

Bei Tauchgängen in Seen und im Meer werden in Normalfall Bojen bzw. Hebesäcke mitgeführt und eine Leinenrolle, um diese nach oben schießen zu lassen. Diese Bojen dienen den Begleitbooten und Supporttauchern als Markierung der Tauchergruppe, da man ihnen sehr gut während der Dekompression folgen kann. Besonders in strömungsreichen Gewässern sind sie ein absolutes Muss.

Solch eine kleine Leinenrolle, eine Spool, haben auch Höhlentaucher immer in der Hosentasche ihres Trockentauchanzuges. Sie dient dazu, Lücken in der permanenten Leine der Höhle zu überbrücken oder aber als Referenz, wenn man nach der Leine sucht. Große Leinenrollen, so genannte „Reels", fassen dagegen bis zu 500 m Leine und werden daher meist zum Ausleinen von Höhlen verwendet. Wichtig ist sowohl bei Spools als auch bei Reels, dass deren Handhabung geübt wird, auch insbesondere die Situation des „sich Verhedderns".

Bei den Lampen kommen fast nur Kanisterlampen zum Einsatz, heute meist mit Ni-Mh-Akkumulatoren und Gasentladungslampen, so genannte HID-Brenner. Es gibt hierbei drei gängige Stärken, nämlich 10 W, 18 W und 21 W, wobei die 18-W-HID-Brenner am weitesten verbreitet sind. Da für technische Tauchgänge immer eine Redundanz vorzusehen ist, sollte man auch zwei Ersatzlampen mitführen; hierbei darf man nicht vergessen, dass diese mindestens die Hälfte der Brenndauer der Hauptlampe haben müssen (für den Rückweg).

## 7.11 Rebreather

Rebreather, also Kreislauftauchgeräte, werden gern für lange und tiefe Tauchgänge verwendet, da sie wie ein „Gasverlängerungswerkzeug" arbeiten (Abb. 7.3). Bei der normalen Atmung wird lediglich ein geringer Prozentsatz (ca. 4 %) verstoffwechselt, weshalb es sich anbietet, das Atemgas im Kreis zu leiten, $CO_2$ als metabolisches Abfallprodukt chemisch zu binden und den verbrauchten Sauerstoff zu ersetzen. Genau dies bewirkt ein Rebreather, so dass man mit den gleichen Gasvorräten wesentlich längere Tauchgänge durchführen kann als im offenen Kreislauf. Je nach Kreislaufgerätetyp wird nur der verbrauchte Sauerstoff oder ein bereits vorgemischtes Gas zugeführt. Diese Zuführung kann wiederum mechanisch oder elektronisch gesteuert erfolgen und der Kreislauf kann komplett geschlossen oder halbgeschlossen sein. Somit ergibt sich eine Vielzahl an Kombinationsmöglichkeiten für den eigentlich einfachen Vorgang der $O_2$-Zufuhr und der $CO_2$-Bindung. Aus den verschiedenen Funktionsweisen und den zugrunde liegenden Grundprinzipien leiten sich aber auch die Gefahren beim Tauchen mit Kreislaufgeräten ab.

Da bei den meisten Menschen $CO_2$ den Atemreiz steuert, kann es durch die vollständige Absorption des $CO_2$ zu einem „Leeratmen" des Kreislaufs kommen, bei dem sämtlicher Sauerstoff verbraucht wird, aber kein Atemreiz erfolgt. Dies führt unweigerlich zum Tod. Ebenso gefährlich kann sich das Gegenteil auswirken, ein

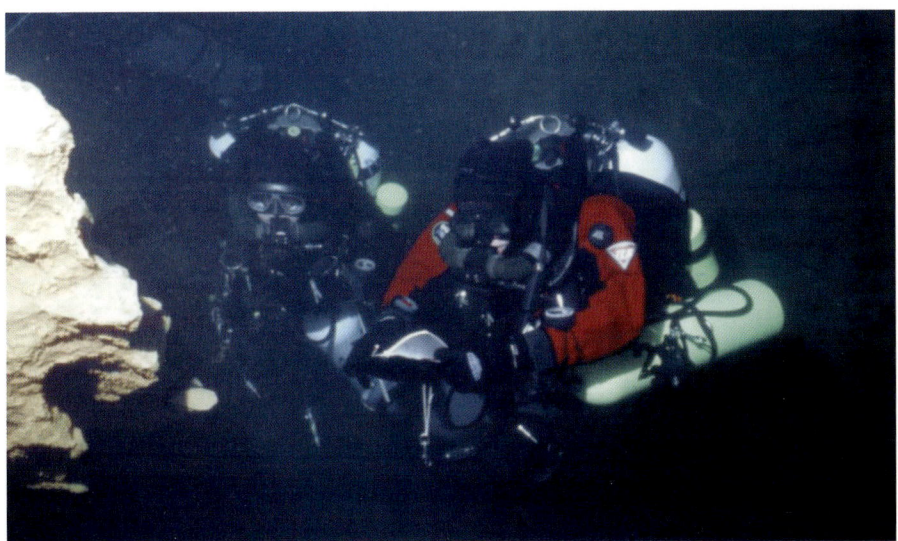

**Abb. 7.3:** Taucher mit RB80-Kreislaufgeräten kommunizieren während der Dekompression.

Versagen der $CO_2$-Absorption. Dies führt zu einem Anstieg des $CO_2$ auf kritische Werte, d. h. zu einer so genannten Hyperkapnie. Die Folge kann ein Lufthunger bis zur Panik sein, obwohl genug Sauerstoff zur Lebenserhaltung zur Verfügung steht. Kritisch wird es bei körperlicher Anstrengung, wie sie auch bei Panik normal ist, da meist eine Bewusstlosigkeit folgt.

Einige Kreislauftauchgerätehersteller werben damit, dass ihre Geräte den Sauerstoffpartialdruck $pO_2$ konstant halten und damit die Dekompressionszeiten minimieren würden. Dies trifft aber nur in der Theorie auf Sporttauchgänge zu. Bei technischen Tauchgängen wird gerade die Dekompression durch einen gezielten Wechsel der Partialdrücke verkürzt. Würde man den $pO_2$ zur Verkürzung einer Dekompression auf hohem Niveau halten, so würde die Lunge darunter über diese Einwirkzeit ihre Fähigkeiten, Gase effektiv auszutauschen, bereits so stark einschränken, dass der konstante Partialdruck kontraproduktiv wäre.

Obgleich der große Gasvorrat durch den Einsatz von Rebreathern vermeintlich einen immensen Sicherheitsgewinn darstellt, sollte man sich der Gefahren von Kreislauftauchgeräten bewusst sein. Der oft zitierte Vorteil der kleineren Tauchflaschen ist nur ein vermeintlicher Vorteil, da bei technischen Tauchgängen immer ein Gasvorrat für die komplette Rückkehr im offenen Kreislauf mitgeführt werden muss. Somit kann es doch zu ansehnlichen Flaschenmengen kommen.

In dieser kurzen Abhandlung kann nicht auf gerätespezifische Besonderheiten eingegangen werden, aber es wird deutlich, dass Kreislaufgeräte mit Bedacht eingesetzt werden sollten. Zusammengefasst sind Kreislauftauchgeräte sinnvolle Werkzeuge bei technischen Tauchgängen, sofern der Nutzen, also die Quasi-Vergrößerung der Gasvorräte, die Betriebsgefahr überwiegt.

## 7.12  Scooter

Ein Scooter ist ein Unterwasserfahrzeug, das den Taucher mittels Elektromotor und Akkumulator zieht. Von Sporttauchern werden Scooter oft als reine Spaßgeräte angesehen. Es handelt es sich dabei aber auch um extrem wichtige Werkzeuge für lange und tiefe Tauchgänge. Wo liegen die Vorteile? Man verausgabt sich weitaus weniger, was zu einem geringeren Gasverbrauch und zu einer kürzeren Dekompression führt. Bei gleichzeitiger Verwendung eines Kreislaufgeräts wird auch die Standzeit des Scrubbers durch die geringe $CO_2$-Produktion verlängert. Unter „Scrubber" versteht man den Atemkalk im Kreislaufgerät, der für eine chemische Bindung des $CO_2$ sorgt. Natürlich muss man alle diese Vorteile bei der Bail-out-Planung bei Ausfall eines Scooters berücksichtigen. Den Rückweg sollte man am besten mittels eines Ersatzscooters antreten oder aber schwimmend planen, wobei dann der höhere Gasverbrauch für den Rückweg und durch die längere Tauchdauer sowohl für die Grundzeit als auch für die Deko einzuplanen ist. Der Scooter selbst sollte für den entsprechenden Tauchgang dimensioniert sein. Dies betrifft die Laufzeit der Akkus und die maximal zulässige Einsatztiefe. In der Praxis haben sich direkt angetriebene Scooter, also solche ohne Getriebeübersetzung, bewährt. Sie sind wesentlich leiser, so dass man beispielsweise akustische Warnungen oder auch Geräusche wie die des Kreislauftauchgeräts besser wahrnimmt. Eine effektive Rutschkupplung ist wichtig, damit der Motorstrom nicht extrem ansteigt, falls etwas in die Schraube gerät oder falls man in die Schraube hineingreifen sollte. Vorteilhaft sind auch Verstellantriebsschrauben, da man die Geschwindigkeit an den Buddy stufenlos anpassen und auch einen Scooter, der sich nicht mehr stoppen lässt, dadurch vom Vortrieb her neutralisieren kann.

Idealerweise besitzt ein Scooter an der Oberfläche einen leicht positiven Auftrieb und unter Wasser einen neutralen bis leicht positiven Auftrieb. Diese Veränderung wird dadurch ermöglicht, dass man den O-Ringen etwas Platz lässt, um sich zu setzen und sich dadurch das Volumen des Scooters verändert. Trotz des hohen Gewichts von Langlaufscootern von mehr als 30 kg lassen sich diese auf ein paar Gramm genau tarieren.

Die Zugkraft sollte bei diesen Unterwasserfahrzeugen über eine Zugschnur auf einen Schrittgurt übertragen werden. Damit lässt sich ein gut tarierter Scooter einhändig fahren und mit der anderen Hand kann man dabei leuchten, Druckausgleich durchführen, Tariermittel bedienen etc.

## 7.13 Menschliche Bedürfnisse

Tauchgänge außerhalb des Sporttauchbereichs sind oftmals mit einer Dauer von zwölf und mehr Stunden wesentlich länger als normale Sporttauchgänge. Dabei treten natürliche Bedürfnisse wie Harn- und Stuhldrang auf.

Bei männlichen Tauchern haben sich hierzu Kondomurinale mit einem nach außen führenden Auslassventil bestens bewährt. Windeln verfügen nicht über entsprechende Aufnahmereserven und bilden auch Kältebrücken, von der Hygiene ganz zu schweigen.

Um Stuhlgang unter Wasser zu unterdrücken, hat sich die prophylaktische Einnahme von Loperamid als sehr effektiv erwiesen. Obwohl Loperamid ein Opiatderivat ist, wurden bisher bis 125 m Tauchtiefe keinerlei zentralnervösen Nebeneffekte bemerkt. Dies liegt an seiner Molekularstruktur, die ein Passieren der Blut-Hirn-Schranke verhindert.

Frauen sollten entsprechende Produkte aus dem Inkontinenzbedarf verwenden (s. unter www.hollister.com).

Taucher, die ohne ein Urinventil tauchen, sind meist dehydriert, da sie zur Vermeidung des Harndrangs vor dem Tauchgang zu wenig trinken. Dies wirkt sich für den Tauchgang und eine etwaige Dekompression sehr nachteilig aus!

## 7.14 Ausbildung

Eine fundierte Ausbildung ist im technischen Tauchen unbedingt notwendig. Dies ist nicht mit einem Brevet zu verwechseln, sondern beinhaltet eine Ausbildung mit vielen Übungselementen und der notwendigen Theorie von einem Instruktor, der selbst über jahrelange Erfahrung in diesem Bereich des Tauchens verfügt und nicht nur Ausbildungserfahrung hat. Eine Ausbildung sollte schrittweise, immer wieder ergänzt durch Übungseinheiten, erfolgen. Dabei sollte der Tauchschüler auch eigenverantwortliche Tauchgänge im Rahmen des bereits Erlernten durchführen. Die Ausbildung sollte eigenständige Taucher hervorbringen, die aber auch die Teamfähigkeit erlernen sollten. Die etablierten Verbände bieten in den letzten Jahren vermehrt umfassende Kurse an und reduzieren entsprechend ihre Spezialkurse.

Der Ausbildungsstoff muss insbesondere in den ersten Monaten häufig wiederholt werden, damit lebensnotwendige Handgriffe und Sicherheitsdrills automatisiert ablaufen und im Gehirn freie Kapazitäten für Überlebensstrategien geschaffen werden. Um diesen Vorgang zu unterstützen, sollte auch in der Ausbildung bereits Wert auf eine Standardisierung des Equipments, der Gase und Prozeduren gelegt werden.

## 7.15  Team

Technische Tauchgänge benötigen oftmals ein Team. Dies beginnt schon über Wasser, oft aufgrund der logistischen Gegebenheiten, sei es die Ausfahrt zu einem neuen Wrack, einer Höhle in einem unzugänglichen Gebiet oder einfach nur die Menge des zu transportierenden Equipments (Abb. 7.4). Ebenso fallen häufig spezifische Tätigkeiten an, wie so genannte Setup-Tauchgänge, bei denen Flaschen, Heizröhren und Habitate in der Höhle platziert werden können. Ein Habitat ist eine gasgefüllte Struktur, in der sich während der Dekompression der Oberkörper des Tauchers außerhalb des Wassers befindet. Während der Dekompression übernehmen die Supporttaucher die Kommunikation mit der Oberfläche, sichern die Gasvorräte und versorgen die Taucher. Dies sind keine Hilfsjobs, sondern elementare Bestandteile eines komplizierten Tauchgangs. Daher sollte man auch nur vertrauenswürdige und kompetente Taucher mit diesen Aufgaben betrauen.

Der Tauchpartner ist ebenfalls Teil des Teams. Ihm kommt eine besondere Bedeutung zu. Oft wird argumentiert, dass man nur alleine sichere technische Tauchgänge durchführen könne, da ein schwacher Buddy eher eine Gefahr darstelle. Ein unerfahrener Taucher ist aber natürlich nicht die Alternative, denn es wird

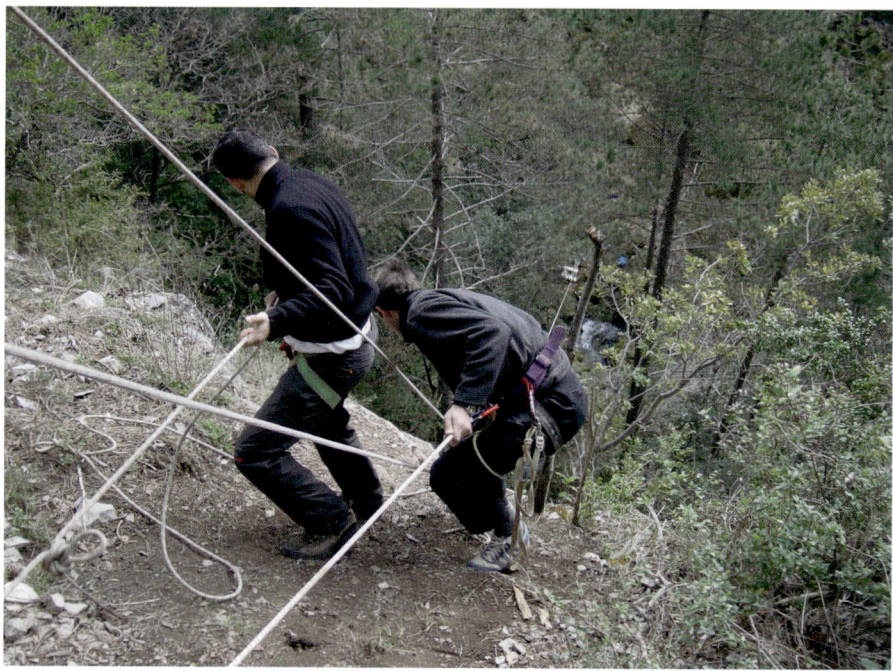

**Abb. 7.4:** Taucher seilen Tauchausrüstung zum Höhleneingang ab

ein gleichwertiger Tauchpartner benötigt. Ferner wird argumentiert, man könne durch seine so genannte „Buddy-Bottle", also eine zusätzliche Tauchflasche, den Tauchpartner ersetzen. Diese Annahme ist falsch. Ein erfahrener Partner macht den Tauchgang einfacher und sicherer. Bleibt z. B. ein Taucher in einer Leine hängen, ist es wesentlich effektiver, sich von seinem Partner helfen zu lassen, insbesondere wenn man sehr viel Equipment mit sich führt. Alle Gaswechsel und Verfahren sind abgesprochen und werden unter Wasser unter gegenseitiger Beobachtung durchgeführt. Dies erhöht die Sicherheit erheblich. Dazu kommt der Erlebnisaspekt, der Austausch der Eindrücke eines gemeinsam durchgeführten Tauchgangs.

**Impressionen eines Höhlentauchgangs.** Warum tue ich mir das nur an? Das ist mein erster Gedanke, als ich durch ein Klopfen an der Tür meines VW-Busses geweckt werde.„Micha, Reinhard, aufstehen! Tauchen ist angesagt". Stimmt, wir sind ja wieder einmal in Frankreich, um einen längeren Höhlentauchgang durchzuführen. Reinhard murmelt neben mir, ob wir wirklich aufstehen sollen. Aber es hilft nichts, der nächste klopft bereits und öffnet die Schiebetür. Also raus aus dem warmen Schlafsack und rein in die kalten Klamotten. Kurz die Zähne geputzt, das muss für heute morgen als Körperpflege reichen. Ich schaue auf die Uhr, es ist kurz vor sechs. Jemand aus dem Team hat bereits Wasser für Tee und Kaffee und das obligatorische Nudelfrühstück aufgesetzt. Alle scherzen und lachen und sind guter Dinge, da bereits am Vortag die Vorbereitungen für diesen Tauchgang zum Großteil abgeschlossen wurden. Reinhard trinkt einen Tee, ich einen Milchkaffee. Es gibt dazu Nudeln mit Hackfleischsoße. Jeden Tag wollte ich das nicht frühstücken, geht es mir durch den Kopf, aber als Energielieferant für einen längeren Tauchgang ist es eine gute Grundlage.

Das erste Team verlässt bereits die Frühstücksgruppe, um vor uns im Wasser zu sein. Wir frühstücken in Ruhe zu Ende und machen uns dann ebenfalls auf den steilen Geröllweg zum Höhleneingang. Jetzt wird es auch allmählich hell, die letzten Sterne verschwinden und man sieht endlich mehr.

Unten abgekommen gehen wir zu dem Punkt, an dem wir unsere Trockentauchanzüge und Unterkleidung deponiert haben. Ich ziehe mich aus, was bei den Temperaturen nicht wirklich erfreulich ist, aber sobald ich die erste Lage Funktionswäsche anhabe, wird es wieder wärmer. Bei der dritten Lage beginnt es schon wieder so kuschelig zu werden, dass ich jetzt gerne nochmals in den Schlafsack kriechen würde.

Das Kondomurinal zum Wasserlassen wird angelegt. Es folgen das Heizhemd, der Unterzieher und die Socken. Dann der Einstieg in den Trocki, Reißverschluss schließen und vorher natürlich das Heizhemd mit dem Stecker im Trocki und das Kondomurinal mit dem Ventil zum Wasserlassen in den Anzug verbinden. Das Heizhemd wird von außen geprüft und der Ohmmeter zeigt 2,3 Ohm, ein guter Wert. Bei Null oder Eins hätte man keinen Kontakt bzw. einen Kurzschluss des Heizhemds. Brus sagt zwischendurch immer, wie weit Reinhard und ich jeweils mit dem Anziehen sind, damit wir in etwa gleichzeitig ins Wasser kommen, da langes Warten lästig und unnötig ist. Diese Kleinigkeiten haben uns in den letzten Jahren die Taucherei mit unserem Team so angenehm gemacht. Alles tickt wie ein Uhrwerk.

Kurz darauf haben wir unsere Kreislauftauchgeräte auf dem Rücken, schalten die Lampen ein und nach einem kurzen Check geht es abwärts. Jetzt treffen wir unter Wasser auch auf das Video und Foto-Team und so winken wir kurz in die Kamera, als wir an ihnen vorbeitauchen. Durch die Setup-Tauchgänge vom Vortag wurde uns über die mittelmäßige Sicht berichtet und so wussten wir schon, was uns erwartet.

Das Habitat, unser „Lebensraum" für die letzten 3 Stunden der Dekompression, ist noch nicht fertig aufgebaut, aber auf unsere Leute können wir uns hundertprozentig verlassen und so schwimmen wir daran vorbei und tauchen langsam tiefer. Der Druckausgleich funktioniert problemlos und auch das Ein- und Ausatemgeräusch des Kreislaufgeräts klingt beruhigend gleichmäßig. Wie lästig wäre es, mittels Messgerät ständig überprüfen zu müssen, ob die Gasmischung korrekt ist, wie es die Hersteller einiger Geräte vorschreiben. Auf 21 m stoppen wir, legen die zum Abtauchen verwendete Flasche mit Trimix 50/25 (50 % $O_2$, 25 % He) ab und nehmen die Trimixflaschen für den tiefen Teil des Tauchgangs auf. Diese enthalten 12 % Sauerstoff und 80 % Helium. Im Augenwinkel sehe ich, wie Reinhard zu mir schaut. Es ist ein extrem gutes Gefühl, einen aufmerksamen Tauchpartner zu haben. Jeder nimmt 2 Scooter auf und noch weitere Flaschen sowie die Leinenrolle, um Leine in unberührten Höhlenteilen zu verlegen. Ein kurzes Drücken des Schalters der Scooter erzeugt das leise surrende Geräusch, das dem anderen signalisiert, man sei fertig zur Weiterfahrt. Ich höre Reinhards Scooter und sehe ihn an mir vorbeischwimmen. Ein Blick auf das Unterteil seines Kreislaufgeräts zeigt mir an, dass sein Gerät einwandfrei funktioniert. Ich sehe, dass die Flasche mit der Markierung 100 m in sein Gerät eingestöpselt ist und erkenne somit auch während der Fahrt, dass er das richtige Gas einspeist. Diese Kontrolle beruht auf Gegenseitigkeit. Wir tauchen weiter. Wie viele Taucher hier wohl schon waren? Da diese Höhle einen hohen logistischen Aufwand erfordert, sicher noch nicht mehr als vielleicht zwei Dutzend Taucher vor uns. Mit jeder Minute, die wir weiter in den Berg hineintauchen, werden es weniger.

Mist, die alte Leine ist gerissen, wir brauchen ca. 3 Minuten, um sie zu flicken und setzen unseren Tauchgang fort. Deutlich ist zu sehen, dass diese Leinen unter dem Einsatz von Pressluft verlegt wurden. Nur unter narkotischen Einflüssen würde man solch eine chaotische Leinenführung wählen.

Reinhard gibt mir kurz ein OK-Zeichen, ich antworte zurück. Wir cruisen gemütlich durch dieses dreidimensionale Gangsystem. Das ist wie fliegen, überlege ich. Ein kurzer Blick auf den Bottomtimer zeigt 87 m und 84 Minuten Tauchzeit. Wir sind jetzt bereits weiter als einen Kilometer im Berg. Ich prüfe kurz während der Fahrt das Finimeter und werfe einen Blick auf Reinhard. Sieht alles gut aus. Wir halten an, um die Scooter zu tauschen. Neben mir sehe ich einen Strudelkolk – eine Vertiefung, in der ein Stein liegt, der sich bei Strömung dreht und so tiefer und tiefer in den Berg fräst. Soll ich ihn rausnehmen, überlege ich? Nein, der Stein liegt dort eventuell schon hunderte von Jahren. Seltsame, aber auch spannende Dinge, die die Natur hier veranstaltet. Reinhard betätigt den Trigger seines Scooters und wir fahren nun mit dem zweiten Scooter weiter und ziehen den anderen hinter uns her.

Nach weiteren 40 Minuten sind wir am Ende der Leine angelangt. Reinhard nimmt das Reel und knotet es an die alte Leine. Ich leuchte nach vorne und so fahren wir los. Nun bin ich der Pfadfinder, da ich etwas schneller bin und suche Befestigungspunkte für die Leine. Nach jeder Kurve denke ich: Hier war noch nie ein Mensch vor uns und wir sind die ersten Menschen, die diese Felsen sehen. Ein Kiesbett überquerend, stecke ich mir schnell einen Kiesel in die Seitentasche. Meistens schaue ich sie mir dann später an und werfe sie wieder weg. In diesem Moment finde ich diesen Stein einfach spannend. Es geht wieder bergauf, ich spüre es an den Ohren und schaue auf den Tiefenmesser und das Finimeter. Zu weit hoch dürfen wir nicht, da sonst unser Atemgas hypoxisch wäre, also zu wenig Sauerstoff enthalten würde.

Die Höhle wird enger und enger und irgendwann beschließen wir, dass es für heute reicht und machen das Ende der Leine sorgfältig an einer Felsnase fest. Wir wickeln die Leine mindestens zehnmal um diese Nase herum, so dass den nächsten Tauchern klar wird, dass es sich hierbei um das Ende der Leine handelt. Ich krame währenddessen in meiner Seitentasche nach der kleinen Figur, die wir hier hinten zurücklassen wollen. Die nächsten Taucher sollen ein kleines Mitbringsel haben. Nach kurzen überschlägigen Rechnungen dürften wir jetzt tiefer als 2 km in den Berg eingedrungen sein.

Wir beschließen, diesmal nicht auf dem Rückweg zu vermessen und fahren in Richtung Ausgang zurück. Der Rückweg geht immer schneller und man freut sich über jede Steinformation, die man wieder erkennt. Beim Aufstieg machen wir unsere bewährten Deepstopps, und dann taucht von weitem die erste Dekoflasche auf und hier hängen auch unsere Heizröhren. Als erstes das Dekogas einstöpseln, den Kreislauf kurz spülen, indem man 3- bis 4-mal durch die Nase ausatmet, dann wird die Heizung eingesteckt.

Nach kurzer Zeit spüre ich, wie es warm wird. Reinhard und ich schauen uns an – alles in Ordnung. Er reicht mir einen Getränkebeutel aus seiner Tasche und ich nehme einen kräftigen Schluck. Er fragt, ob wir höher gehen und ich nicke. Von weitem nähert sich bereits der Lichtschein der ersten Supporttaucher und wie immer fragen sie, ob wir etwas benötigen und ob alles klar sei. Wir bestellen Tee und geben einen kurzen Statusbericht. Alles, was wir jetzt an Ausrüstung nicht mehr benötigen, wird uns abgenommen und wir können uns darauf verlassen, dass es oben bereits demontiert und zum Auto transportiert wird. Solch ein effektives Team in Aktion zu sehen, ist einfach eine Wohltat und macht riesigen Spaß. Alleine könnten und wollten wir ein solches Projekt niemals durchführen!

Nach dem Teetrinken und einem Gaswechsel auf 21 m auf Trimix 50/25 nähern wir uns dem Habitat und werden von den Supporttauchern hier erwartet. Einer nach dem anderen zieht sein Kreislaufgerät aus und setzt sich in das Habitat. Auch hier ist es extrem beruhigend, dass jederzeit ein Automat direkt vor uns gehalten wird, um uns im Problemfall Gas zu geben. Im Habitat atmen wir reinen Sauerstoff auf 9 m. Dies ist nur deshalb relativ gefahrlos möglich, weil wir hier im Trockenen sitzen und bei einem eventuellen Krampfanfall nicht ertrinken können. Man muss auch hier immer bereit sein, dem anderen zu helfen, auch wenn dies bisher noch nie nötig war. Nach 12 Minuten mit reinem Sauerstoff wird für ca. 8 Minuten das so genannte „Break-Gas" geatmet, meist mit 17 % Sauerstoff und 55 % Helium. Diese Zeit wird trotz dieser Gemischzusammensetzung als vollwertige Dekompressionszeit mitgezählt. Endlich, der erste Supporttaucher taucht im Habitat zwischen uns auf und reicht die Essensröhre nach oben. Reinhard öffnet die Druckausgleichsschraube und mit einem Zischen strömt Gas in die Röhre, damit wir diese auch öffnen können. Nudeln in Tomatensoße. Na ja, Nudeln hatten wir ja zum Frühstück, aber als Vorspeise nicht übel. Der Tee im Trinkbeutel dazu ist noch heiß und es ist ein herrliches Gefühl, warmes Essen und Getränke zu uns zu nehmen. Wir plaudern über den Tauchgang und das Gesehene und so vergeht die Zeit bis zum nächsten Gang recht schnell. Lammkotelletts, lecker und dazu weitere Getränke, um einer Dehydrierung entgegen zu wirken.

Wir informieren die Supporttaucher über die geplante Auftauchzeit. Während der Dekompression stellen wir für die Kommunikation mit dem Team die Uhrzeit um, damit wir ein gemeinsames Zeitmaß haben. Pünktlich werden wir abgeholt und von zwei Supporttauchern begleitet, da wir nur ein Backplate und eine Flasche bei uns haben.

Der Aufstieg von 9 m zur Oberfläche ist nervenaufreibend langsam, aber dies ist extrem wichtig. Ich sehne es herbei aufzutauchen, weiß aber, dass wir unsere Ungeduld zügeln müssen, da hier, auf den letzten 10 Metern, der prozentual größte Druckverlust auftritt. Nach 15 Minuten tauchen wir auf und das ganze Team steht oben und begrüßt uns. Immer wenn ich unsere Leute sehe, weiß ich, warum ich mir das immer wieder gerne antue!

## Kompaktinformation

- **Was sind technische Tauchgänge?** Es gibt keine abschließende und eindeutige Definition, aber im Allgemeinen versteht man darunter Tauchgänge jenseits der Sporttauchgrenzen, bei denen ein direkter Aufstieg zur Oberfläche durch physikalische oder physiologische (Dekompression) Beschränkungen nicht möglich ist und die unter Verwendung von zusätzlichen Hilfsmitteln, wie Mischgas, Scooter, Rebreather, durchgeführt werden. Meist sind es Tauchgänge mit einem bestimmten Ziel, etwa ein tief liegendes Wrack oder eine Höhle, auf das die gesamte Tauchgangsplanung abgestimmt wird.
- **Risiken:** Diese liegen meist in der Komplexität der Ausrüstung, der Tauchgangsdurchführung und der Dekompression. Außerdem ist durch den Umstand, dass ein direkter Aufstieg meist nicht möglich ist, jede Fehlfunktion unter Wasser ein erhebliches Risiko.
- **Medizinische Aspekte:** Etliche Tauchgänge werden heute jenseits der gebräuchlichen Tabellen und Algorithmen durchgeführt. Dies bedingt natürlich unter Umständen ein erhöhtes Risiko, ebenso HPNS (High-pressure-nervous-Syndrom) bei extrem tiefen Tauchgängen sowie Hyperoxie und Tiefenrausch. Beim Einsatz von Kreislauftauchgeräten kommt ferner noch Hypoxie und Hyperkapnie hinzu. Taucher, die ein PFO haben, sollten keine dekompressionspflichtigen blasenreiche Tauchgänge unternehmen.

## Tipps für Tauchlehrer

1. Gründliche Vorbereitung, einwandfreies Material und strenge Selbstdisziplin erhöhen die Überlebenswahrscheinlichkeit des Tech-Divers an den Grenzen des Möglichen. Der „normale" Sporttaucher bewegt sich zwar möglichst weit auf der sicheren Seite, sollte aber bei seinen vermeintlich harmlosen Tauchgängen den Ernst der Lage nicht weniger akribisch im Auge behalten.
2. Zurückhaltung: Die meisten Tauchsportverbände sind sich darüber einig, dass Tauchgänge mit Druckluft tiefer als 40 m und geplante Dekompressionstauchgänge im Sporttauchbereich nicht durchgeführt werden sollten (unabhängig vom Ausbildungslevel und auch nicht ausnahmsweise)! Der korrekte Umgang mit Dekompressionstabellen ist dennoch zu erlernen, weil sicherheitsrelevant.
3. Briefing und Check: Einer alles Wesentliche umfassenden kurzen Vorbesprechung (Befinden der Taucher, Zustand der Ausrüstung, Eigenarten des Tauchgewässers und Tauchplatzbeschreibung, Eckdaten des geplanten Tauchgangs, Handzeichen sowie Notfallplan einschließlich Info zur nächsten betriebsbereiten Druckkammer bei Zwischenfällen) folgt eine doppelte Kontrolle der Ausrüstung (der eigenen und der des Tauchpartners) auf Vollständigkeit und einwandfreie Funktion.
4. Je konsequenter der Tauchlehrer Check und Briefing vorexerziert, desto wahrscheinlicher werden seine Schüler diese sinnvollen Routinen weiterleben.

## Weiterführende Literatur

1. Bove AA, Davis J. Diving medicine . WB Saunders, Philadelphia, 2003

# 8 Apnoetauchen

*C.-M. Muth*

Unter dem Begriff „Apnoetauchen" werden alle Tauchaktivitäten zusammengefasst, die nur mit der eigenen Luft durch Atemanhalten und ohne die Verwendung von Tauchgeräten stattfinden. Unter diesen Begriff fallen daher das mit Taucherbrille, Schnorchel und Flossen ausgerüstete Schnorcheln an der Wasseroberfläche mit gelegentlichem kurzem Abtauchen ebenso wie die in Mittelmeerländern sehr beliebte Unterwasserjagd oder auch Wettkampfsportarten mit nationalen und internationalen Meisterschaften. Das Tauchen in Apnoe, also mit angehaltenem Atem, war hierzulande bis vor wenigen Jahren für viele Taucher allenfalls ein Trainingsbestandteil im Rahmen des Hallentrainings und sollte Sicherheit und Gewandtheit unter Wasser vermitteln. Doch mittlerweile ist es unter dem Einfluss erstaunlicher Leistungen Einzelner, die letztlich diese Sparte des Tauchens ins Gespräch brachten, zur Trendsportart avanciert.

## 8.1 Schnorcheltauchen

Das weit verbreitete Schnorcheltauchen bietet kaum medizinische Besonderheiten und kann, bis auf wenige Ausnahmen, ohne besondere Voruntersuchung von nahezu jeder Person ausgeübt werden, die auch schwimmen kann. Doch auch Personen, die nur Schnorcheln wollen (z. B. als Begleiter eines Urlaubstauchers), sollten über die richtige Ausrüstung, die Besonderheiten der Druckzunahme (Druckausgleich zum Mittelohr, Druckausgleich in der Taucherbrille) und die Gefahren der Hyperventilation (als falsche Vorbereitung auf ein Verlassen der Wasseroberfläche) informiert sein.

Es ist daher wichtig, dass nur echte Tauchermasken Verwendung finden, also solche, die den Erfordernissen des Gerätetauchens genügen: Sicherheitsglas, Nasenerker, gute Passform und, besonders wichtig, kleiner Maskeninnenraum. Letzteres ist vor allem deshalb wichtig, weil das Ausblasen der Maske unter Wasser anders als beim Gerätetauchen mit einem sehr limitierten Luftvorrat auskommen muss.

Der Schnorchel sollte einen Innenquerschnitt aufweisen, der die Atmung kaum behindert (mind. 1,8 cm$^2$), aber das Schnorchelinnenvolumen sollte gleichzeitig so sein, dass sich der Schnorchel leicht ausblasen lässt. Außerdem sollte eine anatomisch und strömungstechnisch richtig geformte Verbindung zwischen Mundstück und Schnorchelrohr bestehen, wobei das Schnorchelrohr nicht zu lang sein darf (35–40 cm).

Der Versuch, durch einen längeren Schnorchel zu atmen, führt zu erheblichen Problemen, und zwar sowohl im Bereich Herz-Kreislauf als auch im Bereich der Lunge. Bei Schnorchelatmung entspricht nämlich der Druck im Lungeninneren dem der Wasseroberfläche, während der Körper bereits unter dem höheren Druck des umgebenden Wassers steht (s. auch Immersionseffekte). Diese Druckdifferenzen führen beim Eintauchen mit einem längeren Schnorchel zu einer massiven Blutumverteilung mit akuter Rechtsherzdekompensation und einer Überforderung der Atemmuskulatur, was eine adäquate Atmung unmöglich macht. Schon Schnorchellängen von 60 cm können daher bei maximalem Untertauchen mit diesem Schnorchel gefährlich sein.

In diesem Zusammenhang soll darauf hingewiesen werden, dass bei Benutzung eines überlangen Schnorchels das Problem der Pendelatmung (häufig als lebensgefährlich beschrieben) nicht relevant wird, da eine in Frage kommende Steigerung des $CO_2$-Drucks eine Vergrößerung des Atemzugvolumens und der Atemfrequenz zur Folge hat und somit (zumindest an der Wasseroberfläche) zu einer ausreichenden $O_2$-Versorgung und $CO_2$-Abatmung führt.

Zusätzlich sollte auch die richtige Flosse Beachtung finden, denn eine für das Schnorcheltauchen geeignete Flosse sollte ein eher weiches Blatt aufweisen, wobei hier der Trainingszustand des Schnorchlers berücksichtigt werden muss, da zu harte Flossenblätter beim Ungeübten das Auftreten von Wadenkrämpfen fördern.

Schließlich muss beim Schnorcheln auf die erhöhte Gefahr der Lichtdermatose (Sonnenbrand) hingewiesen werden, weil beim Treiben oder Schwimmen an der Wasseroberfläche durch die kühlende Wirkung des Wassers die Sonnenstrahlen weniger gespürt werden, diese aber durch die Lichtbrechung mindestens unvermindert einwirken können.

## 8.2 Apnoetauchen als Leistungssport

Im Gegensatz zum reinen Schnorcheltauchen ist das ambitionierte Apnoetauchen mit zahlreichen physiologisch und pathophysiologisch höchst interessanten Besonderheiten verbunden, die noch nicht bis ins letzte Detail erklärt sind. Dabei ist das Apnoetauchen die älteste bekannte Form des Tauchens überhaupt: Die ältesten historischen Quellen über Schwamm- und Perltaucher in Griechenland gehen zurück bis ins 5. Jahrhundert vor unserer Zeitrechnung. Heutzutage findet man berufsmäßige Apnoetaucher noch auf den Inseln des Tuamotu-Archipels sowie in Korea und Japan (Hae-Nyo bzw. Ama, „tauchende Frauen"). Die Apnoetaucherinnen tauchen während ihrer täglichen, mehrstündigen Arbeitsschichten – unabhängig von Witterungsbedingungen und Wassertemperatur – über 1–2 min Dauer 150- bis 250-mal in Tiefen von durchschnittlich 5–20 m ab, wobei sie sich zwischen den Tauchgängen für ca. 2–3 min an der Oberfläche erholen. Ganz im Gegensatz dazu

steht das Apnoetauchen als Extremsport. In den verschiedenen Disziplinen steht
hier das Erreichen maximaler Tauchtiefen, -zeiten und -strecken im Vordergrund
(Tabelle 8.1).

**Tabelle 8.1:** Weltrekordliste Apnoetauchen (Erläuterung der Disziplinen s. Kompaktinformation S. 106)

| | Name (Land) | Rekord | Datum | Ort | Recognition |
|---|---|---|---|---|---|
| *Static Apnoe (Zeittauchen)* | | | | | |
| Frauen | Natalia Molcha-nova (Russland) | 7'30" | 22.04.2006 | Moskau (Russland) | AIDA, still in progress |
| Männer | Tom Sietas (Deutschland) | 9'00" | 30.08.2006 | Tokio (Japan) | AIDA |
| *Dynamic Apnoe (Streckentauchen)* | | | | | |
| Frauen | Natalia Molcha-nova (Russland) | 200 m | 23.04.2006 | Moskau (Russland) | AIDA, still in progress |
| Männer | Tom Sietas (Deutschland) | 223 m | 30.08.2006 | Tokio (Japan) | AIDA |
| *Constant Weigth (Tieftauchen)* | | | | | |
| Frauen | Natalia Molcha-nova (Russland) | −86 m | 03.09.2005 | Villefranche (Frankreich) | AIDA |
| Männer | Guillaume Néry (Frankreich) | −109 m | 06.09.2006 | Nizza (Frankreich) | AIDA |
| *Free Immersion* | | | | | |
| Frauen | Natalia Molcha-nova (Russland) | −80 m | 03.06.2006 | Dahab (Ägypten) | AIDA |
| Männer | Martin Stepanek (Tschechien) | −106 m | 03.04.2006 | Cayman, BWI | AIDA |
| *Variable Weigth* | | | | | |
| Frauen | Tanya Streeter (USA) | −122 m | 19.07.2003 | Providenciales (Turks und Caicos) | AIDA |
| Männer | Carlos Coste | −140 m | 09.05.2006 | Sharm (Ägypten) | AIDA |
| *No limits* | | | | | |
| Frauen | Tanya Streeter (USA) | −160 m | 17.08.2002 | Providenciales (Turks und Caicos) | AIDA |
| Männer | Herbert Nitsch (Österreich) | −183 | 28.08.2006 | Zirje (Kroatien) | AIDA |

## Kompaktinformation

**Apnoetauchen – Wettkampfdisziplinen**

- **Statisch (= Zeittauchen):**
  Der Taucher hält solange wie möglich die Luft an.
  Er liegt dabei auf der Wasseroberfläche mit dem
  Gesicht im Wasser, ohne sich fortzubewegen.
- **Dynamisch (= Streckentauchen):**
  Der Taucher taucht die weitestmögliche Strecke.
  Es gibt dabei verschiedene Unterdisziplinen, wie
  Streckentauchen mit und ohne Flossen oder nur
  mit Armzug.
- **Konstant (= Tieftauchen):**
  Der Taucher taucht mit eigener Flossenkraft an
  einem Seil in die Tiefe und taucht mit eigener
  Kraft auch wieder auf. (Das Seil darf dabei
  nicht berührt werden, nur um die Tiefenmarke
  abzureißen, darf das Seil gegriffen werden!)

- **Immersion Libre – Free immersion:**
  Der Taucher taucht mit eigener Kraft – ohne
  Flossen – am Seil hinab und wieder hinauf.
  Er darf sich dabei am Seil mit den Armen
  hinab- und wieder hochziehen.
- **Variabel:**
  Der Taucher lässt sich von einem Schlitten mit
  max. 30 kg Gewicht in die Tiefe ziehen und
  muss dann aus eigener Kraft wieder an die
  Oberfläche schwimmen. Es ist auch erlaubt,
  sich am Seil mit den Armen hochzuziehen.
- **No Limits:**
  Der Taucher lässt sich von einem Schlitten mit
  frei wählbarem Gewicht in die Tiefe ziehen
  und wird von einem Hebesack wieder zurück
  an die Oberfläche gebracht.

Mit Blick auf die zum Teil übernatürlich wirkenden Leistungen einzelner herausragender Spitzenathleten, die scheinbar im völligen Widerspruch zum Lehrbuchwissen stehen, stellt sich regelhaft die Frage, wie denn so etwas sein kann. Da es sich beim Apnoetauchen in weiten Bereichen quasi um ein „Spielen mit der Physiologie"handelt, liegt im Wissen der zugrunde liegenden Physiologie auch der Schlüssel zum Verständnis der Spitzenleistungen. Die wichtigsten Faktoren, die bei den erreichten Leistungen eine wesentliche Rolle spielen, sollen, zumindest soweit bislang bekannt, eine Erklärung finden.

## 8.3 Grundlagen des Tauchens mit angehaltener Luft

### 8.3.1 Lungenvolumina

Aus der Tauchausbildung ist bekannt, dass bei der Lunge verschiedene Volumina unterschieden werden können. So wird das totale Fassungsvermögen der Lunge als Totalkapazität (TLC) bezeichnet, jener Anteil, der durch Atembewegung verändert werden kann als Vitalkapazität (VC) und schließlich das Restvolumen, welches auch nach maximal tiefer Ausatmung in der Lunge verbleibt, als Residualvolumen (RV).

Es gilt nun gemeinhin, dass die Summe aus Vitalkapazität und Residualvolumen die Totalkapazität ergibt (VC + RV = TLC), wobei die Vitalkapazität (VC) ca. ¾ der Totalkapazität (TLC) ausmacht, das Residualvolumen (RV) hingegen ¼ der TLC. Diese Annahme stimmt aber nur sehr bedingt und stellt lediglich einen groben Mittelwert dar. Tatsächlich ist dieses Verhältnis ¾ zu ¼ nämlich in beide Richtungen durchaus veränderbar (Details s. Kap. 11):

Die VC und damit auch das RV hängen ganz wesentlich von der Elastizität des Brustkorbs, und hier im Besonderen des knöchernen Anteils des Thorax, ab. Zum besseren Verständnis sei hier erläutert, dass die Rippen im Verbund mit der Wirbelsäule und dem Brustbein keinen absolut starren Käfig bilden, sondern dass die Teilkomponenten grundsätzlich elastisch miteinander verbunden sind. Dies ist vor allem deshalb nötig, weil die Brustatmung sonst nicht möglich wäre. Die einzelnen Rippen sind daher sowohl im hinteren Bereich knorpelig-gelenkig mit den jeweiligen Dornfortsätzen der Wirbelsäule verbunden, im vorderen Bereich ebenfalls knorpelig gelenkig mit dem Brustbein. Je elastischer dieses System aber ist, desto größer ist die verschiebliche Luftmenge der Lunge und damit die VC. Im Umkehrschluss ist aber auch die in der Lunge verbleibende Restmenge in diesem Fall kleiner, also das RV.

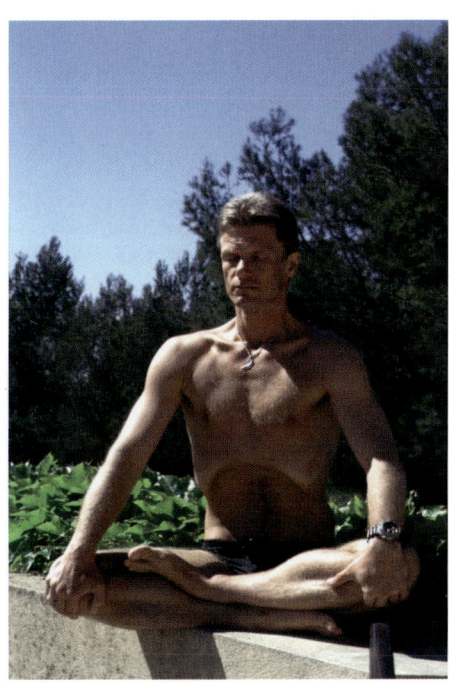

Steifen hingegen diese gelenkigen Verbindungen ein, so nimmt entsprechend die VC ab, das RV jedoch in gleichem Maße zu. Sieht man einmal von krankhaften Zuständen ab, ist vor allem ein Mangel an Aktivität für solche Einsteifungen zuständig, wobei auch das Altern eine gewisse Rolle spielt. Umgekehrt können sportliche Aktivität und besondere Atemübungen sowie Atemgymnastik den Brustkorb elastisch halten. Beides, also trainingsbegleitender Ausdauersport und Atemgymnastik, sind daher für ambitionierte Apnoeisten sinnvolle und wichtige Trainingsinhalte, zumal hier auch die Elastizität des Zwerchfells (also quasi die „Hochwölbungsfähigkeit") mit trainiert wird (Abb. 8.1).

**Abb. 8.1:** Atemgymnastik bei Apnoetauchern. Die Elastizität des Zwerchfells ist in gewisser Weise trainierbar und hat vor allem für das Tieftauchen eine Bedeutung (s. Text). Abbildung mit freundl. Genehmigung von Andreas Falkenroth (abgebildet) und Jörg Eyber (Fotograf)

Ein günstiges Verhältnis TLC (bzw. VC) zu RV ist für jede Form des Apnoetauchens von Bedeutung, weil die Lunge der wichtigste Sauerstoffspeicher und $CO_2$-Puffer des Körpers ist. Von besonderer Bedeutung ist dies aber vor allem für Tieftaucher, denn hier bestimmt das Verhältnis TLC zu RV neben anderen Größen die maximale Tauchtiefe (s. unten).

### 8.3.2 Steuerung der Atmung

Die Atemsteuerung erfolgt im Wesentlichen im Übergangsbereich zwischen Rückenmark und Gehirn, dem so genannten verlängerten Mark bzw. der Medulla oblongata (Abb. 8.2). Als wesentliche Steuergrößen gelten dabei der Kohlendioxid- und Sauerstoffgehalt des Blutes bzw. genauer die jeweiligen Partialdrücke und der pH-Wert des Blutes, wobei die wichtigsten Größen $pCO_2$ und pH sind und der $pO_2$ eine nur nachgeordnete Rolle spielt. Dabei wirkt ein hoher $pO_2$ atemreizunterdrückend, ein niedriger $pO_2$ beim Gesunden aber nur vergleichsweise schwach atemreizstimulierend. Der Atemreiz erfolgt also vor allem durch den Anstieg des $pCO_2$ und den Abfall des pH-Wertes im Blut. Wird diese Schwelle erreicht, so spricht man vom „breath-hold breaking point".

Dieser kann durchaus durch Training herausgezögert werden. So wird derzeit angenommen, dass ein regelmäßiges Apnoetraining eine Sollwertveränderung für das $CO_2$ zur Folge hat und dadurch länger die Luft angehalten werden kann. Darüber hinaus ist es durch Willensanstrengung möglich, noch über den Breaking-point hinaus willentlich die Luft anzuhalten, was allerdings durch unangenehme Begleiterscheinungen wie unwillkürliche Zwerchfellkontraktionen gekennzeichnet ist.

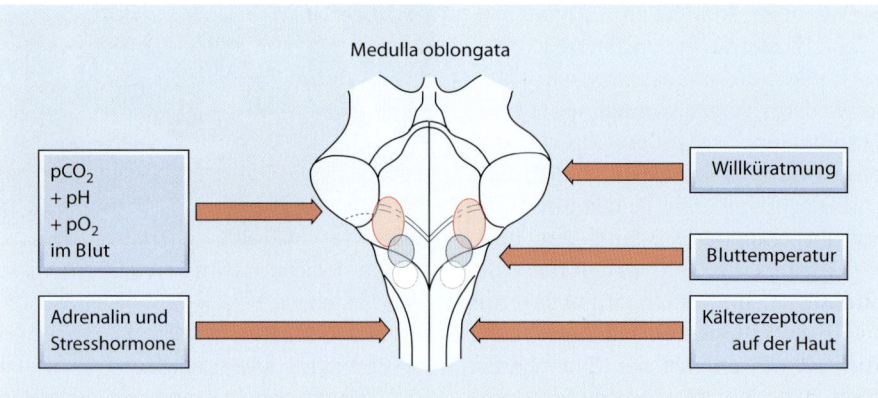

**Abb. 8.2:** Einflussgrößen auf die Atemsteuerung

Zudem beeinflussen weitere Faktoren die Atemsteuerung. Kälterezeptoren der Haut spielen ebenso eine Rolle wie die Bluttemperatur. Eine Reizung der Kälterezeptoren und/oder ein Abfall der zentralen Bluttemperatur führen zu einer Reizung des Atemzentrums und so zu einer Erhöhung des Atemminutenvolumens. Im Hinblick auf das Apnoetauchen ist dieser Zusammenhang deshalb von Interesse, weil durch Kältereiz und damit die verbundene Reizung des Atemzentrums die Fähigkeit zum Luftanhalten eher limitiert ist, in kaltem Wasser die Leistungen daher nicht denen in warmen Wasser entsprechen.

Ein weiterer wichtiger stimulierender Faktor für das Atemzentrum sind Stresshormone und hier vor allem die Ausschüttung von Adrenalin. Dieses Hormon, entwicklungsgeschichtlich betrachtet gelegentlich auch als „Flucht-oder-Kampf-Hormon" bezeichnet, stellt im Körper die Weichen für Höchstleistung. Seine erhöhte Ausschüttung bewirkt u. a. ein Angstgefühl, umgekehrt führt Angst oder Aufregung zu seiner Ausschüttung. Eine erhöhte Adrenalinausschüttung bedingt aber über Steigerung des Blutdrucks und des Herzminutenvolumens nicht nur eine Erhöhung des Sauerstoffverbrauchs, sondern, wie erwähnt, auch eine Reizung des Atemzentrums. Es handelt sich also hinsichtlich des Apnoetauchens um begrenzende Faktoren für die Atemanhaltezeit. Aus diesem Grund sind Aufregung und innere Anspannung, vielleicht auch Angst (z. B. im Wettkampf oder bei Prüfungen) eher hinderlich. An dieser Stelle gehen Physiologie und Psychologie Hand in Hand: Für ambitionierte Apnoeisten ist daher ein Entspannungstraining eine wichtige Ergänzung des Trainingsplans, denn psychische Gelassenheit reduziert die Ausschüttung von Stresshormonen.

### 8.3.3 Immersionseffekte

Unter Immersion versteht man das Eintauchen in Flüssigkeit bis zum Kopf (komplettes Untertauchen = Submersion). Hierbei kommt es zu wichtigen physiologischen Veränderungen.

#### Hämodynamische Veränderungen

Unter normalen Bedingungen an Land besteht ein durch den hydrostatischen Druck der Blutsäule hervorgerufener Druckgradient zwischen unterer und oberer Körperhälfte von über 13 kPa (100 mmHg). Bedingt durch diesen Gradienten wird in den venösen Kapazitätsgefäßen vor allem der Beine eine größere Menge Blut gespeichert. Bei subtotaler Immersion wirkt dem hydrostatischen Druck der Blutsäule der hydrostatische Druck des Wassers entgegen, was zu einer Umverteilung des Blutes führt. Am deutlichsten ist dieser Effekt bei einem Eintauchen des Körpers bis zum Hals, da es hier zu einer Umverteilung von bis zu 1000 ml Blut aus den Venen der unteren Extremitäten in die thorakalen Gefäße kommt. Die unmittelbare Folge ist also eine vermehrte Füllung der Lungengefäße und des rechten Herzens. Neben dieser Volumenbelastung des Herzens wird ebenso eine Volumenzunahme der Lungenkapillaren beobachtet, das sich in einem Anstieg des pulmonalkapillären Verschlussdrucks und des pulmonalarteriellen Mitteldrucks ausdrückt. Gleichzeitig kommt es durch die beschriebenen Veränderungen zu einer im Vergleich zu den Verhältnissen an Land gleichmäßigeren Durchblutung der Lunge.

Diese hier beschriebenen Immersionseffekte mit der damit verbundenen Blutumverteilung in die thorakalen Gefäße und ins rechte Herz sind übrigens auch für die so genannte „Taucherdiurese" ursächlich verantwortlich. Dieses Phänomen betrifft Gerätetaucher, Apnoetaucher und sogar Schwimmer in gleichem Maße und führt zu einer immersionsbedingten überschießenden Harnproduktion, zur Diurese. Die bereits erwähnten Volumenumverteilungen führen dabei zu einer Volumenüberladung der Vorhöfe des Herzens und zur Vorhofdehnung. Dies hat die Freisetzung des unmittelbar diuretisch wirkenden Hormons ANP (atriales natriuretisches Peptid) bei gleichzeitiger Hemmung der Freisetzung von ADH (antidiuretisches Hormon) zur Folge, was zu einer Erhöhung der glomerulären Filtrationsrate mit erhöhter Natriurese und Wasserdiurese führt. Mit anderen Worten: Die Freisetzung von ANP und die Hemmung von ADH führen dazu, dass die Nieren ungehemmt Urin produzieren. Auf diese Weise führt die Immersion zu erheblichen Flüssigkeitsverlusten beim Tauchen. Der Immersionseffekt kann überdies durch kälteinduzierte Gefäßengstellung in der Peripherie verstärkt werden.

## Pulmonale Effekte

Neben den hämodynamischen Effekten der Immersion kommt es auch zu einer Beeinflussung der Lungenfunktion (Abb. 8.3). Hier ist insbesondere die immersionsbedingte Verschiebung des Zwerchfells kopfwärts zu nennen, die mit einer Abnahme der Vitalkapazität der Lunge und besonders der Ausatemreserve in Form der funktionellen Residualkapazität einhergeht. Diese Verlagerung des Zwerchfells ist zum einen auf die hydrostatischen Druckverhältnisse zurückzuführen, zum anderen aber, zumindest bei Immersion nur bis zum Hals, auch darauf, dass der auf dem Brustkorb lastende Druck höher ist als der intrapulmonale Druck. Daher muss bei der Atmung ein negativer Druckgradient überwunden werden.

## 8.3.4 Tauchreflex

Der französische Physiologe Paul Bert beschrieb vor ca. 125 Jahren, dass Enten beim Gründeln eine deutliche Pulsverlangsamung (Bradykardie) entwickeln. Diese Bradykardie ist in unterschiedlicher Ausprägung bei allen Warmblütern zu finden. Es handelt sich bei diesem sog. „Tauchreflex" um eine reflektorische Bradykardie, die mit einer Engstellung der peripheren Gefäße (periphere Vasokonstriktion) einhergeht.

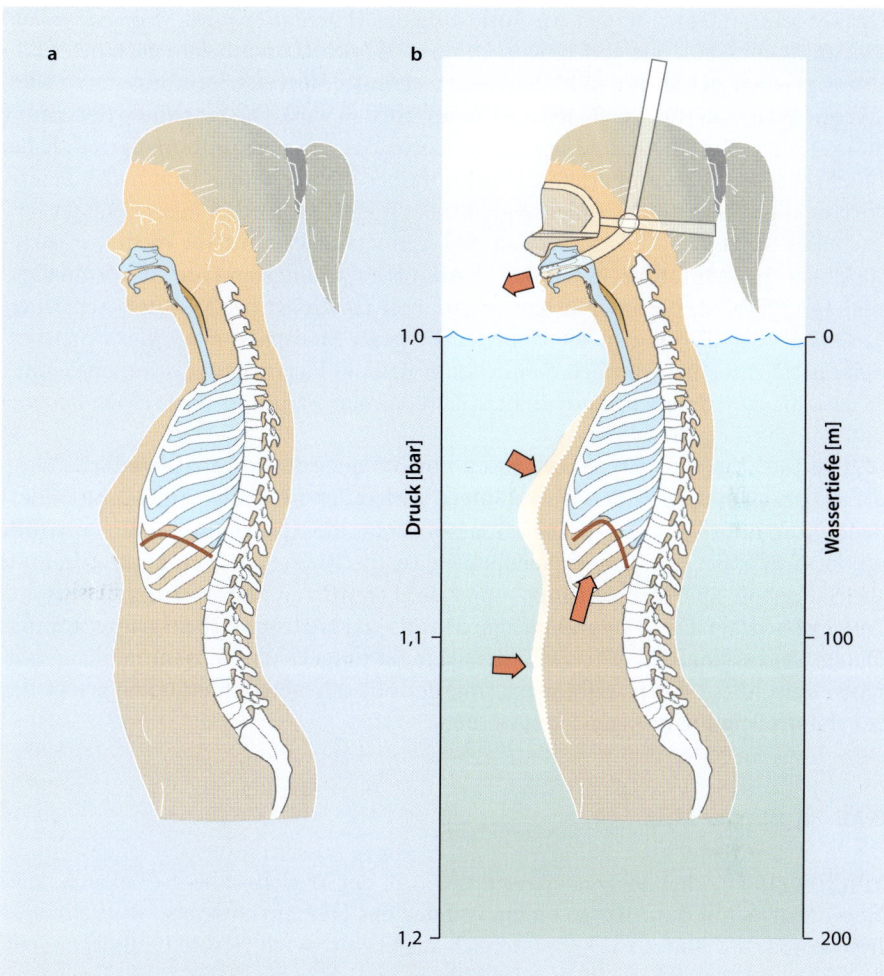

**Abb. 8.3:** Hydrostatische Effekte auf den Körper bei Immersion

**Hinweis.** Der Tauchreflex darf aber nicht mit dem Paul-Bert-Reflex verwechselt werden, bei dem es sich um die Auswirkung hoher Sauerstoffpartialdrücke auf das Gehirn handelt (s. Kap. 6).

Diverse Mechanismen tragen zur Auslösung des Tauchreflexes bei, wobei dem Fehlen von Atemexkursionen bei hohem Lungenvolumen (Luftanhalten nach tiefer Einatmung) sowie der Stimulation der Gesichtsäste des Nervus trigeminus durch Kontakt mit Wasser die größte Bedeutung zugesprochen wird. Die besondere Bedeutung dieses Kältereizes im Gesicht wird auch durch die Tatsache untermauert, dass der Tauchreflex bei Schwimmern, die den Kopf über Wasser halten, bzw. bei Tauchern, die eine das Gesicht dicht abdeckende Maske tragen, schwächer ausgeprägt ist.

In der Regel fällt die Herzfrequenz bei Apnoetauchern nur auf Werte von 40 bis 60 Schläge pro Minute ab, es wurden allerdings bei trainierten Elite-Apnoetauchern auch Bradykardien bis unter 20 bzw. sogar unter 10 Schläge pro Minute beschrieben. Anders als bei Tieren geht die Bradykardie beim Menschen allerdings normalerweise nicht mit einem ähnlich deutlichen Abfall des Herzminutenvolumens einher, so dass die trotzdem vorhandene periphere Vasokonstriktion sogar einen leichten Blutdruckanstieg zur Folge hat.

Die Tatsache, dass der Tauchreflex – obwohl quantitativ unterschiedlich ausgeprägt – bei allen tauchenden Warmblütern vorhanden ist, deutet auf eine besondere Bedeutung in der physiologischen Adaptation an die Apnoe hin. In der Tat wurde schon in den vierziger Jahren vermutet, dass die Bradykardie eine zentrale Rolle als „Sauerstoff-Sparmechanismus" spielt und somit zur Verbesserung der Apnoe-Toleranz beiträgt. Diese Hypothese wurde von verschiedenen Arbeitsgruppen untermauert und es konnte bei Freiwilligen sogar ein umgekehrter Zusammenhang zwischen dem Abfall der Herzfrequenz und der pulsoxymetrisch erfassten arteriellen Sauerstoffsättigung nachgewiesen werden.

### 8.3.5  Rolle der Milz

Von frei tauchenden Meeressäugern, wie z. B. der Wedellrobbe, ist bekannt, dass eine Kontraktion der Milz zu einem Anstieg des Hämatokrits (also der zellulären Bestandteile des Blutes, die hauptsächlich aus Erythrozyten (= rote Blutkörperchen) bestehen) im Blut führt. Das aus der Milz zusätzlich in die Zirkulation abgegebene Blut ist mit Sauerstoff gesättigt, wodurch sich der Sauerstoffgehalt des Blutes erhöht und diesen Säugern erlaubt, die langen Apnoezeiten ohne hypoxiebedingte Schäden der vitalen Organe Herz und Gehirn zu tolerieren.

Interessanterweise wurde die Existenz einer kontraktilen Milz mit nachfolgendem Hämatokritanstieg auch bei den über viele Generationen adaptierten berufsmäßigen Apnoetaucherinnen in Korea und Japan beschrieben, während eine Kontrollgruppe diesen Mechanismus nicht aufwies.

Das Blutvolumen und hier insbesondere die totale Hämoglobinmenge des Körpers sind entscheidende Größen der Ausdauerleistungsfähigkeit. Beide Größen passen sich bei hohem Sauerstoffbedarf (z. B. Ausdauertraining) und bei Sauerstoffmangel (z. B. Höhenexposition) den Erfordernissen an. So besitzen Ausdauersportler und höhenadaptierte Menschen je nach Art der Exposition gleichermaßen höhere Hämoglobinmengen als im Flachland lebende Untrainierte. Apnoetaucher wie die erwähnten Perlentaucher sind häufig einem hypoxischen Reiz ausgesetzt. Es ist daher denkbar, dass sie an diese Verhältnisse durch Training oder infolge genetischer Prädisposition angepasst sind und ebenfalls eine hohe Hämoglobinmenge und somit einen hohen Blutsauerstoffspeicher besitzen. Einschränkend ist zu erwähnen, dass es bei längerem Aufenthalt im Wasser immersionsbedingt zu einer überschießenden Harnproduktion mit Wasserdiurese kommt, so dass der Anstieg des Hämoglobingehalts des Blutes auch Folge einer Bluteindickung sein kann. Ebenso ist es möglich, dass die beobachtete Verkleinerung der Milz schlicht durch die Reduktion des Blutvolumens bei überschießender Harnausscheidung (Diurese) erfolgt ist.

Allerdings scheint eine Milzkontraktion zumindest partiell auch zu der verbesserten Apnoetoleranz beizutragen, die schon nach einer kurzzeitigen, gezielten Adaptations- und Trainingsperiode zu beobachten ist, denn bei Probanden, bei denen in der Vorgeschichte die Milz aus unterschiedlichsten medizinischen Gründen entfernt worden war, blieb im vergleichenden Versuch diese durch ein kurzfristiges Training regelhaft erreichbare Steigerung der maximalen Apnoezeit aus.

Ob die Milz aber tatsächlich eine Bedeutung als Erythrozytenspeicher für trainierte Apnoetaucher besitzt und damit z. B. die maximale Apnoezeit verbessern kann oder ob Konzentrationsänderungen des Hämoglobins bzw. des Hämatokritwerts Einfluss auf die maximale Atemanhaltezeit nehmen können, kann zurzeit nicht endgültig beantwortet werden, da umfangreiche Untersuchungen bislang nicht vorliegen, die eine Erhöhung des Blutvolumens durch Apnoetauchgänge belegen. Zudem ist die Reduzierung des Milzvolumens bei den trainierten Apnoetauchern bei weitem nicht so stark ausgeprägt wie bei bestimmten Tierarten, z. B. den oben erwähnten Robben. Aktuelle eigene Untersuchungen stellen dementsprechend auch eine herausragende Bedeutung der Milz zumindest in Frage.

## 8.4 Tieftauchen in Apnoe

### 8.4.1 „Traditionelles" Lehrbuchwissen

Beim Thema „Tieftauchen in Apnoe" gilt gemeinhin, dass es nicht möglich sei, tiefer als ca. 30–40 m in Apnoe zu tauchen, weil es sonst zu einer Schädigung der Lunge käme. Diese Annahme ergibt sich aus dem Umstand, dass vermutet wurde, die Lunge müsse sicher dann Schaden nehmen, wenn sie (dem Gesetz von Boyle-Mariotte entsprechend) bei steigender Tauchtiefe bis auf das Residualvolumen bzw. darüber hinaus komprimiert würde, da ja der knöcherne Brustkorb nicht in gleichem Maße verkleinert werden könne (Abb. 8.4). Entsprechend der oben genannten

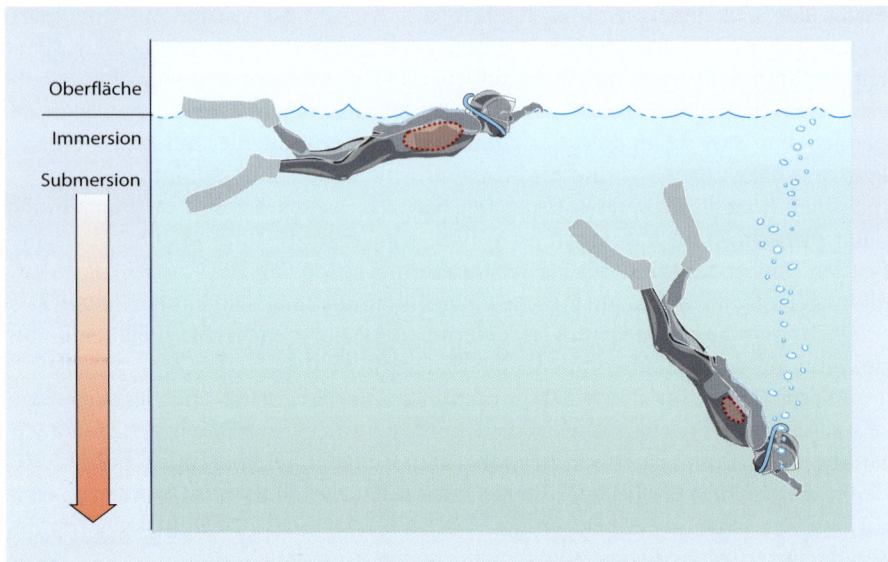

**Abb. 8.4:** Schematische Auswirkung der Druckzunahme auf die Lunge des Apnoetauchers. Die Lunge als luftgefüllter, nicht starrwandig abgeschlossener Hohlraum gehorcht bei Zunahme des Umgebungsdrucks dem physikalischen Gesetz von Boyle und Mariotte. Sehr vereinfacht dargestellt wird die Lunge bei zunehmender Tauchtiefe proportional zur Druckzunahme komprimiert (linke Teilgrafik: Lunge beim Schnorcheln an der Oberfläche, rechte Teilgrafik: Lunge in der Tiefe). Zu beachten ist jedoch, dass die tatsächlichen Vorgänge komplexer sind!

Daten aus den physiologischen Lehrbüchern wäre das dann der Fall, wenn die Lunge über ¼ ihres Ausgangsvolumens hinaus komprimiert wäre, was einer Tauchtiefe von ca. 30 m (4 bar absoluter Druck) und mehr entspräche.

Wie bereits weiter oben erwähnt, stellt den wesentlichen Faktor für das Tieftauchen in Apnoe das Verhältnis von TLC zu RV im Taucher dar, wobei dieses Verhältnis keinesfalls immer gleich ist, sondern individuell variieren kann. Doch trotz dieser Variation kommt man bei Berechnungen immer wieder erstaunlich exakt auf die in allen Lehrbüchern angegebene maximale Tiefe von 30–35 m.

**Fallbeispiel.** Als Beispiel soll der wohl bekannteste Apnoetaucher der Neuzeit dienen: Pipin Ferreras, besser bekannt nur als „Pipin". Seine Lungenparameter sind bekannt: Seine TLC beträgt 9,6 Liter, sein RV wurde mit 2,2 Litern bestimmt. Bildet man nun das Verhältnis TLC:RV, erhält man die maximale Tiefe in bar. Also: 9,6:2,2 = 4,4, was einer theoretisch maximalen Tauchtiefe von 34 Metern entspräche (4,4 bar = 34 m). Tatsächlich liegt sein Rekord aber mehr als 100 m tiefer und es wurden von anderen Athleten inzwischen sogar Tiefen über 200 m erreicht. Was passiert also wirklich?

### 8.4.2 Das Geheimnis

Die Annahme, dass das Verhältnis von TLC zu RV die maximale Tiefe limitiert, ist gar nicht so falsch. Wenn es also gelingt, größere Tiefen zu erreichen, muss irgendetwas mit diesem Verhältnis geschehen. Und genau das tut es auch, nämlich: Es kommt ohne Zutun des Tauchers zum Blood-shift.

Tatsächlich werden durch die Zunahme des Umgebungsdrucks die Alveolen (Lungenbläschen) gemäß dem Gesetz von Boyle und Mariotte zusammengedrückt und das in ihnen befindliche Atemgas entsprechend komprimiert. Neben den Alveolen finden sich aber noch weitere Strukturen in der Lunge, die grundsätzlich ebenfalls in der Lage sind, ihren Innendurchmesser zu variieren, nämlich die Lungengefäße. Durch die Abnahme der Alveolarvolumina kommt es zu einem relativen Unterdruck in der Lunge, der einen vermehrten venösen Rückstrom von Blut in die Lungengefäße zur Folge hat, so dass diese sich vermehrt mit Blut füllen. Diese vermehrte Füllung wiederum hat zur Folge, dass der Durchmesser der einzelnen Blutgefäße größer wird, so dass der durch die Schrumpfung der Alveolen geschaffene Raum (dies ist eine vereinfachte Darstellung!) nun durch die vermehrt gefüllten Blutgefäße eingenommen wird (Abb. 8.5). Dies hat einerseits zur Folge, dass es (in gewissen Grenzen) eben nicht zur prognostizierten Lungenschädigung kommt, zum anderen aber, dass das RV um jenen Betrag schrumpfen kann, um den sich das Blut umverteilt.

Gemessen und nachgewiesen sind im Experiment bislang 1,53 Liter Blut, die sich in die Lungengefäße umverteilen.

Rechnet man mit Pipins Daten nun erneut nach, findet sich Erstaunliches: Bei Blutumverteilung von 1,53 l in den Brustkorb kann das RV um genau diesen Betrag bis auf 0,67 l schrumpfen, also:

$$\text{TLC} = 9{,}6\ \text{l}, \text{RV[korr.]} = 0{,}67\ \text{l}; 9{,}6 : 0{,}67 = 14{,}3,$$

was einer Tiefe von 133 m entspricht. Und genau hier lag zwischenzeitlich Pipins Rekord.

Der hier beschriebene Effekt wird auch als Blood-shift bezeichnet. Es ist jedoch herauszustellen, dass es sich dabei nicht um eine Anreicherung von Blut in den Alveolen oder eine Quellung der Alveolarmembranen handelt, wie immer wieder falsch dargestellt wird, sondern um eine vorübergehende vermehrte Füllung der Blutgefäße der Lunge. Es ist zwar richtig, dass in Einzelfällen auch Flüssigkeit in den Alveolen gefunden werden kann, dies aber immer als Folge eines (im Verhältnis zu den Möglichkeiten des Betroffenen) zu tiefen Tauchens. Eine solche Flüssigkeitsansammlung oder gar Einblutung in die Alveolen wird als alveoläres Lungenödem

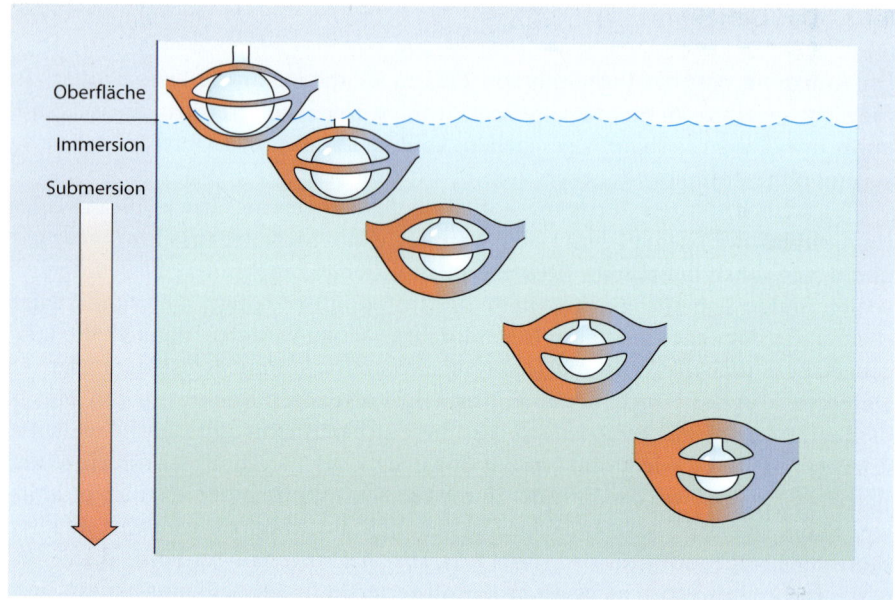

**Abb. 8.5:** Schematische Darstellung des „Blood-shifts". Ausgehend von den normalen Verhältnissen an der Wasseroberfläche kommt es bereits durch Immersion bis zum Hals zu einem vermehrten venösen Rückstrom in die thorakalen Gefäße. Beim Abtauchen (Submersion) kommt es mit zunehmender Tauchtiefe gemäß dem Gesetz von Boyle-Mariotte zu einer Kompression der Alveolen und dem in ihnen befindlichen Atemgas. Durch die Abnahme der Alveolarvolumina kommt es zu einem relativen Unterdruck in der Lunge, der einen zusätzlichen vermehrten venösen Rückstrom von Blut in die Lungengefäße zur Folge hat, so dass diese sich vermehrt mit Blut füllen. Diese vermehrte Füllung wiederum hat zur Folge, dass der Durchmesser der einzelnen Blutgefäße größer wird, so dass der durch die Schrumpfung der Alveolen geschaffene Raum (vereinfacht dargestellt!) nun durch diese Blutgefäße eingenommen wird. Deshalb kommt es (in gewissen Grenzen) nicht zur historisch prognostizierten Lungenschädigung, da das Residualvolumen (RV) um jenen Betrag schrumpfen kann, um den sich das Blut umverteilt

oder (mit Einblutung) Hämorrhagie genannt und ist nicht ohne weiteres umkehrbar. Im Gegenteil, es ist immer potenziell lebensbedrohlich und hat eine intensivmedizinische Behandlung zur Folge. Der Blood-shift ist, wie dargestellt, etwas völlig anderes.

Wie beschrieben, verändert der Blood-shift also die eine Seite der Gleichung TLC:RV = Tauchtiefe, und allein durch ihn lassen sich schon so unglaubliche Tiefen wie die noch 1998 geltenden Rekorde erklären. Mittlerweile ist die Tiefengrenze jedoch schon ein Stück weiter nach unten verschoben worden. Dazu ist zu sagen, dass die absolut mögliche Umverteilungsmenge bislang nicht bekannt ist. Die Tauchmediziner wissen, dass bei jedem einzelnen Taucher die Dehnbarkeit der Lungengefäße das jeweilige Tiefenlimit darstellen und dass ein Überschreiten dieses Limits zum lebensbedrohlichen Zerreißen der Lungengefäße führen kann. Wieviel Blut indes maximal verschoben werden kann, bevor es im Einzelfall zu einem solchen fatalen Einreißen kommt, ist nicht bekannt. Es ist daher anzunehmen, dass die nachgewiesenen 1,53 l nicht zwingend das Maximum darstellen, und auf diese Weise für Pipin größere Tiefen erreichbar sind.

### 8.4.3 „Lung-packing" oder „buccal pumping"

Eine weitere Möglichkeit, an der Tiefenschraube zu drehen, stellen Veränderungen auf der anderen Seite der Gleichung dar, nämlich Veränderungen an der TLC. Dies ist in sehr engen Grenzen durch eine Verbesserung der Thoraxelastizität möglich, oder durch das so genannte „lung-packing" bzw. auch „buccal pumping". Es handelt sich hierbei um eine besondere Einatemtechnik, die es dem Kundigen erlaubt, nach einer maximalen Einatmung noch (ebenfalls nachgewiesen) bis zu 3 l Luft in die Lunge zu pressen.

Es sei angemerkt, dass auch hier nicht bekannt ist, was das Maximum des Möglichen darstellt. Es handelt sich hier also um eine willentlich herbeigeführte Überblähung der Lunge, von der derzeit nicht bekannt ist, ob dies langfristig negative Folgen für das Lungengewebe haben kann. Obwohl diese Technik von den Tauchmedizinern durchaus mit einer gewissen Sorge betrachtet wird, bietet sie dem Athleten die Möglichkeit, deutlich größere Tiefen zu erreichen.

Betrachtet man die obige Rechnung unter diesem Aspekt erneut, so ergibt sich für Pipin (der als einer der wenigen Top-Athleten diese Technik für sich nicht benutzt) bei zusätzlicher TLC-Vergrößerung durch „lung-packing" um 2 l (= Durchschnittswert, der von jedem geübten „Packer" erreicht wird):

$$TLC\ [korr.] = 11{,}6\ l,\ RV\ [korr.] = 0{,}67\ l;\ 11{,}6:0{,}67 = 17{,}3,$$

was einer Tauchtiefe von nun 163 m entspricht und dem ebenfalls zwischenzeitlich von ihm erreichten Rekord von 162 m schon sehr nahe kommt.

### 8.4.4 Reversal-Packing, „Forced expiration"

Mit dem oben Beschriebenen sind die möglichen Einflussnahmen auf die nun hinlänglich bekannte Gleichung noch nicht erschöpft. Durch das oben beschriebene spezielle Atemtraining, und hier besonders auch das Zwerchfelltraining, ist es den Athleten möglich, bei der Lungenfunktionsprüfung durch ein extrem tiefes Ausatmen („forced expiration") ihr Residualvolumen messbar (im Bereich von ein paar hundert Millilitern) zu reduzieren. Um genau diese Werte kann es demnach auch beim Tieftauchen zusätzlich schrumpfen, weil andere Strukturen (Zwerchfell) hier nachgeben. Und obwohl es sich um die kleinsten bislang aufgelisteten Veränderungen handelt, sind die Folgen erheblich bei einer zusätzlichen Reduzierung des Residualvolumens um nur 100 ml (entspricht dem Durchschnittswert, der von jedem geübten Apnoeisten erreicht wird):

$$TLC\ [korr.] = 11{,}6\ l,\ RV\ [2x\ korr.] = 0{,}57\ l;\ 11{,}6:0{,}57 = 20{,}3,$$

was einer Tauchtiefe von nun 193 m entspricht!

Mit den bis an dieser Stelle dargestellten Veränderungen sind zumindest rein mechanistisch die unglaublichen Tiefen erklärbar, die bislang erreicht worden sind. Doch damit stellt sich ein weiteres mindestens ebenso wichtiges Problem – und dieses Problem verbietet theoretisch sogar ein Abtauchen bis auf „nur" 10 m Tiefe. Tatsächlich ist es aber sogar dem weniger Geübten problemlos möglich, diese Tiefe zu erreichen. Es stellt sich das folgende Problem:

### 8.4.5  Mysterium Kohlendioxid

Wie erwähnt, kommt es beim Abtauchen in Apnoe zu einer Kompression der Alveolen – und damit der Atemgase in den Alveolen. Das wiederum hat zur Folge, dass der Partialdruck der Atemgase mit zunehmender Tiefe steigt und z. B. in 10 m Tiefe doppelt so hoch ist wie an der Wasseroberfläche. Dies betrifft auch das $CO_2$, das durch den hohen $pCO_2$ in der Alveole und eine Umkehr der Diffusionsrichtung für $CO_2$ vermehrt ins Blut diffundiert. Das Problem ist: $CO_2$ stellt den stärksten Atemreizgeber dar und der Grenzwert liegt bei etwa 50 mmHg, denn hier wird der Atemreiz übermächtig. Ein Normalwert liegt bei etwa 35 mmHg, was im Falle der Druckverdopplung (10 m Tauchtiefe) aber einen Partialdruck von nun schon 70 mmHg ausmacht und damit deutlich höher als die Atemreizschwelle liegt.

Neuere Untersuchungen ebenso wie eigene Befunde zeigen jedoch, dass der Anstieg des arteriellen $PCO_2$, der sich theoretisch ergeben würde, erheblich gemildert wird (Abb. 8.6): Auf Grund der hohen Löslichkeit von $CO_2$ im Blut kommt es durch die beschriebene Zunahme des Blutvolumens in den Lungengefäßen mit vermehrter Lungendurchblutung zu einer Umverteilung von $CO_2$ in die Gewebe des Organismus mit einer akut erhöhten $CO_2$-Speicherkapazität. Beim Auftauchen sinken der alveoläre $PO_2$ und $PCO_2$ ständig ab, so dass für $CO_2$ die normale Fluss-

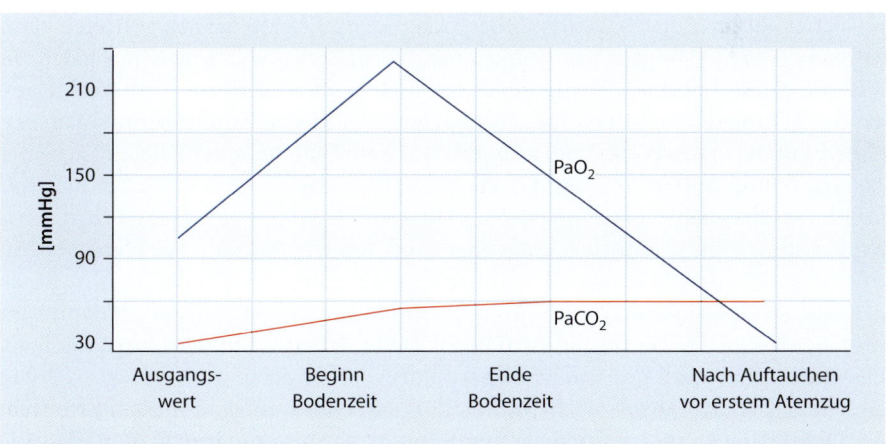

**Abb. 8.6:** Das Verhalten der Blutgase beim Tieftauchen in Apnoe (mod. nach Muth et al. 2003)

richtung wiederhergestellt wird. Gefährlich hohe arterielle $PCO_2$-Werte zum Ende der Apnoe hin werden zudem durch den so genannten „Haldane-Effekt" verhindert: die Löslichkeit von $CO_2$ ist in sauerstoffarmem Blut deutlich höher als in mit $O_2$ praktisch gesättigtem Blut, d. h., in desoxygenierten Blut ist der $PCO_2$ bei gleichem $CO_2$-Gehalt niedriger. Der dekompressionsbedingte Abfall des arteriellen $PO_2$ führt zur Desoxygenierung mit sehr niedrigen, quasi-venösen $PO_2$-Werten im arteriellen Blut mit entsprechend erhöhter $CO_2$-Löslichkeit, so dass der zu erwartende Anstieg des $PCO_2$ ausbleibt. Neben diesem Mechanismus wird bei Elite-Apnoetauchern oft eine erhöhte $CO_2$-Toleranz beobachtet, wobei bislang unklar ist, ob es sich um ein adaptatives Phänomen handelt.

An dieser Stelle sollten v. a. die physiologischen Hintergründe erläutert werden, die zum Verständnis der beschriebenen faszinierenden Leistungen im Apnoetauchen nötig sind. Allerdings sollten dabei nie die natürlichen Grenzen vergessen werden.

## 8.5 Apnoetauchen – Risiken und Grenzen

Apnoetauchen als Hochleistungssport ist auch mit Risiken verbunden und mancher Topathlet hat seinen Rekord mit seiner Gesundheit oder mit dem Leben bezahlen müssen, trotz sehr guter Vorbereitung und einem in der Regel sehr guten Wissen über die Physiologie des Apnoetauchens. Die Probleme sind dabei vielfältig.

### 8.5.1 Flachwasserohnmacht

Am bekanntesten ist selbst Laien sicher die Flachwasserohnmacht, die nach Tieftauch-versuchen kurz vor Erreichen der Oberfläche oder sehr bald danach auftreten kann (Abb. 8.7). Es wird ungern laut gesagt, aber die Vorstufe dieser Bewusstlosigkeit, ein Zustand eingeschränkten Bewusstseins, der auch „Samba" genannt wird, wird relativ häufig bei Athleten in Wettkämpfen beobachtet. Der Mechanismus: Beim Abtauchen ohne Gerät wird die Lunge komprimiert, was eine Erhöhung der Partialdrücke der Atemgase zur Folge hat. Es kommt zu einem verstärktem Übertritt von z. B. Sauerstoff ins Blut, so dass dem Körper quasi eine „Luxusversorgung" vorgegaukelt wird, doch wird in dieser Phase natürlich auch Sauerstoff verbraucht. Zu einer Hypoxie, also einem Sauerstoffmangel, kommt es unter diesen Bedingungen in der Tiefe nicht, da der Sauerstoffpartialdruck ja erhöht ist. Irgendwann zwingt der Atemreiz dann zum Auftauchen. Hierbei fallen die Partialdrücke der Atemgase in der Lunge rasch ab. Besonders der Abfall des Sauerstoffpartialdruckes ist dabei dramatisch, weil von diesem Gas reichlich verbraucht wurde. Kurz vor oder unmittelbar nach Erreichen der Oberfläche kann der Sauerstoffpartialdruck dann so niedrig werden, dass die Sauerstoffversorgung des Gehirns nicht mehr ausreichend ist. In der Folge verliert

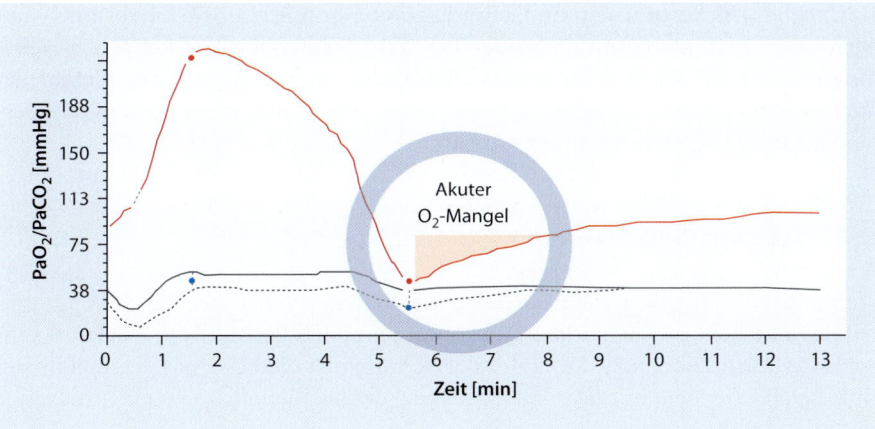

**Abb. 8.7:** Mechanismen der Flachwasserohnmacht: Beim Tieftauchen in Apnoe steigt kompressionsbedingt der arterielle $PO_2$ (rote Kurve); der steigende arterielle $PCO_2$ ist hier der einzig wirksame Atemstimulus. Hyperventiliert der Taucher nun vor dem Abtauchen, kann er länger am Grund verweilen, bis ihn ein erhöhter $PCO_2$-Wert (gepunktete Kurve) im Blut zum Auftauchen zwingt. Während des Auftauchens lässt dann die schnelle Dekompression der Lunge den alveolären und damit auch den arteriellen $PO_2$ auf hypoxische Werte abfallen

## Kompaktinformation

**Hyperventilation.** Die Atmung ist ein komplexer Vorgang, der sich nach den tatsächlichen Bedürfnissen des Körpers richtet. Ist es durch vermehrte Muskelarbeit zu einem vermehrten Anfall von $CO_2$ und sauren Stoffwechselprodukten (z. B. Milchsäure) gekommen, so ist die Atmung unwillkürlich vertieft und beschleunigt. Der Grund ist also ein zuviel an $CO_2$, das Ziel eine Normalisierung der Werte im Blut. Viele Taucher atmen jedoch, ohne dass ein gesteigerter Atemreiz besteht, vor dem Abtauchen mehrmals tief ein und aus. Sie tun dies in der irrigen Annahme, dass es auf diese Weise gelänge, mehr Sauerstoff im Blut zu speichern. Ein gewollter Effekt der Hyperventilation ist tatsächlich die Verlängerung der Zeit, in der willentlich die Luft angehalten werden kann, also der Apnoezeit. Dies erklärt sich aus der Absenkung des $CO_2$-Gehalts des Blutes (Hypokapnie) und der dadurch verlängerten Zeit, bis genügend $CO_2$ gebildet wurde, um den Atemreiz zu geben. Durch die gleichzeitige Verschiebung des pH-Werts des Blutes und die Abnahme von Calziumionen im Blutplasma kommt es jedoch zu Missempfindungen, wie Kribbelgefühle um den Mund und an den Händen sowie in schweren Fällen zu einer Verkrampfung aller Muskeln (Tetanie): Es resultiert das typische Bild der „Pfötchenstellung". Durch die gleichzeitig verminderte Durchblutung des Gehirns, Gefäßengstellung und erschwerte Sauerstoffabgabe des Hämoglobins (Linksverschiebung der Sauerstoffbindungskurve) kann im Hirn ein Sauerstoffmangel (Hypoxie) auch an Land schon zur Bewusstlosigkeit führen. Dazu gesellt sich noch der verlängerte Sauerstoffverbrauch durch den verspäteten Atemreiz, was unter Wasser durch die Bewusstlosigkeit zum Ertrinken führen kann.

der Taucher das Bewusstsein und kann dadurch ohnmächtig wieder absinken und ertrinken. Aus diesem Grunde werden bei Wettkämpfen die Taucher durch Sicherungstaucher vor allem auch an der Oberfläche gut abgesichert. Die Gefahr der Flachwasserohnmacht potenziert sich übrigens durch eine vorhergehende Hyperventilation, d. h. einem Abatmen von $CO_2$.

### 8.5.2 Schwimmbad-Blackout

Kommt es beim Streckentauchen oder bei Zeittauchversuchen zu einer Bewusstlosigkeit des Tauchers, ist das Vorliegen des so genannten Schwimmbad-Blackouts sehr wahrscheinlich (Abb. 8.8). Trotz der Bezeichnung ist die Lokalität des Ereignisses ohne Belang, sie dient nur der Unterscheidung des bei Tieftauchversuchen zugrunde liegenden Mechanismus.

Bei Weittauchversuchen wird unter Wasser mittels Muskelkraft eine bestimmte Strecke zurückgelegt. Dabei wird durch die Muskeltätigkeit vermehrt Sauerstoff verbraucht und $CO_2$ vermehrt produziert. So kommt es im Normalfall zu einem Atemreiz, bevor die kritische Sauerstoffschwelle, bei der es zur Hypoxie kommt, unterschritten wird. Wurde jedoch vor dem Tauchversuch hyperventiliert und dadurch, wie beschrieben, der $CO_2$-Wert gesenkt, dauert es entsprechend länger, bis

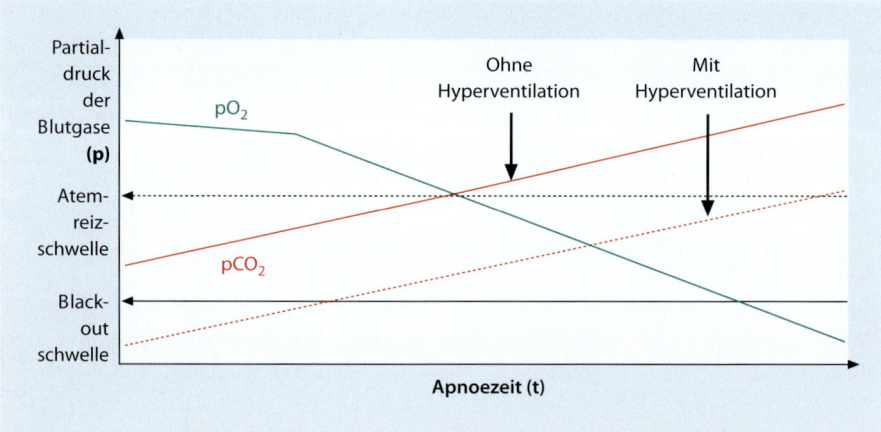

**Abb. 8.8:** Mechanismen des Schwimmbad-Blackouts: Bei Weittauchversuchen wird durch die Muskeltätigkeit vermehrt Sauerstoff verbraucht (grüne Kurven), $CO_2$ (rote Kurven) vermehrt produziert. So kommt es im Normalfall vor Erreichen einer kritischen Sauerstoffschwelle zum Atemreiz. Bei Hyperventilation und dadurch (gepunktete rote Kurve) Senkung des $CO_2$-Werts dauert es entsprechend länger, bis ein Atemreiz erfolgt. Daher kann es zu einem Sauerstoffmangel kommen, der relativ plötzlich zum Bewusstseinsverlust (Blackout) führen kann

ein Atemreiz erfolgt. Daher kann es zu einem Sauerstoffmangel kommen, der den Taucher das Bewusstsein relativ plötzlich verlieren lässt.

Die $CO_2$-Produktion des Körpers geht jedoch aufgrund von Stoffwechselvorgängen weiter, so dass zu einem gegebenen Zeitpunkt wieder genug $CO_2$ im Blut ist, um das Atemzentrum zu stimulieren. Daraus resultiert ein Einatemreflex, der unter Wasser zum Einatmen von Wasser und somit zum Ertrinken führt. So kommt es bei nicht rechtzeitigem Erkennen durch Trainingspartner oder Übungsleiter fast zwangsläufig zur Aspiration von Wasser in die Lunge.

### 8.5.3 Stickstoff beim Apnoetauchen

Während die Gefahr der Flachwasserohnmacht vielen ambitionierten Schnorchlern bereits bekannt ist, drohen echte Gefahren auch von einem Gas, das beim Apnoetauchen lange als völlig unkritisch (weil nicht relevant) angesehen wurde (und von vielen Apnoeisten leider immer noch als solches angesehen wird) – dem Stickstoff.

#### Tiefenrausch

Ebenso wie der Sauerstoffpartialdruck steigt der $pN_2$ während des Abtauchens an, und entsprechend kommt es zu einer Aufnahme von Stickstoff ins Gewebe. Angesichts der von Apnoetauchern in Training und Wettkampf erreichten Tiefen weit jenseits der 50 m wäre übrigens das Auftreten eines Tiefenrauschs trotz der geringen Zeit, die bei einem Apnoetauchgang in der Tiefe verbracht wird, denkbar.

Genaue Untersuchungen zu dieser Frage liegen bislang nicht vor; die von vielen Apnoetauchern geschilderten subjektiven Eindrücke speziell bei Tieftauchversuchen können jedoch durchaus als Symptome eines Tiefenrauschs interpretiert werden.

#### Dekompressionsunfall

In Gegensatz zu dieser bisher nicht endgültig beantworteten Frage muss die Möglichkeit des Auftretens einer Dekompressionskrankheit zumindest nach mehreren wiederholten (und vor allem tiefen) Apnoetauchgängen eindeutig bejaht werden. Nach einem einzelnen Apnoetauchgang ist die zusätzlich im Gewebe aufgenommene Stickstoffmenge so gering, dass entsprechende Symptome unter normalen Umständen nicht auftreten können. Da die Stickstoffelimination aber prinzipiell langsamer abläuft als die Aufnahme, kommt es zu einer Anreicherung von Stickstoff im Gewebe, wenn der Apnoetaucher in kurzen Abständen wiederholt abtaucht, insbesondere bei Tiefen von mehr als 15–20 m. Der Grad der Gewebesättigung mit Stickstoff wird neben der Tiefe vom Verhältnis zwischen der Apnoezeit unter Wasser und der Länge der Erholungsperiode an der Oberfläche bestimmt. In der Tat konnten

Messungen bei berufsmäßigen Apnoetauchern zeigen, dass tiefenabhängig venöse $pN_2$-Werte erreicht werden können, die potenziell mit einer Blasenbildung im Blut verbunden sind. Eine Dekompressionskrankheit ist also nach wiederholten Apnoetauchgängen möglich und inzwischen auch mehrfach in der wissenschaftlichen Literatur beschrieben.

Engagierten Apnoetauchern wird daher empfohlen, zwischen Tieftauchversuchen eine längere Oberflächenpause einzuhalten und nach Möglichkeit an der Oberfläche für 5–10 min Sauerstoff zu atmen, da diese Maßnahme die Gefahr einer Dekompressionssymptomatik minimieren kann.

Die bisherigen Erläuterungen sind zumindest den tauchmedizinischen Experten und wohl auch vielen Aktiven wohl bekannt. Im Sommer 2005 hat der Apnoetaucher Patrick Musimu mit seinem Fabelrekord von 209 m Tiefe und mit seinen gesundheitlichen Problemen danach aber sehr wahrscheinlich nicht nur die absolut natürliche Grenze für das Tieftauchen in Apnoe erreicht, sondern auch einen Mechanismus erlebt, der eigentlich als unmöglich gilt und unter normalen Umständen gar nicht auftreten kann: eine ursprünglich arterielle Dekompressionskrankheit. Dies ist eigentlich ein Paradoxon, denn dekompressionsbedingte Gasblasen können eigentlich nicht auf der arteriellen Seite entstehen, sondern allenfalls venös entstanden über die Lungengefäße oder ein offenes Foramen ovale vom rechten Herzvorhof in den linken Vorhof und so auf die arterielle Seite gelangen. Der Grund dafür ist, dass sich unter den bisher bekannten Bedingungen mengenmäßig nur wenig Stickstoff auf der arteriellen Seite befindet und die Blasenbildung durch gewaltige Gegenkräfte maximal behindert wird. Doch in den Tiefenbereichen, in die Patrick Musimu nun vorgedrungen ist, stellen sich die Regeln möglicherweise auf den Kopf – und zwar so gründlich, dass selbst gestandene Taucherärzte einen solchen Mechanismus schwer erklären können.

Und doch: In dieser Tiefe kommt es zu einer gewaltigen Aufsättigung vor allem des arteriellen Blutes, was durch die immense Blutfülle in den Lungengefäßen durch den Blood-shift und den extrem langsamen Herzschlag, der zu einer vergleichsweise langen Verweildauer des Blutes in den Lungengefäßen führt, noch gesteigert wird. An diese Vorgänge schließt sich dann eine geradezu explosive Dekompression an, denn das Auftauchen findet mit einer Geschwindigkeit zwischen 100 und 200 m pro min (=12 km/h) statt, so dass es möglicherweise unter diesen Bedingungen dann doch auf der arteriellen Seite zur Blasenbildung und zur neurologischen DCS kommen kann.

Die absolute Grenze für das Tieftauchen in Apnoe scheint somit nicht mehr sehr fern zu sein, und die Gefahren steigen für den, der sie zu erreichen sucht, nunmehr sehr wahrscheinlich mit jedem zusätzlichen Meter.

### 8.5.4  Pulmonale Probleme

Ein weiteres Problemfeld beim Apnoetauchen ist die Lunge (s. auch Kap. 11). Hier kommt es bei den Athleten sehr häufig zu unterschiedlichen Symptomen, die von Bluthusten über die Ausbildung eines Lungenödems bis hin zum Lungenriss führen können.

Von dieser Symptomatik stellt das Bluthusten vordergründig sicher das spektakulärste dar, ist in der Regel aber erstaunlich harmlos. In den meisten Fällen handelt es sich entweder schlicht um ein Barotrauma der Nebenhöhlen oder, im Leistungssportbereich, um Einrisse von Schleimhautgefäßen in der Luftröhre und den Bronchien. Zu den wichtigsten Veränderungen beim Tieftauchen in Apnoe gehört nämlich eine erhebliche Umverteilung von Blut aus den peripheren Blutgefäßen in die thorakalen Blutgefäße, also die Lungengefäße und die der Schleimhäute der Atemwege. Diese Gefäße werden dabei prall gefüllt und aufgedehnt, so dass speziell die zarten Schleimhautgefäße einreißen können.

Doch nicht nur diese, denn der als Blood-shift bekannte Mechanismus dehnt auch die Lungengefäße und Lungenkapillaren auf, so dass es theoretisch auch hier zu einem Gefäßeinriss mit anschließender erheblicher Blutung kommen kann. Während ein solches Ereignis bislang erst einmal berichtet wurde, ist es bereits mehrfach zur Ausbildung eines Lungenödems gekommen. Ursächlich ist hier ein so hoher hydrostatischer Druck in den Lungenkapillaren, dass es zum Übertritt von Blutplasma in die Lungenbläschen kommt. Manche Apnoetaucher meinen irrtümlich, dass dieser Übertritt regelhaft aufträte und dass dies das Geheimnis der großen Tiefen sei, doch das ist falsch. Der Blood-shift selbst erklärt die großen Tiefen, denn die prall vollen Blutgefäße nehmen so viel Platz ein, dass die Lungenbläschen weiter schrumpfen können, ohne dass es zum Unterdruckbarotrauma der Lunge kommt. Der Übertritt hingegen ist eine lebensbedrohliche Komplikation. In einer 2006 erschienenen wissenschaftlichen Untersuchung wird übrigens sogar diskutiert, dass diese Effekte zu einer Überlastung des rechten Herzens und zur Ausbildung eines Hochdrucks im kleinen Blutkreislauf führen können, doch für endgültige Aussagen ist es sicher noch zu früh.

Dafür sind aber sogar Lungenrisse bei Apnoetauchern beschrieben, und zwar nicht beim Abtauchen, sondern beim Auftauchen. Bislang handelt es sich um Einzelfälle, die mit einer ungleichmäßigen Verteilung der Luft in der sich wieder ausdehnenden Lunge erklärt werden. Auch hier besteht noch Forschungsbedarf. Das gilt auch für die Technik der willentlichen Überblähung der Lunge, die von vielen Apnoeisten angewandt wird. Dieses so genannte „Nachdrücken" oder auch „Karpfen" ermöglicht eine Steigerung der Vitalkapazität um bis zu 50 % des Ausgangsvolumens. Auch hier ist eine Druckschädigung der Lunge denkbar und diskutiert worden, endgültige Ergebnisse stehen aber noch aus und sind derzeit Gegenstand der Forschung.

## 8.5.5 Herzrhythmusstörungen

Beim Apnoetauchen kommt es zudem, wie oben erwähnt, zum so genannten Tauchreflex, der auch bei Tieren zu beobachten ist und sehr wahrscheinlich ein „Sauerstoffsparmechanismus" ist. Diverse Mechanismen tragen zur Auslösung dieses Tauchreflexes bei, wobei dem Atemanhalten sowie dem Kontakt des Gesichts mit Wasser die größte Bedeutung zugesprochen wird. Zusätzliche Mechanismen sind der kompressionsbedingte Anstieg des arteriellen $pO_2$ sowie die erwähnte Umverteilung von Blut aus der Peripherie in den Thorax und die daraus resultierende Erhöhung der Herzfüllung. In der Regel fällt die Herzfrequenz bei Apnoetauchern nur mäßig ab, es wurden aber, wie oben erwähnt, bei trainierten Elite-Apnoetauchern auch Herzfrequenzen bis unter 20 Schläge/min beschrieben. Hierbei kommt es allerdings bei langen Apnoetauchgängen nahezu regelhaft zu deutlichen Herzrhythmusstörungen – und zwar umso häufiger, je deutlicher der Effekt des Tauchreflexes auf die Herzfrequenz ist. Bislang kam es durch die Herzrhythmusstörungen allerdings noch zu keiner Komplikation.

---

**Tipps für Tauchlehrer**

1. Apnoetauchen ist den meisten Gerätetauchern zu sportlich. Dabei wäre es die ideale Ergänzung bzgl. sportspezifischer Grundfitness, Stresstoleranz bei Luftnot oder Flachwasserbiologie an tauchfreien Tagen.
2. Wer Sporttaucher ausbildet und prüft, sollte seinen Schülern in Sachen Zeit-, Tief- und Streckentauchen sowie Langstreckenschnorcheln in Tauchausrüstung in nichts nachstehen.
3. Eine überdurchschnittliche Apnoe-Grundfitness muss sich jeder aktive Tauchlehrer, ob jung oder alt, erhalten, um bei einem Wasserrettungsmanöver im Ernstfall nicht zu versagen.
4. Apnoeleistungen werden in vernünftigem Rahmen in jeder Tauchausbildungsstufe abgeprüft. Hier sollte der Tauchlehrer die lauernden Gefahren sehen und ihnen im Vorfeld entgegenwirken: Verbot forcierter Hyperventilation, Zeitbegrenzung beim Zeittauchen, Begleitschnorchler beim Streckentauchen, Sicherungstaucher beim Tieftauchen – dies gilt auch und besonders bei der Durchführung von Tauchlehrerprüfungen!

---

## Weiterführende Literatur

1. Ehrmann U, Pittner A, Paulat K, Radermacher P, Muth CM. Herzfrequenz und metabolische Parameter beim Apnoetauchen. Dtsch Z Sportmed 2004; 55: 295–298
2. Ferretti G. Extreme human breath-hold diving. Eur J Appl Physiol 2001; 84: 254–271
3. Ferrigno M, Lundgren CEG. Human breath-hold diving. In: Lundgren CEG, Miller JN (eds) The lung at depth. Lung biology in health and disease, vol 132. Marcel Dekker, New York, 1999, pp 529–585

4. Hong SK. Breath-hold diving. In: Bove AA, Davis JC (eds) Diving medicine. W. B. Saunders, Philadelphia PA, 1997, pp 65–74

5. Muth CM, Radermacher P, Pittner A, Steinacker J, Schabana R, Hamich S, Paulat K, Calzia E. Arterial blood gases during diving in elite apnea divers. Int J Sports Med 2003; 24:104–107

6. Muth CM, Ehrmann, U, Radermacher P. Physiological aspects of apnea diving. Clin Chest Med 2005; 26: 381–394

7. Muth CM, Radermacher P. Kompendium der Tauchmedizin. Deutscher Ärzteverlag, Köln, 2005

8. Radermacher P, Muth CM. Apnoetauchen – Physiologie und Pathophysiologie. Dtsch Z Sportmed 2002; 53: 185–191

## Internetadresse

1. AIDA http://www.multimania.com/aidafrance/AIDA/Tableau.htm

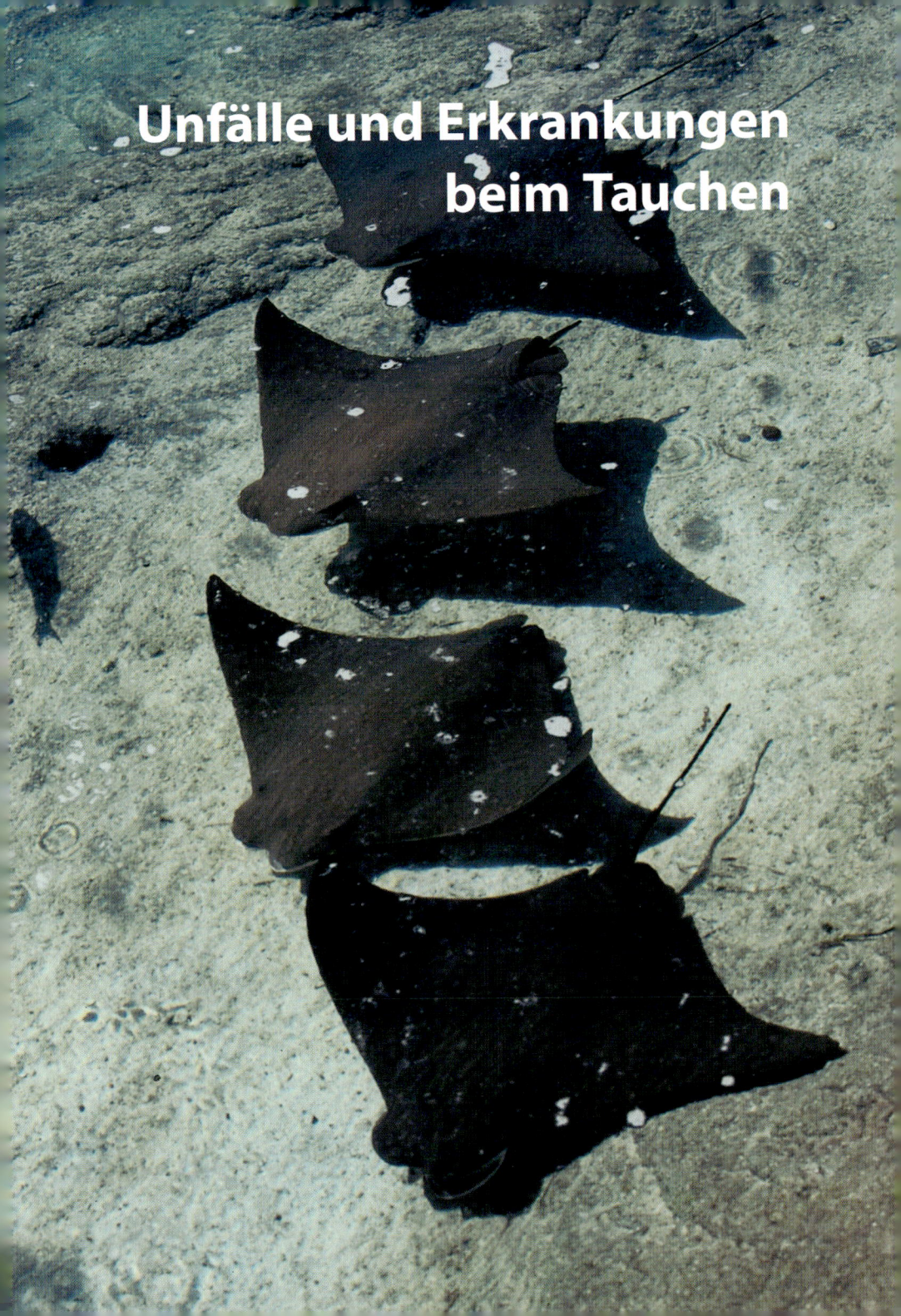

# Unfälle und Erkrankungen beim Tauchen

# 9 Dekompressionserkrankung

*R. Kern*

Die Dekompressionserkrankung entsteht durch symptomatisches Freiwerden von Gasbläschen aus zuvor in Geweben oder Blut gelöstem Inertgas. Sie kann sich in verschiedenen Schweregraden manifestieren: von nur leichten, voll reversiblen Beschwerden, über persistierende neurologische Ausfälle, bis hin zum tödlichen Ausgang. Im folgenden Kapitel soll auf die verschiedenen Manifestationsformen der Dekompressionserkrankung, deren Symptome und Abgrenzung zu anderen Erkrankungen eingegangen werden. Ein Abschnitt widmet sich den Risikofaktoren, die das Auftreten und den Schweregrad der Dekompressionserkrankung beeinflussen können. Hier werden auch die besonderen Aspekte von Flugreisen nach dem Tauchen kurz umrissen.

## 9.1 Definition und Klassifikation

Die Dekompressionserkrankung wird verstanden als dysbare Erkrankung, bei der es im Zusammenhang mit Veränderungen des Umgebungsdrucks zu einem Freiwerden von Gasen aus gelöstem Zustand kommt. Diese Gase können als Bläschen unterschiedlicher Größe in Geweben oder Blutgefäßen des Körpers auftreten und sich anhäufen. Die möglichen Folgen sind eine direkte, mechanische Schädigung von Geweben oder eine indirekte Schädigung, bei der Gasbläschen zu Gefäßverschlüssen, zu Mikro- oder auch Makroembolien, und damit zu einem Sauerstoffmangel in Geweben führen.

Physikalische und pathophysiologische Konzepte der Entstehung von Gasblasen sind in Kap. 2 ausführlich erläutert. Für das Verständnis der in diesem Kapitel dargestellten klinischen Symptomatik ist es wichtig, dass die Dekompressionserkrankung aufgrund ihrer Pathophysiologie grundsätzlich als eine systemische Erkrankung anzusehen ist und entsprechend behandelt werden sollte. Dies gilt auch für Fälle, bei denen die Beschwerden lokal begrenzt auftreten und ein eher leichtes Krankheitsbild verursachen. Therapeutische Prinzipien werden im Kap. 17 besprochen.

Im angloamerikanischen Sprachraum wird zwischen der „decompression illness" bzw. „decompression injury" (DCI) und der „decompression sickness" (DCS) unterschieden. Dabei wird DCI in aller Regel als Überbegriff für Dekompressionsunfälle verstanden, ohne eine pathophysiologische Differenzierung vorzunehmen. Hierzu zählt sowohl die Dekompressionserkrankung im Speziellen als auch die

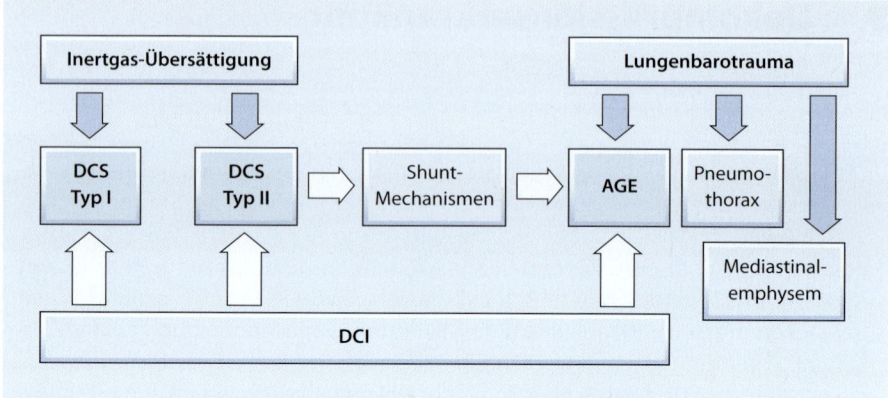

**Abb. 9.1:** Klassifikation von Tauchunfällen (mod. nach den Leitlinien der GTÜM e.V.)

arterielle Gasembolie (AGE) nach Lungenüberdehnung oder die so genannte paradoxe Embolie. Der Begriff DCS wird hingegen dann gebraucht, wenn explizit die Dekompressionserkrankung mit der entsprechenden pathophysiologischen Grundlage gemeint ist (Abb. 9.1). Übersetzungen der Begriffe ins Deutsche haben teilweise zu der Lehrmeinung geführt, dass zwischen einer „Dekompressionserkrankung" und einer „Dekompressionskrankheit" unterschieden werden soll. Angesichts der sprachlichen Nähe ist diese Differenzierung ausgesprochen verwirrend. Sinnvoller erscheint es, den Begriff „Dekompressionsunfall" als Übersetzung für DCI zu verwenden. Diese begriffliche Problematik wird um so abstrakter, wenn man bedenkt, dass die Unterscheidung zwischen einer DCS mit Beteiligung des zentralen Nervensystems und einer zerebralen AGE ohne Zusatzdiagnostik oft nicht möglich und für die unmittelbare Therapieentscheidung auch nicht erforderlich ist (s. hierzu auch Kap. 17).

Als unbestritten sinnvoll gilt, akute Tauchunfälle jeder Ursache und Schwere international als DCI zu bezeichnen. Eine weitere Einteilung ist zwar willkürlich, jedoch unverzichtbar für klinisches Management, Dokumentation und wissenschaftliche Erfassung.

Im Folgenden werden die am häufigsten verwendeten Klassifikationssysteme erläutert. Dabei wird der Begriff des Dekompressionsunfalls allgemein als Überbegriff für akute dysbare Erkrankungen verwendet, analog zum Begriff DCI. Soll pathophysiologisch differenziert werden zwischen einer AGE – bedingt durch den Eintritt von Gasbläschen in den arteriellen Kreislauf nach einer Lungenüberdehnung oder den Shunt venöser Blasen ins arterielle System – und einer DCS – bedingt durch das Freiwerden von Gasbläschen aus Geweben und konsekutiver Gewebsschädigung –, werden die entsprechenden Abkürzungen benutzt.

### 9.1.1 Traditionelle Klassifikation („DCS-System")

Die immer noch weltweit gebräuchliche traditionelle Klassifikation der Dekompressionserkrankung unterscheidet zwischen einer DCS Typ I und Typ II sowie der AGE. Sie wurde 1960 auf der Basis von 685 Erkrankungsfällen bei Tunnelarbeitern entwickelt, um eine Differenzierung zwischen einer leichten und schweren Manifestation der Dekompressionserkrankung zu ermöglichen und damit Entscheidungen bezüglich Prognose und Therapie zu vereinfachen.

Eine DCS Typ I liegt vor, wenn es im Rahmen der Dekompressionserkrankung lediglich zu Symptomen im Bereich der Haut oder des Bewegungsapparates kommt, z. B. Juckreiz, Hautausschlag oder Gelenkschmerz. Bei Symptomen in anderen Bereichen des Körpers ist von einer DCS II auszugehen. Dazu gehören unter anderem die Beteiligung der Lunge, des Nerven- und des Herz-Kreislauf-Systems. Später wurde der Klassifikation eine DCS Typ III hinzugefügt. Hiermit wird eine fulminante Manifestation der DCS bezeichnet, bei der infolge einer zusätzlich bestehenden AGE frühzeitig nach Erreichen der Wasseroberfläche eine progrediente neurologische Symptomatik auftritt, die sich unter Umständen nicht durch eine Rekompression bessert.

Diese traditionelle Klassifikation wurde in letzter Zeit vermehrt kritisiert und gilt eigentlich trotz der noch weiten Verbreitung als nicht mehr zeitgemäß. Wie bereits angemerkt, handelt es sich bei der Dekompressionserkrankung um eine systemische Erkrankung, so dass eine Trennung zwischen einer lokal begrenzten und einer generalisierten Form mit schwerwiegender Organbeteiligung artifiziell ist, obwohl selbstverständlich der klinische Schweregrad erheblich variieren kann.

---

**Kompaktinformation**

**Traditionelle Klassifikation der Dekompressionserkrankung („DCS-System")**

- DCS Typ I:
  - Beteiligung der Haut (z. B. Juckreiz, Hautrötung, umschriebene Schwellung der Haut)
  - Beteiligung des Bewegungsapparats (z. B. Schmerzen in einem Gelenk oder einer Extremität)
- DCS Typ II:
  - Beteiligung des zentralen Nervensystems (z. B. Bewusstlosigkeit, neurologische Ausfälle)
  - Beteiligung des Innenohrs (z. B. Gleichgewichts- oder Hörstörungen)
  - Beteiligung der Lunge oder des Herz-Kreislauf-Systems (z. B. Brustschmerzen, Atemnot, Herzrhythmusstörungen, Schock)
  - Beteiligung anderer Organsysteme
  - Symptome des Typ I, sofern Beginn bereits unter erhöhtem Umgebungsdruck
- Arterielle Gasembolie (AGE)
  - Fulminantes Syndrom mit frühem Beginn einer progredienten neurologischen Symptomatik

Die Anwendung des Systems kann insbesondere durch eine Bagatellisierung der DCS Typ I zu Problemen führen, d. h. wenn bestimmte Symptome als „harmlos" angesehen und nicht konsequent genug therapiert werden. Gerade die gefährliche Beteiligung des zentralen Nervensystems kann unter Umständen übersehen werden, wenn die neurologische Untersuchung nicht gründlich genug durchgeführt wird. Neurologische Symptome gehören zu den häufigsten Manifestationsformen der Dekompressionserkrankung; dabei handelt es sich allerdings bei der Vielzahl der Fälle um lokal begrenzte subjektive Sensibilitätsstörungen wie Taubheitsgefühle oder Kribbelparästhesien, die bei Fehlen anderer Symptome als Ausdruck einer Beteiligung des peripheren Nervensystems angesehen werden können.

Die Abgrenzung zu Symptomen, die für eine spinale (Rückenmark) oder zerebrale (Gehirn) Manifestation sprechen, kann insbesondere im Frühstadium bei geringer Läsionsgröße klinisch sehr schwierig sein. Diese Feststellung wird unterstützt von retrospektiven Untersuchungen, in denen sich bei einigen als DCS Typ I einstuften Fällen nachträglich eine Beteiligung des zentralen Nervensystems herausstellte.

Auch bestimmte Hautsymptome, z. B. die so genannte Cutis marmorata oder die lymphatische Schwellung, sind in aller Regel Ausdruck einer fortgeschrittenen und unmittelbar therapiebedürftigen Dekompressionserkrankung.

**Hinweis.** Einer der Hauptkritikpunkte an der traditionellen DCS-Klassifikation ist die Gefahr, dass ernstzunehmende Symptome der Dekompressionserkrankung nicht oder nicht rechtzeitig als solche erkannt werden und dies zu falschen Therapieentscheidungen führt.

Ein weiterer Kritikpunkt am traditionellen System ist, dass durch die Unterteilung in DCS Typ II und AGE suggeriert wird, zwischen zerebraler DCS und AGE könne grundsätzlich klinisch differenziert werden. Dies ist in aller Regel nicht möglich, wie Studien anhand einer niedrigen diagnostischen Übereinstimmung verschiedener klinischer Untersucher hatten zeigen können.

Obwohl der Beginn der Symptomatik nach Erreichen der Wasseroberfläche gewisse Hinweise gibt, können beide Syndrome rasch auftreten und sich mit neurologischer Symptomatik vom zerebralen Verteilungsmuster manifestieren. Auch ist eine exakte Differenzierung in der Notfallsituation von untergeordneter Bedeutung, da sich das therapeutische Vorgehen bei der zerebralen DCS und AGE in der Akutphase nicht unterscheidet.

Vergleichbar schwierig ist die klinische Differenzierung zwischen einer DCS mit Beteiligung des Innenohrs und eines Innenohrbarotraumas. Dieses Thema wird speziell in Kap. 10 abgehandelt.

**Hinweis.** In der Akutphase nach dem Tauchunfall ist es oft nicht möglich, nur anhand von Unfallhergang, Anamnese und klinischer Untersuchung eine eindeutige Diagnose zu stellen. Gerade die klinische Unterscheidung zwischen einer DCS mit zerebraler Manifestation und einer zerebralen AGE ist oft unmöglich.

## 9.1.2 Deskriptive Klassifikation („DCI-System")

Die wachsende Kritik an dem einfachen traditionellen DCS-System hat zur Entwicklung eines neuen deskriptiven Klassifikationssystems geführt. Dieses hat zum Ziel, die Erkrankungssymptome genauer zu beschreiben, ohne eine pathophysiologische Differenzierung oder Therapieempfehlungen zu suggerieren. In die Kategorien der Klassifikation fließen die zeitliche Dynamik, der Zeitpunkt des Beginns in Relation zum Ende des Tauchgangs, die beteiligten Organsysteme und das mögliche Vorliegen eines Barotraumas mit ein. Außerdem wird das Tauchprofil berücksichtigt, um die Belastung des Körpers mit Inertgas abzuschätzen.

### Kompaktinformation

**Deskriptive Klassifikation der Dekompressionserkrankung („DCI-System")**

1. Zeitliche Dynamik
   - spontan remittierend: deutliche Besserung der Symptome vor Therapiebeginn
   - stabil: keine wesentliche Änderung der Symptomatik
   - schubförmig: erneute Verschlechterung, nachdem schon Besserung eingetreten war
   - progredient: Zunahme der Symptomatik bzw. Hinzutreten neuer Symptome im Verlauf
2. Beginn der Symptomatik
   - Dokumentation des zeitlichen Beginns nach Ende des Tauchgangs
3. Organmanifestation
   - muskuloskelettal: Symptome im Bereich des Bewegungsapparats
   - neurologisch: zentrales (Gehirn, Rückenmark) oder peripheres Nervensystem
   - kardiopulmonal: Symptome im Bereich der Lunge und/oder des Herz-Kreislauf-Systems
   - dermatologisch: Symptome im Bereich der Haut, einschließlich lymphatischer Manifestation
   - audiovestibulär: Innenohrsymptome
   - konstitutionell: unspezifische Beschwerden
4. Belastung des Körpers mit Inertgas
   - Schätzung der Sättigung von Geweben mit Inertgas anhand des Tauchprofils (Tiefe, Dauer, Aufstiegsgeschwindigkeit, Wiederholungstauchgänge)
5. Vorliegen eines Barotraumas
   - Dokumentation eines Barotraumas sofern diagnostisch möglich, z. B. Mittelohr, Sinus

Bei der Verwendung des deskriptiven Systems sollte berücksichtigt werden, dass es ausschließlich zur Einteilung von Tauchunfällen in der Akutphase entwickelt wurde. Ist das Ausmaß der Organschädigung durch Zusatzdiagnostik bekannt, lässt sich dies mit der Klassifikation nicht erfassen. Wenngleich das deskriptive System weniger einprägsam ist als das traditionelle DCS-System, hat es den Vorteil, dass die Notwendigkeit einer frühen und schwierigen Differenzialdiagnose vor Einleitung von Therapiemaßnahmen entfällt. Außerdem führt die Verwendung dieser Klassifikation zu einer deutlich besseren diagnostischen Übereinstimmung unter Ersthelfern und Tauchmedizinern. Dies ist eine wesentliche Bedingung für die wissenschaftliche Bewertung von Therapieverfahren und Planung von prospektiven Studien.

Es ist davon auszugehen, dass die Bemühungen um ein allgemein akzeptiertes, einheitliches Klassifikationssystem noch nicht abgeschlossen sind. Gegenwärtig werden noch beide Systeme verwendet, mit klarer Präferenz zum neuen, deskriptiven System.

## 9.2 Klinische Symptomatik

Die klinische Symptomatik der Dekompressionserkrankung ist sehr vielgestaltig und kann sich in verschiedenen Schweregraden manifestieren. Die Spannbreite reicht von diskreten und voll reversiblen Beschwerden, über Organmanifestationen, die in ungünstigen Fällen trotz Therapie bleibende Defizite hinterlassen, bis hin zu fulminanten Verläufen mit tödlichem Ausgang. Beinahe jedes Organsystem – entweder ein einzelnes oder mehrere – kann betroffen sein. Der Verlauf ist variabel, nach Auftreten der ersten Symptome können sich diese sowohl spontan zurückbilden als auch verschlechtern oder es können im Verlauf Symptome im Bereich anderer Organsysteme hinzutreten. Zahlreiche Einflussfaktoren spielen hierbei eine Rolle; diese werden im Abschnitt 9.4 gesondert besprochen.

**Hinweis.** Der Verlauf der Dekompressionserkrankung ist oft über mehrere Stunden fortschreitend. Auch bei nur leichten Symptomen nach Erreichen der Wasseroberfläche kann noch ein bedrohliches Krankheitsbild entstehen.

Es kann nicht oft genug hervorgehoben werden, dass die Dekompressionserkrankung eine systemische Erkrankung darstellt. Dabei sollte bedacht werden, dass sich die Dekompressionserkrankung meist an mehreren Organsystemen manifestiert, und dass das Vorliegen bestimmter umschriebener Symptome eine subklinische Schädigung in einem anderen Organsystem nicht ausschließt. Aus didaktischen

Gründen werden die möglichen Organmanifestationen hier jedoch unabhängig voneinander erläutert.

**Hinweis.** Aus der großen Variabilität der klinischen Symptomatik, des Schweregrads und des Verlaufs der Dekompressionserkrankung lässt sich ableiten, dass es sich um eine systemische Erkrankung handelt. Dies gilt in aller Regel auch dann, wenn nur leichte oder umschriebene Symptome eine lokal begrenzte Manifestation vermuten lassen.

### 9.2.1 Zeitlicher Verlauf

Die Symptome der Dekompressionserkrankung beginnen, nachdem der Betroffene mit dem Aufstieg bzw. der Dekompression begonnen hat. Am häufigsten treten Symptome innerhalb von 6 Stunden nach dem Tauchgang auf. Der Erkrankungsbeginn hängt unter anderem von den in Abschnitt 9.4 genannten Risikofaktoren ab. Generell gilt, dass die Dekompressionserkrankung umso schneller auftritt, je stärker die Dekompressionsregeln verletzt worden sind. Ebenso tritt die Erkrankung bei Wiederholungstauchgängen und beim Vorliegen anderer Risikofaktoren früher auf.

Besonders früh manifestieren sich zumeist Symptome des zentralen Nervensystems. Neurologische Symptome treten oft schon nach 10 Minuten, meist aber innerhalb von 3 Stunden auf. Es sind jedoch Fälle beschrieben worden, bei denen es erst 1–4 Tage nach Exposition zu Symptomen einer Dekompressionserkrankung gekommen ist. Längere und eher flachere Tauchgänge sind hierfür vermutlich besonders prädisponierend.

**Hinweis.** Je gravierender die Regeln der Dekompression verletzt wurden, desto früher kommt es in den meisten Fällen zu ersten Symptomen. Nach längeren, flacheren Sättigungstauchgängen können die Symptome verzögert, unter Umständen erst nach über 24 Stunden auftreten.

### 9.2.2 Häufigkeitsverteilung von Organmanifestationen

Die Häufigkeit von Organmanifestationen im Rahmen der Dekompressionserkrankung wurde in großen Datenbanken, unter anderem von DAN (Divers Alert Network) und INM (Institute of Naval Medicine) erfasst. Dabei zählt, entgegen früherer Beobachtungen bei Berufstauchern und Caissonarbeitern, die neurologische Manifestation zu den häufigsten Symptomen überhaupt, je nach Quelle zwischen 40 % und 78 %. Ebenfalls sehr häufig sind Schmerzen im Bereich von Gelenken und Extremitäten mit 22–57 %, gefolgt von unspezifischen Symptomen (15–30 %). Symptome im Bereich der Haut (3,5–10 %), des Innenohrs (12–20 %) und des kardiopulmonalen Systems sind seltener (2–9 %).

### 9.2.3 Allgemeinsymptome

Unspezifische Allgemeinsymptome wie Müdigkeit, Abgeschlagenheit, Kopfschmerzen, diffuse Schmerzen des Körpers werden im Rahmen einer Dekompressionserkrankung häufig angegeben. Ebenfalls beschrieben wurde ein grippeähnliches Bild mit allgemeinem Krankheitsgefühl, generalisierten Muskelschmerzen, Appetitlosigkeit und gelegentlich Schüttelfrost.

In leichten Fällen können Allgemeinsymptome nach dem Tauchgang bei Fehlen weiterer Zeichen einer Haut- oder Organbeteiligung nicht immer eindeutig einer Dekompressionserkrankung zugeordnet werden. Diese Symptome können z. B. auch Ausdruck einer körperlichen Überanstrengung oder Dehydratation sein. In schwereren Fällen kommt es zu einer starken Müdigkeit mit Erschöpfungsgefühl, die sich typischerweise im Rahmen einer Rekompression in der Druckkammer schlagartig zurückbildet.

### 9.2.4 Symptome im Bereich der Haut

Hautsymptome sind bei der Dekompressionserkrankung häufig und werden nach der traditionellen Klassifikation der DCS Grad I zugeordnet. Die klinische Präsentation ist sehr vielgestaltig und kann von milden, umschriebenen Rötungen bis zu einem generalisierten ausgeprägten Hautausschlag reichen.

#### Juckreiz

Zu den Leitsymptomen gehört der Juckreiz (Pruritus). Diese Eigenschaft hat den Hautsymptomen der Dekompressionserkrankung den umgangssprachlichen Namen „Taucherflöhe" eingebracht. Wahrscheinlich entsteht der Juckreiz durch eine Gefäßerweiterung bei warmen Umgebungstemperaturen, was das Einströmen von Gasbläschen in die Haut während der Dekompression begünstigt. Deshalb treten „Taucherflöhe" seltener nach Tauchgängen mit Nassanzug in kühleren Gewässern auf. Der Juckreiz beginnt meist rasch nach der Dekompression, vor allem nach kurzen und tiefen Tauchgängen, und bildet sich meist spontan zurück. Fehlen weitere Symptome, wird der Juckreiz im Allgemeinen als ungefährliche Erscheinung angesehen. Aus diesem Grund ist von einer hohen Dunkelziffer auszugehen. Am häufigsten tritt der Juckreiz an Unterarmen, Handgelenken, Händen, Nase, Ohren und Oberschenkeln auf.

### Hautausschlag

In der Folge kann sich ein rötlicher Hautausschlag (Erythem) entwickeln, der wahrscheinlich mit einer Histaminausschüttung in Zusammenhang steht. Er kann zunächst scharlachähnlich fein- bis grobfleckig aussehen, mit einer Verteilung im Bereich von Brust, Schultern, Rücken, Bauch und Oberschenkeln. In schwereren Fällen kommt es in gleicher Verteilung zu einem rötlich-erhabenen Ausschlag (makulopapulöses Exanthem), der sich in der Regel großflächig verbindet. Dieses Exanthem wird als Folge einer durch Gasbläschen verursachten Störung des venösen Abflusses angesehen und damit als Zeichen einer generalisierten Dekompressionserkrankung.

### Cutis marmorata

Ausgehend von einem umschriebenen rötlichen oder blassen Bereich, der unmittelbar nach dem Auftauchen auftritt, kommt es rasch zu einer Ausbreitung einer bläulich-gesprenkelten, von blassen Arealen umgebenen Schwellung, die an Marmor erinnert (Abb. 9.2). Die Cutis marmorata („marmorierte Haut") ist relativ selten, aber ein ernstes Symptom einer Dekompressionserkrankung, da sich die ödematöse Schwellung nicht nur an der Haut, sondern meist generalisiert manifestiert.

### Lymphatische Schwellung

Selten kann es im Rahmen einer Dekompressionserkrankung auch zu einer lokalen Schwellung kommen, die als lymphatische Abflussstörung verstanden wird. Sie führt zu einem vergröberten Hautrelief, das an Orangenhaut erinnert. Betroffen sein können Körperstamm, Brust, Extremitäten oder Speicheldrüsen. Eine lymphatische Schwellung ist ebenfalls als indirektes Zeichen einer generalisierten Dekompressionserkrankung zu werten.

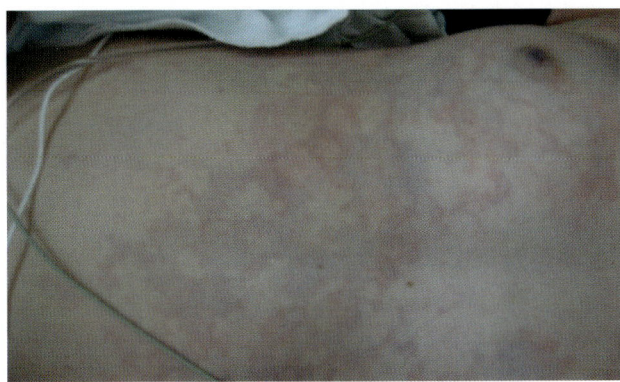

**Abb. 9.2:** Cutis marmorata
(Foto: Dr. A. Kemmer, Murnau)

## 9.2.5 Symptome im Bereich des Bewegungsapparates

Klinische Symptome im Bereich des Bewegungsapparates gehören zu den häufigsten Manifestationen einer Dekompressionserkrankung überhaupt. Als Leitsymptom sind Gelenkschmerzen zu nennen, die häufig auch als „bends" bezeichnet und dem DCS Grad I nach der herkömmlichen Klassifikation zugeordnet werden. Die Beschwerden beginnen mit einem schlecht lokalisierbaren unangenehmen Gefühl, oft in Verbindung mit einem Taubheitsgefühl im Bereich eines Gelenks oder eines Muskels. Innerhalb einer Stunde nehmen die Beschwerden an Intensität zu, bis hin zu einem heftigen, dumpfen, teils pochenden Schmerz. Typischerweise sind Bewegungen im betroffenen Gelenk schmerzhaft, so dass das Gelenk in einer gebeugten Schonhaltung gehalten wird.

Die Dauer der Symptome ist variabel. Am häufigsten ist bei Sporttauchern das Schultergelenk, bei Berufstauchern das Kniegelenk betroffen. Es können aber ebenso Ellenbogen-, Hand-, Hüft- oder Sprunggelenk beeinträchtigt sein. Die Schmerzen können sich auch an zwei oder mehreren Gelenken manifestieren, in den meisten Fällen handelt es sich dabei um benachbarte Gelenke mit asymmetrischem Verteilungsmuster.

**Fallbeispiel.** Der 46-jährige Taucher J. fährt über das Wochenende mit drei Tauchfreunden aus dem Verein zum Bergseetauchen nach Österreich. Sie machen vier Tauchgänge in kaltem, aber kristallklarem Wasser: Am Samstag tauchen sie bis maximal 35 und 12 m, am Sonntag bis 42 und 17 m. Auf der Rückfahrt, etwa 6 Stunden nach dem letzten Tauchgang, verspürt J. Schmerzen im rechten Ellenbogen, die an Stärke zunehmen. Da er die Gangschaltung nicht mehr bedienen kann, übernimmt ein Tauchfreund das Steuer. Am Abend haben sich die Schmerzen auf den Oberarm und das Schultergelenk ausgebreitet. J., der sich an keine vorangegangene Verletzung erinnern kann, hält den Arm in einer gebeugten Haltung, damit sich die Schmerzen ertragen lassen. Äußerlich kann er keine Veränderungen sehen, auch keine Rötung oder Schwellung. Trotz Einnahme von Schmerzmitteln kann er nicht schlafen. Am nächsten Tag sucht J. einen Arzt auf, der ihn an ein nahegelegenes Druckkammerzentrum überweist. Unter Rekompression bilden sich die Beschwerden vollständig zurück.

**Diagnose:** progrediente muskuloskelettale DCS (Typ I, "bends").

## 9.2.6 Symptome im Bereich des Nervensystems

Die Manifestation der Dekompressionserkrankung im Bereich des Nervensystems definiert das Syndrom als schwerwiegend (DCS Typ II nach der traditionellen Klassifikation) und ist gerade bei Presslufttauchern sehr häufig. Aufgrund von Unterschieden in der Durchblutung und der feinstrukturellen Zusammensetzung von Geweben ist zwischen einer Manifestation im Bereich des zentralen Nervensystems, also Gehirn oder Rückenmark, und des peripheren Nervensystems zu unterschei-

## Kompaktinformation

**Zerebrale Symptome der Dekompressions-erkrankung**

- Bewusstseinsstörungen in unterschiedlicher Ausprägung von Somnolenz bis Koma
- Orientierungsstörungen, Verwirrtheit
- Epileptische Anfälle (fokal oder generalisiert)
- Halbseitige Lähmungserscheinungen (Hemi-parese)
- Halbseitige Gefühlsstörungen (Hemihypästhesie, Hemihypalgesie, Dysästhesien)
- Sehstörungen, insbesondere halbseitig (homonyme Hemianopsie)
- Augenbewegungsstörungen und Doppelbilder, Pupillenstörungen

- Sprachstörungen (Aphasie) oder andere Störungen höherer kortikaler Funktionen: Störung des Lesens (Alexie), Schreibens (Agraphie), Rechnens (Akalkulie), des Wiedererkennens von Personen oder Objekten (Agnosie), der Wahrnehmung von Körperfunktionen (Neglect)
- Kleinhirnzeichen: Koordinationsstörungen (Ataxie, Dysmetrie), Störung glatter Bewegungsabläufe (Dysdiadochokinese), undeutliches Sprechen (Dysarthrie), schnelle unwillkürliche Augenbewegungen (Nystagmus), Schwindel (Vertigo)

den. Die jeweils auftretenden Symptome unterscheiden sich sowohl klinisch als auch bezüglich des zeitlichen Verlaufs. Zu Aufbau und Funktionsweise des Nervensystems s. auch Kap. 25.

### Zentrale Manifestation

Das Gehirn zählt aufgrund der guten arteriellen Blutversorgung bezüglich der Sättigung mit Inertgas zu den schnellen Geweben. Daher treten zerebrale Symptome meist relativ rasch nach Erreichen der Wasseroberfläche auf. Typisch ist das Tauchprofil eines sehr tiefen Presslufttauchgangs mit nachfolgend raschem Aufstieg. Generell gilt: Je schneller die zerebralen Symptome beginnen, desto schwerer ist die Erkrankung und desto schlechter die Prognose. Zerebrale Symptome können sehr vielgestaltig sein, je nachdem, welche Regionen des Gehirns betroffen sind.

### Spinale Manifestation

Das Rückenmark beinhaltet überwiegend die langen Nervenbahnen vom Gehirn in die Peripherie und umgekehrt, die aus weißer Substanz bestehen. Bezüglich der Sättigung mit Inertgas zählt es zu den langsamen Geweben, da die weiße Substanz sehr lipidhaltig ist und das Rückenmark im Vergleich zum Gehirn wesentlich geringer mit arteriellem Blut versorgt wird. Deshalb treten nach Erreichen der Wasseroberfläche spinale Symptome später auf als zerebrale Symptome, typischerweise nach mehreren Wiederholungstauchgängen von mäßiger Tiefe und Dauer. Am häufigsten betroffen sind das thorakolumbale Rückenmark und das untere Halsmark.

## Kompaktinformation

**Spinale Symptome der Dekompressionserkrankung**
- Gelegentlich vorausgehende Rückenschmerzen oder gürtelförmige Schmerzausstrahlung
- Lähmungen beider Beine (Paraparese) oder aller vier Extremitäten (Tetraparese)
- Pathologische Reflexe (Babinski-Zeichen und andere Pyramidenbahnzeichen)

- Gefühlsstörungen unterhalb der betroffenen Rückenmarkshöhe (sensibler Querschnitt), meist in Kombination mit Lähmungserscheinungen
- Blasen- und Mastdarmstörungen, am häufigsten mit Harnverhalt und Überlaufblase, die zu Unterbauchschmerzen führen kann.

## Manifestation im Bereich des peripheren Nervensystems

Durch Bildung von Gasblasen in Myelinscheiden peripherer Nerven kann es auch im Bereich des peripheren Nervensystems zu Symptomen einer Dekompressionserkrankung kommen. Meist sind die langen Nerven der Extremitäten betroffen. Prinzipiell können aber auch Hirnnerven betroffen sein. In jedem Fall sind die Symptome bei isolierter peripherer Manifestation im Vergleich zu der zerebralen oder spinalen Manifestation lokal begrenzt, und es fehlen Bewusstseins-, Sprach-, Gedächtnisstörungen oder Querschnittssyndrome. Diese Unterscheidung ist differenzialdiagnostisch und prognostisch von großer Bedeutung.

Zu typischen Symptomen gehören: umschriebene Lähmungen, Taubheitsgefühl, und gelegentlich Schmerzen im Versorgungsgebiet eines oder mehrerer peripherer Nerven.

**Fallbeispiel.** Der 31-jährige Taucher F. beobachtet bei einem Tauchgang im Roten Meer eine Schule von Hammerhaien und erreicht dabei eine maximale Tauchtiefe von 48 m. Wegen knapper Luftverhältnisse muss er 4 min vor Ablauf der letzten Dekompressionsstufe aus 3 m auftauchen. Zunächst hat er keinerlei Beschwerden. 20 min später, während der Bootsfahrt zum Ufer, wird ihm übel, er erbricht sich. Zusätzlich verspürt er einen unangenehmen Druck in der Brust und einen Hustenreiz, der das Druckgefühl weiter verstärkt. Am Ufer angekommen, stellt er fest, dass er nicht mehr aufstehen kann und seine Beine sich taub anfühlen. Da er ohnehin müde ist, beschließt er, einfach im Boot liegen zu bleiben.

Rettungskräfte transportieren den bewusstlosen F. mit dem Krankenwagen in das nächste Druckkammerzentrum. Während der Fahrt erlangt er zeitweise das Bewusstsein wieder und stellt fest, dass er beide Beine nicht bewegen und den linken Arm nur mit Mühe heben kann. Vier Stunden später beginnt die erste Rekompression in der Druckkammer, die zum Aufklaren und zu einer leichten Besserung der Lähmungserscheinungen führt. Eine vollständige Rückbildung der neurologischen Ausfälle kann jedoch auch nach 12 Druckkammerbehandlungen nicht erzielt werden.

**Diagnose:** progrediente zerebrale, spinale, kardiopulmonale DCS (neurologische DCS Typ II und „chokes").

### 9.2.7 Symptome im Bereich des Innenohrs

Eine Dekompressionserkrankung mit Manifestation im Bereich des Innenohrs tritt nach tiefen Tauchgängen mit Helium, aber auch bei Presslufttauchgängen auf. Leitsymptome sind Tinnitus, Hörminderung, Drehschwindel, Nystagmus, Übelkeit, Erbrechen. Auf die Dekompressionserkrankung des Innenohrs und ihre Abgrenzung zum Innenohrbarotrauma wird im Kap. 10 detailliert eingegangen.

In einigen Fällen kann die differenzialdiagnostische Abgrenzung zu einer Manifestation im Bereich des Kleinhirns (zerebelläres Syndrom) Schwierigkeiten bereiten.

### 9.2.8 Symptome im Bereich der Lunge

Pulmonale Symptome der Dekompressionserkrankung manifestieren sich in der Regel vergleichsweise frühzeitig nach Erreichen der Wasseroberfläche. Sie entstehen durch Ansammlung von Gasblasen in der Gefäßstrombahn der Lunge. Der Gasaustausch zwischen Alveolen und Gefäßkapillaren ist meist gestört. Klinisch resultieren eine flache, oberflächliche, schnelle Atmung (Tachypnoe) und Atemnot (Dyspnoe), begleitet von Husten. Häufig kommt es anfangs zu Schmerzen in der Brust, die bei starker Einatmung zunehmen (engl. „chokes"). Pulmonale Symptome der Dekompressionserkrankung sind immer sehr ernst zu nehmen. Entsprechende Maßnahmen wie Überwachung, Sauerstoffgabe und Transport des Verunfallten in ein Druckkammerzentrum sind unverzüglich nötig.

Unter Therapie kommt es oft zur raschen Besserung der Beschwerden. Möglich ist aber ebenso ein progredienter Verlauf mit Entwicklung eines Lungenödems bis hin zur „Schocklunge" (ARDS, „adult respiratory distress syndrome") und/oder eines Rechtsherzversagens.

### 9.2.9 Symptome im Bereich des Verdauungssystems

Symptome im Bereich des Verdauungssystems sind selten, aber unter Umständen folgenschwer. Sie entstehen durch die Anwesenheit von Gasblasen im Gefäßsystem der Verdauungsorgane, insbesondere des Darms. In schweren Fällen entstehen hämorrhagische Darminfarkte, die zu einer Bauchfellentzündung (Peritonitis), bis hin zu einer Sepsis führen können. In leichten Fällen sind Übelkeit, Erbrechen, krampfartige Schmerzen und Durchfälle möglich.

### 9.2.10  Symptome im Bereich des Herz-Kreislauf-Systems

#### Herzrhythmusstörungen

Selten kann es im Gefolge einer Dekompressionserkrankung zu Herzrhythmusstörungen, meist einer ventrikulären Arrhythmie, kommen. Diese sind sehr gefürchtet, da sie unter Umständen nicht auf die therapeutische Rekompression ansprechen. Die Ursache der Herzrhythmusstörungen ist nicht vollständig geklärt, diskutiert wird eine direkte, ischämische Schädigung des Herzmuskels durch eine Gasembolie der Herzkranzgefäße oder eine direkte, mechanische Gewebsschädigung durch Gasbläschen im Reizleitungssystem des Herzens.

#### Embolische Infarkte

Durch die Anwesenheit von größeren Gasblasen im Gefäßsystem besteht die Gefahr eines Verschlusses (Embolie) organversorgender Arterien oder Arteriolen, insbesondere durch Shunts. Als Folge kommt es zu einer lokalen Durchblutungsstörung (Ischämie) mit Sauerstoffmangel (Hypoxie) im von dieser Arterie abhängigen Stromgebiet. Betroffen sein können unter anderem Niere, Milz, Darm, Herzkranzgefäße, Gehirn. Ist eine größere Gehirnarterie betroffen, resultiert, wie oben beschrieben, das klinische Bild eines Schlaganfalls bzw. einer zerebralen Dekompressionserkrankung.

#### Gerinnungsstörungen

In seltenen Fällen kann es im Rahmen einer schweren Dekompressionserkrankung zu Störungen des Gerinnungssystems kommen. Der Pathomechanismus ist komplex; eine wesentliche Rolle spielt eine mechanische Schädigung der Gefäßwandendothelien durch Gasblasen. Durch die Endothelschädigung kann es wie bei einer Gefäßwandverletzung zu einer Aktivierung der Blutgerinnung, beginnend mit einer Anlagerung von Plasmaprotein, insbesondere von Fibrinogen, kommen. Dies führt wiederum zur Anheftung und Verklebung von Blutplättchen (Thrombozytenaggregation). In schweren Fällen manifestiert sich die so genannte „disseminierte intravasale Gerinnung", die zu einem Verbrauch von Gerinnungsfaktoren und Blutplättchen führt und ohne Therapie in einen Kreislaufschock mündet. Eine alleinige Rekompressionsbehandlung ist hier in aller Regel nicht mehr ausreichend.

## 9.3  Differenzialdiagnosen

Aufgrund der großen Variabilität der Symptome kann die Dekompressionserkrankung mit vielen anderen Erkrankungen verwechselt werden. Hierbei kann es sich sowohl um solche handeln, die mit dem Tauchen in Zusammenhang stehen, als auch um vom Tauchen unabhängige Krankheiten. Oftmals sind Angaben über den zeitlichen Verlauf und das Tauchprofil die einzige Möglichkeit, die richtige Diagnose

---

**Kompaktinformation**

**Differenzialdiagnosen der Dekompressions-erkrankung**

- Im Zusammenhang mit dem Tauchen stehende Erkrankungen (Auswahl):
  - Pulmonales Barotrauma
  - Pneumothorax, Mediastinalemphysem
  - Arterielle Gasembolie
  - Lungenödem
  - Beinahe-Ertrinken
  - CO-,$CO_2$-,$O_2$-Vergiftung
  - Hyperventilation
  - Periphere Nervenläsionen
  - Innenohrbarotrauma
  - Alternobarer Schwindel

  - High Pressure Nervous Syndrome (nur bei Tieftauchgängen)
- Vom Tauchen unabhängige Erkrankungen:
  - Herzinfarkt
  - Schlaganfall
  - Epileptischer Anfall
  - Hypo-, Hyperglykämie
  - Migräneanfall
  - Bandscheibenvorfall
  - Grippale Infekte
  - Asthmatische Beschwerden
  - Verletzungen
  - Allergische Hautreaktionen
  - Körperliche Erschöpfungszustände

---

zu stellen. Im Zweifelsfall wird man sich in aller Regel für die Durchführung einer therapeutischen Rekompression entscheiden.

Die Kompaktinformation listet die wichtigsten, aber sicher nicht alle Differenzialdiagnosen der Dekompressionserkrankung auf. Zur Differenzialdiagnose bei Erkrankungen des Innenohrs s. Kap. 10.

### 9.3.1  Lungenerkrankungen

#### Pulmonales Barotrauma, Pneumothorax, Mediastinalemphysem

Ein pulmonales Barotrauma kann zu einem Pneumothorax und einem Mediastinalemphysem führen und eine Differenzialdiagnose zur kardiopulmonalen DCS darstellen. Beide Erkrankungen äußern sich in nach dem Tauchgang auftretender Luftnot, trockenem Husten und Thoraxschmerzen. Bei einem Pneumothorax ist der Schmerz häufiger einseitig, es kommt zu asymmetrischen Atembewegungen des Thorax, und in der klinischen Untersuchung fallen ein hypersonorer Klopfschall sowie ein abgeschwächtes Atemgeräusch über dem betroffenen Lungenflügel auf. Ein Mediastinalemphysem führt häufig zu einer subkutanen Luftansammlung im Halsbereich (Halsemphysem) und zu einer Störung der Stimmbildung (s. auch Kap. 11).

Ein **Lungenödem** kann viele verschiedene Ursachen haben, spontane Fälle während des Tauchens oder Schwimmens wurden ebenfalls berichtet. Typische Symptome sind Kurzatmigkeit mit Luftnot, Husten mit weißlich-schaumigem

Auswurf, manchmal auch mit Blutbeimengungen. Das Lungenödem stellt ebenfalls eine Differenzialdiagnose zur kardiopulmonalen DCS dar, wobei die Symptome des Lungenödems meist schon während des Tauchgangs beginnen und eine kardiopulmonale DCS selten isoliert ohne andere DCS-Symptome auftritt (s. auch Kap. 11).

Das **Beinahe-Ertrinken** kann ebenfalls zu respiratorischen Störungen wie Atemnot, Husten, Druckgefühl im Thorax und zu einem Lungenödem führen. Das Beinahe-Ertrinken kann auch gemeinsam mit einer Dekompressionserkrankung auftreten; schnelle Notaufstiege können zum gleichzeitigen Auftreten beider Erkrankungen führen. Beginnt die Dekompressionserkrankung noch während des Aufstiegs, kann es zusätzlich zu einem Beinahe-Ertrinken kommen. Im Zweifelsfall sollte eine therapeutische Rekompression erfolgen, da hyperbarer Sauerstoff für einen Beinahe-Ertrunkenen nicht schädlich ist (s. auch Kap. 12).

### Asthma, chronische Bronchitis

Das Auftreten asthmatischer Beschwerden mit trockenem Reizhusten nach dem Tauchgang kann Ausdruck einer eigenständigen Asthmaerkrankung oder einer chronischen Bronchitis sein. Zur Unterscheidung ist die Kenntnis der Vorgeschichte wichtig. Die Einatmung der trockenen und kalten Atemgase kann asthmatische Beschwerden bei Vorliegen eines überempfindlichen (hyperreagiblen) Bronchialsystems provozieren.

### 9.3.2 Arterielle Gasembolie (AGE)

Entstehungsmechanismus und klinische Symptomatik der AGE werden in Kap. 11 abgehandelt. Wie bereits erwähnt, ist die klinische Unterscheidung zwischen einer zerebralen AGE und einer zerebralen DCS in der Akutphase oft nicht möglich. Aufgrund der Ähnlichkeit der klinischen Präsentation lassen normalerweise nur die zeitliche Dynamik, das Tauchprofil und das Auftreten anderer für eine DCS sprechende Symptome Rückschlüsse auf die Erkrankungsursache zu.

Die Tabelle 9.1 stellt die wichtigsten Kriterien zur Entscheidungshilfe einander gegenüber.

### 9.3.3 Neurologische Erkrankungen

Neurologische Erkrankungen gehören aufgrund der Ähnlichkeit der klinischen Symptome zu den wichtigen Differenzialdiagnosen der Dekompressionserkrankung. Unterschieden werden Erkrankungen des zentralen und des peripheren Nervensystems (s. auch Kap. 26).

**Tabelle 9.1:** Kriterien zur klinischen Entscheidungshilfe zwischen einer DCS und einer AGE

| | DCS | AGE |
|---|---|---|
| Tauchprofil | Tiefe, lange Tauchgänge<br>Sättigungstauchgänge<br>Wiederholungstauchgänge<br>Zu schneller Aufstieg | Schneller Aufstieg/Notaufstieg<br>Von der Tauchtiefe unabhängig |
| Symptombeginn nach dem Tauchgang | Minuten bis Stunden<br>Meist innerhalb 3–6 Stunden<br>Zerebrale Symptome auch früher | Unmittelbar nach Ende des Tauchgangs<br>Meist innerhalb weniger Minuten |
| Symptome | Apathie, Bewusstlosigkeit<br>Schwindel, Erbrechen<br>Neurologische Ausfälle<br>Andere Symptome der DCS, z. B. Hautmanifestation, Schmerzen, kardiopulmonal | Apathie, Bewusstlosigkeit<br>Schwindel, Erbrechen<br>Neurologische Ausfälle<br>Oft pulmonale Begleitsymptome<br>Herz-Kreislauf-Versagen möglich |

Ein **Schlaganfall** tritt zwar selten im Zusammenhang mit dem Tauchen auf, kann aber ähnliche klinische Symptome aufweisen. Der Schlaganfall ist hierbei als Überbegriff für die zerebrale Ischämie (= Hirninfarkt) und die intrazerebrale Blutung zu verstehen. Bei der häufigeren zerebralen Ischämie kommt es, meist durch einen Embolus, zum Verschluss einer gehirnversorgenden Arterie. Somit sind die Pathomechanismen der embolisch bedingten zerebralen Ischämie und der zerebralen AGE nicht unähnlich. Während die zerebrale Ischämie durch thrombotisches Material verursacht wird, führen bei der AGE in die arterielle Zirkulation gelangte Gasbläschen zur Embolie. Allerdings sind bei einer Gasembolie häufiger mehrere Gefäßterritorien des Gehirns gleichzeitig betroffen.

Eine klinische Unterscheidung ist oft nur anhand des Zeitverlaufs möglich. Ein progredientes neurologisches Defizit in uneinheitlicher Verteilung kurz nach einem schnellen Aufstieg spricht eher für das Vorliegen einer AGE, insbesondere wenn weitere Symptome wie z. B. Atemnot vorliegen. Eine ohne Vorankündigung schlagartig auftretende Hemiparese einige Stunden nach Ende des Tauchgangs ohne weitere Symptome lässt eher einen Schlaganfall vermuten.

**Epileptische Anfälle** können entweder einmalig, als so genannter „Gelegenheitsanfall", oder wiederholt im Rahmen einer chronischen Epilepsie auftreten. Im Rahmen einer Dekompressionserkrankung treten epileptische Anfälle selten isoliert auf, meist bestehen neurologische oder andere Begleitsymptome.

Bei unklarer Bewusstlosigkeit kommt auch ein **erniedrigter Blutzuckerspiegel** (Hypoglykämie) in Frage. Zur weiteren Differenzialdiagnose von Bewusstseinsstörungen s. Kap. 26.

Die **Migräne** ist eine häufige Erkrankung, so dass Migräneanfälle durchaus nach einem Tauchgang beginnen können. Die stechenden oder pulsierenden, meist halbseitigen Kopfschmerzen sind oft von Lichtscheu, Übelkeit und Erbrechen begleitet. Gelegentlich kommt es vor dem Beginn der Kopfschmerzen zu einer so genannten Migräneaura mit Flimmersehen und neurologischen Ausfällen wie halbseitigen Sensibilitätsstörungen oder Sprachstörungen. In solchen Fällen ist eine Verwechslung mit neurologischen Symptomen einer Dekompressionserkrankung möglich. Migränepatienten beschreiben häufig ein stereotypes Muster ihrer jeweiligen Migräneanfälle, vor allem die Aura betreffend. Liegt ein deutliches Abweichen von den bekannten Symptomen vor, sollte sicherheitshalber eine Rekompression erfolgen.

**Bandscheibenvorfälle** treten gerade im mittleren Lebensalter sehr häufig auf und können durch schweres Heben und bestimmte Körperbewegungen, die bei der Ausübung des Tauchsports unvermeidbar sind, provoziert werden. Durch das Vorwölben von Bandscheibenmaterial in den Spinalkanal kommt es zunächst zu Rückenschmerzen (Lumbago), die, einem radikulären (dem Versorgungsgebiet einer Nervenwurzel entsprechenden) Verteilungsmuster folgend, in eine Extremität ausstrahlen können (Lumboischialgie). Im Falle einer Kompression der Spinalnerven bzw. der Nervenwurzeln durch Bandscheibenmaterial kann es zu Sensibilitätsstörungen und Lähmungen im Versorgungsgebiet der betroffenen Nerven kommen. In schweren Fällen ist sogar eine Kompression des Rückenmarks mit spinalen Symptomen wie einem Querschnittssyndrom und einer Blasen-Mastdarm-Störung möglich.

Aufgrund der klinischen Symptomatik können Bandscheibenvorfälle zu einer Verwechslung mit einer neurologischen (peripheren oder spinalen) Manifestation der Dekompressionserkrankung führen. Obwohl bei Bandscheibenvorfällen häufig ein auslösendes mechanisches Manöver vorangegangen ist, hat es schon einige Fälle „unnötiger" Druckkammerbehandlungen gegeben.

**Periphere Nervenläsionen** können ähnlich wie Bandscheibenvorfälle Symptome einer Dekompressionserkrankung imitieren. Sie führen klinisch zu umschriebenen Lähmungen und Sensibilitätsstörungen; Schmerzen oder ein vorangegangenes Trauma können fehlen.

Im Zusammenhang mit dem Tauchen kommt es gelegentlich zur Irritation eines Hautnervs im Bereich der Außenseite des Oberschenkels (N. cutaneus femoris lateralis) durch zu enge Kleidung oder Bleigurte. Klinisch äußert sich die Irritation durch ein Taubheitsgefühl am oberen äußeren Oberschenkel (Meralgia paraesthetica). Das Tragen schwerer Taucherhelme bei Berufstauchern kann zu einer Kompression des nahe des Schlüsselbeins gelegenen Plexus brachialis, einem Nervengeflecht in der Schulter-Hals-Region, führen. Eine Sonderform stellt die isolierte Nervenläsion des fünften (N. trigeminus) oder siebten (N. facialis) Hirnnerven im Rahmen eines Barotraumas der Kieferhöhle bzw. des Mittelohrs dar. Klinisch resultieren, neben den durch das Barotrauma bedingten Schmerzen, Sensibilitätsstörungen im Gesichtsbereich oder eine Lähmung der Gesichtsmuskulatur.

Obwohl die **Hyperventilationstetanie** keine neurologische Erkrankung im engeren Sinne darstellt, kann sie zu Symptomen führen, die mit einer neurologischen DCS verwechselt werden können. Speziell ängstliche oder unerfahrene Taucher neigen im Rahmen einer besonderen körperlichen oder psychischen Belastung zur unwillkürlichen Hyperventilation. Subjektiv kommt es zu Kurzatmigkeit und einem elektrisierenden Gefühl in den Händen. In seltenen Fällen können eine Verkrampfung der Hände in einer sog. „Pfötchenstellung" oder sogar Bewusstseinsstörungen auftreten. Die Beschwerden bessern sich rasch unter ruhiger und gleichmäßiger Atmung bei Nachlassen der Angst; unterstützend kann eine Beutelrückatmung erfolgen.

### 9.3.4  Herz-Kreislauf-Erkrankungen

Die Ausübung des Tauchsports stellt hohe Anforderungen an das Herz-Kreislauf-System und die körperliche Fitness. Durch die Immersion kommt es zu einer Anpassung der Kreislaufregulation an die äußeren Bedingungen, wie Steigerung der Auswurfleistung des Herzens, Zunahme des zentralen Blutvolumens und zeitweise eine reflektorische Senkung der Herzfrequenz. Zwar ist nicht genau untersucht, ob Tauchen das Auftreten von Herz-Kreislauf-Erkrankungen wie Herzinfarkt, Angina pectoris oder Herzrhythmusstörungen begünstigt, beim Untrainierten stellt es aber sicher eine besondere Belastung für das Herz-Kreislauf-System dar. So ist es möglich, dass es während oder nach dem Tauchgang zu einer akuten Herz-Kreislauf-Erkrankung kommt, v. a. wenn Risikofaktoren wie Rauchen, Bluthochdruck, Übergewicht vorliegen oder bei chronischer Herzerkrankung . Das akute Herz-Kreislauf-Versagen ist auch eine wichtige Differenzialdiagnose bei plötzlichem Tod im Wasser.

### 9.3.5  Hauterkrankungen

Verschiedene Hauterkrankungen kommen als Differenzialdiagnose zur Hautmanifestation der Dekompressionserkrankung in Betracht. Abzugrenzen sind u. a. die Kontaktdermatitis, eine allergische Reaktionen auf Tauchbekleidung, der Kontakt mit giftigen Meerestieren, Kälteurtikaria, und das angioneurotische Ödem, das durch eine Histaminausschüttung, z. B. an Druckstellen enger Manschetten entsteht.

### 9.3.6  Andere Erkrankungen

**Vergiftungen** mit kontaminiertem Atemgas, insbesondere mit Kohlenmonoxid (CO), treten nur selten auf. Klinisch führt die CO-Vergiftung zu Kopfschmerzen, Verwirrtheit, Bewusstlosigkeit. Im Gegensatz zur Dekompressionserkrankung beginnen die Symptome meist schon unter Wasser. Weitere Hinweise sind ein öliger Gasgeschmack und die gleichzeitige Erkrankung mehrerer Taucher.

**Verletzungen** oder eine lokale Überlastung können zu Gelenk- oder Muskelschmerzen führen und mit „bends" verwechselt werden. Hierunter fällt z. B. der so genannte „Tennisellenbogen" (Epicondylitis lateralis), der durch mechanische Überbeanspruchung, z. B. beim häufigen Tragen von Tauchflaschen, entstehen kann.

**Grippale Infekte** führen insbesondere im Frühstadium zu Abgeschlagenheit, generalisierten Muskelschmerzen und Kopfschmerz. Aufgrund der Häufigkeit von grippalen Infekten können ihre Symptome nach dem Tauchgang erstmalig bemerkt werden. Die Diagnose einer Dekompressionserkrankung sollte nicht gestellt werden, solange lediglich Allgemeinsymptome vorliegen. Ähnliches gilt für Nebenwirkungen von Medikamenten, die ebenfalls unspezifische Symptome hervorrufen können.

## 9.4 Risikofaktoren

Zahlreiche Faktoren können die Wahrscheinlichkeit des Auftretens und den Schweregrad einer Dekompressionserkrankung beeinflussen. Die meisten von ihnen bewirken eine Veränderung der Blutversorgung von Geweben und somit auch die Geschwindigkeit der Gasaufnahme und -abgabe.

Bedauerlicherweise ist die zugrunde liegende Datenlage angesichts der relativen Seltenheit der Dekompressionserkrankung noch begrenzt und basiert teilweise auf Empirie. Erst in den letzten Jahren wurde begonnen, systematische Daten über Risikofaktoren der Dekompressionserkrankung zu erfassen. Zwar sind einige Einflussfaktoren gesichert, meist ist aber nicht bekannt, wie stark diese Faktoren das Risiko erhöhen, eine Dekompressionserkrankung zu entwickeln.

Grundsätzlich können Risikofaktoren eingeteilt werden in Merkmale, die
- den Taucher selbst,
- die Umgebung,
- den Tauchgang,
- die Bedingungen nach dem Tauchgang

betreffen. Die wichtigsten Faktoren, die das Auftreten und den Schweregrad einer Dekompressionserkrankung beeinflussen können, zeigt die Kompaktinformation.

### 9.4.1 Alter und Geschlecht

Ob das Risiko einer Dekompressionserkrankung mit höherem Lebensalter ansteigt, wird in der Literatur kontrovers diskutiert, ist aber wahrscheinlich der Fall. Mehrere Ursachen kommen hierfür in Frage: ein allgemeines Nachlassen der körperlichen Fitness, eine Zunahme des Körperfettanteils, eine geringere Gewebsdurchblutung,

**Kompaktinformation**

**Risikofaktoren für eine Dekompressionserkrankung**
- Alter/Geschlecht
- Übergewicht (Adipositas)
- Flüssigkeitsmangel (Dehydratation)
- Alkohol

- Umgebungstemperatur
- Körperliche Arbeit
- Persistierendes Foramen ovale (PFO)
- Tauchverhalten/Tauchprofil
- Fliegen nach dem Tauchen

eine verminderte Elastizität von Blutgefäßen oder vielleicht auch das erhöhte Risiko durch eine bereits in der Vergangenheit erlittene Dekompressionserkrankung.

Ähnlich unklar ist die prädisponierende Rolle des Geschlechts für eine Dekompressionserkrankung. In der Vergangenheit wurde wiederholt ein erhöhtes Erkrankungsrisiko für Frauen berichtet. Als mögliche Ursachen wurden ein höherer Körperfettgehalt, Schwankungen im Flüssigkeitshaushalt und hormonelle Kontrazeption genannt. Neuere Studien fanden keinen Zusammenhang zwischen Geschlecht und Risiko für eine Dekompressionserkrankung.

### 9.4.2 Übergewicht

Die Löslichkeit von Stickstoff in fetthaltigen Geweben ist etwa 4,5-mal höher als in Wasser. Da eine höhere Masse an Fettgewebe zur Aufnahme von Inertgas zur Verfügung steht, prädisponieren ein höherer Körperfettgehalt und Übergewicht zur Dekompressionserkrankung. Dies ist von besonderer Bedeutung, da gerade ältere Austauchtabellen an jungen, gut trainierten Marinetauchern validiert wurden und solche konstitutionellen Unterschiede nicht berücksichtigen. Gesicherte Daten, ob eine erhöhte Cholesterinkonzentration im Blut das Risiko einer Dekompressionserkrankung beeinflusst, liegen nicht vor.

### 9.4.3 Flüssigkeitsmangel (Dehydratation)

Ein Flüssigkeitsmangel im Gewebe führt zu einer reduzierten Oberflächenspannung des Blutplasmas, was die Entstehung von Gasbläschen begünstigt. Im Zusammenhang mit dem Tauchgang können mehrere Faktoren zum Flüssigkeitsmangel führen:
- Flüssigkeitsverlust über die Atemluft,
- Flüssigkeitsverschiebung durch Immersion,
- unzureichende Flüssigkeitszufuhr,
- Alkoholgenuss,
- körperliche Arbeit,

**173**

- körperliche Erkrankungen, z. B. gastrointestinale Infekte (Magen-Darm),
- unangemessene Kleidung bei hoher Umgebungstemperatur, z. B. Tragen des Tauchanzugs auf dem Weg zum Tauchplatz.

Diese Faktoren können gemeinsam auftreten und sich gegenseitig verstärken. Obwohl bislang nicht statistisch nachgewiesen werden konnte, dass Flüssigkeitsmangel ein Risikofaktor für die Dekompressionserkrankung darstellt, gibt es anhand der schlüssigen theoretischen Konzepte gute Gründe, Tauchern zu ausreichender Flüssigkeitszufuhr vor und nach dem Tauchgang zu raten. Alkoholische Getränke führen zu einer negativen Flüssigkeitsbilanz über eine Zunahme der Urinausscheidung, koffeinhaltige Getränke können einen ähnlichen Effekt aufweisen. Ideale Getränke sind Wasser, Fruchtsäfte und Früchte- oder Kräutertee.

Ein mäßiger Flüssigkeitsmangel beim Gesunden führt nicht per se zu einer verminderten Gewebsdurchblutung. Ist aber eine Dekompressionserkrankung bereits in Gang gekommen, werden deren rheologische Effekte durch Dehydratation verstärkt und umgekehrt, so dass eine erhöhte Blutviskosität und eine Reduktion des Blutflusses in wichtigen Organen die Folge ist. Daher ist die Flüssigkeitszufuhr ein wichtiges therapeutisches Ziel bei der Behandlung der Dekompressionserkrankung.

### 9.4.4 Alkohol

Wie bereits ausgeführt, steigert übermäßiger Alkoholgenuss die Harnproduktion und fördert somit den Flüssigkeitsverlust des Körpers. Zudem führt Alkohol zu Gefäßerweiterung (Vasodilatation) der Hautgefäße und somit zu einem Wärmeverlust. Auskühlung wiederum erhöht das Risiko einer Dekompressionserkrankung.

### 9.4.5 Umgebungstemperatur

Der Einfluss der Umgebungstemperatur auf das Entstehen der Dekompressionserkrankung ist komplex, da sie Auswirkungen auf die Durchblutung der Körperoberfläche und die Gaslöslichkeit hat. Eine niedrige Umgebungstemperatur führt zu einer verminderten Gewebsdurchblutung und zu einer erhöhten Gaslöslichkeit. Ein Tauchgang in kaltem Gewässer führt je nach Qualität des Tauchanzugs zu einer Auskühlung: Mehr Inertgas geht in Lösung, und durch die verminderte Gewebsdurchblutung wird die Dauer der Gaselimination auf etwa das Doppelte verlängert. Während der Dekompressionsphase ist Wärme günstig, da die Abgabe von Inertgas beschleunigt erfolgt. Zu Beginn des Tauchgangs hingegen ist Wärme eher ungünstig, da durch die Weitstellung der Gefäße trotz relativ niedriger Gaslöslichkeit eine hohe Aufsättigung der Gewebe mit Inertgas stattfindet.

**Hinweis.** Die heiße Dusche oder der Saunabesuch unmittelbar nach einem Tauchgang in kalten Gewässern ist in diesem Zusammenhang nicht ungefährlich. Durch den gesteigerten Blutfluss an der Körperoberfläche und die gleichzeitig verminderte Gaslöslichkeit kann plötzlich eine größere Menge an Gasbläschen freigesetzt werden.

### 9.4.6 Körperliche Arbeit

Körperliche Arbeit kann sehr unterschiedliche Effekte auf das Auftreten einer Dekompressionserkrankung haben. In jedem Fall stellt schwere körperliche Arbeit während oder nach dem Tauchgang einen Risikofaktor für das Auftreten einer Dekompressionserkrankung dar. Während der Kompressionsphase steigert körperliche Arbeit über eine erhöhte Blutzufuhr die Sättigung der Skelettmuskulatur mit Inertgas, so dass dieser Gegebenheit durch deutlich verlängerte Austauchzeiten Rechnung getragen werden muss. Ebenso führt schwere körperliche Arbeit während oder nach der Dekompression zur beschleunigten Bildung von Gasbläschen bzw. erhöht die Zahl der freiwerdenden Bläschen.

Hingegen führt leichte körperliche Betätigung während der Dekompressionsphase zu einer verbesserten Gewebsdurchblutung und Gaselimination und kann daher günstige Auswirkungen haben. Die erforderliche Austauchzeit verkürzt sich im Vergleich zu einer statischen Körperhaltung während der Dekompression. Nach der Dekompression wird allgemein eine Ruhephase empfohlen, um den Geweben des Körpers mehr Zeit zu geben, das aufgenommene Inertgas wieder abzugeben. Über welchen Mechanismus körperliche Betätigung in dieser Phase zu einem erhöhten Risiko für das Auftreten von Symptomen führt, ist nicht gesichert. Diskutiert werden zum einen kavitationsähnliche Prozesse, bei denen durch das Einwirken mechanischer Energie entstandene Gefügestörungen bzw. Zerreißungen auf mikroskopischer Ebene das vermehrte Auftreten von Gasbläschen fördern; zum anderen kommt eine Steigerung des intrathorakalen Drucks mit konsekutivem Übertritt von Gasbläschen aus dem venösen in das arterielle System über ein persistierendes Foramen ovale (PFO) als Mechanismus in Betracht.

### 9.4.7 Persistierendes Foramen ovale (PFO)

Das Vorliegen eines offenen bzw. persistierenden Foramen ovale (PFO) wurde erst in den 1990er Jahren als Risikofaktor für eine früh beginnende Dekompressionserkrankung mit neurologischer Symptomatik identifiziert. Vermutlich begünstigt ein PFO die Arterialisierung venöser Gasbläschen während einer intrathorakalen Drucksteigerung („Rechts-Links-Shunt"). (Siehe dazu Kap. 31.)

## 9.4.8 Tauchprofil und Tauchverhalten

Das Tauchprofil hat einen ganz wesentlichen Einfluss auf das Risiko für die Entwicklung einer Dekompressionserkrankung. Die Dauer, Tiefe und das Aufstiegsprotokoll gehören zu den äußeren Faktoren, die sich im Sinne eines umsichtigen Tauchverhaltens am leichtesten günstig modifizieren lassen. Auf einige Besonderheiten soll im Folgenden eingegangen werden. Der Einfluss bestimmter Tauchprofile auf die Entstehung von Gasbläschen wird in Kap. 4 abgehandelt.

### Tiefe und dekompressionspflichtige Tauchgänge, Dekompressionsfehler

Aus zahlreichen Datenbanken ist bekannt, dass tiefe Tauchgänge mit mehr als 30 m Wassertiefe, Tauchgänge mit langer Kompressionsphase und Tauchgänge, bei denen die Einhaltung einer Dekompressionsstufe nötig ist, mit einem höheren Risiko für eine Dekompressionserkrankung verbunden sind.

Eine Verletzung der Dekompressionsregeln stellt einen schwerwiegenden Risikofaktor für das Auftreten einer Dekompressionserkrankung dar und kann wegen des massiven Auftretens von Gasblasen früh und fulminant verlaufende Symptome verursachen. Dabei ist ein zu schneller Aufstieg genauso gefährlich wie das Missachten einer vorgeschriebenen Austauchstufe.

### Wiederholungstauchgänge

Bei Wiederholungstauchgängen muss davon ausgegangen werden, dass die Gaselimination des Körpers noch nicht vollständig abgeschlossen ist. Dies betrifft vor allem die so genannten langsamen Gewebe mit hohem Lipidgehalt und geringer Blutversorgung. Gasbläschen, die während des ersten Tauchgangs entstanden sind und noch nicht zu klinischen Symptomen geführt haben, könnten im Wiederholungstauchgang eine verstärkte Blasenbildung provozieren bzw. sich zu größeren Gasblasen vereinen und dann klinisch symptomatisch werden. Ein weiterer Erklärungsmechanismus ist die Beobachtung, dass venöse Gasbläschen in den Lungenkapillaren nach dem Tauchgang „festgehalten" werden. Wurden diese vor dem nachfolgenden Wiederholungstauchgang noch nicht vollständig abgeatmet, können sie während der nächsten Kompression direkt in den arteriellen Kreislauf gelangen.

Die Berechnung von Dekompressionsstufen bei Wiederholungstauchgängen beruht bei Austauchtabellen und Tauchcomputern unter anderem auf mathematischen Modellen, die die Entsättigung verschiedener „theoretischer" Gewebe abschätzen. Trotz zahlreicher Sicherheitsvorkehrungen spiegeln diese Algorithmen nicht unbedingt die Realität in jedem individuellen Gewebe wider. Dies ist besonders für das „Non-Limit-Tauchen" von Bedeutung, bei dem es unter Umständen während eines einwöchigen Tauchurlaubs gar nicht zu einer vollständigen Entsättigung aller Gewebe kommt. Aus diesem Grund wird meist empfohlen, in solchen Situationen alle drei Tage einen tauchfreien Tag einzulegen.

## Mehrere Aufstiege während eines Tauchgangs ("Jojo-Tauchgänge")

Bei so genannten Jojo-Tauchgängen mit mehreren Tiefenwechseln innerhalb kurzer Zeit kann es bereits während der Beinaheaufstiege zur Entstehung von Gasbläschen kommen. Diese gehen während der erneuten Abstiege nur zu einem geringen Teil wieder in Lösung und führen so zu einer deutlich größeren Menge an Gasbläschen zum Ende des Tauchgangs. Dadurch erhöht sich das Risiko für eine Dekompressionserkrankung im Vergleich zum klassischen Rechtecktauchgang deutlich.

## Bergseetauchen

Tauchen in Bergseehöhe unterscheidet sich vom Tauchen auf Meereshöhe durch den niedrigeren Luftdruck, z. B. beträgt der Umgebungsdruck auf 2000 m über dem Meeresspiegel etwa 0,8 bar. Dies muss bei der Tauchgangsplanung berücksichtigt werden, da für die Sättigung von Geweben mit Inertgas weniger die absolute als die relative Druckänderung zum Umgebungsdruck wichtig ist. Die Verwendung der geeigneten Bergseetabelle bzw. eines Tauchcomputers mit Bergseemodus ist unbedingt erforderlich, um die Dekompressionsregeln nicht zu verletzen.

Für das Risiko einer Dekompressionserkrankung spielt ebenfalls eine Rolle, ob der Taucher gerade erst in der Höhe angekommen ist und sein Körper noch Gas mit höherem Partialdruck enthält oder ob er Zeit hatte, sich bereits an den niedrigeren Umgebungsdruck zu akklimatisieren. Ein weiterer Faktor ist die meist sehr niedrige Wassertemperatur in Bergseen.

## 9.4.9 Fliegen nach dem Tauchen

Eine Höhenexposition nach dem Tauchgang, sei es eine Flugreise oder eine Fahrt über einen Gebirgspass, stellt einen Risikofaktor für eine Dekompressionserkrankung dar. Unter Umständen kann es bei einer Flugreise noch einige Tagen nach Sättigungstauchgängen zum Auftreten von Symptomen kommen. Die Minderung des Umgebungsdrucks führt dabei zur Entstehung von Gasbläschen oder zu einer Vergrößerung bereits existierender, aber bislang asymptomatischer Bläschen.

## Druckverhältnisse in Flugzeug und Helikopter

In der Kabine eines Passagierflugzeugs wird der Umgebungsdruck üblicherweise zwischen 0,7 und 0,8 bar gehalten und entspricht damit einem Aufenthalt in etwa 2400 m Höhe. Die Luftfeuchtigkeit in der Kabine ist sehr niedrig und kann insbesondere bei längeren Flugstrecken zu einer Dehydratation führen.

In Helikoptern wird der Kabinendruck nicht reguliert. Die übliche Flughöhe beträgt hier zwischen 300 und 3000 m. Bei Helikoptertransporten eines verunfallten Tauchers sollte die niedrigste fliegerisch vertretbare Flughöhe angestrebt werden.

## Oberflächenpause vor einer Flugreise

Generell gelten folgende Empfehlungen der UHMS (Undersea and Hyperbaric Medical Society) von 1989 zur Einhaltung von Oberflächenpausen vor Flugreisen:

- nach nichtdekopflichtigen Einzeltauchgängen mindestens 12 Stunden,
- nach Wiederholungstauchgängen mindestens 24 Stunden,
- nach dekopflichtigen Tauchgängen 24–48 Stunden.

Eine große Untersuchung der DAN, die 2002 veröffentlicht wurde, unterstützt die Empfehlung, nach einem einzelnen nichtdekopflichtigen Tauchgang eine Oberflächenpause von 12 Stunden einzuhalten. Es wird aber auch betont, dass das Einhalten der Regel keine absolute Sicherheit darstellt und dass längere Wartezeiten zu einer weiteren Risikoreduktion führen. Die Datenlage bei Wiederholungstauchgängen und dekopflichtigen Tauchgängen ist weniger eindeutig, eine Oberflächenpause von deutlich über 18 Stunden wird aber dringend empfohlen.

Die einzige Möglichkeit, die Oberflächenpause prinzipiell zu verkürzen, stellt die Atmung von normobarem Sauerstoff dar. Diese Methode ist speziell im militärischen Bereich verwendet worden und wird gegenwärtig wissenschaftlich untersucht.

## Fliegen nach einem Tauchunfall

Aufgrund der schlechten Datenlage lässt sich die Frage, wann ein Taucher, der eine Dekompressionserkrankung erlitten hat, wieder eine Flugreise antreten kann, schwer beantworten. Empfehlungen reichen von 72 Stunden bis 4–6 Wochen, es erscheint aber doch dringend angeraten, ein Intervall von etwa 2 Wochen einzuhalten. Diese strengen Richtlinien begründen sich auf die ungünstige Prognose bei zu kurzer Wartezeit. Nach erfolgreicher Rekompression mit vollständiger Rückbildung der Symptome ist während einer Flugreise in 10 % der Fälle von einem Rezidiv auszugehen. Bei persistierenden Symptomen nach Therapie liegt die Rezidivrate sogar bei 71 %.

Beschwerdefreiheit vorausgesetzt, können zur Beschleunigung der Gaselimination mehrere Zyklen einer normobaren Sauerstoffatmung vor der Flugreise erwogen werden. Für die Wirksamkeit eines solches Vorgehens gibt es allerdings keinerlei Evidenz.

## Tipps für Tauchlehrer

1. Risikominimierung: Um Dekompressionsunfälle zu vermeiden, sollten alle Vorsichtsmaßnahmen beachtet werden: max. 40 m, Nullzeittauchgänge, V-Profil, Sicherheitsstopp, Trinken etc.
2. Wracktauchgang in der Nullzeit: 1. Runde auf 35 m bis 2 min Restnullzeit, 2. Runde auf 20 m aus der Vogelperspektive, Austauchen und Sicherheitsstopp an der Ankerleine.
3. Oberflächenpausen von 2 h sollten sich auf jedem Tauchschiff einplanen lassen sowie ggf. ein Wiederholungstauchgang pro Tag auf max. 15 m und ein tauchfreier Tag pro Woche.
4. „Ober sticht Unter": Durch konsequent konservatives Tauchverhalten und vernünftige Argumentation in verbindlichem Ton kann der Tauchlehrer „besonders coolen" Tauchern den Wind aus den Segeln nehmen.
5. Wer häufig tauchen will oder muss sowie Personen mit besonderen Risikofaktoren (PFO, Adipositas) sollten Nitrox als Atemgas bevorzugen, bei Verwendung von Lufttabellen bzw. -algorithmen.
6. Auch leichte DCS-Symptome sind unbedingt ernst zu nehmen und sollten eine weitere medizinische Abklärung veranlassen, da sich der Zustand verschlimmern kann. Zudem sollte nach Risikofaktoren gefahndet werden.
7. Vom Tauchlehrer wird zu recht erwartet, dass er im Ernstfall rasch und richtig handelt: ggf. lebensrettende Sofortmaßnahmen, 100 % $O_2$ über Demandventil (muss jederzeit parat sein), Verlaufsprotokoll, Transport zur Druckkammer.

## Weiterführende Literatur

1. Brubakk A, Neumann TS. Bennet and Elliot's physiology and medicine of diving. Saunders, Edinburgh, 2003
2. Edmonds C, Lowry C, Pennefather J, Walker R. Diving and subaquatic medicine. Arnold Publishers, London, 2002
3. Ehm OF, Hahn M, Hoffmann U. Tauchen noch sicherer. Müller-Rüschlikon, Cham, 2003
4. Sheffield PJ. Flying after diving guidelines. A review. Aviat Space Environ Med 1990; 61: 1130–1138
5. Wienke BR. Basic decompression theory and application. Best Publishing, Flagstaff, 2003

## Internetadressen

http://www.diversalertnetwork.org/medical
http://www.gtuem.org/fortbildung

# 10 Hals-Nasen-Ohrenärztliche Erkrankungen

*Ch. Klingmann*

Erkrankungen der Ohren, der Nase und der Nasennebenhöhlen sowie der angrenzenden Bereiche spielen eine besondere Rolle für Taucher. Es gibt wahrscheinlich fast keinen Taucher, der nicht schon einmal Schwierigkeiten mit dem Druckausgleich, Ohrenschmerzen nach dem Tauchen oder zumindest einen Juckreiz im Gehörgang hatte. Ungefähr 80 % aller Erkrankungen und Unfälle, die beim Tauchen auftreten, betreffen das HNO-ärztliche Fachgebiet. Bei Kindern liegt diese Zahl mit 85 % sogar noch etwas darüber. Aus diesem Grund sind Fachkenntnisse auf diesem Gebiet für jeden Taucher von großem Vorteil.

## 10.1 Funktion und Anatomie

### 10.1.1 Ohren

**Funktion des Ohres**

Die Ohren dienen dem Hören und sind für die Ausübung dieser Funktion optimiert. Da der Mensch ein Landlebewesen ist, sind die Anatomie und Physiologie der Ohren und des Gehörs auf diese Lebensbedingungen ausgerichtet. Aber auch an Land herrschen Luftdruckschwankungen, die zu einer Beeinträchtigung des Hörens führen würden, hätte die Natur nicht Kompensationsmechanismen für Druckschwankungen vorgesehen. Das menschliche Gehör leistet Großartiges bei der Schallverstärkung sehr leiser Geräusche, die sich im Bereich unserer Hörschwelle abspielen, kann aber auch sehr laute Geräusche effektiv verarbeiten und das Gehör, in gewissen Grenzen, vor Hörschädigungen schützen. Es verstärkt Signale nicht nur, sondern filtert Störgeräusche aus und verstärkt Informationen, die uns gerade wichtig erscheinen, denn es ist keine Selbstverständlichkeit, in einer Kneipe bei lauten Umgebungsgeräuschen seinen Gesprächspartner zu verstehen und sich mit ihm unterhalten zu können. Durch die beidseitige Schallverarbeitung und Messung der Zeitdifferenz zwischen dem Eintreffen eines Schallreizes zwischen linkem und rechten Ohr gelingt es dem Gehör außerdem, die Richtung einer Schallquelle zu orten. Darüber hinaus befindet sich das Gleichgewichtsorgan im Innenohr, das der räumlichen Orientierung dient und uns Beschleunigungsvorgänge aufzeigt. Alles in allem ist das menschliche Ohr ein kleines Wunderwerk, das sehr komplex aufgebaut ist und dadurch sehr viele Funktionen ausüben kann. Durch diesen komplexen Aufbau entstanden jedoch auch Strukturen, die gerade beim Tauchen eine gewisse Störanfälligkeit aufweisen.

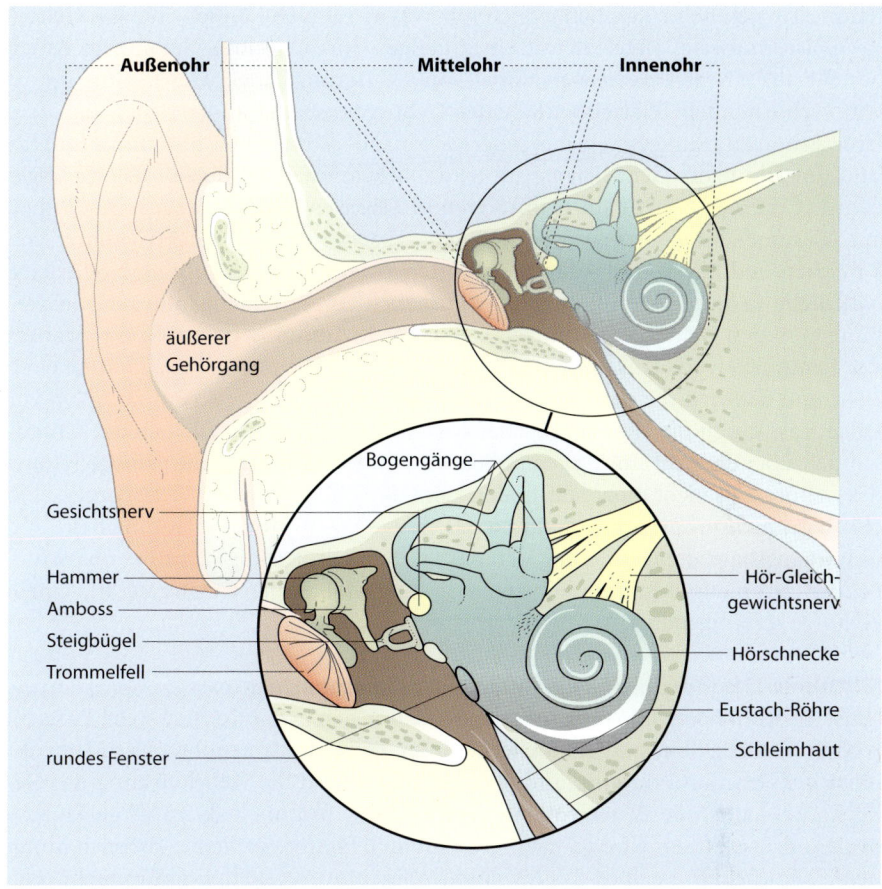

**Abb. 10.1:** Das Ohr wird in Außen-, Mittel- und Innenohr unterteilt werden. Außen- und Mittelohr sind luftgefüllt, das Innenohr flüssigkeitsgefüllt. Über die Eustach'sche Röhre wird das Mittelohr aus dem Nasenrachen belüftet, da das Trommelfell das Mittelohr vom Außenohr hermetisch abriegelt

## Anatomie des Ohres

Man unterteilt das Ohr in drei Abschnitte: das Außenohr, das Mittelohr und das Innenohr. Außen- und Mittelohr sind normalerweise luftgefüllte Räume, während das Innenohr flüssigkeitsgefüllt ist. Über die Eustach-Röhre ist das Mittelohr mit dem Nasenrachenraum verbunden (Abb. 10.1).

**Außenohr.** Das Außenohr reicht von der Ohrmuschel über den Gehörgang bis an den äußeren Teil des Trommelfells. Das Außenohr ist eigentlich ein luftgefüllter

Raum, der sich beim Tauchen jedoch mit Wasser füllt. Der äußere Teil des Gehörgangs ist knorpelig angelegt mit einer Länge von ca. 14 mm, der innere Anteil besteht aus einem knöchernen Kanal von ca. 10 mm Länge. Der Gehörgang ist von verhornendem Plattenepithel (der Gehörgangshaut) ausgekleidet, das dem Untergrund eng aufliegt, sensibel innerviert und dadurch sehr schmerzempfindlich ist. Zum Schutz der Gehörgangshaut wird Ohrenschmalz produziert. Dieses so genannte Cerumen besteht aus Fettsäuren und Zellresten und weist ein saures Milieu auf. Cerumen ist eine sehr wichtige Schutzbarriere gegen die Ansiedlung von Bakterien und Pilzen und sollte nicht entfernt werden. Der Gehörgang weist eine natürliche Krümmung auf, die das Trommelfell vor Verletzungen durch Einspießungen in den Gehörgang schützen soll. Diese Krümmung ist der Grund, warum das Trommelfell erst einsehbar wird, wenn man die Ohrmuschel nach hinten oben zieht und dadurch die natürliche Krümmung ausgleicht. Die Krümmung hat zur Folge, dass durch die „Reinigung" der Gehörgänge mit Wattestäbchen der Ohrenschmalz über die Krümmung geschoben wird und anschließend die Selbstreinigung des Gehörgangs nicht mehr stattfinden kann. Eine Reinigung des Gehörgangs ist in der Regel nicht notwendig, da durch das stetige Wachstum der Trommelfell- und Gehörgangshaut der Gehörgang sich nach außen selbst reinigt. Nur bei überschießender Cerumenproduktion sollte man ca. alle 3 Monate den Gehörgang von einem HNO-Arzt reinigen lassen.

**Mittelohr.** Das Mittelohr ist ein luftgefüllter Hohlraum, der über die Ohrtrompete (Eustach-Röhre oder Ohrtube) mit dem Nasenrachen in Verbindung steht. Es reicht vom Trommelfell bis an die knöcherne Abgrenzung des Innenohrs. Das Mittelohr dient der Schallübertragung und -verstärkung, durch die Hebelwirkung der Gehörknöchelchen und dem Größenunterschied des Trommelfells im Vergleich zum ovalem Fenster (dem Übergang zum Innenohr). Hinter der Pauke (Bereich hinter dem Trommelfell) beginnt das Mastoid (Warzenfortsatz). Hier gibt es mehr oder weniger luftgefüllte Knochenzellen, die durch die Pauke belüftet werden. Die Mastoidzellen kann man mit den luftgefüllten starren Nasennebenhöhlen vergleichen.

Das Mittelohr steht nur über die Ohrtrompete mit der Außenwelt, d. h. mit dem Nasenrachen in Verbindung. Der Aufbau des Mittelohrs ist deshalb so kompliziert, um bei jedem Luftdruck, also am Meer wie im Gebirge, eine optimale Belüftung und damit eine optimale Schwingungsfähigkeit des Schallleitungsapparats zu gewährleisten.

Das Mittelohr ist durch das Trommelfell luft- und wasserdicht vom Gehörgang abgegrenzt. Aus diesem Grund haben Ohrentropfen keine Wirkung auf Mittelohrentzündungen oder Mittelohrbelüftungsstörungen, denn das Trommelfell ist nicht durchlässig für die meisten Medikamente.

Die Ohrtrompete besteht aus einem knöchernen und einem knorpeligen Anteil, die von Schleimhaut ausgekleidet sind und eine Länge von 31–38 mm aufweisen.

Das Öffnen der Ohrtrompete muss bei einer Druckerhöhung in der Umgebung (also beim Abtauchen) aktiv erfolgen, während ein Überdruck im Mittelohr passiv über die Ohrtrompete abgegeben wird (Auftauchen).

**Innenohr.** Das Innenohr ist ein flüssigkeitsgefülltes Sinnesorgan, das über das ovale und das runde Fenster mit dem Mittelohr in Verbindung steht. Die Flüssigkeit dient der Ernährung und Funktionserhaltung der Innenohrstrukturen. Das Hören wird durch die Haarzellen in der Hörschnecke vermittelt. Ein Verlust dieser Flüssigkeit kann zu permanenten Haarzellzerstörungen führen.

Im Innenohr befinden sich die Hörschnecke (Cochlea) und das Gleichgewichtsorgan. Die Bedeutung des Hörens kann man sehr gut einschätzen, wenn man einmal versucht, einem Film im Fernsehen mit geschlossenen Augen zu folgen. Man wird feststellen, dass man die Handlung gut nachvollziehen kann. Der gleiche Versuch mit offenen Augen, aber verschlossenen Ohren zeigt, dass die Handlung fast nicht mehr zu begreifen ist. Diese Erfahrung machen auch Schwerhörige: Oft sind daher Isolierung und Vereinsamung die Folge.

Das Gleichgewichtsorgan besteht aus drei Bogengängen und zwei Verdickungen, die für die räumliche Orientierung im Raum notwendig sind. Der horizontale Bogengang liegt dem äußeren Gehörgang und der Pauke eng benachbart, so dass eine Stimulierung dieses Bogengangs durch Spülung des Gehörgangs mit kaltem oder heißem Wasser möglich ist. Auch das Gleichgewichtsorgan stellt eine wichtige Sinneswahrnehmung zur Verfügung, da man unter Wasser, v. a. bei schlechter Sicht, darauf angewiesen sein kann, ohne Hilfe der Augen oben und unten unterscheiden zu müssen.

Das Innenohr ist über einen Kanal (Aquaeductus cochleae) mit dem Liquorraum (Flüssigkeitsraum um das Gehirn) verbunden, so dass Druckerhöhungen im Brustkorb über das Rückenmark und das Gehirn auf das Innenohr übertragen werden. Dieser Sachverhalt spielt eine große Rolle bei der Entstehung eines Innenohrbarotraumas.

### 10.1.2 Nase und Nasennebenhöhlen

#### Funktion des Nase und der Nasennebenhöhlen

Die Funktion der Nase besteht in der Anwärmung, Anfeuchtung sowie Filterung der eingeatmeten Luft und dient der Geruchswahrnehmung. Die Funktion der Nasennebenhöhlen ist nicht bekannt. Zwar gibt es Vermutungen, wie z. B. die Gewichtsreduktion des Schädels oder eine Rolle als Resonanzkörper für die Stimmbildung, aber keine Hypothese konnte sich durchsetzen.

### Anatomie der Nase

Anders als man es sich vielleicht von außen vorstellt, ist die Nase kein schmaler Durchgang für Atemluft. Es handelt sich vielmehr um ein komplexes System aus an- und abschwellender Schleimhaut, mehreren Nasenmuscheln (untere, mittlere und obere), der Nasenscheidewand, dem Ausführungsgang des Tränenkanals und den Verbindungsöffnungen zu den Nasennebenhöhlen. Die engste Stelle für den Atemstrom ist der Naseneingang und das erste Drittel der Nasenhöhle. Verkrümmungen und Verwachsungen spielen deshalb besonders in dieser Region eine besondere Rolle.

### Anatomie der Nasennebenhöhlen

Die Nasennebenhöhlen sind starre Hohlräume, die der Nasenhaupthöhle benachbart liegen und mit Schleimhaut ausgekleidet sind. In einer gesunden Nasennebenhöhle befindet sich außer der Schleimhaut nur Luft. Es gibt die paarig angelegten Kieferhöhlen, Stirnhöhlen, Keilbeinhöhlen und die Siebbeinzellen. Über äußerst enge Öffnungen oder Spaltensysteme stehen sie mit der Nasenhaupthöhle in Verbindung. Der Durchmesser der Kieferhöhlenöffnung beträgt z. B. in Abhängigkeit von der Kopfposition maximal 4 mm².

Eine funktionstüchtige Verbindung zur Nasenhaupthöhle ist eine unabdingbare Voraussetzung, damit Druckschwankungen kompensiert werden können und der Sekrettransport aus den Nasennebenhöhlen ungestört ablaufen kann. Die Nasen-

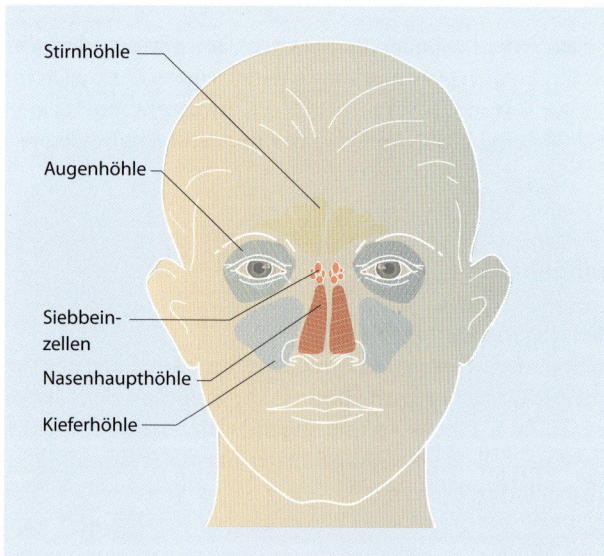

**Abb. 10.2.** Darstellung der Nasennebenhöhlen. Die Siebbeinzellen sind der Belüftung der weiteren Nasennebenhöhlen vorgeschaltet und nehmen deshalb eine besondere Stellung ein. Die Keilbeinhöhlen liegen in der Tiefe des Schädels und sind hier nicht abgebildet

nebenhöhlen sind mit Schleimhaut ausgekleidet, die von einem zarten, glasklaren Sekretfilm bedeckt ist. Mit Flimmerhaaren besetzte Zellen der Schleimhaut transportieren die Sekretschicht, in der Staubpartikel, Bakterien, Viren und andere Fremdstoffe haften bleiben. Diese Schadstoffe werden mit einer Geschwindigkeit von ca. 6–20 mm pro Minute Richtung Rachenraum transportiert und auf diese Weise „entsorgt". Die Sekretschicht enthält Antikörper und Abwehrzellen zur Bekämpfung von Bakterien, Luftschadstoffen und Viren. Diesem Abwehrsystem kommt eine wesentliche Schutzfunktion der oberen Atemwege zu. Eine Schlüsselrolle für die Belüftung der Nasennebenhöhlen stellen die Siebbeinzellen dar, da sie der Belüftung der anderen Nasennebenhöhlen vorgeschaltet sind (Abb. 10.2).

### 10.1.3  Nasenrachen

Der Nasenrachen liegt hinter der Nasenhaupthöhle, oberhalb und hinter dem Gaumensegel, das man aus der Mundhöhle erkennen kann (Abb. 10.3). Hier strömt die Luft in Richtung Rachen und Kehlkopf. Der Nasenrachen beinhaltet die Rosenmüller-Grube und die beiden Tubenwülste, also den Eingang in die Ohrtrompete (Eustach-Röhre). Der Nasenrachen wird beim Schlucken durch das Gaumensegel dicht abgeschlossen, damit keine Speisen und Flüssigkeiten in die Nase gelangen. Im Bereich der Rosenmüller-Grube befinden sich die Adenoide (Rachenmandeln). Es handelt sich dabei um Abwehrgewebe ähnlich den Gaumenmandeln, das vor allem bei Kindern den gesamten Nasenrachen verlegen kann und dann operativ entfernt werden muss.

Die Tubenwülste sollten bei jeder tauchmedizinischen HNO-ärztlichen Untersuchung inspiziert werden, da Raumforderungen in diesem Bereich zu einer Störung der Mittelohrbelüftung führen können. Im Rahmen von Erkältungen, grippalen Infekten oder anderen Entzündungen des oberen Atemtrakts sind meistens auch die Tubenwülste und die Ohrtrompete beteiligt. Die Mittelohrbelüftung kann hierdurch stark eingeschränkt oder komplett gestört sein.

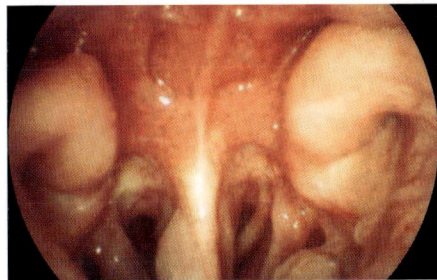

**Abb. 10.3.** Blick in den Nasenrachen. Man erkennt in der Mitte unten den hinteren Anteil der Nasenscheidewand. Links und rechts sieht man die Tubenwülste mit dem Eingang in die Eustach-Röhre

Um das Mittelohr über die Ohrtrompete zu belüften, gibt es verschiedene Methoden, auf die im nächsten Kapitel genauer eingegangen werden soll.

### 10.1.4 Druckausgleich

Es gibt verschiedene Arten von Druckausgleichsmethoden. Nicht jedes Fachbuch verwendet die selbe Definition für eine Druckausgleichsmethode, weshalb auch die in diesem Buch beschriebenen Druckausgleichsmethoden durchaus ähnlich zu Druckausgleichsmethoden mit anderen Namen sein können. Ein Teil der Methoden

---

**Kompaktinformation**

**Druckausgleichstechniken**

1. **Valsalva-Manöver:** Der Standarddruckausgleich wird Valsalva-Manöver genannt, auch wenn erfahrene Taucher meist gar kein Valsalva-Manöver durchführen, sondern eher ein Frenzel-Manöver. Der Ausdruck Valsalva-Manöver hat sich aber zu einem Synonym für den Ausdruck „Druckausgleich" entwickelt, so dass auch wir diesen Begriff in dieser Weise verwenden. Zum Prinzip: Durch Verschluss von Nase und Mund und anschließender Exspiration (Ausatmung) gegen verschlossenen Mund und Nase wird der Druck im Nasenrachen erhöht, so dass es zu einem Einströmen von Luft in die Pauke kommt. Bei der Ohrenspiegelung kann man dieses Einströmen von Luft an der Vorwölbung des Trommelfells während des Druckausgleichs erkennen. Bei dieser Methode wird der Druckausgleich durch eine aktive Druckerhöhung im Brustkorbbereich erreicht.

2. **Frenzel-Manöver:** Bei dieser Methode werden Mund und Nase verschlossen. Zusätzlich verschließt der Taucher die Stimmbänder und baut anschließend, durch Bewegung der Zungen- und Gaumenbogenmuskulatur nach oben, einen Druck im Rachen auf, der die Tube öffnet. Der

Vorteil dieser Methode ist, dass kein erhöhter Druck in der Lunge aufgebaut werden muss.

3. **Lowry-Technik:** Man verschließt die Nase und den Mund und soll gleichzeitig ausatmen (wie bei Valsalva) und Schlucken (wie beim Toynbee). Man soll also die Nase zuhalten, ausatmen und gleichzeitig schlucken.

4. **Edmonds-Technik:** Durch Bewegung des Unterkiefer nach vorne und unten werden die Zähne des Unterkiefers vor die des Oberkiefers geschoben. Durch Ausatmung wie beim Valsalva-Manöver wird der notwendige Druck aufgebaut.

5. **Toynbee-Manöver:** Man verschließt die Nase und schluckt. Hierdurch kommt es zu einem Unterdruck im Nasenrachen, der sich durch eine Einwärtsbewegung des Trommelfells zeigt.

6. **Roydhouse-Technik:** Der Taucher soll die Uvula (das Zäpfchen am weichen Gaumen) willentlich nach oben bewegen, während er die hinteren Anteile der Zunge nach unten bewegt. Man könne dann das Einströmen der Luft in das Mittelohr hören.

7. **Willentliches Öffnen der Tube:** Manche Taucher können willkürlich die Eustach-Röhre öffnen

---

wird beschrieben, obwohl ihn die Autoren dieses Werks nicht selbst auf diese Art durchführen können (s. Kompaktinformation).

Es gibt noch weitere Techniken, die aber ähnliche Bewegungsmuster kombinieren. Prinzipiell ist es wichtig, einen effektiven Druckausgleich durchzuführen. Es ist begrüßenswert, wenn der Taucher eine Technik verwendet, bei der kein erhöhter Druck in der Lunge aufgebaut wird. Ungefähr jeder zweite Taucher ist in der Lage, willentlich die Ohrtrompete zu öffnen.

## 10.2 Erkrankungen der Ohren

### 10.2.1 Erkrankungen des Außenohrs

Das Außenohr ist aufgrund des empfindlichen Gehörgangs sehr häufig Ursache für Beschwerden von Tauchern. Gehörgangsentzündungen stellen eine der häufigsten Beschwerden von Tauchern überhaupt dar. Im Gegensatz hierzu kommt das Barotrauma des Außenohrs verhältnismäßig selten vor, nicht zuletzt da der Gehörgang üblicherweise mit Wasser gefüllt ist und deshalb keine Volumenschwankungen im Gehörgang stattfinden.

#### Gehörgangsentzündung

Taucher leiden häufig an Gehörgangsentzündungen. Nicht selten muss vorübergehend wegen einer Gehörgangsentzündung auf das Tauchen verzichtet werden. Manche Taucher haben sogar das Tauchen komplett aufgeben müssen, da sie an rezidivierenden (immer wiederkehrenden) Gehörgangsentzündungen leiden.

Grund für die häufigen Entzündungen sind zum einen die ständige Feuchtigkeit, dem das Ohr ständig ausgesetzt ist, und zum anderen die Zugluft nach dem Tauchen durch den Wind am Wasser oder auf dem Boot. Aber auch übertriebene Hygiene führt zu wiederkehrenden Gehörgangsentzündungen: Durch Anwendung von Wattestäbchen wird das Cerumen, ein wichtiger Schutzfilm gegen Gehörgangsentzündungen, abgetragen und zusätzlich werden kleine Mikrotraumen, also kleine Verletzungen der Gehörgangshaut, verursacht. Hierdurch haben Bakterien oder Pilze ein leichtes Spiel, die Hautbarriere zu überwinden und sich im Gehörgang einzunisten (Abb. 10.4).

**Symptome.** Durch die Ansiedlung von pathogenen (krank machenden) Keimen kommt es zu einer Entzündungsreaktion in der Gehörgangshaut mit einer anschließenden Schwellung und Sekretion. Anfangs äußert sich eine Gehörgangsentzündung durch einen Juckreiz im Gehörgang. Es folgt eine Schwellung der Gehörgangshaut, die zu Schmerzen führt. Die Schwellung kann so weit zunehmen, dass der Gehörgang vollständig verlegt und auch die Ohrmuschel komplett geschwollen ist.

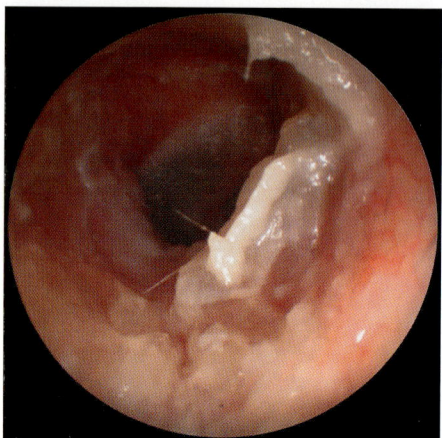

**Abb. 10.4:** Rötung der Gehörgangshaut, die mit weißlichem schmierigen Sekret belegt ist. Das Trommelfell im Hintergrund ist nur teilweise erkennbar, aber entzündet

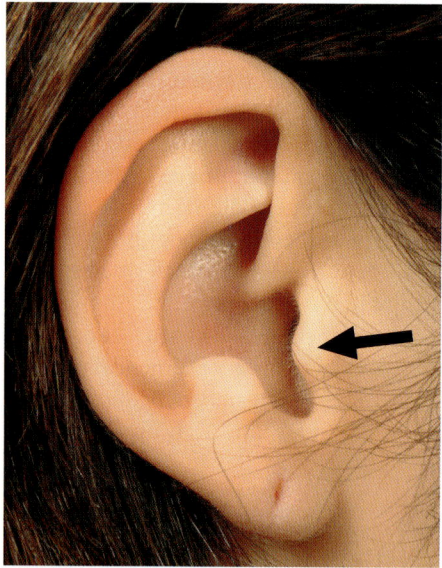

**Abb. 10.5:** Der Pfeil zeigt auf den Tragus. Druck auf diesen Knorpel oder Ziehen der Ohrmuschel ist schmerzhaft bei Vorliegen einer Gehörgangsentzündung

Der Schmerzreiz kann erhebliche Ausmaße annehmen. Die Entzündung kann sich auf die Hals- und Gesichtsweichteile ausbreiten, so dass eine stationäre Behandlung mit Verabreichung von Antibiotika über die Venen notwendig wird.

Man erkennt eine Gehörgangsentzündung daran, dass es zu Schmerzen bei der Bewegung der Ohrmuschel oder bei Druck auf den Tragus kommt. Der Tragus ist der Knorpel vor dem Gehörgangseingang, der etwas den Eingang verdeckt (Abb. 10.5).

Entscheidend für die Diagnose ist der Spiegelbefund. Nur dadurch können eine Mittelohrentzündung, eine Warzenfortsatzentzündung oder ein Erysipel (Wundrose) ausgeschlossen werden. Es muss jedoch nicht immer eine bakterielle Besiedelung des Gehörgangs vorliegen. Es gibt auch Pilzbesiedelungen des Gehörgangs, die besonders hartnäckig zu therapieren sind.

**Therapie.** Je nach Ausmaß der Entzündung sollte man unterschiedlich vorgehen. Handelt es sich nur um einen geringen Juckreiz, kann zunächst abgewartet und das Ohr trocken gehalten werden. Befindet man sich jedoch im Urlaub oder fallen die Symptome stärker aus, sollten Ohrentropfen angewendet werden. Man kann verschiedene Fertigpräparate in der Apotheke kaufen. Rezepturen für eigene Mischungen sind ebenfalls erhältlich (siehe unter Vorbeugung). Bei stärker ausgeprägten Entzündungen sollte ein Arzt aufgesucht werden, wenn möglich einen HNO-Arzt. Ein HNO-Arzt hat die Möglichkeit, unter dem Mikroskop genau festzustellen, ob es sich um eine bakterielle Entzündung handelt oder ob ein Pilzbefall ursächlich ist. Er wird antibiotikahaltige Tropfen oder ein Mittel gegen Pilzbefall verordnen oder je nach Schwellungsgrad eine Streifentamponade einlegen, die mit einer Mischung aus Antibiotika und Kortisonsalbe getränkt ist. Wichtig ist auch die Verordnung gut wirksamer Schmerzmittel. Die Einlage einer Streifentamponade sollte dem Fachmann vorbehalten bleiben, denn leider treten regelmäßig Trommelfellverletzungen durch unsachgemäße Manipulationen im Gehörgang auf.

Vor der Anwendung von Ohrentropfen muss auch ein Loch im Trommelfell ausgeschlossen werden, da viele Ohrentropfen ototoxisch sind, d. h., sie können eine Schädigung des Innenohrs verursachen.

**Prophylaxe.** Eine Gehörgangsentzündung kann häufig vermieden werden. Entscheidend sind vorbeugende Maßnahmen:
- keine Ohrstäbchen verwenden,
- Ohr vor Wind schützen (Mütze tragen),
- Ohr trocken legen (z. B. nach dem Tauchgang [TG] föhnen),
- in hartnäckigen Fällen Ohr nach dem TG mit Süßwasser ausspülen (Vorsicht Verletzungen),
- ggf. vorbeugende Ohrentropfen,
- im schlimmsten Fall: Ohr während des Tauchens trocken halten, z. B. durch eine spezielle Maske (Pro Ear).

Jeder Mensch hat eine etwas andere Gehörgangshaut. Das heißt, es gibt Menschen mit sehr feuchten oder fettigen Gehörgängen und Menschen mit zu trockenen Gehörgängen (z. B. Patienten mit Schuppenflechte). Letztere haben keinen Nutzen von säurehaltigen Tropfen, sondern eher von fetthaltigen Salben, um vor Entzündungen geschützt zu sein, während Patienten mit fettenden Gehörgängen von säurehaltigen Tropfen profitieren. Man sollte sich von seinem HNO-Arzt beraten lassen und beides ggf. ausprobieren. In den meisten Fällen reichen die oben genannten Maßnahmen der Vorbeugung aus.

**Fallbeispiel.** Ein 17-jähriger Junge klagt über Ohrenschmerzen nach dem Tauchgang. Er befindet sich mit einer Gruppe von 12 Tauchern auf einer Tauchsafari im südlichen Ägypten. Während des Tauchgangs gab es keine Probleme bei der Durchführung des Druckausgleichs. Auch sonst kann er sich an keine Besonderheiten während des Tauchgangs erinnern. Nachdem trotz schmerzlindernder Medikamente keine Besserung eintritt und die Schmerzen zunehmen, verzichtet er auf weitere Tauchgänge. Am nächsten Morgen sind die Ohrmuschel und die Wange gerötet und geschwollen. Die Schmerzen werden unerträglich. Die Gruppe muss die Safari abbrechen und den nächsten Hafen anlaufen. Dort wird er ins nächste Krankenhaus gefahren, wo die Diagnose einer Gehörgangsentzündung mit Ausbreitung auf die Wangenweichteile gestellt wird. Die örtlichen Lymphknoten sind geschwollen und der Junge hat Fieber. Durch eine örtliche Streifenbehandlung und systemische Antibiotikatherapie bessern sich die Beschwerden schnell. An weitere Tauchgänge ist aber in diesem Urlaub nicht zu denken.

## Barotrauma des Außenohrs

Füllt sich das Ohr beim Tauchen mit Wasser, kann kein Barotrauma des Außenohrs entstehen, da Flüssigkeiten nicht komprimierbar sind und sich ihr Volumen nicht ändert. Liegen jedoch Veränderungen am Gehörgang vor, die den Gehörgang luft- oder wasserdicht abschließen, kann es beim Abtauchen zu einer Gehörgangsverletzung oder sogar zu einer Trommelfellverletzung kommen. Solche Verschlüsse können durch Entzündungen, Gehörgangsexostosen (knöcherne Wucherungen im Gehörgang, s. Kap. 27, Tauchtauglichkeit) oder bei Verwendung von Ohrenstöpseln verursacht werden. Die häufigste Ursache für ein Barotrauma des Außenohrs ist jedoch eine zu eng anliegende Kopfhaube, die v. a. bei Trockentauchanzügen vorkommt. Wird der Gehörgang durch die genannten Ursachen von der Umgebung abgeschlossen und kann sich somit nicht mehr mit Wasser füllen, entsteht beim Abtauchen ein Druckanstieg, der zu einer Volumenverminderung der eingeschlossenen Luft im Gehörgang führt. Wird der Abtauchvorgang nicht unterbrochen oder die Kopfhaube nicht vom Kopf abgehoben, entsteht ein Außenohrbarotrauma.

**Symptome.** Der betroffene Taucher bemerkt beim Abtauchen Schmerzen im Gehörgang und gegebenenfalls den Druck der Kopfhaube auf dem Gehörgang bzw. der Ohrmuschel. Durch den Unterdruck können Schwellungen und Einblutungen auftreten, die als Blutung aus dem Gehörgang imponieren (Abb. 10.6). Gelegentlich kann das Trommelfell in den Gehörgang verlagert werden und einreißen. Man bemerkt eine solche Trommelfellruptur an aus dem Gehörgang austretender Luft bei Durchführung eines Druckausgleichs. Sehr selten treten Schädigungen des Innenohrs auf, wenn es zu einer schlagartigen Entlastung des Druckunterschieds kommt. Der Entstehungsmechanismus entspricht dem eines Innenohrbarotraumas.

> **Fallbeispiel.** Ein 40-jähriger Taucher taucht mit einem neuen Trockentauchanzug auf 40 m Tiefe ab. Er bemerkt ein ziehendes Gefühl im rechten Ohr und führt wiederholt einen Druckausgleich durch, der problemlos gelingt. Auf 40 m Tiefe erinnert er sich an seine Ausbildung und hebt die Kopfhaube an, um Wasser in den Gehörgang strömen zu lassen. Er bemerkt einen kurzen stechenden Schmerz und anschließend einen Drehschwindel für 15 Sekunden. Am Abend fällt ihm ein Ohrgeräusch auf. Bei der Vorstellung beim HNO-Arzt werden eine Gehörgangsentzündung und ein Tinnitus festgestellt. Das Hörvermögen und das Gleichgewichtsorgan funktionieren regelrecht.
> **Diagnose:** Barotrauma des Außenohrs mit konsekutiver Innenohrschädigung.

**Therapie.** Falls es zu einem Barotrauma des Gehörgangs gekommen ist, sollte, wenn möglich, ein HNO-Arzt aufgesucht werden. Im Urlaub ist dies leider nicht immer

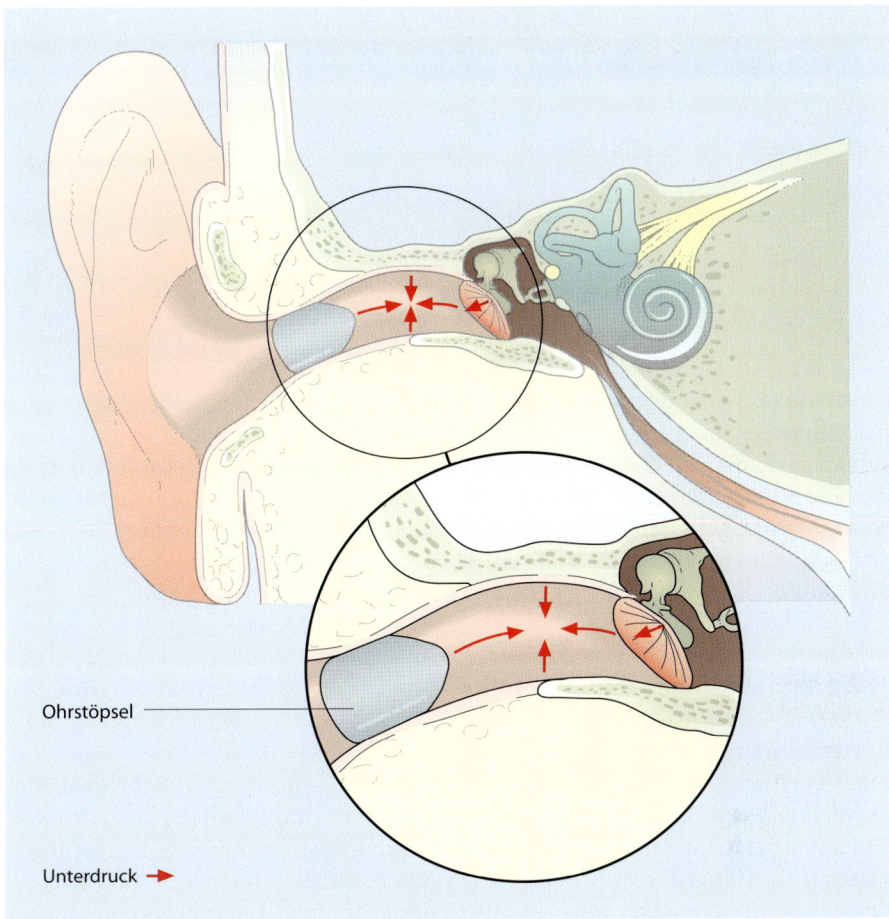

Ohrstöpsel

Unterdruck ➜

**Abb. 10.6:** Hinter dem Verschluss durch Ohrenschmalz (Cerumen) oder einen Fremdkörper entsteht ein abgeschlossener Hohlraum, der beim Abtauchen aufgrund des steigenden Drucks sein Volumen verringern möchte. Da er knöchern begrenzt ist, wird das Trommelfell in den Gehörgang eingezogen und die Gehörgangshaut schwillt an oder es kommt zu Einblutungen in den Gehörgang

möglich. Dann empfiehlt es sich, das Tauchen zunächst einmal auszusetzen, da sich die Beschwerden meist innerhalb von Stunden bis Tagen zurückbilden. Kommt es in der Folge zu einer Gehörgangsentzündung, kann diese mit Ohrentropfen behandelt werden, sofern kein Loch im Trommelfell vorliegt. Ein Problem können Ohrenstöpsel darstellen, da sie in den Gehörgang eingezogen werden und dann schlecht zu entfernen sind (Tabelle 10.1).

**Tabelle 10.1:** Symptome und Therapie beim Barotrauma des Außenohrs

| Symptome | Therapie | Vorbeugende Maßnahmen |
|---|---|---|
| Schmerzen | Tauchverbot | keine Ohrenstöpsel |
| Blutung aus dem Gehörgang | HNO-ärztliche Kontrolle | Kopfhaube perforieren |
| Druck auf der Kopfhaube im Bereich des Ohres | ggf. Ohrentropfen (Vorsicht bei Loch im Trommelfell!) | Ausschluss von relevanten Exostosen durch HNO-Arzt |
| Luft aus dem Gehörgang bei Druckausgleich (wenn ein Loch im Trommelfell vorliegt) | | nicht Tauchen mit Gehörgangsentzündung |

**Prophylaxe.** Vorbeugend kann man die Kopfhaube mit heißen Nadeln im Bereich der Ohren perforieren, so dass Wasser in den Gehörgang strömen kann. Ohrenstöpsel sind beim Tauchen nicht erlaubt. Exostosen stellen in der Regel keine Gefahr dar und äußern sich eher durch rezidivierende Gehörgangsentzündungen. Ohrenschmalz kann gelegentlich durch das Wasser aufquellen und zu einer Verlegung des Gehörgangs führen. Es sollte dann durch einen HNO-Arzt entfernt werden (Tabelle 10.1).

### 10.2.2 Erkrankungen des Mittelohrs

**Barotrauma des Mittelohrs**

Das Mittelohrbarotrauma ist eine häufige Erkrankung von Tauchern. Aber nicht nur Gerätetaucher, sondern gerade Apnoetaucher oder Schwimmer, die im Schwimmbad abtauchen, können eine Mittelohrschädigung erlangen. Ursache ist eine ungenügende Belüftung des Mittelohrs. Man unterscheidet das Mittelohrbarotrauma, das beim Abtauchen entsteht, von dem Mittelohrbarotrauma, das sich beim Auftauchen entwickelt. Letzteres wird im Englischen auch als „reversed ear" bezeichnet.

**Entstehung. Barotrauma des Mittelohrs beim Abtauchen:** Während des Abtauchens kommt es zu einer Drucksteigerung im Mittelohr. Nach dem Gesetz von Boyle-Mariotte führt diese Drucksteigerung zu einer Volumenverkleinerung im Mittelohr. Das Trommelfell schließt das Mittelohr dicht nach außen ab, so dass der Druckausgleich nur über die Ohrtrompete erfolgen kann. Da sich die Ohrtrompete nicht passiv beim Abtauchen öffnet, muss der Druckausgleich aktiv eingeleitet werden. Hierfür gibt es verschiedene Methoden, die bereits erklärt wurden. Wird der Druckausgleich unterlassen oder ist der Druckausgleich nicht im ausreichenden Maße durchführbar (d. h. es wird zu schnell abgetaucht für die momentane Tubenfunktion), verkleinert sich das Volumen im Mittelohr (Abb. 10.7).

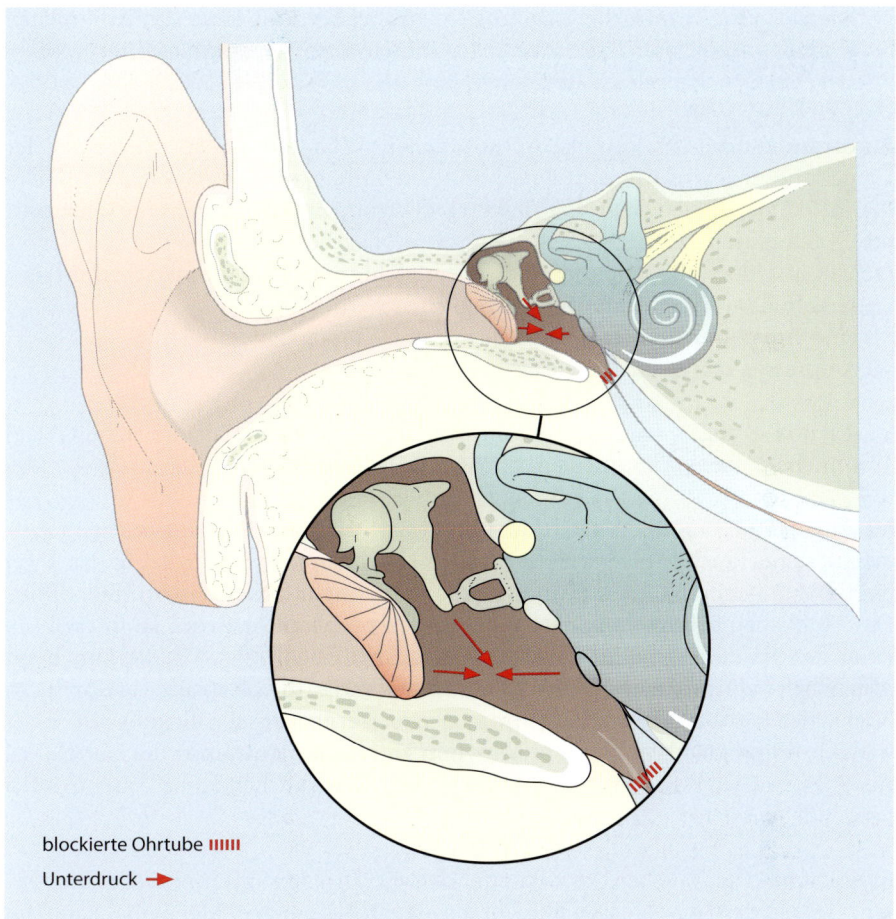

blockierte Ohrtube ⫼⫼⫼

Unterdruck ➡

**Abb. 10.7:** Beim Abtauchen kommt es zu einer Drucksteigerung in der Umgebung und in den flüssigkeitsgefüllten Räumen des Körpers. Ist die Ohrtrompete blockiert, entsteht ein Unterdruck im Mittelohr, der zu einer Verletzung des Mittelohrs führt

Da das Mittelohr eine starre Höhle ist, kann diese Verkleinerung des Volumens nur auf folgende Arten ausgeglichen werden:
1. das Trommelfell wölbt sich nach innen,
2. es kommt zu einem „Ausschwitzen" von Gewebeflüssigkeit, um das Volumen der Pauke zu verkleinern,
3. es kommt zur Einblutung in die Pauke,

4. übersteigt die Trommelfelldehnung einen gewisses Maß, kann das Trommelfell einreißen: Hierdurch kann Wasser ins Mittelohr strömen und es findet schlagartig ein Druckausgleich statt.

**Barotrauma des Mittelohrs beim Auftauchen:** Während des Aufstiegs sinkt der Umgebungsdruck relativ zum Druck im Mittelohr. Nach dem Gesetz von Boyle-Mariotte führt dies zu einer Volumenvergrößerung im Mittelohr. Ist die Ohrtrompete voll funktionsfähig, strömt die Luft passiv über die Ohrtrompete in den Nasenrachen. Ist jedoch die Ohrtrompete verlegt, dehnt sich die Luft im Mittelohr aus. Diese Volumenvermehrung kann ausgeglichen werden, durch:
1. eine Vorwölbung des Trommelfells in den Gehörgang,
2. Aufpressen der Ohrtrompete

Ist der notwendige Öffnungsdruck der Ohrtrompete größer als die Stabilität des Trommelfells, kommt es zu einem Einriss des Trommelfells.

**Nasentropfen.** Besonders gefährdet für ein Barotrauma des Mittelohrs beim Auftauchen sind Taucher, die vor dem Tauchen Nasentropfen verwenden. In der Regel liegt eine Tubenbelüftungsstörung vor, die zur Einnahme von Nasentropfen führt. Das Abtauchen gelingt dank der Nasentropfen problemlos, jedoch kann die Wirkung der Nasentropfen im Lauf des Tauchgangs nachlassen. Da die Luft beim Abtauchen jedoch passiv aus dem Ohr strömen muss, die Ohrtrompete durch das Nachlassen der Wirkung der Nasentropfen jedoch erneut anschwillt, führt die resultierende Volumenausdehnung im Mittelohr zu einem Barotrauma des Mittelohrs. Aus diesem Grund dürfen bis 12 Stunden vor dem Tauchen keine Nasentropfen verwendet werden.

**Symptome.** Der Taucher bemerkt zunächst ein Druckgefühl im Bereich der Ohren. Gelingt der Druckausgleich nicht, entstehen Schmerzen. Manchmal kann ein „schmatzendes" Geräusch im Ohr vernommen werden, das durch Flüssigkeit hinter dem Trommelfell verursacht wird. Werden diese Warnsymptome ignoriert, kann es zu einem Einriss des Trommelfells kommen. Der betroffene Taucher bemerkt in der Regel ein deutliches Nachlassen der Schmerzen. Da nun Wasser in das Mittelohr einströmt, das in der Regel kälter als 37 Grad Celsius ist, kann es zu einem Drehschwindelgefühl kommen, da durch diesen kalorischen Reiz der horizontale Bogengang stimuliert wird (Teil des Gleichgewichtsorgans). Die Gefahr besteht darin, dass durch den Drehschwindel möglicherweise ein Orientierungsverlust eintritt, der zu einem panikartigen Aufstieg führen könnte. Würde der Taucher bei einem solchen Panikaufstieg nicht ausatmen, besteht die Gefahr eines Lungenbarotraumas. Ein Riss der Trommelfells als Folge eines Mittelohrbarotraumas ist jedoch eher selten und wird mit ca. 20 % aller Mittelohrbarotraumata angegeben. Kommt es doch zur

---

**Kompaktinformation**

| | |
|---|---|
| **Symptome des Mittelohrbarotraumas** | 4. Blutung aus dem Gehörgang |
| 1. Schmerzen | 5. Schwerhörigkeit, ggf. Tinnitus |
| 2. Drehschwindel | 6. Im Intervall: pochende Schmerzen und Fieber |
| 3. Luft aus dem Gehörgang beim Druckausgleich | (Infekt) |

---

Ruptur des Trommelfells, hält der auftretende Schwindel in der Regel nur wenige Sekunden bis Minuten an.

An der Oberfläche bemerkt der Taucher gegebenenfalls, dass bei Durchführung eines Druckausgleichs Luft aus dem Ohr zischt. Dies ist ein sicheres Zeichen für einen Riss des Trommelfells. Weitere Symptome eines Mittelohrbarotraumas sind Schmerzen, Blutungen aus dem Gehörgang oder Schwerhörigkeit mit möglichem Tinnitus (Ohrgeräusch).

Diese Symptome müssen nicht gemeinsam auftreten. Manche Taucher geben nur einen kurzen Schmerz im Ohr an, obwohl ein Riss des Trommelfells vorliegt. Besonders gefährdet für ein Barotrauma sind Anfänger, da sie durch die technischen Abläufe abgelenkt sind, häufig zu spät die ersten Symptome bemerken und dann zu spät einen Druckausgleich durchführen.

**Stadieneinteilung des Mittelohrbarotraumas.** Nicht bei jedem Mittelohrbarotrauma liegt ein Loch im Trommelfell vor! Barotrauma bedeutet nur, dass es sich um eine druckbedingte Verletzung handelt. Es gibt v. a. im angloamerikanischen Raum verschiedene Einteilungen der Trommelfellbefunde (Edmonds et al. 1992), die sich jedoch im deutschen Raum nicht durchgesetzt haben. Es ist besser, sich an die Beschreibung des Trommelfellbefundes zu halten, die auch bei anderen Erkrankungen im Mittelohrbereich gelten (Abb. 10.8). Das Trommelfell und die Pauke können unterschiedlich stark betroffen sein:

- Rötung im Bereich des Hammergriffs,
- Einblutungen in das Trommelfell,
- seröse oder blutige Flüssigkeit in der Pauke,
- Trommelfellriss.

**Therapie.** Zunächst besteht ein absolutes Tauchverbot. Das Ausmaß der Schädigung kann am besten durch eine mikroskopische Trommelfellinspektion abgeschätzt werden. Ohrentropfen sollten vermieden werden, da diese in der Regel ototoxisch sind und bei einem Trommelfellriss das Innenohr schädigen können. Wenn Schmerzen entstehen, sollte ein Schmerzmittel eingenommen, jedoch unbedingt auf Aspirin verzichtet werden, da es zu erhöhter Blutungsneigung führt und eine gegebenenfalls notwendige ohrsanierende Operation behindern könnte. Bei Vorliegen eines Er-

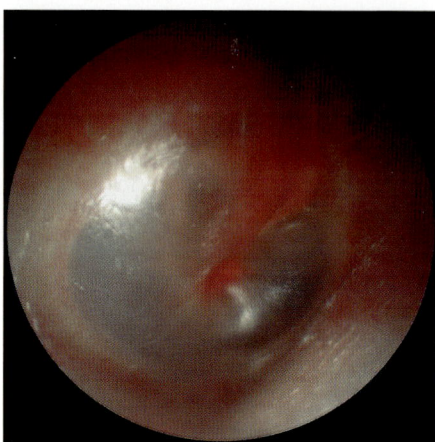

**Abb. 10.8:** Vorgewölbtes und gerötetes Trommelfell nach einem Mittelohrbarotrauma des Aufstiegs. Der Hammergriff (bei 1 Uhr) ist stark gerötet. Ein Mittelohrerguss liegt nicht vor und das Trommelfell ist intakt

gusses sollten abschwellende Nasentropfen verabreicht werden, um den Sekretabfluss zu verbessern.

Ist das Trommelfell verletzt und das Ohr nicht infiziert, kann abhängig von der Ausprägung des Befundes eine Trommelfellschienung durchgeführt werden. Dabei wird eine in Antibiotikatropfen eingelegte Silikonfolie auf den Defekt aufgelegt, nachdem er angefrischt und ggf. ausgekrempelt wurde. Durch eine Tamponade des Gehörgangs wird das Trommelfell gestützt und der Defekt kann sich entlang der Folie verschließen. Bei sehr großen Defekten muss direkt eine Tympanoplastik (Trommelfellverschluss-OP) durchgeführt werden. Manchmal kommt es durch einströmendes Wasser zu einer Infektion des Mittelohrs, so dass Antibiotika verabreicht werden müssen.

Eine sichere Beurteilung eines Mittelohrbarotraumas ist nur durch einen HNO-Arzt möglich, der, falls es notwendig erscheint, eine Operation durchführen müsste. Man sollte bedenken, dass es wichtig ist, einen Trommelfelldefekt so früh wie möglich zu schienen und sich nicht erst nach Tagen beim Arzt vorzustellen. Schließlich hängt die weitere Tauchtauglichkeit von der Funktion des Trommelfells ab.

**Lähmung des Gesichtsnervs nach dem Tauchen (Fazialisparese).** Der Gesichtsnerv (Nervus facialis) kann durch kleine Knochenlücken in seinem Verlauf durch das Mittelohr Druckschwankungen aus dem Mittelohr unterworfen werden. Analog dem Barotrauma des Mittelohrs während des Aufstiegs kann eine blockierte Tube den Druck im Mittelohr erhöhen, so dass der Druck die Blutversorgung des Nerven ein-

| Kompaktinformation | |
|---|---|
| **Therapie des Mittelohrbarotraumas** | |
| 1. Tauchverbot | 4. Nasentropfen |
| 2. kein Wasser ins Ohr bringen | 5. Schmerzmittel |
| 3. keine Ohrentropfen ins Ohr vor der HNO-ärztlichen Kontrolle | 6. ggf. Antibiotika |
| | 7. HNO-ärztliche Kontrolle |
| | 8. ggf. Trommelfellschienung oder Trommelfell-OP |

schränkt. In der Folge tritt eine periphere Fazialisparese auf. Die auftretende Mikrozirkulationsstörung muss nicht notwendigerweise durch das Tauchen verursacht werden, sondern wurde auch schon nach Flugreisen und sogar nach dem Schnäuzen beobachtet.

**Symptome.** Diese sehr seltene Komplikation äußert sich durch die offensichtliche Lähmung des Gesichtsnervs, die häufig von Ohrenschmerzen begleitet wird. Die Ohrinspektion zeigt ein vorgewölbtes Trommelfell als Zeichen der Blockierung der Ohrtrompete.

**Therapie.** Therapeutisch führen abschwellende Maßnahmen und ggf. ein Schnitt ins Trommelfell zum Ziel. Dieser Schnitt verheilt in wenigen Tagen und muss nicht gefürchtet werden. Steht eine Druckkammer zur Verfügung, hilft die Rekompression des betroffenen Tauchers, bis die Druckverhältnisse im Mittelohr ausgeglichen sind. Bleibende Schädigungen wurden bisher nicht beschrieben.

### 10.2.3 Erkrankungen des Innenohrs

Schädigungen des Innenohrs durch das Tauchen kommen weitaus seltener vor als Mittelohrverletzungen. Das ist gut so, da Innenohrverletzungen deutlich gravierendere Folgen haben. Es kann durchaus sein, dass man durch ein Innenohrbarotrauma ertaubt, ein störendes Ohrgeräusch entsteht oder bleibende Schwindelanfälle resultieren. Eine Dekompressionserkrankung des Innenohrs kann ebenfalls zu bleibenden Innenohrschädigungen führen und darüber hinaus eine entscheidende Auswirkung auf die Tauchtauglichkeit haben. Aus diesen Gründen kommt den Erkrankungen des Innenohrs eine besondere Bedeutung zu.

#### Barotrauma des Innenohrs
**Entstehung.** Zugrunde liegt auch hier eine Tubenbelüftungsstörung, wie sie bei einem Mittelohrbarotrauma ursächlich ist. Man unterscheidet auch beim Innenohrbarotrauma ein Barotrauma des Innenohrs beim Auftauchen von einem Barotrauma des Innenohrs beim Abtauchen.

**Barotrauma des Innenohrs beim Abtauchen:** Durch eine schlecht funktionierende Ohrtrompete kommt es während des Abtauchens zu einem Unterdruck im Mittelohr. Als Kompensation wölbt sich das Trommelfell nach innen und lenkt über die Gehörknöchelchenkette das ovale Fenster in Richtung Innenohr aus. Versucht der Taucher einen forcierten Druckausgleich (er presst sehr stark beim Valsalva-Manöver), erhöht sich der Druck im Innenohr über einen Knochenkanal, dem Aquaeductus cochleae. Diese Drucksteigerung, kombiniert mit der Auslenkung der Innenohrstrukturen durch das nach innen gewölbte Trommelfell, kann zu einem

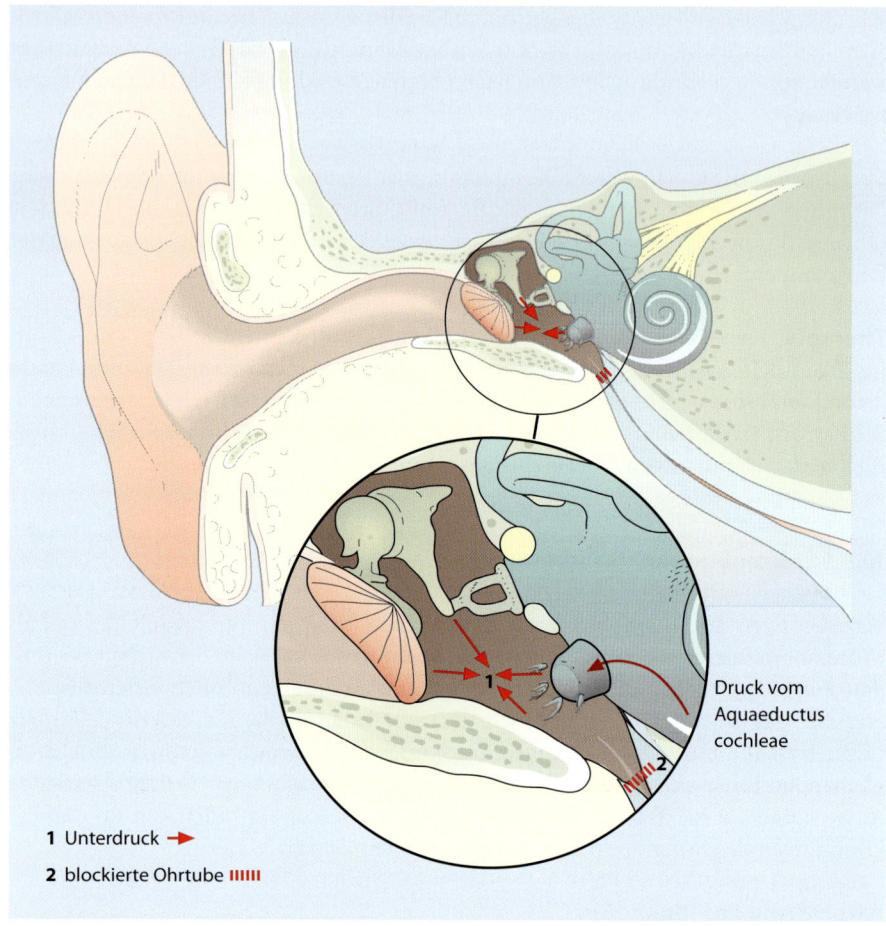

1  Unterdruck →
2  blockierte Ohrtube ||||||

**Abb. 10.9:** Das Innenohrbarotrauma des Abstiegs entsteht meist durch einen forcierten Druckausgleich. Die Folge sind Druckwellen, die zur Schädigung der feinen Strukturen im Innenohr führen.

Riss der Rundfenstermembran führen. Es fließt Perilymphe aus dem Innenohr in Richtung Mittelohr und die Ernährung der Innenohrstrukturen ist gestört oder aufgehoben. Aber auch bei gelungenem Druckausgleich kann es zu einer schlagartigen Rückverlagerung der Innenohrmembranen kommen, so dass ein regelrechter Sturm durch das Innenohr fegt. In der Folge kommt es durch die Druckwelle zu einer Zerstörung von Innenohrstrukturen (Abb. 10.9).

**Barotrauma des Innenohrs beim Auftauchen:** Liegt eine behinderte Tubenfunktion beim Aufstieg vor, kann es zu einem Überdruck im Mittelohr kommen, der zur Vorwölbung des Trommelfells in den Gehörgang führt. Über die Gehörknöchelchenkette wird das ovale Fenster nach außen und die Rundfenstermembran nach innen gewölbt. Kommt es zum schlagartigen Druckausgleich, kann es, wie oben beschrieben, zu einer mechanischen Innenohrschädigung kommen (Abb. 10.10).

Es ist aber auch denkbar, dass ein Riss in der Rundfenstermembran während des Abtauchens erst während des Auftauchens symptomatisch wird. Durch den Überdruck im Mittelohr und einem bestehenden Riss der Rundfenstermembran könnte Luft in das Innenohr gepresst werden. Diese Luft dehnt sich während des Aufstiegs aus und führt zu einer Verletzung des Innenohrs. Mittels hochauflösender Computertomographie des Schädels konnte gezeigt werden, dass nach einem Innenohrbarotrauma Luft im Innenohr vorlag.

**Symptome.** Fast immer liegt eine Mitbeteiligung des Mittelohrs vor. Das heißt es können alle Symptome eines Mittelohrbarotraumas vorliegen, so dass die Trommelfellinspektion einen pathologischen Trommelfellbefund zeigt. Zusätzlich liegt häufig eine Hörminderung, ein Ohrgeräusch und Drehschwindel vor. Der Schwindel kann so stark sein, dass man nicht mehr auf den Beinen stehen kann und heftig brechen muss. Der Schwindel ähnelt den Symptomen einer Seekrankheit. Eine sichere Beurteilung der Innenohrhörfunktion ist nur mittels Hörtest inklusive Luft- und Knochenleitung möglich und sollte durch einen HNO-Arzt erfolgen.

**Therapie.** Da es sich um eine Störung der Innenohrfunktion handelt, muss umgehend eine Therapie eingeleitet werden. Die Maßnahmen, die beim Mittelohrbarotrauma durchgeführt werden, sind hilfreich, jedoch ist eine Therapie der Innenohrfunktion das Entscheidende für den weiteren Krankheitsverlauf. Es gibt verschiedene Therapiemöglichkeiten:

- Operation zur Abdichtung der Rundfenstermembran,
- durchblutungsfördernde Medikamente (z. B. Trental, Dusodril etc.),
- Infusionstherapie (z. B. stationäre Gabe von Longasteril oder Haes),
- Kortisongabe,
- Schwindeltraining und Massagen.

---

**Kompaktinformation**

**Symptome des Innenohrbarotraumas**

1. Hörverlust
2. Tinnitus
3. Drehschwindel
4. Schmerzen
5. Luft strömt während des Druckausgleichs aus dem Mittelohr (Trommelfellriss)
6. Blut aus Gehörgang
7. Gefühl der Flüssigkeit hinter dem Trommelfell

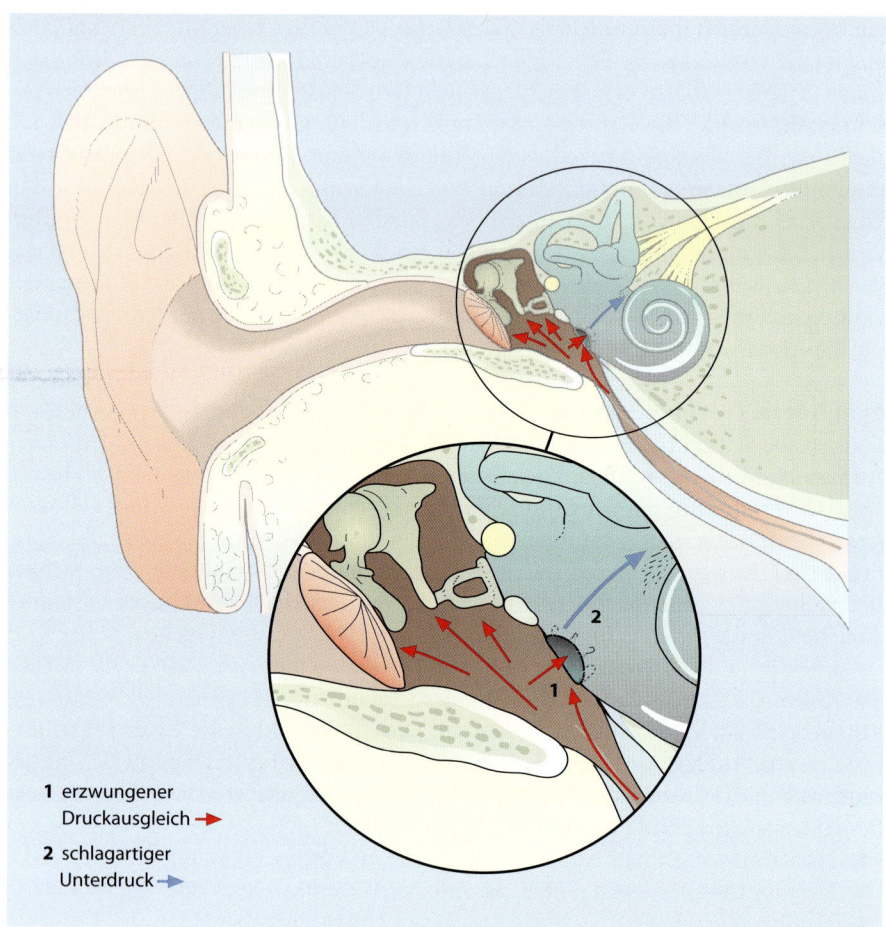

1 erzwungener
   Druckausgleich →
2 schlagartiger
   Unterdruck →

**Abb. 10.10:** Das Barotrauma des Innenohrs des Aufstiegs entsteht durch einen sich schlagartig entweichenden Überdruck des Mittelohrs entstehen, der zu einer Schwingung der Gehörknöchelchenkette führt und die Druckwelle auf das Innenohr überträgt. Ebenso denkbar ist aber auch, dass eine Verletzung der Rundfenstermembran während des Abstiegs erst beim Aufstieg symptomatisch wird, wenn sich die Luft im Innenohr ausdehnt

Wichtig ist: Eine hyperbare Sauerstofftherapie (HBO, Druckkammerbehandlung) ist nach gängiger Lehrmeinung kontraindiziert (verboten), da es während einer Druckkammerfahrt notwendig ist, einen Druckausgleich durchzuführen und hierdurch eine Druckerhöhung im Innenohr stattfindet, die zu einer erneuten Verletzung der Rundfenstermembran führen würde. Unter Berücksichtigung unterschiedlicher Aspekte, die später erläutert werden, kann von dieser Meinung allerdings auch abgewichen werden.

**Differenzialdiagnose.** Die Dekompressionserkrankung des Innenohrs äußert sich durch die gleichen Symptome wie das Barotrauma des Innenohrs. Folgende Symptome treten auf: Hörverlust mit/ohne Tinnitus mit/ohne Drehschwindel. Manchmal kann es sehr schwierig sein, diese beiden Erkrankungen zu unterscheiden. Da aber das Barotrauma des Innenohrs ohne HBO und die Innenohrdekompressionserkrankung mit HBO therapiert wird, entsteht ein therapeutisches Dilemma. Es gibt Fälle, bei denen die Unterscheidung gänzlich unmöglich ist. In diesen Fällen sollte eine HBO-Therapie nach beidseitigem Trommelfellschnitt bzw. Paukendrainageeinlage erfolgen. Details zu diesem Behandlungsschema werden im nächsten Abschnitt beschrieben.

## Dekompressionserkrankung des Innenohrs

**Ursache.** Verantwortlich für die Entstehung einer Dekompressionserkrankung ist die Atmung eines Inertgases unter erhöhtem Druck. Das zugrunde liegende Gasgesetz ist das Gesetz von Henry. Bei Atmung von Pressluft werden ca. 78 % Stickstoff und 21 % Sauerstoff aufgenommen. Da Stickstoff nicht am Stoffwechsel teilnimmt, aber in den Körpergeweben gelöst wird (mit zunehmenden Druck und Dauer eine steigende Menge), muss während des Auftauchens der Stickstoff wieder aus dem Körper entfernt werden. Grundsätzlich gilt, dass bei fast allen Tauchgängen kleine Stickstoffbläschen im Gewebe und im venösen System entstehen, die asymptomatisch bleiben. Sie werden entweder lokal im Gewebe abgebaut oder in den Lungenkapillaren gefiltert und dort abgeatmet. Die Lunge hat eine große Reservekapazität für venöse Emboli, so dass hier nur bei grober Verletzung der Dekompressionsvorschriften oder massivem Anströmen venöser Gasbläschen Symptome entstehen. Übersteigt die Menge der Gewebeblasen oder der venösen Blasen bestimmte Grenzen, die individuell verschieden ausgeprägt sein können, oder werden zu viele Blasen arterialisiert (z. B. durch ein offenes Foramen ovale), kommt es zu Symptomen einer Dekompressionserkrankung.

Die Schädigung der Körperzellen entsteht auf verschiedene Weise. Zum einen üben Blasen einen mechanischen Druck auf Zellen aus. Weiterhin wird die Blutversorgung, d. h. der Antransport und Abtransport von Sauerstoff, Nährstoffen und Stoffwechselendprodukten, sowohl durch Druck der lokalen Blasen, aber auch durch Embolisation (also Verstopfung z. B. durch Luft) der zuführenden Gefäße, stark eingeschränkt bzw. aufgehoben. Es entsteht ein Sauerstoffmangel im Gewebe, der abhängig von der Art des Gewebes nach verschiedener Dauer zu einem Zelltod führt. Das Innenohr gehört zu den Geweben, die einen hohen Sauerstoffbedarf, aber eine Gefäßversorgung mit nur geringer Reservekapazität haben. Aus diesem

Grund ist das Innenohr besonders empfindlich für Symptome einer Dekompressionserkrankung.

**Symptome.** Die Dekompressionserkrankung des Innenohrs zeigt die gleichen Symptome wie das Barotrauma des Innenohrs:

- Hörminderung,
- Tinnitus,
- Drehschwindel.

Es können aber selbstverständlich sämtliche andere Symptome einer Dekompressionserkrankung auftreten. Häufige und bekannte Symptome sind Hautrötung und -juckreiz (so genannte Taucherflöhe), Gelenkschmerzen („bends"), Muskelschmerzen, Sensibilitätsstörungen, Muskelschwäche, Kopfschmerzen, Müdigkeit, Lähmungen, Bewusstlosigkeit und viele weitere Symptome. Weitere Ausführungen zu diesem Thema finden sich in Kap. 9, Dekompressionserkrankung.

**Therapie.** Jede Dekompressionserkrankung mit oder ohne Innenohrsymptome muss so schnell wie möglich einer hyperbaren Sauerstofftherapie zugeführt werden. Bereits vier Stunden nach einem Dekompressionsunfall reduziert sich die Chance einer kompletten Heilung auf 50 %. Welche Zeitverzögerung speziell für die Dekompressionserkrankung des Innenohrs gilt, ist noch nicht ausreichend bekannt.

**Bisherige Lehrmeinung.** Die Dekompressionserkrankung des Innenohrs (IEDCI, „inner ear decompression illness") wurde umfassend das erste Mal 1977 von Farmer (amerikanischer Otologe) beschrieben. Damals kam es bei Tauchgängen in Tiefen von mehr als 200 m und Verwendung von Helium und anderen Atemgasen häufig zu Symptomen einer IEDCI. Man machte eine lokale Übersättigung verschiedener Kompartimente des Innenohrs für das häufige Auftreten dieser Erkrankung verantwortlich. Bis vor ca. 10 Jahren war man überzeugt, dass eine IEDCI bei Sporttauchern praktisch nicht vorkäme und Tauchunfälle mit isolierter Innenohrerkrankung auf ein Barotrauma des Innenohrs zurückzuführen seien. In den letzten Jahren wurden in der internationalen Fachliteratur einzelne Fallberichte publiziert, die Sporttaucher mit einer IEDCI bei Tauchgängen zwischen 25–50 m beschrieben. 2001 gab es eine Veröffentlichung aus Israel, in der die Behandlungen von Tauchern der letzten 12 Jahre zeigte, dass bei ca. einem Drittel der behandelten Taucher mit Dekompressionserkrankung vom Typ II Innenohrsymptome auftraten.

In der Heidelberger Tauchersprechstunde konnten wir diese Erfahrung bestätigen. Bis 2003 untersuchten wir neun Taucher mit elf Ereignissen, bei denen es zu Symptomen einer Innenohrdekompressionserkrankung kam. Mehr als 50 % der Taucher erhielten keine hyperbare Sauerstofftherapie (HBO), da man die Erkrankung nicht als Dekompressionserkrankung erkannte. Von 2003 bis 2006 untersuch-

**Tabelle 10.2:** Differenzialdiagnose Barotrauma und Dekompressionserkrankung des Innenohrs

| Barotrauma des Innenohrs | Dekompressionserkrankung des Innenohrs |
|---|---|
| Während des Tauchgangs Probleme mit dem Druckausgleich | Während des Tauchgangs keine Druckausgleichsprobleme |
| auffälliger Trommelfellbefund | normaler Trommelfellbefund |
| häufig flache Tauchgänge | Tauchgang muss Dekompressionserkrankung möglich machen (keine Schwimmbadtauchgänge, sondern eher Wiederholungstauchgänge, Jojo-Tauchgänge, unterlassene Dekostopps) |
| Luft im Innenohr (z. B. CT) | ggf. begleitende Symptome (Hautjucken, Gelenkschmerzen, Sensibilitätsstörungen etc.) |
| | Dehydratation |
| | Offenes Foramen ovale |

ten wir zwölf weitere Taucher mit Innenohrdekompressionserkrankung. Von diesen erhielt nur ein Taucher keine HBO-Therapie. An diesen Zahlen zeigt sich deutlich die ständige Weiterentwicklung der Tauchmedizin.

**Differenzialdiagnose.** Wie schon beim Barotrauma des Innenohrs beschrieben, kann die Unterscheidung dieser beiden Erkrankungen sehr schwer oder auch unmöglich sein. Das Dilemma ist aber, dass man eine Dekompressionserkrankung mit einer hyperbaren Sauerstofftherapie behandeln muss, Taucher mit Innenohrbarotrauma aber nicht in die Druckkammer dürfen. Tabelle 10.2 kann dem behandelnden Arzt helfen, beide Erkrankungen zu unterscheiden.

**Fallbeispiel.** Ein 50-jähriger Taucher führt mehrere Tauchgänge im warmen tropischen Meer durch. Fünfzehn Minuten nach Beendigung seines 11. Tauchgang, der ihn auf 35 m Wassertiefe (Dauer 51 min) führte, bemerkt er einen heftigen Drehschwindel, den er zunächst auf eine Seekrankheit zurückführt. Auf der Heimfahrt kommt es zu keiner Besserung. Er bemerkt jetzt auch ein Druckgefühl auf dem linken Ohr und kann linksseitig nichts mehr hören. Weitere Symptome werden bei der Vorstellung bei einem Taucherarzt verneint. Druckausgleichsprobleme während des Tauchgangs traten nicht auf. Die Ohrinspektion zeigt beiderseits leicht gerötete Trommelfelle. Der Taucher wird mit Verdacht auf eine Dekompressionserkrankung des Innenohrs in einer Druckkammer behandelt. Da ein Innenohrbarotrauma nicht sicher ausgeschlossen werden kann, wird ein Trommelfellschnitt beiderseits durchgeführt und Paukenröhrchen werden eingelegt, da man weitere Therapien erwartet. In der Druckkammer bessert sich der Schwindel schon innerhalb der ersten 60 min.

Die Hörminderung wurde im Laufe der folgenden Druckkammerbehandlungen der nächsten Tage verbessert. Ein Tinnitus lag nie vor.

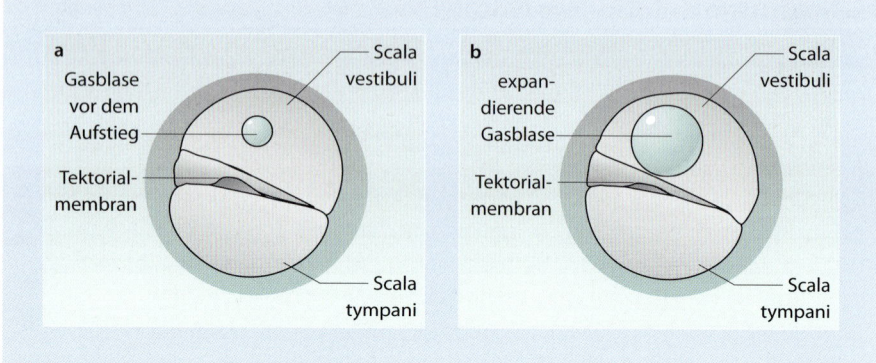

**Abb. 10.11:** Therapie eines Innenohrbarotraumas in der Druckkammer: **a** Zustand nach Ruptur der Rundfenstermembran: eine Gasblase wurde in die Cochlea gepresst, führt aber noch zu keinen größeren mechanischen Verletzungen. **b** Während des Aufstiegs hat sich die Blase ausgedehnt; dies führt zu einer mechanischen Schädigung der kochleären Strukturen. Durch eine hyperbare Sauerstofftherapie käme es zu einer Blasenverkleinerung und zu einem schnelleren Auswascheffekt

## Heidelberger Konzept zur Behandlung von Innenohrerkrankungen nach dem Tauchen

Treten nach dem Tauchgang Symptome einer Innenohrerkrankung auf und lässt dieser Tauchgang eine Dekompressionserkrankung auch nur möglich erscheinen (d. h. Tauchgänge von mehr als 20 m Tiefe oder sehr langer Dauer bzw. Wiederholungstauchgänge), sollte immer eine Dekompressionserkrankung des Innenohrs in Betracht gezogen und eine hyperbare Sauerstofftherapie durchgeführt werden. Um aber einer Fehlbehandlung der Taucher mit Barotrauma des Innenohrs vorzubeugen, empfehlen wir die Durchführung eines Trommelfellschnitts (Parazentese) auf beiden Seiten. Dieser Schnitt verheilt innerhalb weniger Tage und hinterlässt keine bleibenden Schäden.

Wenn ein Taucher mit beidseitigem Trommelfellschnitt in der Druckkammer behandelt wird, muss er keinen Druckausgleich durchführen, da das Mittelohr durch den Schnitt belüftet wird. Möglicherweise profitieren sogar Taucher mit Barotrauma des Innenohrs von diesem Vorgehen, da sich in manchen Fällen die Luftblase im Innenohr verkleinern könnte (Abb. 10.11).

# 10.3 Erkrankungen der Nase und der Nasennebenhöhle

## 10.3.1 Erkrankungen der Nase – Nasenbluten (Epistaxis)

Nasenbluten kommt bei vielen Menschen regelmäßig vor. Die Nasenschleimhaut ist ein sehr gut durchblutetes Gewebe, da sie eine enorme Arbeit leisten muss. Durchschnittlich 10 000 bis 15 000 Liter Atemluft pro Tag werden von der Nase auf einer Strecke von ca. 7 cm auf eine Temperatur von 30 Grad Celsius erwärmt und zu über 90 % mit Wasserdampf gesättigt. Aus diesem Grund ist die Nasenschleimhaut – bezogen auf das Gewebevolumen – besser durchblutet als das Gehirn.

Im vorderen Anteil der Nasenscheidewand gibt es einen kapillären Plexus, der sehr gut durchblutet ist. Hier kommt es sehr häufig zu Blutungen. Aber auch an anderen Stellen in der Nasenhaupthöhle kann es bluten, manchmal so heftig, dass eine stationäre Therapie mit mehreren Operationen und die Gabe von Bluttransfusionen notwendig sind.

Nasenbluten beim Tauchen entsteht meist als Folge eines Barotraumas der Nasennebenhöhlen, das im nächsten Abschnitt beschrieben wird. Aber auch Blutungen aus dem Locus Kiesselbach treten auf: Kommt es während oder nach dem Tauchen zum Nasenbluten, sollte eine lokale Kompression beider Nasenflügel für mindestens 10 min durchgeführt werden. Eine Eiskrawatte oder ein kalter Waschlappen im Nacken drosseln die Durchblutung der Nase. Man sollte den Kopf nach vorne beugen und das Blut nicht schlucken. Am besten ist eine Hochlagerung der Oberkörpers.

An diesem Tag sollte auf das weitere Tauchen verzichten werden. Kleine Gefäße können in örtlicher Betäubung elektrisch verödet werden. Günstig wirkt sich das Einbringen von Nasensalbe am nächsten Tag aus. Es ist darauf zu achten, dass man sich zwei Wochen lang nicht die Nase schnäuzt.

### Barotrauma der Nasennebenhöhlen

Die Nasennebenhöhlen sind starre Hohlräume, die über enge Belüftungswege mit der Nasenhaupthöhle in Verbindung stehen. Sie sind beim Gesunden von einer dünnen Schicht Schleimhaut ausgekleidet. Kommt es zu einer akuten Infektion der Nasenschleimhaut und der Nasennebenhöhlenschleimhaut, schwillt diese an und kann die Belüftung der Nasennebenhöhlen beeinträchtigen oder sogar aufheben. Die Luft in der Nasennebenhöhle wird resorbiert, so dass ein Unterdruck entsteht, der sehr schmerzhaft ist. Je nach Schweregrad der Entzündung kommt es zu einer bakteriellen Infektion, so dass der Eiter die komplette Nasennebenhöhle ausfüllen kann.

Es gibt aber auch die chronische Nasennebenhöhlenentzündung, bei der die Schleimhaut ständig verdickt ist und sogar das gesamte Nebenhöhlensystem ausfüllen kann. Bei fortgeschrittener Erkrankung kann diese chronisch entzündete Schleimhaut in Form von Polypen die gesamte Nasenhöhle auskleiden. Eine solche

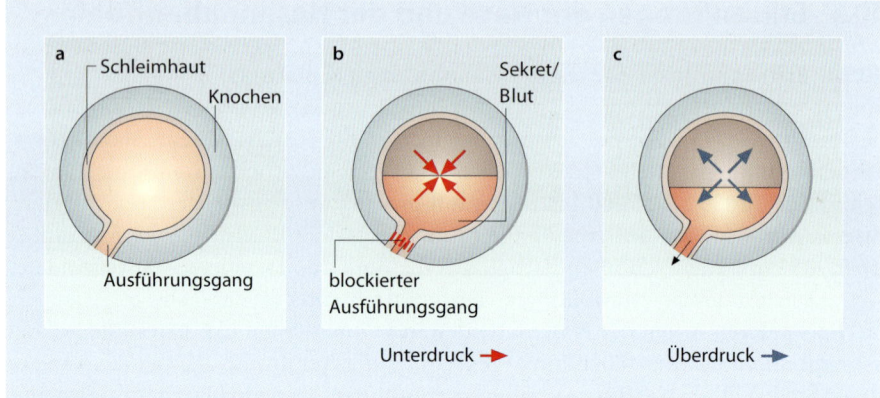

**Abb. 10.12:** Nasennebenhöhlen-(NNH-)Barotrauma: Durch eine Blockade des Ausführungsgangs kommt es zum Anschwellen der Schleimhaut und zur Einblutung in die Nasennebenhöhle. Hierdurch wird ihr Volumen verringert und es findet so ein Druckausgleich statt. Beim Auftauchen besteht dann aber ein relativer Überdruck in der „verkleinerten" Nasennebenhöhle und das überschüssige Sekret wird aus der Nase ausgetrieben

chronische Nebenhöhlenentzündung ist mit der Tauchtauglichkeit nicht vereinbar und wird in Kap. 27 weiter erläutert.

**Entstehungsmechanismus.** Die Nasennebenhöhlen unterliegen als starre luftgefüllte Hohlräume den gleichen Gasgesetzen wie das Mittelohr. Beim Abtauchen steigt der Druck, und das Volumen des Atemgases in den Nasennebenhöhlen verkleinert sich. Luft aus der Nasenhaupthöhle strömt durch enge Kanäle und Öffnungen in die Nasennebenhöhlen. Diese Luft stammt aus den Atemwegen oder der Tauchermaske. Wenn die Belüftungswege der Nasennebenhöhlen verlegt sind, entsteht ein Unterdruck, der zu einer Schwellung der Schleimhaut und zu einer Sekretabsonderung führt. Je nach Stärke des Unterdrucks kommt es zum Einreißen kleiner Blutgefäße mit einer Blutung in die Nasennebenhöhlen. Da Flüssigkeit nicht komprimierbar ist, findet auf diese Weise ein Druckausgleich statt. Apnoetaucher machen sich diesen Effekt zunutze, indem sie die Nebenhöhlen mit Wasser fluten, um die notwendige Menge Luft für den Druckausgleich der Nasennebenhöhlen einzusparen und mehr Luft für den Gasaustausch in der Lunge zur Verfügung steht. Beim Auftauchen dehnt sich die verbliebene Luft in den Nasennebenhöhlen aus und es entsteht ein Überdruck. In der Regel kommt es zu einem schnellen Druckausgleich, wenn der Überdruck in den Nebenhöhlen den Verschlussdruck der Schleimhaut überschreitet. Es resultiert ein explosionsartiger Schleim-/Blutabgang aus der Nase, der zu einer Schmerzerleichterung führt (Abb. 10.12).

**Symptome.** Der Taucher bemerkt Schmerzen während des Abtauchens über Stirn und Wange, aber auch am Hinterkopf und in beiden inneren Augenwinkeln. Beim Auftauchen kommt es gelegentlich zu einer explosionsartigen Schleimlösung, die mehr oder minder stark mit Blut vermengt ist. Dem Taucher zeigt sich eine blutige Schleimansammlung in der Tauchermaske. In seltenen Fällen übersteigt der Verschlussdruck der Zugangswege zu den Nasennebenhöhlen die Widerstandskräfte der knöchernen Begrenzung der Nebenhöhlen. In der Folge kann sich die Luft in die umgebenden Weichteile oder die Augenhöhle ausdehnen. Tritt ein Knochenbruch der Nasennebenhöhlen auf, so dass sich die Luft und das Schleim-Blut-Gemisch in Richtung Augenhöhle oder Wangenweichteile ausbreiten, resultiert ein geschwollenes Augenlid, eine Schwellung der Wangenweichteile und ggf. eine Sehstörung. Man kann spüren, wie die Luft unter der Haut knistert, ähnlich einem knitternden Butterbrotpapier. Ein Arztbesuch ist dann unerlässlich. Sehr wichtig ist es, dass der betroffene Taucher sich nicht mehr schnäuzt, damit nicht noch mehr Sekret in die Augenhöhle getrieben wird.

Sehr selten kann sogar die knöcherne Begrenzung zum Gehirn verletzt werden, so dass Luft in die Kopfhöhle gelangt. Da die Nase immer mit Bakterien besiedelt ist, besteht hierdurch die ernsthafte Gefahr, eine Hirnhautentzündung zu entwickeln. Es liegt dann eine lebensbedrohliche Erkrankung vor.

**Therapie.** Zunächst gilt ein Tauchverbot. Kommt die Blutung zum Stehen, lässt der Schmerz nach und liegen keine Komplikationen vor (z. B. Luftansammlung im Gewebe), muss kein Arzt aufgesucht werden. Man sollte bis zum vollständigen Abklingen der verstopften Nase nicht tauchen.

Abschwellende Nasentropfen sollen in diesem Fall verwendet werden, da sie die Belüftung der Nasennebenhöhlen sicherstellen und einer bakteriellen Infektion vorbeugen. Hilfreich ist eine Inhalation mit Kochsalzlösung. Antibiotika sind in der Regel nicht notwendig. Lassen die Schmerzen nicht nach, treten neue Schmerzen auf bzw. werden stärker oder kommt es zu Komplikationen, sollte unbedingt ein HNO-Arzt aufgesucht werden.

Sollten Komplikationen, wie eine Schwellung im Bereich der Augenlider, Sehstörungen oder unerträgliche Kopfschmerzen, aufgetreten sein, ist eine Computertomographie der Nasennebenhöhlen notwendig. Abhängig vom Befund können dann weitere Maßnahmen veranlasst werden, wie beispielsweise eine operative Druckentlastung der Luftansammlung in der Augenhöhle oder im Schädelinneren. Solche Komplikationen stellen jedoch eine echte Seltenheit dar.

**Nasentropfen.** Abschwellende Nasentropfen dürfen auch bei Nasennebenhöhlenbeschwerden nicht vor dem Tauchen angewendet werden. Denn lässt die Wirkung der Nasentropfen unter Wasser nach, kann es zu einem Verschluss der Nasennebenhöhlen kommen, so dass beim Aufstieg eine explosionsartige Ausdehnung der eingeschlossenen Luft die Folge sein kann. Es besteht die Gefahr der Augen- und Gehirnverletzung.

**Fallbeispiel.** Eine 22-jährige Taucherin fährt am Wochenende in die Alpen zur Zwei-Stern-Prüfung. Sie ist leicht erkältet, möchte aber unbedingt ihre Prüfung absolvieren. Die ersten beiden Tauchgänge gelingen nach anfänglichen Kopfschmerzen im Bereich der Stirn ohne weitere Hindernisse. Am nächsten Tag fühlt sie sich noch etwas schlechter und wendet Nasentropfen an. Das Abtauchen gelingt ohne Probleme. Nach mehreren Aufstiegsübungen bemerkt sie beim Auftauchen auf den letzten 5 m stechende Kopfschmerzen. Die Schmerzen nehmen zu, sie wird aufgeregt und schießt an die Oberfläche. An der Oberfläche hat der Schmerz nachgelassen, aber die Maske ist mit Blut vollgelaufen. Sie ist sehr nervös und verunsichert. Weitere Schmerzen liegen nicht vor. Sie beendet das weitere Tauchen und stellt sich am nächsten Tag beim HNO-Arzt vor: Dieser stellt mittels Röntgenaufnahme eine Verschattung der Nasennebenhöhlen fest und verordnet ihr abschwellende Nasentropfen und ein Antibiotikum für 5 Tage. Nach einer Woche geht es ihr schon wieder sehr gut. Ihre ausstehenden Prüfungstauchgänge absolviert sie 2 Wochen später.

**Fazit:** Nasentropfen wegen Nasennebenhöhlenbeschwerden sind vor Tauchgängen ebenso tabu wie bei Beschwerden mit den Ohren. Das Barotrauma der Nasennebenhöhlen verläuft meist unkompliziert.

## 10.4 Barotrauma der Zähne

Bei völlig gesundem Zahnstatus kann es zu keinem Barotrauma der Zähne kommen. Liegt jedoch Karies vor, entstehen kleine luftgefüllte Hohlräumen in den Zähnen. Diese Hohlräume unterliegen ebenfalls den Gasgesetzen von Boyle-Mariotte. Beim Abtauchen wird die Luft in dem Hohlraum komprimiert und es strömt Luft durch den Zahndefekt nach. Beim Auftauchen dehnt sich die Luft wieder aus und es entsteht kein Schaden. Probleme treten bei Vorliegen eines Ventilmechanismus auf: Kann die eingeströmte Luft nicht schnell genug entweichen, führt sie zur regelrechten Explosion des Zahns. Dieser Mechanismus ist auch bei nicht vollständig abschließenden Zahnfüllungen möglich. Daher ist immer auf einen sanierten Zahnstatus zu achten.

**Weiterführende Literatur** _____

1. Brubakk A, Neumann TS. Physiology and medicine of diving. Saunders, Edinburgh, 2003
2. Edmonds C, Lowry C, Pennefather J. Diving and subaquatic medicine. Butterworth-Heinemann, Oxford, 1992
3. Klingmann C, Wallner F. Tauchmedizinische Aspekte in der HNO-Heilkunde: Erkrankungen durch den Tauchsport. HNO 2004; 52: 757–767; Quiz 768–769
4. Klingmann C, Wallner F. Tauchmedizinische Aspekte in der HNO-Heilkunde: Tauchtauglichkeit. HNO 2004; 52: 845–849
5. Klingmann C, Schellinger PB, Helbig M, Knauth M. Behandlung akuter cochleovestibulärer Störungen nach dem Tauchen. HNO 2004; 52: 891–896

## Tipps für Tauchlehrer

1. Die Ohren sind die „Achillesferse" aller Taucher. Tauchlehrer sollten nicht müde werden, ihre Schützlinge auf sorgsamen Umgang mit ihren Ohren hinzuweisen.
2. Das Tragen eines Windschutzes, der Verzicht auf Ohrenstäbchen und prophylaktische Ohrentropfen bzw. Spülungen mit Süßwasser und das Trockenhalten der Ohren helfen, das Auftreten einer Gehörgangsentzündung zu vermeiden.
3. Niemals den Druckausgleich erzwingen! Schäden des Mittelohrs, der Hörschnecke bis zur Ertaubung und Schäden des Gleichgewichtorgans können die Folge sein.
4. Der Druckausgleich sollte von Beginn des Abstiegs an schonend durchgeführt werden, im flachen Wasser bis ca. 3 m Tiefe durchaus alle 30–50 cm.
5. Die Vermittlung des Feingefühls für den Druckausgleich bei Tauchanfängern erfordert von Seiten des Tauchlehrers oft viel Geduld. Hilfsstrukturen (z. B. Leine) erleichtern einen kontrollierten Abstieg.
6. Der Tauchlehrer sollte stets kurz nach Beginn des Abstiegs die Befindlichkeit seiner Schützlinge abfragen.
7. Gelingt der Druckausgleich des Mittelohrs oder der Nebenhöhlen nicht, wird der Tauchgang abgebrochen. Eine kurze Tauchpause (1–2 Tage) ist oft unvermeidlich – ggf. auch für das Personal einer Tauchbasis.
8. Therapeutische Ohrentropfen gehören in die Reiseapotheke eines jeden Tauchers, abschwellende Nasentropfen dürfen 12 Stunden vor einem Tauchgang nicht mehr verwendet werden.
9. Sollte es nach dem Tauchgang zu Beschwerden an den Ohren kommen, ist ein HNO-Arzt aufzusuchen, um eine Schädigung des Innenohrs auszuschließen.
10. Blut in der Maske ist ein Zeichen für eine Erkrankung der Nasennebenhöhlen. Tritt dies wiederholt auf, sollte man sich bei einem HNO-Arzt kontrollieren lassen.

# 11 Lungenüberdehnung und Lungenödem

*K. Tetzlaff*

Die Lunge ist als größter gasgefüllter Hohlraum des Körpers mit der größten Kontaktfläche zur Außenwelt in herausragender Weise von den Besonderheiten von Gasen unter veränderten physikalischen Bedingungen, wie sie beim Tauchen herrschen, betroffen. Diese Bedingungen haben zur Folge, dass die Lungenfunktion – und nicht die Herz-Kreislauf-Funktion – unter Wasser leistungsbegrenzend ist. Darum sollte auch der medizinische Laie, wenn er taucht, die Grundlagen des Aufbaus und der Funktion der Lunge – über und unter Wasser – kennen. Diese Kenntnis ist die beste Voraussetzung dafür, schwere Tauchunfälle durch eine Lungenüberdehnung oder eine eingeschränkte Leistungsfähigkeit der Lunge zu vermeiden.

## 11.1 Aufbau und Funktion des Atmungsorgans

Zum Atmungsorgan zählen anatomisch die Lunge im engeren Sinne sowie die oberen und unteren Atemwege. Zu den oberen Atemwegen gehören die Nase und der Rachenraum bis hin zum Kehlkopf mit den Stimmbändern, zu den unteren Atemwegen gehören die Luftröhre und die Bronchien bis hin zu den kleinsten Bronchien, den Bronchiolen (Abb. 11.1).

Die unteren Atemwege beginnen unterhalb der Stimmritze (Glottis), einem Spalt zwischen den beiden Stimmbändern. Hier beginnt die Luftröhre (Trachea). Sie ist etwa 10–12 cm lang und aus hufeisenförmigen Knorpelspangen aufgebaut, die durch elastisches Bindegewebe miteinander verbunden sind. Auf der Rückseite ist sie durch eine Membran aus Bindegewebe mit eingelagerter glatter Muskulatur verschlossen. In ihrem Inneren ist die Luftröhre mit einer Schleimhaut ausgekleidet, die vorwiegend Flimmerepithelzellen und wenige schleimbildende Becherzellen enthält. In Höhe des 5. Brustwirbels teilt sich die Luftröhre in den linken und rechten Stammbronchus, die sich wiederum links in zwei und rechts in drei Lappenbronchien verzweigen (Abb. 11.2).

Die Lappenbronchien verzweigen sich in immer kleinere Bronchien bis hin zu den Bronchiolen, so dass sich das Ganze zu einem so genannten Bronchialbaum zusammenfügt. Die Wände der Bronchien besitzen elastische Fasern und glatte Muskulatur mit unregelmäßig geformten Knorpeleinlagerungen. Letztere sind allerdings in den Bronchiolen nicht mehr vorhanden. Die Bronchiolen münden schließlich in die Lungenbläschen (Alveolen).

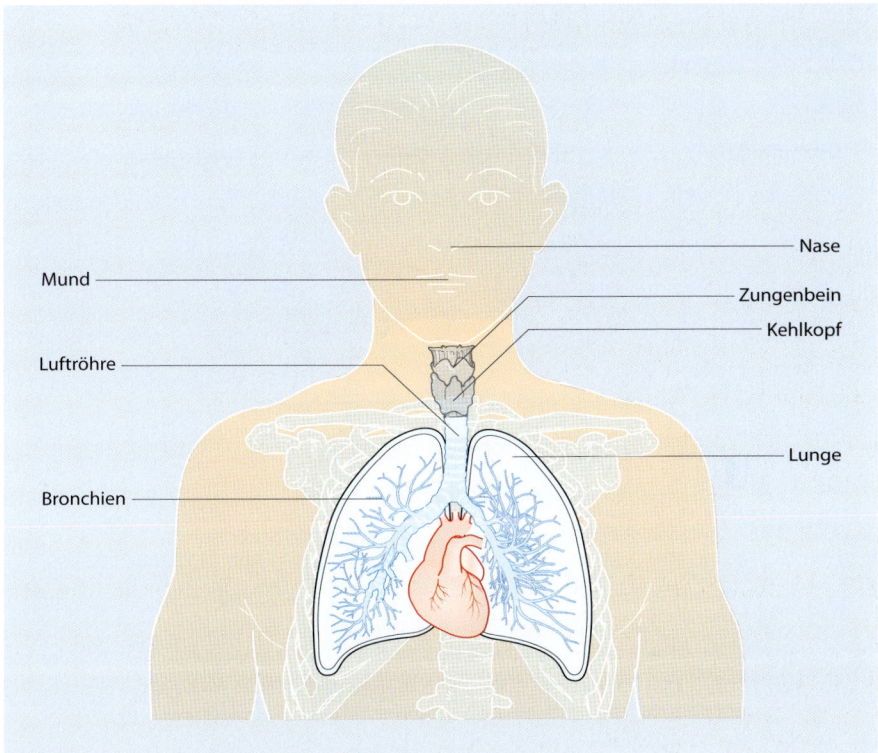

**Abb. 11.1:** Anatomie von Atemwegen und Lunge

Die Lunge besteht aus zwei Flügeln oder Lungen, die sich jeweils links in zwei und rechts in drei Lungenlappen gliedern. Die Lungenflügel sind umgeben vom Lungenfell (Pleura viszeralis), das durch einen schmalen Flüssigkeitssaum vom Rippenfell (Pleura parietalis), der inneren Auskleidung des Brustkorbs, abgegrenzt ist. Zwischen den Lungenflügeln befindet sich das Mittelfell (Mediastinum), das das Herz und die großen Körpergefäße umkleidet. Die etwa 300 Millionen Lungenbläschen ergeben mit einem jeweiligen Durchmesser von 0,3 mm eine Fläche von 85 m$^2$ (Abb. 11.3). Damit ist die Lunge in unserem Körper das Organ mit der größten Kontaktfläche zur Außenwelt!

Die Alveolen werden durch sehr dünne Epithelzellen, die so genannten Pneumozyten, begrenzt, die eine Flüssigkeitsschranke zum Blut bilden und ein bestimmtes Eiweiß, Surfactant genannt, bilden. Der Surfactant erzeugt die notwendige Oberflächenspannung, um einen Kollaps der Bläschen zu vermeiden. Umgeben werden die Alveolen von einem Netz von kleinsten Blutgefäßen, den Kapillaren, die die

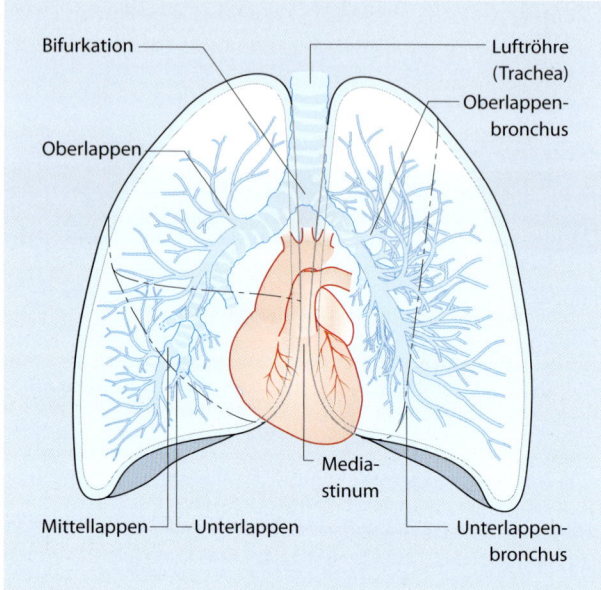

**Abb. 11.2:** Anatomie von Lunge und Bronchialbaum

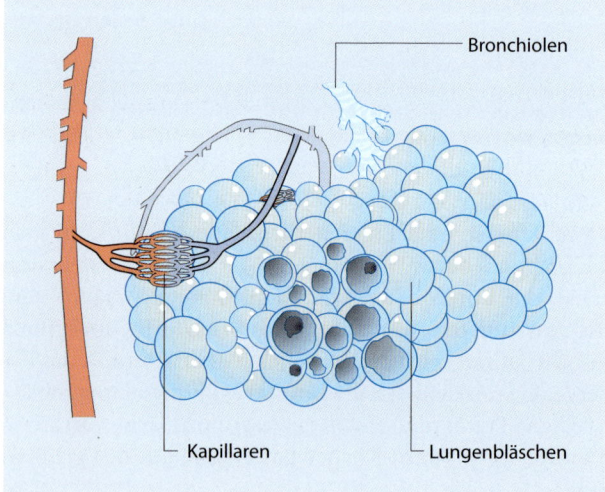

**Abb. 11.3:** Anatomie der Lungenbläschen

Verbindung darstellen zwischen den vom Herzen kommenden Blutgefäßen mit sauerstoffarmem Blut (Lungenarterien) und den zum Herzen führenden Gefäßen mit sauerstoffreichem Blut (Lungenvenen).

**212**

Über die extrem dünne Grenzfläche zwischen den Alveolen und den Kapillaren, der so genannten alveolokapillären Schranke, erfolgt der Gasaustausch zwischen dem Blut und der Atemluft.

## 11.2 Physiologie der Atmung

Die Hauptaufgabe des Atmungsorgans ist die Atmung. Diese ist ein lebensnotwendiger Vorgang und dient der Gewinnung von Energie. Man unterscheidet zwischen der so genannten äußeren und inneren Atmung.

**Äußere Atmung.** Zur äußeren Atmung gehören der Transport der Atemluft über die zuleitenden Atemwege zu den Alveolen (Ventilation genannt) sowie die Passage von Sauerstoff von den Alveolen ins Blut und Kohlendioxid aus dem Blut in die Alveolen (alveolärer Gasaustausch).

**Innere Atmung.** Als innere Atmung bezeichnet man den Übergang von Sauerstoff aus den kleinen Blutgefäßen in die jeweiligen Körpergewebe und Kohlendioxid aus den Geweben ins Blut (zellulärer Gasaustausch).

### 11.2.1 Ventilation

Die Ventilation dient dem Transport des Atemgases. Die Atembewegungen sind dabei gekennzeichnet durch die dauerhafte Abfolge von Einatmung (Inspiration) und Ausatmung (Exspiration). Bei der Einatmung ziehen sich die äußeren Zwischenrippenmuskeln zusammen und heben die Rippen an. Außerdem flacht sich das Zwerchfell aktiv ab und vergrößert damit den Brustraum.

Weiterhin können die Atemhilfsmuskeln unterstützend eingesetzt werden. Zu ihnen gehören alle Muskeln, die an der Hals- oder Brustwirbelsäule entspringen und an den Rippen ansetzen. Über den so erzeugten Unterdruck im Brustkorb wird sauerstoffreiche Luft in die Lungen gesogen. Bei der Ausatmung erschlaffen die äußeren Zwischenrippenmuskeln und die Rippen senken sich wieder, das Zwerchfell erschlafft und wölbt sich hoch. Durch den relativen Überdruck wird die nun sauerstoffarme Luft nach außen gepresst. Somit handelt es sich bei der normalen Ausatmung im Unterschied zur Einatmung um einen eher passiven Vorgang (Abb. 11.4).

Der Mensch atmet in Ruhe etwa 0,5 l Luft ein und aus (Atemzugvolumen, VT). Ein Erwachsener macht dies etwa 15-mal in der Minute, so dass sich ein Atemminutenvolumen von etwa 7,5 l ergibt. Allerdings erreicht nicht alles Gas den Bereich der Alveolen, denn etwa 150 ml verbleiben in den Bronchien (anatomischer Totraum).

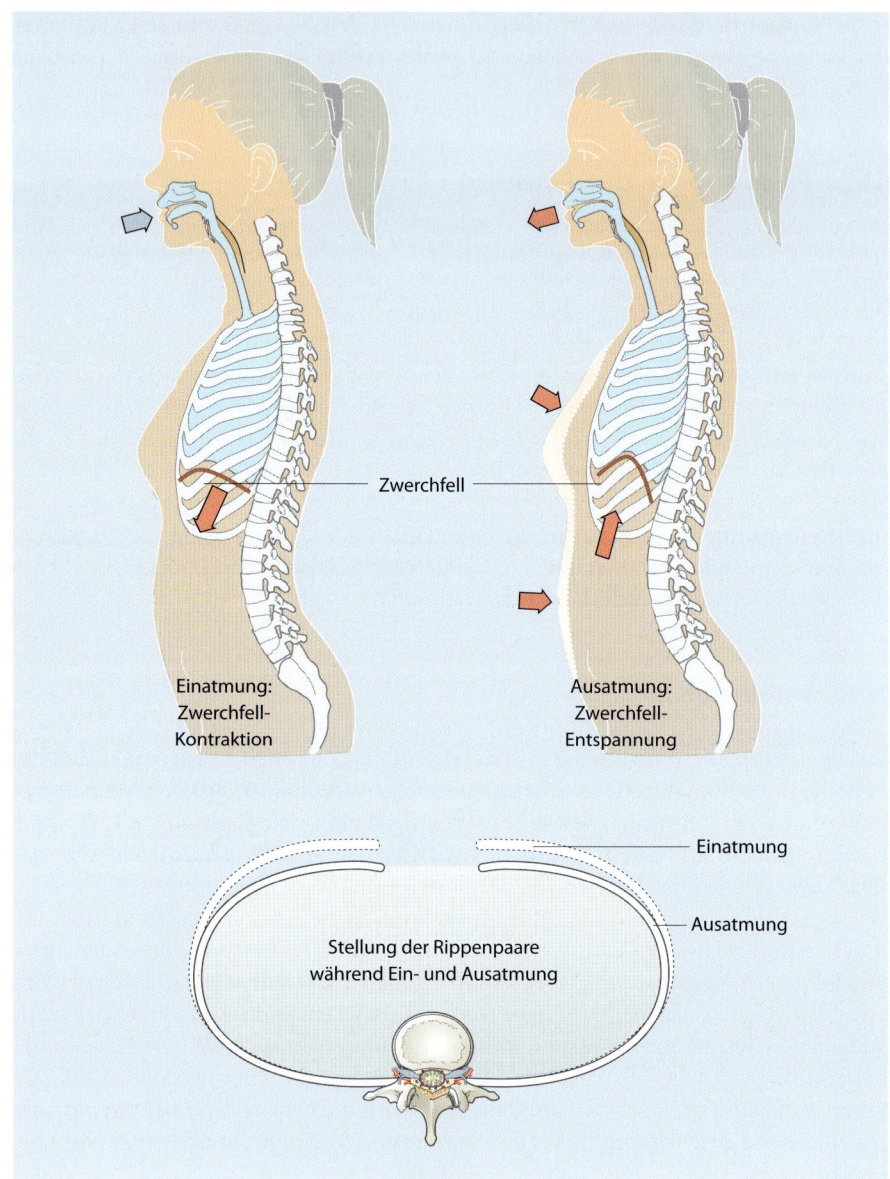

**Abb. 11.4:** Schematische Darstellung von Luftfluss und Muskelbewegungen bei Ein- und Ausatmung

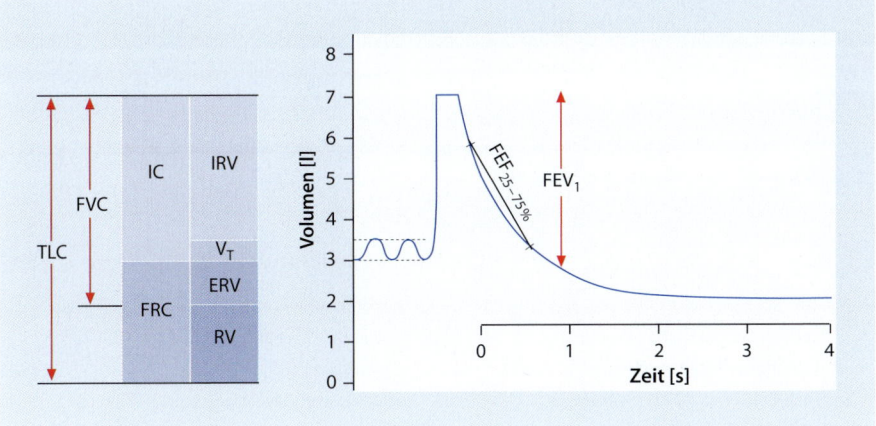

**Abb. 11.5:** Darstellung der verschiedenen Lungenvolumina (*links*) sowie der Aufzeichnung einer spirometrisch gemessenen Volumen-Zeit-Kurve bei zunächst ruhiger Atmung in Mittellage und anschließender forcierter Ausatmung vom Punkt maximaler Einatmung. Das $FEV_1$ ist mit *Pfeil* dargestellt als das nach einer Sekunde ausgeatmete Volumen (Erklärungen der Abkürzungen siehe Kompaktinfomation auf folgender Seite)

Bei starker körperlicher Belastung kann das Atemzugvolumen auf über 4 l ansteigen und bei ebenfalls erhöhter Atemfrequenz entsprechend ein Atemminutenvolumen von über 100 l ergeben.

Durch den Unterdruck zwischen dem Lungen- und Rippenfell bleibt die Lunge immer entfaltet und am Brustkorb haften. Ein bestimmtes Luftvolumen, das Residualvolumen (RV), bleibt daher auch nach maximaler Ausatmung in der Lunge. Das Volumen, das wir maximal ein- und ausatmen können, wird als Vitalkapazität bezeichnet (VC). Es ergibt zusammen mit dem Residualvolumen die totale Kapazität unserer Lunge (TLC).

Die einfachste Messung der Lungenfunktion erfolgt mit der so genannten Spirometrie. Hierunter versteht man die Messung der Lungenvolumina und Atemflüsse am Mund. Dazu gehören die Volumina VC, FVC, $FEV_1$, $V_T$, ERV und IRV und die Atemflüsse PEF und MEF (Abb. 11.5). Das Residualvolumen und damit auch die TLC können nur indirekt über aufwändigere Techniken wie die Messung in einem Ganzkörperplethysmographen oder die Heliumverdünnungsmethode bestimmt werden.

Eine Einschränkung der Lungenfunktion deutet somit auf eine Ventilationsstörung hin, die in Abhängigkeit von ihrem Ausmaß mit einer Verschlechterung der Versorgung des Körpers mit Sauerstoff einhergehen kann.

---

**Kompaktinformation**

**Wichtige Lungenfunktionswerte**

- **VC (Vitalkapazität):** Volumen, das maximal ein- oder ausgeatmet werden kann.
- **FVC (forcierte Vitalkapazität):** Volumen, das nach maximaler Einatmung forciert ausgeatmet werden kann.
- **$FEV_1$ (Einsekundenkapazität):** Volumen, das nach maximaler Einatmung in der ersten Sekunde ausgeatmet werden kann.
- **$FEV_1$/FVC (Tiffeneau-Wert):** Einsekundenkapazität in Prozent der Vitalkapazität
- **$MEF_x$ (maximaler Ausatemfluss):** Atemstromstärke, wenn x % der forcierten Vitalkapazität noch auszuatmen sind.
- **PEF (Spitzenfluss):** Maximale Atemstromstärke bei forcierter Ausatmung.

- **RV (Residualvolumen):** Volumen, das nach maximaler Ausatmung in der Lunge verbleibt.
- **TLC (Totalkapazität):** Maximales Lungenvolumen (RV + VC).
- **ERV (Ausatemreserve):** Volumen, das nach normaler Ruheatmung noch ausgeatmet werden kann.
- **IRV (Einatemreserve):** Volumen, das nach normaler Ruheatmung noch eingeatmet werden kann.
- **$V_T$ (Atemzugvolumen):** Volumen, das bei Ruheatmung ein- bzw. ausgeatmet wird.
- **$R_{AW}$ (Atemwegswiderstand)**
- **$DL_{CO}$ (Diffusionskapazität):** Kapazität der Lunge für den Gasaustausch.

---

### 11.2.2 Gasaustausch

Der Austausch der Atemgase in der Lunge findet zwischen Alveolen und Kapillaren statt. Dabei wird Sauerstoff ($O_2$) von den roten Blutkörperchen (Erythrozyten) aufgenommen und über das Blut an den Ort des Verbrauchs, die Gewebe und Organe, transportiert. Kohlendioxyd ($CO_2$) wird von den Erythrozyten und direkt aus dem Blut in den Alveolarraum abgegeben. Treibende Kraft dieses Austausches, der durch Diffusion stattfindet, sind die Konzentrationsunterschiede von Sauerstoff und Kohlendioxid zwischen dem Alveolarraum und dem Blut.

Die Teildrücke (Partialdrücke) der Atemgase unterscheiden sich bereits zwischen der Außenluft und dem Inneren der Lunge (Alveolarraum) erheblich, da dieser auch die Anteile der Lunge umfasst, die nicht mit Frischluft versorgt werden. Somit ist bereits der alveoläre Sauerstoffpartialdruck gegenüber dem der Einatemluft erniedrigt. Entscheidend für die Diffusion von $O_2$ und $CO_2$ sind die Unterschiede der jeweiligen Teildrücke dieser Gase im Blut und in der Alveole. Diese Unterschiede bestimmen den Gradienten, der die Diffusion vorantreibt.

Die eingeatmete Luft wird im Organismus auf ca. 37 °C erwärmt und nahezu 100 %ig mit Wasserdampf gesättigt. Durch den Verbrauch von Sauerstoff und die Abgabe von Kohlendioxid ist die Zusammensetzung der ausgeatmeten Luft unterschiedlich zu der eingeatmeten. Während Sauerstoff und Kohlendioxid am Stoffwechsel des Organismus teilnehmen, ist Stickstoff weitgehend inert, das heißt, er wird nicht verstoffwechselt und liegt in gelöster Form in den Körpergeweben vor. Unter normalem atmosphärischem Umgebungsdruck ist unser Körper mit Stickstoff gesättigt, so dass ein Konzentrationsausgleich zwischen den Stickstoffpartialdruck ($pN_2$) der Gewebe und dem der Außenluft besteht.

In Ruhe werden etwa 3,5 ml $O_2$/kg Körpergewicht pro Minute aufgenommen. Der lebensnotwendige Sauerstoff muss natürlich ständig nachgeliefert werden und der Verbrauch hängt vom Energiebedarf ab, der bei körperlicher Belastung deutlich ansteigt. Die maximale Sauerstoffaufnahme eines untrainierten normalgewichtigen Mannes liegt bei etwa 40 ml $O_2$/kg Körpergewicht pro Minute. Spitzenathleten erreichen hingegen Werte von 80 ml/kg pro Minute. Ihre ausdauertrainierten Muskelzellen können dem vorbeiströmenden Blut sehr viel mehr $O_2$ entnehmen als untrainierte Muskelzellen. Die maximale Sauerstoffaufnahme wird dabei begrenzt von der Ventilation, der Diffusionskapazität der Lunge und der Sauerstofftransportfähigkeit des Herz-Kreislauf-Systems.

### 11.2.3 Atmungssteuerung

Die Atmung wird gesteuert durch das Atemzentrum, das sich im verlängerten Rückenmark befindet. Über das Blut werden die Sauerstoff- und Kohlendioxidspannung sowie der pH ans Atemzentrum gemeldet. Ein starkes Signal zur Beschleunigung der Atmung ist der Anstieg der Kohlendioxydspannung ($pCO_2$) im Blut. Aber auch Dehnungsrezeptoren in Muskeln, Hormone, die Körpertemperatur und Einflüsse aus anderen Zentren des zentralen Nervensystems (Schmerzen, Angst, Reflexe) beeinflussen die Atmung.

## 11.3 Physiologie der Atmung unter Überdruck

Der Mensch ist nur bedingt in der Lage, seine Atemphysiologie auf die Bedingungen des Tauchens ohne Atemgasversorgung einzustellen. Im Wasser lebende Säugetiere mit Lungenatmung sind dagegen deutlich besser angepasst: Sie atmen vor einem Tauchgang maximal aus, was die Löslichkeit von Stickstoff in den Geweben stark einschränkt. Bei der Wedell-Robbe ist die Lunge ab 25 m Wassertiefe sogar total kollabiert und von der Durchblutung ausgeschlossen, so dass kein Gasaustausch mehr stattfindet. Die menschliche Lunge wird mit zunehmendem Druck zusammengepresst, wobei ihre feste Aufhängung im starren Brustkorb ihre Komprimierbarkeit begrenzt.

In Abhängigkeit von der Wassertiefe und der Relation des Residualvolumens zur totalen Lungenkapazität kann ein Unterdruckbarotrauma der Lunge auftreten.

### 11.3.1 Unterdruckbarotrauma der Lunge

Wenn im Rahmen des Abtauchens mit angehaltener Luft (Apnoe) bei zunehmendem Umgebungsdruck das in der Lunge befindliche Gasvolumen auf weniger als das Residualvolumen komprimiert wird, entsteht ein Unterdruck im Alveolarraum und im Bronchialsystem relativ zum hydrostatischen Druck. Normalerweise beträgt die Relation von Residualvolumen zur totalen Lungenkapazität etwa 1:4. Das heißt, dass bei einer TLC von 6 l und einem RV von 1,5 l bereits in 30 m Tiefe die kritische Situation erreicht würde, bei der das gesamte Lungenvolumen auf nur 1,5 l komprimiert ist und dem Residualvolumen entspricht (Abb. 11.6).

Bei – mit weiterer Tiefenzunahme – zunehmendem Unterdruck kann ein Barotrauma der Lunge auftreten mit Austritt von Gewebeflüssigkeit und Blut in den Alveolarraum und die Bronchiolen. Folge ist die Entwicklung eines Lungenödems. Diese Verletzung ist sehr selten, da das Atemanhaltevermögen des untrainierten Menschen meistens ein Vordringen in Wassertiefen jenseits von 30 m gar nicht erst erlaubt. Sie kann aber in Abhängigkeit vom Einatemvolumen oder bestimmten Atemmanövern während des Atemanhaltens auch in geringeren Tiefen auftreten.

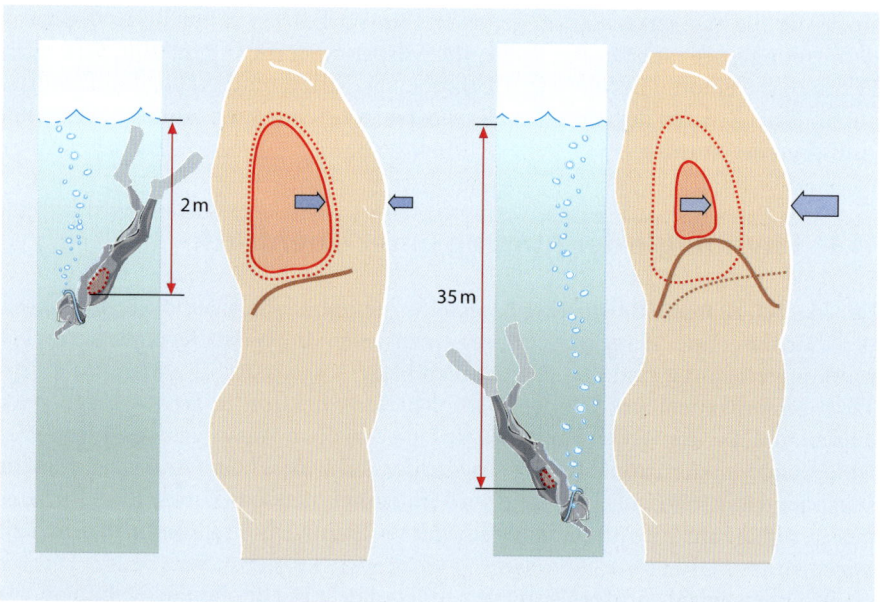

**Abb. 11.6:** Kompression des Lungenvolumens in Apnoe

**Fallbeispiel.** Ein 31-jähriger Mann mit neunjähriger Erfahrung im Apnoetauchen und einer bekannten persönlichen Tiefengrenze von 40–45 m unternimmt 20 Apnoetauchgänge hintereinander auf eine Tiefe von 15 m, wobei er jeweils etwa 2 min auf Tiefe verbleibt. Später macht er einen nochmaligen Tauchgang in Apnoe auf 15 m und bleibt diesmal zweieinhalb Minuten, wobei er, um die Luft länger anhalten zu können, mehrere willkürliche Zwerchfellanspannungen unternimmt. Nach dem Auftauchen beginnt er zu Husten und hat frisches Blut im Auswurf. Er hat ebenfalls leichte Luftnot, aber keine Schmerzen. Nach einer Viertelstunde bessern sich alle Beschwerden und er sucht keinen Arzt auf. Nach 14 Tagen fragt er doch in der taucherärztlichen Sprechstunde nach. Die dann durchgeführten Untersuchungen erbringen Normalbefunde. Er gibt zusätzlich an, bereits vor 3 Jahren eine ähnliche Symptomatik gehabt zu haben, nachdem er ebenfalls willkürliche Zwerchfellanspannungen durchgeführt hatte.

Der Grund, warum Rekordapnoetaucher trotzdem in Tiefen vorstoßen, die über dem durch die Lungenvolumina RV und TLC gegebenen theoretischen Maximum liegen, hat mit weiteren Phänomenen wie dem **Blood-shift** und dem **Lung Packing** zu tun, die im Kap. 8, Apnoetauchen, erläutert werden. Diese Menschen haben letztlich eine übernormale Elastizität des Brustkorbs, die ihnen diese Belastungen erlaubt.

### 11.3.2 Atmung beim Tauchen mit Atemgas

Um länger unter Wasser bleiben zu können, muss der Mensch eine Versorgung mit Sauerstoff über die Atmung sicherstellen. Im Falle des Tauchens mit autonomen Drucklufttauchgeräten ist dies gewährleistet durch die Atmung von Luft entsprechend dem jeweils herrschenden Wasserdruck in der Tiefe. Ein wichtiger, die Ventilation beeinträchtigender Faktor ist dabei die Zunahme des Atemwiderstandes, bedingt durch die mit zunehmendem Druck ansteigende Dichte der Luft.

Normalerweise strömt die Luft gleichmäßig und harmonisch (laminar) in den großen Atemwegen bei verhältnismäßig geringem Strömungswiderstand (Abb. 11.7). Beim Tauchen nehmen nun die Dichte und damit die Zahl der Gasmoleküle zu; pro Zeiteinheit müssen mehr Gasmoleküle die Atemwege durchströmen. Es kommt zur Ausbildung örtlicher Turbulenzen. Diese Turbulenzen führen zur Erhöhung des Strömungswiderstandes und somit zur Bildung weiterer Turbulenzen. Eine örtliche Bildung von Unterduck infolge turbulenter Strömung kann aufgrund der elastischen Atemwegswände den Atemwegsquerschnitt einengen und somit den Widerstand weiter erhöhen.

Das maximal mögliche ventilierbare Volumen, der so genannte Atemgrenzwert, halbiert sich bereits in einer Wassertiefe von 30 m (vierfache Luftdichte gegenüber 0 m). Mit zunehmender Wassertiefe nimmt also das maximale Atemvolumen ab, weil die Luft dichter wird. Die Folge des erhöhten Atemwiderstandes ist eine deutlich erschwerte Atemarbeit, die im Extremfall zu einer Verlangsamung und Abflachung der Atmung, einer so genannten alveolären Hypoventilation, führen kann.

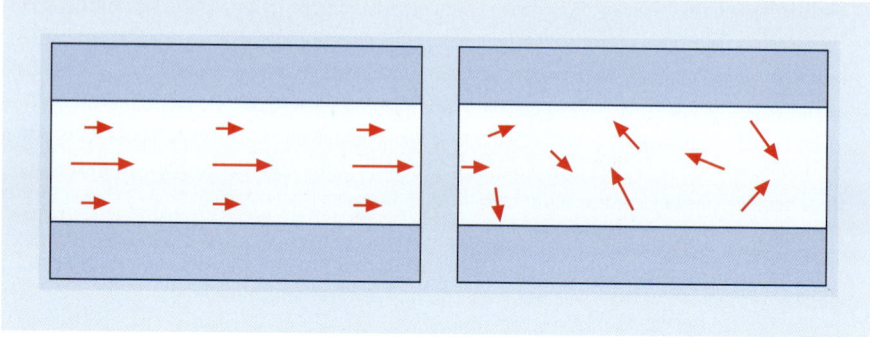

**Abb. 11.7:** Schematische Darstellung von laminarer (*links*) und turbulenter (*rechts*) Strömung in den Atemwegen

Aus diesen Überlegungen wird ersichtlich, dass sich Luft in großen Tiefen nicht mehr als Atemgas eignet, weil sie nur unter erheblicher Anstrengung geatmet werden kann. Da der Stickstoff (spezifische Dichte δ = 1,25 g/l) inert ist und zur Atmung nicht „gebraucht" wird, kann man ihn auch durch ein anderes Inertgas ersetzen. Hier bieten sich Gase mit geringerer Dichte wie Helium (δ = 0,18 g/l) oder Wasserstoff (δ = 0,09 g/l) an. Diese Gase werden daher – auch aufgrund anderer Vorzüge wie ihrer geringeren narkotischen Wirkung – für Tieftauchgänge verwendet.

Weitere Faktoren wie gerätetechnische Widerstände (Atemregler) und der beengende Tauchanzug können zusätzlich die Atemarbeit erschweren.

Die Partialdruckerhöhung des Sauerstoffs hat beim Tauchen mit Luft innerhalb der im Sporttauchbereich üblichen Wassertiefen keine nennenswerten physiologischen Konsequenzen. Beim Tauchen mit erhöhten Sauerstofffraktionen im Atemgas bzw. reinem Sauerstoff ist der Anteil so genannter freier reaktiver Sauerstoffmoleküle erhöht und verursacht entzündliche Reaktionen der Schleimhaut der Atemwege, die in der Regel aufgrund der nur kurzfristigen Intensität komplett rückgängig sind (s. auch Kap. 6).

## 11.4  Lungenverletzungen durch Tauchen mit Atemgas

### 11.4.1  Überdruckbarotrauma

Während die Lunge und die Atemwege problemlos einen sehr hohen absoluten Druck tolerieren, wie Tieftauchsimulationen in Druckkammern auf mehr als 600 m Wassertiefe gezeigt haben, können bereits relativ kleine abrupte Veränderungen des Umgebungsdrucks zu schwersten Verletzungen führen. Diese werden

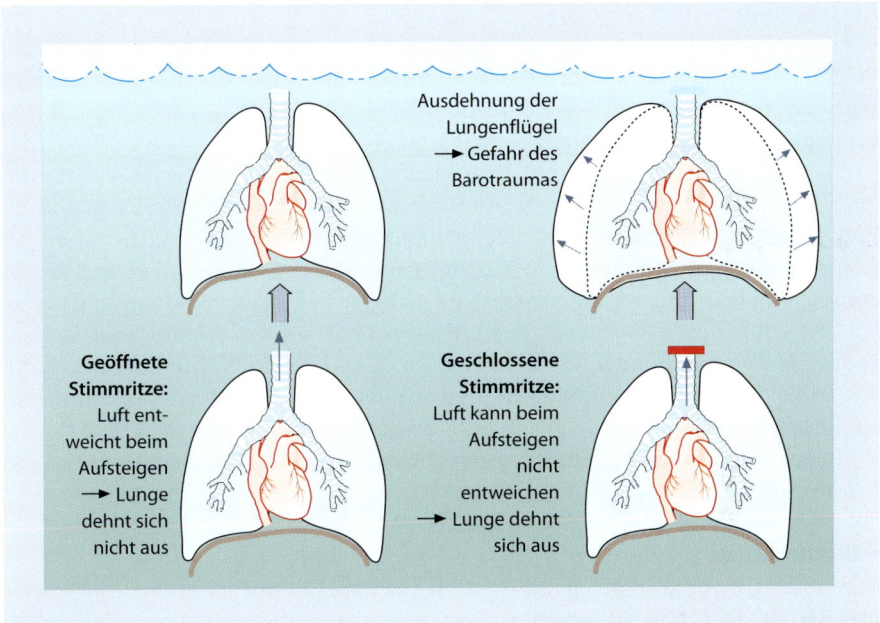

**Abb. 11.8:** Darstellung des Lungenvolumens in der Tiefe und an der Wasseroberfläche bei normaler Ausatmung beim Aufstieg (*links*) und bei Verschluss der Stimmritze (Glottisschluss) während des Auftauchens (*rechts*)

als Barotrauma der Lunge oder pulmonales Barotrauma (PBT) bezeichnet. Das PBT während der Dekompression, auch Überdruckbarotrauma oder schlicht Lungenüberdehnung genannt, ist eine gefürchtete Komplikation des Tauchens mit Atemgasen und stellt nach dem so genannten Ertrinken die zweithäufigste Ursache der tödlichen Tauchunfälle dar.

Grundlage des Überdruckbarotraumas der Lunge ist der Zusammenhang zwischen Druck und Volumen gemäß dem Gesetz von Boyle und Mariotte. Bei unserer Lunge handelt es sich um einen Gasraum, der in der Tiefe unter einem erhöhten Druck mit Atemgas aus dem Tauchgerät gefüllt wird. Folglich muss das sich ausdehnende Gas in der Lunge während des Aufstiegs fortwährend abgeatmet werden. Wenn aber der Druckabfall schneller ist als die Gasmenge, die entsprechend über die Atemwege abgeatmet werden kann, so kann es zur Überdehnung von kleinen Bronchiolen oder Alveolen kommen mit der Folge eines Gewebsrisses, durch den das Gas entweicht. Ein Verschluss der oberen Atemwege durch Atemanhalten (Glottisschluss) oder eine Atemwegsverengung infolge von Lungen- oder Bronchialerkrankungen können das Risiko erhöhen (Abb. 11.8).

## Air Trapping

Ein so genannter Luftstau (engl. „air trapping") kann während des Aufstiegs in jeder Region in den Atemwegen auftreten und infolge des ansteigenden Drucks zu einer Überdehnung der betroffenen Atemwege führen. Letzteres führt dann zum Einriss der anatomisch sehr dünnwandigen Strukturen von Alveolen oder kleinen Bronchiolen. Das entweichende Gas wird dann in den die Bronchien umgebenden Raum gesogen. Es kann, bedingt durch die Atemmechanik, ins Gewebe entweichen und ein Pneumomediastinum bzw. Mediastinalemphysem (s. unten)verursachen. Gelangt es von dort bis unter die Haut, so spricht man von einem Hautemphysem. Oder es entweicht in Richtung des Lungenfells und dringt über Einrisse von Lungenbläschen am Lungenfell in den Raum zwischen Lungen- und Rippenfell (Pleuraraum) mit der Folge eines Pneumothorax. Weiterhin kann Gas entlang der Speiseröhre durch das Zwerchfell in den Bauchraum gelangen und ein so genanntes Pneumoperitoneum verursachen.

Besondere Gefahr besteht bei Schleimbildung durch Rauchen, Asthma und Erkältungen (s. auch Kap. 19).

## Pneumothorax

Man unterscheidet entsprechend der Ursache zwei Gruppen von Pneumothorax. Der weitaus häufigste Pneumothorax ist der so genannte idiopathische Spontanpneumothorax, der durch das Platzen von kleinen Lungenbläschen, den Alveolen, entsteht. Betroffen sind meist schlanke hochgewachsene Männer unter 40 Jahren. Er tritt, wie der Name schon sagt, ohne ersichtlichen Grund, also auch nicht während Belastung auf. Der sekundäre Spontanpneumothorax ist die Folge vorbestehender Lungenerkrankungen und tritt eher selten auf. Meist sind Menschen im mittleren bis höherem Lebensalter betroffen. Patienten mit einer chronischen Überblähung des Lungengewebes, auch Lungenemphysem genannt, sind besonders häufig betroffen, aber auch Patienten mit Tuberkulose oder einzelnen großen Hohlräumen, so genannten Kavitäten, in der Lunge. Im Rahmen von Verletzungen kann es zur Entwicklung eines so genannten traumatischen Pneumothorax kommen. Dabei kann Luft über eine Verletzung der Brustwand, aber ebenso über eine Verletzung der Lunge in den Pleuraspalt eindringen (Abb. 11.9).

Beim offenen Pneumothorax ist die Brustwand verletzt, so dass eine Verbindung zwischen der Außenluft und dem Pleuraspalt entsteht. Ein geschlossener Pneumothorax liegt vor, wenn zwischen der Luft im Pleuraspalt und der Außenluft keine Verbindung war bzw. keine mehr besteht.

Ein Pneumothorax kann als Beatmungskomplikation bei Patienten mit einem akuten Atemnotsyndrom oder anderen Schwerkranken, die eine Beatmung benötigen, auftreten. Aber eben auch als Komplikation bei gesunden Menschen, die beim Tauchen eine Überdehnung der Lunge durch das sich ausdehnende Atemgas erleiden!

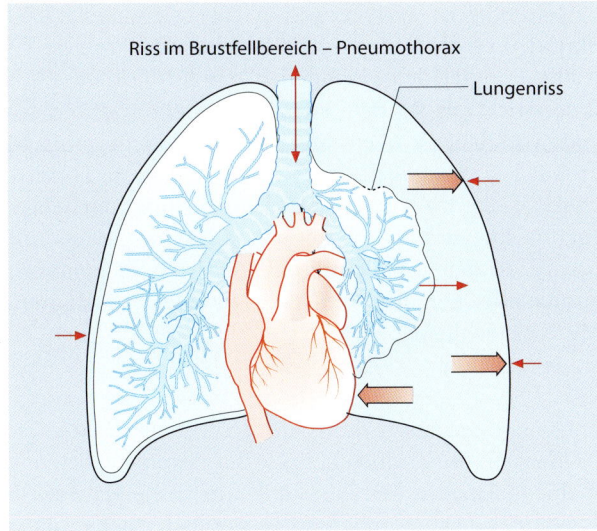

Riss im Brustfellbereich – Pneumothorax

Lungenriss

**Abb. 11.9:** Schematische Darstellung eines Pneumothorax der linken Lunge. Durch den Riss entweicht Luft in den Pleuraraum, und die vormals entfaltete Lunge fällt zusammen

**Spannungspneumothorax.** Eine lebensgefährliche Komplikation ist ein Spannungs- oder auch Ventilpneumothorax, bei dem durch ein geplatztes Lungenbläschen zwar Luft in den Pleuraspalt eindringt, während der Ausatmung jedoch aufgrund eines Verschlusses der Öffnung nicht heraus kann, vergleichbar einem Ventil. Der Pleuraspalt füllt sich immer weiter mit Luft und der steigende Druck drängt dann das Mittelfell mit dem Herz zur gesunden Lunge, deren Atmung zunehmend eingeschränkt wird.

**Symptome.** Die Symptomatik kann die gesamte Bandbreite von fehlenden Symptomen bis hin zu lebensbedrohlicher Atemnot aufweisen. Wenn die verletzte Lunge nur wenig „zusammenfällt" und noch genügend Gasaustausch möglich ist, so kann dies gar keine oder nur eine diskrete Luftnot verursachen. Je nach Ausprägung des Pneumothorax ist die Luftnot stärker und kann auch von Schmerzen begleitet sein, die sich häufig hinten am Rücken unterhalb des Schulterblatts manifestieren, aber auch anderswo lokalisiert sein können. Auch Hustenreiz kann vorkommen sowie blutiger Auswurf. Beim ausgeprägten Pneumothorax kommen Herzrasen und Angstgefühle hinzu. Im Falle eines Spannungspneumothorax werden diese Symptome rasant stärker und lebensbedrohliche Atemnot mit Verlust des Bewusstseins ist die Folge.

Bei der Untersuchung lässt sich evtl. ein abgeschwächtes oder aufgehobenes Atemgeräusch auf der betroffenen Seite feststellen, doch ist eine eindeutige Diagnose erst mittels Röntgenuntersuchung der Lunge möglich.

**223**

**Therapie.** Neben der ggf. notwendigen Herz-Lungen-Wiederbelebung (HLW) und Sicherung der Vitalfunktionen ist die Gabe von 100 % Sauerstoff wichtig, da es hierdurch zu einem Konzentrationsgefälle zwischen der Atemluft und dem Gas im Pleuraraum kommt und der Stickstoff aus dem Pleuraraum herausdiffundiert, der Pneumothorax also kleiner wird. Um die überschüssige Luft im Pleuraraum zu entfernen, ist jedoch eine Absaugung von außen durch eine so genannte Thoraxdrainage unumgänglich. Dies sollte allerdings unter ärztlicher Anleitung geschehen. Im Falle eines Spannungspneumothorax, bei dem mit jedem Atemzug neue Luft in den Pleuraraum gepresst wird, ist die Notfallpunktion angezeigt. Sie kann mit einer großlumigen Verweilkanüle zwischen der 3. und 4. Rippe in einer gedachten senkrechten Linie von der Mitte des Schlüsselbeins erfolgen.

## Mediastinalemphysem

Ein Mediastinalemphysem entsteht, wenn Gas in den Raum des Mittelfells (Mediastinum) gelangt (Abb. 11.10). Dies kann durch einen Lungenriss oder eine Verletzung der Luftröhre oder der Bronchien passieren. Die Luft kann sich in die Halsregion ausbreiten und sich hier als Blähhals (Halsemphysem) bemerkbar machen. Dies führt zu einer weiteren Behinderung der Atmung und zu einer Belastung des Kreislaufs. Weiterhin besteht eine Infektionsgefahr. Liegt ein „Ventileffekt" vor, so füllt sich das Mediastinum immer mehr mit Luft und beeinträchtigt dadurch die Herzfunktion.

**Symptome.** Wie im Falle des Pneumothorax ist auch die Symptomatik des Mediastinalemphysems von der Menge der ins Mittelfell ausgetretenen Luft abhängig. Durch lokale Kompression von Gewebestrukturen im Mittelfell kann es zu Schmerzen kommen, begleitet von Luftnot und evtl. blutigem Auswurf. Häufig ist ein Druckgefühl hinter dem Brustbein. Im Falle eines Hautemphysems bestehen so genannte teigige Hautschwellungen, insbesondere im Bereich der Halsweichteile. Beim Abtasten derartig betroffener Hautpartien hört man ein Knistern. Durch Druck von Luftpolstern auf den Stimmbandnerv kann es zu Heiserkeit kommen. Die Diagnose wird bei Vorliegen der vormals genannten typischen Symptome gestellt bzw. durch eine Röntgenuntersuchung gesichert.

---

### Kompaktinformation

**Therapie des Pneumothorax und des Mediastinalemphysems**
- Gabe von 100 % Sauerstoff über festsitzende Atemmaske
- Sicherung der Vitalfunktionen
- Alarmierung ärztlicher Hilfe
- Im Falle eines Spannungspneumothorax Notfallpunktion
- ggf. Schmerzmittel und hustenstillende Medikamente

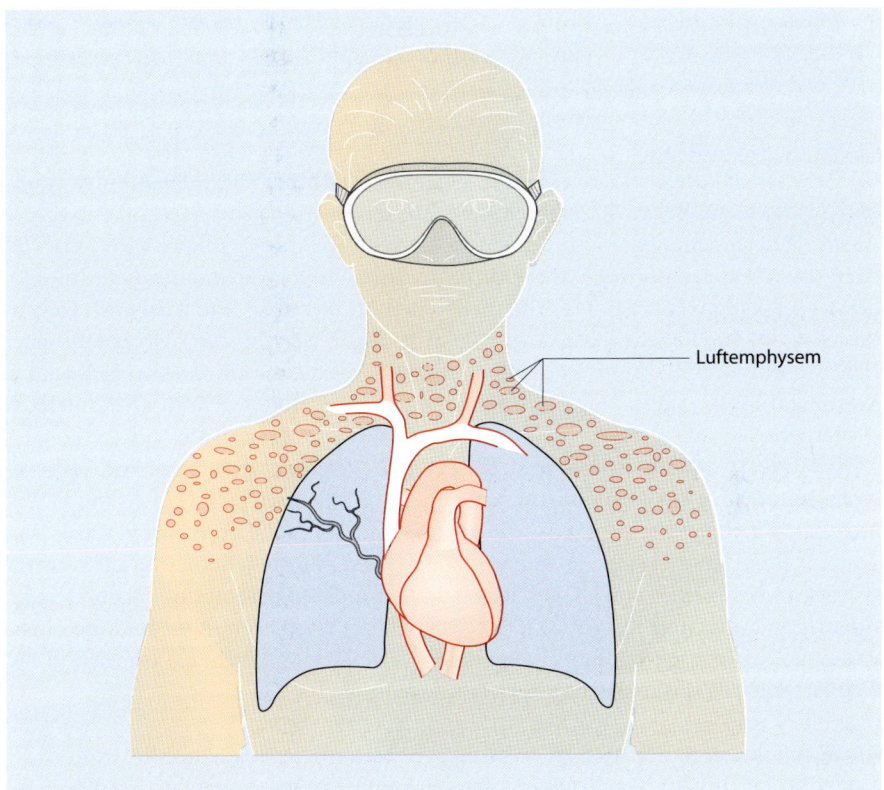

**Abb. 11.10:** Mediastinalemphysem mit Hautemphysem

**Therapie.** Erstmaßnahme ist neben der ggf. notwendigen HLW die Gabe von 100 % Sauerstoff und Sicherung der Vitalfunktionen. Die Luft im Bereich der Haut entweicht zumeist spontan, und gezielte Entlastungspunktionen sind nur in schwereren und schmerzhaften Fällen erforderlich. Die Therapie ist in erster Linie symptomatisch, indem Schmerzen und ein evtl. bestehender Hustenreiz durch entsprechende Medikamente gelindert werden sollten. Bei einem gleichzeitig vorliegenden Pneumothorax muss dieser natürlich wie oben beschrieben drainiert werden.

**Fallbeispiel.** Ein 29-jähriger erfahrener Sporttaucher stellt sich in der taucherärztlichen Sprechstunde vor. Er habe vor 4 Wochen einen Tauchgang (12 m Tiefe, 43 min Tauchzeit) unternommen und anschließend, nachdem er bereits seit einiger Zeit aus dem Wasser war, leichte Schmerzen im Brustkorb sowie eine Schwellung des Halses bemerkt. Diese Beschwerden verschwanden nach Stunden, und er ist seitdem beschwerdefrei. Es werden bei Verdacht auf Zustand nach Mediastinalemphysem eine Röntgenaufnahme der Lunge veranlasst, die unauffällig ist, sowie eine Computertomographie der Lunge. In dieser zeigen sich – 4 Wochen nach dem Unfall! – Luftreste im Bereich des Mittelfells, so dass die Verdachtsdiagnose eines Mediastinalemphysems bestätigt wird.

## Arterielle Gasembolie

Im Falle eines Lungenrisses infolge Lungenüberdehnung kann das Atemgas auch entlang des Gefäßbettes der kleinen Lungenarterien entweichen und in eine solche Arteriole gelangen oder während der Ausatmung Richtung Lungenwurzel entweichen und in die anatomisch sehr dünnwandigen Lungenvenen eintreten. Infolgedessen gelangt das Gas dann sehr schnell in den Blutkreislauf und wird nach Durchfluss des linken Herzens in die arterielle Strombahn „geschossen", wo es eine arterielle Gasembolie (AGE) verursachen kann. Die AGE ist die am meisten gefürchtete Komplikation des pulmonalen Barotraumas, weil sie mit einer hohen Sterblichkeit einhergeht.

Ein Druckgradient zwischen Atemwegen und linkem Herzvorhof von mehr als 8 kPa (60 mmHg) ist ausreichend, um eine AGE zu entwickeln (entspricht einem knappen Meter Wassersäule!). Ist das Gas erst einmal in die Lungenvenen und von dort ins linke Herz gelangt, so kann es zur AGE in nahezu jedem arteriell versorgten Organ kommen. Dabei begünstigen die besondere Position des Tauchers beim Aufstieg in aufrechter Körperlage, der Auftrieb der Gasblasen selbst und die Flussdynamik des arteriellen Blutes die primäre Verteilung möglicher Gasblasen in das Gehirn. Folge ist die zerebrale arterielle Gasembolie (CAGE).

**CAGE.** Diese Form der AGE ist selbstverständlich ein lebensbedrohliches Ereignis aufgrund der nur kurzen Toleranz des zentralen Nervensystems gegenüber einer Minderdurchblutung. Kleine Gasmengen können dabei gegebenenfalls noch schnell aufgenommen (resorbiert) werden, so dass der Blutfluss im Hirn nicht nennenswert beeinträchtigt wird, während größere Blasen zum Zelltod und Störung der Blut-Hirn-Schranke führen. Folge ist ein Anstieg des Hirndruckes und des Blutdruckes, eine nachlassende bis ausbleibende hirnelektrische Aktivität und massive Störungen der Gefäßdurchlässigkeit. Begleitet werden diese Vorgänge von einer allgemeinen Stimulierung der Abwehr mit Auslösung einer Entzündungsreaktion, die auch lange nach der Resorption des eigentlichen Gases aus den Blasen noch anhält (Abb. 11.11).

Beim tauchbedingten Lungenbarotrauma kommt es vor, dass eine AGE und ein Pneumothorax oder ein Mediastinalemphysem oder alle Komplikationen gemeinsam auftreten. Die AGE ist jedoch die häufigste dieser Komplikationen und tritt bei mehr als 60 % aller tauchbedingten pulmonalen Barotraumen auf.

Es ist an dieser Stelle wichtig zu erwähnen, dass überwiegend mit Luft als Atemgas getaucht wird und eine Atemgasembolie somit einer Luftembolie gleichzusetzen ist. Das soll aber nicht heißen, dass nicht auch bei Benutzung anderer Atemgase

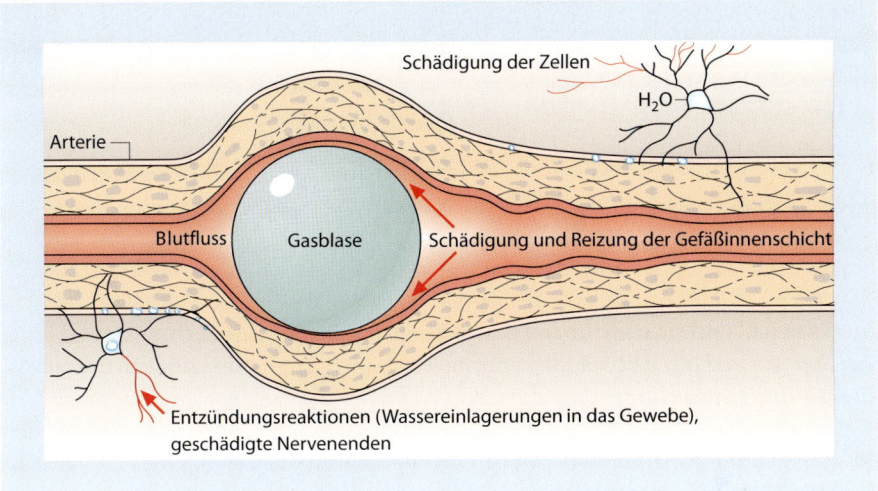

**Abb. 11.11:** Folgen der arteriellen Gasembolie im Gewebe

eine AGE auftreten kann. Die Verwendung anderer Gasgemische wie beispielsweise Nitrox oder das Tauchen mit reinem Sauerstoff finden zunehmend auch im Sporttauchbereich Verbreitung, und es sind bereits Fälle von Lungenbarotrauma mit und ohne AGE beim Tauchen mit Sauerstoffkreislaufgeräten beschrieben worden.

Interessanterweise wurde in diesen Fällen allerdings berichtet, dass sich hier die Symptome sehr schnell zurückbildeten, was möglicherweise durch eine beschleunigte Verstoffwechselung des Sauerstoffs (gegenüber dem Stickstoff) erklärt werden kann.

**Hinweis.** Wegen des auch heutzutage teilweise noch verbreiteten Irrglaubens, dass schwere Tauchunfälle nicht im Flachwasser auftreten, verdient es besondere Erwähnung, dass das Risiko, ein Überdruckbarotrauma der Lunge zu erleiden, in den ersten 10 m unter der Wasseroberfläche am größten ist, da in diesem Bereich die größte relative Druckzunahme während des Aufstiegs erfolgt. Dementsprechend gibt es Fallberichte schwerer Atemgasembolien beim Tauchen im Schwimmbad oder im flachen Wasser zwischen 1–5 m Tiefe.

Häufigkeitsstatistiken deuten darauf hin, dass die Charakteristik des Aufstiegs und somit der Dekompression der hauptsächliche Risikofaktor für das Auftreten des Lungenbarotraumas ist. Dementsprechend kommt es in 0,04–0,06 % aller Fälle

---

**Kompaktinformation**

**Risikofaktoren für eine Lungenüberdehnung**

1. Tauchverhalten
   - freier Aufstieg (ohne Gerät)
   - Notaufstieg (beschleunigt)
   - Aufstieg unter Wechselatmung
   - Aufstieg mit Rettungsmitteln

2. Medizinische Faktoren
   - Atemwegsverengungen
   - Lungenemphysem/emphysematöse Blasen
   - Verringertes Lungenvolumen
   - Pleuraverklebungen

---

von U-Boot-Rettungsaufstiegen (beschleunigter Aufstieg mit Rettungsmittel ohne Tauchgerät) und nur 0,005 % aller „normalen" Tauchgänge zum Lungenbarotrauma, also 10-mal seltener!

Schlecht ventilierte Lungenbezirke wie Emphysemblasen oder Kavitäten können das so genannte „air trapping" begünstigen und damit die Gefahr eines Überdruck-barotraumas der Lunge erhöhen.

**Fallbeispiel.** Eine 26-jährige gesunde Sporttaucherin absolviert im Mittelmeer 5 Tauchgänge. Während die ersten drei Tauchgänge problemlos verlaufen, tritt nach dem 4. Tauchgang eine muskuläre Schwäche des rechten Armes und rechten Beines auf, die sich innerhalb einer halben Stunde zurückbildet. Am Folgetag verspürt sie Übelkeit und Schwindel während eines erneuten Tauchgangs und taucht nach eigenen Angaben „sehr schnell auf". Nach dem Erreichen der Wasseroberfläche werden ein Schwächegefühl und Missempfindungen in allen Gliedmaßen bemerkt, die Sprache ist verwaschen und zähflüssig. Die Patientin wird vor Ort mit 100 % Sauerstoff normobar versorgt. Darunter kommt es im Verlauf von 2 Stunden zu einer weitgehenden Rückbildung der Beschwerden. Auf weitere ärztliche Versorgung wird daraufhin verzichtet.

Nach der Rückkehr nach Deutschland stellt sich die Patientin zur Abklärung vor. Auf nähere Befragung gibt sie an, dass 3 Jahre zuvor ebenfalls in Spanien, nach einem schnellen Aufstieg aus 25 m Tiefe, eine Bewusstlosigkeit und Lähmung sowie nachfolgend Krampfanfälle aufgetreten waren. Nach der Behandlung war keine Computertomographie (CT) der Lunge gemacht worden. In der jetzt durchgeführten CT zeigt sich eine Emphysemblase von 2 cm Durchmesser.

**Fazit:** Wäre bereits nach der ersten AGE ein CT der Lunge gemacht worden, hätte sich der zweite Unfall vermeiden lassen, da die Taucherin mit einem solchen Befund nicht mehr tauchtauglich ist.

**Symptome.** Die Symptome der AGE hängen in erster Linie davon ab, wo und wie viel Luft bzw. Atemgas die Schlagadern verstopft. Im Falle der häufig vorliegenden arteriellen Gasembolie des Gehirns (CAGE) führen die Funktionsausfälle der betroffenen Gehirnhälfte zu einer „schlaganfallartigen" Halbseitensymptomatik. Die Symptome können von relativ mild (hängender Mundwinkel, verminderte Kraft in einer Hand) bis zur völligen Lähmung einer Körperhälfte reichen. Relativ häufig tritt auch eine zumindest vorübergehende Bewusstlosigkeit auf und ggf. Krampf-

---

**Kompaktinformation**

**Häufigste Symptome der AGE infolge Lungen-barotrauma**

- Bewusstlosigkeit
- Lähmungen
- Benommenheit
- Schwindel/Übelkeit

- Sehstörungen
- Krämpfe
- Kopfschmerzen
- im Falle von gleichzeitigem Pneumothorax und Mediastinalemphysem: Luftnot, Bluthusten

---

anfälle. Im schlimmsten Fall kommt es zum Herz-Kreislauf-Stillstand. Es gibt aber auch Fälle einer AGE mit weniger typischer Symptomatik, so dass aus der Symptomatik allein nicht unbedingt die Diagnose einer AGE abgeleitet werden kann. Typisch für das Lungenbarotrauma mit nachfolgender AGE ist das schnelle Auftreten der Krankheitszeichen. In mehr als 90 % aller Fälle treten erste Symptome schlagartig bereits während des Auftauchens oder innerhalb von 10 min danach auf. Es können aber auch noch später Beschwerden einsetzen.

**Hinweis.** Zur Abgrenzung der AGE gegenüber anderen möglichen Ursachen der Beschwerden (z. B. Herzinfarkt, Schlaganfall, Hitzschlag, Dekompressionserkrankung usw.) sind der unmittelbare zeitliche Zusammenhang zum Tauchgang (Auftreten während und kurz nach dem Tauchgang) sowie das Tauchprofil (z. B. schneller Aufstieg, Aufstieg ohne Gerät) hilfreich.

**Therapie.** Wichtigste Maßnahme ist die schnellstmögliche Gabe von 100 % Sauerstoff unter normalen atmosphärischen Bedingungen. Diese soll bis zur Rekompression des verunglückten Tauchers in einer Druckkammer fortgesetzt werden. Die Sauerstoffgabe fördert die Diffusion von Stickstoff aus den Gasblasen und verbessert die Versorgung der durch die Verstopfung der betroffenen Schlagader minderdurchbluteten Gewebe mit Sauerstoff. Neben einer Sicherstellung der Vitalfunktionen ist aber auch die Gabe von Flüssigkeit wichtig. Bei ungetrübtem Bewusstsein sollten etwa 0,5–1 Liter Wasser oder Tee (keine hypertonen, alkohol- oder koffeinhaltigen Getränke!) pro Stunde getrunken werden, andernfalls hat die Flüssigkeitszufuhr als Infusion zu erfolgen. Die Lagerung des Verunfallten erfolgt bei Bewusstsein in Rückenlage, sonst in stabiler Seitenlage, wobei eine Unterkühlung zu vermeiden ist.

Die weiterführende Therapie der AGE besteht in der Rekompression mit so genannter hyperbarer Sauerstoffbehandlung und wird in Kap. 17 ausführlich dargestellt.

**Hinweis.** Für die Behandlung des schweren Tauchunfalls (Dekompressionsunfall) spielt es entsprechend den modernen Empfehlungen keine Rolle, ob es sich um eine arterielle Gasembolie oder eine Dekompressionskrankheit handelt. Diese beiden Unfälle sind hinsichtlich ihrer Symptomatik oft nicht eindeutig zu unterscheiden, weshalb eine zeitaufwändige Diagnostik nicht den Beginn der Rekompressionsbehandlung verzögern sollte!

### 11.4.2 Dekompressionskrankheit der Lunge

Die Dekompressionskrankheit (DCS) der Lunge oder pulmonale DCS ist selten im Rahmen von Tauchgängen zu beobachten. Sie wird ausgelöst durch ein massives Auftreten von Inertgasblasen in der Lungenstrombahn, die zur Verstopfung von größeren Bezirken des Lungenkreislaufs führen und nachfolgend den Gasaustausch beeinträchtigen. In Tierstudien konnte gezeigt werden, dass vor der vollen Ausprägung des klinischen Bildes einer pulmonalen DCS ein Hochdruck im Bereich der Lungenarterie und ein Abfall der Sauerstoffsättigung auftreten. Tierexperimentell ließ sich die pulmonale DCS am einfachsten durch anschließende Höhenexposition nach einem Tauchgang erzeugen. Interessanterweise tritt die pulmonale DCS bei Fliegern und Höhenexpositionen in Unterdruckkammern deutlich häufiger auf. Offensichtlich ist ein massives Auftreten von Gasblasen im Lungenkreislauf bei Höhenexposition häufiger.

**Symptome.** Typisch sind ein trockener Husten (so genannte „chokes"), Schmerzen hinter dem Brustbein und zunehmende Luftnot. Daneben bestehen mit hoher Wahrscheinlichkeit auch „übliche" Beschwerden einer DCS wie Missempfindungen und Sensibilitätsstörungen bis hin zu Lähmungen der Gliedmaßen (s. Kap. 9).

**Therapie.** Die Therapie der pulmonalen DCS unterscheidet sich nicht von der Behandlung der Dekompressionskrankheit im Allgemeinen und wird dort beschrieben (s. Kap. 17).

## 11.5 Lungenverletzungen anderer Ursache beim Tauchen

### 11.5.1 Lungenödem

Unter einem Lungenödem versteht man die krankhafte Ansammlung von Flüssigkeit im Lungengewebe, die als Folge verschiedener Ursachen aus den Kapillargefäßen in die Lunge ausgetreten ist. Bekannte häufige Ursachen sind Herzschwäche (Herzinsuffizienz), gefolgt von Nierenerkrankungen mit eingeschränkter Nierenfunktion. Seltener treten ein toxisches Lungenödem als Folge des Einatmens giftiger Gase (z. B. Rauchgase bei Bränden, Chlor, Ammoniak, Phosgen, Sauerstoff) oder ein Höhenlungenödem auf.

In der Tauchmedizin ist das mögliche Auftreten einen Lungenödems als Folge von Tauchunfällen oder -zwischenfällen wie dem pulmonalem Unterdruckbarotrauma, der pulmonalen Dekompressionskrankheit oder als Folge des Ertrinkens schon seit langem bekannt. In den letzten Jahren häufen sich allerdings Berichte zum primären Auftreten eines tauchbedingten Lungenödems.

Da das Auftreten zunächst nur bei Tauchern berichtet wurde, die in kalten Gewässern tauchten, nahm man zunächst an, dass das tauchbedingte Lungenödem durch Kälte und Immersion verursacht wird. Hierfür sprachen in Untersuchungen an entsprechenden Patienten gefunden erhöhte Gefäßwiderstände und eine überschießende Gefäßreaktivität auf Kältereizung. Neuere Fälle berichteten ein Auftreten auch in warmen Gewässern, so dass andere oder weitere Ursachen für die Entstehung verantwortlich sein müssen.

**Symptome.** Typische Beschwerden sind Kurzatmigkeit bis hin zur Luftnot, Husten und weißlich-schaumigem Auswurf, zum Teil mit Blutbeimengungen. Diese Symptome treten dabei meist bereits während des Tauchgangs oder kurz danach auf. Die Diagnose wird aufgrund dieser typischen Symptome gestellt und kann durch Untersuchung und Röntgenthorax sowie Untersuchung der Blutgase und evtl. Lungenfunktionsdiagnostik abgesichert werden.

Die Symptomatik des tauchbedingten Lungenödems unterscheidet sich somit nicht wesentlich von der eines Lungenödems anderer Ursache. In den meisten berichteten Fällen ist die Symptomatik eher milde und eine komplette Genesung nach konventioneller Therapie zu verzeichnen, allerdings sind auch Todesfälle beschrieben. Möglicherweise wird das Auftreten eines tauchbedingten Lungenödems in seiner Häufigkeit unterschätzt, weil betroffene Taucher bei spontaner Rückbildung der Symptome nicht mehr ärztliche Hilfe in Anspruch nehmen.

## Lungenödem beim Schwimmen

Eine besondere Form des Lungenödems wurde von Kampfschwimmern der israelischen und amerikanischen Marine berichtet, die während der Ausbildung in meist kalten Gewässern beim Schwimmen mit Flossen in Rücken- oder Seitenlage häufig ein Lungenödem erleiden (Abb. 11.12). Für diese Form des schwimmbedingten Lungenödems, die bei extremer körperlicher Anstrengung auftritt, wird ein Stressversagen der Luft-Blut-Schranke durch Erhöhung des Druckes in den Lungenkapillaren bei extremer Belastung angenommen, wie es beispielsweise von Rennpferden bekannt ist. Beim Menschen tritt dies unter normalen Umständen nicht auf, kann aber offenbar durch kombinierte Einwirkung von Immersion und Belastung

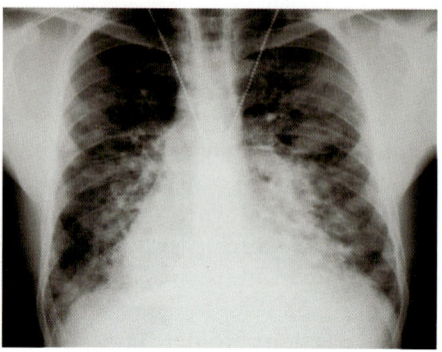

**Abb. 11.12:** Lungenödem bei einem 28-jährigen Kampfschwimmer der US-Marines nach 1 km Schwimmen auf Zeit in 14 °C kaltem Wasser

und möglicherweise weiteren Faktoren wie Kälte entstehen. Eine diese Hypothese unterstützende Beobachtung ist das Auftreten eines Lungenödems auf der lageabhängig tieferen Lunge bei Kampfschwimmern, die in Seitenlage unter starker Belastung schwammen. In einigen Fällen trat ein Lungenödem sowohl beim Schwimmen als auch beim Tauchen mit Gerät auf, so dass eine gemeinsame Ursache anzunehmen ist.

**Hinweis.** Wichtig für den Taucher ist es, Symptome eines Lungenödems zu erkennen und medizinische Hilfe zu suchen, da es zu einer verzögerten schwerergradigen Ausprägung kommen kann und eine Neigung zum wiederholten Auftreten bekannt ist. Mögliche Risikofaktoren müssen ausgeschlossen werden und das weitere Tauchen, das durchaus möglich ist, muss entsprechend angepasst werden, indem starke Anstrengungen und Kälte sowie zu eng sitzende Tauchanzüge gemieden werden.

### 11.5.2 Andere Verletzungen

Zu den weiteren Ursachen für Verletzungen der Lunge beim Tauchen, die nicht durch das Tauchen selbst bedingt sind, gehören Verletzungen infolge Einwirkungen von außen, wie beispielsweise Explosionsverletzungen. Diese rufen durch die starke Fortleitung von Druckwellen durch das Medium Wasser in der Regel erhebliche Verletzungen mit Todesfolge hervor.

## 11.6 Lungenprobleme beim Tauchen

Viele Taucherinnen und Taucher berichten über Probleme seitens der Lunge und Atemwege, vor allem über Luftnot während des Tauchens. Dies kann verschiedene Ursachen haben: Einerseits können äußere Faktoren wie die erschwerte Atemarbeit beim Tauchen (s. 11.3.2) und besondere Faktoren des Tauchgangs wie vermehrte Anstrengung infolge Strömung etc. zu Luftnot führen, die in solchen Fällen Ausdruck einer Erschöpfung der Atemmuskulatur ist. Andererseits kann Luftnot auf der Grundlage vorbestehender Erkrankungen von Lunge und Atemwegen auftreten.

Viele Menschen haben eine Überempfindlichkeit (Hyperreagibilität) der Atemwege, ohne dass ihnen dies bekannt oder bewusst ist. Die Einatmung des extrem trockenen und kalten Atemgases aus dem Tauchgerät, insbesondere bei körperlicher Belastung, kann bei Menschen mit überempfindlichen Atemwegen zu Luftnot führen, weil es zu einer Verkrampfung der glatten Muskulatur der Atemwege und einer vermehrten Schleimsekretion kommt, wodurch die Ventilation beeinträchtigt wird. Ein wichtiges Frühsymptom vor dem Auftreten von Luftnot kann Reizhusten sein. Eine Atemwegsüberempfindlichkeit kann vorübergehend auftreten, wie zum Beispiel im Rahmen einer akuten Bronchitis, oder sie besteht dauerhaft, wie es beim Asthma der Fall ist. Aber auch Patienten mit Heuschnupfen oder allergischer Rhinitis ohne Asthma haben gehäuft überempfindliche Atemwege.

**Hinweis.** Wenn Luftnot gehäuft im Zusammenhang mit dem Tauchen auftritt, ist eine weitere Abklärung bei einem Lungenfacharzt dringend angezeigt.

### Tipps für Tauchlehrer

1. Das Atmen komprimierter Luft funktioniert beim Gerätetauchen meist entspannt und auf fast natürliche Weise. Dies darf nicht über die permanente Gefahr einer Lungenüberdehnung hinwegtäuschen.
2. Bubble maker: Sobald die 2. Stufe des Atemreglers den Mund verlässt, wird langsam ausgeatmet.
3. Der Tauchlehrer muss gerade bei der Ausbildung jederzeit damit rechnen, dass ein Schüler höher steigt und dabei mangelhaft ausatmet. Besonders im Flachwasser ist höchste Vorsicht geboten.
4. Übungen mit einem besonderen Gefahrenpotenzial in Sachen Lungenbarotrauma sind: Maske ausblasen, kontrollierter Notaufstieg, Freiwasseraufstiege, Aufstieg unter Wechselatmung, Rettungsübungen mit Gerät.
5. Bei der Rettung von Tauchern an die Oberfläche muss unbedingt der Kopf überstreckt werden.
6. Personen mit akuter Erkältung darf der Tauchlehrer das Tauchen mit Drucklufttauchgerät nicht gestatten. Die Tauchtauglichkeit, wenn auch grundsätzlich attestiert, ist aus medizinischer Sicht vorübergehend nicht gegeben.
7. Starken Rauchern sollte vom Gerätetauchen abgeraten werden.
8. Auch leichte Symptome einer Lungenüberdehnung sind unbedingt ernst zu nehmen und sollten eine weitere medizinische Abklärung veranlassen, da sich der Zustand verschlimmern kann bzw. nach Risikofaktoren gefahndet werden sollte.
9. Vom Tauchlehrer wird zu recht erwartet, dass er im Ernstfall rasch und richtig handelt: ggf. lebensrettende Sofortmaßnahmen, 100 % $O_2$ über Demandventil (muss jederzeit parat sein), Verlaufsprotokoll, Transport zur Druckkammer.

**Weiterführende Literatur** _____

1. Lundgren CEG, Miller JN: The lung at depth. New York, Marcel Dekker, 1999
2. Tetzlaff K, Thorsen E: Breathing at depth: physiologic and clinical aspects of diving while breathing compressed gas. Clin Chest Med 2005; 26: 355–380

# 12 Ertrinken und Beinaheertrinken

*H. Liedtke*

Ertrinken ist die häufigste Ursache tödlicher Tauchunfälle. Darüber hinaus ist es die häufigste Todesursache bei Kindern bis zum 4. Lebensjahr. Es starben 1990 jährlich weltweit mehr Menschen durch Ertrinken (504 000) als durch HIV (312 000) oder Kriege (502 000). In Deutschland ertrinken jedes Jahr ca. 600 Menschen. In unserer geographischen Lage ist nicht selten das Beinaheertrinken mit der Hypothermie verbunden. Die Zahl der Beinnaheertrunkenen ist unbekannt. Es müssen weltweit Anstrengungen unternommen werden, um die Zahl der Opfer, insbesondere unter Kindern, deutlich zu verringern.

## 12.1 Definition

Ertrinken ist der Erstickungstod durch Untertauchen in einer Flüssigkeit (meist Wasser), Beinaheertrinken ist das Überleben nach Untertauchen in Flüssigkeit für mindestens 24 h. Beiden Varianten gemeinsam ist sowohl die Möglichkeit der Aspiration von Flüssigkeit in die Lunge (90 % aller Fälle), das so genannte „Nasse Ertrinken", als auch das Ausbleiben einer Aspiration (10 % aller Fälle), das so genannte „Trockene Ertrinken".

## 12.2 Anatomie, Physiologie und Pathophysiologie

Die Atemwege, bestehend aus Mund, Nase, Rachen, Kehlkopf, Luftröhre und Bronchien, führen das eingeatmete Atemgas an die Lungenbläschen (Alveolen). Dort kommt es zum Gasaustausch. Sauerstoff tritt entsprechend des Diffusionsgradienten durch die Alveolarmembran in das Blut der Lungenkapillaren über und $CO_2$

### Kompaktinformation

Der Ersten Hilfe kommt bei diesem Krankheitsbild eine Schlüsselstellung in der medizinischen Behandlung zu. Sind die Maßnahmen der Ersten Hilfe erfolgreich, sichern diese bereits allein das Überleben des Patienten. Andererseits können auch die modernsten intensivmedizinischen Bemühungen im Krankenhaus nicht die Folgen einer mangelhaften Ersten Hilfe beseitigen.

wird in entgegengesetzter Richtung vom Blut in die Alveole abgegeben, um dann ausgeatmet zu werden. Dieser Vorgang unterliegt einer ganzen Reihe hochkomplexer physiologischer und biochemischer Regelmechanismen.

Eine herausragende Bedeutung hat dabei eine körpereigene Substanz (Surfactant), die in den winzigen Lungenbläschen dafür sorgt, dass diese eine gewisse Oberflächenspannung haben und behalten. Ohne Surfactant fallen die Alveolen in sich zusammen und können keinen Gasaustausch ermöglichen. In großer Zahl führt das zu den so genannten Atelektasen (Lungeareale, die nicht mehr am Gasaustausch teilnehmen). Ist die Auswaschung von Surfactant sehr groß, so z. B. nach Beinaheertrinken (s. zweiten Fallbericht), resultiert ein Lungenversagen mit der Folge eines für den gesamten Organismus bedrohlichen Sauerstoffmangels (Hypoxie). Vor allem das Gehirn ist besonders empfindlich gegen Sauerstoffmangel. Hier führt die Hypoxie sehr schnell zur Bewusstlosigkeit, die unter Wasser, aber auch an der Oberfläche bei nicht ohnmachtssicherer Auftriebshilfe zur unmittelbar tödlichen Bedrohung wird, da es mit zunehmender Hypoxie zum Herzversagen kommt.

**Hinweis.** Es spielt in der notfallmedizinischen Strategie bei Beinaheertrunkenen entgegen der weit verbreiteten Ansicht keine Rolle, ob das Opfer im Meerwasser oder Süßwasser ertrunken ist, mit Ausnahme des toten Meeres. Denn hier ist der Salzgehalt enorm hoch, so dass es gemäß des osmotischen Gradienten zu einem massiven Wasserübertritt aus der Blutbahn in die Lunge des Opfers kommt, wenn Wasser aspiriert wurde.

## 12.3 Ertrinken als häufigste Ursache tödlicher Tauchunfälle

Dem Ertrinken von Tauchern gehen in vielen Fällen Panikattacken voraus. 50 % aller ertrunkenen Taucher haben die Oberfläche vor dem Ertrinken erreicht, sind jedoch durch den nicht abgeworfenen Bleigurt oder andere nicht aktivierte Auftriebsmittel anschließend wieder unter Wasser geraten. Doch auch wenn sie an der Wasseroberfläche bleiben, ertrinken Taucher mitunter durch das Eintauchen des Gesichts bei Bewusstlosigkeit. Ertrinkt der Taucher infolge eines zuerst aufgetretenen anderen medizinischen Problems, bezeichnet man dies als sekundäres Ertrinken.

Es wäre wünschenswert, dass die Hersteller von Tarierwesten diese mit ohnmachtssicherer Konstruktion (Kragen) entwickeln, vertreiben und auch propagieren, um damit eine ganze Reihe von tödlichen Tauchunfällen verhindern zu können. Wie hoch der Nutzen einer solchen Tarierweste wäre, lässt sich durch die Daten aus Tabelle 12.1 nachvollziehen.

**Tabelle 12.1:** Todesursache aus verschiedenen Tauchunfallstatistiken

| Ursache | NUADC | ANZ | DAN |
|---|---|---|---|
| Ertrinken | 39% | 42% | 66% |
| Dekompressionserkrankung II | 22% | 16% | 1,9% |
| Lungenbarotrauma | 13% | 24% | 15% davon 50% sekundär ertrunken |
| Herzversagen | 12% | 9% | 1,9%, alle sekundär ertrunken |
| Aspiration | 6% | < 1% | |
| Trauma | 6% | 8% | 1,9%, alle sekundär ertrunken |
| Asthma | 1% | keine Angaben | |
| Meereslebewesen | 1% | keine Angaben | |
| Unbekannt oder Leiche nicht geborgen | – | – | 13,2% |

NUADC = National Underwater Accident Data Center, University of Rhode Island, ANZ = Edmonds C, Walker D: Scuba diving fatalities in Australia and New Zealand, 1999, DAN = Divers Alert Network Accident and Fatality Report 1990

**Fallbeispiel.** Ein 51-jähriger männlicher Tauchschüler begibt sich zu dem ersten Tauchgang seines Lebens mit einer Gruppe von 3 weiteren absoluten Tauchanfängern und einem Tauchlehrer zu einem „Schuppertauchgang" im seichten Wasser einer tropischen Lagune. Sicht ca. 10 m, Tiefe maximal 12 m, Wassertemperatur 29 °C, keine Strömung, kein Wellengang. Da der Taucher nach ca. 25 min seinen Luftvorrat verbraucht hat, wird er vom Tauchlehrer aus einer Wassertiefe von ca. 6 m an die Oberfläche geschickt. Anschließend setzt die Gruppe den Tauchgang in Richtung Strand fort. Dort nach ca. 15 min angekommen, bemerken sie das Fehlen des Tauchers. Zeugen berichten daraufhin, dass sie diesen auf dem Rücken in Richtung Strand schwimmend gesehen hätten. Als ein Motorboot in der Nähe vorbeigefahren sei, wäre dieser anschließend wieder abgetaucht. Als die Gruppe den Taucher zu suchen beginnt, finden sie diesen nach ca. 15 min in einer Wassertiefe von ca. 2,50 m leblos am Grund. Der Bleigurt war angelegt und die Tarierweste nicht aufgeblasen. Die sofortige Reanimation des geborgenen Tauchers verlief trotz aller Maßnahmen erfolglos. Die Ehefrau des toten Tauchers berichtete, dass ihr Mann nur schlecht schwimmen konnte und er dabei insbesondere Schwierigkeiten mit der Atmung hatte.

**Fazit:** Es ist hochwahrscheinlich, dass dieser Taucher auf dem Rücken schwimmend von der kleinen Welle eines Motorbootes überspült wurde, sich infolgedessen verschluckt hat, in Panik geraten ist und dann wegen des ungenügenden Auftriebes untergegangen und ertrunken ist.

Wie bei vielen tödlichen Tauchunfällen zeigt sich auch bei obigem Fallbeispiel eine Reihe von vermeidbaren Kofaktoren, die zu diesem fatalen Ausgang geführt haben.

1. Das „Buddy" Prinzip wurde insbesondere von dem verantwortlichen Tauchlehrer in fahrlässigerweise ignoriert.
2. Vollständiges Fehlen jeglicher taucherischer Erfahrungen, Kenntnisse und Fertigkeiten.
3. Ungünstiges, ja unzulässiges Zahlenverhältnis Tauchlehrer/Tauchschüler (4:1).
4. Fehlende tauchmedizinische Untersuchung und Beratung.

## 12.4 Behandlung bei Ertrinken bzw. Beinaheertrinken

### 12.4.1 Erste Hilfe

Die Rettung aus dem Wasser steht an erster Stelle. Diese sollte so schnell wie möglich und so schonend wie möglich erfolgen (s. auch Vorgehen bei Hypothermie). Wann immer notwendig und möglich, ist eine Atemspende im Wasser durchzuführen. Die Effizienz von Atemspenden während Aufstieg und Transport eines verunfallten Tauchers durchs Wasser (z. B. über den Schnorchel) ist allerdings als problematisch anzusehen, weshalb der schnelle Transport vordergründig ist.

In jedem Falle, d. h. auch bei scheinbar leichten Fällen, ist nach Freimachen der Atemwege die sofortige Atmung/Beatmung mit 100 % Sauerstoff dringend angezeigt. Nur so kann die Hypoxie schnell und wirkungsvoll durchbrochen werden.

Nach Überprüfen von Bewusstseinslage, Kreislauf und Atmung sind unverzüglich weitere Reanimationsmaßnahmen einzuleiten. Es ist für die Erste Hilfe unerheblich, welche Ursache zum Beinaheertrinken geführt hat.

In jedem Fall von Beinaheertrinken ist der Notarzt zu rufen und der Patient in einer Klinik vorzustellen.

**Hinweis.** Wie bei der Hypothermie, gilt es auch bei der Reanimation von Beinaheertrunkenen, nicht zu früh aufzugeben. Auch in scheinbar aussichtslosen Fällen ist eine Rettung durchaus möglich.

### Kompaktinformation

Die rasche Beseitigung der Hypoxie (Sauerstoffmangel) steht im Mittelpunkt der Maßnahmen bei der Behandlung von Beinaheertrunkenen. Dazu ist die 100 % norm- obare Sauerstoff(be)atmung das Verfahren der Wahl. Nach Beinaheertrinken, auch in scheinbar leichten Fällen, muss für 12–24 h eine Klinikeinweisung erfolgen.

## 12.4.2 Erste medizinische Hilfe

Der Notarzt hat neben der Sicherung der Atemwege (Intubation) und des Kreislaufs auch nach Begleitverletzungen wie Hypothermie, Halswirbelsäulenverletzungen oder Pneumothorax zu suchen.

**Hinweis.** Ist das Opfer ein Taucher, sollten so viel Informationen wie möglich zum Tauchprofil (max. Tiefe, Dauer, Aufstiegsgeschwindigkeit, verwendetes Atemgas, Besonderheiten etc.) gesammelt werden. Als Informationsquelle dienen etwaige Tauchpartner und der Tauchcomputer des Opfers. Es kommt immer wieder vor, dass als Ursache des Beinaheertrinkens ein Lungenbarotrauma nach Panikaufstieg mit resultierender zerebral arterieller Gasembolie ist. Dadurch ändert sich zwar nicht die notfallmedizinische Behandlung, doch ist bei solchen Patienten eine Erweiterung der intensivmedizinischen Maßnahmen in der Klinik durch eine Druckkammerbehandlung mit hyperbarem Sauerstoff angezeigt. Im Zweifelsfall über die Leitstelle einen Tauchmediziner kontaktieren!

Der Verfasser, Leiter eines tauchmedizinischen Zentrums, empfiehlt dringend, die 100 % normobare Sauerstoffbehandlung bis zum Eintreffen in der Klinik fortzuführen. Nur so kann auch bei scheinbar ausreichender Oxygenation eine Verschlechterung des Zustandes durch zunehmende Atelektasenbildung und/oder begleitender Gasblasenerkrankung (DCS, AGE) entgegengewirkt werden.

Bei der Beatmung sollte ein positiv endexpiratorischer Druck (PEEP) von 8–15 mmHg gewählt werden.

**Hinweis.** Auf Absaugmanöver der tieferen Atemwege sollte in dieser Phase unbedingt verzichtet werden, da diese die Atelektasenbildung sogar noch fördern. Es ist zu empfehlen, vor allem bei Kindern, eine Magensonde zu legen, da mitunter größere Mengen Wasser verschluckt wurden.

## 12.4.3 Behandlung im Krankenhaus

Das Krankenhaus steht immer an letzter Stelle einer Rettungskette. Für alle Beinaheertrunkenen ist eine Einweisung ins Krankenhaus unbedingt notwendig. Immer wieder ist zu beobachten, dass vor allem Kinder und Jugendliche kurz nach dem Ereignis eines Beinaheertrinkens kaum weitere Symptome als etwas Husten haben und dann jedoch deutlich zeitlich verzögert, ein lebensbedrohliches Lungenversagen ausbilden können. Daher ist in jedem Falle eine 12- bis 24-stündige medizinische Überwachung von Beinaheertrunkenen absolut notwendig.

**Hinweis.** Noonan et al. (1996) konnten bei Kindern mit zunächst symptomlosen Beinaheertrinken bei 30 % der Fälle erst nach 8 h deutliche Lungenschädigungen nachweisen.

Ist es zu einem, wie im folgenden Fallbeispiel dargestellten, schweren Lungenversagen gekommen, erfordert die Behandlung dieses Krankheitsbildes alle Möglichkeiten moderner Intensivtherapie. Dennoch überleben viele Patienten nicht.

**Fallbeispiel.** Diese Kasuistik mit Darstellung des Tauchganges findet sich unter einem anderen Aspekt im Kap. 34, Psychologie (s. dort). An dieser Stelle wird der weitere Verlauf nach Erreichen der Intensivstation dargestellt.

Der Aufnahmestatus des 45-jährigen Tauchers (185 cm, 95 kg) nach Beinaheertrinken zeigte eine unmittelbar lebensbedrohliche Situation:

- schweres Kreislaufversagen, behandelt mit extrem hohen Dosen von Noradrenalin,
- schwere Azidose (Übersäuerung) des Blutes von 6,9 mmol/l,
- trotz maschineller Beatmung mit 100 % Sauerstoff nur ungenügende Oxygenation (Hypoxie),
- reichlich blutig schaumiges Sekret aus der Lunge,
- beide Nieren sind durch das schwere Schockgeschehen funktionslos.

Das Röntgenbild (Abb. 12.1a) zeigt typische Zeichen des Lungenversagens nach Beinaheertrinken.

Noch deutlicher ist der Befund im Thorax-Computertomogramm zu erkennen (Abb. 12.2). Auf dem Bild links sind typischerweise die hinteren Lungenanteile im Sinne eines akuten Lungenversagens verändert. Diese Lungenabschnitte sind vom Gasaustausch weitgehend abgekoppelt mit dem Resultat einer schweren Hypoxie des gesamten Organismus.

Um die bedrohliche Situation beherrschen zu können, wurde dem Patienten künstlich Surfactant in die Lungen verabreicht. Durch diese extrem teure Behandlung (Surfactant für ca. 50 000 Euro) gelang es im Zusammenwirken aller Behandlungsverfahren, die Situation zu verbessern.

**Verlauf:** Nach 45 Tagen komplikationsreichen Aufenthalts auf der Intensivstation und Aufbietung aller pharmakologischen und technischen Möglichkeiten wurde der Patient in eine Rehabilitationsklinik verlegt. Danach konnte er ohne wesentliche Einschränkung sein bisheriges Leben weiterführen. Er erklärte ein Jahr nach seinem Unfall dem Behandlungsteam der Intensivstation, nie wieder den Versuch des Tauchens unternehmen zu wollen.

Betrachtet man rückblickend den gesamten Verlauf der Rettungskette (s. auch Fallbeispiel Kap. 34), ist festzustellen, dass die Tauchlehrerin mit der von ihr sofort durchgeführten Rettung und Reanimation den Grundstein für die am Ende erfolgreiche Behandlung gelegt hat.

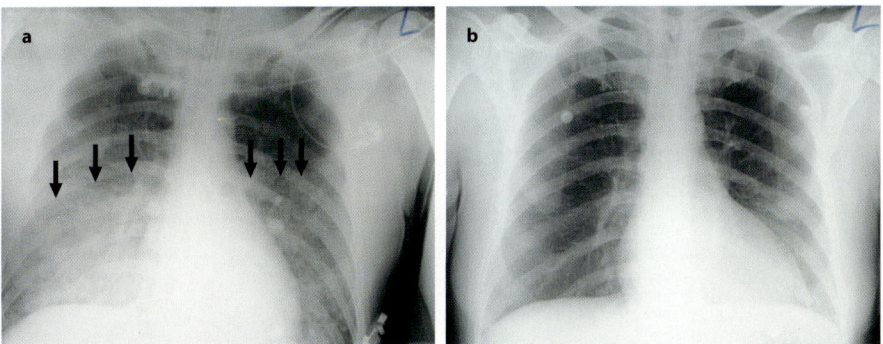

**Abb. 12.1: a** Großflächige atelektatische Verschattungen in den unteren Lungenabschnitten (*helle Bereiche, Pfeile*) typische Zeichen des Lungenversagens nach Beinaheertrinken. **b** Deutliche Besserung nach 45 Tagen Intensivtherapie

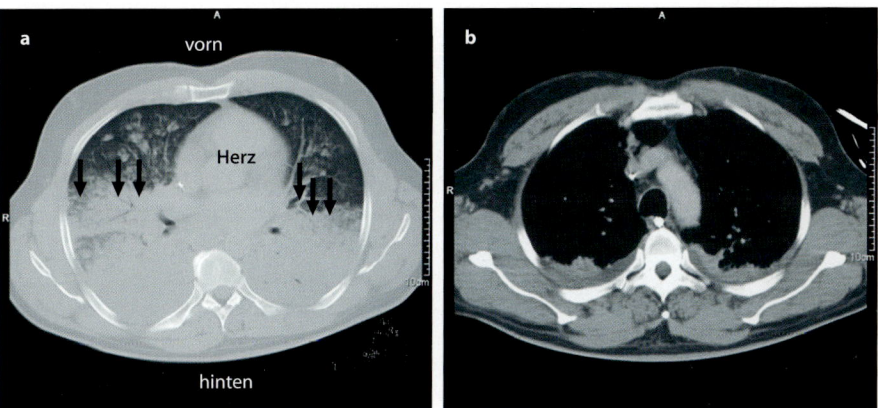

**Abb. 12.2: a** Typische Veränderungen der hinteren Lungenanteile im Sinne eines akuten Gasversagens (*Pfeile*). **b** Befund nach 45 Tagen

## Weiterführende Literatur

1. Edmonds C, Lowry C, Pennefather J: Diving and subaquatic medicine. Butterworth Heinemann, Oxford, 1992
2. Noonan L, Howrey R, Ginsburg CM: Freshwater submersion injuries in children: a retrospective review of seventy-five hospitalized patients. Pediatrics 1996; 98:368–371
3. Bierens JJLM: Handbook on Drowning. Springer, Berlin, Heidelberg, New York, Tokyo, 2006

## Tipps für Tauchlehrer

1. Oft unterschätzt wird die Gefahr des Ertrinkens an der Wasseroberfläche. Ein wesentlicher Inhalt der Ausbildung muss daher die „automatisierte" Auftriebserzeugung an der Wasseroberfläche sein: Vor dem Einstieg Jacket aufblasen, nach dem Tauchgang ist dies ebenfalls die erste Maßnahme.

2. Funktionskontrolle des Atemreglers im Wasser unmittelbar vor dem Abtauchen. Wenn das Gerät Wasser zieht, umgehend reinigen oder austauschen, da die Gefahr der Wasseraspiration besteht.

3. Wichtige Übung für den Notfall: 2. Stufe des Atemreglers aus dem Mund nehmen, fallen lassen, wieder finden und ausblasen (ggf. unter Verwendung des Luftduschenknopfs).

4. Ein „Luftnotfall" entsteht oft nach Verschlucken beim Maskeausblasen. Diese Übung ist nicht beliebt, sollte aber regelmäßig durchgeführt werden.

5. Ein Luftnotfall wird oft in Wechselatmung gelöst, was im Stress des Ernstfalles nicht selten für beide schief geht, daher: üben, üben, üben. Sicherer ist jedoch die alternative Luftversorgung via „Oktopus".

6. Ein aufmerksamer Tauchlehrer oder Tauchguide wird niemals in die Verlegenheit kommen, einen Schüler unter Wasser zu verlieren.

7. Mehr als 2 Tauchschüler kann ein Tauchlehrer – ehrlich beurteilt – unter Wasser nicht kontrollieren. Dies gilt speziell dann, wenn bei Schwierigkeiten eines Schülers die Aufmerksamkeit gebunden wird.

8. Zustände nach Beinaheertrinken oder massiver Wasseraspiration nicht bagatellisieren. Es ist zwar „noch mal gut gegangen", der Betroffene muss trotzdem zur Kontrolle in die Klinik.

9. Übungen zur Notfallluftversorgung sollten nur in ganz flachem Wasser durchgeführt werden, da die Gefahr von tödlichen Tauchunfällen besteht.

# 13 Tiefenrausch

*K. Tetzlaff*

Unter einem Tiefenrausch verstehen wir die narkotischen Wirkungen des Stickstoffs bei Erhöhung des Stickstoffpartialdruckes unseres Atemgases (Stickstoffnarkose). Die Symptomatik ist derjenigen eines Alkoholrauschs ähnlich und tritt bei Luftatmung bereits in Tiefen von 30 m auf, oftmals ohne jedoch bemerkt zu werden. In größeren Tiefen besteht die (tödliche!) Gefahr einer zunehmend eingeschränkten Wahrnehmungs- und Handlungsfähigkeit. Eine Reihe von Faktoren kann die Wirkungen der Stickstoffnarkose verstärken. Wichtigste Maßnahme zum Vermeiden eines Auftretens der Stickstoffnarkose ist die Einhaltung bestimmter Tiefengrenzen (maximal 40 m bei Luftatmung) bzw. das sofortige Aufsteigen (Verringerung des Stickstoffpartialdruckes) bei Bemerken erster Symptome.

## 13.1 Geschichte

Das Auftreten von narkotischen Symptomen bei Atmung von Luft unter einem erhöhten Umgebungsdruck ist seit langem bekannt. Die Ersterwähnung klinischer Phänomene findet sich bei Junod (1835). Er berichtete über eine „Hirnaktivitätssteigerung", „lebhaftes Vorstellungsvermögen" und „seltsame Gedanken" bei Tauchern. Green (1861) beobachtete eine vermehrte „Schläfrigkeit", „Halluzinationen" und „verminderte Urteilsfähigkeit". Ähnliche Symptome wurden von Hill und Greenwood (1906) sowie Hill und McLeod (1903) bei Tunnel- und Caissonarbeitern bemerkt. Im weiteren Verlauf wurde die genauere qualitative und quantitative Erforschung dieser narkotischen Symptome Gegenstand zahlreicher Untersuchungen, wobei sich die experimentelle Forschung der Simulation von Tauchgängen in der Druckkammer bedient(e). Damant (1930) beobachtete Taucher der Royal Navy nach Tauchgängen in 91 m Tiefe und beschrieb ein abnormales emotionales und mentales Verhalten, wobei sich die Taucher nach ihrer Rückkehr an die Wasseroberfläche nicht mehr an das Getane erinnern konnten. Hill und Philips (1932) beschrieben die wahrnehmbaren Veränderungen quantitativ als Verlangsamung der mentalen Prozesse („slowing of the process of cerebration"). Behnke (1935) untersuchte Taucher hinsichtlich deren mentaler Veränderungen auf verschiedenen Tauchtiefen und konstatierte eine euphorische Stimmungsänderung und Beeinträchtigung der mentalen Funktion und neuromuskulären Koordination auf 30 m Tiefe mit zunehmender Intensität bei weiterer Drucksteigerung; bei 90 m traten schließlich Bewusstseinsstörungen mit schwerer muskulärer Funktionsbeeinträchtigung auf.

## 13.2  Erklärungen

Der so genannte Tiefenrausch beruht auf einer physikalischen (narkotischen) Wirkung des Stickstoffs auf das Nervensystem. In erhöhter Konzentration zeigen der Stickstoff und andere Inertgase (= Gase, die unter physiologischen Bedingungen nicht stoffwechselaktiv sind) eine dem Alkoholrausch ähnliche narkotische Wirkung (Inertgasnarkose). Nach gängiger Hypothese beruht diese auf einer Änderung der elektrischen Zellmembranpotenziale infolge des $N_2$-Überangebots, wodurch bei Ereichen eines kritischen Volumens Potenziale nicht mehr übertragen werden (so genanntes „critical volume concept"). Die genauen biochemischen Vorgänge sind bislang ungeklärt. Die Wirkung ist dabei vollkommen reversibel, das heißt, durch Druckreduktion bzw. Auftauchen verschwinden die Symptome komplett, so dass nicht von einer Toxizität im eigentlichen Sinne gesprochen werden kann.

## 13.3  Symptomatik

Beim Tauchen mit Luft in Tiefen größer als 30 m stellt sich mit zunehmender Tiefe eine Verlangsamung der Reaktionsgeschwindigkeit ein, die oft selbst gar nicht bemerkt wird. Diese Beeinträchtigung konnte an Tauchern und Caissonarbeitern bei 4 bar Gesamtdruck als Einschränkung der kognitiven Leistungsfähigkeit in zahlreichen Einzelbeobachtungen und Studien beschrieben werden (s. oben). Die Einschränkung verstärkt sich mit weiterer Druckzunahme bzw. Wassertiefe. Aufgrund der Ähnlichkeit der Symptomatik mit der eines Alkoholrauschs hat sich im angloamerikanischen Sprachraum auch das so genannte Martini-Gesetz zur Beschreibung der Wirkungen des Tiefenrauschs eingebürgert: 15 m Meter Wassertiefe entsprechen der Wirkung eines amerikanischen (also doppelten) Martini, d. h. bei 45 m wirken etwa 3 Martini auf uns! Diese Wirkungen verstärken sich mit zunehmendem Druck und können bis zur Bewusstlosigkeit führen, die etwa in einem Bereich um 100 m Wassertiefe eintritt.

---

### Kompaktinformation

**Tiefenrausch: Dosis und Wirkung**

- **2–4 bar:** milde euphorische Stimmung; leichte Einschränkung bei der Ausübung ungewohnter Tätigkeiten
- **4 bar:** erste Einschränkungen von Entscheidungsfähigkeit und Kurzzeitgedächtnis, geringer auch der manuellen Geschicklichkeit
- **4–6 bar:** Verlust der Selbstkontrolle, unmotiviertes Lachen, Albernheit, Ideenfixation, Einschränkung der Rechen- und der Konzentrationsfähigkeit, Erinnerungslücken
- **6 bar:** Schläfrigkeit, Halluzinationen, Urteilsfähigkeit eingeschränkt
- **10 bar:** Verlust des Bewusstseins

Nun wissen wir vom Alkohol meist aus eigener Erfahrung, dass er einmal gut und ein andermal schlecht vertragen wird und insbesondere bei verschiedenen Personen unterschiedliche Wirkungen zeigt! Auch in diesem Punkt ist der Analogieschluss zum Tiefenrausch angezeigt, denn wissenschaftliche Studien konnten eine mehr oder weniger große Variabilität des Auftretens sowohl in der gleichen Person als auch bei verschiedenen Personen feststellen. Das ist auch der Grund, warum bei 30 m Tiefe nicht jeder sofort die ersten Symptome bemerkt.

**Hinweis.** Das Auftreten des Tiefenrauschs ist von einer Vielzahl von Faktoren abhängig und daher gibt es keine definitive Tiefe, bei der er für jeden messbar in Erscheinung tritt. Generell gilt die Faustregel, dass erste Symptome bei Luftatmung in 30 m Tiefe auftreten und dass in 60 m Tiefe bei jedem eine klare Symptomatik nachweisbar ist.

Tiefenrauschsymptome kündigen sich nicht immer durch euphorische Stimmung an. Auch unbegründete Angst- und Schreckreaktionen können erste Anzeichen einer Inertgasnarkose sein. Ist der Organismus durch Krankheit oder durch Schlafmangel und Alkohol geschwächt, so tritt der Stickstoffrausch schon eher auf, ebenso bei starker körperlicher Belastung. Nicht jeder Mensch toleriert gleich viel Stickstoff. Der Einzelne ist in seiner Anfälligkeit außerdem großen Tagesformschwankungen unterworfen. Es ist daher gut, seine persönliche Tiefenbarriere zu kennen – und vor allem nicht zu überschätzen.

### Verstärkende Faktoren für das Auftreten eines Tiefenrauschs
- Stress,
- Angst,
- Erschöpfung,
- Unerfahrenheit,
- Alkohol,
- Drogen,
- Medikamente (mit sedierender Wirkung),
- Schlafmangel,
- Kälte,
- Dunkelheit,
- Schlechte Sicht,
- $pCO_2$-Erhöhung.

Bei schneller Kompression setzt die Inertgasnarkose eher ein als bei langsamer Kompression. Bennett (1966) konnte zeigen, dass bei sehr schneller Kompression (in 20 s auf 152 m) und anschließender Dekompression nach nur kurzem Aufenthalt

> ## Kompaktinformation
>
> **Charakteristika der Inertgasnarkose**
> - Schnelles Einsetzen auf Tiefe
> - Subjektive Gewöhnung möglich
> - Schnelles Abklingen bei fallendem Inertgasdruck
> - Symptomatik variabel

auf Tiefe (40 s) die Wirkung der Inertgasnarkose noch nicht in Erscheinung tritt. Bei längerer Verweildauer auf Tiefe ist nach einiger Zeit eine subjektive Adaptation an den Tiefenrausch zu verspüren. Bis heute wird allerdings kontrovers diskutiert, ob es sich um eine echte Adaptation im objektiven biologischen Sinne oder nur um eine subjektive psychologische Anpassungsreaktion auf den veränderten mentalen Zustand handelt; neuere Untersuchungen sprechen für Letzteres. Hamilton und Mitarbeiter (1992) fanden bei wiederholten Expositionen (5-mal) von 30 % Stickoxid bei 1 bar in Adjektivlisten Zeichen einer Adaptation bei fehlender Verbesserung der Reaktionszeit und kommen zu dem Ergebnis einer subjektiven Adaptation ohne parallele Leistungsverbesserung. Auch wiederholte (12-mal) kurze Expositionen in einer Druckkammer auf 5,5 bar Gesamtdruck mit Pressluftatmung zeigten keine Adaptation (Rogers et al. 1989).

Zusammenfassend setzt die Symptomatik ziemlich schnell nach Erreichen der Tiefe ein und schreitet auf dieser nicht fort; bei längerem Verbleiben ist subjektiv eine gewisse Adaptation spürbar.

## 13.4  Maßnahmen zur Prävention

Aus den oben geschilderten Gründen wird ersichtlich, dass Luft als Atemgas ab spätestens 60 m Tiefe ungeeignet ist zum Tauchen. Deshalb müssen beim Tauchen in tiefere Tiefen Atemgase anderer Zusammensetzung als Luft verwendet werden.

Im professionellen Bereich wird in größeren Tiefen Mischgas eingesetzt. Hierbei bietet sich der Ersatz von $N_2$ durch ein anderes Inertgas mit geringerer narkotischer Potenz, zum Beispiel Helium, an. Helium hat zudem den Vorteil einer geringeren spezifischen Dichte. Es lassen sich auch verschiedene Inertgase und Sauerstoff kombinieren (z. B. Trimix).

**Hinweis.** Leider führen Selbstüberschätzung und Unüberlegtheit immer wieder dazu, dass die Tiefengrenzen für das Tauchen mit Luft überschritten werden. Unter der häufigsten Todesursache beim Tauchen, dem Ertrinken, verbirgt sich dementsprechend eine große Zahl derer, die einen Tiefenrausch erlitten.

Aufgrund des charakteristischen schnellen Abklingens der Symptomatik mit nachlassendem $N_2$-Partialdruck – und damit abnehmender Tauchtiefe – besteht die wichtigste Maßnahme bei Auftreten von Symptomen des Tiefenrauschs in einer sofortigen Verringerung der Tauchtiefe!

**Fallbeispiel.** Drei erfahrene Taucher (300 bis 1000 TG) besprechen einen Erkundungstauchgang im Starnberger See: Abstieg über steilen schlammigen Grund auf 40 m, Wendung nach rechts bis die Oberkante einer Steilwand gefunden ist, vertikaler Aufstieg entlang der mitgeführten Rollleine zum Schwimmkörper, Kreuzpeilung der Position anhand von Landmarken. Als Umkehrkriterien wurden 110 bar Restdruck, 2 min Nullzeitabstand oder Probleme wie Tiefenrausch vereinbart. Speziell wurden auch der Fall der Vereisung durchgesprochen sowie entsprechende Maßnahmen gedanklich durchgespielt. Alle drei Taucher sind mit Trockentauchanzug und 2 unabhängigen Atemreglern am Doppelventil ausgestattet, Taucher M. und Taucher R. tauchen mit starken UW-Lampen voran, Taucher C. bildet ohne eigene Lampe das Schlusslicht. In 38 m zeigt R. Tiefenrauschprobleme an und geht an der Hand vom M. direkt über Grund höher, C. folgt. Auf 36 m beginnt der Atemregler von M. wegen Vereisung plötzlich abzublasen. Innerlich beunruhigt (Tiefe, Kälte, Dunkelheit, Notfall), aber konzentriert, kniet er sich auf Grund und weist R. mit ruhigen Handzeichen auf sein Problem hin: erstaunter Blick, keine Reaktion. Im Luftsprudel und mit sinkendem Flaschendruck möglichst ruhig weiteratmend führt M. die Gruppe auf 25 m und wiederholt die Problemmeldung. Jetzt beginnt R. zunächst das falsche Ventil zuzudrehen, gemeinsam mit C. wird der Fehler behoben und M. atmet mit dem 2. Atemregler (Restdruck 60 bar). Der Aufstieg führt nicht schneller als 10 m/min auf 3 m. Dort verbleibt die Tauchgruppe bis M. einen Restdruck von 20 bar erreicht hat. Regelrechter Ausstieg und ausführliche Nachbesprechung.

**Fazit:** Tiefe Tauchgänge im eiskalten Süßwasser bringen auch erfahrene Taucher leicht an die Grenzen des kontrollierten Handelns. Der Faktor Tiefenrausch kann selbst bei guter Absprache zum Versagen des Partnersystems führen. C. hätte mit eigener Lampe ggf. den Luftschwall gesehen, M. war bei der Zeichengebung offenbar eine Spur zu beherrscht. In ähnlichen Situationen führen Freiwasseraufstiege mit Wechselatmung bei ungeübten und psychisch weniger stabilen Personen leicht zu tödlichen Tauchunfällen.

## Weiterführende Literatur

1. Bennett PB, Rostain JC: Inert gas narcosis. In: Brubakk AO, Neuman TS (eds) Bennett and Elliott"s physiology and medicine of diving. Edinburgh, Saunders, 2003, pp 300–322
2. Damant GC: Physiological effects of work in compressed air. Nature 1930; 126: 606–608
3. Fowler B, Ackles KN, Porlier G: Effects of inert gas narcosis on behavior – a critical rewiew. Undersea Biom Res 1985; 12: 369–402

## Tipps für Tauchlehrer

1. Der verantwortungsbewusste Tauchlehrer wird selbst mit fortgeschrittenen Tauchschülern oder erfahrenen Tauchgästen keine Drucklufttauchgänge tiefer als 40 m durchführen. Je nach Ausbildungsstand, Tagesform und Tauchplatz ist das Tiefenlimit ggf. auch deutlich flacher zu setzen.

2. Einschränkung der Wahrnehmungs- und Handlungsfähigkeit durch Stickstoffnarkose nehmen unterhalb 30 m exponentiell zu (entsprechend das Unfallrisiko) und die Gesetze der Physiologie machen auch bei erfahrenen Tieftauchern keine Ausnahme. Eine Druckkammerfahrt demonstriert dies eindrucksvoll.

3. Tiefe Tauchgänge (> 30 m) erfordern besondere Planung und Lenkung durch den Tauchlehrer: Briefing auf Tiefenrauschgefahr, Absichern der Tauchgruppe gegen das tiefe Wasser durch Vorantauchen, Steilwandtauchen und Freiwasserabstiege nur bei fortgeschrittener Tarierfertigkeit.

4. Ab 30 m ist die Abstiegsgeschwindigkeit zu reduzieren und die Aufmerksamkeit des Tauchlehrers auf mögliche „Aussetzer" der Schüler zu richten. Erschwert wird diese anspruchsvolle Aufgabe durch die eigene Betroffenheit von der Stickstoffnarkose.

5. Erste Tiefenrauschsymptome zwingen die Tauchgruppe umgehend dazu, ca. 10 m aufzusteigen.

6. Überzeugendes Auftreten in der Diskussion und vorbildliches Tauchverhalten der Tauchlehrer im Sinne der tauchmedizinisch dringend indizierten Tiefenbeschränkung wird i. d. R. als Maßstab respektiert und nachgeahmt. Lieber „schlau" tauchen und das ein Leben lang, als einmal zu tief.

# 14 Giftige und gefährliche Organismen unter Wasser

*F. Brümmer*

> „Alle Dinge sind Gift und Nichts ist ohne Gift; allein die Dosis macht, dass ein Ding kein Gift ist!".
>
> So lehrte schon der Philosoph, Theologe und Arzt Theophrastus Bombastus von Hohenheim (1493–1541), besser bekannt unter seinem „Künstlernamen" Paracelsus.
>
> Auch unter Wasser ist das nicht anders! Auch hier geht es (oft) um Gift und Giftiges! Überall wehren sich Algen und winzige Einzeller, Pflanzen und Tiere durch den Einsatz von Giften vor dem Gefressenwerden oder verteidigen damit ihr Terrain. Selbst die Nachbarn können regelrecht vernichtet werden, um mehr Platz für die eigene Kolonie zu haben. Aber auch mit physikalischen Raffinessen wehren sich Meeresbewohner und können uns „Besuchern" schwere Verletzungen zufügen.

## 14.1 Allgemeines

Es geht, wie gesagt um Giftiges und Gift, um Schlagkräftiges und Durchschlagendes! Ob wir als Taucher, Schnorchler oder „nur" als Badende ab und an einmal ins Wasser gehen, das eine oder andere Tier, die eine oder andere einzellige Alge könnte uns dieses Vergnügen vermiesen. Zu ihrem eigenen Schutz haben marine Organismen eine ganze Reihe von Vorkehrungen getroffen, vom Stachel oder dornenbewehrten Flossen, über giftige Pfeile und implodierende Kavitationsblasen bis hin zu heimtückischen Giftstoffen, die ins Wasser abgegeben werden können. Es muss natürlich nicht sein, dass wir als Urlauber mit dem Gift oder dem Giftapparat immer gleich in Kontakt kommen und uns vergiften. Eine alte Weisheit von Weitgereisten heißt daher auch sehr zutreffend: „Man sieht nur, was man weiß". Im Falle der giftigen und gefährlichen Meeresorganismen hilft das Wissen über die Art und Weise der „Gift- und Waffeneinsätze", über die Art der Gifte und ihre Wirkung und wie man, sollte doch einmal etwas passiert sein, sich helfen kann. Dazu möchte dieses Kapitel einen Beitrag leisten.

---

**Kompaktinformation**

**Allgemeine Maßnahmen bei Verletzungen**

1. Wichtigste Maßnahme ist die Rettung des verletzten Tauchers aus der Gefahrenzone
2. Auf Eigenschutz achten! Man denke nur an die stark nesselnden Tentakeln einer Feuerqualle
3. Patient beruhigen
4. Kreislauf und Atmung überwachen
5. Wärme- und Kälteschutz durchführen
6. Frühzeitig Arzt alarmieren
7. Flach lagern
8. Flüssigkeitsgabe bei vollständig orientierten Patienten
9. Sauerstoffgabe bei Atem- und Kreislaufbeschwerden
10. Bei stärkeren Symptomen: intravenöser Zugang und Flüssigkeitsgabe über die Vene

---

## 14.2 Marine Biodiversität als Naturstoffquelle

Bevor wir uns den Giften und den „Schlägern" widmen, sei ein kleiner Blick auf die enorme Vielfalt unter Wasser erlaubt. Denn ob ein Naturstoff ein Gift ist, hängt neben der Dosis auch von der jeweiligen Sichtweise und dem Blickwinkel ab!

Unsere Erde ist zu fast drei Viertel von Meer bedeckt. Hinzu kommt, dass die organismische Vielfalt in den Weltmeeren immens groß ist und deren Erforschung eigentlich erst richtig begonnen hat. Immer noch werden neue Lebensräume und neue Lebensformen entdeckt. Wagt man eine Gegenüberstellung von Festland- und Meeresfauna, so ist die überwiegende Mehrheit der Organismengruppen im Meer vertreten. Auf der Grundlage großer systematischer Gruppen, wie zum Beispiel der Stämme, kommen 26 von 27 im marinen Bereich vor; von 79 anerkannten Klassen im Tier- und Pflanzenreich sind es gar 72, die ganz oder teilweise im Meer vorkommen. Immerhin sind 43 Klassen ausschließlich im Meer heimisch! So ist es nicht verwunderlich, dass gerade marine Organismen eine Fülle von Naturstoffen produzieren (Tabelle 14.1).

In der Tat zeigen sich die im Meer lebende Organismen, insbesondere Bakterien, Pilze und wirbellose Tiere (z. B. Schwämme, Korallen, Muscheln, Moostierchen und Manteltiere) als ergiebige Quelle für die Gewinnung neuer Naturstoffe, die als Wirk- und Werkstoffe für den Menschen von Nutzen sein können und den Organismen im Kampf um den Lebensraum und als Schutz vor dem Gefressenwerden dienen können.

In den letzten Jahrzehnten ist die Zahl der aus marinen Organismen isolierten bekannten Naturstoffe auf über 10 000 gestiegen (Tabelle 14.2). Aber nicht nur die überzeugenden Erfolge einzelner Substanzen, die ständig wachsende Anzahl neuer Leitstrukturen, gepaart mit neuen chemischen Untersuchungsverfahren waren und sind dafür verantwortlich, auch neue Technologien wie das autonome Tauchen

**Tabelle 14.1:** Übersicht über die Organismenstämme mit besonderem Hinweis auf die Stämme die ausschließlich im Meer vorkommen (mit + gekennzeichnet). Stämme ohne marine Vertreter sind mit einem – gekennzeichnet.

| Stamm (wissenschaftliche Bezeichnung) | Stamm (deutschsprachige Bezeichnung) | Vorkommen im Meer (+), im Süßwasser (–) | Artenzahl (ungefähr) |
|---|---|---|---|
| Protista | Urtierchen | +/– | 65 000 |
| Placozoa | Placozoen | + | 2 |
| Porifera | Schwämme | +/– | 7500 |
| Cnidaria | Nesseltiere | +/– | 8000 |
| Ctenophora | Rippenquallen | + | 80 |
| Plathelminthes | Plattwürmer | +/– | 16 500 |
| Nemertini | Schnurwürmer | +/– | 850 |
| Entoprocta | Kelchwürmer | +/– | 100 |
| Nemathelminthes | Rundwürmer | +/– | 50 000 |
| Priapulida | Priapswürmer | + | 12 |
| Loricifera | Panzertierchen | + | 10 |
| Mollusca | Weichtiere | +/– | 130 000 |
| Sipunculida | Spritzwürmer | + | 320 |
| Echiurida | Igelwürmer | + | 140 |
| Annelida | Ringelwürmer | +/– | 17 000 |
| Onychophora | Stummelfüßer | – | 100 |
| Tardigrada | Bärtierchen | +/– | 950 |
| Pentastomida | Zungenwürmer | – | >100 |
| Arthropoda | Gliederfüßer | +/– | 1 010 000 |
| Tentaculata | Kranzfühler | +/– | 4500 |
| Chaetognatha | Pfeilwürmer | + | 100 |
| Pogonophora | Bartwürmer | + | 120 |
| Echinodermata | Stachelhäuter | + | 6500 |
| Hemichordata | Kragentiere | + | 80 |
| Chordata | Schädel-/Chordatiere | +/– | 48 600 |

mit Druckluft ermöglichten erst ein gezieltes und reproduzierbares Auffinden der Organismen und die Entdeckung neuer, Erfolg versprechender Organismen. Zwar wurde die Tauchmethode für wissenschaftliche Zwecke bereits um 1780 im Golf von

**Tabelle 14.2:** Übersicht über die Anzahl neu entdeckter und beschriebener mariner Naturstoffe der letzten zehn Jahre gegliedert nach Organismengruppen

| | 1995 | 1996 | 1997 | 1998 | 1999 | 2000 | 2001 | 2002 | 2003 | 2004 |
|---|---|---|---|---|---|---|---|---|---|---|
| Total | 766 | 809 | 757 | 841 | 885 | 869 | 793 | 756 | 718 | 767 |
| Mikro-organismen | 86 | 55 | 73 | 99 | 118 | 140 | 119 | 120 | 125 | 112 |
| Grünalgen | 5 | 8 | 5 | 5 | 3 | 8 | 6 | 14 | 13 | 2 |
| Braunalgen | 26 | 12 | 39 | 27 | 34 | 10 | 13 | 16 | 35 | 34 |
| Rotalgen | 34 | 33 | 55 | 43 | 33 | 39 | 49 | 38 | 32 | 21 |
| Schwämme | 304 | 326 | 305 | 366 | 385 | 316 | 303 | 275 | 207 | 299 |
| Hohltiere | 134 | 168 | 100 | 127 | 170 | 193 | 155 | 162 | 167 | 170 |
| Moos-tierchen | 10 | 16 | 12 | 5 | 13 | 7 | 4 | 10 | 3 | 11 |
| Weichtiere | 37 | 62 | 54 | 43 | 53 | 45 | 64 | 23 | 40 | 24 |
| Manteltiere | 72 | 55 | 79 | 72 | 62 | 74 | 59 | 51 | 46 | 37 |
| Stachel-häuter | 39 | 67 | 31 | 40 | 9 | 24 | 21 | 44 | 47 | 54 |
| Sonstige | 19 | 7 | 4 | 14 | 5 | 13 | 0 | 3 | 3 | 3 |

Neapel und vermehrt dann im vorigen Jahrhundert verwendet, doch populär wurde sie erst durch die Entwicklung der Aqualunge. Heut zutage werden selbst bemannte Unterseeboote zur Auffindung neuer Naturstoffquellen eingesetzt.

In den letzten zehn Jahren wurden jährlich etwa 800 neue Substanzen aus marinen Organismen entdeckt und beschrieben. Generell stellen dabei die wirbellosen Meeresbewohner (marine Invertebraten) den Hauptanteil der neuen Substanzen; allein die Schwämme tragen jedes Jahr mit ca. 40 % dazu bei.

## 14.3 Vorsicht! – Gefahren im und am Wasser

Meist beginnen Übersichten über Gefahren im Wasser mit der Aufzählung von gefährlichen Tieren, die zu allerlei Verletzungen führen können. Doch bevor hier einige Organismen und deren Gifte und „Waffen" näher betrachtet werden, ist festzustellen, dass Tauchen, Schnorcheln und Baden im Meer nicht gefährlicher ist als jede andere Sportausübung in freier Natur. Wichtig ist, und das sei nochmals mit aller Dringlichkeit erwähnt, dass man sich vorher über die Biologie und Lebensweise von

„gefährlichen Tieren" informiert. Häufig stellen diese Tiere nur dann eine Gefahr dar, wenn der Taucher oder die Schnorchlerin ihnen zu nahe kommen oder sie unbeabsichtigt berühren. Dies zu vermeiden, hilft das Wissen um ihre Lebensgewohnheiten und ihren Aufenthaltsort. Ein paar generelle Anmerkungen und Tipps sollen zudem für unbeschwerte Urlaubsfreude sorgen.

### 14.3.1 Zu viel Sonne, zu wenig Wasser!

Eine der häufigsten, wenn nicht gar die häufigste Verletzung im Tauch- und Badeurlaub kommt von oben durch die Sonne, die uns unsere Haut verbrennt und Sonnenbrand verursacht! Am, im oder auf dem Wasser werden große Teile der Sonnenstrahlen noch durch die Wasseroberfläche reflektiert. Es kommt so zu einer stärkeren Einstrahlung auf unseren Körper, die durch Wassertröpfchen auf der Körperoberfläche noch zusätzlich verstärkt wird. Es ist daher dringend angeraten, z. B. beim Schnorcheln ein T-Shirt oder auch eine lange Hose zu tragen und entsprechende Sonnencremes zu benutzen. Dies gilt besonders für „Bleichgesichter", die noch keine schützende Bräune (Pigmentierung) gebildet haben.

Wichtig beim Aufenthalt in der Sonne ist neben einem ausreichenden UV-Schutz auch die Flüssigkeitszufuhr. Um unsere Körpertemperatur im Körperkern auf 37 °C konstant zu halten, muss bei einer höheren Wärmebelastung von außen der Körper gekühlt werden. Wir schwitzen und dieser Wasserverlust, der bei hohen Temperaturen und körperlichen Anstrengungen mehrere Liter Wasser pro Tag betragen kann, muss ausgeglichen werden. Daher sollte man immer kontrolliert und ausreichend trinken, mindestens 3 l Mineralwasser am Tag! Das reine Durstgefühl reicht hier nicht aus. Ausreichende Flüssigkeitszufuhr hilft auch, leichte Symptome wie Übelkeit, Durchfall und Kopfschmerzen in den ersten Tagen des Urlaubs, an denen wir uns an das warme Klima gewöhnen, zu verhindern. Bewährt haben sich in Reiseländern in den Tropen Zusätze von Mineralien im Trinkwasser. Diese gibt es selbst in Ägypten („Rehydran") oder auf Galapagos in Apotheken und Drogerien für wenig Geld! Oder man bringt entsprechende Brausetabletten von zuhause mit.

### 14.3.2 Biss- und Stichverletzungen

Mit ein paar einfachen Grundregeln lassen sich derartige Verletzungen fast zur Gänze vermeiden. Im Wasser können wir uns zwar durchaus an einigen Tieren verletzen, sofern wir sie berühren oder uns unachtsam an einem Fels abstützen und dabei z. B. in einen Seeigel greifen. Aktiv gefährlich werden hingegen nur ganz wenige Tiere. Hierzu zählen sicher bestimmte Haifischarten, auch wenn zum Beispiel selbst der Weiße Hai nicht die grausame Bestie ist, als die er uns gemeinhin präsentiert wird. Viel häufiger kommt es vor, dass wir uns beim Schnorcheln oder Baden an Tieren verletzten, die beispielsweise im Sand leben. Hierzu zählen vor allem „bodenständige" Fische wie das Petermännchen und der Himmelsgucker. Sie besitzen Giftstachel in den Rückenflossen bzw. am Kiemendeckel. Durch ihre halb eingegrabene Lebensweise sind sie nur schwer zu erkennen. Zur Vermeidung solcher Stichverletzungen hilft nur das Tragen von Badeschuhen oder Schnorcheln bereits im flachen Wasser über Sandgrund. Weitere Vertreter der Fische mit Giftstacheln sind die Drachenköpfe, die mit Algen bewachsene Felsen bevorzugen. Beim Abstützen sollten wir uns also vorher vergewissern, dass sich kein Drachenkopf auf dem Felsen versteckt hat oder besser nur blanke Stellen am Fels zum Festhalten nutzen.

### Seeigel

Auch Seeigel halten sich an bewachsenen Felsen auf, da diese ihre „Weidegründe" sind, wo sie ausreichend Nahrung finden. Meist sieht man sie schon frühzeitig. Doch so mancher Vertreter der Seeigel tarnt sich, indem er sich Muschelschalenreste sowie Pflanzen- und Algenreste auf die Schale packt. Dann erkennen wir ihn erst, wenn es wehtut.

### Borstenwürmer

Wunderschön anzusehen sind gewisse farbenfrohe Borstenwürmer. Ihnen begegnen wir im flachen Wasser und so mancher Schnorchler hat schon seine Fitness unter Beweis gestellt, indem er aus einigen Metern Tiefe einen Borstenwurm geborgen hat. Doch dies wird er nur ein einziges Mal tun: Der deutsche Namen für diesen Borstenwurm ist nicht umsonst Feuerwurm. Sein Körper ist dicht besetzt mit feinen Borsten, die sich in die Haut bohren und abbrechen. Auch sie besitzen, wie die Seeigelstachel, kleine Widerhaken. Doch im Gegensatz zu den Seeigeln sind es hier nicht zwei oder drei Stachel, die wir in unserem Finger finden, sondern Hunderte. Diese zu entfernen ist nicht nur eine mühsame Aufgabe, sondern es gelingt nie vollständig. Manchmal hilft ein stark haftendes Klebeband. Die Einstichstellen entzünden sich (Sekundärinfektion), sie beginnen zu jucken und der schöne Urlaub kann dadurch stark beeinträchtigt werden.

Auch Muränen sind z. B. nur dann gefährlich, wenn man ihnen zunahe kommt, wenn sie sich angegriffen oder bedroht fühlen. Auch hier gilt, genügend Abstand zu halten, nur zu beobachten und nicht zu versuchen, die Tiere anzufassen. Für rücksichtsvolle Taucher und Schnorchler ist nur die zufällige Berührung gefährlich. Hier hilft immer, vorher zu schauen und sich entsprechend zu bewegen oder abzustützen!

Aus der Vielzahl giftiger Meeresbewohner und der enormen Vielfalt von Abwehr- und Verteidigungsstrategien sollen hier einige näher betrachtet und erläutert werden. Die Bakterien stehen dabei am Anfang, es folgen die einzelligen und wirbellosen Organismen und mit den Fischen soll dieser Überblick, der keinerlei Anspruch auf Vollständigkeit erhebt, beendet werden.

## 14.4 Bakterien

Immer dann, wenn es um Infektionen oder Entzündungen geht, sind diese kleinsten Winzlinge – die Bakterien – im Spiel. Aber Bakterien spielen auch eine wichtige Rolle innerhalb der ökologischen Stoffkreisläufe. Sie kommen überall im Meerwasser vor, doch dürfen sie keineswegs immer und generell mit Krankheitserregern gleichgesetzt werden. Wichtigste Aufgabe der Bakterien ist es, Tier- und Pflanzenreste – also organisches Material – restlos umzusetzen. Damit wird die Freisetzung dringend benötigter Nährstoffe gewährleistet.

Bestimmte Bakterienarten sind als Leuchtbakterien bekannt. Sie leben dazu als Symbionten beispielsweise in Fischen (Leuchtfische) und erzeugen ein recht kräftiges Leuchten durch die Fähigkeit, chemische Energie in Lichtenergie umzuwandeln. Dieses Leuchten wird als Biolumineszenz bezeichnet. Andere Bakterien sind für die Produktion bestimmter Naturstoffe (s. oben) verantwortlich und können im Zusammenspiel mit Schwämmen zum Beispiel chemische Substanzen mit antibakterieller Wirkung produzieren.

## 14.5 Algen und Einzeller

Unter Algen werden vorwiegend große, mit bloßem Auge erkennbare Formen verstanden. Diese besitzen wie die höheren Pflanzen (z. B. auch die Seegräser) Chlorophyll und sind damit ebenfalls zur Photosynthese befähigt. Nach ihrem Aufbau lässt sich aber keine Unterteilung in Wurzel, Spross und Blüte treffen. Die Einteilung erfolgt aufgrund der vorhandenen Blattfarbstoffe in Grün-, Rot- und Braunalgen (s. Tabelle 14.3).

### 14.5.1 Grünalgen

Neben der bekannten Schirmchenalge (*Acetabularia mediterranea*) kennt man vor allem die größeren, auffälligen Grünalgen wie die Meerkette (*Halimeda tuna*), die ginkgoartige *Udotea petiolata* sowie der häufig faustgroße, kugelförmige Meerball (*Codium bursa*).

#### Killeralge

Im Zusammenhang mit giftigen Inhaltsstoffen ist die Grünalgengattung Caulerpa zu erwähnen. Mit meterlangen Ausläufern auf dem Boden und ihren kräftig hellgrün gefärbten Trieben bildet sie ganze „Wiesen". Trotz ihrer Abmessungen und komplexen Organisation besteht sie nur aus einer einzigen, vielfach verzweigten Zelle. *Caulerpa prolifera*, die Art, die im Mittelmeer heimisch ist, steht für nährstoffreicheres Wasser. Unter optimalen Bedingungen können sich die Ausläufer pro Tag bis zu 5 mm verlängern. In jüngster Zeit macht sich eine weitere Caulerpa-Art (*C. taxifolia*) im Mittelmeer breit (Abb. 14.1). Forscher fanden durch DNA-Untersuchungen heraus, dass die Killeralge ursprünglich von der Ostküste Australiens stammt. *Caulerpa taxifolia* wurde wegen ihrer leuchtenden Farbe, der unkomplizierten Pflege und als Nahrungsquelle vieler tropischer Fische als Aquarienbegrünung angepflanzt. Durch die Wasserfilter des Ozeanographischen Instituts von Monaco gelangte die Alge aller Wahrscheinlichkeit nach ins Mittelmeer. Dabei setzte und setzt sie sich auch weiterhin im Kampf um Besiedlungsfläche überaus erfolgreich gegen die Konkurrenz, wie z. B. Seegräser, durch. Die „Eibenblättrige" kann sich aus kleinen abgerissenen Bruchstücken regenerieren und ist unter anderem

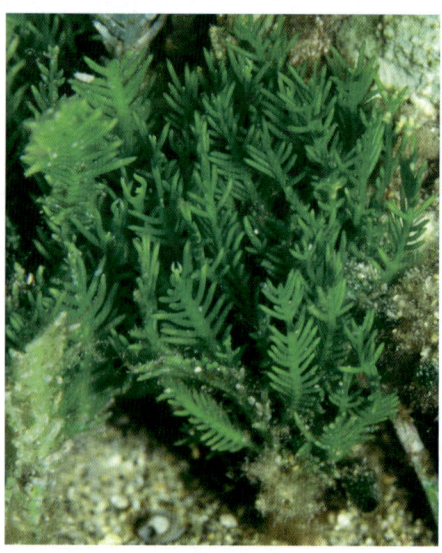

**Abb. 14.1:** Innerhalb weniger Jahre nach ihrer Einschleppung ins Mittelmeer hat sich die Schlauchalge *Caulerpa taxifolia* großflächig z. B. in den küstennahen Bereichen Frankreichs und Italiens ausgebreitet und bedroht besonders die Seegraswiesen

deshalb so erfolgreich in ihrer Ausbreitung. Zusätzlich produziert die Alge verschiedene Gifte (Caulerpenyn, Caulerpin), die vor allem Seegurken, herbivore (pflanzen- und algenfressende) Fische und andere Pflanzen schädigen, aber auch die Seeigel vom Abweiden der Algenwiesen abhalten. Damit ist die *C. taxifolia* quasi ohne Fressfeinde und kann sich ungestört ausbreiten!

### 14.5.2 Protista und Animalia – eukaryotische Einzeller und vielzellige Tiere

Generell lassen sich hier die nichtbakteriellen, eukaryotischen Einzeller und die Vielzeller unterscheiden. Bei den Einzellern besteht der Körper nur aus einer einzigen Zelle. Dieser Gruppe werden die vielzelligen Organismen gegenübergestellt, deren Zellen (fast immer) zu Geweben und Organen vereinigt sind.

#### Einzeller (Protista, Urtierchen)
Protisten bestehen lediglich aus einer einzigen Zelle. Sie sind meist nur wenige Mikrometer groß. Die Zelle wird von einer Membran umhüllt und beinhaltet einen oder mehrere Kerne (eukaryotische Zelle). Allerlei Gehäusebildungen schützen den Körper. Die Algen, die hier gemeint sind, sind mikroskopisch kleine pflanzliche Organismen, die frei im Wasser schweben. Es sind meist einzellige Organismen, die aber auch als Kolonien vorkommen und zwischen wenigen Mikrometern und einigen Millimetern „groß" werden. Alle im Wasser frei schwebenden Algen werden als Phytoplankton bezeichnet.

#### Phytoplankton
Phytoplankton steht am Anfang der Nahrungskette, besser des Nahrungsnetzes, und ist die Grundlage jeglichen Lebens in einem Gewässer, sowohl im Süßwasser als auch im Ozean. Algen nehmen gelöste anorganische Nährstoffe auf, wachsen und gedeihen, bilden dadurch organische Substanzen, die dann als Nahrung für tierische Organismen (Zooplankton, Fische) dienen.

#### Algenblüte
Einzellige Algen können durch eine Massenvermehrung in enormen Zellzahlen auftreten und so genannte „Algenblüten" erzeugen. Als Algenblüte (Planktonblüte oder gelegentlich auch Wasserblüte) bezeichnet man eine plötzliche, massenhafte Vermehrung von Algen. Algenblüten sind natürliche Ereignisse, die regelmäßig in fast allen Gewässern vorkommen. Zwar sind Algenblüten in den letzten Jahren häufiger geworden, doch das Phänomen der Algenblüte ist nicht neu: Toxische Algenblüten scheint es schon seit einigen Hunderten, ja gar Tausenden von Jahren zu geben. Der älteste Hinweis ist wohl in der Bibel zu finden als der erste Fluch, den

Gott durch Moses über die Ägypter brachte, um den Pharao dazu zu bewegen, die Israeliten aus Ägypten ziehen zu lassen. Auch wird der Name „Rotes Meer" hiermit in Verbindung gebracht.

Durch die Algenblüte kann sich die Wasseroberfläche grün, in besonderen Fällen auch blau oder rot verfärben und das Wasser wird trüb und „wolkig". In diesem Zusammenhang soll der Begriff „Red Tide" erwähnt werden. Damit wird auf Englisch eine rote oder bräunliche Verfärbung der Meeresoberfläche bezeichnet, die durch das Massenvorkommen von einzelligen Algen verursacht wird. Eine „Red Tide" tötete im Jahr 2003 sechzig Seekühe (Manatees) an der Küste Floridas!

An sehr vielen Küsten der Erde kommt es immer wieder und bevorzugt bei bestimmten Wetterlagen saisonal zu Algenblüten im Meerwasser. Dabei werden grundsätzlich zwei Arten unterschieden: zum einen die Algenblüten, bei denen „nur" die Biomasse der Algen stark erhöht wird und keine Gifte entstehen, und zum anderen solche Blüten, die giftig sein können (engl.: HAB – „harmful algae bloom") In der Folge kann es zu massivem Fischsterben kommen, aber auch Krebse und gar Wale sind gefährdet sowie über die Nahrungskette der Mensch: Die Gifte lagern sich in Schalentieren ein, vor allem in Planktonfiltrierern wie Muscheln. Der Verzehr dieser Muscheln kann beim Menschen schwere, selten auch tödliche Vergiftungserscheinungen hervorrufen. Auch gute und beliebte Speisefische können dadurch ungenießbar werden. Außerdem verursachen giftige Algenblüten ökonomische Schäden in Ländern, in denen die Fisch- und Muschelindustrie ein wichtiger Teil der Wirtschaft ist, wie z. B. in China, Südafrika und in den USA. Als Hauptursache für das Auftreten von Algenblüten wird eine Überdüngung des Gewässers mit Phosphat angenommen, häufig im Zusammenhang mit Aquakulturen und hoher industrieller Verschmutzung. Auch könnte die Erwärmung des Meeres eine zusätzliche Rolle spielen.

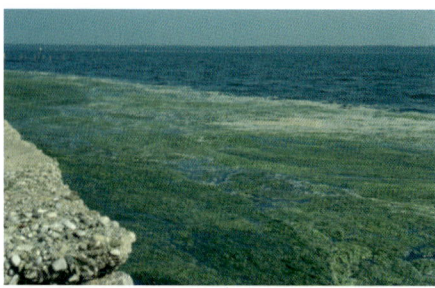

**Abb. 14.2:** Durch erhöhten Nährstoffeintrag kommt es immer wieder, wie hier in der Lagune von Orbetello, Italien, zu Algenblüten, bei denen „nur" die Biomasse der Algen stark erhöht wird und keine Gifte entstehen. Jedoch sind betroffene Strände nicht mehr zum Baden geeignet

Es gibt etwa 5000 verschiedene Algenarten. Nur ein sehr geringer Anteil, etwa 300 Arten, sind in der Lage, sich massenhaft zu vermehren und davon sind nur etwa 80 bis 100 Algenarten in der Lage, Gifte zu bilden. Der Giftgehalt einer einzigen, winzigen Algenzelle ist sehr gering und daher kaum wirksam. Durch die Bildung der Algenblüten mit Konzentrationen von tausend Zellen pro Milliliter kann es zu hohen Giftkonzentrationen im Wasser kommen. Werden bei einer Algenblüte keine Gifte produziert, so kann es trotz-

**Tabelle 14.3:** Klassen und Vertreter toxinbildender Algen und die Bezeichnung ihrer Toxine

| Klasse | Mögliche Algenarten | Verbreitung | Toxin-klasse* | Toxine |
|---|---|---|---|---|
| Blaualgen (Cyano-phyceae) | *Microcystis aeruginosa* *Anabaena circinalis* *Aphanizomenon flosaquae* *Nodularia spumigena* *Oscillatoria sp.* | Seen u. Flüsse Küstengewässer | CTP Hepato-toxine NSP PSP | Microcystin Anatoxin Nodularin Oscillatoriatoxin Saxitoxin |
| Dinoflagellaten (Dinophyceae) | *Alexandrinum spec.* *Coolia monotis* *Dinophysis spec.* *Gonyaulx tamarensis* *Gymnodinium cantenatum* *Gymnodinuim breve* *Prorocentrum spec.* *Pfiesteria spec.* | Ozeane | NSP DSP PSP CFP EAS | Saxitoxin Neosaxitoxin Okadarsäure Brevetoxin Ciguatoxin u.a. |
| Kieselalgen (Bacillario-phyceae) | *Pseudonitzschia pungens* *Chaetoceros convolutus* | Ozeane | ASP | Domoinsäure |
| Prymnesio-phyceae | *Chrysochromulina spec.* *Prymnesium parvum* *Phaeocystic spec.* | Nordsee, Beltsee | Ichtyo-toxine | Fischgifte |

* Erklärung der Abkürzungen siehe Kompaktinformation auf folgender Seite

dem zu empfindlichen Störungen innerhalb der betroffenen Lebensgemeinschaften kommen. So sinken die absterbenden oder bereits abgestorbenen Algen zu Boden und „begraben" dort die festsitzenden Pflanzen und Tiere wie z. B. Grünalgen, Gorgonien, Schwämme und Moostierchen. Am Ende bleibt regelrecht ein „Friedhof" zurück!

Giftbildende Algen gehören vier verschiedenen Klassen an (vgl. Tabelle 14.3):

1. Blaualgen (Cyanophyceae): giftige Algenblüten im Süßwasser und im Brackwasser,
2. Panzergeißler (Dinoflagellaten oder Dinophyceae): giftige Algenblüten im Meer,
3. Kieselalgen (Bacillariophyceae): Algenblüten im Ozean und Seen,
4. Prymnesiophyceae: ebenfalls Algenblüten im Ozean und in Seen.

Die Gifte (Toxine) lassen sich nach den Organismen definieren, von denen sie gebildet werden und aus denen sie isoliert wurden. Danach unterscheidet man je nach Giftwirkung in Menschen, Säugetieren und Vögeln:

## Kompaktinformation

**Definition der Gifte**
- Paralytische Muschelvergiftung
  (PSP = paralytic shellfish poisoning)
- Diarrhoe erzeugende Muschelvergiftungen
  (DSP = diarrhetic shellfish poisoning)
- Amnesie verusachende Muschelvergiftung
  (ASP = amnesic shellfish poisoning)
- Vergiftungen durch Fischeiweiß
  (CFP = ciguatera fish poisoning)

- Neurotoxische Muschelvergiftungen
  (NSP = neurotoxic shellfish poisoning)
- von Cyanobakterien verursachte Vergiftungen
  (CTP = cyanobacterial toxin poisoning)
- in Estuaren (Flussmündungen ins Meer) vor-
  kommende Syndrome
  (EAS = estuarine-associated syndrome)
- Leber schädigende Toxine (Hepatotoxine)
- Ichtyotoxine, Gifte, die Fischsterben verursachen

Algen wachsen und vermehren sich im Wasser. Dort werden sie z. B. von Fischen (Nahrungskette/Nahrungsnetz) oder direkt von Muscheln aufgenommen. Bei diesem Prozess kommt es zu einer Anreicherung von Algen und damit auch von Toxinen in diesen Organismen. Die gängigen Begriffe „Muschelvergiftung" oder „Fischvergiftung" weisen darauf hin, dass die Gifte über den Verzehr von verseuchten Muscheln oder Fischen durch den Menschen aufgenommen werden können. Die Vergiftungserscheinungen sind dosisabhängig: Je mehr Gift aufgenommen wird, desto größer sind die Ausfallerscheinungen von Organen und desto stärker die Krankheitssymptome (Tabelle 14.4). Einige Beispiele:

### Dinoflagellaten
Durch eine starke Vermehrung und damit einer hohen Zellzahl verfärbt der kleine Dinoflagellat *Karenia brevis* (früher: *Gymnodinium breve*) das Wasser rötlich. *K. brevis* kommt öfters an den Küsten Mexikos und Floridas vor und produziert das Gift Brevetoxin, das PSP („paralytic shellfish poisinig") hervorrufen kann. Blüten von *K. brevis* können Massensterben bei Fischen über die Lähmung des Atemsystems verursachen und sogar marine Säugetiere wie Delphine oder Seekühe gefährden.

**Symptome.** Auch Menschen kommen zu Schaden, wenn sie mit Brevetoxin vergiftete Meeresfrüchte essen. Auffällige Symptome nach Genuss von vergifteten Muscheln und Fischen sind Taubheit und Brennen der Lippen, der Finger und Hände, gefolgt von Schwindel, Ohnmacht, Magenschmerzen sowie Erbrechen. Erhitzen zerstört das Toxin nicht! Selbst das bloße Einatmen der wasserhaltigen Luft am Strand (Spritzwasser und Gischt) kann zur Reizung der Atemwege und Augen führen.

### Muschelvergiftung
An der Westküste Amerikas kommt es immer wieder zu Algenblüten durch *Gonyaulax apiculata*. In solchen Blüten kommt das Gift Saxitoxin vor, das durch Verzehr

**Tabelle 14.4:** Klinische Symptome verschiedener Vergiftungen durch Algentoxine

| Toxinklasse | Betroffene Bereiche und Organe | Symptome | Mögliche Behandlung |
|---|---|---|---|
| PSP, paralytische Form | Atemwege, Lippen, Nacken, Verdauungstrakt | Taubheit der Finger, Kopfschmerzen, Übelkeit, Erbrechen, Durchfall, Darmkrämpfe, Gastroenteritis, Atemlähmungen, Atembeschwerden | Magenentleerung Künstliche Beatmung |
| DSP, gastrointestinale Form | Verdauungstrakt | Übelkeit, Erbrechen, Durchfall, Darmkrämpfe | Erholung meist nach 3 Tagen |
| ASP, amnestische oder zentralnervöse Form | Verdauungstrakt | Übelkeit, Erbrechen, Durchfall, Darmkrämpfe, Desorientierung, Halluzinationen, Gedächtnisschwund | Volumengabe (Infusionen), Medikamente gegen Übelkeit u. Erbrechen sowie zur Beruhigung (z.B. Valium®) |
| NSP, neurotoxische Form | Verdauungstrakt, Nervensystem, Muskel | Kopfschmerzen, Übelkeit, Erbrechen, Durchfall, Darmkrämpfe, Gastroenteritis, Atemlähmungen, Atembeschwerden Schüttelfrost, Gedächtnisschwund, Sprechprobleme, Atemlähmungen Atembeschwerden | Intensivmedizinische Behandlung |
| CFP, Ciguatera | Verdauungstrakt Nervensystem | Kopfschmerzen, Übelkeit, Erbrechen, Durchfall, Darmkrämpfe, Gleichgewichtsstörungen, Kreislaufprobleme, Atemlähmungen, Atembeschwerden. Im Extremfall: Tod | Kein Gegengift oder spezielle Behandlung zurzeit verfügbar! Neurologische Probleme können Monate bis Jahre andauern! Calcium und Mannitol werden zur Linderung gegeben |

von verseuchten Muscheln für den Menschen tödlich sein kann! Saxitoxin, ein Alkaloid, gehört zu den Nervengiften und blockiert die Natriumkanäle der Nervenzellen und damit auch die Fortleitung von Nervenreizen in den Nerven!

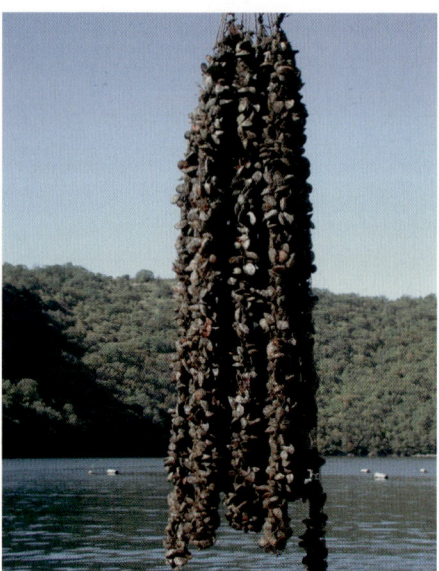

**Abb. 14.3:** Miesmuscheln (*Mytilus galloprovincialis*) werden in Hängekulturen in den flachen Meeresgebieten, wie hier in der Nordadria, gezüchtet. Junge, etwa 1 cm große Muscheln („die Muschelsaat") kommen dazu in lange schmale Netze, werden im Wasser aufgehängt und nach etwa 2 Jahren für die Fischmärkte geerntet

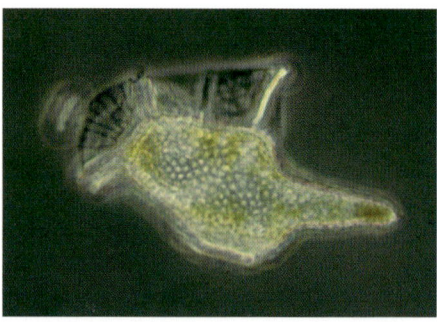

**Abb. 14.4:** Die Zellen von *Dinophysis sp.*, einem giftigen Dinoflagellat, sind nur etwa 60–100 µm groß. Sie werden von Muscheln aufgenommen und können nach Verzehr der Muschel zu heftigem Durchfall führen

**Symptome.** Der Verzehr von mit Saxitoxin verseuchten Meerestieren führt beim Menschen zuerst zu Erbrechen, Schwindel, Koordinationsstörungen, Kopfschmerzen, zeitweiligem Verlust des Sehvermögens und Muskelschwäche. Wird auch die Atemmuskulatur gelähmt, kann es zu Atemstillstand mit Todesfolge kommen (Prognose: 8 % der Patienten versterben an einer Atemlähmung). Der Patient muss rechtzeitig künstlich beatmet werden.

Ein weiterer, winziger und gefährlicher Panzergeißler (Dinoflagellat) ist *Dinophysis acuminata*. Schon wenige Exemplare reichen, um Muscheln giftig zu machen. Die Muschel selbst ist unempfindlich gegenüber dem Dinophysis-Gift! Dinophysis-Zellen werden zusammen mit anderen Planktonalgen von den Miesmuscheln als Nahrung aus dem Wasser herausfiltriert (Abb. 14.3).

Werden nun Muscheln mit Dinophysis-Gift gegessen, so kommt es zu Bauchschmerzen und meist heftigem Durchfall (Diarrhoe) (Abb. 14.4). Man spricht deshalb von DSP oder von „Diarrhetic Mussel Poisoning". Zum Glück ist diese Vergiftung nicht tödlich!

### Blaualgentoxine

Blaualgentoxine gelangen über einen anderen, direkten Weg in Säugetiere und Vögel: Sie werden aufgenommen, wenn die Tiere aus Gewässern mit toxischen Algenblüten Wasser trinken!

Biologisch gesehen handelt es sich bei dieser Algenblüte nicht um Algen, sondern um Cyanobakterien. Früher waren die Bezeichnungen Blaualgen und Blaugrüne Algen gebräuchlich. Cyanobakterien gehören sicher zu den ältesten Lebewesen auf unserem Planeten, da man vermutet, dass schon vor 2,5 bis 3,5 Milliarden Jahren erste Cyanobakterien auftauchten. Im Süßwasser ist besonders die Gattung Microcystis als toxische „Blaualge" verbreitet. Andere Vertreter gehören zu den Gattungen Anabaena, Planktothrix und Nostoc. *Nodularia spumigena* ist dagegen im Salz- und Brackwasser zu finden und dominiert die toxischen Cyanobakterienblüten der Nord- und Ostsee.

**Symptome.** Die häufigsten Cyanobakterientoxine sind Microcystine, wobei es sich um Lebergifte handelt! Akute Vergiftungen führen in wenigen Stunden zu einem hämorrhagischen Schock, da sich die Leber auflöst. Nach Untersuchungen in China soll eine chronische Exposition eine tumorfördernde Wirkung, vor allem von Lebertumoren, haben. In extrem mit Cyanobakterien verseuchten Gewässern, können bereits 50–500 ml der Cyanobakteriensuspension für ein Kind von 20 kg Körpermasse eine letale Dosis darstellen. In der Trinkwasserverordnung sind Toxine aus Cyanobakterien nicht erwähnt; seitens des Umweltbundesamtes existiert ein Leitwert von 25 µg/l Microcystin für Badegewässer; die Weltgesundheitsorganisation (WHO) schlägt 1 µg/l in Trinkwasser als Obergrenze vor.

In einer ausgedehnten Studie im Jahre 1999 an über 150 Gewässern (natürliche Seen, Baggerseen, Staustufen) in Süddeutschland wurde festgestellt, dass in fast der Hälfte der untersuchten Gewässer (45 %) Cyanobakterien eine bedeutende Rolle spielen. Vor allem muss, so die Studie, in der Badesaison mit gefährlichen Cyanobakterienentwicklungen gerechnet werden. Auch das Toxin Microcystin selbst wurde nachgewiesen. In vier der untersuchten Gewässer lagen die Werte für Microcystin deutlich über den Empfehlungen, so dass hier „mit gesundheitsschädlichen Wirkungen, wie Hautirritationen, gastrointestinalen Beschwerden und Leberschädigungen zu rechnen" ist.

In erster Linie sind Badende und Wassersportler gefährdet, die direkt in Kontakt mit toxischen Cyanobakterien kommen (z. B. in Baggerseen). Allerdings kann auch Trinkwasser aus Oberflächengewässern (besonders Stauseen) Toxinspuren enthalten.

Cyanobakterielle Toxine werden, wie auch Algentoxine, als Biowaffe eingestuft, obwohl bis heute kein entsprechender Einsatz bekannt geworden ist. Da es schwierig und teuer ist, diese Toxine herzustellen, ist eine terroristische Anwendung aber eher unwahrscheinlich.

**Prophylaxe.** Als Vorsorge kann nur empfohlen werden, in den betroffenen Regionen Fische, die sich von Plankton ernähren (z. B. Makrelen und Sardinen) und Muscheln (z. B. Venusmuscheln, Austern, Herzmuscheln und Miesmuscheln) unbekannten Ursprunges zu meiden. Üblicherweise werden Muscheln und Meeresgetier aus diesen Gebieten entsprechenden Tests auf Algentoxine unterzogen und der Handel mit verseuchten Organismen verhindert. Seit einigen Jahren gibt es in Niedersachsen und Schleswig-Holstein sowie in den Nachbarländern „Früherkennungssysteme" für Giftalgen. So kann rechtzeitig gewarnt werden, wenn z. B. Dinophysis im Plankton auftritt, und die Muschelernte aus dem Wattenmeer wird gestoppt.

Auch Badende, Schnorchler und Taucher können für ihre Gesundheit selbst etwas tun: Wenn eine an der Wasserverfärbung erkennbare „Red Tide" am Strand festzustellen ist, sollte man vorsichtshalber nicht ins Wasser gehen. Miesmuscheln sollte man nicht selbst sammeln, sondern nur im Fischladen kaufen. Nur dort bekommt man Muscheln, die regelmäßig kontrolliert werden!

**Fallbeispiel.** Die Symptome einer Miesmuschelvergiftung hat schon Rudolf Virchow, der berühmte Pathologe, anschaulich beschrieben. „Die Zähne werden stumpf, als ob man in einen sauren Apfel gebissen hätte, in den Händen wird Prickeln und Brennen empfunden, später auch in den Füßen, Duseligkeit im Kopfe, jedoch kein Kopfschmerz, ein Gefühl, als ob sich die Glieder hüben, als man fliegen wolle, die Beine nicht herabdrücken könne . . ." (Zitiert aus: Rudolf Virchow: Ueber die Vergiftungen durch Miesmuscheln in Wilhelmshaven. Berliner Klinische Wochenschrift – Organ für practische Aerzte. Nr. 48, Montag, den 30. November 1885).

### 14.5.3 Schwämme (Porifera)

Schwämme stellen die ältesten vielzelligen Organismen dar. Von diesem Tierstamm existieren heute noch ungefähr 7500 Vertreter, die im Tierstamm Porifera zusammengefasst werden. Die Position der Schwämme im Ordnungssystem der Organismen war lange umstritten. So galten sie lange als „würkliche Pflanzen" oder als „Pflanzenthiere" bis sie letzlich als „Schwammthiere" bei den echten Vielzellern (Metazoa) eingeordnet wurden. Erst 1836 erhielten sie den noch heute gültigen Namen Porifera, was so viel bedeutet wie „Poren tragend" (lat. porus = Pore, ferre = tragen).

Schwämme leben festsitzend und von kleinstem „Geschwebsel". Schwämme (Stamm Porifera) sind aquatische Vielzeller mit einem einfachen Bauplan ohne Nervenzellen, jedoch mit Epithelien (Deckgeweben). Schwämme sind primär marine, festsitzende Tiere, die sekundär auch das Süßwasser erreicht haben. Etwa 250 Arten aus einer Familie (Spongillidae) besiedeln Seen und Flüsse. Eine fast unüberschaubare Anzahl von Erscheinungsformen zeichnet diese Gruppe aus. So können Schwämme als dünne Krusten ausgebildet sein oder über eine schlauch-, becher- oder trichterförmige Gestalt zu einer beachtlichen Größe heranwachsen. Baum-, geweih- und strauchförmige Formen sind ebenso keine Seltenheit. Neben der Gestaltsvielfalt sind die kräftigen Farben – rot, gelb, blau – der Schwämme auffallend.

Einen Schwamm kann man sich – stark vereinfacht – als Flasche vorstellen, wobei die geschlossene Seite, der Flaschenboden, auf einer Unterlage festsitzt. Die äußere Schicht, ein einlagiges, dünnes Plattenepithel (Pinacoderm), schließt den Schwammkörper nach außen hin ab, im Innern ist der Schwammhohlraum (Spongocoel) ebenfalls mit einer einfachen Epithelschicht ausgekleidet. Zwischen diesen beiden Grenzschichten befindet sich eine gelatinöse Matrix (Mesohyl oder Mesogloea), die die Hauptmasse des Schwammkörpers darstellt. Wichtige Funktionen, wie Skelettbildung, Aufbau der Grundsubstanz, Nahrungstransport, Defäkation, Wachstum und Regeneration finden hier statt.

Als Nahrung dienen Schwämmen schwebende Partikel im Wasser (Suspensionsfresser). Hierzu zählt neben einzelligen Algen und Bakterien auch organischer Abfall (Detritus). Bis zu 40 % der Biomasse eines Schwammes können Bakterien sein, die mit dem Schwamm in enger Assoziation leben.

## Versuch einer Ordnung

Die Porifera werden in drei Klassen eingeteilt: die Horn- oder Kieselschwämme (Demospongiae), die Glasschwämme (Hexactinellida) und die Kalkschwämme (Calcarea). Diese systematische Zuordnung erfolgt überwiegend anhand der in fast allen Schwämmen vorhandenen mineralischen Skelettelemente, den Nadeln (Spicula, Skleren). In den Kieselschwämmen sind sie aus Kieselsäure (Siliciumdioxid) aufgebaut, in den Kalkschwämmen als Kalkkristalle (Kalziumkarbonat). Die Skleren der Glasschwämme sind ebenfalls aus Kieselsäure, aber im Gegensatz zu den Kieselschwammnadeln von sechsstrahliger Geometrie.

Der Besitz dieser mineralischen, mikroskopisch kleinen Nadeln, ist für eine genaue Artbestimmung wichtig – genauer gesagt, die Kombination der Nadeln – und trägt wesentlich zum Aufbau des Schwammkörpers bei. Sie stellen zudem einen wirksamen Schutz gegen Angriffe anderer Tiere und gegen das Gefressenwerden dar. Nur wenige Spezialisten, wie z. B. Nacktschnecken, ernähren sich von Schwämmen.

## Nutzen der Schwämme

Unter „Schwamm" stellt sich der Laie im Allgemeinen nicht selten ausschließlich den „Badeschwamm" vor. Schon bei Aristoteles ist von Badeschwämmen die Rede. Betrachtet man die ursprüngliche Benutzung, so ist dies leicht zu verstehen. Jahrzehntelang wurden Schwämme als „saubere, saugfähige und hygienische Hilfsmittel" angewandt. Diese Eigenschaft – das Auf- und Wegsaugen – führte wohl auch zu dem häufig verwendeten Ausspruch „Schwamm drüber"!

Doch nicht nur als Badeschwamm im engeren Sinne findet der Schwamm Verwendung. Ein Blick in einen Katalog eines Schwammlieferanten zeigt eine Auflistung von über 40 möglichen Verwendungszwecken: vom Abbeizschwamm über Ohrenschwämmchen bis hin zum Zeichenschwamm. Auch in der Medizin wurden

„Naturschwämme" vielfach verwendet: als Kompressen zur Blutstillung und Wundreinigung oder als Implantat nach Brustoperationen; auch als Schwammpessar wurden sie zur Empfängnisverhütung eingesetzt.

Aufgrund ihrer interessanten Inhaltsstoffe eignen sich Schwämme aber zu mehr als nur zu Bade- und Wischschwämmen. So ist Schwammpulver – die Asche verkohlter Badeschwämme – vor allem wegen seines hohen Jodgehalts als wirksames Mittel gegen Kropfbildung bekannt. Interessanterweise beruhte der Gebrauch von Süßwasserschwämmen gerade auf dem Vorhandensein der Nadeln. Am bekanntesten ist hier das so genannte Badiagapulver. Dazu wurden getrocknete und gut gereinigte Süßwasserschwämme zu Pulver gemahlen. Dieses wurde dann in die Haut eingerieben. Die dadurch hervorgerufene Wärmebildung sollte bei rheumatischen Leiden Hilfe leisten. In Osteuropa wurde dieses Pulver auch als hautrötende Schminke benutzt („Rouge-Schwämmchen"). In beiden Fällen hielt sich das Vergnügen wohl in Grenzen, verursachten doch die Kieselnadeln oder Bruchstücke davon außer der Rötung und einer ersten wohligen Wärme wohl auch ein unangenehmes Jucken bis hin zu starken Hautreizungen und Schwellungen. Besonders deutlich wird dies vor dem Hintergrund, das derartiges Pulver auch als Polier- und Schleifmittel von Messing-, Silber- und Kupfergegenständen benutzt wurde. Schwämme wurden früher außerdem zur Erhöhung der Bruchfestigkeit in Keramiken („Schwammkeramiken") genutzt.

Übrigens: Badeschwämme sind selbstverständlich frei von Nadeln (Spicula); genutzt wird nur das tote Faserskelett. Lebend ist „der Badeschwamm" (*Spongia officinalis*) unscheinbar und schwarz gefärbt. Die hellbraune Farbe der im Handel angebotenen Badeschwämme kommt durch eine chemische Behandlung zustande, die dem Abtöten und Entfernen der Schwammzellen dient (Abb. 14.5).

Aus einer Übersicht zu den letzten 10 Jahren wird deutlich, dass Schwämme die Naturstofflieferanten schlechthin sind. Der Badeschwamm, den jeder kennt und fast jeder hat, ist also nur eine der zahlreichen Nutzungen: Schwämme produzieren eine Vielzahl bioaktiver Substanzen, die für eine Reihe von Anwendungen und von hohem pharmazeutischem Wert sind. Im Meer, von wo sie uns Tauchern und Schnorchler als farbenfrohe, aber eher langweilige Geschöpfe bekannt sind, schützen sich die festgewachsenen Schwämme dadurch vor dem Gefressen- und Überwachsenwerden. Aber auch beim Kampf um einen neuen Lebensraum zum Beispiel im dicht besiedelten Korallenriff werden diese chemischen „Kampfstoffe" eingesetzt.

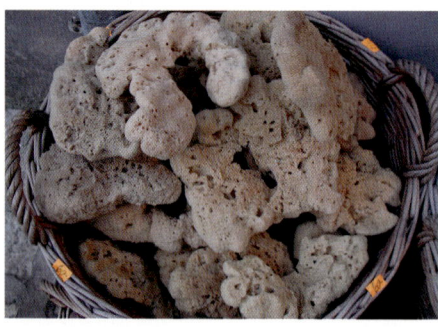

**Abb. 14.5:** Badeschwämme als Souvenir

Diesen hochinteressanten Substanzen gilt nicht nur die Aufmerksamkeit der Forscher, sondern die eine oder andere dieser chemischen Substanzen ist es auch, die uns beim Berühren der Schwämme beim Tauchen beeindrucken können.

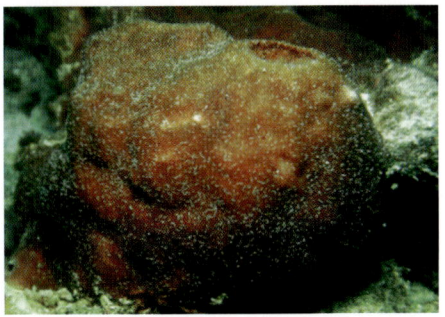

**„Don't-touch-me"-Schwamm"**
Der „Don't-touch-me"-Schwamm weist durch seinen Namen schon auf seine Gefährlichkeit hin. *Neofibularia noli-tangere*, so die ebenfalls eindeutige wis-

**Abb. 14.6:** „Don't-touch-me"-Schwamm

senschaftliche Bezeichnung, kommt in der Karibik als massiger und mit unregelmäßigen Öffnungen (Oscula) versehener Schwamm in Tiefen bis zu 30 m vor. Seine meist braune Farbe ist eher unauffällig und gleicht eher einem Stein als einem lebenden Tier (Abb. 14.6). Vielleicht kommt es ja deshalb immer wieder zu schmerzhaften Begegnungen zwischen Schwamm und Taucher.

**Symptome.** Fasst man den Schwamm an – was man ja nicht tun sollte – kann es zu einer sehr schmerzhaften Hautreizung kommen, beginnend mit einer Hautrötung bis hin zu Schwellungen und Schmerzen bei der Bewegung der Finger. Zwar ist auch aus *Neofibularia nolitangere* eine ganze Reihe sekundärer Metabolite isoliert und beschrieben worden, doch bisher lässt sich keine Substanz identifizieren, die für diese Hautreizung verantwortlich sein könnte. Verstärkt wird die Hautreizung noch durch das Eindringen der Skelettnadeln in die Haut. Neofibularia gehört zu den Kieselschwämmen (Hornschwämmen; Demospongiae) und besitzt jede Menge kleinster Nadeln aus Silikat, die zu feinsten Verletzungen der Haut führen können.

**Feuerschwämme**
Auch bei den weiteren Beispielen liefert der Name – sowohl in Deutsch als auch in Englisch – einen eindeutigen Hinweis, wie z. B. beim Feuerschwamm, „fire sponge". Dazu zählen unter anderem Vertreter der Gattungen Latrunculia und Tedania.

Der Gattung Latrunculia werden heute 27 Arten zugeordnet, die sowohl im Indopazifik, im Roten Meer als auch in der Karibik und dem Golf vom Mexiko vorkommen. Sie sind meist sehr auffällig gefärbt – in rot – und zeichnen sich durch eine baumförmige Wuchsform aus.

Wie fast alle Kieselschwämme enthalten auch die Latrunculia-Arten mikroskopisch kleine Skelettnadeln, die beim Anfassen in die Haut dringen können. Durch diese feinsten Verletzungen wird das Eindringen von Giften begünstigt und starke Hautreizungen ausgelöst.

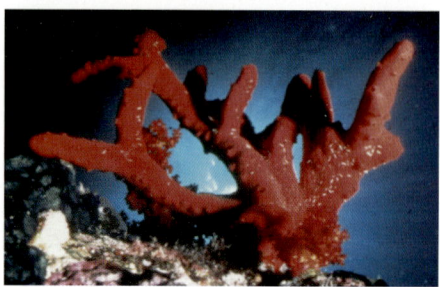

**Abb. 14.7:** *Latrunculia magnifica*

Im Falle von *Latrunculia magnifica* (Abb. 14.7), einem leuchtend roten Vertreter aus dem Roten Meer, wurden in den letzten Jahren mehrere chemische Substanzen isoliert, darunter auch Latrunculin A und B. Diese Substanzen sind für die extrem hohe Fischgiftigkeit des Schwammes verantwortlich: Quetscht man den Schwamm aus und gibt die rötliche Flüssigkeit einem mit Fischen besetzten Aquarium hinzu, so verlieren die Fische innerhalb kurzer Zeit nicht nur ihr Gleichgewicht, sondern beginnen heftig zu zittern und sind nach etwa vier bis sechs Minuten tot. Dies erklärt auch die Beobachtung, dass man noch nie Fraßspuren von Fischen an diesen Schwämmen beobachten konnte. Aus Untersuchungen an Zellkulturen weiß man, dass selbst geringste Mengen an Latrunculin A und B das Aussehen von Zellen vollständig, aber reversibel verändern. In der Zwischenzeit hat man das Zellskelett, genauer die Aktinfasern, als Wirkort ausgemacht und Latrunculin wird heute sehr erfolgreich in der zell- und tumorbiologischen Grundlagenforschung eingesetzt. Neben diesen heftigen Fischgiften, die wohl auch für die Hautreizungen verantwortlich sein können, produziert eine erst kürzlich endeckte neue Latrunculia-Art aus Neuseeland die Substanz Discorhabdin, die eine hohe Wirkung gegen Tumor- und Bakterienzellen zeigt.

Zu den Feuerschwämmen werden auch die Vertreter der Gattung Tedania gerechnet, die in der Karibik, dem Pazifik und dem Roten Meer, aber auch im Mittelmeer vorkommen. Der bekannteste Vertreter ist *Tedania ignis*, der Feuerschwamm schlechthin. Er kommt vornehmlich im Flachwasserbereich vor, auch in der Gezeitenzone. Er ist ebenfalls nicht besonders auffällig, sieht man von der manchmal vorkommenden roten Farbe ab, von runder, massiger Gestalt und kann bis zu 40 cm Durchmesser erreichen.

Auch hier kommt es zu Hautreizungen nach dem Anfassen, die sich je nach Intensität aber deutlich verschlimmern können, bis hin zur starken Schwellung und Ödemen der betroffenen Hautregionen. Sogar bis zur Bildung von Hautblasen und tage-, ja wochenlangem Schmerz beim Bewegen der Finger kann es kommen.

Erwähnenswert ist ein Vorkommen des Feuerschwammes im Mittelmeer. Hier ist es *Tedania anhelans*, der die Gruppe der Feuerschwämme vertritt. Oft findet man beim Tauchen *T. anhelans* in Bruchstücken und ist dann verleitet, diese anzufassen. Allerdings vergisst man diese Berührung nicht so schnell! Bis zu drei Wochen nach der Berührung können die Fingergelenke der betroffenen Hand geschwollen sein und bei jeder Bewegung der Finger wird man durch den stechenden Schmerz an den Feuerschwamm und den Tauchgang erinnert!

## 14.6 Nesseltiere

Zu den überwiegend im Meer lebenden Nesseltieren gehören vier Klassen sehr unterschiedlich aussehender Organismen:
1. Blumentiere (Anthozoa),
2. Würfelquallen (Cubozoa),
3. Schirmquallen (Scyphozoa) und die
4. Hydrozoen (Hydrozoa).

Alle Vertreter dieses Stammes lassen sich auf eine gemeinsame Stammform zurückführen: den Polypen. In aller Regel mit der Fußscheibe festsitzend, besitzt dieser schlauch- und sackförmige Organismus am oberen Ende eine als Mund und After fungierende Körperöffnung, die von Tentakeln umgeben ist. Der Aufbau ist denkbar einfach: Der Schlauch besteht aus zwei Epithelien (Ekto- und Entoderm), die durch eine Zwischenschicht (Mesogloea) verbunden sind. Die Epithelien sind für bestimmte Körperfunktionen verantwortlich, wie etwa Atmung und Exkretion und zudem enthalten sie Muskel-, Nessel- und netzartig verknüpfte Nervenzellen. Das Körperinnere besteht aus einem durch Längsfalten (Septen) gegliederten Hohlraum, dem Gastralraum.

### 14.6.1 Quallen

Von diesem Aufbau abgeleitet ist die Organisation der Meduse (Qualle): Sie ist im Grunde genommen ein auf den Kopf gestellter, freischwimmender Polyp. Fußscheibe und Körper werden zur Oberseite (Exumbrella) des Schirms (Umbrella), das Mundfeld wird zur Unterseite (Subumbrella). Die Mesogloea ist hier viel mächtiger ausgebildet. Der Rand des Schirms trägt Tentakel und Sinnesorgane. Die Körperöffnung liegt auf einem Stiel (Manubrium), der in den Gastralraum führt. Die Meduse schwimmt durch rhythmisches Zusammenziehen des Schirms.

Nesseltiere pflanzen sich geschlechtlich und ungeschlechtlich fort. Bei den Blumentieren übernimmt der Polyp beide Formen, hier gibt es keine Medusengeneration. Bei den übrigen drei Klassen gibt es einen so genannten Generationswechsel (Metagenese): Der Polyp schnürt ungeschlechtliche Medusen (Quallen) ab, die für die geschlechtliche Fortpflanzung zuständig sind. Es entsteht eine Larve (Planula), die zu einem neuen Polypen heranwächst. Während Larven und Medusen immer freibewegliche Einzelindividuen sind, bilden Polypen infolge der ungeschlechtlichen Vermehrung oft Kolonien.

Namengebend für den ganzen Tierstamm sind die Nesselzellen (Nematocyten). Sie liegen vorwiegend in der Außenhaut und besonders zahlreich in den Tentakeln. In den Nesselzellen werden Nesselkapseln (Cnidocysten) gebildet und abhängig von der Funktion unterscheidet man die Typen Durchschlags-, Kleb- und Wickelkapseln. Von diesen Grundformen gibt es viele verschiedene Ausführungen und bei den meisten Nesseltieren finden sich mehrere Nesselkapseltypen. Die Gesamtheit der Nesselkapseln (Cnidom) wird zur Artbestimmung mit herangezogen.

Am Beispiel einer Durchschlagskapsel soll die Funktion einer Nesselzelle dargestellt werden: Jeder Nesselzelle ist mit einem sensorischen Stift (Cnidocil) ausgestattet, der chemisch und mechanisch gereizt werden kann. Die Kapsel selbst besteht aus einer starken äußeren und einer zarten inneren Wand. Erstere bildet einen absprengbaren Deckel, Letztere ist als teilweise eingerollter Schlauch ins Innere der Kapsel eingestülpt. Der Schlauch gliedert sich in den mit Stiletten bewehrten Schaft und den Faden. Nach Reizung des Cnidocils explodiert die Kapsel: Der Innendruck steigt auf etwa 150 bar (!) an, und mit einer zigfachen Erdbeschleunigung (g) werden die Stilette in nur 700 Nanosekunden abgeschossen und durchschlagen mühelos die Haut der Beute (Abb. 14.8).

Bisher ging man davon aus, dass die Beschleunigung der Pfeilspitze beim Abschuss mit mindestens der 40 000fachen Erdbeschleunigung erfolgen muss. Neueste Untersuchungen mit einer Höchstgeschwindigkeitskamera und der Möglichkeit, bis zu 1,4 Millionen Bilder pro Sekunde aufzunehmen, ergaben, dass der Giftpfeil mit etwa 5 Millionen-facher Erdbeschleunigung abgefeuert wird. Oder umgerechnet: nur 0,0000007 Sekunden werden benötigt, um eine Geschwindigkeit von etwa 135 Kilometer pro Stunde zu erreichen! (Zum Vergleich: Eine Pistolenkugel einer durchschnittlichen Waffe beschleunigt im Laufinneren mit ca. 7000 g.) Erwähnt werden muss, dass nur durch eine derart extrem hohe Beschleunigung das Geschoss (Nesselkapsel) mit einer Masse von etwa einem Nanogramm eine entsprechende Durchschlagskraft zum Beuteerwerb erreichen kann! Dann ziehen sich die Stilette zurück, der Schlauch wird in das Beutetier ausgestülpt, das Gift tritt aus und lähmt bzw. tötet die Beute. Die explodierte Nesselkapsel hat damit ihre Aufgabe erfüllt und geht mit der Nesselzelle zugrunde. Dies bedeutet, dass ständig neue Nesselzellen gebildet werden und in die richtige (Abschuss-)Position gebracht werden müssen.

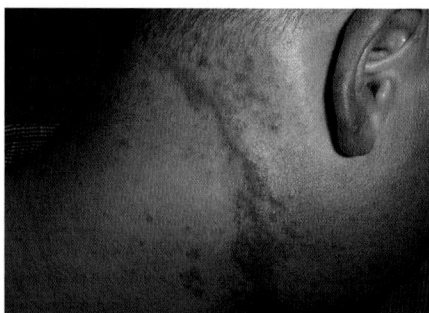

**Abb. 14.8:** Beispiel einer Nesselverletzung durch eine Spanische Galeere. Dieser Schwimmer hatte noch einmal Glück und hat nur einen geringen Nesselschaden genommen. Häufig kommt es durch eine spanische Galeere zu Nesselverletzungen im Bereich der gesamten Körperoberfläche (Foto: Dr. Hendrik Liedtke).

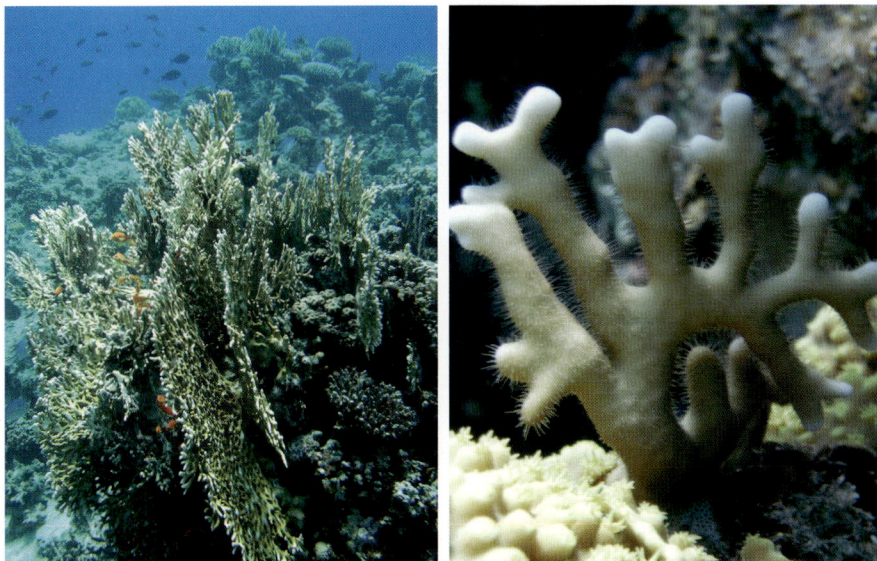

**Abb. 14.9:** Feuerkorallen wie die Netz-Feuerkoralle (*Millepora dichotoma*) besitzen ein kräftiges Kalkskelett und gehören zu den Hydrozoen (Hydrozoa). Sie wachsen quer zur Strömungsrichtung, um möglichst viel Nahrung (Plankton) herauszufiltern. Bei Berührung werden die starke Gifte enthaltenden Nesselzellen ausgeschleudert

## 14.6.2 Korallen

Unter „Korallen" werden meist die Steinkorallen (Scleractinia) bzw. die Riff bildenden, hermatypischen Korallen verstanden. Aber zu der mit über 6100 Spezies sehr artenreichen Nesseltierklasse der Blumentiere (Anthozoa) gehören, wie schon erwähnt, auch z. B. die Lederkorallen (Alcyonaria), die Hornkorallen (Gorgonaria), die Zylinderrosen (Ceriantharia), die Seeanemonen (Actiniaria) und die Krustenanemonen (Zooantharia). Darunter befinden sich z. B. mit *Palythoa sp.* (Toxin: Palytoxin) die giftigsten Meeresbewohner überhaupt!

## 14.6.3 Leuchtquallen

Immer wieder kommt es zu massenhaften Auftreten der Leuchtqualle (*Pelagia noctiluca*), die nicht nur Badende, Schnorchler und selbst Taucher im Neopren gefährden, sondern auch Fischern beim Einholen ihrer Netze Nesselverletzungen an Händen und Armen zufügen (Abb. 14.10 und 14.11). Es sind bei *P. noctiluca*, wie bei allen

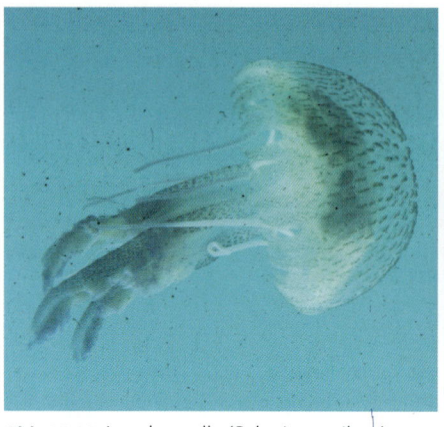
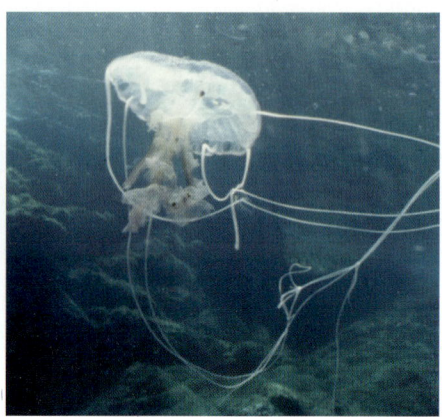

**Abb. 14.10:** Leuchtqualle (*Pelagia noctiluca*)

Quallen, vor allem die langen, und teilweise extrem dünnen Tentakelfäden, die dicht mit Nesselzellen besetzt sind und bei Berührung abgeschossen werden. Neben den winzigen „Einstichen" sind es vor allem die Gifte (Proteintoxine), die für Probleme sorgen.

**Symptome.** Es kommt bei Berührung neben einem stark stechenden Schmerz zur Bildung von Quaddeln und zur Hautrötung (Abb. 14.11). Zwar heilen diese Verletzungen meist eher schlecht ab, doch überwiegend kommt es zu keinen größeren Komplikationen. Es sei denn, größere Hautpartien sind davon betroffen, was bei Badenden in einem Schwarm von Leuchtquallen durchaus vorkommen kann. Dann bleiben Übelkeit, Erbrechen, Kopfschmerzen bis hin zur Bewusstlosigkeit nicht aus! Zurück bleiben in solch schweren Fällen Nekrosen und Narben.

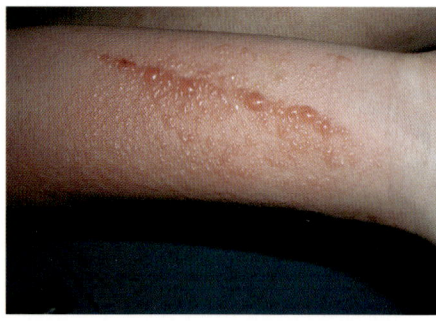

**Abb. 14.11:** Nesselverletzungen durch Quallen treten häufig auf. Sie führen zu einem brennenden Gefühl auf der Haut sowie zu Schwellung und Blasenbildung der betroffenen Hautpartien. Die Schmerzen, aber vor allem der Juckreiz halten mehrere Tage an (Foto: Dr. Ch. Klingmann).

### 14.6.4 Seeanemonen

Im flachen Wasser treffen Badende, aber auch Taucher immer wieder auf Vertreter der Seeanemonen, wie zum Beispiel Wachsrosen (*Anemonia sulcata*; Abb. 14.12). Immer wieder wird auch von „heftigen Verletzungen, teils an delikaten Stellen" von Nacktbadenden berichtet und es gibt sogar die klinische Bezeichnung „Cnidarismus nudorum" dafür.

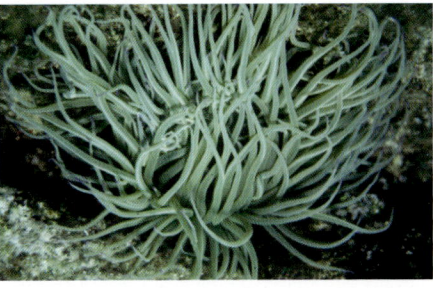

**Abb. 14.12:** Bevorzugte Standorte der Wachsrose sind lichtexponierte Felsen und Blockfelder im Seichtwasser. Die Tentakeln der Wachsrose (*Anemonia sulcata*) sind stark nesselnd. Ihre grünliche Färbung entsteht durch die mit ihr vergesellschafteten Algen

Interessant ist es, den Beutefang der Wachsrose zu beobachten. Wachsrosen sind ohne Probleme in der Lage, einen kleinen Fisch, z. B. eine Grundel, zu „erlegen". Gerät der Fisch erst einmal in die Tentakel der Anemone, so wird er heftigst genesselt – die Nesselkapseln sind in regelrechten Geschossbatterien angeordnet – und es ist innerhalb weniger Minuten um ihn geschehen. Auch Badende werden bei Berührung der Tentakel genesselt.

**Symptome.** Es kommt zu einem brennenden und schmerzhaften Gefühl auf der betroffenen Hautstelle, es bilden sich Quaddeln und je nach Schwere können auch Blasen entstehen. Beteiligt sind daran auch Proteintoxine, die die Wachsrosen produzieren. Daneben enthalten Seeanemonen Neurotoxine, die Anemoniatoxine (ATX), die sehr spezifisch mit Natriumkanälen reagieren und deren Schließen verhindern, was zu einer Dauererregung der Nerven führt. Für Menschen sind sie aufgrund ihrer geringen Toxizität ungefährlich, bieten aber in der physiologischen Forschung die Möglichkeit, nervöse Mechanismen und Ionenkanaleigenschaften zu untersuchen.

Auch die Schwammfischer-Krankheit kommt von einer Seeanemone (*Sagartia rosea*) und nicht von einem Schwamm! Diese Anemone kommt oft an der Schwammbasis vor und kann beim Schwammsammeln zu Nesselverletzungen führen.

### 14.6.5 Prophylaxe

Um Nesselverletzungen gerade von Quallen zu vermeiden, kann man uneingeschränkt diesen Ratschlag geben: erst schauen, dann bewegen. Besonders sollte man auch ins freie Wasser blicken und nicht immer nur bodenorientiert tauchen und schnorcheln! Ein gelegentlicher Rund-um-Blick hilft, beispielsweise Quallen frühzeitig zu erkennen. Quallen besitzen gerade in ihren langen Tentakeln viele Nesselzellen, die sie zum Beutefang einsetzen. Aber durch den Wellengang und die Strömung werden auch kleine und kleinste Teile der Tentakel abgerissen. Diese treiben dann im Wasser und können die wenigen freien Hautpartien, z. B. im Gesicht eines Tauchers, verletzen! Analog zu den Feuerwürmern kennen wir bei den Nesseltieren eine Feuerqualle, deren Nesselkapseln nicht nur heftig brennen, sondern bisweilen auch zu sehr schlecht heilenden Wunden führen können.

### 14.6.6 Therapie

Bei Kontakt mit Nesseltieren bleiben häufig Tentakelreste an der Haut hängen. Diese müssen entfernt werden! Dazu sollte der Helfer Handschuhe tragen. Am besten eignet sich Salmiaklösung oder 5 % Essiglösung zur Spülung der betroffen Hautpartien. Hierdurch werden die Nesselzellen betäubt bzw. deaktiviert und weitere Nesselkapselentladungen verhindert. Erst danach werden die verbliebenen Tentakelreste entfernt! Niemals Wasser verwenden oder einfach abreiben!

**Hinweis.** Bei Nesselverletzungen ist es sehr wichtig, die betroffenen Stellen nicht mit Süßwasser zu reinigen, sondern mittels Essig- oder Salmiaklösung.

---

### Kompaktinformation

**Maßnahmen bei Nesselverletzungen**

- Bei Vernesselungen müssen noch aktive Nesselkapseln entfernt werden.
- Spülen mit Salzwasser ist erlaubt, aber niemals mit Süßwasser oder Alkohol! Dadurch werden die Kapseln regelrecht gereizt.
- Am günstigsten ist eine Spülung mit Essiglösung.
- Rasierschaum hat sich ebenfalls bewährt.
- Desinfektion
- Bei Kreislauf und Atembeschwerden frühzeitig intravenösen Zugang legen und Flüssigkeit verabreichen. Arzt rufen. Verlegung in Klinik organisieren.

- Antihistaminika und Kortisonpräparate helfen, lokal die Entzündung zurückzudrängen und können auch systemisch gegeben werden. Oftmals ist der Juckreiz nach einer Quallenverletzung das unangenehmste Symptom.
- Bei starken Schmerzen müssen ausreichend Schmerzmittel verabreicht werden. Je nach Dosierung der Schmerzmittel muss der Patient künstlich beatmet werden.
- Tetanusschutz kontrollieren
- Wunden locker verbinden

## 14.7 Krebstiere (Crustacea)

Vertreter der Krebse kennen die meisten nur als gutes Essen wie Hummer und Languste bzw. als Krabbencocktail oder -brötchen. Doch marine Krebse bieten zum einen mehr als nur vorzüglichen Geschmack, zum anderen können sie kräftig zubeißen und sehr schlagkräftig sein.

Krebstiere (Crustacea) sind die einzige Klasse der Zweiantennentiere (Diantennata) und bilden zusammen mit den Antennentieren (Antennata), zu denen die große Zahl der Insekten gehört, die Gruppe der Mandibeltragenden (Mandibulata). Diese besitzen als charakteristische Gliedmaßen die gelenkigen Mandibeln („kauende" Mundwerkzeuge). Fast 50 000 Arten sind bekannt, die überwiegend in marinen Lebensräumen vorkommen.

Bei vielen Krebstieren kann der Rumpf in Brust (Thorax) und Hinterleib (Abdomen) gegliedert werden. Das Abdomen hat oft reduzierte oder gar keine Extremitäten. Man spricht – Rumpf und Kopf zusammennehmend – vom Cephalothorax („Kopfbrust"). Der Körper der Krebse ist wie bei allen Gliederfüßern (Arthropoda) von einem „Panzer" umgeben, der aus einer chitinhaltigen Cuticula aufgebaut ist. Bislang wurde diese Hülle als wertloses Abfallprodukt, z. B. beim Krabbenpulen, entsorgt. Durch die Entdeckung und Entwicklung von Chitosan hat sich dies grundlegend geändert und die „Abfälle der Krabbenfischerei" werden dadurch zu hochwertigen Produkten weiterverarbeitet. Derartige Produkte finden in der Wundversorgung ebenso Verwendung wie als „Fettfalle" zur Körpergewichtsreduktion oder in Zahnpasten.

Krebse stellen den überwiegenden Anteil an tierischem Plankton im Meer dar. Am bekanntesten ist sicherlich der Krill, der zu den Leuchtkrebsen gehört, in großen Schwärmen im offenen Meer lebt und innerhalb der Nahrungskette – vor allem für Wale – von immenser Bedeutung ist. Was für den Wal der Krill (*Euphausia superba*), ist für den einen oder anderen Urlauber die Languste oder der Taschenkrebs. Alle gehören sie, wie auch die Fangschreckenkrebse, zu der großen Gruppe der Zehnfußkrebse (Decapoda), d. h. sie besitzen fünf Laufbeinpaare.

Innerhalb der Decapoda kann man eine, zugegeben oberflächliche Einteilung nach der Art der Fortbewegung vornehmen: Die Garnelenartigen werden zu den Schwimmern (Natantia) und die auf dem Boden kriechenden (Langusten, Bärenkrebse, Hummerartige, Einsiedlerkrebse und Krabben) werden zu den Kriechern (Reptantia) gerechnet. Entsprechend der Fortbewegung ist auch der jeweilige Körperbau. Natantia haben einen schlanken, lang gestreckten Körperbau; Reptantia sind durch plötzliches Unterschlagen des Abdomens zum schnellen Rückwärtsschwimmen befähigt. Sie haben zudem einen kräftigen Panzer („Panzerkrebse") und kräftige Scheren. Diese setzen sie auch gekonnt zur Abwehr von Feinden ein.

Gerne werden Krebse von Schnorchlern und Tauchern mit der Hand gefangen, um sie in Ruhe betrachten zu können. Und schon ist es passiert: Eine kleine Un-

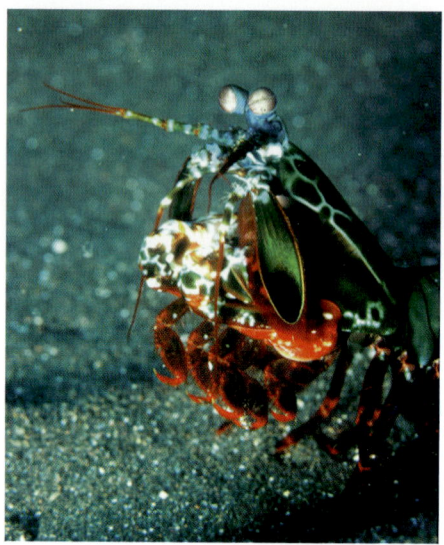

**Abb. 14.13:** Fangschreckenkrebse wie z. B. *Odontodactylus scyllarus* können ihre Vorderbeine extrem schnell und mit hoher Schlagkraft vorschnellen lassen. Damit sind sie in der Lage, Schneckenschalen, die sie sich zuvor auf einer harten Unterlage zurecht legen, zu zertrümmern

achtsamkeit hat die Krabbe genutzt und mit der Schere in den Finger gezwickt und eine unangenehme Verletzung zugefügt. Meist sind es „nur" Quetschungen mit Blutergüssen, aber es kann auch Blut fließen. In sehr seltenen Fällen sollen auch schon Fingerglieder abgetrennt worden sein. Auch ist von durch Krebsen zerschlagenen Tauchermasken und zertrümmerten Kamera-Domports berichtet worden.

### Beispiele

Bei so mancher Krabbe wie z. B. der Korallenkrabbe (*Carpilius convexus*) oder dem Taschenkrebs (*Cancer pagurus*) fallen die großen und kräftigen Scheren auf und schon beim Anblick dieser Werkzeuge sollte man gewarnt sein. Kommt man den Krebsen durch Unterschreitung des Sicherheitsabstandes zu nahe und kneifen sie zu, können üble Quetschungen, massive Blutergüsse und blauen Flecken auftreten. Hier hilft nur: Abstand halten!

Von besonderer „Schlagfertigkeit" sind die Fangschreckenkrebse (z. B. *Odontodactylus scyllarus*; Abb. 14.13). Ihnen wird eine ungeheuerliche Schlagkraft zugeschrieben, die ausreichen soll, neben Tauchermasken auch Unterwasserkamera-Ports zu zerschlagen. Nicht umsonst wird der Krebs auch „der Schmetterer" genannt! Wie kommt es dazu?

Fangschreckenkrebse verdanken ihren Namen der Ähnlichkeit mit Fangschrecken wie Gottesanbeterinnen. Beiden gemein ist die Fähigkeit, ihre in Lauerstellung angewinkelten Vorderbeine blitzartig vorschnellen zu lassen, um damit Beute zu machen. Während Fische und anderes weichhäutige Getier dabei mit den Fangbeinen selbst oder den seitlichen Dornen aufgespießt werden, zerschlagen sie regelrecht die Schalen von Schnecken. Sie „schlagen" dazu gleich zweimal zu: Hierfür platzieren sie ihre Beute auf einer harten Unterlage, zum Beispiel auf einem Stein. Dann werden die Vorderbeine mit einer Art Hakenverschluss arretiert, um die Muskel quasi wie eine Feder extrem anspannen zu können. Wird die Arretierung gelöst, dann drischt der Schmetterer mit einer extrem schnellen Bewegung der Vorderbeine auf die Beute ein. Dabei wird die etwa 8000fache Erdbeschleunigung und bis zu 80 km pro Stunde

– unter Wasser! – erreicht. Das Fangbein prallt dann so schnell von der harten Schale zurück, dass das Wasser zwischen dem Hindernis und dem Fangbein aufreißt. Dieser Hohlraum kollabiert in Bruchteilen von Sekunden, er implodiert und dabei werden enorme Druckwellen erzeugt. Dies ist der zweite „Schmetterschlag" für die Beute! Zwar wird dieses Phänomen der Kavitation auch von anderen Krebsen wie z. B. von den Pistolenkrebsen (Knallgeräusche!) eingesetzt, doch das Tierreich kennt vermutlich keinen weiteren Schlägertypen wie *Odontodactylus scyllarus*!

## 14.8  Stachelhäuter (Echinodermata)

Stachelhäuter kommen nur im Meer vor, sind also rein marine Lebewesen. Sie bewohnen alle Lebensräume in sämtlichen Meeren, von der Küste bis in die Tiefsee. Häufig – und hier liegt aber auch die Gefahr und die Gefährlichkeit – sind sie im flachen Wasser zu beobachten.

Tiere, die zu den Stachelhäutern gerechnet werden, weisen u. a. folgende typische Merkmale auf: Der Körper ist in fünf mehr oder weniger stark ausgeprägte Teile zu unterteilen (fünfstrahlige Symmetrie; Pentamerie), sie besitzen ein inneres Wassergefäßsystem und ein Innenskelett aus Kalziumkarbonat mit Stacheln (s. Name!). Von dem Wassergefäßsystem sind äußerlich die hydraulisch kontrollierten Füßchen zu sehen, die der Fortbewegung und dem Gasaustausch dienen. Wenn auch vom äußeren Erscheinungsbild die Fünfstrahligkeit nicht immer zu erkennen ist, so trifft dies immer für das Wassergefäßsystem zu.

Insgesamt gibt es etwa 7000 Arten der Stachelhäuter, die den Seelilien und Haarsternen (Crinoida), den Seesternen (Asteroida), den Schlangensternen und Medusenhäuptern (Ophiurida), den Seegurken (Holothuroida) und den Seeigeln (Echinoida) sowie den erst 1986 in über 1000 m Meerestiefe entdeckten Seegänseblümchen (Concentricycloida) zugeordnet werden.

Seeigel gehören zu den Tieren, mit denen viele Urlauber auf eine unangenehme Art und Weise bereits Bekanntschaft gemacht haben; sie haben sich an den Stacheln verletzt . Obwohl die Stacheln hohl sind, bohren sich diese durch Neopren in Hand und Fuß und verursachen neben dem eigentlichen Schmerz des Stiches durch Toxine zusätzliche teilweise sehr starke Schmerzen (Abb. 14.14). Über die Natur dieser Gifte ist bislang noch wenig bekannt.

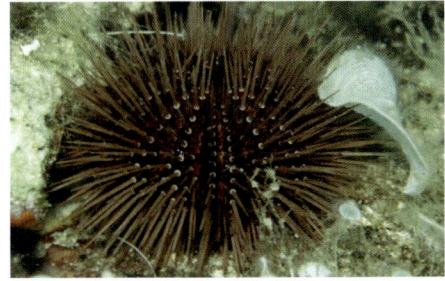

**Abb. 14.14:** Der Seeigel (*Paracentrotus lividus*) als „Weidegänger" in den oberen lichtreichen Wasserschichten

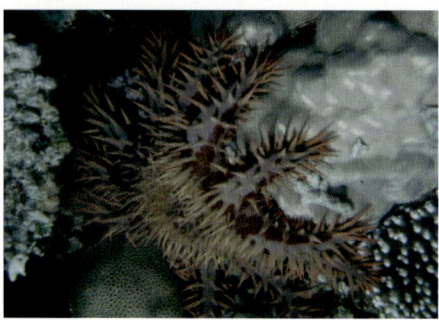

**Abb. 14.15:** Die Dornenkrone (*Acanthaster planci*) ist einer der größten Seesterne im Korallenriff. Erwachsene Tiere weiden hauptsächlich die Korallenpolypen ab und führen zu starken Zerstörungen von ganzen Riffgebieten. Die Stacheln der Dornenkrone können äußerst schmerzhafte Verletzungen verursachen

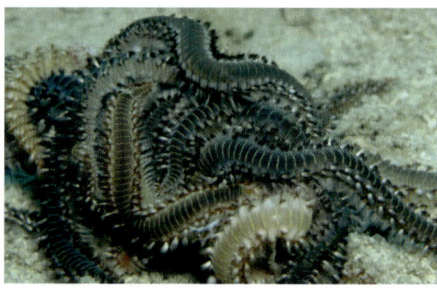

**Abb. 14.16:** Der Feuerwurm, *Hermodice caruncu-lata*, gehört zu den Borstenwürmern (Polychaeta, Errantia) und wird bis zu 30 cm lang und fingerdick. Er kommt im Mittelmeer, im Atlantik und auch in Korallenriffen vor. Auf jedem seiner bis zu 125 Körpersegmente trägt er zwei Büschel weißer Borsten. Diese dringen leicht in die menschliche Haut ein, brechen ab und verursachen einen brennenden Schmerz, der wochenlang andauern kann – daher der Name „Feuerwurm"! Mit einem Klebeband kann man zwar versuchen, die Borsten herauszubekommen, alle wird man jedoch nie entfernen

Seesterne zeichnen sich durch massive Arme aus. An der Unterseite der Arme befinden sich die Ambulacralfüßchen, die den Seesternen teilweise eine erstaunliche Geschwindigkeit bei ihrer Beutesuche verleihen. Die meisten Seesterne sind Aasfresser und Räuber. Sie haben keine Mundwerkzeuge und trotzdem zählen Muscheln zu den Lieblingsspeisen. Dazu verschlingt der Seestern die Muschel entweder ganz oder er öffnet die Schalen mit seinen Saugfüßchen. Auch ist der Seestern in der Lage, seinen „Magen" über das Beutetier zu stülpen und durch Einsatz von Enzymen die Muscheln zu „knacken". Der eigentliche Weichkörper wird dann verdaut, die übrig gebliebenen Hartteile der Schale bleiben zurück. Häufig kann man solche „Seesterngelageplätze" erkennen.

Der bekannteste Seestern bezüglich Giftigkeit ist sicherlich die Dornenkrone (*Acanthaster planci*; Abb. 14.15). Ganze Riffe werden von den Dornenkronen kahl gefressen und zurück bleiben nur die weißen Kalkskelette der Korallen. Dies erweckt oft den Anschein eines Leichentuchs! Für Taucher und Schnorchler ist weniger die Fresslust der Dornenkronen gefährlich, als vielmehr ihre dicht stehenden zentimeterlangen Stacheln auf dem Rücken. Bei Berühren dieser Stacheln wird das mit Drüsen durchsetzte Gewebe verletzt, die Giftstoffe werden frei und gelangen z. B. in die Handfläche oder das Knie, was zu starken Schmerzen führt.

Die Seegurken schlagen etwas aus der „Art" der Stachelhäuter, denn bei ihnen ist nichts von der Pentamerie zu sehen. Doch folgt, wie bereits erwähnt, der innere Aufbau diesem Plan. Im Inneren sind bei den Seegurken ebenfalls „Abwehrmechanismen" zu finden, die sie zur Verteidigung einsetzen, denn schnelles Fliehen oder Vergraben ist den Seegurken nicht möglich.

So sind Seegurken in der Lage, mit den Cuvier'schen Schläuchen oder über die Haut bestimmte Giftstoffe abzugeben, die jeden Fressfeind erfolgreich in die Flucht schlagen. Dazu gehören auch die bekannten „klebrigen Fäden", die einem Fisch entgegengeschleudert werden und seine Kiemen über einen seifenlaugenähnlichen Effekt stark in Mitleidenschaft ziehen. Nicht selten erstickt der Angreifer!

Der im Mittelmeer und Atlantik heimische Feuerwurm trägt zwei Büschel weißer Borsten auf jedem seiner Körpersegmente (Abb. 14.16). Dringen sie in die Haut und brechen ab, verursachen sie brennende Schmerzen.

## 14.9 Weichtiere (Mollusca)

Weichtiere sind einer der erfolgreichsten Stämme im Tierreich. Mit über 130 000 heute lebenden Arten werden sie in ihrer Vielfalt nur noch von den Gliederfüßern (Arthropoda), zu denen das riesige Heer der Insekten gehört, übertroffen. Die Überlegenheit verdanken die Weichtiere in erster Linie zwei Organen: der im Vorderdarm liegenden Reibeplatte (Radula) und der harten Schale. Mit Hilfe der Radula wird die Nahrung abgeraspelt und zerkleinert, aber auch neue Nahrungsquellen erschlossen. Zusammen mit der schützenden Schale waren die Weichtiere damit in der Lage, unterschiedlichste Lebensräume im Meer, im Süßwasser und an Land zu erobern. Ihr Körper ist stets unsegmentiert, meist massig, muskulös und, da kein inneres Stützskelett vorhanden ist, weich!

Es werden acht Weichtierklassen unterschieden, von denen die Schnecken (Gastropoda) mit fast 110 000 Arten die umfangreichste und die Kopffüßer (Cephalopoda) die höchstentwickelte Klasse sind.

### 14.9.1 Kegelschnecken

Einige Gruppen innerhalb der Schnecken sind besonders wertvoll. So haben unter den für Sammler interessanten Meeresschnecken die Kegelschnecken schon seit langem einen festen Platz und werden gesammelt, getauscht und teilweise zahlt man zur Vervollständigung der eigenen Sammlung hohe Preise.

Kegelschnecken haben 5–15 cm große, wunderschön gezeichnete Gehäuse. Und gerade diese schön gezeichneten Gehäuse sind die Objekte der Begierde, dazu kommt der Wunsch, möglichst viele der 900 verschiedenen Arten der Gattung Conus zu besitzen.

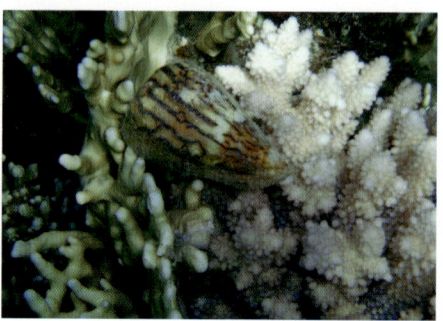

**Abb. 14.17:** Alle Kegelschnecken besitzen eine hochspezialisierte Radula, die zu einem Giftpfeilapparat umgebildet ist und zum Beutefang eingesetzt wird. So auch von *Conus vexillum*, die Würmer und gelegentlich auch Fische jagt. Aus *C. vexillum* konnten mehrere neue Toxine (Conotoxine) isoliert werden

Alle Kegelschnecken sind hoch spezialisierte Raubtiere; viele jagen Würmer oder andere Schnecken. Ungefähr 70 Arten haben sich auf die Jagd nach Fischen spezialisiert. Sie erlegen ihre Beute durch Injektion eines hochwirksamen Giftes. Dazu ist es für die Schnecken notwendig, den Beutefisch schnell mit der Harpune zu erreichen, das Gift zu applizieren und den Fisch so schnell wie möglich zu lähmen, um noch etwas von der Beute zu bekommen. Die mit diesen starken Giften ausgestatteten Arten wie *Conus geographus* und *Conus textile* sind die einzigen Schnecken (insgesamt ca. 6 bis 7 Arten), die auch dem Menschen ernsthaft gefährlich werden, sogar für einen Menschen tödlich sein können.

Der Giftapparat der Kegelschnecken (Abb. 14.17) ist aus demselben Organ aufgebaut, wie die Raspelzunge (Radula) einer Weinbergschnecke. Die Radulazähne sind zu einem flachen scharfkantigen Blatt umgebildet, das zu einer hohlen Harpune mit Widerhaken zusammengerollt ist. Das spitze Ende der Harpune dient dazu, in den Körper der Beute zu stechen, das andere Ende der Harpune steht mit einer zur Giftdrüse umgewandelten Speicheldrüse in Verbindung. So wird das Gift, das die Kegelschnecke produziert, beim Stich dem Beutetier injiziert.

Die Gifte der Kegelschnecke, die so genannten Conotoxine, sind relativ kleine, basische Oligopeptide, aus wenigen Aminosäuren bestehende Eiweißmoleküle, die als Nervengifte wirken. Das Gift einer Kegelschneckenart setzt sich aus unterschiedlichen Peptidbausteinen zusammen, die dann gleichzeitig auf verschiedene Teile des Nervensystems der Beute wirken. Die Biochemie unterscheidet fünf Familien von Conotoxinen, die jeweils spezifisch auf bestimmte Ionenkanäle des Nervensystems wirken und nach gemeinsamen Zielproteinen im Beuteorganismus gruppiert werden. So binden μ-Conotoxine an muskuläre Natrium-Kanäle. Bestimmte Conotoxine können bei geringer Dosierung auch als Schmerzmittel eingesetzt werden. Diese Gifte sind für die Medizin vor allem deshalb interessant, weil sie bei Langzeitanwendung (z. B. bei chronischen Erkrankungen und Krebspatienten) weniger Nebenwirkungen zeigen als Morphinderivate, die sonst üblicherweise als Schmerzmittel eingesetzt werden. Offensichtlich ist auch das Suchtrisiko erheblich geringer.

### 14.9.2 Kraken – keine Spielgesellen!

Kraken sind wegen ihres Spielverhaltens bei Tauchern sehr beliebt, und immer wieder werden Unterwasserbilder mit recht verspielten Kraken veröffentlicht. Dabei kann es – im schlimmsten Fall – zu einem „Knutschfleck" durch die Saugnäpfe kommen, die an ihren acht Armen sitzen oder der Octopus flutet kurz die Tauchmaske. Zur Nahrungsaufnahme benutzen die Kraken einen Schnabel, mit dem sie kräftig kneifen können. Doch längst nicht alle Kraken sind geeignete Spielkameraden! Es gibt zwei Arten des Blaugeringelten Octopus (*Hapalochlaena maculosa*; *H. lunulata*), die äußerst giftig, beziehungsweise deren Speichelsekrete stark toxisch sind!

Der Blaugeringelte Octopus kommt vor allem an den Küstengewässern Australiens vor. Er lebt, wie auch die anderen Octopusse, am Boden und bewegt sich kriechend oder schwimmend fort. Er bevorzugt felsiges Gelände mit ausreichend Versteckmöglichkeiten und baut zusätzlich aus Nahrungsresten (Muschelschalen) so genannte Wohnburgen. Diese Octopus-Behausungen sind gut zu erkennen. So lange man ausreichend Abstand hält, wird nichts passieren. Von Natur aus sind Octopusse eher scheu, allerdings durchaus auch neugierig. Octopusse sind Meister der Tarnung; ihre Farbe passt sich sehr schnell der Farbe des Untergrundes an. Verfolgern können sie durchaus eine Tintenwolke entgegenblasen und sie so abschütteln.

**Symptome.** Zu Verletzungen durch Blaugeringelte Octopusse kommt es den Berichten nach immer dann, wenn der „kleine, niedliche Krake" auf die Hand oder den Arm gesetzt wird. Vom Biss merkt man meist nichts, man fühlt sich plötzlich – schon nach 30 min – unwohl, hat Atembeschwerden, spürt ein Prickeln im Gesicht. Schluckbeschwerden bis zur völligen Lähmung der Zungen- und Schlundmuskulatur kommen im späteren Verlauf hinzu und es kann zur Lähmung der Atemmuskulatur bis zum Atemstillstand kommen.

Das verantwortliche Gift, das Maculotoxin, stellte sich als mit dem Toxin (Tetrodotoxin/TTX) des Kugelfisches identisch heraus. Es blockiert also die Natriumkanäle erregbarer Membranen und führt so zur Unerregbarkeit, was z. B. am Nerven die Fortleitung des Impulses verhindert. TTX wirkt damit sehr ähnlich wie das Saxitoxin der Dinoflagellaten. Von den in Japan registrierten TTX-Vergiftungen verliefen über 60 % tödlich!

Im Vergleich zu der „klassischen Fischvergiftung" verläuft die Vergiftung nach dem Biss des Octopus allerdings wesentlich schneller, da das Gift direkt injiziert wird und damit rascher in den Kreislauf gelangt!

Der Blaugeringelte Octopus selbst ist erstaunlich resistent gegenüber dem TTX, was sein Nervensystem betrifft. Bisher ist allerdings nicht bekannt, wie dies bewerkstelligt wird.

Tetrodotoxin kommt in zahlreichen Meerestieren vor, so u. a. in Kugelfischen, in Grundeln, im Kaiserfisch, in einem Seestern, in einigen Meeresschnecken und in den Blaugeringelten Octopussen. Letztere sind aber die einzigen Tiere, die das Gift aktiv zum Beuteerwerb einsetzen!

## 14.10 Fische – mit Knorpeln und Knochen

### 14.10.1 Knorpelfische

Fische lassen sich grob in Knorpel- und Knochenfische unterteilen. Zu den Knorpelfischen zählen die Rochen und die Haie. Eindeutiges Unterscheidungsmerkmal zwischen Haien und Rochen ist die Lage der Kiemenspalten. Bei den Haien befinden sich diese seitlich, bei den Rochen auf der Körperunterseite. Knorpelfische besitzen, wie ihr Name schon sagt, ein aus Knorpel aufgebautes Skelett. Ihre Haut ist mit unzähligen kleinen Hautzähnchen besetzt, die als Placoidschuppen bezeichnet werden. Der Begriff Hautzähnchen verdeutlicht, dass sie aus Zahnbein (Dentin) bestehen. Haie sind in ihrer hydrodynamischen Form bzw. Oberflächenbeschaffenheit durch die Hautzähnchen extrem gut angepasst. Nicht umsonst sind sie eine der erfolgreichsten Gruppen unter den Fischen.

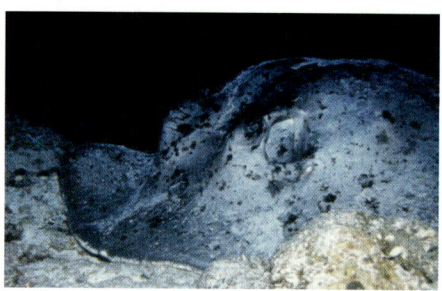

**Abb. 14.18:** Der Schwarzpunkt-Stachelrochen (*Taeniura meyani*)

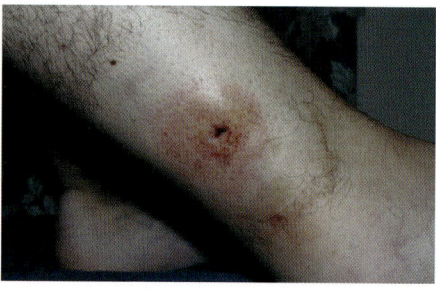

**Abb. 14.19:** Stichverletzungen durch Rochen sehen lokal häufig harmlos und klein aus. Sie sind allerdings extrem schmerzhaft, können zu massivem Anschwellen der Extremität führen und wochen- bis lebenslange Beschwerden verursachen. (Foto: Dr. Hendrik Liedtke)

Bedingt durch ihr ausgezeichnetes Schwimmvermögen gepaart mit exzellenten Fähigkeiten, Beute zu orten, gehören Haie an der Spitze des Nahrungsnetzes zu den „Top-Räubern" der Meere. Allerdings sind es keine Bestien, die wahllos und wild einfach um sich beißen und attackieren. Dennoch: Man darf nie, bei allen neuen Erkenntnissen, vergessen, dass zum Beispiel der Weiße Hai nicht nur ein furchterregendes Gebiss besitzt, sondern dieses auch einzusetzen weiß – und nicht erst seit dem Kinoerfolg!

Bei Rochen, die in seichten Gewässern auf Sandgrund leben und sich dort von wirbellosen Bodentieren ernähren, verhält es sich ähnlich: Fühlen sie sich bedroht, kommt man ihnen also zu nahe oder tritt man gar auf sie, so wissen auch sie sich sehr wohl zu verteidigen (Abb. 14.18). Stachel- oder Stechrochen besitzen hierzu in der Nähe der Schwanzwurzel ein bis zwei widerhakenbewehrte Stachel mit Giftdrüsen. Der Schwanz mit dem Stachel wird seitlich oder auch über den Kopf geschlagen und durchdringt mir enormer Wucht Neopren oder Gummistiefel (Abb. 14.19).

**Fallbeispiel.** Eine 21-jährige Schweizerin läuft barfuß durch das seichte Wasser auf den Malediven. Plötzlich spürt sie einen kurzen Schmerz am Knöchel, der von einem verheerenden brennenden Gefühl gefolgt wird. Trotz der nur relativ kleinen Schnittverletzung am Knöchel, schwillt der ganze Fuß innerhalb kurzer Zeit an und der Schmerz zieht hinauf bis in die Hüften. Sie muss mit stärksten Schmerzmitteln behandelt werden und trotz sofortiger Wundreinigung und antibiotischer Therapie hat sie mehrere Wochen mit der Wunde zu kämpfen. Erst nach zwei Wochen ist die in der Lage, ohne Krücken zu gehen.
Die Ursache für den Einstich und die Komplikationen war der Stich eines Stachelrochens.

Manche Arten von Rochen besitzen keine Giftstachel. Diese Vertreter müssen deshalb noch lange nicht ungefährlich sein, denn es könnte sich um „elektrische" Rochen, Zitterrochen, handeln. Sie besitzen spezialisierte Organe, mit denen sie elektrische Entladungen von hohen Spannungen – von bis zu 200 Volt wird berichtet – ins Wasser abgeben können. Zitterrochen sind meist gut getarnt und manche Vertreter wie z. B. der Marmor-Zitterrochen (*Torpedo marmorata*) im Mittelmeer kommen durchaus im flacheren Bereichen vor. Dadurch kommt es immer wieder bei Tauchern zu unerwarteten und unangenehmen „Elektroschocks" mit einem meist heftigen Schreck als direkte Folge.

**Hinweis.** Tödliche Unfälle durch Stachelrochen sind eine absolute Seltenheit (vgl. auch Tabelle 14.4). Trotzdem kam es am 4. September 2006 bei Dreharbeiten zu einer Dokumentation über das Great Barrier Reef in Australien zu einem tödlichen Unfall durch einen Rochen. Der als „Crocodile Hunter" bekannt gewordene Zoobesitzer und Dokumentarfilmer Steve Irwin wurde von einem Rochen während der Filmaufnahmen unter Wasser gestochen und verstarb noch unter Wasser.

### 14.10.2 Knochenfische

Knochenfische – auch hier steht der Name für das Skelett – besitzen ein mehr oder weniger stark verknöchertes Stützskelett. Der Besitz von Schuppen ist ein weiteres charakteristisches Merkmal von Knochenfischen, auch wenn diese bei manchen Gruppen fehlen. Über den Schuppen befindet sich eine Schleimschicht, die den

**Tabelle 14.5:** Todesfälle durch Gifttiere in den USA (2002)

| Tiere | Anzahl | % |
|---|---|---|
| Insekten | 86 | 40,0 |
| – Bienen | 52 | 24,2 |
| – Wespen | 21 | 9,8 |
| – Yellow jackets | 7 | 3,2 |
| – Hornissen | 5 | 2,3 |
| – Ameisen | 1 | 0,5 |
| Giftschlangen | 71 | 33,0 |
| – Klapperschlangen | 55 | 25,6 |
| – Moccassins | 2 | 0,9 |
| – Korallenschlangen | 1 | 0,5 |
| – Unbestimmt | 13 | 6,0 |
| Spinnen | 39 | 18,1 |
| Skorpione | 5 | 2,3 |
| Nesseltieren | 1 | 0,5 |
| Stachelrochen | 1 | 0,5 |
| Unbestimmt | 12 | 5,6 |
| **Total** | **215** | |

Fisch vor Infektionen durch Bakterien und Pilze schützt. Gleichzeitig wird der Reibungswiderstand herabgesetzt. Zur Erkennung einzelner Arten ist häufig ein auffallendes Farb- und/oder Streifenmuster behilflich. Dieses kommt von Pigmentzellen, die unter der Haut liegen.

Wie die Taucher ihre Tarierweste, so nutzen die Fische ihre Schwimmblase, um sich den Druckverhältnissen in unterschiedlicher Tiefe anzupassen. Für bodenlebende Fische ist diese Einrichtung unwichtig geworden und deshalb zurückgebildet.

Für ihre Fortbewegung besitzen die Knochenfische üblicherweise Brust- und Bauchflossen – je ein Paar – und jeweils eine Rücken-, Schwanz- und Afterflosse. Die Flossenstellung, deren Form und Größe, aber auch die Form des Mauls sind wichtige Bestimmungskriterien zur Erkennung einzelner Arten. Doch die Flossen haben es auch – im wahrsten Sinne des Wortes – in sich – nämlich das Gift! Besonders bei den bodenlebenden Fischen!

## Petermännchen

Gut getarnt und nicht so selten liegen Petermännchen (z. B. das Große Petermännchen *Trachinus draco*) halb eingegraben im Sand (Abb. 14.20). Sie sind daher nur sehr schwer zu erkennen; nur die hoch am Kopf stehenden Augen sind auszumachen. Selbst das schräg stehende, nach oben hin offene Maul ist nicht zu sehen. Auch die Rückenflossen sind am Körper angelegt.

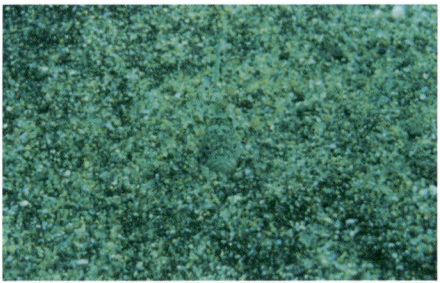

**Abb. 14.20:** Großes Petermännchen (*Trachinus draco*) „perfekt" eingegraben

Die erste Rückenflosse besteht aus vier bis acht Hartstrahlen, die sehr spitz zulaufen und die Giftdrüse enthalten. Diese Flossenstrahlen können durch Muskeln senkrecht aufgestellt werden. Auf den Kiemendeckeln befindet sich bei den Petermännchen je ein nach unten gerichteter Dorn. Diese enthalten ebenfalls Giftdrüsen (Abb. 14.21). Werden Petermännchen aufgeschreckt, so setzen sie ihre Giftstacheln ein und stechen zu. Der Einstich verursacht sofort einen starken Schmerz und an der Einstichstelle

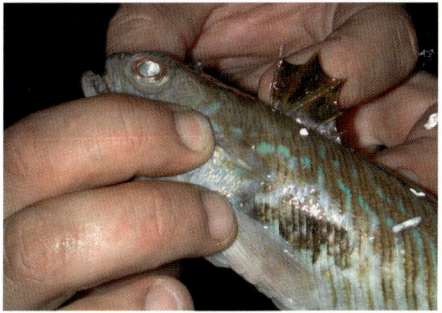

**Abb. 14.21:** Die Hartstrahlen der Rückenflossen mit den Giftdrüsen beim Großen Petermännchen

kommt es zu einer lokalen Gewebsnekrose. Diese nimmt in der Folgezeit noch erheblich zu und es entwickelt sich schnell ein Ödem. Die starken Schmerzen können bis zu 24 Stunden andauern und nicht selten mit weiteren Symptomen wie Übelkeit, Schweißausbrüchen und Krämpfen gepaart sein. Bei dem Giftsekret handelt sich um mehrere Toxine, u. a. hitzelabile Eiweißgifte und Trachinin.

Gerade bei Badenden im Mittelmeerbereich ist die Stichverletzung durch Petermännchen alljährlich eine der häufigsten Urlaubsverletzungen. Als Vorsichtsmaßnahme hilft hier ein schlürfender Gang im flachen Wasser über Sand.

## Steinfische

Steinfische sind unübertroffene Meister der Tarnung, wie der Name schon deutlich macht! Ihre Körperoberfläche trägt dicke Warzen, es wachsen nicht selten sogar Algen auf ihnen. Der Steinfisch (*Synanceia verrucosa*) lebt u. a. im Roten Meer, kann bis zu 50 cm groß werden und durch seinen dicken Kopf wirkt die gesamte Gestalt des Steinfischs eher bullig. Die Augen liegen hoch am Kopf, die Mundspalte ist steil nach oben gerichtet. Die ersten 13 Strahlen der einteiligen Rückenflosse tragen Giftdrüsen,

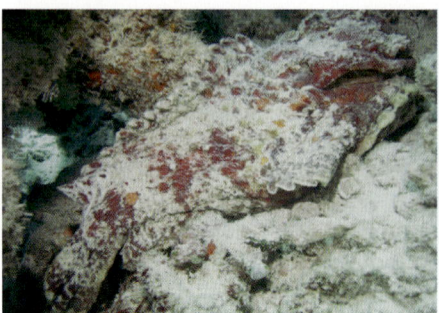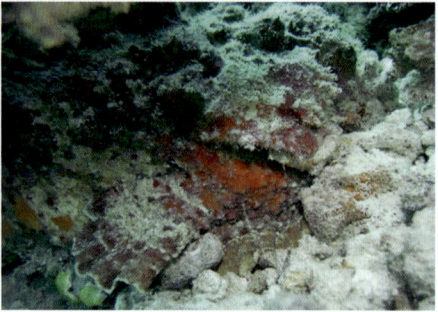

**Abb. 14.22:** Steinfische sind extrem gut getarnt und werden deshalb häufig übersehen, bis es zu einer Stichverletzung kommt. Auf dem linken Bild kann man die Kontur des Fisches noch sehr gut erkennen. Rechts verschmilzt er fast gänzlich mit seiner Umgebung (Foto: Dr. Hendrik Liedtke)

ebenso wie drei Afterflossenstrahlen und zwei Bauchflossenstrahlen. In den Drüsen befindet sich die Giftflüssigkeit, ein Gemisch aus hochmolekularen Proteinen.

**Symptome.** Das Steinfischgift verursacht neben Herzproblemen (Kammerflimmern) auch eine Lähmung der Skelettmuskulatur. Bei Vergiftungen durch Steinfische steht, zumindest in Australien, ein Antiserum zur Verfügung. Die meisten Unfälle geschehen auch hier beim Waten durch das flache Wasser der Rifflagune oder des Rückriffs. Auch kommt es immer wieder vor, dass sich Schnorchler oder Taucher an dem vermeintlichen Stein festhalten. Fasst oder tritt man in die aufgerichteten Stacheln, so kommt es zu extremen, stark brennenden Schmerzen. Diese starken Schmerzen können sich in den folgenden Stunden erhöhen. Die Einstichstelle selbst wird heiß und schwillt auch extrem an; es bildet sich ein Ödem. Mit den starken Schmerzen einhergehend sind extreme Übelkeit, Erbrechen bis hin zu Blutdruckabfall und Herzstillstand.

## 14.11 Schlussbemerkung

Dieser kleine Einblick in die „giftige" und „schlagkräftige" Unterwasserwelt erhebt keinerlei Anspruch auf Vollständigkeit. Vielmehr soll er zum weiteren eigenen Nachlesen und Nachforschen zur Lebensweise der faszinierenden Unterwasserwelt anregen. Es sollte auch nicht der Eindruck entstehen, dass es nur so an Gefahren und Giften unter Wasser sprüht. In den meisten Fällen werden die Gifte und Abwehrmechanismen nur zur Verteidigung eingesetzt, also eher passiv. Dort wo aktiver Gifteinsatz stattfindet, verhilft das Wissen um diese Verhaltensweise zu einem ungetrübten und oft einzigartigen Unterwassererlebnis.

„Verhängnisvoller als alle Gifte, alle Raubzüge unter den Fischschwärmen und aller Müll im Meer, ist die Unwissenheit der Menschheit über die Ozeane!" (Sylvia Earle, amerikanische Meeresforscherin der US National Oceanic and Atmospheric Association [NOAA]).

## Kompaktinformation

**Zu unterlassende Maßnahmen bei Verletzungen durch Meerestiere und -pflanzen**

- Die Wunde niemals auspressen, aussaugen oder einschneiden.
- Abbinden wird in den seltensten Fällen richtig durchgeführt und verschlechtert oft die Prognose. Nur bei Verblutungsgefahr ist es erlaubt: Dann muss durch das Abbinden die Blutung auch stoppen. Sonst wurde sie nicht richtig durchgeführt.
- Heißwassermethode: Es ist absolut verboten, betroffene Bereiche mit heißem oder gar kochendem Wasser zu spülen, um Proteine und Giftstoffe zu denaturieren. Zum einen gibt es hitzestabile Giftstoffe und zum anderen denaturiert man in erster Linie den Patienten.
- Kein Süßwasser und Alkohol auf Nesselwunden!
- Bei Allgemeinsymptomen wie Atemnot und Kreislaufschwäche keine Nahrung und Flüssigkeit zuführen. Es besteht die Gefahr des Erbrechens und der Aspiration.
- Wunden niemals abreiben.

## Tipps für Tauchlehrer

1. Mechanische Verletzungen, Nesselungen oder Giftstiche/-bisse sind sehr unwahrscheinlich, wenn der Taucher Gestalt, Aufenthaltsort und Verhalten gefährlicher Tiere kennt.
2. Ein umsichtiger Tauchlehrer/Tauchbasisleiter wird für sein Urlaubsziel/Tauchrevier eine Abbildungstafel mit den relevanten „gefährlichen" Tieren vorbereiten und beim ersten Briefing durchsprechen.
3. Hoch geschlossen: Zum eigenen Schutz empfiehlt es sich, grundsätzlich mit langer Tauchbekleidung zu tauchen (auch in den Tropen).
4. Füßlinge mit fester Sohle sind Standard im Gerätetauchen. So genannte „Schwimmbadflossen", in die man barfuß einsteigt, sind weder im kalten, noch im warmen Wasser zu empfehlen.
5. Besonders gefährdet sind Kinder im Flachwasser (Petermännchen, Steinfisch, Seeigel, Blauring-Oktopus und diverse Quallen).
6. Der gesundheits- und umweltbewusste Taucher wird sich (gefährlichen) Tieren sehr vorsichtig nähern und sie nicht provozieren/füttern. Aufmerksamkeit und gute Tarierfähigkeit sind ebenfalls sehr gefragt.
7. Nützliches für die Taucherapotheke: feine Pinzette, Klebeband, Essig, Wunddesinfektionsmittel.
8. Bei bestimmten Stichen, Bissen und Nesselungen ist schnelles Handeln angesagt (Notfallplan, Telefonnummern): Person ruhig lagern, umgehender Transport in die Klinik (ggf. zur Beatmung).

# Weiterführende Literatur

1. Brümmer F, Koch I, Niederhöfer H-J: Wirbellose Meeresbewohner. Stuttgarter Beiträge zur Naturkunde – Serie C – Nr. 37. Staatliches Museum für Naturkunde Stuttgart, 1994
2. Jochem FJ: Tod in der Schweinebucht – Geheimnisvolle Mikroorganismen bringen Küstenstriche im Osten der USA in Gefahr. MARE 1997; 20–27
3. Luckas B: Selektive Erfassung von Algentoxinen aus Krusten- und Schalentieren. Chemie in unserer Zeit 1995; 29: 68–75
4. Mebs D: Gifttiere – Ein Handbuch für Biologen, Toxikologen, Ärzte und Apotheker. Wissenschaftliche Verlagsgesellschaft, Stuttgart, 2000
5. Munzinger P, Odewald L: Achtung gefährlich – Alles, was im Meer beißt, nesselt, brennt und sticht. uw-media-produktion, Freiburg, 2004.
6. Proksch P, Edrada-Ebel RA, Ebel R: Apotheke am Meeresgrund: Bioaktive Naturstoffe aus marinen Schwämmen. Biologie in unserer Zeit 2006; 36:150–159
7. Putzier I, Frings S: Vom Jagdgift zur neuen Schmerztherapie. Tiergifte in der biomedizinischen Forschung. Biologie in unserer Zeit 2002; 32: 148–158

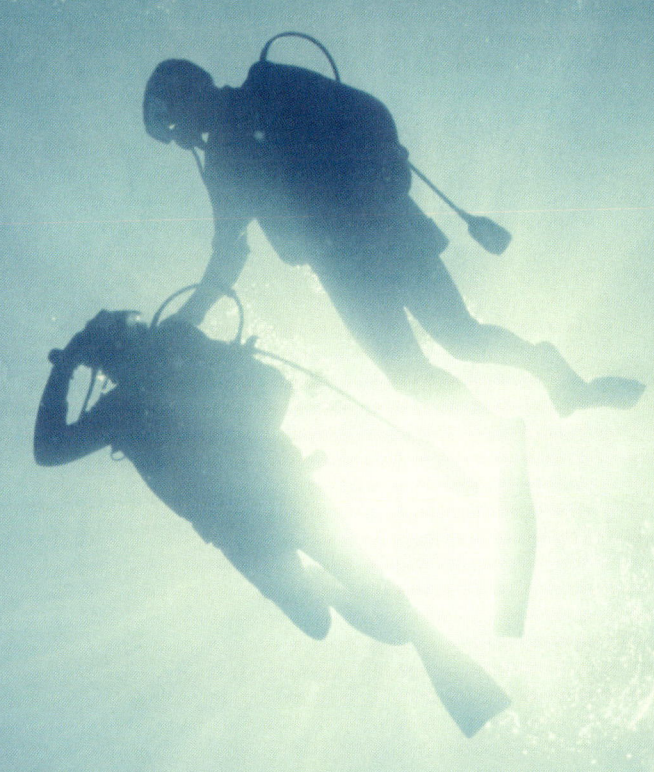

# Behandlung von Tauchunfällen

# 15 Rettung verunfallter Taucher

*H. Bartmann*

Mit der Verabschiedung einer europäischen Normenreihe zur Ausbildung von Freizeit-Gerätetauchern („Sporttaucher"), Tauchausbildern und den Anforderungen an Dienstleister (Tauchschulen, Vereine etc.) im Jahre 2004, hat das Notfallmanagement beim Tauchunfall eine neue Dimension erreicht. Bis zu diesem Zeitpunkt gab es zwar schon Regelungen auf Verbandsebene und die so genannte Verkehrssicherungspflicht zur rechtswissenschaftlichen Beurteilung des Tauchunfalls, doch gab es keine verbindliche Kongruenz der unterschiedlichen Aussagen. Das ist nun anders. Mit dem vorliegenden Normenwerk besteht innerhalb der EU – und künftig möglicherweise sogar auf außereuropäischer Ebene (ISO-Norm) – ein klar definierter Konsens unter anderem darüber, was vorbeugend und kurativ zur Rettung verunfallter Taucher zu veranlassen ist. Der folgende Beitrag beschreibt in kommentierter Form die Inhalte.

## 15.1 Europäische Normen

### 15.1.1 Taucher der Ausbildungsstufe 1 und 2

Die Ausbildungsstufe 1 (Beaufsichtigter Taucher) sieht keine Lerninhalte zum Notfallmanagement vor, da in dieser Phase nur Tauchgänge mit einem Tauchpartner höherer Kompetenz zulässig sind. Es bleibt dem höher qualifizierten Taucher vorbehalten, zu entscheiden, ob er – falls er selbst verunfallt – auf eine adäquate Hilfe seines Partners verzichten will. In der Ausbildungsstufe 2 (Selbstständiger Taucher) werden bereits Kenntnisse der Ersten Hilfe und die Bedienung einer Sauerstoffversorgung gefordert. Weiterhin werden Fähigkeiten im prophylaktischen Unfallmanagement und den Maßnahmen bei eingetretenem Notfall verlangt.

### 15.1.2 Taucher der Ausbildungsstufe 3

Taucher der Ausbildungsstufe 3 (Tauchgruppenleiter) sind qualifiziert zur Planung und Ausführung von Notfallmaßnahmen unter Berücksichtigung der lokalen Tauchbedingungen und Tauchaktivitäten. Aufbauend auf Stufe 2 müssen diese Taucher das Management von Notfallsituationen einschließlich der Koordinierung mit dem Rettungsdienst beherrschen. Spezielle Ausbildungen in der kardiopulmonalen Reanimation (CPR) und der Anwendung von medizinischem Sauerstoff sind nachzuweisen.

### 15.1.3 Tauchausbilder der Ausbildungsstufe 1

Tauchausbilder dieser Stufe müssen die Kompetenz aufweisen, um Notfallsituationen zu erkennen, verunglückte Taucher aus der Tiefe kontrolliert zu retten, effektive Maßnahmen an der Oberfläche einzuleiten und imstande sein, das Management von Notfallsituationen einschließlich der Koordinierung des Rettungsdienstes unter Berücksichtigung lokaler Notfallverfahren anzuwenden.

### 15.1.4 Tauchausbilder der Ausbildungsstufe 2

Ergänzend zu den Kenntnissen der Stufe 1 verlangt die Norm hier Kontakte und die Kommunikation zu den verantwortlichen öffentlichen Einrichtungen (z. B. Rettungsdienst, Feuerwehr, Polizei etc.). In der Praxis sollten dazu sukzessiv Übungen mit den erwähnten Organisationen durchgeführt werden.

### 15.1.5 Dienstleister

**Informationspflicht.** Vor jedem Tauchgang oder jeder Ausbildungseinheit sind dem Taucher die wichtigsten Sicherheitsvorkehrungen zu erläutern:
- Identität und Rolle des Aufsichtspersonals,
- Notfallverfahren,
- Zusammensetzung der Tauchgruppe(n),
- das erforderliche Verhalten der Taucher.

**Risikoanalyse.** Der Dienstleister muss sicherstellen, dass vor jedem Tauchgang eine Risikoanalyse durchgeführt wird und er muss Maßnahmen ergreifen, um sicherzustellen, dass alle Risiken soweit wie möglich beherrscht werden. Folgende Faktoren sind – unter Berücksichtigung der Fähigkeiten der Taucher – bei dieser Analyse zu berücksichtigen:
- Bewegungen des Wassers (z. B. Strömung, Wellengang),
- Gewässertiefe,
- Sichtverhältnisse unter Wasser,
- Verschmutzung,
- Einstiegs- und Ausstiegsmöglichkeiten,
- verbotene Zonen,

- Eignung des Tauchplatzes für die geplanten Aktivitäten,
- Notfallplan.

**Notfallausrüstung.** Für alle Örtlichkeiten, an denen Tauchaktivitäten stattfinden, muss der Dienstleister Folgendes sicherstellen:
- eine für die geplanten Tauchaktivitäten geeignete Erste-Hilfe-Ausrüstung,
- eine Einrichtung zur Verabreichung von Sauerstoff mit einer Kapazität von mindestens 15 l/min 100 Vol.-% $O_2$ über mindestens 20 min,
- eine geeignete Notrufmöglichkeit.

**Notfallverfahren.** An jedem Tauchplatz, an dem Tauchaktivitäten stattfinden, müssen dokumentierte Notfallpläne mit zumindest folgenden Informationen vorhanden sein:
- Vorgehensweise zur Rettung, Erstversorgung bzw. CPR von verunfallten Tauchern,
- Einsatz der Notfallsauerstoffversorgung,
- Informationen über die nächstgelegene Stelle für medizinische Versorgung (einschließlich Angabe über die Verfügbarkeit einer Druckkammer).

## 15.2  Definition

Dienstleister sind natürliche oder juristische Personen, einschließlich jeder Person, die im Namen einer juristischen Person tätig wird, die eine oder mehrere der folgenden Dienstleistungen anbietet:
- Ausbildung,
- organisierte und geführte Tauchgänge für zertifizierte Taucher,
- Verleih von Tauchausrüstungen.

Es ist gleichgültig, ob die erwähnten Dienstleistungen gegen Entgelt oder unentgeltlich erbracht werden. Das heißt, die nachfolgenden Ausführungen berühren den Verein (Tauchclub) gleichermaßen wie die kommerzielle Tauchschule oder den einzelnen Tauchausbilder. Mit Einschränkung sind sie auch maßgebend für die Bereiche Feuerwehr und Hilfsorganisation.

## 15.3  Rechtslage

Die Bundesrepublik Deutschland hat sich im Sinne des Artikels 23 ihres Grundgesetzes für die Mitwirkung bei der Entwicklung der EU verpflichtet, alle Europäischen Normen zu übernehmen. Die hier zitierten Normen gelten daher als „Stand der Wissenschaft und Technik" auch in Deutschland. Wenn es um die straf-, zivil- und versicherungsrechtliche Bewertung von „Regeln der Wissenschaft und Technik" geht, wird in der Rechtsprechung allgemein der Regel der Vorzug gegeben, die von der Mehrheit getragen wird. In diesem Fall wurden die Normen unter Beteiligung aller namhaften Tauchsportverbände, der Hilfsorganisationen und der Feuerwehr erarbeitet. Es ist folglich davon auszugehen, dass bei Nichtbeachtung dieser Regeln im Rahmen der Ausbildung oder organisierter und geführter Tauchgänge und einem daraus resultierenden Tauchunfall und/oder einer unzureichenden Versorgung des Verunfallten dem Verantwortlichen juristische Konsequenzen drohen.

## 15.4 Praktische Umsetzung

### 15.4.1 Notfallausrüstung

Zunächst ist festzuhalten, dass die Notfallausrüstung immer vorzuhalten ist; also auch dann, wenn „nur" Tauchaktivitäten im Hallenbad stattfinden. Im Freigewässer ist das Ergebnis der Risikoanalyse ausschlaggebend für Umfang und Ausstattung.

> **Fallbeispiel.** Eine Tauchgruppe beabsichtigt, einen Eistauchgang in einem Bergsee durchzuführen. Die Zufahrten sind verschneit und reichen nicht bis zum Tauchplatz. Es herrscht diesiges Wetter mit schlechten Sichtverhältnissen bei −10 °C Außentemperatur. Die Risikoanalyse ergibt, dass die Anfahrt des Rettungs-dienstes nicht innerhalb der gesetzlichen Hilfsfrist und nicht bis zur Tauchstelle erfolgen kann. Aufgrund der Wetterlage könnte ein Rettungshubschrauber nicht fliegen. Die Konsequenz: Ein sonst ausreichender Sauerstoffvorrat (15 l/min über 20 min) ist hier für die adäquate Erstversorgung unzureichend und entwe-der durch einen größeren $O_2$-Vorrat zu ergänzen oder durch ein Kreislaufsystem zu ersetzen. Aufgrund der örtlichen Lage wäre die Vorhaltung einer Krankentrage (DIN 13024, klappbar) oder eines Rettungstuches (DIN 13040) folgerichtig, um den verunfallten Taucher dorthin tragen zu können, wo der Rettungsdienst ankommt. Angesichts der herrschenden Außentemperaturen müssen Isolations-Rettungsdecken und/ oder Wolldecken für den Verunfallten zur Verfügung stehen.

### Erste-Hilfe-Ausrüstung

Umfang und Ausstattung einer geeigneten Ausrüstung richten sich stets nach den regionalen Gegebenheiten. Sie muss in einem Land mit mäßiger oder gar fehlender rettungsdienstlicher Infrastruktur umfangreicher sein als in gut versorgten Gegen-den Deutschlands. Zurückhaltung ist mit der Bestückung verschreibungspflichtiger Medikamente geboten. Falls die Tauchgruppe nicht in den Rettungsdienst (z. B. Feuerwehr, DLRG etc.) involviert ist, erscheint dies nur bei einem Auslandsaufent-halt zielgerecht. Basis für alle „Erste-Hilfe-Koffer" ist die Grundausstattung nach DIN 13157 mit einer speziell für Tauchunfälle ergänzten Zusatzausstattung. Nach Möglichkeit sollten die Verbandstoffe mit keinem Verfalldatum versehen sein. Ansonsten ist dies durch den Dienstleister regelmäßig zu prüfen. Vor dem Kauf sollte mit dem örtlichen Rettungsdienst oder, falls verfügbar, mit einem Taucherarzt einen Meinungsaustausch erfolgen.

## Sauerstoffvorrat

Der $O_2$-Vorrat sollte nach Möglichkeit länger reichen, als dies in der Norm gefordert wird. Das Fallbeispiel oben erklärt, warum. Auch bei Auslandsaufenthalten ist davon auszugehen, dass nicht in allen EU-Mitgliedstaaten nach 20 min professionelle Hilfe durch den Rettungsdienst eintreffen wird. Es ist daher zu überlegen, ob bei Ersatz- oder Neubeschaffung ein Kreislaufsystem zweckmäßig ist.

**Hinweis.** Die gelegentlich geäußerte Auffassung, dass die normobare Gabe von medizinischem Sauerstoff nach einem Tauchunfall durch Laien nicht zulässig sei, weil es sich bei medizinischem $O_2$ um ein Medikament handelt und deshalb ein Verstoß gegen das Heilpraktikergesetz vorliegt, ist falsch. Richtig ist, dass medizinischer $O_2$ ein Medikament im Sinne des Arzneimittelgesetzes ist. Jedoch hat die Rechtsprechung mehrmals festgestellt, dass im Unglücksfall, also auch beim Tauchunfall, das Verbot, nach dem Heilpraktikergesetz ärztlich tätig zu werden, hinter der Hilfeleistungspflicht nach § 323c Strafgesetzbuch (StGB) zurücktritt (s. auch Kap. 49, Juristische Aspekte).

## Notrufmöglichkeit

Im Zeitalter mobiler Telefonapparate (Handy) ist eine vor Jahren noch undenkbare Möglichkeit zur unverzüglichen Notrufabsetzung erreicht worden. Dennoch ist im Rahmen der Risikoanalyse zu prüfen, ob dort, wo die Tauchaktivitäten stattfinden, eine ausreichende Netzversorgung besteht. Dabei muss der eigene Netzbetreiber nicht zwangsläufig vor Ort eine Versorgung haben, denn bei Abgabe des Notrufs 112 wird das Signal vor Ort genutzt, das am stärksten ist. Grundsätzlich muss jedoch mindestens ein GSM-Netz vorhanden sein und am Display des Mobiltelefons durch ein Notrufsymbol angezeigt werden.

### 15.4.2 Notfallverfahren

Dreh- und Angelpunkt ist der **Notfallplan**. Der Terminus „dokumentiert" bedeutet, dass die Abwicklung eines Notfallverfahrens zu belegen ist. Insbesondere ist festzuhalten, wann sich der Unfall ereignet hat, wer wann alarmiert wurde, zu welchem Zeitpunkt die angeforderte Hilfe jeweils am Ort ist usw. Bis zur Übernahme des Verunfallten durch den Rettungsdienst muss ein lückenloses Protokoll erstellt werden.

### Rettung, Erstversorgung, CPR

Im Notfallplan müssen Angaben darüber enthalten sein, wie bei einem Tauchunfall vorzugehen ist. Am besten bewährt haben sich dazu Taktikschemata (Notfallmanager Tauchunfall). Es kommt nicht darauf an, im Detail zu erklären, wie etwas (z. B. CPR) geht – dazu wäre es im Ernstfall zu spät –, sondern darum, was in welcher Reihenfolge zu erledigen ist, ohne etwas zu vergessen.

### Sauerstoffversorgung

Entscheidend ist das Vorhandensein der Gebrauchsanleitung des $O_2$-Versorgungssystems, wobei zweifellos im Notfall nicht erst damit begonnen werden kann, die Funktion des Apparates zu studieren. Der Umgang muss von den Beteiligten stets beherrscht werden. Ebenso ist vor jeder Tauchaktivität zu prüfen, ob das System einsatzbereit ist ($O_2$-Flasche voll? System dicht und vollständig?).

Jedes $O_2$-System ist ein Medizinprodukt im Sinne des Medizinproduktegesetzes (MPG). Der Betrieb dieses Systems – und sei es noch so simpel – hat deshalb nach den Maßgaben der Medizinprodukte-Betreiberverordnung (MPBetreibV) zu erfolgen.

### Medizinische Versorgung, Druckkammer

Diesem Punkt der Norm steht der Verfasser sehr kritisch gegenüber. Es mag im Ausland noch Sinn machen, eine Liste vorzuhalten, aus der hervorgeht, wo sich das nächste zur Tauchstelle gelegene Krankenhaus und eine einsatzbereite Druckkammer befinden. Selbst bei den Druckkammern ist zu hinterfragen, ob diese Abfrage und Organisation nicht besser durch professionelles Hotline-Personal (z. B. DAN oder VDST) geschieht.

Für das Gebiet der Bundesrepublik Deutschland hält der Verfasser eine derartige Liste eher für kontraproduktiv, weil sie suggeriert, Taucher können/sollen auch den Transport zur Klinik respektive Druckkammer organisieren und durchführen. Selbst wenn sie dazu in der Lage wären, greifen sie damit unweigerlich in die per Rettungsdienstgesetz der Länder festgelegte Zuständigkeit und Kompetenz der Rettungsleitstellen ein. Dies führt zwangsläufig zu unnötigen Doppelalarmierungen und Irritation des Rettungsdienstes.

Der Notfallpatient infolge eines Tauchunfalls ist kategorisch eine Indikation für den Notarzteinsatz. Nur die Rettungsleitstellen können beurteilen, ob der Notarzt im Einzelfall schneller landgebunden oder mit einem Rettungshubschrauber (RTH) an der Unfallstelle eintreffen kann. Ist der Landrettungsdienst geeigneter, obliegt die Entscheidung darüber, ob dennoch ein Hubschrauber zur Unfallstelle entsendet wird, ebenfalls der Rettungsleitstelle. Dies geschieht in der Regel in Abstimmung mit dem erst eintreffenden Notarzt unter Berücksichtigung diverser Parameter (z. B. Entfernung zwischen Unfallstelle und Therapiezentrum mit Druckkammer).

## Fazit

Soweit Tauchgruppen nicht in den Rettungsdienst involviert sind, sollte sich der Notfallplan in dieser Hinsicht auf die entsprechenden Notrufnummern (z. B. 112 [ohne Vorwahl] oder nach Örtlichkeit 19222 [mit Vorwahl]) beschränken.

---

### Tipps für Tauchlehrer

1. Vorsicht ist besser als Tauchunfall-Management. Sorgfältige Planung, Sicherheitsvorkehrungen, Briefing und aufmerksame Kontrolle des Tauchgangs unter Wasser machen einen Tauchgang sicherer.

2. Zumindest der Tauchlehrer muss ein „Schema der kritischen Phasen mit Gegenmaßnahmen" parat haben: Druckausgleich OK in 3 m, Absturzgefahr beim Abstieg, akute Tiefenrauschgefahr ab ca. 30 m, Luftvorrats-kontrolle und Nullzeitabstand, Kontrolle der Aufstiegsgeschwindigkeit v. a. im Flachwasser …

3. Eine Notfallsituation ist nur dann rasch und kontrolliert zu meistern, wenn ein Handlungsschema jederzeit parat und eingeübt ist. Die Rettungskette muss im Vorfeld eines **jeden** Tauchgangs geklärt sein.

4. Dringende Empfehlung an die Tauchbasisleiter: Zu Beginn jeder Saison ist mit der gesamten Crew ein kompletter Rettungskurs in Theorie und Praxis zu absolvieren! Achtung auch hier: Unfallgefahr!

5. Keine Kompromisse an Bord: $O_2$-Koffer, Funk- oder Handyverbindung mit Basis, Reservegerät …

---

## Weiterführende Literatur

1. Bartmann H, Muth C-M: Notfallmanager Tauchunfall. 3. Aufl. Delius Klasing, Bielefeld, 2006

2. Bartmann H: Taucher-Handbuch. Loseblattwerk, Stand: 59. Erg.-Lfg. 12/2006. ecomed, Landsberg, 1989

3. DIN EN 14153–1: Dienstleistungen des Freizeittauchens – Sicherheitsrelevante Mindestanforderungen an die Ausbildung von Freizeit-Gerätetauchern – Teil 1: Ausbildungsstufe 1 – Beaufsichtigter Taucher. Beuth, Berlin, 2004

4. DIN EN 14153–2: Dienstleistungen des Freizeittauchens – Sicherheitsrelevante Mindestanforderungen an die Ausbildung von Freizeit-Gerätetauchern – Teil 2: Ausbildungsstufe 2 – Selbstständiger Taucher. Beuth, Berlin, 2004

5. DIN EN 14153–3: Dienstleistungen des Freizeittauchens – Sicherheitsrelevante Mindestanforderungen an die Ausbildung von Freizeit-Gerätetauchern – Teil 3: Ausbildungsstufe 3 – Tauchgruppenleiter. Beuth, Berlin, 2004

6. DIN EN 14413–1: Dienstleistungen des Freizeittauchens – Sicherheitsrelevante Mindestanforderungen an die Ausbildung von Tauchausbildern – Teil 1: Ausbildungsstufe 1. Beuth, Berlin, 2004

7. DIN EN 14413–2: Dienstleistungen des Freizeittauchens – Sicherheitsrelevante Mindestanforderungen an die Ausbildung von Tauchausbildern – Teil 2: Ausbildungsstufe 2. Beuth, Berlin, 2004

8. DIN EN 14467: Dienstleistungen des Freizeittauchens – Anforderungen an Dienstleister des Freizeit-Gerätetauchens. Beuth, Berlin, 2004

# 16 Erste Hilfe

*H. J. Roggenbach*

Erste Hilfe ist die erste Hilfsmaßnahme, die sofort an der Unfallstelle eingeleitet wird, bevor die ärztliche Behandlung beginnt. Naturgemäß wird sie in der Regel von Laien durchgeführt, bei Tauchunfällen ist der Ersthelfer meist der Tauchpartner oder ein Sicherungstaucher.

Die Voraussetzung ist eine ausreichende Ausbildung aller Taucher in Erster Hilfe und Reanimation sowie eine vernünftige Vorbereitung (Briefing) des Tauchgangs unter Einbeziehung einer geeigneten Notfallausrüstung und sicherer Kommunikationsmittel (Handy und Notfalltelefonnummern).

Die Grundregeln sind schnelles und überlegtes Handeln, aber ohne Hast, auf den Verletzten beruhigend einwirken und im Bedarfsfall dafür sorgen, dass ärztliche Hilfe angeboten wird.

Die Erste-Hilfe-Maßnahmen durch Laien hängen von der Diagnose des Tauchunfalls ab, insbesondere von der Schwere und der Entwicklung der Symptome. Die hier dargestellten Empfehlungen gelten in Anlehnung an die Leitlinie Tauchunfall der Gesellschaft für Tauch- und Überdruckmedizin, vom 02.10.2005, gültig bis 10/2008.

## 16.1 Milde Symptome

Milde Symptome sind in der Regel nicht progredient und nicht mit embolischen Verschlüssen verbunden. Die Symptome sind:

- auffallende Müdigkeit,
- Hautjucken („Taucherflöhe").

### Maßnahmen

- Atmen von 100 % Sauerstoff, unabhängig davon, welches Atemgas beim Tauchen verwendet wurde,
- Trinkenlassen von 0,5–1 l Flüssigkeit (kein Alkohol, nicht koffeinhaltig),
- bei Unterkühlung weiteren Wärmeverlust verhindern,
- orientierende neurologische Untersuchung,
- keine nasse Dekompression,
- wenn symptomfrei innerhalb von 30 min: Arzt verständigen, 24 h beobachten,
- wenn nicht symptomfrei innerhalb von 30 min: wie schwere Symptome behandeln.

## 16.2  Schwere Symptome

Wenn Symptome noch unter Wasser auftreten, sind sie generell als schwer zu bewerten. Ansonsten gelten folgende Symptome als schwer:

■ Hautsymptome (außer Taucherflöhe),
■ Schmerzen,
■ Ameisenlaufen (Parästhesien),
■ körperliche Schwäche,
■ Taubheitsgefühl (Sensibilitätsstörungen),
■ Lähmungen (Paresen),
■ Atembeschwerden,
■ Seh, Hör- und Sprachstörungen,
■ Schwindel,
■ Übelkeit,
■ eingeschränktes Bewusstsein,
■ Bewusstlosigkeit.

## 16.3  Schock

Der Schock ist ein lebensgefährlicher Zustand, ein komplexes Kreislaufversagen, das infolge eines Missverhältnisses zwischen Herzminutenvolumen (Menge des durch das Herz transportierten Blutes) und aktuellem Durchblutungsbedarf der Organe auftritt. Er ist kein spezifisches Symptom eines Tauchunfalls, sondern ein Ereignis, das als Komplikation im Zuge von schweren Tauchunfällen häufig auftritt.

Die Schäden sind durch Sauerstoffmangel, Störung des Wasser- und Mineralhaushalts, Veränderung der Blutgerinnung und Zunahme der Blutviskosität bedingt. Unbehandelt entsteht häufig ein irreversibler Zustand, der tödlich enden kann.

Nach ursächlichen Faktoren sind die häufigsten Schockformen:

■ Hypovolämie (Volumenmangelschock) bei starken Blutungen oder Exsikkose,
■ kardiovaskuläre (Herz und Kreislauf) Ursachen bei Herzinfarkt oder Herzschwäche,
■ anaphylaktischer Schock bei allergischen Prozessen.

Der Krankheitsverlauf und die unterschiedlichen Erscheinungsbilder des Schocks sind recht einheitlich. Schockzustände, die sich im Rahmen von schweren Tauchunfällen ereignen, sind meist kardiogen, hypovolämisch oder auch eine Mischform.

Der systolische Blutdruck sinkt, gleichzeitig steigt der diastolische Blutdruck, d. h., die Blutdruckamplitude sinkt. Die Herzfrequenz steigt an (Tachykardie). Der

Puls ist schnell und schwach, die Hautfarbe blass bis bläulich. Der Patient hat kalten Schweiß, und eine Steigerung der Atemfrequenz tritt auf.

Diese Phase ist die kompensatorische Zentralisation. Bei Besserung des Zustandes bzw. nach Therapie ist der Blutdruck wieder ausgeglichen, die Blutdruckamplitude normalisiert und die Tachykardie verschwunden.

Die Bestimmung des Schockindex erlaubt die Beurteilung des Volumenmangels. Es handelt sich um den Quotienten aus Pulszahl und systolischem Blutdruck. Bei einem Schockindex über 1,5 ist ein Volumenmangel von über 30–50 % zu erwarten.

Schockindex = Puls / systolischen Blutdruck

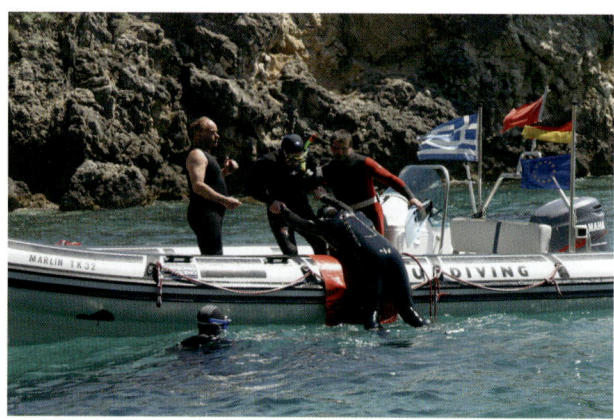

**Abb. 16.1:** Bevor Erste Hilfe durchgeführt werden kann, muss der Taucher an Land oder ins Boot verbracht werden. Auch diese Maßnahmen sollten regelmäßig geübt werden, um im Notfall automatisiert handeln zu können

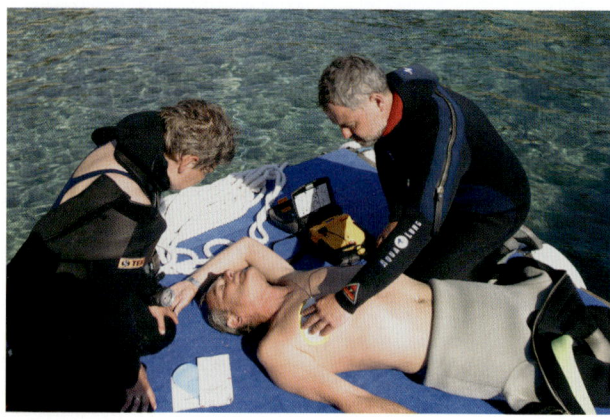

**Abb. 16.2:** Die automatische externe Defibrillation (AED) kann direkt am Wasser durchgeführt werden. Man muss keine Berührungsängste vor dem Gerät haben, da man automatisch durch die Anwendung geführt wird. Es sollte jedoch auf einen trockenen Untergrund geachtet werden (blaue Isolationsschicht im Bild)

Therapeutisch stehen ersthelferische Sofortmaßnahmen zur Beseitigung der vitalen Bedrohung und der ursächlichen Grunderkrankung im Vordergrund (Abb. 16.1 und 16.2). Zur Behandlung des Volumenmangels ist die Schocklagerung zu empfehlen: Flachlagerung des Oberkörpers und Hochlagerung der Beine. Die Position der Beine sollte nicht steiler als 45° sein, sonst können die Eingeweide und auch die Lungen beeinträchtigt werden. Zusätzlich können normobarer Sauerstoff, Blutstillung und Schutz vor Unterkühlung erforderlich sein. Ärztliche Maßnahmen sind flache Lagerung mit Volumen- bzw. Blutersatz in Kombination mit einer medikamentösen Behandlung. Hierbei steht der parenterale Volumenersatz (Infusionsbehandlung) im Vordergrund, weiter aber auch Elektrolytersatz, Behandlung von Blutgerinnungsstörung u. a.

## 16.4 Spezifische Erste-Hilfe-Maßnahmen

Hierzu gehören Lagerungstechniken, die unterschiedlichen Sauerstoffanwendungen, Flüssigkeitsgabe und die Alarmierung der Rettungsleitstelle.

- Lagerung: bei bewusstseinsklarem Taucher flache Rückenlage, bei Bewusstlosem stabile Seitenlage;
- 100 % Sauerstoff, schnellstmöglicher Beginn und unabhängig davon, welches Atemgas beim Tauchen verwendet wurde. Bei intakter Einatmung unabhängig vom Bewusstseinszustand Atmung von 100 % Sauerstoff über dicht schließende Maske mit
  - Demand-Ventil oder
  - Kreislaufsystem mit $CO_2$-Absorber gegebenenfalls über Konstantdosierung (min. 15 l/min) mit Reservoirbeutel und Rückschlagventil, wenn keine besseren Systeme zur Verfügung stehen.

  Bei unzureichender Eigenatmung Maskenbeatmung mit 100 % Sauerstoff über
  - Beatmungsbeutel mit Reservoirbeutel und Konstantdosierung (min. 15 l pro min) oder
  - Beatmung mit 100 % Sauerstoff-Demand-Ventil oder
  - Kreislaufsystem mit $CO_2$-Absorber.

  Die Sauerstoffgabe soll ohne Pause bis zum Erreichen der Behandlungsdruckkammer weitergeführt werden.
- Auch bei sehr begrenztem $O_2$-Vorrat soll $O_2$ immer in der höchst möglichen Konzentration gegeben werden, keinesfalls mit Raumluftzumischung oder bei Konstantdosierung weniger als 15 l/min).
- Flüssigkeitsgabe: Trinkenlassen von 0,5–1 l Flüssigkeit (kein Alkohol, nicht koffeinhaltig). Eingetrübten Taucher nicht trinken lassen (intravenöse Volumengabe erforderlich).
- Rettungsleitstelle alarmieren, „Verdacht auf Tauchunfall" angeben.

> **Hinweis.** Steht nur ein begrenzter Sauerstoffvorrat zur Verfügung, soll trotzdem mit der höchstmöglichen Sauerstoffkonzentration substituiert werden. Kein Sparen des Sauerstoffvorrats!

Zu den weiteren Maßnahmen gehören die einfachen lebensrettenden Maßnahmen bei Erwachsenen mit dem Algorithmus der Basisreanimation nach European Resuscitation Council (ERC-2005), dem Algorithmus zur Behandlung der Atemwegsverlegung und dem Algorithmus der Automatischen Externen Defibrillation (AED).

## 16.5 Algorithmus der Basisreanimation für Erwachsene

1. Auffinden einer leblosen Person.
2. Achte auf deine und des Verletzten Sicherheit (Infektionsprophylaxe, Elektrizität, Straßenverkehr usw.).
3. Prüfe das Bewusstsein durch lautes Ansprechen und Schütteln der Schulter.
4. Ist der Patient nicht ansprechbar, rufe Hilfe.
5. Unverzüglich Atemwege frei machen. Das bedeutet: Kopf überstrecken und Anheben des Kinns. Oft kommt es dann zur Spontanatmung. Nur grob sichtbare und störende Fremdkörper dürfen entfernt werden (z. B. Gebissteile).
6. Prüfe die Atmung durch Sehen, Hören und Fühlen. Verwende dazu nicht mehr als 10 s Zeit. Ist die Atmung normal, so bringe den Verletzten in die stabile Seitenlage. Der Kopf soll dabei so gelagert sein, dass die Zunge oder Erbrochenes nicht in die Atemwege gelangen.
7. Wenn der Verunfallte nicht atmet, Schnappatmung vorliegt oder die Atmung anderweitig gestört ist, hole Hilfe. Notruftelefon 112 bzw. 19222.
8. Der Puls wird nicht mehr getastet! Führe 30 Thoraxkompressionen mit dem Ballen einer Hand auf die Mitte des Brustkorbs durch. Frequenz 100/min, Kompressionstiefe 4–5 cm.
9. Nun führe 2 effektive Beatmungen aus, die den Brustkorb deutlich anheben. Zeit der Beatmung 1 s, Beatmungsvolumen 500–600 ml.
10. Das Verhältnis der Herzdruckmassagen zu Beatmungen ist 30:2, und zwar ohne Pause und als Ein-Helfer-Methode.

**Ein- und Zwei-Helfer-Methode.** Die Zwei-Helfer-Methode soll in der Zukunft nicht mehr gelehrt werden. Denn es ist sinnvoller, wenn eine zweite Person als Helfer zur Verfügung steht, die bei körperlicher Erschöpfung ausgewechselt werden kann. Wenn zwei Helfer die HLW durchführen, dann auch im Rhythmus 30 Thoraxkompressionen zu 2 Beatmungen.

**Reanimation eines Kindes.** Das Verhältnis Herzdruckmassage zu Beatmung ist abhängig vom Alter des Betroffenen. Die vorher bekannte Altersgrenze von 8 Jahren

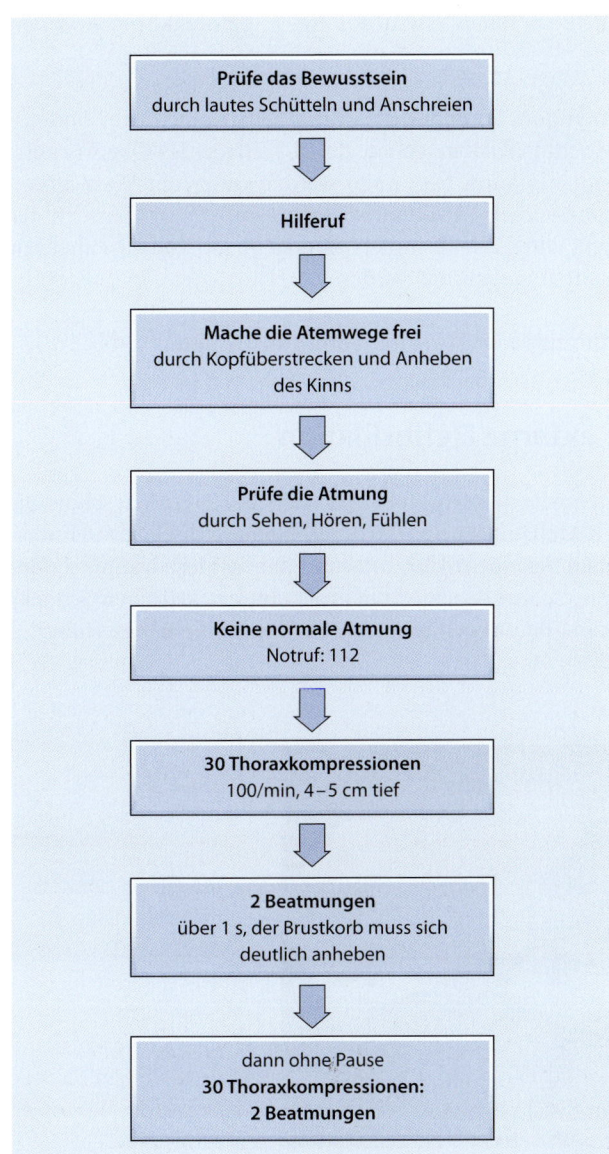

**Abb. 16.3:** Algorithmus der Basisreanimation für Erwachsene (ERC-2005). (Quelle: European Resuscitation Council Guidelines for Resuscitation 2005)

gilt nicht mehr. Ein lebloses Kind ohne normale Atmung wird man zunächst mit 5 Beatmungen behandeln. Das weitere Vorgehen ist davon abhängig, wie viele Helfer zur Verfügung stehen. Bei der Ein-Helfer-Methode wird grundsätzlich der Erwachsenenrhythmus, d. h. 30 Thoraxkompressionen zu 2 Beatmungen empfohlen. Sind zwei Helfer vorhanden, wird man einen Rhythmus von 15 Thoraxkompressionen zu 2 Beatmungen empfehlen.

**Fremdkörper in den Atemwegen, Erstickungsgefahr.** Bei ansprechbaren Verletzten 5 Schläge zwischen die Schulterblätter geben, dabei Tieflage des Oberkörpers. Bei Bewusstlosen soll die Reanimation begonnen werden unter der Vorstellung, dass die Thoraxkompressionen einen Druck in der Lunge aufbauen, über den der Fremdkörper hinausgedrückt wird. Der Heimlich-Handgriff soll von Laienhelfern nur bei ansprechbaren Patienten ausgeführt werden.

Alternativ steht der Algorithmus der Basisreanimation zur Verfügung (Abb. 16.3).

## 16.6 Automatische externe Defibrillation

Die automatische externe Defibrillation (AED) bei plötzlichem Herztod ist schon seit einigen Jahren in die erweiterte Herz-Lungen-Wiederbelebung integriert. Hintergrund ist die Erkenntnis, dass bei einem Herzstillstand häufig Herzflimmern oder Herzflattern vorliegen und diese nur durch Applikation eines elektrischen Schocks unterbrochen werden können. Bei Anwendung der AED steigt die Langzeitüberlebensrate hochsignifikant (Abb. 16.4).

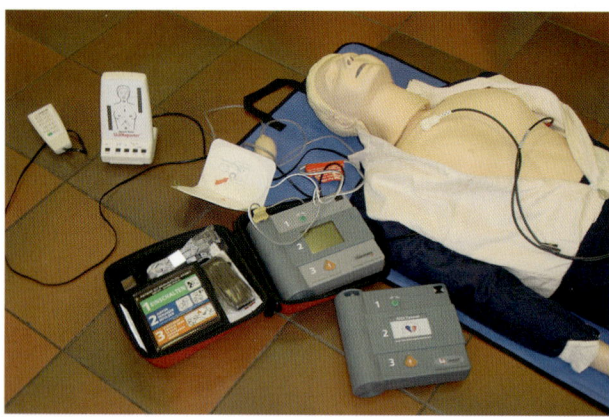

**Abb. 16.4.** Trainingsmodell automatische externe Defibrillation (AED). Zum Erlernen der AED stehen Trainingsmodelle zur Verfügung. Es sollten so viele Taucher wie möglich in der Anwendung der AED ausgebildet werden

Offen blieb früher die Frage, ob überhaupt und wie die Anwendung durch medizinische Laien in die Tauchausbildung eingereiht werden kann. Nach heutigem Wissensstand wird die Anwendung dieser für medizinische Laien geschaffenen Geräte auch für den Einsatz bei Tauchunfällen empfohlen.

Die automatische externe Defibrillation ist sicher nicht zur primären Behandlung eines Tauchunfalls angezeigt, sie ist aber zwingend in die Herz-Lungen-Wiederbelebung integriert und daher heute bei jeder Notfallbehandlung unerlässlich. Sie ist ein wichtiges Glied in der Rettungskette:

- frühe Alarmierung,
- frühe Herz-Lungen-Wiederbelebung,
- frühe automatische externe Defibrillation,
- früher Einsatz des Rettungsdienste.

## 16.7 Algorithmus der Automatischen Externen Defibrillation

1. Auffinden einer leblosen Person.
2. Achte auf deine und des Verletzten Sicherheit (Infektionsprophylaxe, Elektrizität, Straßenverkehr usw.).
3. Prüfe das Bewusstsein durch lautes Ansprechen und Schütteln der Schulter.
4. Ist der Patient nicht ansprechbar, rufe Hilfe.
5. Unverzüglich die Atemwege frei machen. Das bedeutet: Kopf überstrecken und Anheben des Kinns. Oft kommt es dann zur Spontanatmung. Nur grob sichtbare und störende Fremdkörper dürfen entfernt werden (z. B. Gebissteile).
6. Prüfe die Atmung durch Sehen, Hören und Fühlen. Verwende dazu nicht mehr als 10 s Zeit. Ist die Atmung normal, so bringe den Verletzten in die stabile Seitenlage. Der Kopf soll dabei so gelagert sein, dass die Zunge oder Erbrochenes nicht in die Atemwege gelangen.
7. Wenn der Verunfallte nicht atmet, Schnappatmung vorliegt oder die Atmung anderweitig gestört ist, AED holen und nach Hilfe rufen (Notruftelefon 112 bzw. 19222).
8. Führe 30 Thoraxkompressionen mit dem Ballen einer Hand auf die Mitte des Brustkorbs durch. Frequenz 100/min, Kompressionstiefe 4–5 cm, anschließend 2 effektive Beatmungen, die den Brustkorb deutlich anheben. Zeit der Beatmung 1 s, Beatmungsvolumen 500–600 ml.
9. Solange HLW im Verhältnis 30 Thoraxkompressionen zu 2 Beatmungen durchführen, bis AED angelegt ist.
10. Analyse, wenn kein Schock empfohlen wird: Fortsetzung der HLW 30:2.

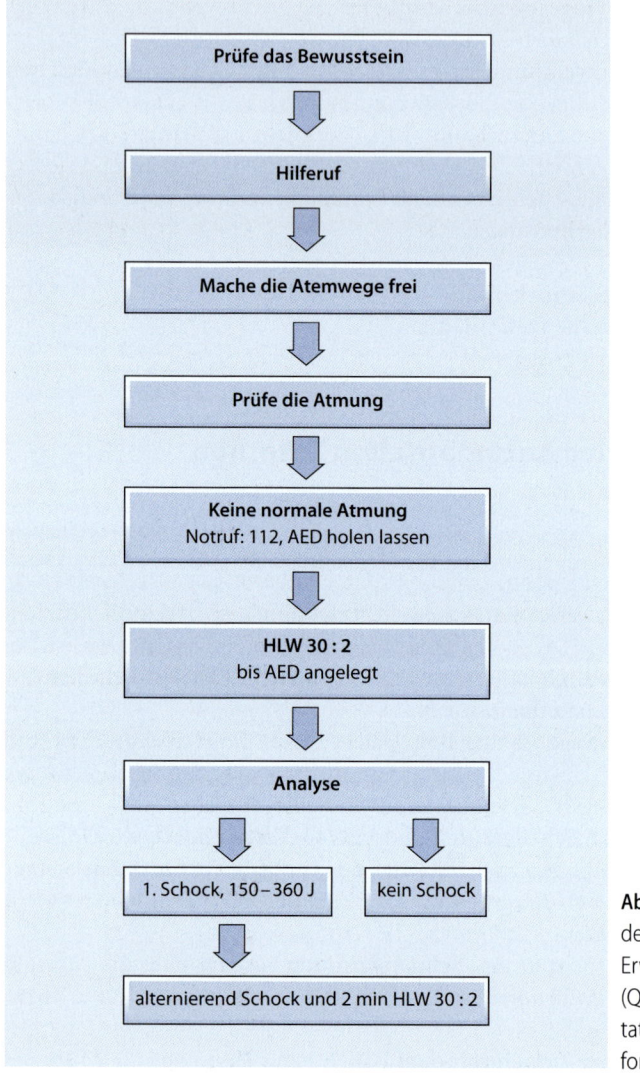

**Abb. 16.5:** Algorithmus der Basisreanimation Erwachsene (ERC-2005). (Quelle: European Resuscitation Council Guidelines for Resuscitation 2005

11. Schock empfohlen, 1 Schock 150–360 J biphasisch oder 360 J monophasisch, HLW sofort fortsetzen über 2 min.
12. Alternierend Schock und 2 min HLW 30:2, fortsetzen, bis Patient normal atmet.

Alternativ den Algorithmus der Basisreanimation einsetzen (Abb. 16.5).

## 16.8  Taucherärztliche Telefonberatung

Bei Notfällen stehen unterschiedliche taucherärztliche Telefonberatungen zu Verfügung. Empfohlen wird der schnellstmögliche Kontakt mit einem Taucherarzt, um das Vorgehen abzustimmen (Reihenfolge alphabetisch):

- Taucherhotline von Aqua Med: +49 (700) 34835463
- Internationale DAN-Hotline: +39 (039) 6057858
- Nationale DAN-Hotline für Deutschland und Österreich: +49 (431) 54090
- Taucherarzt des Schifffahrtmedizinischen Instituts der Marine: +49 (431) 54090
- VDST-Hotline: +49–180–3322105

Bei allen Telefonnummern Kennwort „Tauchunfall" angeben.

## 16.9  Transportorganisation

Zur Transportmittelorganisation gehört nicht nur die Organisation der eigentlichen Transportmittel, sondern auch die Dokumentation der Unfalldaten und die Gerätesicherstellung:

- Transportmittelorganisation über Rettungsleitstelle. Es gibt keine prinzipielle Bevorzugung eines bestimmten Transportmittels, es ist das schnellste und schonendste Transportmittel zu verwenden. Beim Helikoptertransport ist die niedrigste fliegerisch vertretbare Flughöhe zu empfehlen.
- Das Transportziel muss die nächste erreichbare Notfallaufnahme möglichst in der Nähe einer Behandlungsdruckkammer sein.
- Bei Übergabe des Tauchers an die Rettungs- und Transportbegleitung muss die Dokumentation von Tauchgangsdaten und Verlaufsberichten erfolgen.
- Die Gerätesicherstellung garantiert, dass alle Geräte (Computer, Tiefenmesser, PTG usw.) zur Rekonstruktion eines Tauchunfalls verwendet werden.
- Tauchpartner sollen in die Beobachtungen mit einbezogen werden.

**Weiterführende Literatur** _____

1. European Resuscitation Council Guidelines for Resuscitation 2005. Resuscitation 2005; 67 (Suppl.1): 1–189

## Tipps für Tauchlehrer

1. Wasserrettung, Lebensrettende Sofortmaßnahmen und Erste Hilfe bei Tauchunfällen müssen immer wieder geübt werden. Speziell für Tauchlehrer gilt: mindestens einmal im Jahr eine Rettungsübung durchführen!

2. Im Rahmen der Fortbildungspflicht für professionell arbeitende Tauchlehrer empfiehlt es sich, durch Teilnahme an einschlägigen Lehrgängen bzgl. Tauchmedizin up-to-date zu bleiben.

3. Das aktuell empfohlene Reanimationsschema sollte verinnerlicht und auch 1:1 in die eigenen Ausbildungs-unterlagen übernommen werden.

4. Der Tauchlehrer/Tauchbasisleiter ist dafür verantwortlich, dass Sauerstoff- und Rettungskoffer jederzeit voll-ständig und zugänglich sind, ein Rettungsschema für jeden einsehbar und der Kontakt zu Rettungsdienst, tauchärztlicher Beratung und Druckkammer möglich sind (ggf. Fremdsprache beachten).

5. Im Ernstfall Ruhe bewahren und dem Betroffenen sowie den Helfern ein Gefühl der Sicherheit geben. Hektik und sinnlose Handlungen nützen dem Betroffenen nicht.

# 17 Rekompressionsbehandlung

*W. Welslau*

Die Rekompression stellt bis heute die einzige kausale (ursächliche) Behandlungsmöglichkeit für Dekompressionsunfälle (= „decompression injuries", DCI) dar. Rekompressionsbehandlungen wurden erstmals in der zweiten Hälfte des 19. Jahrhunderts bei Druckluftarbeitern angewandt, die in druckluftgefüllten Caissons (Senkkästen) die Fundamente der damaligen großen Brücken- und Tunnelprojekte erstellten und hierbei die so genannte Caissonkrankheit erlitten. Das Behandlungsprinzip wurde Anfang des 20. Jahrhunderts zur Therapie von Helmtauchern mit den gleichen Krankheitssymptomen übernommen. Bis heute wurden die Behandlungsstrategien durch Grundlagenforschungen, Tierversuche und nicht zuletzt durch die Erfahrung zahlreicher behandelter Tauchunfälle weiter entwickelt. Die Rekompressionsbehandlung ist heute weltweit als medizinischer „Goldstandard" zur Therapie von Dekompressionskrankheit (DCS) und Arterieller Gasembolie (AGE) anerkannt.

## 17.1 Grundlagen

Das Wort Rekompression ist aus dem Lateinischen abgeleitet und bedeutet so viel wie „wieder unter Druck setzen". Ziel der Rekompression ist entsprechend dem Gasgesetz von Boyle-Mariotte die Verkleinerung und schließlich Vernichtung der während der Dekompression im Rahmen der Dekompressionskrankheit und arteriellen Gasembolie entstandenen Gasblasen, letztendlich jedoch die Behebung der durch die „Blasenkrankheit" entstandenen Krankheitssymptome. Je nachdem, ob die Rekompression im Wasser oder in einer Druckkammer durchgeführt und welches Atemgas verwendet wird, sind die folgenden Situationen zu unterscheiden.

### 17.1.1 Rekompression mit Druckluft

Diese ursprüngliche Form der Rekompression wurde bereits im 19. Jahrhundert bei Druckluftarbeitern auf den Caisson-Baustellen der damaligen großen Brücken- und Tunnelprojekte angewandt. 1854 wurde zum ersten Mal beschrieben, dass sich eine im Rahmen eines Stollenvortriebs in Druckluftbauweise aufgetretene Dekompressionskrankheit eines Druckluftarbeiters (Caissonkrankheit) durch eine Rekompression besserte. Die Rekompressionen erfolgten auf späteren Baustellen in der Regel in besonderen Behandlungsdruckkammern, die im Bereich der Druck-luftbaustelle installiert waren und mit der auf der Baustelle verfügbaren Druckluft versorgt wurden. Vergleichbare Druckkammern wurden auch auf Taucherschiffen und in entsprechenden Hafenstützpunkten eingerichtet.

**Wirkung.** Nachdem Paul Bert im Auge einer Schlange nach einer drastischen De-kompression erstmals Gasblasen sah und diese als Ursache der Caissonkrankheit erkannte, lag die logische Begründung für die Wirksamkeit der Rekompression auf der Hand: die Verkleinerung der Gasblasen gemäß dem Gasgesetz von Boyle-Ma-riotte. So führt z. B. die Druckerhöhung auf das 6fache (6,0 bar, 50 mWT [Meter Wassertiefe]) zur Blasenverkleinerung auf ein Sechstel ihres Ausgangsvolumens. Entscheidend für die Verlegung von Blutgefäßen durch Gasblasen ist aber der Blasen-durchmesser: Dieser beträgt bei Versechsfachung des Drucks immer noch 55 % des Ausgangsdurchmessers, d. h., der tatsächliche Effekt ist trotz eines hohen Rekom-pressionsdrucks von 6,0 bar recht begrenzt. Darüber hinaus ist zu bedenken, dass diese Berechnung nur für kugelförmige Blasen gilt. Tatsächlich sind viele Blasen, die ein Blutgefäß verschließen, aber länglich geformt. Eine Verkleinerung nach Boyle-Mariotte führt hier nur zu „Verkürzung" der Blase, der Durchmesser verändert sich in diesem Fall überhaupt nicht.

**Probleme.** Grundsätzlich problematisch ist die Rekompression mit Druckluft we-gen der zusätzlichen Aufsättigung des Körpers ausgerechnet mit dem Inertgas, das in den meisten Fällen für die Krankheitssymptome verantwortlich ist: Stickstoff ($N_2$). Dieser Umstand bedingt, dass einmal eingeleitete Druckluftrekompressionen sehr langwierige Dekompressionen erforderten. So dauerte z. B. die bis 1965 in der US Navy eingesetzte Standardbehandlungstabelle für schwere Tauchunfälle (Treatment Table 4) fast 39 Stunden. Problematisch war außerdem die Beeinträchtigung des me-dizinischen Personals in der Druckkammer durch den ebenfalls stickstoffbedingten Tiefenrausch, da die früher üblichen Behandlungsschemata Drücke entsprechend 50 mWT (Treatment Table 4) und mehr verwendeten. Es ist fraglich, ob hier immer eine sinnvolle medizinische Betreuung möglich war.

**Hinweis.** Eine Rekompression mit Druckluft stellt heute keine Lege-artis-Behandlung (nach den Regeln der Kunst) mehr dar. Einerseits sind die Risiken einer solchen Behand-lung höher als bei Verwendung von Sauerstoff- oder Mischgastabellen; andererseits sind, insbesondere bei verzögerter Rekompression, Therapieversager und Rückfälle nach Behandlungsende häufiger. Drucklufttabellen werden nur noch im Notfall eingesetzt, wenn nicht genügend Therapiegas für die Durchführung einer Sauerstoff- oder Misch-gastabellenbehandlung vorhanden ist.

## 17.1.2  Rekompression mit Sauerstoffatmung

Wird während der Rekompression 100 % Sauerstoff geatmet, so spricht man von Sauerstoffüberdruckbehandlung, hyperbarer Sauerstofftherapie oder „hyperbaric oxygenation" (HBO oder HBO-Therapie). Schon die betreuenden Ärzte der Druckluftbaustelle der Nussdorfer Schleusenanlagen 1898 in Wien vermuteten für die Rekompression den prinzipiellen Vorteil einer Sauerstoffatmung unter Druck gegenüber der Druckluftatmung, jedoch scheiterte die praktische Anwendung damals an technischen Problemen.

**Wirkung.** Ein Grundprinzip der Rekompressionsbehandlung beruht auf der physikalischen Verkleinerung der Inertgasblasen als „abgeschlossene Gasmengen". Der wesentliche zusätzliche Effekt der Atmung von 100 % Sauerstoff liegt darin, dass die Abatmung von Inertgas beschleunigt wird, wenn kein Inertgas in der Lunge vorhanden ist. Durch den großen Konzentrationsunterschied zwischen inertgasgesättigtem (oder übersättigtem) venösen Blut und der inertgasfreien Lunge kann das Inertgas schneller aus dem Blut in das Alveolargas übertreten und so schneller aus dem Körper entfernt werden. Es steht somit nicht mehr für die Bildung neuer Inertgasblasen oder die Vergrößerung vorhandener Gasblasen zur Verfügung (Abb. 17.1).

Die einzelnen Körperzellen werden durch den in der Blutflüssigkeit physikalisch gelösten Sauerstoff versorgt, und nicht durch den an das Hämoglobin (Blutfarbstoff) der Erythrozyten (rote Blutkörperchen) gebundenen Sauerstoff. Er muss

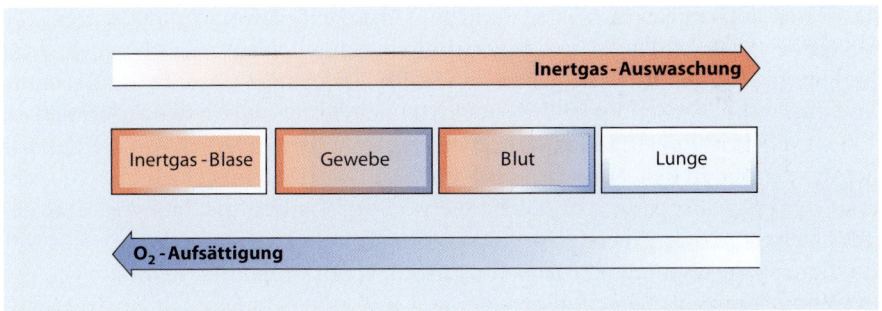

**Abb. 17.1:** Schematischer Effekt der Atmung von 100 % Sauerstoff unter Druck in Gegenwart von Inertgasblasen und Inertgas-übersättigtem Gewebe. Inertgas wird aufgrund des großen Konzentrationsgefälles rascher aus dem Körper entfernt, während sich der Sauerstoffpartialdruck im Körper schnell erhöht. Zusätzlich wird durch die Atmung von 100 % Sauerstoff unter Druck die Sauerstoffversorgung der Körpergewebe deutlich verbessert. Während die Rekompression mit Druckluft auf 6,0 bar den $O_2$-Partialdruck ($pO_2$) im Einatemgas auf 1,26 bar erhöht, erreicht man diesen $pO_2$ mit 100 % $O_2$-Atmung bereits bei Rekompression auf 1,26 bar, entsprechend 2,60 mWT!

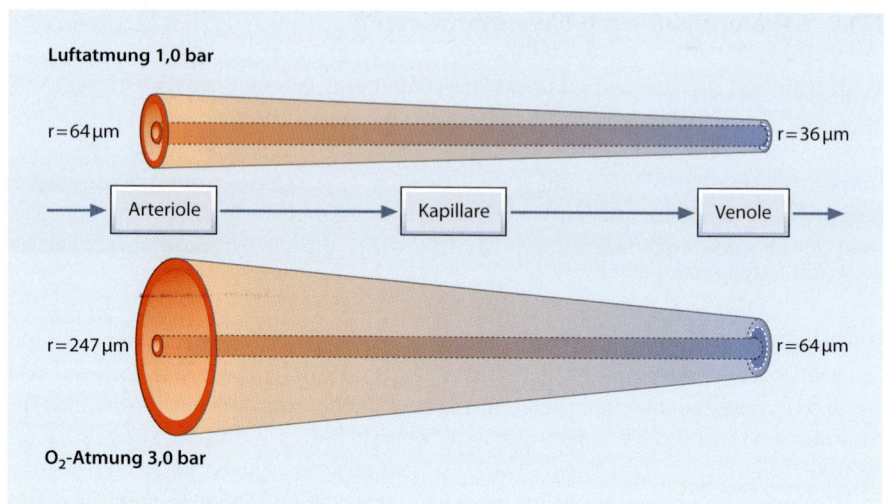

**Abb. 17.2:** Schematische Darstellung (so genannter „Krogh-Zylinder") des Diffusionsbereichs von Sauerstoff um eine Blutkapillare herum. Während der $O_2$-Diffusionsradius (r) bei Luftatmung (1,0 bar) am arteriellen Ende der Gewebekapillare (Arteriole) 64 μm beträgt, kann Sauerstoff bei hyperbarer $O_2$-Atmung (3,0 bar) mit 247 μm fast viermal so weit ins Gewebe vordringen, d. h., es kann ein deutlich größerer Gewebebereich mit Sauerstoff versorgt werden. Auf dem venösen Ende der Kapillare (Venole) wird der Diffusionsradius immerhin von 36 μm auf 64 μm noch fast verdoppelt

das Hämoglobinmolekül verlassen und zum Ort der Zellatmung diffundieren. Die Menge des physikalisch gelösten Sauerstoffs wird durch den $pO_2$ beschrieben, diese Einheit gilt für gelöste Gase genau so wie für gasförmige Gase. Bei Luftatmung unter atmosphärischen Verhältnissen (1 bar) beträgt der $pO_2$ in den Arteriolen ca. 100 mmHg (133 mbar). Bei Sauerstoffatmung unter einem Druck von z. B. 3,0 bar beträgt der $pO_2$ in den Arteriolen über 2000 mmHg (2660 mbar). Hierbei ist nicht etwa der $pO_2$-Anstieg in Arteriolennähe wichtig, sondern die Tatsache, dass der physikalisch gelöste Sauerstoff in dieser Situation viel weiter in das Gewebe diffundieren kann als unter Normalbedingungen. Wenn einzelne Gewebebereiche von der Blutversorgung abgeschnitten sind, weil z. B. eine Arterie durch eine Inertgasblase verschlossen ist, kann dieses Gewebe während der HBO-Therapie aufgrund der größeren möglichen Diffusionsstrecken wieder mit Sauerstoff versorgt werden (Abb. 17.2). Der für eine normale Zellfunktion erforderliche Gewebs-$pO_2$ beträgt dabei 40–50 mmHg (53–67 mbar).

**Probleme.** Der Vorteil einer Rekompression mit Sauerstoffatmung gegenüber einer Rekompression mit Luftatmung ist nicht ohne gewisse Nebenwirkungen

## Kompaktinformation

### Sauerstoffsensible Organe

- **ZNS:** (Paul-Bert-Effekt, akute $O_2$-Intoxikation)
  - *Symptome:* z. B. Kribbelparästhesien (Gefühlsstörungen), Tremor (wiederholte Muskelkontraktionen), Tunnelsehen, Ohrgeräusche, Übelkeit, generalisierter Krampfanfall mit Bewusstlosigkeit etc. (im Prinzip kann jede Nervenfunktion gestört werden). Alle Symptome nur vorübergehend, solange $O_2$ geatmet wird. Keine Spätschäden bekannt!
  - *Auftreten:* in der Druckkammer ab ca. 2,0 bar (10 mWT) und innerhalb 30 min $O_2$-Atmung möglich. Risiko abhängig von anderen Risikofaktoren 1:1000 bis 1:20 000.
- **Lunge:** (Lorraine-Smith-Effekt, chronische $O_2$-Intoxikation)
  - *Symptome:* Hustenreiz, retrosternales Brennen (hinter dem Brustbein) bei tiefer Inspiration, reduzierte Vitalkapazität (VC), Atemnot. Symptome zunächst reversibel, Rückbildung innerhalb eines Tages möglich. Bei längerer Exposition VC-Einschränkung auf Dauer möglich!
  - *Auftreten:* bei 1,0 bar ab ca. 18 h $O_2$-Atmung ohne Pause, in der Druckkammer z. B. bei 2,8 bar (18 mWT) ab ca. 5 h $O_2$-Atmung möglich. Diese Grenze wird mit einer einzelnen modernen Behandlungstabelle (z. B. USN TT6) in der Regel nicht überschritten.
- **Auge**
  - *Symptome:* Myopiisierung (Kurzsichtigkeit) durch veränderten Linsenstoffwechsel, in der Regel innerhalb weniger Wochen reversibel. Verstärkung eines Katarakts (Grauer Star), wenn dieser bereits vorher in leichter Ausprägung bestand, nicht reversibel!
  - *Auftreten:* bei wiederholter Druckkammerbehandlung (HBO-Therapie) ab ca. 30 Behandlungen möglich

zu erkaufen. Aufgrund der hohen Sauerstoffpartialdrücke besteht das prinzipielle Risiko einer Sauerstoffintoxikation (Vergiftung). Dieses Risiko existiert vor allem für drei Organe: ZNS, Lunge und Auge. Andere Organe sind weniger sensibel und daher nicht von klinischen Symptomen betroffen. Bei fachgerechter Durchführung der heute üblichen Therapieschemata und regelmäßigen Kontrolluntersuchungen ist das Auftreten der genannten Nebenwirkungen vernachlässigbar. In jedem Fall überwiegen die Vorteile der Sauerstoffatmung ihre prinzipiell möglichen Risiken.

### 17.1.3 Rekompression mit Mischgas

Rekompressionsbehandlungen mit Atmung künstlicher Gasmischungen werden durchgeführt, um die positiven Effekte von Druckluftrekompressionen (höherer Behandlungsdruck) und Sauerstoffrekompressionen (möglichst hoher Sauerstoffpartialdruck) zu kombinieren. Durch geeignete Wahl des Inertgases zur „Verdünnung" des Sauerstoffs kann der Atemwiderstand trotzdem gering gehalten werden.

Praktische Bedeutung haben bisher nur Mischgase aus Sauerstoff und Stickstoff ($O_2/N_2$, „Nitrox") oder Sauerstoff und Helium ($O_2/He$, „Heliox" o. „Helox") erlangt.

### 17.1.4 Nasse Rekompression

Die auf den ersten Blick einfachste Möglichkeit einer Rekompression ohne die Notwendigkeit einer technisch aufwändigen Druckkammer besteht im erneuten Abtauchen auf eine Wassertiefe, in der ein therapeutisch wirksamer Druck herrscht: die sog. „Nasse Rekompression" (engl. „in-water recompression", IWR). Es gibt für diese „einfache" Lösung leider einige wichtige Punkte zu berücksichtigen, die in der Praxis für die allermeisten Situationen dazu führen, dass eine nasse Rekompression nicht durchgeführt werden sollte. Die weiter unten beschriebenen Tabellen und Rahmenbedingungen für eine nasse Rekompression mit Sauerstoff sind unter Taucherärzten umstritten.

**Hinweis.** Eine nasse Rekompression ist für die meisten denkbaren Rahmenbedingungen eines Tauchunfalls keine Lege-artis-Behandlung. Die Durchführung ist risikoreich und im Einzelfall unter Abwägung aller Faktoren kritisch zu beurteilen. Die „Leitlinie Tauchunfall" der GTÜM (2005) äußert sich eindeutig: „Keine nasse Rekompression. Für eine nasse Rekompression gibt es in Mitteleuropa keine Indikation, sie ist zu unterlassen."

### 17.1.5 Oberflächendekompression

Die Oberflächendekompression (engl. „surface decompression", SurD) ist eigentlich ein Dekompressionsverfahren, streng genommen handelt es sich aber um eine Rekompression. Hierbei werden nur die tieferen Dekompressionsstopps im Wasser eingehalten (z. B. bis 12 mWT) und anschließend mit normaler Aufstiegsgeschwindigkeit ohne weitere Pausen zur Oberfläche getaucht. Nach dem (zügigen!) Ablegen der Tauchausrüstung wird der Taucher sofort in einer Druckkammer auf einen etwas höheren Druck rekomprimiert als es dem letzten eingehaltenen Dekompressionsstopp entspricht. Anschließend absolviert er dann seine jetzt neu zu berechnenden, weiteren Dekompressionsstopps im Trockenen (an der Oberfläche).

Die Oberflächendekompression wird heute noch beim Militär und im Berufstauchen eingesetzt. Meistens wird das Verfahren als Notfallprozedur verwendet, z. B. wenn bei unerwarteter Sturmwarnung oder bei Feindgefahr (Militär) eine sichere Dekompression im Wasser nicht möglich ist. Im Berufstauchen wird die Oberflächendekompression aber teilweise auch als geplantes Verfahren bei hohem Wellengang oder starker Strömung eingesetzt. Inwieweit hier auch finanzielle Motive eine Rolle spielen (geringerer Zeit- und Personalaufwand für das Tauchschiff), soll an dieser Stelle nicht erörtert werden.

Solange es im Rahmen des Verfahrens nicht zum Auftreten von Symptomen kommt, wird es wie eine Routinedekompression gehandhabt. Kommt es aber zu Symptomen, z. B. weil die Rekompression nicht schnell genug erfolgte, so kann in der Druckkammer sofort eine Rekompressionstherapie nach üblichen Behandlungsschemata durchgeführt werden.

**Hinweis.** Eine Oberflächendekompression ist für Sporttauchgänge kein Lege-artis-Verfahren! Die Durchführung ist risikoreich, sie erfordert eine umfangreiche Infrastruktur mit einer Behandlungsdruckkammer direkt vor Ort sowie ein perfekt eingespieltes Team mit viel Erfahrung.

## 17.2 Entwicklung der Behandlungstabellen

### 17.2.1 US-Navy-Druckluftbehandlungstabellen

**Behandlungserfolge.** Während der Dauer ihrer Verwendung wurden immer wieder Untersuchungen zur Effektivität der Behandlungstabellen durchgeführt. Hierbei wurden „standard dives" von „non-standard dives" unterschieden. Als „non-standard dives" wurden alle Tauchgänge bezeichnet, die entweder nicht von Absolventen der Navy Diving School absolviert wurden oder die nicht nach den Vorschriften des Navy Diving Manual durchgeführt wurden. In der Mehrzahl waren dies von Zivilisten durchgeführte Tauchgänge mit zum Teil erheblichen Überschreitungen der im US Navy Diving Manual beschriebenen Dekompressionsvorschriften oder großen Verzögerungen bis zum Beginn der Rekompressionsbehandlung.

Die Behandlungsauswertungen zeigten, dass die Erfolgsrate der Druckkammerbehandlungen, die in den ersten Jahren nach Einführung der in Tabelle 17.1 dargestellten Treatment Tables durchaus akzeptabel war, ab etwa Mitte der 50er Jahre deutlich schlechter wurde. Auffällig war hier der recht hohe Anteil von „non-standard dives" an den Behandlungsmisserfolgen. Dies betraf insbesondere die Misserfolge mit den Behandlungstabellen 3 und 4, als 1963 und 1964 Misserfolgsraten von 46 bis 47 % erreicht wurden, von denen aber in keinem einzigen Fall ein Navy-Taucher betroffen war. Neben diesen Zahlen ist weiter bemerkenswert, dass es während der Behandlungen häufiger zu Dekompressionskrankheiten bei Personen kam, die die erkrankten Taucher in der Druckkammer medizinisch betreuten und begleiteten.

## Kompaktinformation

### Historie der Tauchunfallbehandlung

- **1924** veröffentlichte die US Navy im damaligen Diving Manual die erste „standard therapy" für Tauchfälle mit Luftrekompression auf Drücke von ca. 4,1–5,1 bar. Dieses Behandlungsverfahren war jedoch nicht zufrieden stellend, Rückfälle waren die Regel. Während leichte Dekompressionskrankheiten sich gut besserten, waren die Ergebnisse bei schweren Verläufen nur unzureichend.

  Die erste regelrechte Treatment Table der US Navy wurde bereits vor 1937 entwickelt und findet sich im US Navy Diving Manual von 1943. Der verunfallte Taucher wurde zunächst bis zu dem Druck rekomprimiert, bei dem eine deutliche Symptombesserung erreicht wurde, maximal jedoch bis 300 fsw (300 feet sea water $\cong$ 92 mWT). Nach 30 min bei diesem Druck wurde er dann wieder langsam dekomprimiert. Rechnerisch basierte die Tabelle auf einer kompletten Sättigung des (theoretischen) Gewebes mit einer Sättigungshalbwertzeit von 75 min (dem „langsamsten" Gewebe des modifizierten Haldane-Modells im US Navy Diving Manual von 1943) bei dem erreichten Rekompressionsdruck. Die Dekompression war so gestaltet, dass der Haldane'sche Übersättigungsquotient von 1,58/1 für dieses Gewebe nicht überschritten wurde.

- **1937** entwickelte die US Navy grundsätzliche Überlegungen zur Gestaltung von Rekompressionstabellen aufgrund mehrerer Expositionsversuche an Hunden, die zum Teil mit Atmung von Mischgas (50 % $N_2$/50 % $O_2$) durchgeführt wurden.

- **1939:** Auf diesen Ergebnissen basierend wird 1939 von Yarborough und Behnke eine Rekompressionstabelle mit Luftatmung ab 165 fsw ($\cong$ 50 mWT) und erstmals mit Sauerstoffatmung ab 60 fsw als Alternative zu der vor 1937 entwickelten Behandlungstabelle (s. o.) vorgestellt. Sie war bei 49 von 50 Fällen einer Dekompressionskrankheit nach experimentellen Heliox-Tauchgängen erfolgreich. In der Folge wurden 1942 von Behnke hieraus zwei auf die unterschiedliche Schwere von Tauchunfällen abgestimmte Tabellen mit Maximaldrücken von 100 fsw ($\cong$ 30 mWT) und 165 fsw ($\cong$ 50 mWT) erarbeitet, beide Behandlungstabellen beinhalten eine Sauerstoffatmung ab 60 fsw ($\cong$ 18 mWT).

- **1944** verfügte die US Navy über ein Set von 4 Rekompressionstabellen. Zwei kurze Behandlungstabellen für leichtere Unfälle mit einem Maximaldruck von 100 und 165 fsw, die bis auf die lange 165-fsw-Tabelle mit einer Sauerstoffatmung ab 60 fsw ausgestattet waren. Die Behandlungsergebnisse waren insgesamt jedoch immer noch wenig zufriedenstellend und mit einer Rückfallquote von 20–50 % behaftet.

- **1945** wurden die Behandlungstabellen unter der Leitung von Van der Aue gemeinsam durch das Naval Medical Research Institute (NMRI) und die Navy Experimental Diving Unit (NEDU) überarbeitet. Die neuen Tabellen wurden an Navy-Tauchern erprobt. In den Jahren 1945 bis 1965 wurden ausschließlich die so genannten „Van der Aue Tables" in der US Navy verwendet. Die Möglichkeit einer zeitweisen Sauerstoffatmung („+60") in Behandlungstabelle 4 wurde später ergänzt (Tabelle 17.1).

**Tabelle 17.1:** US Navy Treatment Tables (USN TT) von 1945, sog. „Van der Aue Tables" (alle Zeitangaben in Minuten: normal: Luftatmung, **blau:** Sauerstoffatmung, die Kompression erfolgt jeweils schnellstmöglich, die Kompressionszeiten sind nicht dargestellt!)

| Tiefe [mWT] | 50 | 42 | 36 | 30 | 24 | 18 | 15 | 12 | 9 | 6 | 3 |
|---|---|---|---|---|---|---|---|---|---|---|---|
| **USN TT** | | | | | | | | | | | |
| TT 1 | | | | 30 | 12 | **30** | **30** | **30** | **5 zur Oberfläche** | | |
| TT 1A | | | | 30 | 12 | 30 | 30 | 30 | 60 | 60 | 120 |
| TT 2 | 30 | 12 | 12 | 12 | 12 | **30** | **30** | **30** | 60 | **5 zur Oberfläche** | |
| TT 2A | 30 | 12 | 12 | 12 | 12 | 30 | 30 | 30 | 120 | 120 | 240 |
| TT 3 | 30 | 12 | 12 | 12 | 12 | 30 | 30 | 30 | 720 | 120 | 120 |
| TT 4 | 30 bis 120 | 30 | 30 | 30 | 30 | 360 | 360 | 360 | 720 oder 660 **+ 60** | 120 oder 60 **+ 60** | 120 oder 60 **+ 60** |

## 17.2.2 US-Navy-Sauerstoffbehandlungstabellen

Die o. g. Behandlungsauswertungen führten 1965 Goodman und Workman zu Überlegungen, sich mit der Anwendung von Rekompressionstabellen mit nur geringer Druckerhöhung und der Atmung von 100 % Sauerstoff zu beschäftigen, da man so einerseits die Gewebeoxygenierung fördern und Ödeme verringern sowie andererseits eine schnelle Blasenverkleinerung und eine Eliminierung von Inertgas erreichen kann. Gerade die unzureichende Berücksichtigung des letzten Punktes wurde häufig mit dem Wiederauftreten von Symptomen nach den 50 m Behandlungstabellen in Zusammenhang gebracht. Aus Versuchen mit unterschiedlichen Behandlungsdrücken zwischen 10 und 18 mWT und Sauerstoffatemzeiten zwischen 30 und 90 min wurden folgende Kriterien für eine erfolgreiche Behandlung als notwendig erachtet:

- Behandlungsdruck von 18 mWT,
- Mindestaufenthaltszeit auf dieser Tiefe mit Sauerstoffatmung von 30 min,
- Gesamtatemzeit von Sauerstoff von 90 min.

**Behandlungstabelle 5 (USN TT5).** Sie wurde entwickelt, indem man die Sauerstoffzeit bei 18 mWT auf 40 min und die Gesamtsauerstoffzeit auf 120 min verlängerte.

**Behandlungstabelle 6 (USN TT6).** Beinhaltet einfach eine Erhöhung der oben in den grundsätzlichen Kriterien genannten Mindestsauerstoffzeit bei 18 mWT auf 60 min sowie eine Verdreifachung der Gesamtsauerstoffzeit von Behandlungstabelle 5 auf 240 min.

Beide Behandlungstabellen wurden mit Unterbrechungen der Sauerstoffatmung ausgestattet („air breaks"). Diese Maßnahme konnte in Versuchen an Hunden die Sauerstofftoxizität für das zentrale Nervensystem (ZNS) deutlich reduzieren.

**Behandlungstabelle 6A (USN TT6A).** Der freie Ausstieg aus einem in Not geratenen U-Boot kann in so genannten „Tauchtöpfen" geübt werden. Ein Tauchtopf

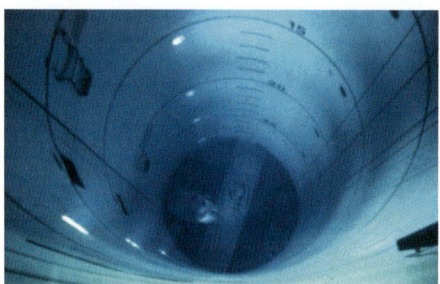

ist in der Regel ein runder Pool von einigen Metern Durchmesser und z. B. 10–30 m Tiefe (Abb. 17.3). Der Ausstieg erfolgt aus einer Schleuse (nachgebildete U-Boot-Sektion) am Grund des Tauchtopfs und bringt den U-Boot-Fahrer durch aktivierte Auftriebskörper recht rasant an die Oberfläche (Abb. 17.4). Bei diesen extremen Notaufstiegsübungen steht deshalb direkt

**Abb. 17.3:** Blick in den 32,5 m tiefen „Tieftauchtopf" der Marine in Neustadt/Holstein

neben dem Tauchtopf eine Behandlungsdruckkammer bereit, in der U-Boot-Fahrer mit Symptomen eines Tauchfalls innerhalb kürzester Zeit rekomprimiert werden können.

Unter diesen speziellen Rahmenbedingungen des Submarine Escape Training hatte man mit der 50-m-Tabelle (2–) 4 gute Erfahrungen gemacht. Die Beibehaltung von Rekompressionstabellen mit einem Maximaldruck entsprechend 50 mWT wurde daher als notwendig erachtet. Für die spezielle Form der Exposition bei U-Boot-Rettungsübungen wurde daraufhin die Behandlungstabelle 6A entwickelt und im US Navy Diving Manual von 1973 veröffentlicht.

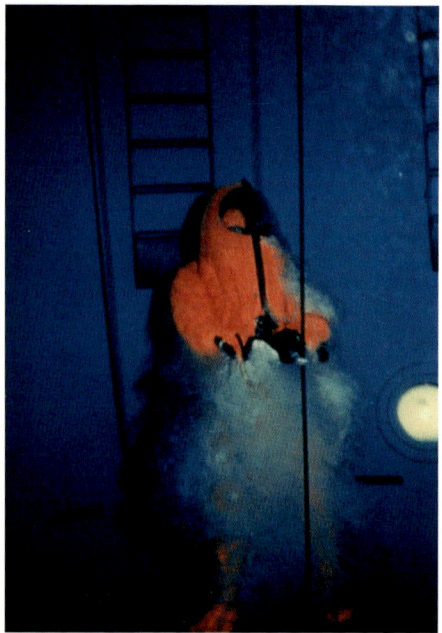

**Abb. 17.4:** U-Boot-Rettungsaufstiegsübung im Tauchtopf (Foto: Dr. van Laak)

USN TT 6A wurde auch außerhalb der U-Boot-Rettungsübungen vielfach in der Nachfolge der TT 4 eingesetzt, wenn der dringende Verdacht auf AGE (arterielle Gasembolie) bestand (Tabelle 17.2). Die Grundüberlegung zu diesem Vorgehen war, dass es bei AGE

**Tabelle 17.2:** US Navy Treatment Tables (USN TT) 5, 6 und 6A aus dem US Navy Diving Manual von 1973 (alle Zeitangaben in Minuten: normal: Luftatmung, **blau:** Sauerstoffatmung, die Kompression erfolgt jeweils schnellstmöglich, die Kompressionszeiten sind nicht dargestellt!)

| Tiefe [mWT] | 50 | (Aufstieg) | 18 | (Aufstieg) | 9 | (Aufstieg zur Oberfläche) |
|---|---|---|---|---|---|---|
| USN TT | | | | | | |
| TT 5 | – | – | 20/5/20 | 30 | 5/20/5 | 30 |
| TT 6 | – | – | 20/5/20/5/20/5 | 30 | 15/60/15/60 | 30 |
| TT 6A | 30 | 4 | 20/5/20/5/20/5 | 30 | 15/60/15/60 | 30 |

im Gegensatz zur DCS zum plötzlichen Auftreten von großen Gasmengen kommt. Man vermutete, dass in dieser Situation der Boyle-Mariotte-Effekt einer schnellen Rekompression auf 50 mWT einen besseren Effekt habe als die Sauerstoffatmung auf 18 mWT.

**Behandlungserfolge.** Von 1960 bis 1979 wurden die Ergebnisse von insgesamt 1188 Dekompressionsunfallbehandlungen gesammelt und in einem Bericht des Naval Medical Research Institute veröffentlicht. Die Ergebnisse sind unten wiedergegeben. Hierzu muss angemerkt werden, dass die Behandlungstabellen nicht immer vorschriftengemäß angewandt wurden (z. B. Behandlungstabelle 1 bei DCS Typ II).

**Tabelle 17.3:** Erfolgsraten für Erstbehandlungen mit verschiedenen US-Navy-Behandlungstabellen in Abhängigkeit von der Diagnose aus den Jahren 1960–1979 (Anmerkung: Es ist umstritten, wie der „Erfolg" einer Behandlung zu definieren ist)

| DCS Typ | DCS Typ I | | DCS Typ II | |
|---|---|---|---|---|
| USN TT | Fälle [n] | Erfolg [%] | Fälle [n] | Erfolg [%] |
| TT 1 | 82 | 89 | 9 | 78 |
| TT 1A | 17 | 94 | 9 | 67 |
| TT 2 | 106 | 84 | 17 | 65 |
| TT 2A | 30 | 73 | 1 | 100 |
| TT 3 | 28 | 82 | 72 | 69 |
| TT 4 | 6 | 67 | 55 | 35 |
| TT 5 | 190 | 81 | 52 | 75 |
| TT 6 | 96 | 86 | 86 | 64 |
| TT 6A | 1 | 100 | 6 | 50 |

Obwohl schwerste DCS-II-Fälle mit den ausgedehnten Behandlungstabellen 4 und 6 insgesamt nicht unproblematisch zu behandeln waren, schien Behandlungstabelle 6 gegenüber Behandlungstabelle 4 aber bessere Ergebnisse zu erreichen. Im Gegensatz zu den Ergebnissen des NMRI-Reports berichtete Bayne 1978 über die Behandlung von 50 Fällen (davon 25 Fälle mit DCS Typ II) mit den Behandlungstabellen 5 und 6 an der „Navy School, Diving and Salvage" mit einer Erfolgsrate von 92 % (Tabelle 17.3).

Einen Hinweis auf die Wichtigkeit einer verzugslosen Therapie gibt der Umstand, dass in dieser Gruppe alle Fälle innerhalb von 2 Stunden nach dem Auftreten der Symptome therapiert wurden.

### 17.2.3 Weiterentwicklungen

**Schifffahrtmedizinisches Institut der Marine.** Die weltweit gemachten Erfahrungen mit den USN TT 5, 6 und 6A seit 1965 ließen mit der Zeit einige Probleme erkennen, die zu verschiedenen Modifikationen führten. In Deutschland führte das Schifffahrtmedizinische Institut der Marine (SchiffMedInstM) einige Änderungen für die Bundeswehr ein. Diese wurden auch außerhalb der Bundeswehr z. B. von der Gesellschaft für Tauch- und Überdruckmedizin (GTÜM) und anderen Organisationen übernommen (Tabelle 17.4).

**Berufsgenossenschaften.** Eine für Deutschland noch erwähnenswerte Modifikation der Sauerstoffbehandlungstabellen wurde von den Berufsgenossenschaften für die Behandlung von Berufstauchern und Druckluftarbeitern veröffentlicht („Merkblatt für die Behandlung von Erkrankungen durch Arbeiten in Überdruck", BGI 690). Die hier z. B. als „S1" bezeichnete Behandlungstabelle ist eine Modifikation der USN TT 6.

**Tabelle 17.4:** Modifizierte US-Navy-Rekompressionstabellen nach Empfehlungen des SchiffMedInstM und GTÜM (alle Zeitangaben in Minuten: **fett**: Nitrox 40/60-Atmung, blau: Sauerstoffatmung, normal: Luftatmung, die Kompression erfolgt jeweils schnellstmöglich, die Kompressionszeiten sind nicht dargestellt!)

| Tiefe [mWT] | 50 | (Aufstieg) | 18 | (Aufstieg) | 9 | (Aufstieg zur Oberfläche) |
|---|---|---|---|---|---|---|
| TT 6 mod. | | | 20/5/20/5/20/5 | 30 | 5/20/5/20/5/20/5/20/5/20/5/20 | 30 |
| TT 6A mod. | **30** **N₂/O₂** | **30** **N₂/O₂** | 20/5/20/5/20/5 | 30 | 5/20/5/20/5/20/5/20/5/20/5/20 | 30 |

**Tabelle 17.5:** Rekompressionstabellen „Stolt Offshore Table 12", „Table 18" und „Table 30" (früher „Comex Table 12" [Cx12], „Table 18" [Cx18] und „Table 30" [Cx30]), revidierte Versionen von 1986 (alle Zeitangaben in Minuten: **fett:** Heliox 50/50-Atmung, blau: Sauerstoffatmung, normal: Luftatmung; anstelle von Heliox 50/50 kann alternativ Nitrox 50/50 verwendet werden, die Kompression erfolgt jeweils schnellstmöglich, die Kompressionszeiten sind in den Isopressionszeiten enthalten!)

| Tiefe [mWT]: | 30 | (Aufstieg) | 24 | (Aufstieg) | 18 | (Aufstieg) | 12 | (Aufstieg zur Oberfläche) |
|---|---|---|---|---|---|---|---|---|
| Cx12 | – | – | – | – | – | – | 25/5/25/5/25/ 5/25/5 | 30 |
| Cx18 | – | – | – | – | 25/5/25/ 5/25/5 | 25/5 | 25/5/25/5/25/ 5/25/5/25/5 | 30 |
| Cx30 | 60 He/O$_2$ | 25 He/O$_2$/5 | 25 He/O$_2$/5 | 25 He/O$_2$/5 | 25/5/ 25/5 | 25/5 | 25/5/25/5/25/5/ 25/5/25/5/25/5 | 30 |

**Comex.** Auch andere Organisationen haben Änderungen der TT 5, 6 und 6A vorgenommen. Die US Navy selbst hat ebenfalls Modifizierungen in den letzten Ausgaben des US Navy Diving Manual veröffentlicht. International dienten die US Navy Treatment Tables auch als Basis für neue Behandlungstabellen. So erinnert z. B. die Comex-Tabelle „Cx18" in ihrer Aufteilung deutlich an TT 6 (Tabelle 17.5).

**Bühlmann.** Als einer der ersten führenden Tauchmediziner propagierte Albert A. Bühlmann, Tauchunfälle unabhängig von der vermuteten Ursache der Gasblasen grundsätzlich mit Sauerstofftabellen zu behandeln, da eine den Körper mit Inertgas belastende Rekompression auf hohe Drücke für die meisten Situationen keine Vorteile biete. Diese Erkenntnis führte zu einer sehr wesentlichen Änderung in den Behandlungskonzepten: Die bis dahin immer sehr schwierige Differenzialdiagnose „AGE oder DCS" konnte entfallen und die Behandlung ohne Zeitverzug nach einem für alle Diagnosen der Dekompressionserkrankungen geltenden Standardverfahren beginnen.

## 17.3 Aktuelle Behandlungsverfahren

**GTÜM.** Aktuelle Ablaufschemata für das Vorgehen bei Tauchunfällen verzichten daher auf diese Differenzierung. Als Beispiel ist das Vorgehen für die erste Druckkammerbehandlung aus der „Leitlinie Tauchunfall" der GTÜM (Stand 10/2005) wiedergegeben (Abb. 17.5). Alle aufgeführten Therapietabellen sind weiter unten ausführlich beschrieben.

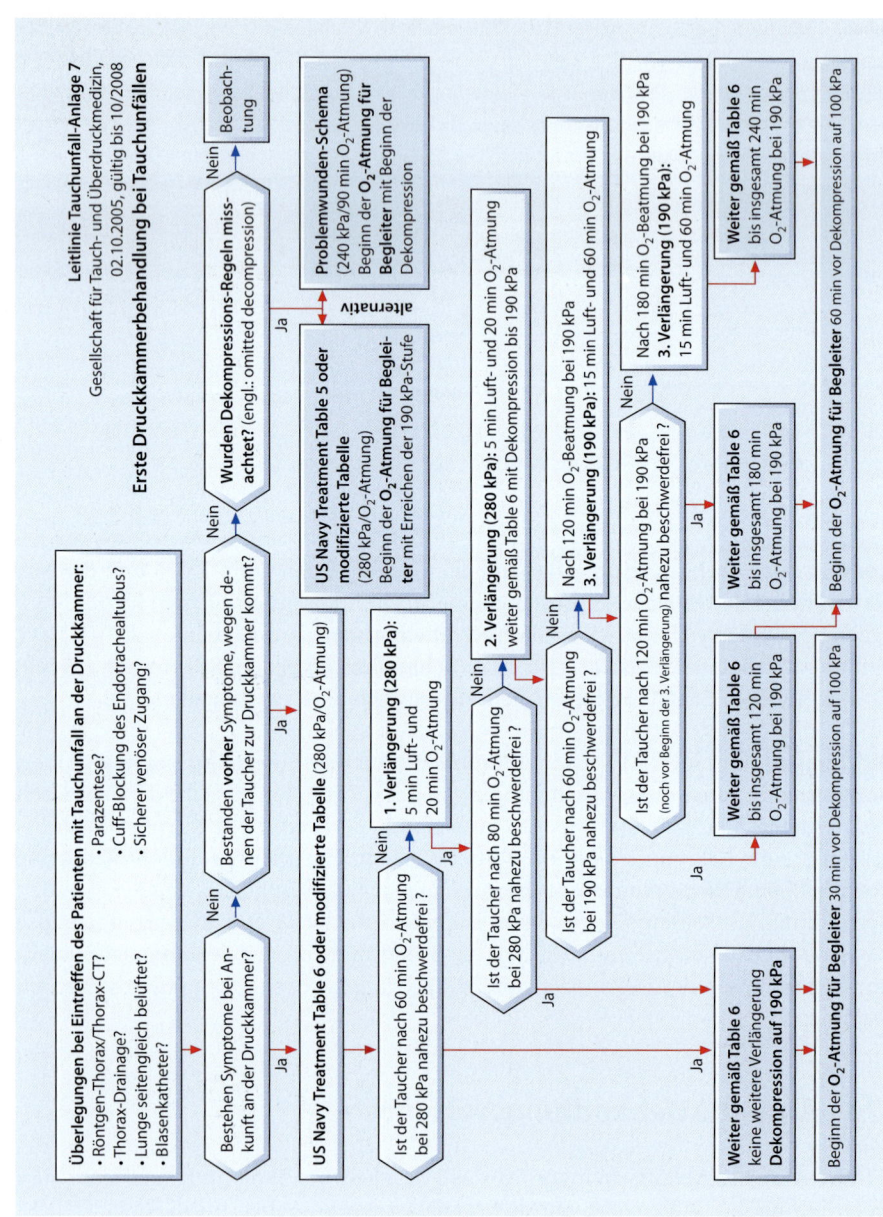

**Abb. 17.5:** Anlage 7 der Leitlinie Tauchunfall

### 17.3.1 US Navy Treatment Table 6 (modifiziert)

Siehe Abbildungen 17.6 und 17.7.

Die 60-minütigen Sauerstoffphasen bei 9 mWT wurden wegen der besseren Tolerierung durch die Patienten in 3 je 20-minütige Phasen unterteilt. Die 15-minütigen Luftpausen wurden analog in 3 je 5-minütige Pausen unterteilt.

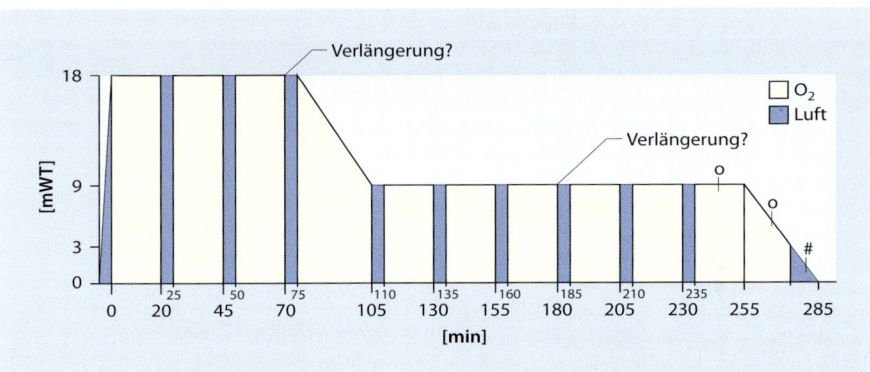

**Abb. 17.6:** Modifizierte US-Navy-Behandlungtabelle 6 ohne Verlängerungen (nach SchiffMedInstM/GTÜM). °Sauerstoffatmung auch für Begleiter in den letzten 30–60 min bis zur Oberfläche, abhängig von der Anzahl durchgeführter Verlängerungen; #Herstellerhinweise beachten, teilweise nur $O_2$-Atmung bei Kammerdruck ≥ 0,3 bar Überdruck erlaubt

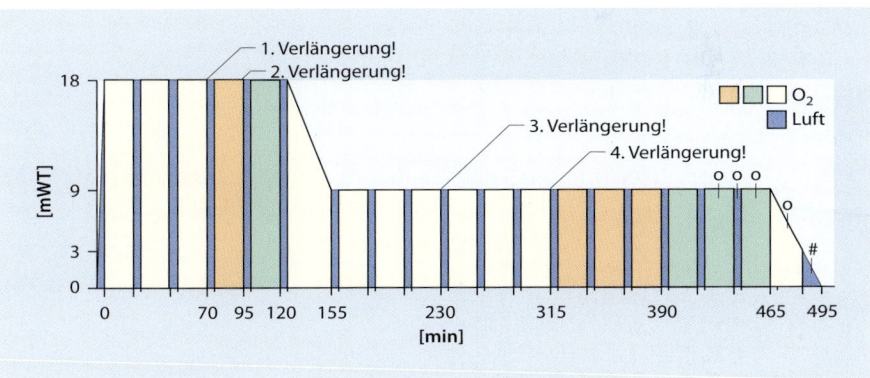

**Abb. 17.7:** Modifizierte US-Navy-Behandlungtabelle 6 mit allen möglichen Verlängerungen (nach SchiffMedInstM/GTÜM). °Sauerstoffatmung auch für Begleiter in den letzten 30–60 min bis zur Oberfläche, abhängig von der Anzahl durchgeführter Verlängerungen, #Herstellerhinweise beachten, teilweise nur $O_2$-Atmung bei Kammerdruck ≥ 0,3 bar Überdruck erlaubt

Die US-Navy-Behandlungstabelle 6 mit ihren Modifikationen ist heute weltweit die weitaus meistangewandte Behandlungstabelle bei Tauchunfällen mit guten Behandlungsergebnissen bei unterschiedlichen Rahmenbedingungen und verschiedenen Atemgasen (Tabelle 17.6).

**Tabelle 17.6:** Modifizierte US-Navy-Behandlungstabelle 6 nach SchiffMedInstM und GTÜM. °Sauerstoffatmung auch für Begleiter in den letzten 30–60 min bis zur Oberfläche, abhängig von der Anzahl durchgeführter Verlängerungen, #Herstellerhinweise beachten, teilweise nur $O_2$-Atmung bei Kammerdruck $\geq$ 0,3 bar Überdruck erlaubt

| Zeit [min] | Überdruck [bar] | Atemgas | Phase |
|---|---|---|---|
| in tolerierter Zeit | 0 auf 1,8 | Luft | Kompression |
| 0–20 | 1,8 | $O_2$ | Isopression |
| 20–25 | 1,8 | Luft | Isopression |
| 25–45 | 1,8 | $O_2$ | Isopression |
| 45–50 | 1,8 | Luft | Isopression |
| 50–70 | 1,8 | $O_2$ | Isopression |
| 70–75 | 1,8 | Luft | Isopression |
| evtl. 1. Verlängerung: 20 min $O_2$ + 5 min Luft | | | |
| evtl. 2. Verlängerung: 20 min $O_2$ + 5 min Luft | | | |
| 75–105 | 1,8–0,9 | $O_2$ | Dekompression |
| 105–110 | 0,9 | Luft | Isopression |
| 110–130 | 0,9 | $O_2$ | Isopression |
| 130–135 | 0,9 | Luft | Isopression |
| 135–155 | 0,9 | $O_2$ | Isopression |
| 155–160 | 0,9 | Luft | Isopression |
| 160–180 | 0,9 | $O_2$ | Isopression |
| 180–185 | 0,9 | Luft | Isopression |
| 185–205 | 0,9 | $O_2$ | Isopression |
| 205–210 | 0,9 | Luft | Isopression |
| 210–230 | 0,9 | $O_2$ | Isopression |
| 230–235 | 0,9 | Luft | Isopression |
| 235–255 | 0,9 | $O_2$° | Isopression |
| evtl. 3. Verlängerung: 3-mal (20 min $O_2$ + 5 min Luft)° | | | |
| evtl. 4. Verlängerung: 3-mal (20 min $O_2$ + 5 min Luft)° | | | |
| 255–285 | 0,9–0 | $O_2$°# | Dekompression |

## Kompaktinformation

**Bemerkungen zur modifizierten US-Navy-Behandlungstabelle 6**

- Gesamtexpositionsdauer: 285 min (ohne Kompression)
- Angestrebte Kompressionszeit 3 min
- Kompression ohne Maskenatmung wegen Druckausgleich
- 1. Verlängerungsmöglichkeit: (Entscheidung nach 3. $O_2$-Phase), wenn Symptome nicht vollständig oder fast vollständig gebessert sind: zusätzliche 4. Phase auf 1,8 bar (20 min $O_2$ + 5 min Luft)
- 2. Verlängerungsmöglichkeit: (Entscheidung nach 4. $O_2$-Phase), wenn Symptome nicht vollständig oder fast vollständig gebessert sind: zusätzliche 5. Phase auf 1,8 bar (20 min $O_2$ + 5 min Luft)
- 3. Verlängerungsmöglichkeit: (Entscheidung nach 3. (!) $O_2$-Phase auf 9 mWT), wenn Symptome nicht vollständig oder fast vollständig gebessert sind: zusätzliche 3 Phasen (7. bis 9. Phase) auf 0,9 bar (jeweils 20 min $O_2$ + 5 min Luft)
- 4. Verlängerungsmöglichkeit: (Entscheidung nach 6. (!) $O_2$-Phase auf 9 mWT), (wenn Symptome nicht vollständig oder fast vollständig gebessert sind): zusätzliche 3 Phasen (10. bis 12. Phase) auf 0,9 bar (jeweils 20 min $O_2$ + 5 min Luft)
- medizinische Betreuung in der Kammer für gesamte Behandlungsdauer erforderlich
- Begleiter müssen zum Ende der Behandlung bis zur Oberfläche Sauerstoff atmen:
- wenn keine oder nur die 1. Verlängerung durchgeführt wurde: in den letzten 30 min
- wenn 2 oder mehr Verlängerungen durchgeführt wurden: in den letzten 60 min

**Fallbeispiel 1.** Im Rahmen eines Apnoe-Rekordversuchs auf 100 mWT, der in einem See von einer verankerten Plattform aus durchgeführt wird, taucht ein 30-jähriger männlicher Tec Diver mit halbgeschlossenem Kreislaufgerät Buddy Inspiration mit Trimix (He/$N_2$/$O_2$) als Bottom-Sicherungstaucher auf max. 103 mWT (Erst-TG an diesem Wochenende). Nach 15 min Grundzeit, unauffälligem TG und korrekter Dekompression mit $O_2$-reichem Deko-Gasgemisch überfällt ihn ab 6 mWT eine auffällige Müdigkeit. Während des Abrüstens auf der Plattform bemerkt er 10 min nach TG-Ende eine Taubkeit in den unteren Extremitäten.

Darauf Flachlagerung, Sauerstoffatmung über Demandventil und Ringerlaktatinfusion, telefonische Alarmierung des Notarzthubschraubers und Ankündigung des Tauchunfalls im nächsten Druckkammerzentrum durch den betreuenden Taucherarzt vor Ort. Verbringung mit Wasserwachtboot zum Strand und Übergabe an den Notarzthubschrauber. Bis zu diesem Zeitpunkt Zunahme und Ausdehnung der Parästhesie (Gefühlsstörung) der Beine trotz suffizienter Erste-Hilfe-Maßnahmen.

Im Druckkammerzentrum USN TT6 mit Verlängerungen, bis zum Folgetag noch dreimal HBO nach PW-Schema. 3 Tage nach dem Unfall Entlassung aus stationärer Betreuung bei Beschwerdefreiheit. Eine Überprüfung von Ausrüstung, Tauchgang und Dekompressionsprofil zeigte keine Auffälligkeiten.

**Fazit:** Auch wenn alles „richtig" gemacht wird, kann es zu Dekompressionsunfällen kommen. Aufgrund des Rekordversuchs war die Rettungskette perfekt vorgeplant, alle Maßnahmen konnten ohne Zeitverzug durchgeführt werden, die erste Druckkammerbehandlung begann ca. 60 min nach Auftreten der Symptome. Eine verzugslose Druckkammerbehandlung ermöglicht gute Behandlungsergebnisse auch bei schweren Symptombildern.

### 17.3.2 US Navy Treatment Table 5

Siehe Abb. 17.8. Insgesamt zeigte sich, dass die zunächst für leichtere Tauchunfälle (DCS I mit „bends") vorgesehene Behandlungstabelle 5 insbesondere bei verzögerter Anwendung häufig entweder zu keiner kompletten Besserung der Symptome oder aber zu Rückfällen nach Behandlungsende führte. Tabelle 5 wird daher nicht mehr allgemein für die Therapie von DCS Typ I empfohlen.

**Hinweis.** USN TT 5 wird heute vor allem als vorbeugende Maßnahme eingesetzt, wenn grobe Dekompressionsfehler gemacht wurden und bis zum Beginn der Druckkammerbehandlung noch keine Symptome aufgetreten sind. Außerdem wird TT 5 für Folgebehandlungen nach Tauchunfall eingesetzt, wenn dies nach der initialen Anwendung von z. B. USN TT 6 noch über mehrere Tage erforderlich ist.

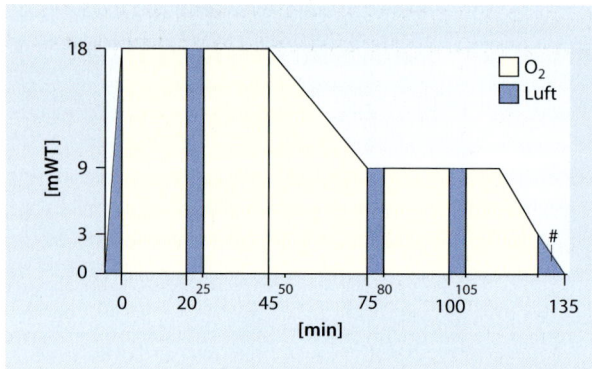

**Abb. 17.8:** Mod. US-Navy-Behandlungstabelle 5 (SchiffMedInstM/GTÜM); #Herstellerhinweise beachten, teilweise nur $O_2$-Atmung bei Kammerdruck ≥ 0,3 bar Überdruck erlaubt

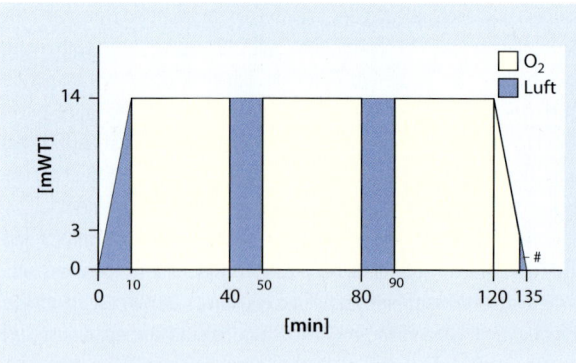

**Abb. 17.9:** Problemwundenbehandlungstabelle („PW-Schema"): Das HBO-Schema wird auch für eine 1- bis 2-mal tägliche Weiterbehandlung/Spätbehandlung von Tauchunfällen eingesetzt. #Herstellerhinweise beachten, teilweise nur $O_2$-Atmung bei Kammerdruck ≥ 0,3 bar Überdruck erlaubt

### 17.3.3 Problemwundenschema

Wie der Name vermuten lässt, stammt dieses Behandlungsschema ursprünglich aus der klinischen HBO-Therapie (engl. „hyperbaric oxygenation therapy") oder hyperbaren Sauerstofftherapie von schlecht heilenden Wunden. Druckkammerzentren, in denen täglich Routinebehandlungen von Problemwundenpatienten durchgeführt werden, behandeln Tauchunfallpatienten häufig mit anderen Patienten gemeinsam, wenn nach der ein- oder mehrmaligen Durchführung der speziellen Tauchunfallbehandlungstabellen noch Restsymptome vorhanden sind. Dieses Vorgehen hat sich international bewährt und wird allgemein als gute Alternative zur wiederholten Durchführung von z. B. USN TT 5 angewandt (Abb. 17.9).

### 17.3.4 Comex Table 30 (Stolt Offshore Table 30)

Für die Anforderungen des Offshore-Tauchens und insbesondere des Sättigungstauchens entwickelte Comex als kommerzielles Unternehmen für das Offshore- und Tieftauchen eigene Strategien zur Therapie von Tauchunfällen. In ihrem „Medical

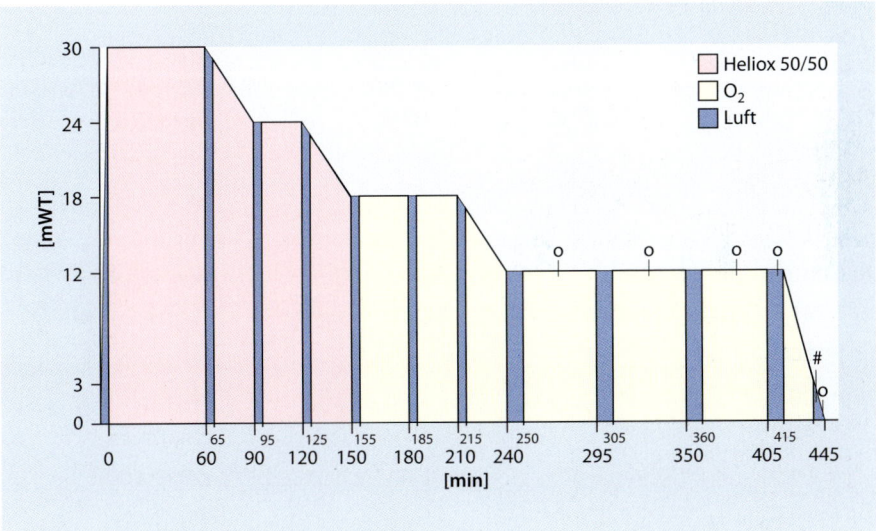

**Abb. 17.10:** Stolt Offshore Table 30 (früher: Comex Table 30, Cx30). *Bei beatmeten Patienten kann an Stelle von Luft auch Nitrox verwendet werden, hierbei ist auf Druckausgleich zu achten, bei Bewusstlosigkeit evtl. Parazentese durchführen (Trommelfellschnitt). °Sauerstoffatmung auch für Begleiter, #Herstellerhinweise beachten, teilweise nur $O_2$-Atmung bei Kammerdruck $\geq 0,3$ bar Überdruck erlaubt

Book" veröffentlichte Comex unter anderem ein Set von speziellen Behandlungstabellen. Von diesen wurde die „Comex Table 30" (Cx30) am bekanntesten. In ihrer modifizierten Version von 1986 ist sie international verbreitet; sie trägt heute aus rechtlichen Gründen die offizielle Bezeichnung „Stolt Offshore Table 30" (Abb. 17.10).

Da die „Cx30" neben Sauerstoff als zweites Therapiegas Heliox 50/50 (oder alternativ Nitrox 50/50) erfordert und auf der anderen Seite bis heute keine gene-

**Tabelle 17.7:** Stolt Offshore Table 30 (früher: Comex Table 30, Cx30). *bei beatmeten Patienten kann an Stelle von Luft auch Heliox verwendet werden, hierbei ist auf Druckausgleich zu achten, evtl. Parazentese durchführen (Trommelfellschnitt). °Sauerstoffatmung auch für Begleiter, #Herstellerhinweise beachten, teilweise nur $O_2$-Atmung bei Kammerdruck $\geq$ 0,3 bar Überdruck erlaubt

| Zeit [min] | Überdruck [bar] | Atemgas | Phase |
|---|---|---|---|
| in tolerierter Zeit | 0 bar auf 3,0 | Luft* | Kompression |
| 0 –60 | 3,0 | He/$O_2$ 50/50 | Isopression |
| 60 –65 | 3,0–2,9 | Luft | Dekompression |
| 65 –90 | 2,9–2,4 | He/$O_2$ | Dekompression |
| 90 –95 | 2,4 | Luft | Isopression |
| 95–120 | 2,4 | He/$O_2$ | Isopression |
| 120–125 | 2,4–2,3 | Luft | Dekompression |
| 125–150 | 2,3–1,8 | He/$O_2$ | Dekompression |
| 150–155 | 1,8 | Luft | Isopression |
| 155–180 | 1,8 | $O_2$ | Isopression |
| 180–185 | 1,8 | Luft | Isopression |
| 185–210 | 1,8 | $O_2$ | Isopression |
| 210–215 | 1,8–1,7 | Luft | Dekompression |
| 215–240 | 1,7–1,2 | $O_2$ | Dekompression |
| 240–250 | 1,2 | Luft | Isopression |
| 250–295 | 1,2 | $O_2$° | Isopression |
| 295–305 | 1,2 | Luft | Isopression |
| 305–350 | 1,2 | $O_2$° | Isopression |
| 350–360 | 1,2 | Luft | Isopression |
| 360–405 | 1,2 | $O_2$° | Isopression |
| 405–415 | 1,2 | Luft | Isopression |
| 415–445 | 1,2–0 | $O_2$° | Dekompression |

relle Überlegenheit gegenüber USN TT 6 für „normale" Tauchunfälle nachgewiesen werden konnte, wird sie allerdings deutlich seltener angewandt als die Tabelle 6.

Ihren Stellenwert hat die „Cx30" heute zusätzlich zum Offshore-Tauchen in spezialisierten Druckkammer-Behandlungszentren (z. B. BG-Unfallklinik Murnau). Hier wird die „Cx30" bei beatmungspflichtigen Tauchunfällen oder bei kritischer Lungenfunktion eingesetzt.

Die Heliox-Atmung bietet in diesen Fällen spezifische Vorteile aufgrund des geringeren $pO_2$ (2,0 bar bei 30 mWT) mit geringerer $O_2$-Toxizität für die Lunge und der besseren Atembarkeit aufgrund der relativ geringen Gasdichte von Helium (Tabelle 17.7).

**Hinweis.** Die Entscheidung zum Einsatz der Comex Table 30 („Stolt Offshore Table 30") hängt nicht von dem während des Unfalltauchgangs geatmeten Gasgemisch ab! Die Standardtabelle zur Tauchunfallbehandlung ist auch für Tauchgänge mit Heliumgemischen die US Navy Treatment Table 6!

### 17.3.5 US Navy Treatment Table 6A (modifiziert)

Die ursprünglich für Druckluftatmung ausgelegte 30-minütige Phase bei 50 mWT führte zusammen mit der zügigen Dekompression auf 18 mWT in nur 4 min immer wieder zu erneuten Symptomverschlechterungen.

Da auch die US Navy optional einen $N_2/O_2$- oder $He/O_2$-Mischgasatmung vorsah, wurde generell bis zum Erreichen von 18 mWT die Atmung von 40 % $O_2$ und 60 % $N_2$ (Nitrox 40/60) empfohlen. Hierdurch wird in 50 mWT eine $pO_2$-Erhöhung von 1,26 bar auf 2,4 bar und eine Reduzierung des $pN_2$ von ca. 4,7 bar auf 3,6 bar erreicht (Anmerkung: International werden teilweise auch Nitrox- und Heliox-Mischgase mit höherem $O_2$-Anteil verwendet, jedoch steigt hier das Risiko einer Sauerstoffintoxikation).

Die Dekompression von 50 auf 18 mWT wurde von 4 auf 30 min verlängert. Wie bei Tabelle 6 wurden die 60-minütigen Sauerstoffphasen bei 9 mWT in 3 je 20-minütige Phasen unterteilt, die 15-minütigen Luftpausen analog in 3 je 5-minütige Pausen.

USN TT6A wird heutzutage aus vielen Gründen nur noch selten eingesetzt (Abb. 17.11). Zum Teil liegt es am großen Erfolg der Tabelle 6 und der Heliox-Tabelle "Cx30" (s. u.) auch bei schwierigen Fällen, zum Teil liegt es an der – trotz der Modifizierungen – problematischen Stickstoffaufsättigung bei Verwendung von Luft oder Nitrox sowie an der Tiefenrausch- und DCS-Problematik für Begleitpersonal.

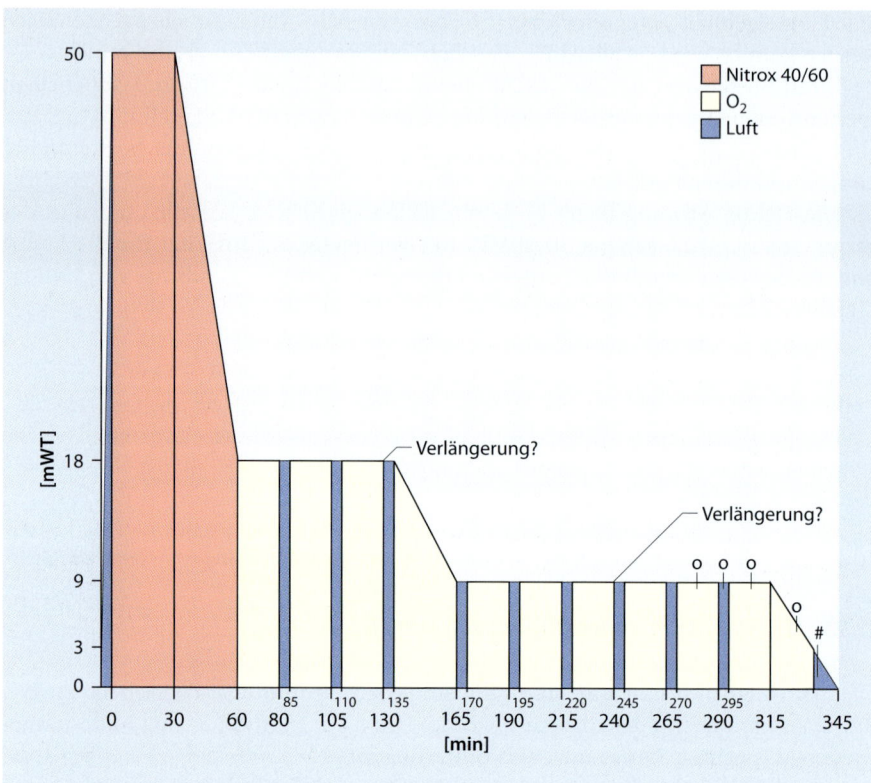

**Abb. 17.11:** Modifizierte US-Navy-Behandlungstabelle 6A ohne Verlängerungen (nach SchiffMedInstM/ GTÜM). *bei beatmeten Patienten kann an Stelle von Luft auch Nitrox verwendet werden, hierbei ist auf Druckausgleich zu achten, evtl. Parazentese durchführen (Trommelfellschnitt). °Sauerstoffatmung auch für Begleiter in den letzten 30–60 min bis zur Oberfläche, abhängig von der Anzahl durchgeführter Verlängerungen, #Herstellerhinweise beachten, teilweise nur $O_2$-Atmung bei Kammerdruck ≥ 0,3 bar Überdruck erlaubt

**Hinweis.** Berichte über gute Behandlungsergebnisse mit USN TT 6A stammen hauptsächlich aus dem professionellen und militärischen Tauchen, vor allem von Unfällen im Rahmen des Submarine Escape Training. Die dort vorhandene Infrastruktur ermöglicht bei Unfällen eine sofortige Rekompression ohne jeden Zeitverzug. Weder diese Verhältnisse noch die Behandlungsergebnisse sind in der Regel auf Tauchunfälle von Sporttauchern übertragbar.

### 17.3.6 Hochdruckbehandlungstabellen

Im Offshore-Tauchen werden neben den bisher genannten Tabellen auch verschiedene Behandlungstabellen mit Maximaldrücken über 50 mWT verwendet; insbesondere bei Tauchunfällen, bei denen die Symptome bereits unter Druck (während der Dekompression) auftreten.
Beispiele sind:

■ die britische Royal Navy Treatment Table 71 mit max. 70 mWT und fast 48 h Gesamtdauer,

■ die Lambertsen/Solus Ocean Systems Table 7A mit einem max. Behandlungsdruck entsprechend 10 mWT über dem Druck, bei dem Beschwerdefreiheit erreicht wird (jenseits von 50 mWT),

■ die US Navy Treatment Table 8 mit max. 69 mWT und 57 h Gesamtdauer. Sie wurde für „Blow-ups" (d. h. bei unkontrollierten Aufstiegen) mit mehr als 60 min ausgelassenen Dekompressionsstopps entwickelt.

Alle genannten Beispiele beziehen sich auf Situationen im Offshore-Tauchen mit zum Teil sehr hohen Maximaltauchtiefen mit gleichzeitigem Vorhandensein erheblicher technischer und personeller Ressourcen direkt vor Ort, beispielsweise auf einem Tauchschiff. Die Anwendbarkeit der genannten Tabellen ist auf diese Verhältnisse mit der Möglichkeit einer unmittelbaren Rekompression zugeschnitten.

**Hinweis.** Es kann nicht davon ausgegangen werden, dass solche Tabellen ohne weiteres z. B. bei Tauchunfällen im Technical Diving anwendbar sind oder dass sie bei verzögertem Einsatz Vorteile gegenüber den Standardsauerstofftabellen bieten!

### 17.3.7 Sättigungsbehandlung

Wenn bei Durchführung einer Standard-Sauerstoffrekompressionstabelle (z. B. US Navy Treatment Table 6) auch nach maximal möglicher Behandlungsdauer auf 18 mWT keine wesentliche Besserung der Tauchunfallsymptome erreicht wird, so kann trotz dieser Tatsache der Patient dekomprimiert werden, um nach einer mehrstündigen Pause einer erneuten Behandlung unterzogen zu werden. Ein solches Vorgehen führte auch bei zunächst sehr schwierigen Situationen oft zu akzeptablen Behandlungsergebnissen.
Eine mögliche Alternative zu diesem Vorgehen stellt die Sättigungs- oder Saturationsbehandlung dar. Bei diesem Verfahren verbleibt der Patient so lange auf dem Therapiedruck bei z. B. 18 mWT, bis eine (fast) vollständige Beschwerdefreiheit

erreicht ist. Erst nach mehreren Stunden unter Maximaldruck wird dann mit der Dekompression begonnen. Aufgrund der Sauerstofftoxizität für die Lunge muss bei einer Sättigungsbehandlung die $O_2$-Atmung intermittierend erfolgen und sich in Abhängigkeit von der Lungenfunktion evtl. mit längeren Luftatmungsphasen abwechseln. Anderenfalls drohen Lungenprobleme, die schließlich den gesamten Behandlungserfolg in Frage stellen können. Beispiel: die US Navy Treatment Table 7 mit mindestens 12 h Aufenthalt bei 18 mWT (keine Obergrenze!) und einer Dekompressionszeit von insgesamt 36 h.

Die Entscheidung für ein solches Vorgehen darf trotz des einleuchtenden Grundprinzips nie leichtfertig erfolgen. Die erforderlichen personellen und infrastrukturellen Anforderungen an eine sichere Durchführung sind erheblich.

**Hinweis.** Bis heute liegen keine aussagekräftigen Daten vor, die einen nachweisbaren Vorteil der Saturationsbehandlung gegenüber der wiederholten Durchführung von Standardsauerstofftabellen hinsichtlich des Behandlungserfolges für den Patienten belegen!

**Fallbeispiel 2.** Nach einem Notaufstieg aus 40 mWT mit Pressluft-TG wegen Atemreglervereisung trübt ein 45-jähriger Sporttaucher innerhalb der ersten 15 min an Land ein. Er wird mit dem Pkw zu einer ortsansässigen Tauchschule am See gebracht, wo er 5 min später über Demandsystem Sauerstoff atmet. Ein herbeigerufener Hausarzt stellt ein wieder aufklarendes Bewusstsein fest, der alarmierte Hubschrauber-Notarzt stellt ca. 40 min nach dem Auftauchen keine Symptome mehr fest. Er fliegt den Taucher dennoch wie geplant zum nächsten Druckkammerzentrum, verzichtet aber während des Fluges wegen der Beschwerdefreiheit auf eine Fortsetzung der Sauerstoffatmung. Bei Ankunft im Druckkammerzentrum wird die Sauerstoffatmung wieder fortgeführt und ein Röntgenthorax angefertigt.

Anschließend wird der beschwerdefreie Taucher aufgrund seines Notaufstiegs mit anschließenden vorübergehenden neurologischen Symptomen einer USN TT6 ohne Verlängerungen unterzogen, obwohl auch jetzt die neurologische Untersuchung keine Auffälligkeiten zeigt. Danach wird er für 24 h zur Beobachtung stationär aufgenommen. Am folgenden Morgen wacht der Patient mit einer Parästhesie und motorischer Schwäche in beiden Beinen auf. Es wird darauf eine erneute USN TT6 durchgeführt, aufgrund persistierender Symptome dieses Mal mit allen Verlängerungen. An den folgenden 5 Tagen werden weitere 8 HBO-Behandlungen nach PW-Schema durchgeführt, bevor der Patient beschwerdefrei entlassen werden kann.

**Fazit:** Trotz Verschwindens zunächst vorhandener Symptome soll die Sauerstoffatmung bis zur Druckkammer nicht unterbrochen werden. Die Druckkammerbehandlung wird entsprechend der initial vorhandenen Symptome vorgenommen. Eine Symptomverschlechterung ist auch mit längerer Verzögerung möglich, selbst nach Durchführung einer Druckkammerbehandlung. Ein Abweichen von diesem Standardvorgehen muss immer kritisch geprüft werden.

# 17.4 Druckkammern

Grundsätzlich sind Überdruckkammern von Unterdruckkammern zu unterscheiden. Letztere werden z. B. in der Piloten-Tauglichkeitsuntersuchung oder zur Pertussis-(Keuchhusten-)Therapie eingesetzt, sind aber zur Behandlung von Tauchunfällen denkbar ungeeignet. Überdruckkammern werden neben der Tauchunfallbehandlung auch im Tunnel- und Brückenpfeilerbau (Caissons), im Offshore-Tauchen und in der hyperbaren Sauerstofftherapie (HBO) eingesetzt. Die Eignung einer Druckkammer (DK) für eine Tauchunfallbehandlung hängt sowohl von der Erfüllung technischer Rahmenbedingungen als auch von der Anwesenheit von entsprechend qualifiziertem Personal ab.

## 17.4.1 Grundsätzlicher Aufbau einer Druckkammer

**Druckerzeugung.** Der benötigte Druck kann durch verschiedene Möglichkeiten aufgebaut werden:

- Druckaufbau durch Druckluft aus Hochdruckvorratsbehältern (200–300 bar); Behälter müssen mit einem Hochdruck-(HD-)Kompressor wieder gefüllt werden.
- Druckaufbau durch Druckluft aus einem Niederdruck-(ND-)Kompressor (ca. 15 bar) und damit verbundene ND-Druckluftspeicher.
- Druckaufbau durch Sauerstoff aus HD-Flaschen (200 bar), Flüssigsauerstoff-(LOx-)Tanks mit Kaltverdampfer (ca. 15 bar) oder aus zentraler Sauerstoffversorgung eines Krankenhauses (betrifft nur sauerstoffgefüllte HBO-Monoplatz-Druckkammern).

**Drucksteuerung.** Die Drucksteuerung und Überwachung kann durch einfache, direkt an den Druckkörper montierte Ventile und Manometer erfolgen oder durch technisch aufwändige Fahrstände mit Computersteuerung und -Überwachung.

**Druckkörper.** Druckfester Stahl-, Aluminium-, Plexiglas- oder Hightech-Gewebe-Behälter unterschiedlichster Größe und Ausstattung, in denen der erforderliche Behandlungsdruck aufgebaut werden kann.

## 17.4.2 Technische Anforderungen

**DIN 13256.** In Deutschland müssen Behandlungsdruckkammern in medizinischen Einrichtungen bisher den Anforderungen der DIN 13256-2 „Mehrpersonen-Druckkammern für hyperbare Therapie" entsprechen, die zuletzt im Jahr 2000 überarbeitet wurde.

## Kompaktinformation

### Druckkammern

1. **Taucherdruckkammer:** In berufsgenossenschaftlichen Schriften und DIN 13256 verwendeter Begriff für Behandlungsdruckkammer außerhalb medizinischer Einrichtungen (früher auch für Transport-DK verwendet).

2. **Behandlungsdruckkammer:** In der Regel stationäre Druckkammer (DK), in der eine Tauchunfallerstbehandlung mit Sauerstoffatmung durchgeführt werden kann und die für Tauchunfallbehandlungen einen Arbeitsdruck von 6,0 bar/50 mWT ermöglichen muss.

3. **Mehrpersonen-HBO-Druckkammer:** Druckkammern für HBO-Therapie mehrerer sitzender oder liegender Patienten nach DIN 13256–2. Überdruck wird durch Druckluft erzeugt, therapeutisch kann Sauerstoff, teilweise auch Mischgas, über ein geschlossenes Atemsystem geatmet werden, z. B. über Masken mit Ableitung des Ausatemgases aus der Druckkammer (so genanntes „overboard dumping system"). Laut DIN 13256 muss ein Arbeitsdruck von 3,0 bar/20 mWT möglich sein.

4. **Druckkammerzentrum:** Nicht genau definiert, umschreibt in der Regel medizinische Einrichtungen mit einer Mehrpersonen-HBO-DK. Häufig an oder in einem Krankenhaus angesiedelt, aber auch allein stehend als ambulante Einrichtung möglich.

5. **Transportdruckkammer:** Druckkammer für den Transport verunfallter Taucher unter Druck zu einer Behandlungs-DK. Der Wechsel des Patienten in eine Behandlungs-DK muss ohne Druckverlust erfolgen können (z. B. mit Bajonett-Anschluss). Ohne Sauerstoffatemmöglichkeit heute obsolet (nicht mehr den Regeln der ärztlichen Kunst entsprechend).

6. **HBO-Monoplatz-Druckkammer.** Ein-Personen-DK, in der HBO-Behandlungen von Patienten durchgeführt werden. Betrieb in der Regel mit 100 % Sauerstoffatmosphäre. Nicht zu verwechseln mit Transport-DK. Monoplatz-DKs haben für Tauchunfallbehandlungen dennoch einige Nachteile (s. u.).

**EN 14931.** Die DIN wird in absehbarer Zeit durch die EN 14931 abgelöst, die derzeit als noch nicht verabschiedete, vorläufige Version (prEN 14931 „hyperbaric therapy chambers") vorliegt. Sowohl die DIN als auch künftig die EN gelten für alle Druckkammern in medizinischen Einrichtungen, die zur Behandlung von Menschen eingesetzt werden.

**BGR 235.** Als weitere wichtige Vorschrift gibt es für den Bereich des Berufstauchens die berufsgenossenschaftliche Regel 235 „Taucherdruckkammern" (BGR 235, letzte Änderung 2004) für Transport- und Behandlungskammern außerhalb medizinischer Einrichtungen. Im Unterschied zu Druckkammern in medizinischen Einrichtungen ist beispielsweise ein geringerer Mindestdurchmesser von 1,48 m zu erwähnen.

## Kompaktinformation

**Technische Anforderungen an Behandlungsdruckkammern in medizinischen Einrichtungen nach DIN 13256–2 (prEN 14931)**

1. Mindestarbeitsdruck für Tauchunfalltherapie: 6,0 bar/50 mWT
   Mindestarbeitsdruck für HBO-Therapie: 3,0 bar/20 mWT
2. Mindestkompressions- und Dekompressionsgeschwindigkeit
3. $O_2$-Atemstellen für alle Personen in der Druckkammer (HK+VK)
4. Gangbreite zwischen Sitzen/Liegen mindestens 0,5 m (prEN: 0,6 m), Stehhöhe mindestens 1,8 m
5. HK-Mindestvolumen 1 m³/Person
6. Vorkammer (VK)-Mindestlänge 1 m, (prEN: VK-Mindestvolumen 1 m³/Person)
7. Versorgungsschleuse in der Hauptkammer (HK)
8. Mindestgröße rechteckiger Türen und runder Druckschotts
9. Ausführung von Ventilen und Verrohrung, Schalldämpfung, Sicherheitsventile
10. Mess- und Kontrollinstrumente, z. B. kontinuierliche Messung der $O_2$-Konzentration
11. Reservedruckluftvorrat, Reservesauerstoffvorrat
12. elektrische Einrichtungen, Ersatzstromversorgung
13. Beleuchtung, Heizung
14. Sichtfenster, Gegensprechanlage, Notsignal
15. schwerentflammbare Ausführung, Feuerlöscheinrichtungen etc.

### 17.4.3 Taucherdruckkammern

„Begehbare" Druckkammern mit Vorkammer, Medikamentenschleuse und Sauerstoffatemanlage. Diese Druckkammern werden beispielsweise bei Taucherarbeiten an der Tauchstelle für Rekompressionsbehandlungen bereitgestellt. In solchen Kammern können 2 bis 4 Taucher behandelt werden. Die Druckluftversorgung erfolgt i. d. R. über HD-Flaschenbatterien. Durch einfache Bauweise und geringen Innendurchmesser (z. B. 1,5 m) ist der Transport mit einem LKW möglich, heute sind diese Druckkammern auch häufig containerisiert. So kann die Kammer direkt an der Tauchstelle platziert werden, an Deck eines Bergungsschiffes, am Kai oder auf einer Staumauer. Wenn vorhanden, ist ggf. über einen standardisierten Anschluss (den so genannten NATO-Anschlussflansch) das Andocken einer Ein- oder Zwei-Personen-Transport-DK möglich (Abb. 17.12 bis 17.14)

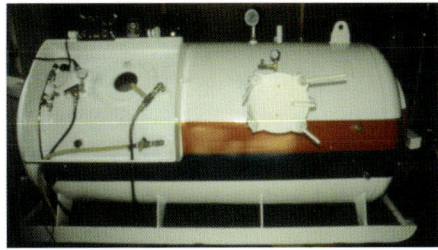

**Abb. 17.12:** Taucherdruckkammer in Mexiko, Yucatan: keine Vorkammer (!), geringer Durchmesser: Patient und Begleiter liegen/sitzen auf einer Matratze am Boden der Druckkammer

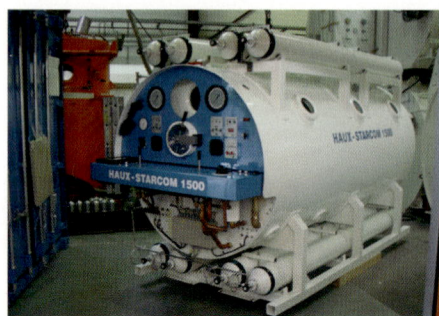 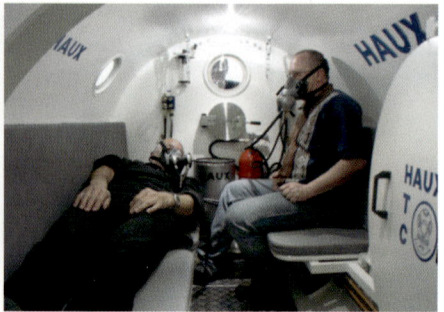

**Abb. 17.13:** Taucher-Druckkammer „Haux-Starcom 1500": 1,5 m Innendurchmesser, $CO_2$-Absorber (Metall-„Topf" mit Schriftzug), Atemmasken mit „overboard dumping system" (Fotos: Haux-Life-Support)

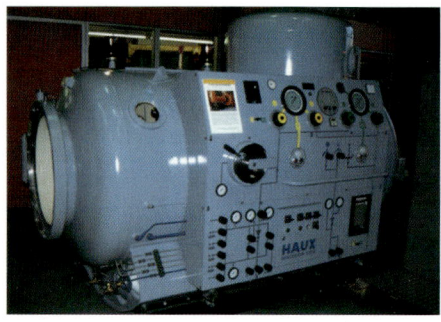 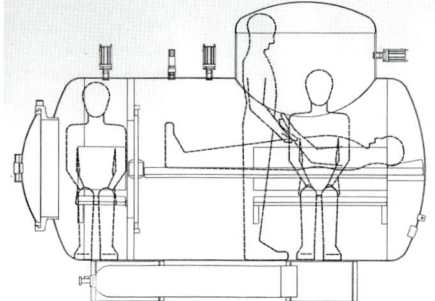

**Abb. 17.14:** Behandlungsdruckkammer „Haux Spacestar 1300/5,5 Dome", wie sie auf Minenjagdbooten der deutschen Marine von Minentauchern verwendet wird: Trotz geringer Abmessungen gute Untersuchungsmöglichkeiten inkl. neurologische Untersuchung im Stehen (z. B. Gleichgewichtssinn) durch Dome-Konstruktion (Foto und Grafik: Haux-Life-Support)

### 17.4.4 Mehrpersonen-HBO-Druckkammern

In Mehrpersonen-HBO-Druckkammern können mehrere sitzende oder liegende Patienten behandelt werden. Der Druckaufbau erfolgt immer mit Druckluft. Moderne HBO-Druckkammern haben zum Teil plane Zwischenwände, einen planen Fußboden und damit eine geringere Gesamtbauhöhe bei gleicher Innenhöhe, niedrige Türschwellen und durch das Wegfallen der Bilge auch ein geringeres Volumen ohne Platzeinbußen. Der für die HBO-Behandlung benötigte Sauerstoff wird entweder aus Sauerstoffdruckflaschen oder aus einem Flüssigsauerstofftank bezogen.

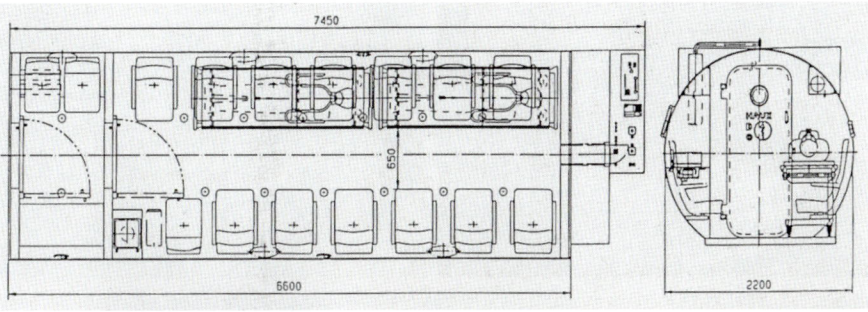

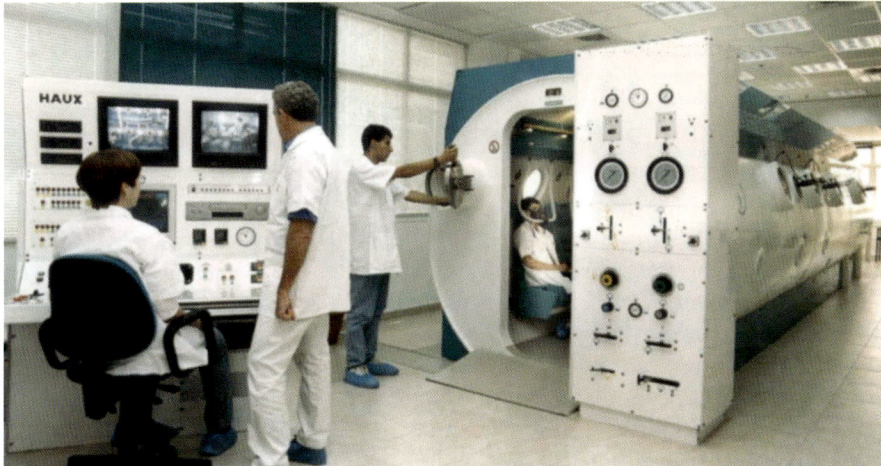

**Abb. 17.15:** *Oben:* Beispiel einer Mehrpersonen-HBO-Druckkammer mit Flachboden und planen Abschlusswänden: Hauptkammer für 13 sitzende oder 2 liegende Patienten, Schleuse für 2 Personen, 2,2 m Durchmesser („Haux Starmed 2200/5,5 Eco") (Grafik: Haux-Life-Support). *Unten:* Behandlungs-HBO-Druckkammer „Haux Starmed 2200" mit Computerfahrstand, Videoüberwachung und Pneumatikfahrstand direkt an der Druckkammer (Druckkammerzentrum Haifa, Foto: Haux-Life-Support)

Die Kammer kann mit Anschlüssen für Beatmungsgeräte, Perfusoren, Infusomaten und Überwachungsgeräte zur Behandlung von beatmeten Intensivpatienten ausgestattet werden.

Die Steuerung und Überwachung erfolgt von einen Fahrstand aus, an dem die Kammer manuell oder mittels Computersteuerung bedient werden kann. Teilweise erfolgt eine bauliche Trennung in einen pneumatischen Fahrstand (oder „Notfahrstand") direkt an der Druckkammer und eine computersteuerbaren, elektronischen Fahrstand, der sich in einem getrennten Raum befinden kann (Abb. 17.15 und 17.16).

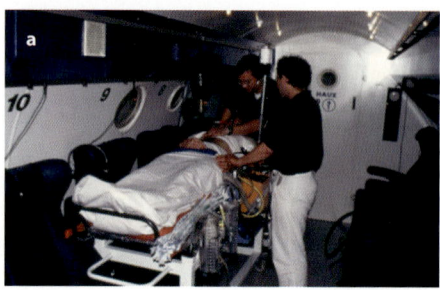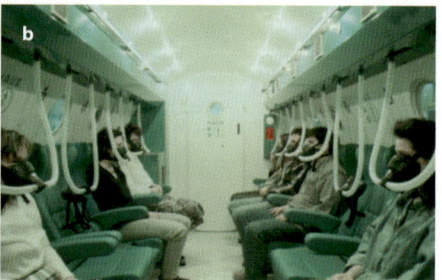

**Abb. 17.16: a** Behandlung eines beatmeten Tauchunfallpatienten in der Hauptkammer einer „Haux Starmed 2200" (Druckkammerzentrum Kassel). **b** Hauptkammer einer „Haux Starmed 2200" mit sitzenden HBO-Patienten (Foto: Haux-Life-Support)

## 17.5 Druckkammerbehandlung

### 17.5.1 Druckkammerpersonal

Die erforderliche personelle Minimalbesetzung einer Mehrpersonen-Behandlungs-druckkammer wird von renommierten tauchmedizinischen Fachgesellschaften weltweit übereinstimmend mit „drei Personen" angegeben. Die GTÜM fordert für die Durchführung von Druckkammerbehandlungen bei Notfallindikationen und für intensivpflichtige Indikationen:

- 1 Arzt mit Qualifikation als Druckkammerarzt,
- 1 Krankenschwester/-pfleger mit Qualifikation für hyperbare Medizin,
- 1 Druckkammerbediener.

Die erforderliche Qualifikation der drei Personen wird international unterschiedlich gehandhabt, die Empfehlungen der renommierten Fachgesellschaften sind aber in den wesentlichen Punkten deckungsgleich. In Deutschland gibt es entsprechende Weiterbildungsrichtlinien der GTÜM für Ärzte. In Zusammenarbeit mit dem „Verband deutscher Druckkammerzentren" (VDD e. V.) hat die GTÜM darüber hinaus Ausbildungsrichtlinien für medizinisches Assistenzpersonal und Druckkammer-bediener erstellt (s. unter: http://www.gtuem.org).

### 17.5.2 Erste Druckkammerbehandlung

Für die Durchführung der Druckkammertherapie stellt die gemeinsam von den tauchmedizinischen Fachgesellschaften in Deutschland, Österreich und der Schweiz erstellte „Leitlinie Tauchunfall" die derzeit beste Grundlage dar. Sie wurde auch als

Leitlinie der Stufe 2 von der unabhängigen AWMF (Arbeitsgemeinschaft der wissenschaftlichen medizinischen Fachgesellschaften) akzeptiert und veröffentlicht (s. unter: http://www.awmf-online.de oder http://www.gtuem.org). Die folgenden Absätze bis zur „Rehabilitation nach Ende der Druckkammerbehandlungen" geben daher die Empfehlungen dieser Leitlinie wieder.

### Maßnahmen vor der ersten Behandlung

- Erhebung eines neurologischen Status (Befund, z. B. DAN 5 min Neurocheck), notfalls auch zu Beginn der DK-Behandlung in der Druckkammer, unbedingt gut dokumentieren.
- Bei Verdacht auf Lungenbarotrauma sollte zum Ausschluss eines Pneumothorax ein Thoraxröntgen in 2 Ebenen erfolgen, alternativ Thorax-CT. Wenn ohne vertretbaren Zeitverlust möglich, ist die Untersuchung immer durchzuführen.
- Blasenkatheter, Pleuradrainage oder Parazentese bei Bedarf durchführen.
- Bei intubiertem Patienten muss ein Endotrachealtubus-Cuff mit Flüssigkeit befüllt sein oder eine kontinuierliche Cuff-Druckkontrolle erfolgen.
- Weitere Maßnahmen nach medizinischer Erfordernis im Einzelfall.

### Behandlungstabellen

Standardbehandlungstabelle ist „USN TT6" oder Modifizierungen dieser Tabelle. Sie wird für alle Tauchunfälle empfohlen, unabhängig vom verwendeten Atemgas des verunfallten Tauchers (z. B. Sauerstoff, Heliox, Trimix). Andere Behandlungstabellen (z. B. „Cx 30") sollten Einrichtungen und Personal mit Erfahrung, Kenntnissen und einer entsprechenden Ausrüstung vorbehalten bleiben, die mit unerwünschten Ereignissen und Ergebnissen lege artis umgehen können. Bei Verstoß gegen Dekompressionsregeln (engl. „omitted decompression") ohne Symptomatik werden kürzere Behandlungstabellen empfohlen: z. B. „USN TT5" oder „Problemwundenschema".

**Hinweis.** Wenn zwischen dem Auftreten der Symptome und dem Beginn der Druckkammerbehandlung mindestens 24 (–48) h liegen, so spricht man von einer „Spätbehandlung". In diesen Fällen ist z. B. eine komplette Beschwerdefreiheit nach der ersten DK-Behandlung weniger wahrscheinlich. Da die geschädigten Gewebe anders reagieren als bei einer verzugslosen Rekompression, unterscheidet sich evtl. auch die Wahl der DK-Behandlungstabelle vom Vorgehen im Akutfall. Es kann z. B. sinnvoll sein, die erste USN TT6 ohne Verlängerungen durchzuführen, obwohl es zu keiner deutlichen Symptombesserung kommt, oder von Beginn an ausschließlich kürzere HBO-Tabellen wie z. B. das PW-Schema zu verwenden. **Wichtig:** Auch wenn bereits Wochen(!) seit dem Auftreten der Symptome vergangen sind, können bestehende Restsymptome evtl. durch eine Druckkammertherapie noch gebessert werden!

## Maßnahmen während der ersten Behandlung

- Wiederholte neurologische Kontrolluntersuchungen sollten z. B. während der Luftphasen durchgeführt werden. Sie sollten immer vor Entscheidungen über eventuell erforderliche Verlängerungen der Behandlungstabelle erfolgen.
- Wiederholte Auskultation (Abhören) der Lungen auf Pneumothorax und seitengleiche Beatmung, immer vor geplanten Drucksenkungen.
- Regelmäßige Kontrolle aller abgeschlossenen Gasräume in den medizinischen Behandlungsgeräten (z. B. Endotrachealtubus-Cuff, Infusion, Tropfkammer, Blutdruckmanschette), immer vor geplanten Drucksenkungen.

## Adjuvante Behandlungsmaßnahmen

Wachen Patienten sollte besondere Zuwendung zukommen, um Unsicherheiten und Ängste zu vermeiden. Eine Flüssigkeitsbilanzierung muss in Abhängigkeit von der Symptomatik erfolgen. Grundsätzlich ist nach notfall- und intensivmedizinischen Standards zu verfahren.

**Hinweis.** Neben der Druckkammertherapie und der Sauerstoffgabe ist bisher kein Medikament bekannt, das bei Tauchunfällen spezifisch wirkt und dessen Wirkung sicher belegt ist.

### 17.5.3 Weitere Druckkammerbehandlungen

#### Art und Anzahl der DK-Behandlungen nach der ersten DK-Behandlung

Bei Restsymptomen nach der ersten Druckkammerbehandlung sollten sich innerhalb von 24 h eine/mehrere Folgebehandlung/en anschließen. Eventuell kann eine zweite Standarddruckkammerbehandlung (z. B. USN TT6) folgen oder aber nach einer Tabelle 6 sofort 1- bis 2-mal täglich mit HBO-Behandlungen beispielsweise nach dem „Problemwundenschema" begonnen werden. Andere Behandlungstabellen sollten nur bei entsprechender Erfahrung, Kenntnissen und Ausrüstung durchgeführt werden, damit auch mit unerwünschten Ergebnissen umgegangen werden kann.

**Hinweis.** Die Intensität der durchgeführten Druckkammertherapie hängt neben der Symptomentwicklung, vor allem von der Entwicklung einer Sauerstoffvergiftung der Lunge ab. Auch deshalb ist nach der ersten DK-Behandlung ggf. nach Einholen einer tauchmedizinischen Beratung an die Verlegung in ein Behandlungszentrum zu denken.

## Weitere Diagnostik/weitere therapeutische Maßnahmen

Weitere Diagnostik und Kontrolluntersuchungen erfolgen je nach klinischen Symptomen: Magnetresonanztomographie (MRT), Computertomographie (CT), fachneurologische Konsiliaruntersuchung (regelmäßig), Kontrolle der Lungenfunktion nach klinischer Symptomatik. Medikamentöse und weitere Therapien erfolgen entsprechend dem klinischen Erkrankungsbild nach Maßgabe der beteiligten Fachgebiete.

## Krankengymnastik/Physiotherapie

Zwischen den Druckkammerbehandlungen: Entsprechend dem klinischen Erkrankungsbild durch Fachpersonal, Beginn spätestens nach 3 Tagen. Eine Behandlung während der Druckkammerbehandlungen ist möglich, Vorteile gegenüber der alleinigen Durchführung zwischen den Druckkammerbehandlungen sind nicht erwiesen.

> **Hinweis.** Es ist im Allgemeinen nicht sinnvoll, bei neurologischen Restsymptomen trotz mehrerer DK-Behandlungen die DK-Therapie ohne eine begleitende, intensive Krankengymnastik/Physiotherapie fortzusetzen. In diesen Fällen sollte unbedingt eine tauchmedizinische Beratung eingeholt werden.

## Entscheidung über Beendigung der Druckkammerbehandlungen

Nach vollständiger und anhaltender Symptomfreiheit kann die Druckkammertherapie beendet werden. Kommt es bei mehreren durchgeführten Behandlungen nach initialer Besserung unter fortgeführter Therapie während 3 bis 5 Tagen zu keiner weiteren Verbesserung der Symptomatik, so wird die Druckkammertherapie abgebrochen und die für das neurologische Krankheitsbild empfohlene Rehabilitationsmaßnahmen fortgeführt.

## Rehabilitation nach Ende der Druckkammerbehandlungen

Bei fortbestehenden neurologischen Ausfällen werden die für das neurologische Krankheitsbild empfohlenen Rehabilitationsmaßnahmen unmittelbar an die Druckkammertherapie angeschlossen.

**Fallbeispiel 3.** Am Ende eines tiefen Wiederholungs-TG ist ein 18-jähriger männlicher Sporttaucher nicht in der Lage, in das Schlauchboot der spanischen Tauchschule zu klettern. Es entwickelt sich eine Querschnittsymptomatik, d.h. eine aufsteigende komplette beidseitige Lähmung; ein möglicher Zusammenhang mit dem Tauchgang wird vom Tauchlehrer abgelehnt. Nachdem der Patient 2 Tage ohne Verbesserung in einem spanischen Krankenhaus liegt, können die Eltern einen Ambulanz-Rückflug erreichen. Am 3. Tag nach dem Tauchunfall beginnt die Druckkammerbehandlung in einem deutschen

Druckkammerzentrum: 2-mal USN TT6, anschließend über 7 Tage 2-mal täglich PW-Schema, danach 1-mal täglich PW-Schema. Krankengymnastik in der Druckkammer während jeder Behandlung ab Tag 3. Ende der HBO-Therapie nach insgesamt 7 Wochen(!) mit leichten neurologischen Restbeschwerden, die über 5 Tage mit tägl. HBO und Krankengymnastik subjektiv und objektiv konstant blieben. Direkter Anschluss einer neurologischen Rehabilitationsbehandlung.

**Fazit:** Im Zweifel immer sofort taucherärztliche Telefonberatung. Bei verzögerter Druckkammertherapie ist eine Symptombesserung oft mühsam in kleinen Schritten zu erreichen. Ab Tag 3 soll täglich Krankengymnastik/Physiotherapie in der Druckkammer oder zwischen den Druckkammerbehandlungen erfolgen. Die Druckkammerbehandlungen sollen erst beendet werden, wenn (je nach Verlauf) über 3 bis 5 Tage keine weitere Besserung erreicht werden kann.

Die Erwägung einer erneuten Tauchtauglichkeit setzt die Beendigung der Tauchunfalltherapie und die Stabilität des Behandlungsergebnisses voraus. Die Tauglichkeitsuntersuchung sollte erfahrenen Taucherärzten mit Mindestqualifikation entsprechend „Diving Medicine Physician EDTC" und praktischer Erfahrung in der Tauchunfallbehandlung vorbehalten sein.

Die Qualifikationsanforderungen des EDTC (European Diving Technology Committee) an die Ausbildung von Taucherärzten wurden in Zusammenarbeit mit dem ECHM (European Committee for Hyperbaric Medicine) erarbeitet. Die Qualifikationen werden in Europa von vielen tauchmedizinischen Fachgesellschaften anerkannt. Entsprechende Diplome werden in Deutschland durch die GTÜM ausgestellt, in Österreich durch die ÖGTH, „Österreichische Gesellschaft für Tauch- und Hyperbarmedizin" sowie in der Schweiz durch die SUHMS (engl. Abk. für „Schweizerische Unterwasser- und Hyperbarmedizinische Gesellschaft"). Das oben genannte Diplom „Diving Medicine Physician" entspricht dem GTÜM-Diplom „Taucherarzt".

**Fallbeispiel 4.** Ein 40-jähriger männlicher Sporttaucher erleidet nach tiefen Wiederholungstauchgängen eine neurologische DCS mit sensibler Querschnittsymptomatik beider Beine. Es werden in Mexiko 7 Druckkammerbehandlungen durchgeführt (1-mal USN TT6, 6-mal HBO-Schema). Es wird ihm mitgeteilt, dass die verbleibenden Restbeschwerden (sehr unangenehmes Brennen unter beiden Fußsohlen) sich evtl. im Verlauf des nächsten Jahres noch bessern könnten, eine weitere HBO-Behandlung aber nicht mehr hilfreich sei.

Fünf Wochen nach seiner Rückkehr nach Deutschland meldet sich der Patient in einem Druckkammerzentrum. Es werden 10 weitere tägliche HBO-Behandlungen nach PW-Schema durchgeführt. Die brennenden Gefühlsstörungen bessern sich in dieser Zeit auf subjektiv ca. 10 % der Ausgangsbeschwerden.

**Fazit:** Die Druckkammerbehandlungen sollen erst beendet werden, wenn (je nach Verlauf) über 3 bis 5 Tage keine weitere Besserung erreicht werden kann. Auch nach mehreren Wochen ist es möglich, deutliche Besserungen bestehender Restsymptome durch die HBO-Therapie zu erreichen, wenn diese zuvor nicht oder nicht ausreichend therapiert wuden.

## 17.6 Transportdruckkammern

Transportdruckkammern waren Bestandteil eines inzwischen verlassenen Behandlungskonzepts, das noch zu Zeiten der Druckluftbehandlungstabellen (US Navy Treatment Tables 1–4) entwickelt wurde. Dieses Konzept forderte für Situationen, in denen keine Behandlungsdruckkammer vor Ort vorhanden ist, dass verunfallte Taucher so schnell wie möglich in einer kleinen, transportablen Druckkammer zu rekomprimieren sind und dann in dieser Druckkammer zu einer großen Behandlungsdruckkammer zu transportieren sind. Durch einen NATO-weit standardisierten Bajonettanschluss war das Anflanschen der Transportdruckkammer an die Behandlungsdruckkammer möglich, ohne dass es zu einem Druckverlust kommt. So konnte die bereits in der Transportdruckkammer eingeleitete Rekompressionstherapie ohne Unterbrechung in der Behandlungsdruckkammer fortgeführt werden.

### 17.6.1 Klassische Ein-Personen-Transportdruckkammer

Durch die sofortige Rekompression auf 30 bis 50 mWT (entsprechend der gewählten Behandlungstabelle 1–4) sollten Gasblasen möglichst schnell verkleinert werden, auch wenn keine aufwändige Behandlungsdruckkammer vor Ort bereit stand. So wurden vor allem in den 60er Jahren des letzten Jahrhunderts sowohl beim Militär als auch beim Berufstauchen, bei Feuerwehren, Polizeieinheiten und im Katastrophenschutz zahlreiche Ein-Personen-Transportdruckkammern angeschafft (Abb. 17.17).

Ursprünglich war auch eine Sauerstoffatemmöglichkeit in der Transportdruckkammer vorgesehen, jedoch führte diese mangels Over Board Dumping System (Ausatemgasabführung nach außen) zu einer Sauerstoffanreicherung und so zu einer erheblichen Brandgefahr in der Druckkammer.

Aufgrund zahlreicher weiterer Nachteile (s. unten stehende Liste) und angesichts der allgemeinen Entwicklung hin zu 18-m-Sauerstofftabellen wurde das Verfahren seit den 80er Jahren zunehmend seltener eingesetzt. Ab den 90er Jahren folgten auch entsprechende Änderungen in den Vorschriften und Verordnungen zum Tauchen (z. B. Marine- und Heeres-Dienstvorschriften).

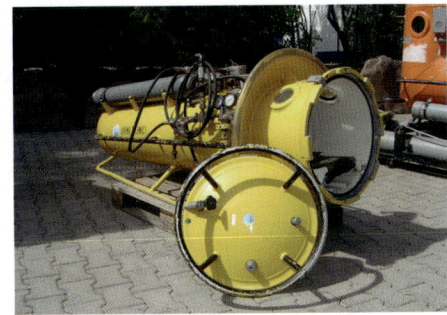

**Abb. 17.17:** Beispiel einer Ein-Personen-Transportdruckkammer: „Dräger" TDF-5-FD

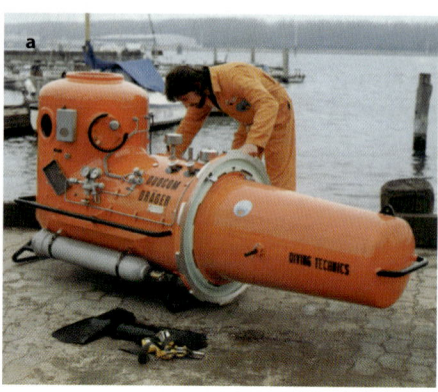
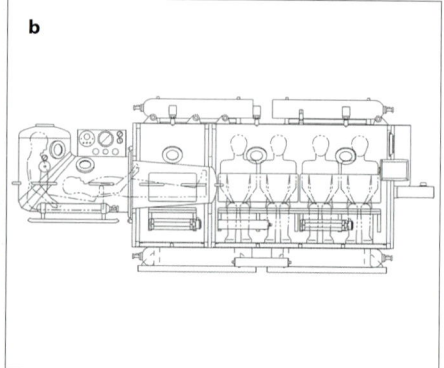

**Abb. 17.18:a** Beispiel einer Zwei-Personen-Transport-Druckkammer „Dräger Duocom" (Foto: Dräger). **b** An einer Behandlungsdruckkammer mit NATO-Bajonett (Haux) angeflanschte Zwei-Personen-Transportdruckkammer „Dräger Duocom" (Grafik: Haux-Life-Support)

### 17.6.2 Klassische Zwei-Personen-Transportdruckkammer

Die Entwicklung von (größeren und schwereren) Zwei-Personen-Transportdruckkammern sollte den Nachteil der mangelhaften Zugriffsmöglichkeit beheben. Zum einen hatte der Begleiter bei größeren Problemen aufgrund der räumlichen Enge keinen wirklich effektiven Patientenzugriff, zum anderen waren diese Druckkammern noch schlechter zu transportieren (Abb. 17.18).

### 17.6.3 Klassische Ein-Personen-Druckkammer plus „Mobile Druckkammer"

Dieses System bietet einen besseren Patientenzugriff als in der klassischen Zwei-Personen-Druckkammer. Es ist jedoch nur noch z. B. auf einem Lkw fest installiert zu betreiben. In der Praxis muss in dieser Kombination in der Regel die gesamte Druckkammerbehandlung durchgeführt werden und auf eine Weiterbehandlung in einer größeren Behandlungsdruckkammer verzichtet werden, da keine weitere Anflanschmöglichkeit besteht und das System schlecht transportabel ist. Es handelt sich praktisch um eine Behandlungsdruckkammer, allerdings ohne Möglichkeit zur Schleusung von Personen. Da dies nach BGR 235 und DIN 13256 aber vorhanden sein muss, ist eine Therapie in dieser Kombination nicht statthaft.

Theoretisch kann die Ein-Personen-Druckkammer nach Dekompression des Begleiters in der mobilen Druckkammer abgeschlagen und an einer Behandlungs-

## Kompaktinformation

**Nachteile der Rekompression in Transportdruckkammern**

1. **Transportmöglichkeiten eingeschränkt** (Größe und Gewicht ermöglichen Lufttransport z. B. nur in größeren Transport-Hubschraubern)

2. **Gasauswahl eingeschränkt** (in der Regel nur Druckluftatmung, d. h. nur Druckluftrekompressionstabellen möglich)

3. **Gasvorrat eingeschränkt** (ständige Spülung erforderlich, bei langem Transport kann Gas knapp werden)

4. **Notfallmedizinische Versorgung eingeschränkt** (Medikamente, Infusion etc. in Ein-Personen-Kammern generell nicht möglich, in Zwei-Personen-Kammer nur eingeschränkt möglich)

5. **Atemsicherheit kritisch** bei Zustandsverschlechterung (Ohnmacht/Erbrechen). Verschlechterung auch während Behandlung immer möglich, Beatmung auch in Zwei-Personen-Kammer schwierig, Intubation kaum möglich

6. **Pneumothorax** (z. B. bei AGE) ist eine Kontraindikation für die Rekompression (nicht sicher auszuschließen, kann in Transportdruckkammern nicht behandelt werden).

7. **Therapiemöglichkeiten eingeschränkt** (wegen $N_2$-Aufsättigung nach Erreichen der Behandlungsdruckkammer kein problemloser Wechsel auf moderne 18-mWT-Sauerstofftherapietabellen möglich)

8. **Behandlungsabbruch gefährlich** (weitere Stickstoffaufsättigung)

druckkammer wieder angeflanscht werden. In der Praxis wäre der Patient für die Dauer der Begleiterdekompression aber ohne Zugriff. Insgesamt handelt es sich um ein aufwändiges System mit wesentlichen Einschränkungen (Abb. 17.19).

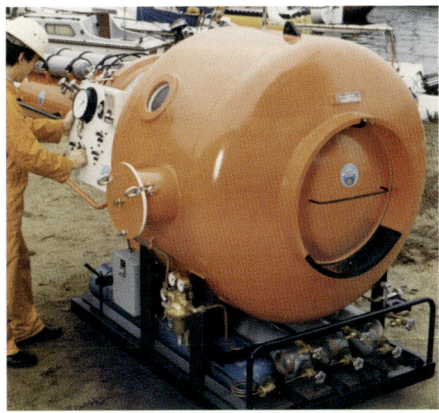
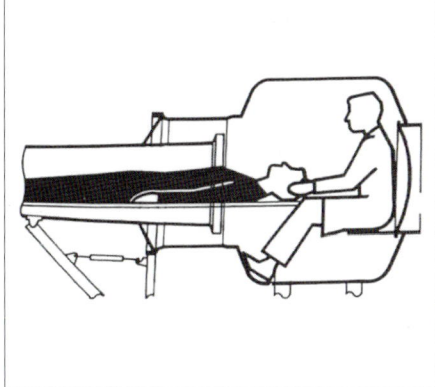

**Abb. 17.19:** Beispiel einer „Mobilen Druckkammer" (Fa. Dräger, Modell Transcom) mit angeflanschter Ein-Personen-Druckkammer (Foto und Grafik: Dräger)

**Hinweis.** Die Einleitung einer Rekompressionsbehandlung in einer Ein-Personen- oder Zwei-Personen-Transportdruckkammer ist aus heutiger Sicht generell nicht zu empfehlen. Die „Leitlinie Tauchunfall" der GTÜM erwähnt diese Behandlungsform an keiner Stelle, in den entsprechenden BG-Schriften wurden sämtliche die Transportdruckkammern betreffenden Passagen gestrichen. **Wichtig:** Heute verfügt nur noch ein sehr kleiner Teil der Behandlungsdruckkammern über die Anflanschmöglichkeit einer Transportdruckkammer mittels NATO-Bajonett.

### 17.6.4 Moderne Ein-Personen-Transportdruckkammer

Die moderne Variante der Ein-Personen-Transportdruckkammern ist dank hochfester Gewebe anstelle von Stahl sowohl gewichts- als auch platzoptimiert. Das Modell der Fa. „SOS Hyperlite" (http://www.hyperlite.co.uk) wiegt inkl. 2 Transportkisten 121 kg und ist 2,25 m lang, der Durchmesser beträgt 0,60 m (Abb. 17.20). Die Transportkammer passt auch in kleinere Helikopter und normale Krankenwagen, sie kann ohne Druckverlust in die meisten Behandlungs-Druckkammern eingebracht werden (NATO-Bajonett-Innendurchmesser: 0,66 m; HAUX-Starmed 2200-Druckkammer: Türbreite 0,70 m).

Diese Konstruktion ermöglicht gegenüber „klassischen" Ein-Personen-Transportkammern eine bessere Transportabilität, keine Abhängigkeit von Behandlungsdruckkammern mit NATO-Bajonett, $O_2$ als Atemgas ohne Gefahr der $O_2$-Anreicherung in der Kammer (über Atemmaske mit „overboard dumping system"), für notfallmedizinische Versorgung sofortige Dekompressionsmöglichkeit (durch $O_2$-Atmung), problemlose Fortführung der eingeleiteten Druckkammerbehandlung mit modernen Behandlungstabellen (z. B. USN TT6) (Abb. 17.20).

**Hinweis.** Als prinzipielle Probleme bleiben bestehen: kritischer Gasvorrat für längere Transporte, keine Infusion möglich, Gefahr durch unerkannten Pneumothorax im Fall einer notfallmäßig erforderlichen Dekompression.

### 17.6.5 Moderne Zwei-Personen-Transportdruckkammern

Die Einführung von Zwei-Personen-Transportdruckkammern in „Birnenform" durch mehrere Druckkammerhersteller zeigt eine von Gewicht und Größe her noch transportable Druckkammer, die einen weitgehend uneingeschränkten Patientenzugriff und notfallmedizinische Maßnahmen für den Begleiter ermöglicht. Die Gasauswahl

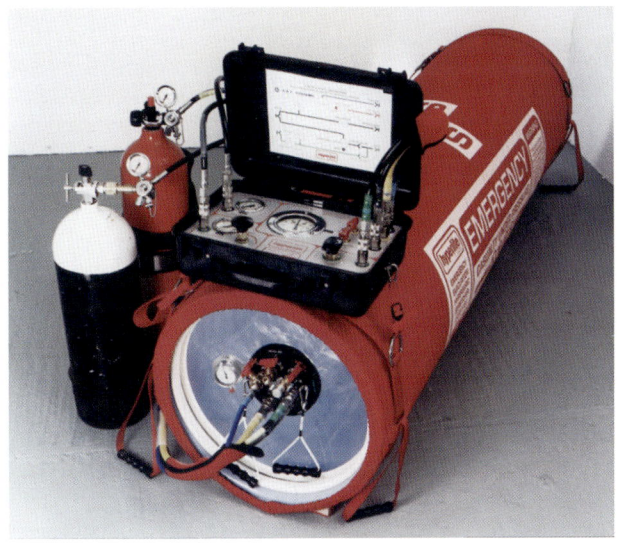

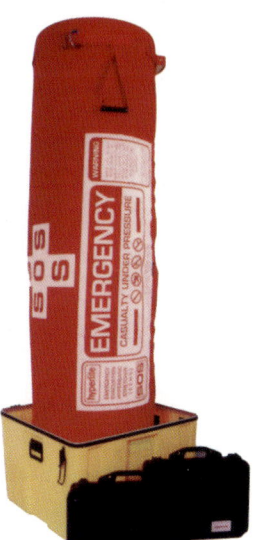

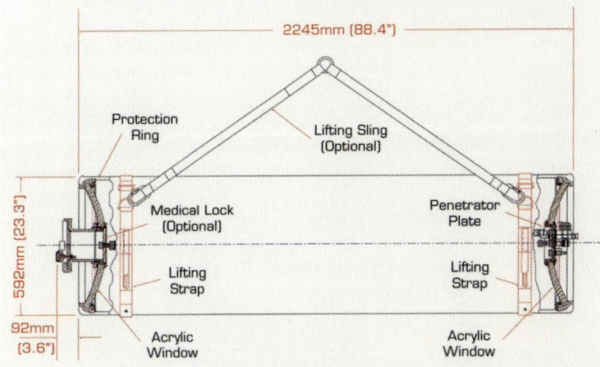

**Abb. 17.20:** Flexible Ein-Personen-Transport-Druckkammer der Firma „SOS Hyperlite" mit Medikamentenschleuse und Atemmaske mit „overboard dumping". Gewicht mit Transportkisten 121 kg (ohne Gaszylinder) (Foto: SOS Hyperlite)

ist dank Overboard Dumping kein Problem mehr und der erforderliche Gasvorrat (für Frischgasspülung) kann z. B. durch $CO_2$-Absorber reduziert werden (Cowan).

Die Transportabilität bleibt aufgrund des Gewichts (575 kg plus Taucher und Begleiter!) und der Abmessungen problematisch. Durch verschiedene Transport- und Hebehilfen (z. B. montierbare Räder, Hohlkufen für Gabelstapleraufnahme, Haltegriffe) versucht man, die Handhabung zu verbessern.

Kritisch bleibt die Einschränkung auf größere Transporthubschrauber oder Lkw für den Transport (Abb. 17.21) sowie die nur noch eingeschränkte Verfügbarkeit von Behandlungsdruckkammern mit NATO-Bajonett (Abb. 17.22 und Abb. 17.23). Aus diesem Grund werden auch verschiedene Erweiterungsmöglichkeiten für die

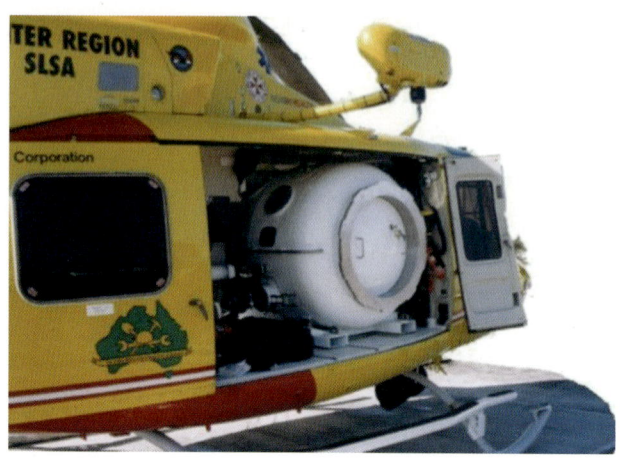

**Abb. 17.21:** Transport einer Cowan-Zwei-Personen-Transportdruckkammer in mittelgroßem Bell-Transporthubschrauber (Fotos: Cowan http://www.cowanmfg.com.au)

Birnen-Druckkammern angeboten, mit deren Hilfe eine komplette Druckkammertherapie durchgeführt werden kann.

**Hinweis.** Moderne Zwei-Personen-Transportdruckkammern haben viele medizinische und sicherheitstechnische Einschränkungen älterer Konstruktionen überwunden. Ihr großer Nachteil besteht aber nach wie vor in der eingeschränkten Transportabilität und der Notwendigkeit einer Behandlungsdruckkammer mit NATO-Bajonett als Transportziel.

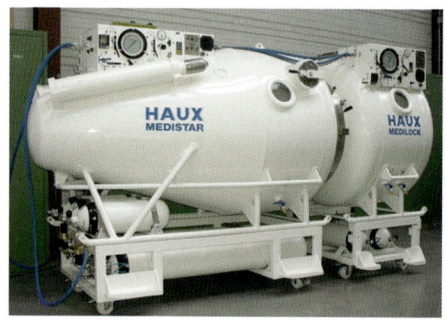 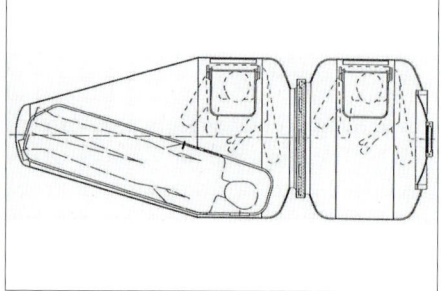

**Abb. 17.22:** Beispiel für Anschluss einer Zwei-Personen-Transport-Druckkammer („HAUX-Medistar") mit NATO-Bajonett an eine Vorkammer (als Schleuse) zu einer Mini-Behandlungsdruckkammer (Foto und Grafik: Haux-Life-Support)

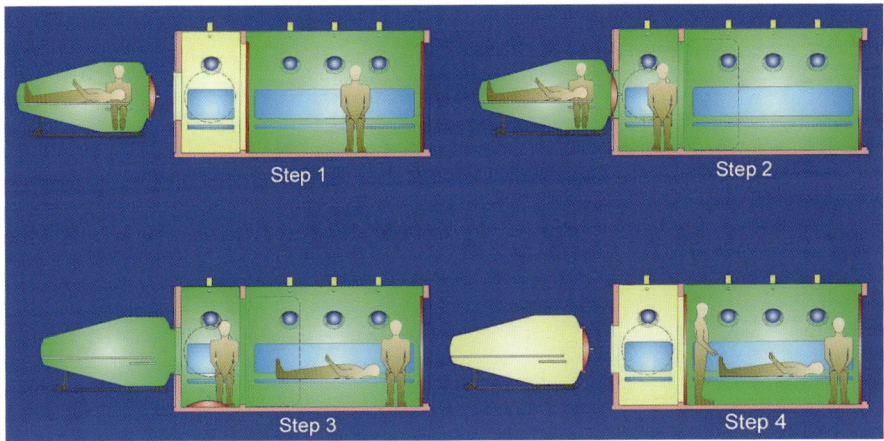

**Abb. 17.23:** Schema des Transfers einer verletzten Person von einer Zwei-Personen-Transport-Druckkammer in eine Behandlungsdruckkammer, beide Druckkammern müssen mit NATO-Bajonett ausgestattet sein, grün: Kammer unter Druck, gelb: Kammer drucklos (Grafik: Haux-Life-Support)

Insgesamt ist der Transport eines Tauchers mit einer Dekompressionserkrankung ohne Druckkammer in fast allen Fällen einem Druckkammertransport vorzuziehen. Ein Transport mit Atmung von 100 % Sauerstoff bei Umgebungsdruck (normobarer Sauerstoff) ist rascher und problemloser zu bewältigen, er ermöglicht darüber hinaus jederzeit einen notfallmedizinischen Zugriff zum Patienten.

## 17.7 HBO-Monoplatz-Druckkammern

Im Gegensatz zu allen bisher beschriebenen Druckkammern wird die HBO-Monoplatz-DK in der Regel mit reinem Sauerstoff komprimiert. Der Vorteil für den HBO-Patienten liegt darin, dass er während der gesamten Behandlung keine Atemmaske ragen muss und kein Risiko einer Sauerstoffunterdosierung durch Maskenundichtigkeit besteht. Die Druckkammern können mit diversen Kammerdurchführungen ausgestattet werden. Dadurch ist es prinzipiell möglich, auch einen beatmeten Intensivpatienten mit laufenden Infusionen und Perfusoren zu behandeln.

Die meisten HBO-Monoplatz-Druckkammern sind so konstruiert, dass sie durch normale Krankenhaustüren gerollt werden können. Die Sauerstoffversorgung erfolgt in der Regel aus der zentralen Versorgungsanlage des Krankenhauses. So kann die Kammer an jeder Stelle im Krankenhaus oder in einer Arztpraxis eingesetzt werden, ohne bauliche oder logistische Veränderungen vornehmen zu müssen (Abb. 17.24).

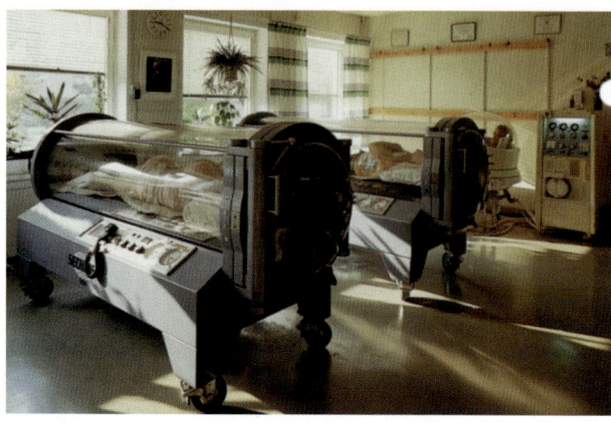

**Abb. 17.24.** Drei HBO-Mono-
platz-Kammern in der Karo-
linska Klinik der Universität
Stockholm (Foto: Dr. Kemmer)

Zur Durchführung von Tauchunfallbehandlungen sind HBO-Monoplatz-DK nur eingeschränkt geeignet. Der zulässige Betriebsdruck liegt in der Regel bei 2,0 bis 3,0 bar (10–20 mWT), so dass schon aus diesem Grund nicht alle Behandlungsoptionen zur Verfügung stehen. Insbesondere für die Erstbehandlung von Tauchunfällen besteht ein großer Nachteil in der fehlenden Untersuchungsmöglichkeit während der laufenden Behandlung. Weitere tägliche HBO-Behandlungen, z. B. nach Problemwundenschema, sind in diesen Druckkammern jedoch prinzipiell möglich. Zu erwähnen ist auch die deutlich erhöhte Brandgefahr aufgrund der Sauerstoffatmosphäre.

## 17.8 Nasse Rekompression mit Druckluft

Für die nasse Rekompression mit Druckluft als denkbar einfache Möglichkeit einer Rekompression gibt es einige zu berücksichtigende Punkte, die in der Praxis für die allermeisten Situationen dazu führen, dass eine nasse Rekompression nicht durchgeführt werden sollte.

Natürlich trifft nicht jeder der in der Kompaktinformation genannten Punkte für jeden Fall zu. Es ist aber zu bedenken, dass zunächst als „leicht" eingestufte Dekompressionserkrankungen sich verschlechtern könnten. Es gibt zahlreiche Fallbeispiele, die zunächst als „DCS Typ I" mit Taucherflöhen oder Schmerzen diagnostiziert wurden, bei denen sich im weiteren Verlauf aber eine Querschnittsymptomatik entwickelt hat. Derartige Verschlechterungen sind auch während bereits eingeleiteter Therapiemaßnahmen möglich und erfordern dann ggf. eine zu Behandlungsbeginn nicht absehbare Maximaltherapie. In einer Behandlungsdruckkammer hat man in aller Regel keine Probleme, sich auf die geänderte Situation einzustellen. Unter

## Kompaktinformation

**Probleme der „nassen Rekompression"**

1. **Gasauswahl** eingeschränkt (Druckluft, evtl. Nitrox mit unterschiedlichem $O_2$-Gehalt, selten 100 % $O_2$)
2. **Gasvorrat** eingeschränkt (Druckluftstandardbehandlung bis 50 mWT und 39 h)
3. **Tiefenrausch** bei Rekompression auf 50 mWT
4. **ausreichende Wassertiefe** vorhanden (z. B. 50 mWT)?
5. **Wärmeschutz** ausreichend (Nass-Neopren)?
6. **Übermüdung** des Opfers
7. **Dunkelheit** bei nächtlicher Behandlung
8. **Betreuung** durch Tauchpartner
   - ausreichender Gasvorrat
   - ausreichende Anzahl sich abwechselnder Betreuer (Dekompressionszeiten bei Vorsättigung)
9. **Sicherung** durch Leine bis in 50 mWT
10. **Wetterabhängigkeit** der Betreuung und Versorgung
11. **Seekrankheit** bei Schlechtwetter in geringeren Tiefen
12. **Dehydratation** durch Diurese (vermehrter Harndrang durch Immersion), (erhöht das Risiko der weiteren Symptomverschlechterung)
13. **notfallmedizinische Versorgung** (Medikamente/Infusion/Blasenkatheter etc.)
14. **Atemsicherheit** bei Zustandsverschlechterung (Ohnmacht/Erbrechen) (Verschlechterung auch während Behandlung immer möglich)
15. **Pneumothorax** z. B. bei AGE als Kontraindikation nicht sicher auszuschließen
16. **Behandlungsabbruch** v.a. bei Druckluftrekompression gefährlich (weitere Stickstoffaufsättigung)

Wasser kann man in derartigen Situationen aber plötzlich „mit dem Rücken an der Wand" stehen. Insbesondere die nasse Rekompression mit Druckluft wird daher grundsätzlich sehr kritisch beurteilt.

### 17.8.1 Nasse Rekompression mit Sauerstoff

Eine interessante Alternative ist die nasse Rekompression mit Atmung von 100 % Sauerstoff. Wichtig ist hierbei die geringe „Behandlungstiefe" aufgrund der druckabhängigen Sauerstofftoxizität insbesondere für das Zentralnervensystem (ZNS). Der empfohlene maximale $pO_2$ für das Tauchen mit Sauerstoff oder sauerstoffreichen Gasgemischen liegt bei 1,4 bis 1,6 bar. Wie weiter unten noch näher beschrieben wird, liegt der maximale $pO_2$ für Druckkammerbehandlungen mit Sauerstoffatmung aber bei 2,8 bis 3,0 bar!

Warum dieser Unterschied? Die Toxizität von Sauerstoff hängt neben den Hauptfaktoren Druck und Expositionszeit noch von zwei weiteren wesentlichen Faktoren ab: Immersion (Eingetauchtsein) und Arbeit. In Immersion, also beim Tauchen, ist Sauerstoff deutlich früher toxisch als bei Aufenthalt in einer warmen und trockenen Druckkammer. Das zeigten bereits Versuchsserien der britischen Royal Navy mit Kampfschwimmern im 2. Weltkrieg. Außerdem ist Sauerstoff toxischer, je höher die Arbeitsleistung ist. Das heißt, Sauerstoff ist beim Flossenschwimmen toxischer als beim Sitzen oder Liegen in einer Druckkammer.

Aus genannten Gründen wird von den diese Maßnahme empfehlenden Autoren für nasse Rekompressionen mit Sauerstoffatmung ein maximaler $pO_2$ von 1,9 bar (9 mWT) und eine maximale Expositionsdauer von 90 min empfohlen. Man befindet sich hier zwar wie in der Druckkammer in körperlicher Ruhe (geringeres Risiko), ist aber auf der anderen Seite in Immersion (höheres Risiko). Die toxizitätsbedingten Druck- und Zeitbeschränkungen im Vergleich zu den Druckkammerbehandlungstabellen mit Sauerstoffatmung (s. unten) machen offensichtlich, dass eine nasse Rekompression mit Sauerstoff eine Druckkammertherapie nicht ersetzen kann. Die therapeutische Wirkung ist deutlich geringer, sie ist eher mit einer intensivierten Erste Hilfe-Maßnahme zu vergleichen.

Immerhin sind für die nasse Rekompression mit Sauerstoff aber eine Reihe der genannten Probleme der Rekompression mit Druckluftatmung deutlich weniger relevant: Tiefenrausch, ausreichende Wassertiefe, Wärmeschutz, Übermüdung, Dunkelheit, Betreuung, Sicherung, Wetterabhängigkeit und Seekrankheit sind im genannten Tiefen- und Zeitrahmen in vielen Fällen beherrschbare Größen. Not wendig ist allerdings das entsprechende Equipment mit ausreichendem Sauerstoffvorrat und einem sauerstofftauglichen Atemregler mit Vollgesichtsmaske, damit auch bei Bewusstlosigkeit oder Sauerstoffkrampf eine sichere Atmung gewährleistet ist.

Ein Behandlungsabbruch ist in vielen Fällen problemlos möglich, da keine weitere Inertgasaufsättigung erfolgt – allerdings nicht bei einem generalisierten Krampfanfall im Rahmen einer Sauerstoffintoxikation des ZNS! In diesem Fall darf keine Druckreduzierung erfolgen, solange keine normale Atmung besteht, da sonst ein großes Risiko für das Autreten einer Lungenüberdehnung besteht. In der Folge könnte dann ein Pneumothorax, ein Mediastinalemphysem oder eine arterielle Gasembolie auftreten.

Auch die Problembereiche notfallmedizinische Versorgung, Atemsicherheit bei Erbrechen und unerkannter Pneumothorax lassen sich durch die Verwendung von Sauerstoff als Atemgas nicht ausräumen. In diesen verbleibenden Kritikpunkten ist auch der Grund dafür zu sehen, dass in vielen Empfehlungen, z. B. auch in der „Leitlinie Tauchunfall" der GTÜM, für Mitteleuropa mit seiner guten medizinischen Infrastruktur die nasse Rekompression generell abgelehnt wird.

## Kompaktinformation

**Vorbedingungen für nasse Rekompression mit $O_2$ nach Edmonds (1995)**

1. Behandlungsdruckkammer ist nicht verfügbar/erreichbar
2. Vollgesichtstauchermaske mit sauerstoffgeeignetem Atemregler oder sauerstoffgeeigneter Tauchhelm mit Free-flow-System
3. Oberflächenversorgungssystem mit geeigneter Verbindungslänge
4. Begleiter des Pat. für gesamte Behandlungsdauer (mit ausreichender Ausbildung in Erster Hilfe)
5. Ausreichender Sauerstoffvorrat für den Patienten und ausreichender Atemgasvorrat für Begleiter
6. Tauchanzug für adäquaten Kälteschutz
7. Shot-Leine mit mindestens 10 m Länge (Sitz oder Haltegeschirr kann an Shot-Leine befestigt sein)
8. geeignete Kommunikationseinrichtung zwischen Patient, Begleiter und Oberfläche
9. Das US Navy Diving Manual (1999) beschreibt die nasse Rekompression mit Sauerstoff unter Verwendung eines Sauerstoffkreislaufgeräts für darin geübte Taucher

Unter bestimmten Bedingungen und bei guter Vorbereitung kann eine nasse Rekompression mit Sauerstoff eine sinnvolle Überbrückung bis zur definitiven Versorgung eines Tauchunfalls sein. Es ist aber zu betonen, dass diese Entscheidung nicht leichtfertig getroffen werden darf. Das US Navy Diving Manual führt hierzu aus: „… Eine nasse Rekompression ist als eine „letzte Möglichkeit" zu betrachten. Sie sollte nur angewendet werden, wenn innerhalb von 12 h keine Behandlungsdruckkammer erreicht werden kann … Bei Tauchern mit schweren DCS-Typ-II-

## Kompaktinformation

**Durchführung einer nassen Rekompression mit $O_2$ Table Aust 9 (RAN 82) „short oxygen table" (nach Edmonds und nach US Navy Diving Manual)**

1. Absenkung des Patienten entlang der Shot-Leine bis 9 mWT, hierbei Atmung von 100 % Sauerstoff
2. in leichten Fällen: Aufstiegsbeginn nach 30 min, wenn Symptome nicht gebessert sind, Aufstiegsbeginn nach 60 min (US Navy: DCS Typ I: immer 60 min) in schweren Fällen: Aufstiegsbeginn nach 60 min, wenn Symptome nicht gebessert sind, Aufstiegsbeginn nach 90 min. (US Navy: DCS Typ II: immer 90 min)
3. kontinuierlicher Aufstieg von 9 mWT zur Oberfläche mit 1 m/12 min (US Navy: stattdessen 60 min Stopp in 6 mWT + 60 min Stopp in 3 mWT)
4. bei erneuter Symptomverschlechterung: 30 min Stopp auf dieser Tiefe, bevor Aufstieg fortgesetzt wird
5. bei Verbrauch des Sauerstoffvorrates: sofortiger Aufstieg zur Oberfläche, keine Fortsetzung mit Luftatmung!
6. nach Erreichen der Oberfläche: 1 h $O_2$ + 1 h Luftatmung im Wechsel für 12 h (US Navy: nach Erreichen der Oberfläche: weitere 3 h $O_2$-Atmung)

(Ergänzungen in Klammern wurden nur angegeben, wenn das US Navy Diving Manual (1999) von Edmonds Empfehlungen (1995) abweichende Maßnahmen vorschlägt. In jedem Fall ist der Taucher ständig zu begleiten und kontinuierlich kritisch zu beobachten).

Symptomen (z. B. Bewusstlosigkeit, Querschnittslähmung, Drehschwindel, Atemnot, Schock etc.) wiegt das Risiko einer weiteren Schädigung des Tauchers durch die nasse Rekompression wahrscheinlich einen möglichen Nutzen auf. Solche Unfallopfer sollten prinzipiell nicht nass rekomprimiert werden, sondern an der Oberfläche 100 % Sauerstoff atmen und unabhängig von der benötigten Zeit zu einem Druckkammerzentrum transportiert werden. …"

**Hinweis.** Die nasse Rekompression wird in Mitteleuropa aufgrund seiner guten medizinischen Infrastruktur generell abgelehnt.

## Tipps für Tauchlehrer

1. Adressen, Rufnummern und aktuelle Einsatzbereitschaft der nächstgelegenen Druckkammern müssen dem Tauchlehrer in seinem Revier oder auf Reisen stets bekannt sein.
2. Eine nasse Rekompression ist aufgrund der Risiken, außer in sehr seltenen Ausnahmefällen, kontraindiziert. Die gute Infrastruktur in Mitteleuropa (hinsichtlich der Erreichbarkeit der nächsten Druckkammer) verbietet die nasse Rekompression.
3. Der Tauchlehrer sollte die Möglichkeit schaffen, einen Verunfallten bis zum Eintreffen an der Druckkammer durchgehend mit 100 % Sauerstoff (normobar) zu versorgen.
4. Der Besuch eines Druckkammerzentrums ist einerseits ein eindrucksvolles Erlebnis für jeden Taucher, andererseits schafft er Klarheit über das Prozedere im Ernstfall.
5. Die Ausbildung zum Druckkammerbediener ist für Tauchlehrer ggf. eine interessante Option

## Weiterführende Literatur

1. Brubakk AO, Neuman TS (eds): Bennett and Elliott´s „The Physiology and Medicine of Diving" (5th edn). Saunders, Philadelphia, 2003
2. Comex Medical Book: Revised edition, 1986. Louis Lartigot, Aubagne, 1986
3. DIN 13256:„Druckkammern für Personen",Teil 2 "Mehrpersonen-Druckkammern für Hyperbare Therapie, Sicherheitstechnische Anforderungen und Prüfung", Mai 2000
4. Edmonds C: Underwater oxygen treatment of decompression sickness. SPUMSJ 1995; 25: 122–128
5. Edmonds C, Lowry CH, Pennefather J, Walker R: Diving and subaquatic medicine, 4th edn. Arnold, London, 2002
6. prEN 14931:"Hyperbaric therapy chambers" (CEN/BT/127 N 99). Stand 11. 03. 2004
7. US Navy Diving Manual: Naval Sea Systems Command Publication 0910-LP-100–3199. Revision 4, March 2001
8. Welslau W et al.: Leitlinie Tauchunfall, Gesellschaft für Tauch- und Überdruckmedizin e.V., Caisson Nr. 1 2006, www.awmf-online.de/www.gtuem.org

# 18 Intensivmedizinische Behandlung von schweren Tauchunfällen

*A. Kemmer*

Tauchunfälle, die eine intensivmedizinische Behandlung erfordern, sind äußerst selten. Sie stellen jedoch höchste Anforderungen, sowohl technischer als auch medizinischer Art, an das Behandlungsteam. Insbesondere in Fällen von so genanntem Beinaheertrinken in Zusammenhang mit einem Tauchunfall ergibt sich die Notwendigkeit zur Aufnahme auf eine Intensivstation. In seltenen Fällen kann aber auch die hyperbare Sauerstofftherapie selbst der Grund für eine Verschlechterung der Lungenfunktion und Notwendigkeit zur künstlichen Beatmung und intensivmedizinischen Behandlung eines Tauchunfalls sein. Das folgende Kapitel gibt interessierten Ärzten und medizinisch geschulten Laien Einblicke in die komplexe Welt der intensivmedizinischen Versorgung des schweren Tauchunfalls bzw. -zwischenfalls.

## 18.1 Behandlungsaussichten schwerer Tauchunfälle

Der schwere Tauchunfall ist glücklicherweise relativ selten (s. Kap. 19); dennoch ereignen sich aufgrund der großen Zahl der Taucher weltweit mehr als 1000 Dekompressionsunfälle, die einer Rekompressionsbehandlung zugeführt werden müssen.

Erfreulicherweise ist die Rekompressionsbehandlung recht effektiv, was sich in einer hohen Rate von Fällen kompletter Beschwerdefreiheit nach Behandlungsabschluss ausdrückt. Die DAN-(Divers Alert Network-)Daten von 2003 zeigten, dass bei mehr als 470 Tauchunfällen die Hälfte der behandelten Taucher schon nach der ersten Dekompressionsbehandlung beschwerdefrei war (Abb. 18.1). Weitere 43 % zeigten eine deutliche Verbesserung der Symptome und bedurften nur weniger weiterer HBO-Behandlungen.

Die Erfolgsrate bei der Behandlung von Dekompressionsunfällen unter Anwendung der heute empfohlenen Therapietabellen (s. Kap. 17) ist sehr gut und nur in seltenen Ausnahmefällen sind mehr als drei bis vier Druckkammerbehandlungen notwendig. In den meisten Fällen ist ein verunfallter Taucher nach ein bis zwei Druckkammerbehandlungen beschwerdefrei. Allerdings behalten etwa 30 % aller Patienten mit einem Dekompressionsunfall dauerhafte Folgeschäden.

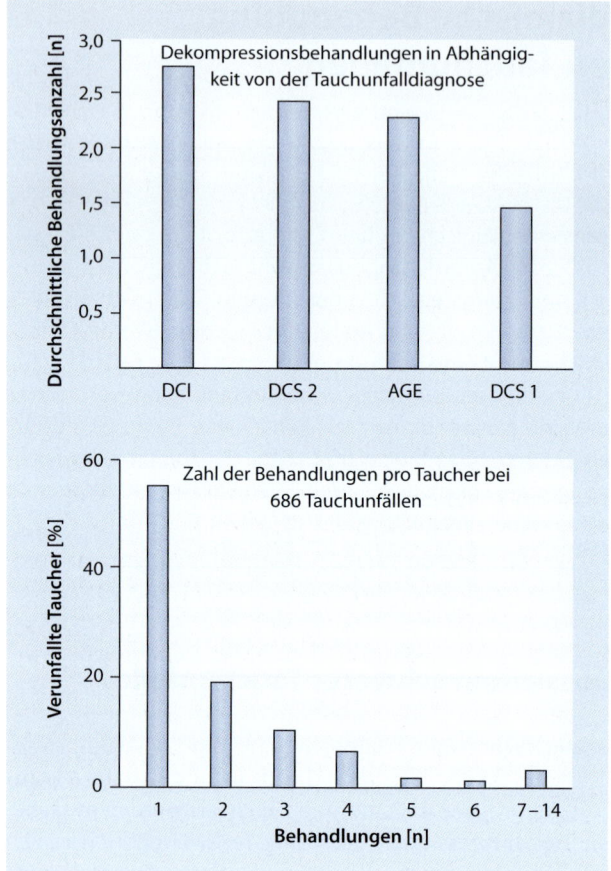

**Abb. 18.1:** DAN-Unfall-report 2003

## 18.2 Notwendigkeit intensivmedizinischer Behandlung

Eine intensivmedizinische Behandlung von Tauchunfällen ist nur in seltenen Fällen notwendig. Meistens handelt es sich um Taucher, die bereits am Unfallort im Rahmen der notärztlichen Versorgung intubiert und beatmet wurden. In sehr seltenen Fällen, insbesondere bei schwerster Dekompressionserkrankung (DCS) II und arterieller Gasembolie (AGE) oder Mischformen kann sich während der Behandlung selbst die Notwendigkeit zur Intensivtherapie mit maschineller Beatmung ergeben.

## 18.2.1 Ertrinken – Beinaheertrinken

Eine der häufigsten Ursachen für die Intubation und Beatmung eines verunfallten Tauchers schon am Unfallort stellt das Beinaheertrinken dar (s. auch Kap. 12). Ertrinken ist mit 60–70 % die häufigste Todesursache beim Sporttauchen. Wenn ein Ertrinkungsunfall um mehr als 24 h überlebt wird, so spricht man definitionsgemäß vom Beinaheertrinken. Das Ertrinken, also der Tod durch Einatmen von Flüssigkeiten, ist beim Sporttauchen häufig Folge mangelnder Ausbildung oder grob fahrlässigen Verhaltens (unbemerkter Verbrauch des gesamten Atemluftvorrats, Tauchen unter Eis ohne Sicherungsleine, Verirren in Höhlen oder in Wracks). Nicht selten ist eine unzureichende Geräteausstattung, z. B. für Eistauchgänge oder Höhlentauchgänge, Ursache für den Unfall, direkte technische Gerätefehler sind dagegen eher selten.

**Fallbeispiel.** Bei einem Wiederholungstauchgang im Attersee tritt bei einer Taucherin in einer Tiefe von 33 m ein Vereisen des Lungenautomaten auf. Beim Versuch, auf den zweiten, unabhängigen Automaten zu wechseln, kommt es zur Aspiration von Wasser und im Folgenden zu einer unkontrollierten Panikreaktion. Der Buddy versucht, Hilfestellung zu geben, ihm wird dabei jedoch die Maske vom Kopf gerissen, so dass er kurz die Orientierung verliert. Als er sich wieder einen Überblick verschaffen kann, sieht er seine Partnerin leblos, ohne Mundstück auf dem Grund liegen. Er führt mit ihr einen unkontrollierten Notaufstieg durch. An der Wasseroberfläche ist die verunfallte Taucherin bewusstlos und schnappatmend. Viel schaumiges Sekret kommt aus dem Mund. Unter intermittierender Atemspende wird sie ca. 50 m ans Seeufer verbracht, wo Tauchkollegen die weitere Versorgung inkl. Beatmung mit 100 % Sauerstoff der inzwischen apnoeischen Taucherin übernehmen. Der hinzu gerufene Notarzt führt bei einer Vigilanzminderung (GCS 10) und deutlicher respiratorischer Insuffizienz ($SaO_2$ 80 %) die Intubation durch. Auf dem Transport wird die Verunfallte mit einem PEEP von 10 mbar und 100 % Sauerstoff beatmet. Es werden Plasmaexpander (HAES 6 %) und Ringerlösung infundiert.

Bei Aufnahme zeigt die Blutgasanalyse eine respiratorische Azidose mit pH 6,99, $pCO_2$ 59,8, $pO_2$ 188,3, BE −18,2; Temp. 32,5 °C. Das Serumkalium ist mit 3,25 mmol/l erniedrigt, die anderen Werte liegen im Normbereich.

Wegen nicht sicher auszuschließender Dekompressionserkrankung bzw. möglicher arterieller Gasembolie nach eventuellem Lungenüberdehnungstrauma entschließt man sich zur Durchführung einer Druckkammerbehandlung nach Tabelle 6 USN Ein vorher durchgeführtes Thorax-CT zeigt ausgeprägte Belüftungsstörungen, keinen Pneumothorax. Die Druckkammerbehandlung verläuft ohne größere Auffälligkeiten. Die Patientin wird anschließend weiterhin beatmet und analgosediert (künstliches Koma) auf die Intensivstation verlegt. Unter weiterer druckkontrollierter Beatmung mit hohem PEEP bessert sich der Gasaustausch in den folgenden 24 h deutlich, so dass die Patientin problemlos extubiert werden kann. Sie wird gut wach, reagiert adäquat und zeigt keinerlei neurologische Auffälligkeiten. Angegebene Schmerzen im Bereich der rechten Hüfte und Schulter werden als nicht tauchunfallspezifische Symptome interpretiert und sind in den Folgetagen auch gut rückläufig.

Die HBO-Therapie wird daher ohne weitere Druckkammerbehandlung beendet. Die Behandlung der noch bestehenden Lungenfunktionsstörung nach Wasseraspiration wird durch nichtinvasive Beatmung für weitere drei Tage fortgeführt. Die verunfallte Taucherin kann nach 6 Tagen ohne Folgestörungen nach Hause entlassen werden.

**Diagnose:** Beinaheertrinken, Verdacht auf DCI. **Fazit:** Auch bei eindeutigem Beinaheertrinken muss in Zusammenhang mit einem Tauchunfall an die Möglichkeit einer Dekompressionserkrankung gedacht werden und im Zweifelsfall eine Druckkammerbehandlung eingeleitet werden (s. auch Kap. 12).

Der **Ertrinkungstod** ist ein Tod durch Asphyxie (Kreislaufstillstand infolge eines Atemstillstands). Ist die Atemgaszufuhr des Tauchers unter Wasser unterbrochen, so kann der Atemanreiz in der Regel nicht länger als 2 min willkürlich unterdrückt werden. In Panik kommt es in der Folge zum Verlust des Mundstücks, zum Schlucken großer Wassermengen, ggf. mit nachfolgendem Erbrechen. Durch die folgende, unwillkürliche Inspiration wird Flüssigkeit aspiriert. Neben starkem Hustenreiz setzt dann ein Laryngospasmus (Stimmritzenkrampf) ein, der bis zur hypoxiebedingten Bewusstlosigkeit bestehen bleibt.

Die Ursache eines Bewusstseinsverlust unter Wasser kann auch in einer Atemgasvergiftung, bedingt durch toxische Gaspartialdrücke, bestehen. So entfaltet z. B. das Inertgas Stickstoff schon ab einer Tauchtiefe von 40 m, entsprechend einem Stickstoffpartialdruck von 3,9 bar, erste narkotische Effekte (s. Kap. 13). In der Folge dieser Inertgasnarkose kommt es mit zunehmender Tauchtiefe zu einer Reduktion der intellektuellen und motorischen Leistungsfähigkeit des Tauchers. Bei Presslufttauchgängen in Tiefen jenseits von 60 m ist das Risiko eines Bewusstseinsverlusts des Tauchers zunehmend hoch.

Eine weitere Ursache für einen Bewusstseinsverlust beim Tauchen kann eine akute zerebrale Sauerstoffvergiftung sein. Wird mit sauerstoffangereicherten Mischgasen (z. B. Nitrox)getaucht und Tiefen erreicht, die einen inspiratorischen Sauerstoffpartialdruck von über 1,5 bar erzeugen (Hyperoxie), so kann ein sauerstoffbedingter generalisierter Krampfanfall (Paul-Bert-Effekt) auftreten. Bei einem Krampfanfall unter Wasser verliert der bewusstlose Taucher in fast allen Fällen den Atemregler und ertrinkt.

Unterbleibt andererseits beim Tauchen mit sauerstoffarmen Gasgemischen (z. B. Trimix) beim Aufstieg rechtzeitig der Wechsel auf ein Atemgasgemisch mit höherem

---

**Kompaktinformation**

Wird der Ertrinkungsvorgang überlebt, bestimmen im Wesentlichen zwei Faktoren die Prognose:

- Die pulmonalen Komplikationen durch die Aspiration von Flüssigkeiten.
- Das Ausmaß der Schädigigung des zentralen Nervensystems durch die Hypoxie (Sauerstoffmangel im Blut oder im Gewebe).

Sauerstoffanteil, so kann es bei abnehmendem Sauerstoffpartialdruck in zu geringer Tiefe hypoxiebedingt zu einem Bewusstseinsverlust kommen. Eine akute Hypoxie (herabgesetzter Sauerstoffpartialdruck) tritt auf, wenn der inspiratorische Sauerstoffpartialdruck unter 0,12 bar absinkt.

## Pathophysiologie des Beinaheertrinkens

Traditionell wird zwischen Süßwasser- und Salzwasserertrinken unterschieden. Die pathophysiologischen Abläufe des Beinaheertrinkens in Süß- und in Meerwasser sind jedoch weitgehend identisch und geprägt durch die Schädigung des Surfactant. Der Surfactant sorgt in den Alveolen (Lungenbläschen) dafür, dass diese die notwendige Oberflächenspannung behalten, um bei Ausatmung nicht zusammenzufallen. Obwohl Salzwasser den alveolaren Surfactant nur in geringem Maße direkt schädigt, kommt es sehr oft zu einer erheblichen Verdünnung dieser oberflächenaktiven Substanz. Die Alveolen werden destabilisiert und es kommt zur Ausbildung von Atelektasen (Minderbelüftungen) in der Lunge. Die Folge ist ein schweres Lungenversagen.

Für die Entstehung eines schweren Lungenversagens genügen oft schon geringe Flüssigkeitsmengen. Eine erhöhte Durchlässigkeit der kleinsten Lungenkapillaren (alveolokapilläre Schrankenstörung) führt zu einem Lungenödem mit Zunahme des pulmonalen Rechts-Links-Shunts (Blutübertritt zwischen venösem und arteriellem Blutkreislauf). Es tritt eiweißreiches Sekret in das Interstitium (Gewebe zwischen Lungenbläschen und Lungenkapillaren) und die Alveolen über. Es entwickelt sich zunächst ein interstitielles und im weiteren Verlauf sekundär ein intraalveoläres Lungenödem (Abb. 18.2).

Die Folge ist in der Regel die Ausbildung eines ARDS (Acute Respiratory Distress Syndrome, akutes fortschreitendes Lungenversagen). Die daraus resultierenden funktionellen Veränderungen sind eine Abnahme der pulmonalen Compliance (Lungendehnbarkeit), ein Ventilations-Perfusions-Missverhältnis und eine Zunahme des intrapulmonalen Shunts. Eine Hypoxämie (verminderter Sauerstoffgehalt), Hyperkapnie (erhöhter $CO_2$-Partialdruck) und eine kombinierte respiratorisch-metabolische Azidose sind die Folge.

Die pulmonalen Veränderungen sind nach dem Beinaheertrinken in rascher Folge fortschreitend, so dass Patienten, die nach Rettung aus dem Wasser noch bei Bewusstsein sind, durch Alveolarkollaps und Lungenödem so-

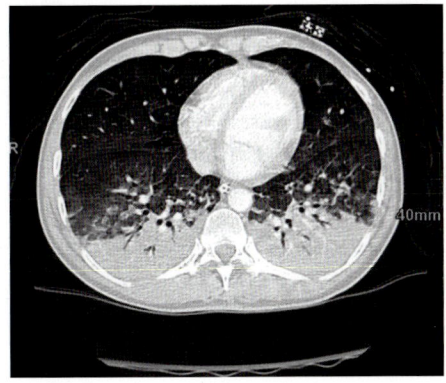

**Abb. 18.2:** CT der Lunge: Beinaheertrinken

wie zunehmende Atemwegswiderstände und eine fortschreitende Verschlechterung des Ventilations-Perfusions-Verhältnisses gefährdet sind. Zeitlich verzögert können eine Hypoxämie (herabgesetzter Sauerstoffgehalt im Blut) und in der Folge einen Herzkreislaufstillstand erleiden können.

Eine schwere Hypoxie sowie der massive Stress, wie er im Rahmen des Beinaheertrinkens vorkommen kann, führen zu einer exzessiven endogenen Katecholaminausschüttung mit ausgeprägter Gefäßverengung in allen Geweben. Diese periphere Vasokonstriktion kann dabei so ausgeprägt sein, dass keine Pulse getastet werden können. Infolge der ausgeprägten Schocksituation nach dem Beinaheertrinken ist der verunfallte Taucher bei Behandlung auf der Intensivstation in der Regel ausgeprägt katecholaminbedürftig. Es besteht bei erheblich gestörter Kapillarpermeabilität ein hoher Volumenbedarf. Bei Patienten mit schwerem Verlauf ist ein invasives Kreislaufmonitoring zur Optimierung der Flüssigkeits- und Katecholamintherapie indiziert.

**Hinweis.** In der klinischen Praxis besteht kein Behandlungsunterschied zwischen Süß- und Salzwasserertrinken.

Die früher angenommenen erheblichen Elektrolytstörungen durch Aspiration von großen Flüssigkeitsmengen stammen im Wesentlichen aus Tierversuchen und können am Menschen nicht bestätigt werden. Nur etwa 15 % der Beinaheertrunkenen weisen bei Aufnahme in die Klinik eine deutliche Elektrolytstörung auf. Herzrhythmusstörungen und Herzstillstand sind in der Regel durch die schwere Hypoxie und die Säurebasenhaushaltsstörung sowie eine massive Katecholaminausschüttung bedingt. Die häufig begleitende Hypothermie stellt dabei eine zusätzliche Ursache für Rhythmusstörungen dar.

Die meisten Patienten entwickeln in der Folge ausgeprägte Zeichen einer systemischen Entzündungsreaktion (SIRS). Ein Multiorganversagen ist keine Seltenheit.

### Intensivtherapie des Beinaheertrinkens

Im Vordergrund der Soforttherapie eines Ertrinkungsunfalls steht die Wiederherstellung und Aufrechterhaltung der Vitalfunktionen durch die üblichen Reanimationsmaßnahmen (s. Kap. 16).

Wird der Verunfallte rechtzeitig vor dem Eintreten eines hypoxischen Hirnschadens und dem Eintreten einer Asystolie aus dem Wasser gerettet und in eine Klinik gebracht, steht die Optimierung des Gasaustausches sowie der Lungenmechanik im Vordergrund. Die Therapie besteht in einer Fortsetzung der künstlichen Beatmung mit 100 % Sauerstoff und hohem positiv endexpiratorischem Druck (PEEP). Die weitere Behandlung unterscheidet sich nicht von der Behandlung sonstiger Patien-

## Kompaktinformation

Die Behandlung des Beinaheertrinkens unterscheidet sich nicht von der intensivmedizinischen Behandlung eines schweren Lungenversagens. Die lungenprotektive Beatmung mit hohem endexpiratorischen Druck (PEEP) steht im Vordergrund

Auch bei zunächst unauffälligem Verlauf ist eine intensivmedizinische Überwachung für mindestens 24 h zur frühzeitigen Erkennung von Komplikationen notwendig

ten mit beginnendem ARDS. In der Regel wird eine druckkontrollierte Beatmung mit hohem positivem endexpiratorischem Druck (PEEP 10–15 mbar) sowie eine intensive Lagerungstherapie durchgeführt. Das Anlegen einer großlumigen Magensonde ermöglicht die Entfernung verschluckter Wassermengen, entlastet den Magen und verbessert somit die Lungenfunktion (s. auch Kap. 12).

Versuche, aspirierte Flüssigkeit durch eine Bronchoskopie abzusaugen, bleiben meist erfolglos, da das aspirierte Wasser nach Ertrinkungsunfällen sehr schnell resorbiert wird. Die prophylaktische Gabe von Antibiotika ist nur bei Aspiration von stark kontaminierten Flüssigkeiten und Aspiration von Erbrochenem angezeigt. Bei Unfällen in üblichen Tauchgewässern ist sie nicht indiziert. Ein im Behandlungsverlauf regelmäßig durchgeführtes bakteriologisches Monitoring ermöglicht eine rechtzeitige, gezielte Therapie von eventuellen pulmonalen Infektionen. Eine frühzeitige Lagerungstherapie mit Wechsel von Bauch- und Rückenlagerung hilft, ausgeprägte Atelektasen zu beheben.

**Hinweis.** Keine prophylaktische Gabe von Antibiotika bei Beinaheertrinken!

### Erweiterte Diagnostik

Nach Klinikaufnahme ist bei bewusstlosen Tauchern, sofern nicht die DCI im Vordergrund steht und eine Rekompressionsbehandlung dringlich macht, eine erweiterte Diagnostik mittels Computertomographie des Schädels (CCT) und des Rückenmarks sowie ggf. einer Magnetresonanztomographie (MRT) zur Abklärung einer möglichen hypoxischen ZNS-Schädigung erforderlich. Im weiteren Verlauf helfen elektrophysiologische Untersuchungen (EEG, SEP), die Prognose einzuschätzen.

Für den folgenden klinischen Verlauf ist die Verhinderung weiterer pulmonaler Komplikationen von entscheidender Bedeutung. Die Prognose des verunfallten Tauchers wird jedoch vom Ausmaß der hypoxiebedingten neurologischen Ausfälle bestimmt. Die Prognose Beinaheertrunkener, die bei Klinikaufnahme wach oder bewusstseinsgetrübt (somnolent) sind, ist bei adäquater Therapie der pulmonalen Komplikationen als sehr gut anzusehen.

## Lungenbarotrauma bei Beinaheertrinken

Kommt es in Zusammenhang mit einem Tauchgang zu einem Ertrinkungsunfall, so müssen dem Notarzt so viele Informationen wie möglich zum Tauchprofil (max. Tiefe, Grundzeit, Aufstiegsgeschwindigkeit, verwendetes Atemgas usw.) mitgegeben und ggf. über die Leitstelle ein Taucherarzt zu Rate gezogen werden.

Nicht selten kommt es bei Tauchunfällen mit Aspiration von Wasser zu unkontrollierten Panikreaktionen und anschließendem Notaufstieg. Im Zusammenhang mit Tauchunfällen muss bei primärer Diagnose „Beinaheertrinken" immer auch an ein Barotrauma der Lunge mit vorliegendem Pneumothorax gedacht werden. Bei einem unkontrollierten Notaufstieg hält der Taucher häufig in Panik die Luft an. Wird das unter erhöhtem Druck eingeatmete Atemgas während des Aufstiegs nicht wieder abgeatmet, kommt es zu einer Lungenüberdehnung und ggf. zum Zerreißen von Lungengewebe mit Gasaustritt in das umliegende Gewebe (Pneumothorax), sowie zur Möglichkeit einer arteriellen Gasembolie (Abb. 18.3).

**Hinweis.** Nach unkontrolliertem Notaufstieg immer an die Möglichkeit eines Lungenbarotraumas denken!

Bei vorhandenem Laryngospasmus in Folge einer Aspiration kommt es während des Auftauchens eher zum Zerreißen von Lungengewebe als zur Öffnung des Stimmritzenverschlusses durch den entstehenden Überdruck in der Lunge. Schon bei klinischem Verdacht auf einen Pneumothorax ist die Anlage einer Thoraxdrainage notwendig. Nach Aufnahme des verunfallten Tauchers in die Klinik muss, insbesondere vor einer Druckkammerbehandlung, ein Pneumothorax durch eine Röntgenaufnahme der Lunge ausgeschlossen werden.

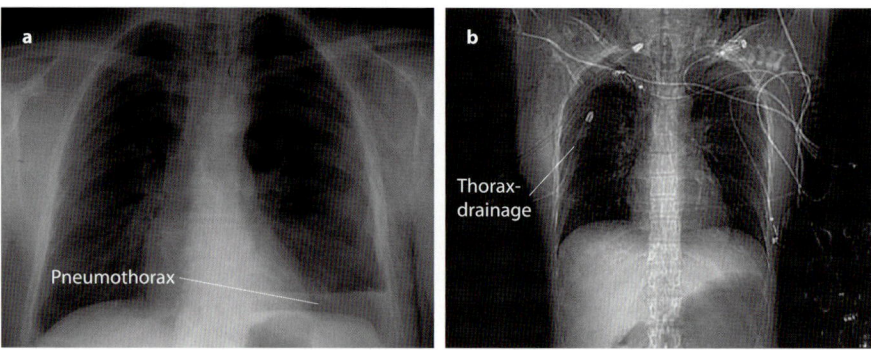

**Abb. 18.3a,b:** Röntgenbild Pneumothorax nach Notaufstieg (**a**); gleicher Patient: Lungenbarotrauma mit Thoraxdrainagen (**b**)

## Dekompressionserkrankung und Beinaheertrinken

Nach einem unkontrollierten Notaufstieg ist eine Dekompressionskrankheit bzw. eine arterielle Gasembolie nie sicher auszuschließen. Neben der Therapie des Beinaheertrinkens ist daher auch eine schnellstmögliche Behandlung in einer Druckkammer in Betracht zu ziehen. Bei schweren Verlaufsformen mit intubiertem und beatmetem Patienten setzt dies die Möglichkeit zur künstlichen Beatmung und intensivmedizinischen Betreuung in der Druckkammer voraus. Eine frühestmögliche Kontaktaufnahme zum nächsten geeigneten Druckkammerzentrum mit Abklärung der Beatmungsmöglichkeit in der Druckkammer und Möglichkeit zur Weiterführung der Intensivtherapie ist vor dem Transport erforderlich.

**Fallbeispiel.** Eine Gruppe von 3 Tauchern begibt sich auf einen 35-m-Presslufttauchgang in einem Binnensee. Nach ca. 10 min hat einer der Taucher in einer Tiefe von ca. 40 m Schwierigkeiten mit einem vereisten Atemregler. Der Gruppenführer verständigt sich noch mit dem dritten Taucher B. über einen sofortigen Aufstieg. Beim schnellen Aufstieg unter Wechselatmung verliert er diesen Taucher aus den Augen. Nach Auswertung des Tauchcomputers war B. über die nächsten 20 min bis auf eine Tiefe von 82 m abgestiegen, vermutlich aufgrund von Luftmangel führte er daraufhin einen Notaufstieg innerhalb von 2 min zur Oberfläche aus. An der Wasseroberfläche ruft er noch um Hilfe und wird von Kameraden spontan atmend aus dem Wasser gezogen. Er klagt über Schmerzen im ganzen Körper und hat blutigen Schaum vor dem Mund. Am Ufer ist der Patient ansprechbar, kann aber selbst nicht mehr sprechen und bewegt die Extremitäten nicht mehr. Von den Tauchkameraden wird Sauerstoff gegeben. Die Intubation wird noch vor Ort vom Notarzt durchgeführt, danach erfolgt der Transport des intubierten und beatmeten Patienten per Rettungshubschrauber zur sofortigen Druckkammerbehandlung.

Die Aufnahme in die Klinik erfolgt ca. 45 min nach dem Notaufstieg. Es zeigt sich eine beidseitige Lähmung der Beine mit erhaltener Sensibilität. Die Arme können bewegt werden. Wegen des fraglich bestehenden pulmonalen Barotraumas wird eine Röntgenthoraxaufnahme vor dem unverzüglichen Beginn der Druckkammerbehandlung angefertigt. Es zeigt sich ein Pneumothorax rechts, der durch die Anlage einer Thoraxdrainage rechts behandelt wird.

In der Druckkammer zeigt sich der beatmete Patient stark unterkühlt (Körpertemperatur 32,7 °C), mit einer ausgeprägten Cutis marmorata des Thorax und beider Oberarme. Dopplersonographisch können über den Halsgefäßen massiv Blasengeräusche festgestellt werden, das venös abgenommene Blut ist schaumig. Unverzüglich wird die Behandlung nach modifizierter Tabelle 6 USN mit maximaler Verlängerung begonnen.

In der Kompressionsphase zeigte sich ein sich rasch ausbreitendes Hautemphysem im rechten Thoraxbereich. Daraufhin wird eine weitere Thoraxdrainage eingelegt. Während der Behandlung wird die Sedierung kurzzeitig unterbrochen, um eine neurologische Beurteilung zu ermöglichen. Dabei zeigt sich eine Willkürbewegung im rechten Arm, schwächer im linken Arm. Die Beine können nicht spontan bewegt werden. Der Patient ist kontaktfähig und gibt Sensibilität in den Beinen an.

Nach 8-stündiger Druckkammerbehandlung wird B. auf die Intensivstation übernommen. Die neurologische Untersuchung zeigt einen kontaktfähigen Patienten mit Sensibilität in den Beinen, Willkürbewegungen im rechten Arm, schwächer im linken Arm und Lähmung beider Beine.

Eine weitere Druckkammerbehandlung mit Mischgas Heliox 50:50 nach Comex 30 wird daher nach Stabilisierung des Kreislaufs unter Katecholamingabe durchgeführt. Das im Anschluss durchgeführte Schädel-CT zeigt einen Normalbefund. Am Folgetag wird die Sedierung beendet, B. ist wach kooperativ, kann jedoch die Extremitäten nicht bewegen. Im Laufe der folgenden 24 h entwickelt sich ein SIRS (allg. Entzündungsreaktion), das mittels Volumengabe und Katecholamingabe beherrscht werden kann. Das Hautemphysem hat sich zu diesem Zeitpunkt fast zurückgebildet. Ein an diesem Tag durchgeführtes MRT der Halswirbelsäule zeigt ein Myelonödem, das bis in Höhe des ersten Halswirbels reicht. Im Schädel kein krankhafter Befund. Es werden weiterhin zweimal täglich Druckkammerbehandlungen nach dem sog. Problemwundenschema durchgeführt. Der Patient wird wegen der zu erwartenden länger dauernden Beatmungssituation tracheotomiert. Am vierten Tag nach dem Unfall wird der Patient zunehmend schläfriger, ein an diesem Tag durchgeführtes Schädel-CT zeigt sich jedoch weiterhin unauffällig. Die Vigilanz ist auch am nächsten Tag stark wechselnd, tendenziell jedoch schlechter werdend, so dass am darauffolgenden Tag nochmals ein MRT von Schädel und HWS sowie ein EEG durchgeführt werden. Das EEG zeigt Zeichen einer Hirnstammschädigung, im MRT zeigt sich jetzt ein Myelonödem fortgeschritten über den Hirnstamm bis in den Thalamusbereich reichend. Zu diesem Zeitpunkt ist B. bereits tief bewusstlos, schluckt und hustet nicht mehr. Bei sich entwickelnder Kreislaufinstabilität verstirbt der Patient am Folgetag.

**Fazit:** Bei optimaler Rettungskette und sehr schnell einsetzender Druckkammerbehandlung kann sich das Ausmaß der Schädigung erst im Verlauf der ersten Druckkammerbehandlung zeigen. Ursache ist eine durch die Blasenbildung ausgelöste generalisierte systemische Entzündungsreaktion, die alle Organe betrifft und einen lebensbedrohlichen Verlauf nehmen kann.

**Hinweis.** Auch bei eindeutigem Beinaheertrinken muss in Zusammenhang mit einem Tauchunfall an die Möglichkeit einer Dekompressionserkrankung gedacht werden und im Zweifelsfall eine Druckkammerbehandlung eingeleitet werden.

## 18.3 Tauchunfälle mit schwersten neurologischen Ausfällen

Neben der Behandlung von Beinaheertrinkungsfällen ist der Tauchunfall mit schwersten neurologischen Ausfällen (DCS II oder arterielle Gasembolie) die häufigste Indikation zur intensivmedizinischen Behandlung von Tauchern (Abb. 18.4). Die klinische Symptomatik eines schweren Dekompressionsunfalls hängt wesentlich von der Verteilung der entstandenen Gasblasen im Gefäßsystem und dem jeweiligen betroffenen Gewebe ab.

Nach einer arteriellen Gasembolie treten die neurologischen Ausfälle mit dem klinischen Bild einer Halbseiten- oder Querschnittsymptomatik zügig, meist unmittelbar nach Eintritt der Luft in das Gefäßsystem auf. Sie zeigen das Vollbild eines akuten neurologischen Notfalls, der mit einem akuten Apoplex (Schlaganfall) vergleichbar ist und sich schnell bis zum lebensbedrohlichen Ereignis entwickeln kann.

Die neurologischen Ausfälle der schweren DCS II treten meist nach dem Auftauchen – in der Mehrzahl der Fälle innerhalb der 1. Stunde – auf. Im venösen Stromgebiet entstandene Bläschen können über einen vorbestehenden Shunt (PFO) oder einen „überlasteten" Lungenfilter auch in die arterielle Strombahn gelangen. Im Gehirn und im zentralen Nervensystem führen auftretende Gasembolien zu mehr oder minder schwerwiegenden neurologischen Symptomen. Diese reichen von leichten Symptomen mit geringen Beschwerden bis zu schweren neurologischen Ausfällen mit Lähmungserscheinungen im Sinne einer Para- oder Hemiplegie oder im schlimmsten Falle einer Tetraplegie. Sind zentrale hirnversorgende Arterien betroffen, kann es zu apoplexartigen Symptomen, Seh- und Sprachstörungen sowie Halbseitenlähmungen kommen. Dass die klinische Symptomatik hierbei mit der Symptomatik eines Schlaganfalls vergleichbar ist, kann die Differenzialdiagnose im Einzelfall schwierig machen. Therapie der Wahl ist die schnellstmögliche Rekompression in einer Druckkammer.

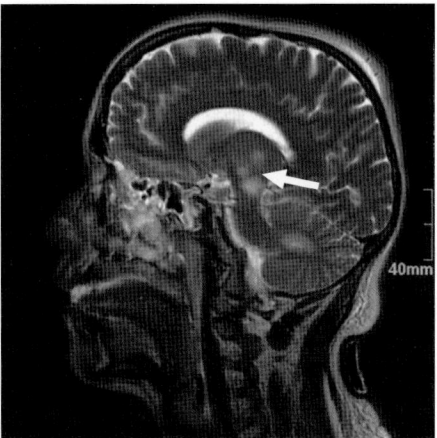

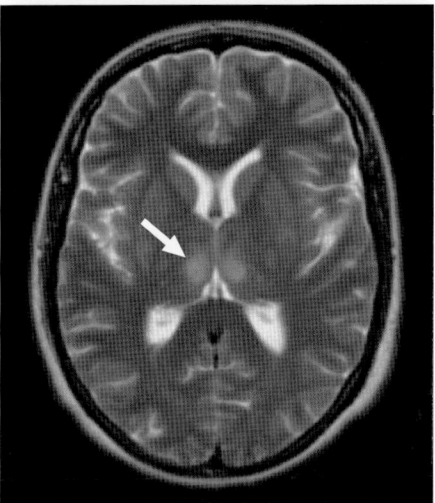

**Abb. 18.4:** MRT zerebrale Schädigung bei DCS II

Aufgrund des pathophysiologischen Ablaufs wird ein schwerer Tauchunfall mit neurologischen Ausfällen nur dann mit guten Erfolgsaussichten zu behandeln sein, wenn die HBO-Therapie innerhalb von maximal 2 h beginnt. Ziel der Behandlung ist die Beseitigung der Thromboembolie. Der Erfolg dieser Therapie ist wesentlich davon abhängig, ob durch die Verkleinerung der Gasblase das verschlossene Blutgefäß vollständig rekanalisiert werden kann oder ob durch Gerinnungsaktivierung bereits ein zusätzlicher thrombotischer Verschluss eingetreten ist. Zeitverzug ver-

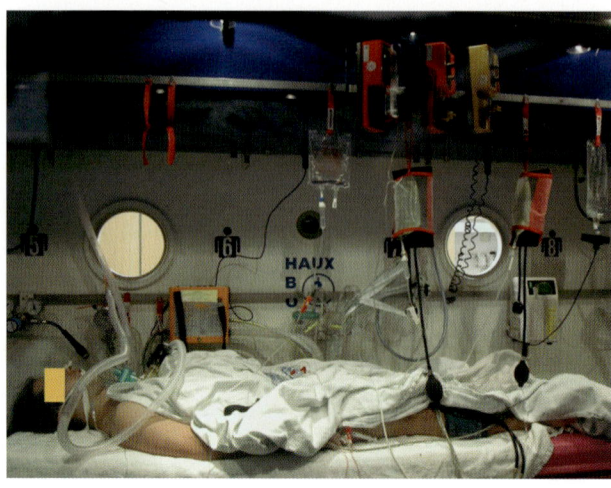

**Abb. 18.5:** Intensivmedizinische Versorgung eines Tauchunfalls in der Druckkammer

schlechtert die Erfolgsaussichten. Nach etwa 12 h Zeitverzug muss prinzipiell davon ausgegangen werden, dass nach der ersten Druckkammerbehandlung Restsymptome bestehen, die weitere HBO-Behandlungen erfordern. Auch nach einer verspätet einsetzenden Behandlung ist die Prognose noch günstig, wobei aber in bis zu einem Viertel der Fälle mit zumeist persistierenden Ausfällen gerechnet werden muss. Die häufigsten verbleibenden Schäden sind partielle Lähmungen, Parästhesien (Gefühlsstörungen), Koordinationsstörungen und Funktionsstörungen im Urogenitalbereich.

Besteht eine Ateminsuffizienz aufgrund einer Störung im Bereich des Atemzentrums oder einer spinalen Manifestation (Rückenmarksbeteiligung) einer DCS im oberen Thorakal- bzw. Zervikalbereich (Brust- oder Halsmarkbereich), so ist die Druckkammerbehandlung nur unter maschineller Beatmung möglich. Zu beachten ist hier insbesondere, dass die Auswirkung der erhöhten Gasdichte unter einem Behandlungsdruck von 2,8 bar zu einer erheblichen Steigerung der Atemarbeit führt. Insbesondere bei langen Behandlungsschemata, z. B. Tabelle 6 US Navy verlängert) kann dies zu einer fortschreitenden Erschöpfung der Atemmuskulatur des verunfallten Tauchers führen. Sinnvollerweise wird diese Entwicklung schon vor Beginn der Therapie berücksichtigt und eine notfallmäßige Intubation auf Grund einer zunehmenden Erschöpfung der Atmung während der Druckkammerbehandlung vermieden (Abb. 18.5).

**Fallbeispiel.** Ein bewusstloser Taucher wird nach einem Notaufstieg mit Beinaheertrinken in die ca. 10 min entfernte Tauchbasis gebracht. Nach Intubation durch einen Tauchkollegen, der zufällig Mediziner ist, wird er von diesem in eine an der Tauchschule vorhandene Ein-Mann-Druckkammer verbracht und dort spontan über den Tubus 100 % Sauerstoff atmend auf ca. 18 m gefahren. Nach ca. 1 h wird der Patient wach, unruhig und extubiert sich selbst, kann aber suffizient atmen. Eine Sauerstoffgabe ist in der Ein-Mann-Kammer nun nicht mehr möglich. Er wird deshalb unter Raumluftatmung dekomprimiert. Der herbeigerufene Notarzt führt eine Kreislaufstabilisierung mit Volumengabe durch und verlegt den Patienten mit dem RTH ein nahes ambulantes Druckkammerzentrum. Bei Aufnahme ist der Patient zyanotisch, benommen, aber ansprechbar. Die erste neurologische Untersuchung ergibt die Diagnose einer kompletten Querschnittlähmung Th 10/11.

Es wird eine Behandlung nach Tabelle 6 USN mit 2 Verlängerungen durchgeführt, während der Patient aufklart und eine Verbesserung der Sensibilität angibt. Die Atmung ist deutlich erschwert. Nach der Dekompression trübt der Patient wieder ein und zeigt eine deutlich marmorierte Haut. Er wird daraufhin auf die Intensivstation der örtlichen Klinik gebracht, wo er sich in der Nacht rapide pulmonal verschlechtert, so dass er erneut intubiert und beatmet werden muss. Die Kreislaufverhältnisse sind auch unter Katecholamingabe instabil und er benötigt eine Beatmung mit 80 % Sauerstoff.

Da das erstbehandelnde Druckkammerzentrum nicht über eine Beatmungsmöglichkeit in der Druckkammer verfügt, wird der Patient in eine Druckkammer mit der Möglichkeit zur Intensivbehandlung verlegt. Hier wird bei Aufnahme des kreislaufinstabilen Patienten u. a. ein Thorax-CT durchgeführt und in der Folge bei massivem Pleuraerguss beidseits Thoraxdrainagen eingelegt. Ein Schädel-CT zeigte keine Hinweise auf eine Blutung oder ein Hirnödem. Nach Kreislaufstabilisierung mit großzügiger Volumengabe wird eine Druckkammerbehandlung nach modifizierter Tabelle 6 USN begonnen. Im Behandlungsverlauf zeigt sich jedoch eine zunehmende pulmonale Verschlechterung. Trotz einer druckkontrollierten Beatmung mit einem PEEP von 15 mbar und zunehmend hohen Beatmungsdrücken gelingt keine adäquate Oxygenierung mehr, so dass die Druckkammertherapie abgebrochen werden muss und der Patient zur weiteren Therapie auf die Intensivstation verlegt wird. Nach einer Pause von 24 h verbessert sich die Lungenfunktion unter aggressiver Beatmungstherapie und Bauchlagerung, so dass die Druckkammertherapie mit Behandlungen nach dem sog. Problemwundenschema fortgeführt werden kann.

## Kompaktinformation

Ein Rekompressionsversuch in einer Ein-Personen-Druckkammer entspricht nicht den heutigen Empfehlungen (s. Kap. 17, Rekompressionsbehandlung). Dies gilt insbesondere für Behandlungen von beatmeten Tauchern, da eine notfallmedizinische Versorgung und Beatmung in einer Ein-Personen-Druckkammer nicht sicher gewährleistet ist. Mit einer pulmonalen Verschlechterung muss während der Druckkammerbehandlung jederzeit gerechnet werden. Taucher nach Notaufstiegen und fraglicher Aspiration von Wasser sind hier besonders gefährdet. Eine Röntgendiagnostik vor der Druckkammerbehandlung ist dringend empfohlen!

Die Auswahl der Druckkammer zur Erstbehandlung sollte auch unter dem Aspekt einer möglicherweise notwendigen intensivmedizinischen Betreuung schon während der Erstbehandlung erfolgen. Die Behandlung von schwersten Tauchunfällen, wie z. B. bei Kombination mit Beinaheertrinken, sollte nur in Druckkammern mit unmittelbarer intensivmedizinischer Behandlungsmöglichkeit erfolgen.

## 18.4 Beatmung unter hyperbaren Bedingungen

Die sichere Funktion von Beatmungsgeräten ist im Allgemeinen nur bei atmosphärischem Druck gegeben. Unter hyperbaren Bedingungen kann es zu Fehlfunktionen mit insuffizienter Beatmung und somit zu einer Gefährdung des Patienten kommen. Es besteht zudem bei nicht bestimmungsgemäßem Gebrauch eines Beatmungsgerätes, wie auch jeden anderen elektrischen Gerätes in der Druckkammer, eine erhöhte Brand- und Explosionsgefahr. Aus diesem Grund dürfen in Druckkammern ausschließlich Geräte verwendet werden, die eine Herstellerzulassung für den Einsatz unter hyperbaren Bedingungen haben und den gesetzlichen Bestimmungen entsprechen (vgl. EN 14931, DIN 13256) (Abb. 18.6).

### 18.4.1 Technische Besonderheiten bei Beatmung unter hyperbaren Bedingungen

- Betrieb des Beatmungsgerätes nur mit Niederspannung,
- mechanisches Volumeter empfohlen,
- Abgasfortleitung zum Schutz vor Kammerkontamination mit Sauerstoff,
- Absaugungsmöglichkeit,
- HBO-tauglicher Beatmungsbeutel,
- $O_2$-Konzentrationsmessung in der Kammer.

Die geplante Beatmung eines verunfallten Tauchers mit einem Atembeutel sollte in der Druckkammer lediglich in seltenen Ausnahmefällen durchgeführt werden.

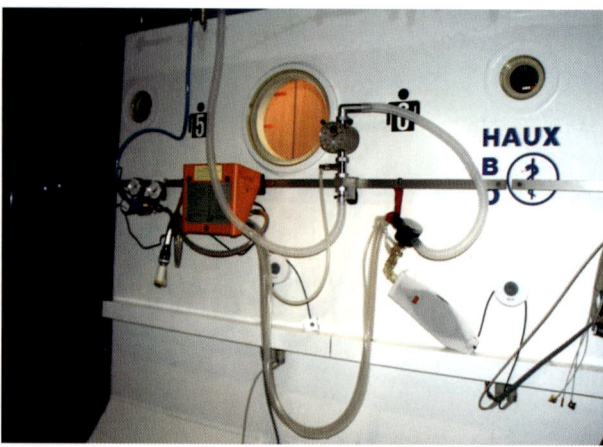

**Abb. 18.6:** Beatmungsgerät in einer Druckkammer

## 18.4.2 Auswirkungen des Boyle-Mariott-Gesetzes

Bei der intensivmedizinischen Behandlung von Tauchunfällen in der Druckkammer müssen die Auswirkungen des Boyle-Mariott-Gesetzes besonders beachtet werden.

Der Cuff (Blockungsmanschette) eines Beatmungstubus stellt einen gasgefüllten Hohlraum dar, der bei Druckwechsel den entsprechenden Volumenveränderungen unterliegt. Um eine Undichtigkeit bei Druckerhöhung oder einen Schaden der Luftröhre bei Dekompression zu vermeiden, muss der Cuff entweder mit Wasser geblockt oder mit einem Cuffdruckmesser ständig nachreguliert werden. Eine Druckzunahme in Infusionsflaschen während der Dekompression kann zu einer unerwünscht schnellen Druckinfusion und sogar zu einer venösen Gasembolie führen. Daher sollten ausschließlich Infusionsbeutel mit geringen Lufteinschlüssen verwendet und die Infusionleitung während Kompression und Dekompression verschlossen werden. Spritzen und Infusionsleitungen müssen sauber entlüftet sein.

## 18.4.3 Langzeitbehandlung von schwersten Tauchunfällen

Die Langzeitbehandlung von schwersten Tauchunfällen konfrontiert das Behandlungsteam nicht selten mit einer zunächst unerwarteten Komplikation. Durch die viele Stunden dauernde Rekompressionsbehandlung unter Atmung bzw. Beatmung von 100 % Sauerstoff unter einem Umgebungsdruck von bis zu 2,8 bar kann es zu den Erscheinungen der pulmonalen Sauerstofftoxizität (Lorraine-Smith-Effekt) kommen. Die Lungenfunktion des behandelten Tauchers verschlechtert sich rapide, es kommt zu einem schnellen Abfall des arteriellen Sauerstoffpartialdrucks im Blut und häufig zu einem Lungenödem. Ursache ist eine Schädigung des pulmonalen Surfactant durch Sauerstoffradikale. Durch diese Surfactantschädigung kommt es, wie beim Ertrinkungsunfall, zur Ausbildung von Atelektasen (nicht belüfteten Lungenabschnitte).

Die Gefahr der pulmonalen Sauerstoffintoxikation kann durch ausreichend lange Intervalle zwischen den Behandlungen reduziert werden. Dies widerspricht

---

**Kompaktinformation**

**Nebenwirkung hoher Sauerstoffpartialdrücke**

- ZNS:
  - Vermehrte Permeabilität der Zellmembran durch Oxidation von ungesättigten Fettsäuren und Proteinveränderungen
  - Synthesehemmung von Neurotransmittern

- Lunge
  - Surfactantschädigung mit Reduktion der alveolären Oberflächenspannung
  - Atelektasenbildung
  - Bindegewebiger Umbau des Lungengewebes

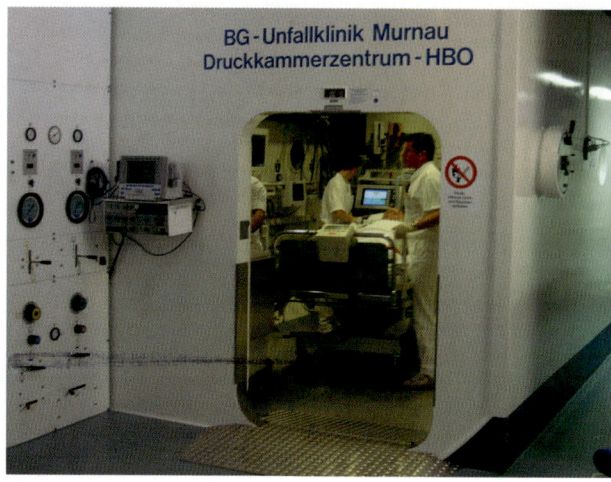

**Abb. 18.7:** Druckkammer zur Behandlung von Intensivpatienten

natürlich dem Bestreben, insbesondere in der Frühphase nach einem Tauchunfall möglichst lange hohe Sauerstoffgewebedrücke zur Reduktion der Inertgasblasen und ihrer Folgen zu erreichen. In der Praxis hat sich gezeigt, dass zwei Behandlungen in den ersten 24 h mit einer Sauerstofftabelle bei initial 2,8 bar, wie der Tabelle 6 USN, problemlos durchgeführt werden können. In der Regel wird danach, wenn nötig mit dem so genannten Problemwundenschema bis zu zweimal täglich, mit mindestens 10-stündigem Intervall weiterbehandelt. Kommt es unter dieser Behandlung zu einer Verschlechterung der Lungenfunktion mit einem inspiratorischen Sauerstoffbedarf von mehr als 70 % unter druckkontrollierter Beatmung mit hohem PEEP, so muss die Druckkammertherapie für 24 h ausgesetzt werden. Der Patient wird in dieser Zeit auf der Intensivstation weiter beatmet und einer intensiven Lagerungstherapie unterzogen. Erfahrungsgemäß erholt sich die Surfactantfunktion in diesem Zeitintervall soweit, dass die Druckkammerbehandlung fortgesetzt werden kann (Abb. 18.7).

## Kompaktinformation

Die Behandlung von schwersten Tauchunfällen erfordert manchmal Druckkammertherapien bis an die Grenze der pulmonalen Sauerstoffintoxikation. Glücklicherweise erholt sich die sauerstoffbedingte Lungenschädigung bei adäquater intensivmedizinischer Behandlung in der Regel innerhalb von 24 h. Eine zerebrale Sauerstofftoxizität tritt bei Tauchunfallbehandlungen nur äußerst selten auf und muss daher in der Behandlungsplanung nicht berücksichtigt werden.

# 19 Tauchunfallstatistiken

*K. Tetzlaff*

In einem umfassenden Buch zur Tauchmedizin darf eine Betrachtung darüber, wie häufig eigentlich Tauchunfälle passieren, nicht fehlen! Tauchunfallstatistiken können uns Kenntnisse zu Risikofaktoren des Tauchens vermitteln sowie die Tauchgewohnheiten und den Gesundheitszustand der Taucherinnen und Taucher aufzeigen. Die Tauchunfallhäufigkeit ist letztlich auch ein Maß dafür, ob gute Ausbildung und gesundheitliche Vorsorge wirkungsvoll gehandhabt werden!

## 19.1 Einleitung

Zunächst muss betont werden, dass es leider keine weltweite oder auch nur landesweite Tauchunfallstatistik gibt. Wer beispielsweise einmal diesen Begriff in eine bekannte Internet-Suchmaschine eingibt und sich die Treffer ansieht, findet hier Auszüge aus einzelnen Tauchverbandsstatistiken oder Hinweise von Tauchunfallversicherungen – insgesamt leider wenig Brauchbares. Überdies kann man auf persönlichen Homepages auch eigenwillige Auswertungen von Unfallstatistiken finden wie zum Beispiel „Nach der vorliegenden Auswertung kann Tauchen in Tiefen unterhalb 40 m nicht als extrem risikobehaftet gelten" und ähnlichen Unfug!

Warum liegen keine systematischen weltweiten Angaben vor? Hierfür gibt es sicher mehrere Gründe: Zum einen haben wir es beim Sporttauchen weltweit mit einer Vielzahl unterschiedlicher Verbände zu tun, die sich schon hinsichtlich einheitlicher Ausbildungsstandards schwer tun. Andererseits müssten weltweit die Meldung und Erfassung sowie eine Auswertung von Tauchunfällen standardisiert werden, was mit einem enormen organisatorischen und finanziellen Aufwand verbunden ist. Auch im gewerblichen und militärischen Bereich gibt es wenig Daten, weil hier eine Neigung von Seiten der „Arbeitgeber" besteht, derartige Daten nicht an die Öffentlichkeit zu bringen.

Noch ein wichtiger Aspekt für die Beurteilung: Die meisten verfügbaren Statistiken sind retrospektiv, das heißt, Daten werden im Nachhinein erhoben und ausgewertet, was naturgemäß zu eigenwilliger Interpretation und Spekulation führt, weil keine Vorabdefinition z. B. der Kriterien, die einen Unfall als solchen klassifizieren, erfolgte.

Ein großes Problem fast aller Statistiken ist, dass sie auf Schätzungen beruhen, was die Bezugsgröße angeht, nämlich die Gesamtzahl der Tauchgänge bzw. der Taucher. Diese sind nur schwer erfassbar.

Im Folgenden sollen vor allem Daten aus der gegenwärtig größten erhältlichen Unfallstatistik von Divers Alert Network (DAN) berücksichtigt werden. DAN veröffentlicht jährliche Berichte über Tauchunfälle und startete 1995 die bislang größte prospektive Datenerhebung („Project Dive Exploration"). Taucherinnen und Taucher teilen hierbei vorab ihre persönlichen Daten einschließlich ihrer Krankengeschichte mit und lassen jegliche Tauchdaten im Rahmen ihrer Tauchaktivitäten aufzeichnen. Die hierdurch gewonnenen Daten sind um ein Vielfaches aussagekräftiger als retrospektive Statistiken! Allerdings ist bei Bewertung dieser Daten zu bedenken, dass nicht alle Gruppen von Tauchern gleichermaßen erfasst werden.

Unter Tauchunfällen sind in diesem Zusammenhang vor allem schwere Tauchunfälle, also Dekompressionsunfälle, zu verstehen. Unfälle wie das Barotrauma des Mittelohrs passieren zwar – absolut gesehen – am häufigsten, sind aber eher als Zwischenfälle aufzufassen, da sie in der Regel keiner ärztlichen Konsultation bedürfen und somit auch nicht erfasst werden. Auch Dekompressionsunfälle können in milde ausgeprägten Fällen einer Erfassung entgehen, wenn sich die Betroffenen – entgegen allgemeiner Empfehlungen – nicht in ärztliche Behandlung begeben. Daher werden hier nur Behandlungsfälle berichtet.

**Hinweis.** Um weitere Schlussfolgerungen zu gestatten, sollten Tauchunfallstatistiken Angaben zur Gesamtzahl der Tauchgänge und Taucher, deren persönlicher Daten und Tauchgewohnheiten sowie des Unfallhergangs und der medizinischen Diagnostik und Therapie enthalten.

## 19.2 Wie häufig sind Tauchunfälle?

Die genannte prospektive Statistik von DAN liefert in ihrem Bericht im Jahre 2005 eine Zahl von vier behandlungspflichtigen Fällen eines Dekompressionsunfalls (Dekompressionskrankheit und/oder arterielle Gasembolie) pro 10 000 Tauchgänge, entsprechend einer Häufigkeit von 0,04 %. Grundlage sind Daten von etwa 80 500 Tauchgängen, die von knapp 7000 Taucherinnen und Tauchern seit 1995 durchgeführt wurden.

Interessanterweise sind die Häufigkeiten bei getrennter Betrachtung bestimmter an dieser Studie teilnehmender Gruppen durchaus unterschiedlich: Sporttaucher, die Kaltwassertauchgänge am Schiffsfriedhof „Scapa Flow" vor Schottland durchführten, hatten 25 Dekompressionsunfälle, und Sporttauchlehrer in Cozumel/Mexiko 10 Deko-Unfälle pro 10 000 Tauchgänge, also überdurchschnittlich hohe Werte! Bereits durch Betrachtung dieser Teilgruppen wird klar, dass die Bedingungen des Tauchens Einfluss auf das Unfallrisiko haben.

Andere Statistiken beruhen, wie oben erwähnt, zum Großteil auf Schätzungen insbesondere der Zahl der Tauchgänge und Taucher, daher sollen sie hier nur insofern erwähnt werden, als der Häufigkeitsbereich für DCS allgemein mit 0,01–0,05 % angegeben wird. Bei Nichteinbeziehung von Risikotauchgängen in die Statistik (wie z. B. solche Unfalltauchgängen, bei denen offensichtlich gegen Austauchregeln verstoßen wurde) lag die Häufigkeit mit 0,003 % um das Zehnfache niedriger.

**Hinweis.** Im Durchschnitt kommt es alle 2500 Tauchgänge zu einem Dekompressionsunfall! Die verfügbaren Angaben schwanken allerdings erheblich und hängen vorrangig ab von den untersuchten Gruppen von Tauchern und deren Tauchverhalten.

## 19.3 Risikofaktoren für Tauchunfälle

Grundsätzlich zeigen die Statistiken, dass sowohl Frauen als auch Männer aller Altersklassen betroffen sind, und zwar in Relation zu der Häufigkeit, mit der sie tauchen: Dementsprechend sind ein Drittel aller Tauchunfälle Frauen und zwei Drittel Männern zuzuordnen. Das Durchschnittsalter lag in den letzten 5 Jahren zwischen 35 und 40 Jahren.

Es gibt zwei Häufigkeitsgipfel hinsichtlich der Tauchausbildung, und zwar bei Anfängern und bei weit fortgeschrittenen Tauchern, wobei dies auch ein Effekt der Häufigkeitsverteilung dieser Gruppen unter allen Tauchern sein kann. Ein interessanter Aspekt ist allerdings die Tatsache, dass die DCS unabhängig vom Grad der Tauchausbildung auftritt, während eine AGE eher von Tauchanfängern erlitten wird. Dies bestätigt die Lehrmeinung, dass Unerfahrenheit ein Risiko für die Lungenüberdehnung darstellt! Etwa 80 % aller verunfallten Taucher benutzten komprimierte Luft als Atemgas, während 15 % mit Nitrox tauchten. Dieser Anteil hat in den letzten Jahren zugenommen und spiegelt wahrscheinlich die insgesamt zunehmende Verwendung von Nitrox wider.

Tauchgangsfaktoren haben ebenfalls Einfluss auf das Unfallrisiko. So zeigen die Statistiken, dass das Risiko der schweren Dekompressionskrankheit (DCS II) mit der Tauchgangstiefe und -anzahl (Wiederholungstauchgänge) zunimmt, auch bei Einhaltung der Dekompressionsvorschriften! Eine bereits in der Vergangenheit aufgetretene DCS und mangelnde Praxis vor dem Unfalltauchgang erhöhen ebenfalls statistisch das Risiko, einen Dekompressionsunfall zu erleiden!

Tauchgangsfaktoren, die überzufällig häufig bei Tauchunfällen vorlagen:
- schneller Aufstieg,
- starke körperliche Anstrengung,
- Kälte,

■ fehlerhafte/fehlende Dekompression,
■ kein Atemgas mehr.

Auch der British Sub-Aqua Club (BSAC) liefert in seinem jährlichen Bericht Daten zu Tauchgangsfaktoren, die bei Tauchunfällen von BSAC-Mitgliedern auffällig waren. So lagen in jeweils etwa einem Drittel der Dekompressionsunfälle Tauchtiefen von mehr als 30 m, Mehrfachtauchgänge und (ungewollte) schnelle Aufstiege vor, Letzteres meistens infolge mangelhafter Tarierung.

Die Tauchunfallstatistiken von DAN liefern auch Informationen zu medizinischen Problemen. So berichten knapp ein Fünftel der Verunfallten, dass sie unter Allergien/Heuschnupfen leiden, gefolgt von Muskel-Skelett-Erkrankungen, Rückenbeschwerden, Problemen im Hals-Nasen-Ohrenbereich, Herzerkrankungen, Asthma und Diabetes. Verglichen mit der Häufigkeit dieser Probleme unter „unfallfreien" Tauchern ist festzustellen, dass diese Erkrankungen in den Unfallzahlen nicht übermäßig vertreten sind.

> **Hinweis.** Risikofaktoren für Tauchunfälle bestehen vorwiegend in mangelnder Erfahrung und „äußeren" Einflüssen wie Problemen mit der Tauchausrüstung oder den Tauchgangsbedingungen.

Allerdings gibt es in der Literatur eine Vielzahl von Fallbeschreibungen von Tauchunfällen bzw. Unfallstatistiken, bei denen vorbestehende Erkrankungen auffällig waren. Eine Auswertung der Tauchunfälle von Kindern und Jugendlichen auf Hawaii zwischen 1983–2003 zeigte beispielsweise, dass ein Drittel aller Dekompressionsunfälle als AGE klassifiziert wurden und die Hälfte dieser Kinder/Jugendlichen an Asthma litt!

Auch in Fallberichten über Tauchunfälle einer Lungenüberdehnung wurden vielfach medizinische Risikofaktoren wie Emphysemblasen, Asthma, und Lungenoperationen in der Vorgeschichte beschrieben. Hinzuweisen ist an dieser Stelle auch auf eine „Anomalie" des Herzens, also keine Erkrankung im eigentlichen Sinne, die gehäuft bei Dekompressionsunfällen vorlag: ein offenes Foramen ovale (s. auch Kap. 31).

## 19.4 Welche Probleme treten auf?

Etwa zwei Drittel aller Tauchunfälle werden als DCS II klassifiziert, während die DCS I nur ein Fünftel ausmacht. Entsprechend abnehmender Häufigkeit folgen die AGE bzw. nicht weiter unterscheidbare Fälle mit jeweils knapp 10 %.

Häufigste Beschwerden (> 10 %) bei 297 Tauchunfällen:

- Missempfindungen
- Schmerzen
- Benommenheit
- Muskelschwäche
- Müdigkeit
- Übelkeit
- Kopfschmerzen
- Koordinationsprobleme
- Hautveränderungen

Hinsichtlich der in mehr als zwei Drittel aller Tauchunfälle vorliegenden Missempfindungen und Schmerzen zeigt sich ein überwiegendes Auftreten in den Armen gegenüber den Beinen. Beide Symptome sind auch die bei weitem zuerst bemerkten Beschwerden der verunfallten Taucher, wobei knapp ein Zehntel der Verunfallten zuerst Benommenheit, Muskelschwäche oder Müdigkeit verspürt.

## 19.5 Tödliche Unfälle

Bezogen auf die Gesamtzahl der durchgeführten Tauchgänge ergibt sich aus der bereits im vorherigen Abschnitt genannten prospektiven Studie von DAN eine Häufigkeit des tödlichen Tauchunfalls von 0,002 % aller Tauchgänge. Bezogen auf die Zahl der Taucher liegt diese Häufigkeit bei 0,03 %. Die Häufigkeitsangaben bezogen auf Mitgliedszahlen von DAN und dem Britischen Tauchsportverband BSAC liegen mit jeweils 0,015 % etwas niedriger.

**Hinweis.** Etwa einer von 40 000 Tauchgängen verläuft tödlich und etwa einer von 7000 Tauchern stirbt an einem Tauchunfall!

Somit ist der gefürchtete tödliche Unfall im Sporttauchen zwar selten, tritt aber deutlich häufiger auf als bei anderen unfallträchtigen Sportarten wie dem Ski- oder Radfahren, insbesondere wenn man als Bezugsgröße die Zahl der diesen Sport ausübenden Menschen wählt.

Im Verlauf der letzten Jahrzehnte ist die Zahl der in Nordamerika dokumentierten Todesfälle relativ konstant bei etwa 100 jährlich geblieben. Hierbei ist zu bedenken, dass die Zahl der Sporttauchgänge gestiegen ist und somit letztlich die Häufigkeit insgesamt eher abnimmt.

**Fallbeispiel.** Eine 47-jährige erfahrene Sporttaucherin macht einen Bootstauchgang mit ihrem Tauch-partner auf eine Tiefe von 17 m. Aus unbekannten Gründen unternimmt sie dann nach 7 min Grundzeit einen ungeplanten schnellen Aufstieg. An der Oberfläche wirkt sie offensichtlich unruhig und verliert schnell das Bewusstsein mit Todesfolge. In der Autopsie findet sich Gas in den Herzkammern sowie den Herzkranzarterien. Sie hat ebenfalls Verwachsungen im Bereich von Lunge und Rippenfell. Als Todes-ursache wird eine arterielle Gasembolie attestiert.

Im Vergleich zu Dekompressionsunfällen ohne tödlichen Ausgang fällt auf, dass das Durchnittsalter tödlich verunfallter Taucher um fast 10 Jahre höher ist. Immerhin zeigen sich in der Hälfte der tödlichen Tauchunfälle vorbestehende medizinische Probleme wie Bluthochdruck, Diabetes, Asthma und schlafbezogene Atemstörun-gen.

Eine wichtige Beobachtung ist, dass in weniger als einem Drittel der Fälle mit Todesfolge die Taucher normgewichtig waren. Übergewicht ist bekanntlich mit ein-geschränkter Leistungsfähigkeit, Herzerkrankungen und Diabetes vergesellschaftet und kann daher zu den tödlichen Komplikationen beigetragen haben.

**Fallbeispiel.** Ein 55-jähriger erfahrener Sporttaucher unternimmt einen kurzen Bootstauchgang auf 37 m Tiefe, um den Anker zu bergen. Er war wegen einer Virusinfektion des ohnehin vorgeschädigten Herzens von seinem Arzt angewiesen worden, nicht zu tauchen. Nach Erreichen der Ankerkette und Beginn des Aufstiegs an derselben gibt er nach etwa 1–2 m das Signal „Keine Luft mehr" und bedient sich während des weiteren Aufstiegs aus dem Atemregler eines bereits an der Ankerkette befindlichen Tauchpartners. Dieser verwendet den Atemregler der begleitenden Tauchpartnerin, die gezwungen wird, auf ihren Zweitautomaten auszuweichen. Etwa 7 m oberhalb des Grunds stellt der Tauchpartner, der den betroffenen Taucher aufgrund des kurzen Atemschlauchs nicht beobachten kann, plötzlich fest, dass der Atemregler frei im Wasser schwebt. Er wird unruhig und sie steigen mit erhöhter Geschwindigkeit auf, um sich einen Überblick zu verschaffen. An der Wasseroberfläche wird der betroffene Taucher leblos treibend gefunden. Er hat schaumiges Sekret vor dem Mund. Eine nach dem Tode angefertigte Röntgenaufnahme zeigt Luft im Herzen. Ein Zungenbiss spricht für einen stattgehabten Krampfanfall. Als Unfallursache wird eine zerebrale AGE festgestellt. Der Taucher war mit einem Gewicht von 127 kg bei 1,91 m deutlich übergewichtig.

**Fazit:** Das Vorliegen medizinischer Risikofaktoren wie eine akute Virusinfektion des Herzens und eines eklatanten Übergewichts hätten diesen Tauchgang verbieten sollen! Der fehlende Zweitautomat des Tauchers an der Ankerleine hätte zu weiteren Problemen führen können.

Die am häufigsten angegebene Todesursache von Tauchunfällen – mehr als die Hälfte – ist Ertrinken, wobei dies eine so genannte Ausschlussursache ist für den Fall, dass anderweitige Ursachen nicht durch eine Untersuchung (Autopsie) gefun-den werden können oder gar keine Untersuchung stattfindet. Am zweithäufigsten ist die arterielle Gasembolie, dicht gefolgt von Herzrhythmusstörungen.

**Hinweis.** Eine Auswertung tödlicher Tauchunfälle zeigt, dass hierbei in einem hohen Maß medizinische Risikofaktoren vorlagen!

**Technical Diving.** Die großen Unfallstatistiken wie die bereits angeführten von DAN oder dem BSAC weisen Unfälle von „Tekkis" nicht gesondert aus. Es gibt aber Versuche systematischer Aufzeichnung und Auswertung solcher Unfälle in einzelnen Regionen wie zum Beispiel in Florida, wo jährlich viele Taucher beim Höhlentauchen verunglücken. Hierbei zeigt sich, dass die wichtigsten Risikofaktoren beim technischen Tauchen ein Mangel an Erfahrung und die Nichtbeachtung der einschlägigen Sicherheitshinweise sind.

> **Fallbeispiel.** Eine Gruppe von Tauchern eines Filmteams taucht in eine Quelle, um Lampen auf 30 m Tiefe zu positionieren. Zusätzlich zu den Mischgastauchflaschen führen die Taucher Sauerstoffflaschen bei sich, um mit diesen während des Aufstiegs auf 6 m zu dekomprimieren. Das Mischgas ist so berechnet, dass es von Beginn des Abtauchens an atembar ist, aber der Unfalltaucher atmet von Beginn an zunächst aus der Sauerstoffflasche mit der Absicht, auf 6 m Tiefe auf Mischgasatmung aus den anderen Flaschen umzustellen. Der Taucher vergisst jedoch das Umstellen und atmet weiter Sauerstoff bis zu einer Tiefe von 15 m. Nach 8 min Tauchzeit wird er bewusstlos und sinkt zum Boden der Höhle. Die begleitenden Taucher sind in der Lage, ihn schnell zu bergen und an die Oberfläche zu bringen, wo er krampft und sich erbricht. Er wird in ein Krankenhaus verbracht und kann nach zwei Tagen bei Wohlbefinden entlassen werden.

## 19.6 Unfälle beim Apnoetauchen und Schnorcheln

Unfälle beim Apnoetauchen und Schnorcheln sind im eigentlichen Sinne keine Tauchunfälle, da es sich nicht um Dekompressionsunfälle handelt. Sie sollen aber der Vollständigkeit halber ebenfalls erwähnt werden, da sich vor allem das Apnoetauchen zunehmender Beliebtheit unter Sporttauchern erfreut.

DAN berichtet von 97 auswertbaren Unfällen im Zeitraum 1994–2004. Nur zwei dieser Fälle ereigneten sich während Apnoewettkämpfen. Männer überwiegen mit fast 90 %, wobei dies auch der Geschlechtsverteilung beim Apnoetauchen/ Schnorcheln entsprechen könnte, da vorwiegend Männer das Harpunieren und Speerfischen ausüben. Das Durchschnittsalter entspricht dem der Tauchunfälle bei den Gerätetauchern. Häufigste Todesursache war Verfangen/Verheddern in Unterwasserhindernissen (z. B. im kalifornischen Kelp). Andere Todesursachen umfassten Haiangriffe (zwei Fälle), Stoßverletzungen am Boot, Hyperventilation und eingeschränkte körperliche Fitness (Abb. 19.1).

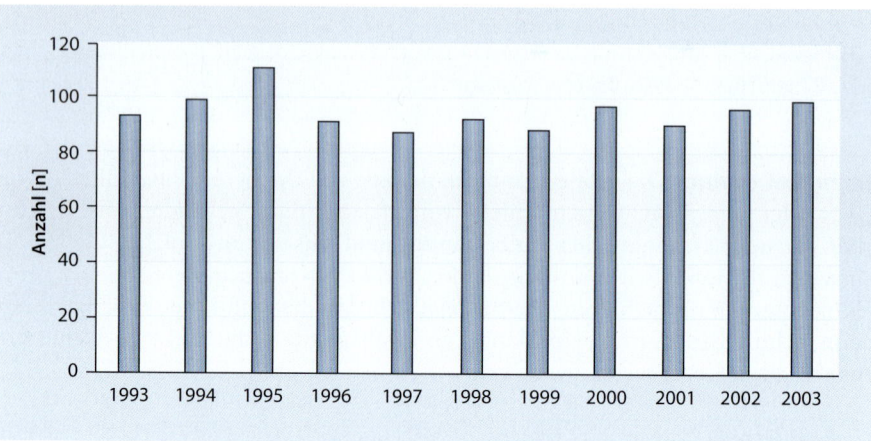

**Abb. 19.1:** Anzahl der jährlich vom DAN registrierten tödlichen Tauchunfälle 1993–2003

Aus Australien wurden 60 Todesfälle zwischen 1987–1996 berichtet. Das Durchschnittsalter lag mit 45 Jahren etwas höher als bei den aus den USA berichteten Fällen. In knapp der Hälfte dieser Fälle lag als Todesursache Ertrinken vor, während immerhin ein Drittel Herzklappenfehler, frühere Herzinfarkte oder Bluthochdruck hatten. Die Verunfallten dieser Kategorie waren im Durchschnitt schon etwas älter. In einem Fünftel der tödlichen Unfälle war vor dem Tauchgang hyperventiliert worden mit Folge einer Bewusstlosigkeit während des Aufstiegs. Selbst bei einem Viertel der Ertrunkenen bestanden gravierende medizinische Probleme wie Epilepsie und Asthma.

**Hinweis.** Neben Unerfahrenheit und mangelnder körperlicher Fitness sind Hyperventilation vor dem Tauchgang und medizinische Vorerkrankungen wichtige Risikofaktoren für tödliche Unfälle beim Schnorcheln und Apnoetauchen.

## Kompaktinformation

Tauchunfallstatistiken zeigen, dass in mehr als der Hälfte aller Fälle Fehler hinsichtlich der Austauchregeln, mangelnde Tauchpraxis und nicht an die Taucherfahrung angepasste Tauchprofile zum Unfall führen. Mangelnde körperliche Fitness und vorbestehende medizinische Risiken lassen sich in mehr als 50 % aller tödlich verlaufenden Tauchunfälle finden, so dass der Tauchtauglichkeituntersuchung eine besondere Bedeutung hinsichtlich der Risikovermeidung zukommt.

## Tipps für Tauchlehrer

1. Trotz der potenziellen Gefahren ist das Gerätetauchen ein relativ sicherer Sport. Ein wesentlicher Grund dafür liegt in guter Ausbildung und konsequenter Einhaltung der Regeln sicheren Tauchens.
2. Es liegt nicht zuletzt in der Verantwortung der Tauchlehrer, bei einer steigenden Zahl von Tauchern die absolute Zahl von Tauchunfällen nicht proportional ansteigen zu lassen.
3. Voraussetzung dafür sind kompetente und überzeugende Tauchlehrer, die bereit sind, ihre Schüler nicht möglichst schnell, sondern möglichst gründlich auszubilden.
4. Die Tauchunfallstatistik gibt wertvolle Hinweise auf besonders gefährliche Situationen/Tauchplätze und ermöglicht es so, zukünftige Unfälle zu vermeiden (tiefe Wracks, tiefe Wiederholungstauchgänge, Anfängertarierung)

## Weiterführende Literatur

1. British Sub-Aqua Club: National Diving Committee Diving Incidents Report 2004. http://www.bsac.org/techserv/increp04/intro.htm, Stand 2006
2. Divers Alert Network: Report on decompression illness, diving fatalities and project dive exploration. Based on 2003 data. Divers Alert Network, Durham, NC, 2005
3. Edmonds CW, Walker DG: Snorkelling deaths in Australia, 1987–1996. Med J Australia 1999; 171: 591–594
4. Smerz R. Epidemiology and treatment of decompression illness in children and adolescents in Hawaii, 1983–2003. SPUMS J 2005; 35: 5–10

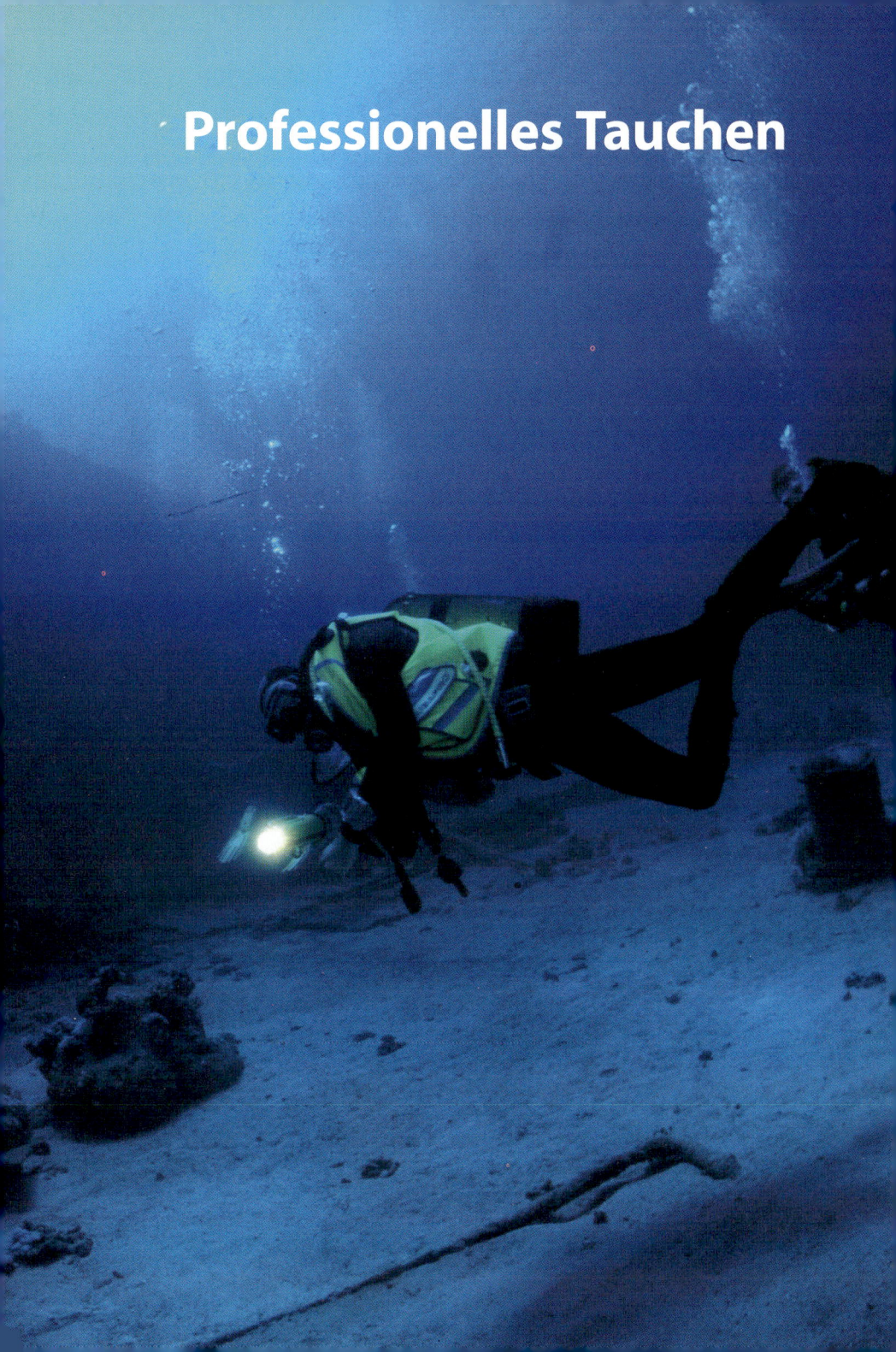

# Professionelles Tauchen

# 20 Gewerbliches Tauchen

*B. Neubauer, G. Pressel*

Seit der Antike dient berufliches Tauchen in erster Linie der Bergung gesunkener Güter und Wertgegenstände, der Ausbeutung von Gewässern (Nahrungsmittel- oder Rohstoffgewinnung), der Erstellung und Instandhaltung von Wasserfahrzeugen, technischen Anlagen und Bauwerken, oder wird es eingesetzt für Überwachungs- und Suchaufgaben, technische Unterstützung verwandter Industriezweige (z. B. Druckluftbaustellen) und militärische Ziele. Die Fortentwicklung der Tauchverfahren, der verwendeten Tauchgeräte, Werkzeuge und Hilfsmittel wurde von den wirtschaftlichen Zielsetzungen der Industrie und den Erfordernissen der Militärs, insbesondere in den Weltkriegen des 20. Jahrhunderts, gleichermaßen bestimmt. In der Neuzeit wurde die Tauchdauer mit technischer Hilfe (z. B. Taucherglocke) erhöht. Die Taucherglocke, die seit der Barockzeit zur Bergung wertvoller Güter oder Rohstoffe aus Gewässern benutzt wird, ist ein nach unten offener, luftgefüllter Behälter, der von oberhalb der Wasseroberfläche an einem Seil oder einer Kette bis zur Arbeitstiefe abgesenkt wird. Da aus der Taucherglocke die Luft nicht nach oben entweichen kann, können sich in ihr Menschen, die mit zunehmender Tiefe dem ansteigendem Druck ausgesetzt werden, aufhalten und arbeiten. Ihre Atemgasversorgung findet über Druckluftflaschen oder -leitungen statt. Reduziert man die Taucherglocke auf die Größe und Körperform eines Menschen, so ergibt sich hieraus der Taucheranzug mit Taucherhelm. Verzichtet man auf eine Umhüllung des Menschen ganz, so verbleiben eine Tauchermaske oder nur noch ein Mundstück. Im Jahr 1800 kam es zum Einsatz des ersten funktionstüchtigen Tauchanzugs mit einer Atemluftversorgung von der Wasseroberfläche zur Bergung von Wrackteilen (Peter Kreeft aus Barth, Schwedisch-Vorpommern). Bis Anfang des 20. Jahrhunderts wurde die Atemluftversorgung des (Helm-)Tauchers durch Schlauchsysteme von der Oberfläche mit Hand- bzw. Motorpumpen sichergestellt. Oberflächenunabhängige Geräte wurden zu Beginn des 20. Jahrhunderts eingeführt.

## 20.1 Einführung in das Berufstauchen

Berufstaucher sind in Bundes- und Landesbehörden beschäftigt, gewerbliche Taucher erbringen ihre Dienstleistungen in verschiedenen Industriezweigen, z. B. Spezialtiefbau, See- bzw. Binnenschifffahrt, maritimem Bergbau etc., und unterliegen damit verschiedenen Aufsichtsbehörden (Landes-Arbeitsschutzämter, Unfallversicherungsträger). In Deutschland ist die aktuelle Zahl der Berufstaucher nicht bekannt, da keine zentrale Stelle ihre Anzahl erfasst.

War es bis in die 80er Jahre des 20. Jahrhunderts Spezialunternehmen vorbehalten, die teure technische Ausrüstung für gewerbliche Taucheinsätze vorzuhalten, so kann man seit einigen Jahren den Trend beobachten, dass sich einzelne Taucher in diesem Gewerbezweig als selbständige Dienstleister anbieten. Begünstigt wird diese Entwicklung durch gesunkene Beschaffungskosten und die Ausdehnung technischer Spezialausbildungsangebote auf den Laienbereich, so dass sich die Grenzen zwischen dem Sport- und Berufstauchbereich hinsichtlich der Tauchgerätetechnik verwischen.

Heute finden zum Erhalt der Infrastruktur von Städten und Industrieanlagen in erhöhtem Maße Sanierungs- und Instandsetzungsarbeiten unter Caisson-, d. h. Überdruckbedingungen, in Sielen, Fundamenten und Wasserbauwerken statt. Gegenwärtig werden im Spezialtiefbau immer häufiger Taucher für technische Dienstleistungen eingesetzt, da sie einerseits über breit gefächerte handwerkliche Ausbildungen und Fertigkeiten und andererseits über umfangreiche Erfahrungen mit Arbeitssituationen in erhöhtem Umgebungsdruck verfügen. In den Caissons oder Arbeitskammern atmet der Taucher seine Atemluft direkt aus der Umgebung und nicht aus einer speziellen Atemluftversorgung. Werden aufgrund der geologischen Verhältnisse bzw. Grundwassersituationen sehr hohe Drücke in den Caissons bzw. Arbeitkammern erforderlich, so wird auch hier die Pressluft durch künstliche Mischgase als Atemgas ersetzt.

### 20.1.1 Tauchgerätetechnik

Für berufliche Taucheinsätze stehen Leichttauchgeräte, Helmtauchanzüge und Kombinationen aus beidem zur Verfügung.

#### Leichttauchgerät

Das Leichttauchgerät besteht aus einem oberflächenunabhängigen Atemluftvorrat (z. B. Druckgasflaschen), aus dem der Taucher über ein Mundstück oder eine Vollgesichtsmaske atemgesteuert mit Atemgas versorgt wird. Leichttauchgeräte werden im englischen Sprachraum auch als „SCUBA" („self contained underwater breathing apparatus") bezeichnet. Im gewerblichen Bereich wird Pressluft als Atemgas verwendet, Militär und Polizei verwenden u. a. auch künstliche Atemgase. In der Regel trägt der Taucher einen Neopren-Nass- oder Trockentauchanzug und bewegt sich unter Wasser mit Hilfe von Flossen schwimmend vorwärts. Ein konventioneller Trockentauchanzug schützt Kopf und Hände nicht vor dem umgebenden Medium, da nur Manschetten an Handgelenken und Hals das Innere des Tauchanzuges gegenüber dem Wasser abschließen, diese Anzüge sind für Taucheinsätze in kontaminierten Flüssigkeiten grundsätzlich ungeeignet (s. Abschnitt 20.6.10, Tauchen in kontaminierten Flüssigkeiten). Die Ausrüstung inkl. Leichttauchgerät eignet sich z. B. für Inspektions- und Suchaufgaben in sauberem Wasser.

### Helmtauchgerät

Im Gegensatz zum Leichttauchgerät ist beim Helmtauchgerät ein starrer Helm mit einem Trockentauchanzug verbunden. Das Gesamtgewicht der Helmtauchausrüstung ist hoch (70–90 kg). Das Atemgas strömt über eine Schlauchverbindung von der Oberfläche über ein Helmventil in den Helmtauchanzug, so dass das gesamte Luftvolumen des Anzugs dauernd mit Druckluft durchgespült wird. Der Helmtaucher bewegt sich unter Wasser schreitend. Die Ausrüstung ist für handwerkliche Tätigkeiten unter Wasser geeignet, da der mechanische Schutz des Tauchers gut und seine Standfestigkeit im Gegensatz zum Schwimmtaucher mit Leichttauchgerät hoch ist.

Das Konzept des Helmtauchanzugs wurde fortentwickelt. Derzeit stehen Taucherhelme aus Verbundwerkstoffen zur Verfügung, die in Kombination mit Trockentauchanzügen eingesetzt werden (z. B. Kirby Morgan Superlite-Helme). Über eine Art Bajonettverschluss wird eine flüssigkeitsdichte Verbindung zwischen Helm und Anzug hergestellt, so dass diese Anzüge auch prinzipiell zum Tauchen in kontaminierten Flüssigkeiten (s. u.) geeignet sind. Unter dem Tauchanzug kann z. B. Kälteschutzbekleidung getragen werden. Der grundsätzliche Unterschied zum klassischen Helmtauchanzug besteht darin, dass die über eine Schlauchverbindung gelieferte Atemluft nicht den kompletten Tauchanzug durchspült. Der Totraum dieser Tauchanzüge ist dadurch gegenüber dem Helmtauchanzug deutlich gesenkt und damit auch die Gefahr der Kohlendioxidanreicherung. Der Vorteil gegenüber dem Neopren-Anzug, der den Taucherkopf nur mit einer Neopren-Haube umschließt, besteht aus dem Schutz des Kopfes vor mecha-

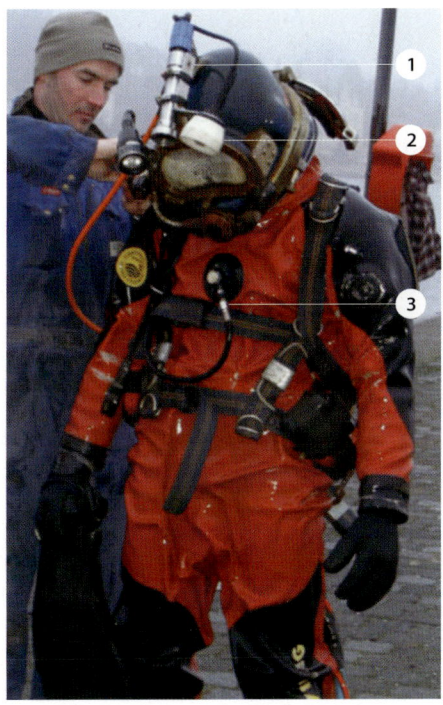

**Abb. 20.1:** Trockentauchanzug mit Schlauchversorgung i.V.m. Taucherhelm (Model: Kirby Morgen Mod. 27), Einsatz mit Flossen. 1 = Helmkamera, 2 = Kamera-Scheinwerfer, 3 = Tauchanzugventil, zur Befüllung zur Regulation des Auftriebes

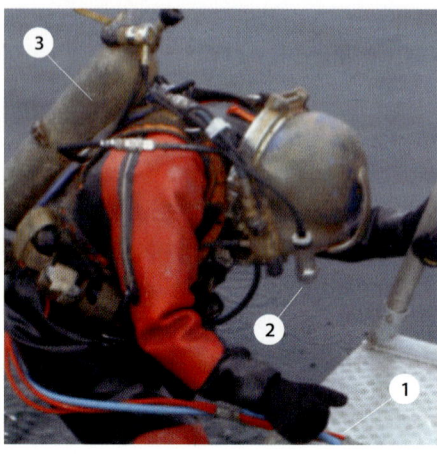

**Abb. 20.2:** Arbeitseinsatz ohne Flossen. 1 = Versorgungsleitungen (Pressluft, Kommunikations- und Stromleitung), 2 = Helmscheinwerfer, 3 = Reserveatemgasflasche

nischen Verletzungen. Reißfestes Material von Schutzanzügen, die über dem eigentlichen Tauchanzug getragen werden können, schützen zusätzlich gegen Verletzungen. Das Auftriebsverhalten dieser Ausrüstung erfolgt z. B. durch einen zusätzlichen Druckluftvorrat, der in separaten Gasflaschen mitgeführt wird und eine Zuleitung in den Tauchanzug hat. In Verbindung mit diesen Tauchanzügen können auch Tarierhilfsmittel wie z. B. Tarierwesten verwendet werden (Abb. 20.1 und 20.2).

### 20.1.2 Offshore-Tauchen

Im Offshore-Bereich mit Tauchtiefen von meistens mehr als 30 m findet das Tauchen von einem Schiff aus statt. Zur Erleichterung des Taucheinsatzes werden die Taucher mit Hilfe offener Taucherglocken („wet bell", bis ca. 50 m Tauchtiefe) bzw. geschlossenen Taucherglocken in die Einsatztiefe herabgelassen. Das Tauchen mit autonomen Rückengeräten ohne direkte Schlauchverbindung zur Taucherglocke bzw. der Oberfläche und ohne Sprechverbindung zur Einsatzleitung ist nicht zugelassen. Es wird grundsätzlich mit einer Atemgasversorgung von der Oberfläche gearbeitet. Aus dieser festen Verbindung (Umbilical) zum Taucher ergeben sich folgende praktische Vorteile: Atemgasversorgung (Pressluft/Mischgas), Reserveluftleitung, Telefonverbindung zwischen Einsatzleiter und Taucher, Warmwasserversorgung zum Beheizen des Tauchanzuges, Kabelverbindungen zur Bild- und Messdatenübertragung (z. B. Tiefenmessung) und Stromversorgung für Unterwasserlampen. Für den Fall, dass es zum Bruch der Schlauchverbindung kommen sollte, trägt der Taucher zusätzlich ein mit Atemgas befülltes Reservegerät (Pressluft/Mischgas). Zur Notfallausrüstung gehört auch ein spezieller Bergegurt (Harness).

### 20.1.3 Sättigungstauchen

Das Verfahren des Sättigungstauchens wird seit den 60er Jahren des 20. Jahrhunderts für Tätigkeiten in großen Wassertiefen bis 500 m verwendet (Offshore-Tauchen, Forschungsstationen). Die Taucher verbleiben auch in der Freizeit unter erhöhtem Umgebungsdruck, z. B. in Habitaten bzw. Druckkammeranlagen. Nach der Arbeitsschicht entfallen so die mitunter tagelangen, kostenintensiven Dekompressionen. Die Körpergewebe der Taucher sättigen sich während des Aufenthalts in der Wassertiefe mit dem Inertgasanteil (z. B. Stickstoff, Edelgase, Wasserstoff) der Atemgase.

### 20.1.4 Druckfeste Taucheranzüge

Der Nutzer eines druckfesten Taucheranzuges (Panzertaucher, Ein-Atmosphären-Tauchanzug) ist im engeren Sinne kein Taucher, da er dem erhöhten Umgebungsdruck nicht ausgesetzt ist. Er ist vielmehr die „Besatzung" eines Kleinst-Unterseebootes, da er sich in normalem Umgebungsdruck aufhält. Diese Spezialanzüge erlauben Tauchtiefen bis ungefähr 350 m ohne Dekompressionspflicht, das heißt, mit Hilfe von Manipulatoren ist ein druck- und kältegeschütztes Arbeiten möglich.

## 20.2 Regelwerke und Vorschriften für Berufstaucher

In Deutschland existieren derzeit verschiedene verbindliche Normen für die Bereiche „gewerbliche Taucher" (Berufsgenossenschaftliche Vorschriften), „geprüfte Forschungstaucher", „Feuerwehrtaucher", „Polizeitaucher", „Bundeswehr". Ausgehend von den allgemeinen physikalischen Belastungen unter Wasser haben die verschiedenen Zweige des Berufstauchens in ihren jeweiligen Rechtsrahmen unterschiedliche Normen zu den strukturellen Voraussetzungen und organisatorisch-technischen Rahmenbedingungen (s. unten) formuliert, die jeweils die speziellen Gefährdungen der unterschiedlichen Tätigkeitszweige berücksichtigen.

Hinsichtlich der Gewährleistung des Arbeitsschutzes verfolgen alle Tauchervorschriften ähnliche Ziele: Absicherung und Kennzeichnung der Tauchstelle (Flaggen, Lichtsignale), Expositionsbegrenzung (z. B. Tauchtiefe, -dauer, Dekompressionsgeschwindigkeit, zeitlicher Abstand von Wiederholungstauchgängen, Flugverbot nach Tauchen), Dokumentation der Arbeitsbedingungen, Notfallverfahren, Rettungskette.

## 20.2.1 Gewerbliche Taucher

Für gewerbliche Taucher schreibt die berufsgenossenschaftliche Vorschrift „Taucharbeiten" (BGV C23) die technischen, personellen und organisatorischen Rahmenbedingungen vor. Es finden sich in dieser Vorschrift Begriffsbestimmungen, Hinweise zu strukturellen Voraussetzungen (z. B. Ausbildung, Personalbedarf, erforderliche Technik hinsichtlich Tauchgeräte, Werkzeuge, Hilfsmittel) und organisatorischen Voraussetzungen (z. B. äußere Absicherung, Tauchprofil, Notfallverfahren, Rettungskette). Weitere Vorschriften der gewerblichen Unfallversicherungsträger sind z. B. „Schweißen, Schneiden und verwandte Verfahren" (BGV D1), „Sprengarbeiten" (BGV C24), „Richtlinien für Taucher-Druckkammern" (ZH 1/539), „Behandlung von Erkrankungen durch Arbeiten in Überdruck" (BGI 690), „Einsatz und Kennzeichnung von Taucherfahrzeugen oder sonstigen Geräten für Unterwasserarbeiten" (ZH 1/532), „Richtlinien für den Einsatz von Forschungstauchern" (ZH 1/540) und Sicherheitsregeln wie: „Druckluftleichttauchgeräte", „Taucher-Auftriebsmittel", „Tauchen in Hilfeleistungsunternehmen".

### 20.2.2 Taucher in Behörden (Feuerwehr, Streitkräfte)

Die Tauchvorschriften der Behörden (z. B. „Feuerwehr-Dienstvorschrift Tauchen" [FwDV 8]) und Streitkräfte (z. B. „Marine Dienstvorschrift Taucherdienst" [MDv 450/1], „Heeresdienstvorschrift Tauchereinsatz der Pioniere" [HDv 287/300]) weichen in Teilen (z. B. Tauchtabellen, Personalumfang der Tauchergruppe, äußere Absicherung) von o. g. BGV C23 ab, da z. B. andere Atemgase als Pressluft verwendet werden (Sauerstoff, Stickstoff-Sauerstoff-Gemische) oder die Aufträge der Taucher (militärische, polizeiliche Ziele) nach speziellen Regelungen verlangen (z. B. Personenzahl einer Tauchergruppe oder großzügigere Tauchtiefenbegrenzung).

## 20.3 Gesundheitliche Voraussetzungen zum beruflichen Tauchen

In allen Bereichen des beruflichen Tauchens sind medizinische Untersuchungen vor Aufnahme der Tätigkeit zwingend vorgeschrieben, Nachuntersuchungen erfolgen i. d. R. in jährlichen Abständen. Die Ausschlusskriterien erlauben im Interesse der unten genannten Sicherheitskonzepte oft keine oder nur geringe Kompromisse, die gesundheitlichen Anforderungen sind daher hoch.

Die Mehrzahl wissenschaftlicher Daten zu gesundheitlichen Voraussetzungen zum Tauchen entstammen dem gut dokumentierten militärischen Tauchen. Der

Begriff „Tauchtauglichkeit" wird in Deutschland in den verschiedenen Segmenten, in denen Taucher medizinisch beurteilt werden, auch unterschiedlich interpretiert (gewerbliches, militärisches, Freizeittauchen). Belastbare wissenschaftliche Daten, warum gesundheitliche Kriterien militärischer, gewerblicher bzw. Freizeittaucher unterschiedlich bewertet werden, existieren jedoch nicht. Innerhalb Europas und gegenüber Nordamerika sind die nationalen Unterschiede in der Bewertung medizinischer Befunde noch differenzierter und von einander abweichend.

International sind vier allgemeine Aspekte zur Bewertung gesundheitlicher Voraussetzungen von Tauchern allgemein akzeptiert:

- **Konzept „individuelle Sicherheit":**
  Jede festgestellte gesundheitliche Normabweichung wird dahingehend bewertet, ob sie die individuelle Sicherheit des Tauchers unter Wasser in inakzeptabler Weise gefährden kann. Somit ist es möglich, dass zwar Erkrankungen festgestellt werden, diese jedoch nicht zwingend zum Versagen der Tauchtauglichkeit führen müssen.
- **Konzept „Sicherheit des Tauchpartners":**
  Durch gesundheitliche Störungen eines Tauchers darf die Sicherheit der Tauchpartner nicht gefährdet werden.
- **Konzept „Vermeidung von Erkrankungsausbrüchen":**
  Bestehende Erkrankungen dürfen durch die speziellen Belastungen beim Tauchen nicht verschlimmert oder zum Ausbruch gebracht werden.
- **„Sozialmedizinisches" Konzept:**
  Der Taucher soll vor chronischen Gesundheitsschäden und damit die Gemeinschaft vor sozialen Kompensationsleistungen bewahrt werden.

Im gewerblichen Bereich wird zusätzlich ein fünftes Konzept verfolgt:
- Gesundheitliche Störungen dürfen nicht mittelbar zu materiellen Schäden führen (z. B. Produktionsausfall, Materialverlust).

Die medizinischen Standards für den gewerblichen Taucher beziehen sich auch auf dessen Rolle an der Tauchstelle (Leinenführung, handwerkliche Arbeiten, Unterstützung anderer Taucher) und die damit verbundenen körperlichen und klimatischen Belastungen.

Gewerbliche Taucher werden in Deutschland nach den medizinischen Kriterien der gewerblichen Berufsgenossenschaften gemäß „Grundsatz 31 (G 31) Überdruck" und „Grundsatz 26.3 (G 26) Atemschutzgeräte" untersucht. Diese Grundsätze umfassen Empfehlungen zum Untersuchungsumfang, zu den Untersuchungsintervallen bzw. -fristen und zur Befundbewertung. Erforderlich sind: kräftige Konstitution, Gewährleistung des Druckausgleichs (Nasennebenhöhlen, Mittelohr), Mindestleistungsfähigkeit von Herz und Lunge. Beschäftigungsverbote bestehen bei akuten und bestimmten chronischen Erkrankungen: u. a. Ausschluss von Lungengewebeveränderungen, krankhaften Atemwegsverengungen sowie Stoffwechsel- und Nerven-erkrankungen, Zahnschäden, Seh- oder Hörstörungen. Eine erneute medizinische Begutachtung wird nach längeren oder schweren Erkrankungen vorgeschrieben. Ar-beitsverbote, z. B. für Personen jünger als 21 Lebensjahre (die Ausbildung darf ab einem Alter von 19 Jahren aufgenommen werden) sowie für Schwangere, sind strikt zu beachten, bzw. nur mit Zustimmung der Aufsichtsbehörde werden Ausnahme-genehmigungen erteilt.

Die Untersuchung der Taucher staatlicher Behörden bzw. Forschungstaucher richtet sich ebenfalls nach dem o. g. G 31. Im Gegensatz hierzu verlangen z. B. die Bereiche Feuerwehr und Forschungstauchen nur ein Mindestalter von 18 Jahren.

Militärische Taucher werden in Deutschland nach den speziellen Kriterien der Streitkräfte untersucht (Zentrale Dienstvorschrift ZDv 46/1), die grundsätzlich denen des G 31 gleichen. Aufgrund bestimmter besonderer Anforderungen, die sich aus den militärischen Zielsetzungen ergeben, weichen die militärischen Taug-lichkeitskriterien jedoch an einigen Stellen von den gewerblichen ab, z. B. sind sie strenger hinsichtlich der Anforderungen an die Sehfähigkeit oder an die Farbtüch-tigkeit.

## 20.4 Taucher-Ausbildung

### 20.4.1 Geprüfter Taucher/Geprüfte Taucherin

In Deutschland wurde durch eine Rechtsverordnung die Prüfung zum „Geprüften Taucher/zur Geprüften Taucherin" staatlich geregelt („Verordnung über die Prüfung zum anerkannten Abschluss Geprüfter Taucher" vom 25. 02. 2000, BGBl S. 165). Im Gegensatz zur bisherigen Ausbildung, die zuvor nach drei Ausbildungsjahren mit dem Facharbeiterbrief abschloss, strukturiert die Verordnung den Umfang und fachlichen Inhalt der Ausbildung in den speziell zugelassenen Taucherlehrbetrieben. 200 Tauchstunden und theoretische Grundlagenausbildungen in Fächern, wie z. B. Tauchphysiologie, medizinische Notfallmaßnahmen etc., müssen absolviert und nachgewiesen werden.

### 20.4.2 Taucher in Behörden (Polizei, Bundeswehr)

Behörden bilden ihre Taucher in eigenen Ausbildungszentren nach eigenen Be-stimmungen aus. Die speziellen Tauch- und Einsatzverfahren richten sich nach den Bedürfnissen der Behörden und weichen u. U. inhaltlich deutlich vom gewerblichen Bereich ab (z. B. Terrorismusbekämpfung, Suche, Bergung und Vernichtung von Wehrmaterial, Aufklärung und Informationsbeschaffung).

### 20.4.3 Forschungstaucher

Tödliche Tauchunfälle bei wissenschaftlichen Tauchprojekten in den Jahren 1962 und 1969 führten in Deutschland im Jahr 1972 mit Einführung der berufsgenossenschaftlichen Vorschrift „Richtlinien für den Einsatz von Forschungstauchern" (ZH 1/540) zu einer Strukturierung der Ausbildung des „Forschungstauchers". Die speziell zugelassenen Forschungstaucherausbildungsbetriebe sind i. d. R. Hochschulen angegliedert, in denen wissenschaftliche Fragestellungen mit Bezug zu Gewässern von unterschiedlichen Fachdisziplinen bearbeitet werden (z. B. Meeres-, Gewässerbiologie, Unterwasserarchäologie). Der Ausbildungsumfang beträgt 240 Stunden und wird mit der Prüfung zum „Geprüften Forschungstaucher" abgeschlossen (Prüfungskommission für Forschungstaucher der Tiefbau-Berufsgenossenschaft).

## 20.5 Atemgase beim beruflichen Tauchen

### 20.5.1 Pressluft

Die größte Zahl gewerblicher Taucheinsätze findet in Binnen- oder Küstengewässern in Wassertiefen oberhalb von etwa 20–30 m statt. Die Mehrzahl der Taucheinsätze steht im Zusammenhang mit der Bergung von Schiffen bzw. deren Ausrüstung oder Ladung, Reparaturen an Schiffsrümpfen, Ruder-, Antriebs-, Hafenanlagen, Brückenkonstruktionen, Beseitigung von Unterwasserhindernissen (bergmännisch, sprengtechnisch) oder Kriegsfolgen (Bergung von Wracks, Wehrmaterial) aus z. B. Küsten, Häfen, Binnengewässern oder Talsperren. Taucheinsätze mit Pressluft als Atemgas werden mit Leichttauchgeräten oder Helmtauchanzügen durchgeführt. In Deutschland kann im gewerblichen Bereich Pressluft formal bis in Wassertiefen von 50 m verwendet werden (maximal 60 m im Bereich des militärischen Tauchens). Der Vorteil der Pressluft besteht in ihrer leichten Verfügbarkeit, da Kompressoren zur Befüllung von Atemgasflaschen in Deutschland weit verbreitet sind bzw. transportable Geräte den gewerblichen Tauchfirmen selbst zur Verfügung stehen.

### 20.5.2 Künstliche Atemgase (geschlossene Tauchgeräte)

Größere Wassertiefen werden von spezialisierten Tauchern für Konstruktions-, Vermessungs-, Wartungsaufgaben im maritimen Bergbau (Ölbohrplattformen, Pipelines) aufgesucht. Bei diesen tiefen Taucheinsätzen werden künstliche Atemgase eingesetzt (s. u.). In Deutschland müssen hierzu gewerbliche Taucher zuvor die Genehmigung des zuständigen Unfallversicherungsträgers (i. d. R. Tiefbau-Berufsgenossenschaft) einholen. Künstliche Atemgase werden beim Tauchen eingesetzt, um

**Tabelle 20.1:** Mischgase. Vorteile des Mischgases (z. B. Nitrox) gegenüber Pressluft bei Tauchgängen mit gleichem Dekompressionserkrankungsrisiko

|  | Vorteil des Mischgases |
|---|---|
| Tauchgangsdauer ohne Dekompressionspflicht („Nullzeittauchgänge") | längere Tauchdauer |
| Dekompressionspflichtige Tauchgänge | kürzere Dekompressionsdauer, geringere Anzahl von Austauchstufen |
| Tiefenrausch | geringere narkotische Wirkung |

**Tabelle 20.2:** Geschlossene Leichttauchgeräte. Vorteile geschlossener Leichttauchgeräte (i. d. R. für künstliche Atemgase) gegenüber Tauchgeräten mit offenem Atemkreislauf

|  | Vorteil des geschlossenen Atemkreislaufs |
|---|---|
| Atemgasvorrat | längere Gerätestandzeit unter Wasser |
| Geräuschentwicklung | geringere Geräuschentwicklung (keine Blasenbildung) |
| Wärmeverlust | geringer Wärmeverlust/Auskühlung |

**Tabelle 20.3:** Künstliche Atemgase. Tiefenbegrenzungen verschiedener künstlicher Atemgase, zur Vermeidung akuter Symptome einer Sauerstoffvergiftung im gewerblichen Bereich

| Gasgemisch | Tiefenbegrenzung [m] |
|---|---|
| 100 % $O_2$ | 7 (–10 kurzzeitig im militärischen Bereich) |
| 60,0 % $O_2$: 40,0 % $N_2$ | 24 |
| 40,0 % $O_2$: 60,0 % $N_2$ | 42 |
| 32,5 % $O_2$: 67,5 % $N_2$ | 54 |

verschiedene Ziele zu erreichen (s. auch Tabellen 20.1. und 20.2). Wahrscheinlich wurde reiner Sauerstoff als erstes künstliches Atemgas von gewerblichen Tauchern genutzt (schlauchloser Dräger-Tauchapparat Modell 1915), da im Vergleich zum Tauchen mit Pressluft deutlich längere Tauchzeiten aufgrund des vergrößerten Sauerstoffvorrates möglich wurden.

Künstliche Sauerstoff-Stickstoff-Gemische (Nitrox-Gemische, Tabelle 20.3), bei denen der Stickstoffanteil zugunsten des Sauerstoffs vermindert ist, wurden nach dem Ersten Weltkrieg ursprünglich bei Tieftauchversuchen und im militärischen Bereich eingesetzt, um die narkotischen Stickstoffwirkungen zu reduzieren (s. auch Kap. 6, Tauchen mit Nitrox).

Künstliche Atemgase werden i. d. R. in geschlossenen oder halboffenen Tauchgeräten (engl.: „rebreather") verwendet, um den ausgeatmeten unverbrauchten

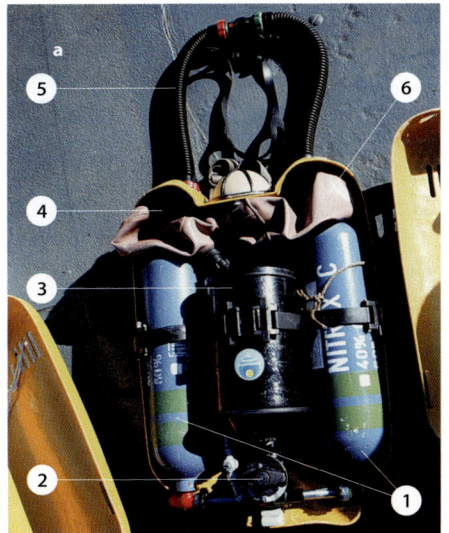
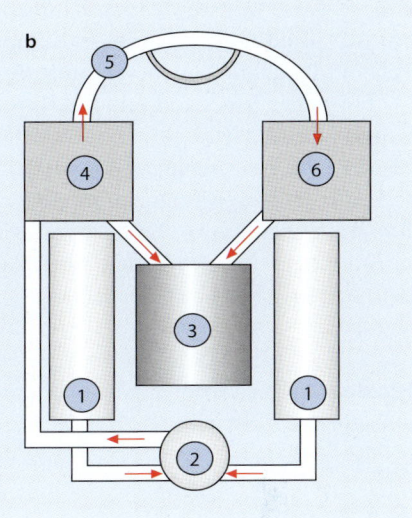

**Abb. 20.3a,b:** Mischgastauchgeräte mit geschlossenem Atemkreislauf sind prinzipiell ähnlich aufgebaut, wie das abgebildete Fertiggas Mischgastauchgerät (Firma Dräger, FGT I/D). 1 = Druck-gasflaschen (hier für Nitrox), 2= Dosierungsblock, gewährleistet einen konstanten Gasfluss in den Atemkeislauf, 3 = Atemkalkpatrone mit innerer Zwangsführung, 4 = Einatembeutel, in dem sich das frische Gas und das vom Kohlendioxid gereinigte Ausatemgas mischen, 5 = Atemluftschlauch mit Mundstück inkl. Ventilen zur Zwangsführung des Gases, 6 = Ausatembeutel mit Wasserfalle

Sauerstoffanteil vollständig ausnutzen zu können. Ursprünglich war diese Tauch-gerätetechnik militärischen Anwendungen vorbehalten, deren Ziel neben der Atem-gasökonomie u. a. auch die Vermeidung verräterischer Atemgasblasen ist.

Um in den Kreislauftauchgeräten eine Anhäufung des vom Taucher ausgeatme-ten Kohlendioxids ($CO_2$) zu vermeiden, wird das ausgeatmete Gas mit Hilfe von Zwangsführungen durch sog. Kalkpatronen geleitet, in denen $CO_2$ chemisch gebun-

---

### Kompaktinformation

**Atemkalk.** Der im Kreislaufgerät verwendete Atemkalk besteht i. d. R. aus einem Gemisch aus Kalziumhydroxid und Alkaliphosphat. Das vom Taucher ausgeatmete $CO_2$ verbindet sich mit CaO (gebrannter Kalk) zu Kalk und wird so aus dem geschlossenen Atemkreislauf entfernt.

$$Ca\,(OH)_2 \rightarrow Ca\,O + H_2O$$
(gelöschter Kalk [= Kalziumhydroxid]
$\rightarrow$ gebrannter Kalk + Wasser)
$$Ca\,O + CO_2 \rightarrow Ca\,CO_3$$
(gebrannter Kalk + Kohlendioxid
$\rightarrow$ Kalk [= Kalziumkarbonat])

den wird. Derzeit werden am häufigsten Kalziumhydroxid oder Lithiumhydroxid zur $CO_2$-Bindung verwendet (s. Kompaktinformation Atemkalk), die in Form von Pellets oder gebrochenem Granulat in den Kalkpatronen vorliegen (Abb. 20.3).

Für reinen Sauerstoff und alle Nitroxgemische gelten strenge Tauchtiefenbegrenzungen, die durch die akute Sauerstofftoxizität begründet sind. Werden diese Tiefenbegrenzungen missachtet, so kann der hohe Sauerstoffpartialdruck zu akuten zentralnervösen Vergiftungssymptomen und damit zur Lebensgefahr für den Taucher führen (s. auch Kap. 6, Tauchen mit Nitrox). Die maximale Tauchtiefe wird bei festen Nitroxgemischen von dem noch tolerierbaren Sauerstoffpartialdruck bestimmt, der rechnerisch bei ca. 200 kPa liegt (s. auch Tabelle 20.3).

**Hinweis.** Um die Tauchsicherheit zu erhöhen, liegt im Sporttauchbereich der zulässige $O_2$-Partialdruck bei max. 1,4–1,6 bar.

### 20.5.3 Selbstmischende geschlossene Kreislaufgeräte

Die neuesten Tauchgerätegenerationen verwenden keine festen Atemgasgemische, sondern liefern eine individuelle Atemgaszusammensetzung in Abhängigkeit von der Tauchtiefe. Das Atemgas wird in den meisten Geräten aus zwei Gaskomponenten, einerseits reinem Sauerstoff und andererseits Nitrox, gemischt. Auf diese Weise können Tauchtiefenbegrenzungen, die aufgrund der Sauerstofftoxizität bei festen Atemgaszusammensetzungen erforderlich sind, vermieden werden. Voraussetzung für selbstmischende Tauchgeräte sind jedoch zuverlässig arbeitende Sensoren zur Messung des Wasser- bzw. Umgebungsdruckes und des Sauerstoffanteils im Atemkreislauf.

Der technische Aufwand im Tauchgerät, die Wartungsprozeduren und Verfahren bei technischen Fehlern während des Tauchgangs sind ungleich höher als bei konventionellen Mischgas-Tauchgeräten mit festen Gasgemischen. Die Zahl technischer Fehlerquellen steigt mit der Anzahl der installierten Gerätekomponenten bzw. mit der Anzahl der Schnittstellen zwischen den Gerätebauteilen. Versagen diese hoch komplexen Tauchgeräte unter Wasser, so führen sie den Taucher beim Fehlermanagement häufig an seine psychomotorische Leistungsgrenze.

Tauchtiefen jenseits von 54 m Wassertiefe können i. d. R. weder mit Nitrox, noch mit Pressluft aufgesucht werden, da die Stickstoffnarkose zu deutlichen psychomotorischen Beeinträchtigungen beim Taucher führt und somit ein erhöhtes Risiko der Selbstgefährdung bzw. Fehlerhaftigkeit des Arbeitsergebnisses besteht. Bereits 1919 wurden daher Versuche unternommen, das Inertgas Stickstoff durch ein weniger narkotisch wirkendes Gas auszutauschen (Helium oder Wasserstoff).

---

**Kompaktinformation**

„High pressure nervous syndrome". Bei experimentellen Tauchgängen mit Heliox in Tiefen von mehr als 180 m wurden neurologische Phänomene beobachtet: Muskelzittern, Übelkeit, Müdigkeit, deren Ursachen auch derzeit nicht genau bekannt sind. Objektiv konnten im Zusammenhang mit den genannten Symptomen Veränderungen der Hirnströme festgestellt werden. Wird dem Atemgas Heliox jedoch eine geringe Menge Stickstoff beigemischt (Trimix), so werden diese Erregungszustände unterdrückt (s. auch Kap. 7).

---

Der tragische tödliche Unfall des schwedischen Tauchpioniers Arne Zetterström bei Tieftauchversuchen mit Wasserstoffgemischen diskreditierte den Wasserstoff und führte dazu, dass diese Inertgas-Alternative für Jahrzehnte von der tauchmedizinischen Grundlagenforschung nicht mehr beachtet wurde. Gegenwärtig haben sich für das Tieftauchen Helium-Sauerstoff- (Heliox) bzw. Helium-Stickstoff-Sauerstoff-Gemische (Trimix, s. unten) durchgesetzt. Neben Helium kann auch z. B. das Edelgas Argon für große Tauchtiefen als Inertgasanteil beigemischt sein. Werden Tauchtiefen jenseits 180 m Wassertiefe aufgesucht, so kann es bei der Verwendung von Heliox als Atemgas zu neurologischen Symptomen kommen, die dem „High pressure nervous syndrome" (HPNS) zuzuordnen sind (s. Kompaktinformation).

## 20.6 Medizinische Aspekte des Berufstauchens

Berufliche Taucher unterliegen gleichermaßen wie Freizeittaucher den physikalischen Belastungen und damit verbundenen Gesundheitsrisiken bei Aufenthalt in erhöhtem Umgebungsdruck z. B. Dekompressionserkrankungen und Barotraumata.

### 20.6.1 Dekompressionskrankheit des gewerblichen Tauchers

Aufgrund der besonderen physikalischen Verhältnisse unter Überdruck und den damit verbundenen physikochemischen Eigenschaften der Atemgase bergen Taucheinsätze ein erhebliches gesundheitliches Gefährdungspotenzial in sich. Im Gegensatz zum Sporttauchbereich konnte in den letzten Jahrzehnten des 20. Jahrhunderts die Häufigkeit von Dekompressionserkrankungen im gewerblichen Bereich drastisch gesenkt werden. Hierzu haben verschiedene Faktoren beigetragen. Die meist gut vorhersehbaren Randbedingungen des Berufstauchens (i. d. R. konstante Einsatz-/Tauchtiefe, geplante Tauch- und Dekompressionsdauer bzw. Dekompressionsverfahren), in Verbindung mit der guten Dokumentation des jeweiligen Tauchganges in den Logbüchern der Taucher gestatteten eine erfolgreiche Verbesserung des Arbeitsschutzes bzw. der angewendeten Tauchverfahren. Zusätzlich haben Forschungsergebnisse in Verbindung mit dem Bewusstsein, dass das Befolgen der Tauchvorschriften die Dekompressionsrisiken weitgehend vermindert, das Verhalten der Berufstaucher in Richtung eines verbesserten Arbeitsschutzes beeinflusst.

Die subjektive Wahrnehmung technischer und organisatorischer Störfälle löst unter Wasser insbesondere bei unerfahrenen Tauchern häufig fatale Panikreaktionen und unkontrollierte Notaufstiege mit tödlichem Ausgang aus. Mehr als die Hälfte von 300 befragten Berufs- und Freizeittauchern aus den USA konnten von eigenen Panikerlebnissen berichten. Im Gegensatz zum Freizeittauchbereich sind unter professionellen Tauchern Not- oder Panikaufstiege ein seltenes Ereignis. Dieser Trend ist mit den Ausbildungs-, Tauch- und Sicherheitsvorschriften der gewerblichen Taucherei im Zusammenhang zu sehen. So ist seit 1970 in Deutschland, d. h. nach Einführung des berufsgenossenschaftlichen Vorschriftenwerkes für Forschungstaucher, kein tödlicher Tauchunfall bei wissenschaftlichen Taucheinsätzen vorgekommen.

Dennoch besteht in der gewerblichen Taucherei ein spezielles Risiko für Dekompressionserkrankungen. Eine besondere Bedeutung kommt der hohen körperlichen Belastung und der damit verbundenen erhöhten Durchblutung der Arbeitsmuskulatur zu. Unter Belastung kann sich die Durchblutung der Muskulatur gegenüber körperlicher Ruhe um das 10fache erhöhen. Parallel zur erhöhten Durchblutungsrate findet in diesen Körpergeweben auch die Sättigung mit Inertgasen, i. d. R. Stickstoff, beschleunigt statt. Im Gegensatz hierzu ist nach Beendigung der Arbeit, d. h. während der Dekompressionsphase, die Gewebedurchblutung wieder deutlich geringer, so dass die Gewebeentsättigung langsam erfolgt. Für den Taucher sind daher bei hoher körperlicher Belastung Sicherheitszuschläge zu den Empfehlungen der einschlägigen Tauchtabellen erforderlich, um der erhöhten Inertgasspeicherung in den Körpergeweben Rechnung zu tragen (z. B. Verkürzung der Grundzeit, längere Dekompressionsstufen oder Sauerstoffatmung während der Dekompression ab 6 m Wassertiefe).

Derzeit besteht kein einheitliches statistisches Verfahren, um vergleichbare und sichere Daten zur Häufigkeit von Dekompressionserkrankungen erheben zu können. In der Fachliteratur werden unterschiedliche methodische Ansätze gewählt, um die Häufigkeit von Tauchunfällen (Dekompressionserkrankung, Todesfälle etc.) bei Berufs- und Freizeittauchern abzubilden. Zur statistischen Erfassung dienen beispielsweise die Zahl der Behandlungsfälle in Druckkammerzentren, Eigenangaben befragter Taucher, an staatliche Stellen gemeldete Fälle und anderweitig erfasste Unfälle.

Bei aller methodischen Vorsicht ist es jedoch erlaubt, die Wahrscheinlichkeitsraten für Dekompressionserkrankungsfälle (0,008–0,5 % der Tauchgänge) bzw. Todesfälle (0,001–0,004 % der Tauchgänge) innerhalb gut dokumentierter Berufs-Taucherkollektive als niedrig zu bewerten (Tabelle 20.4). Darüber hinaus zeigen die vorliegenden Literaturdaten die Zunahme der Erkrankungshäufigkeiten parallel

**Tabelle 20.4:** Dekompressionserkrankungen bei Berufstauchern. Literaturdaten zur Häufigkeit von Dekompressionserkrankung bzw. Tauchunfälle mit Todesfolge in gewerblichen Taucherkollektiven, die europäische, US-amerikanische oder kanadische Tauchvorschriften verwendeten (AGE = arterielle Gasembolie, DCS = Dekompressionserkrankung)

| Tätigkeit, Region | Tauchgänge Kollektivgröße | DCS-Rate pro 1000 Tauchgänge | Todesfallrate (Todesfälle) |
|---|---|---|---|
| Muscheltaucher, British Columbia | 124 927 | 0,008 % (10 Fälle) | 0,004 % (5 Fälle) |
| Thunfischfarm, Süd-Australien | 460 28 Taucher | 0,007 % | – |
| Tauchlehrer, Schweden | 1742 Taucher | 190 Fälle insgesamt | – |
| Militärpersonal, USA | – | 0,134 | – |
| US-Navy, 1990–1995 | 648 488 | 0,13 (AGE) 0,13 (DCS) | 0,001 |
| Sättigungstaucher, Norwegen, 1983–1990 | 14 749 495 Taucher | 0,25 (37 Fälle) | – |
| Berufstaucher, arab. Golf, 1993–1995 | 35 712 | 0,42 | – |
| Bergungstaucher, USA | 3992 | 0,5 | – |

zur Zunahme der technischen und physikalischen Gefährdung (s. Tabelle 20.4). Die gewerblichen Tauchgänge im Tiefenbereich bis 30 m Wassertiefe (Thunfischfarm, Muscheltaucher) sind offensichtlich mit geringeren Risiken behaftet als z. B. Taucheinsätze für die Erdölindustrie, Tauchprofile von Bergungs- oder Sättigungstauchern oder militärische Taucheinsätze mit besonderen klimatischen und körperlichen Belastungen.

### 20.6.2 Dekompressionserkrankung – Neurologische Spätschäden

Beim Berufstaucher ist bereits vor Beginn des Taucheinsatzes die Rettungskette für einen Tauchunfall bekannt und durchgeplant, d. h., sowohl der rasche Transport zu einer Behandlungsstelle als auch die Verfügbarkeit einer Behandlungsdruckkammer sind gewährleistet. Aus umfangreichen Fallstudien ist jedoch leider bekannt, dass insbesondere nach schweren Tauchunfällen noch Jahre nach dem Ereignis 22–38 % der verunfallten Taucher trotz adäquater (Druckkammer-)Therapie über neurologische Dauerschäden klagen.

### 20.6.3 Barotrauma: Blaukommen

Eine Sonderform des Barotraumas im Bereich der Berufstaucher stellt das so genannte „Blaukommen" dar. Dies tritt bei zu schnellem Abstieg des Helmtauchers (Tauchersturz) auf, wenn bei rascher Erhöhung des Umgebungsdruckes nicht genügend Luft in den Helm oder in die Maske nachströmt, so dass sich hier im Vergleich zum Wasserdruck ein Unterdruck ausbildet. Der relative Unterdruck im Helm saugt den Taucher in diesen hinein. Wird der Druckunterschied zu groß, so werden die Körpergewebe massiv geschädigt (z. B. Gewebeschwellungen, starke Gewebeeinblutungen). Die Bedeutung der an der Haut leicht zu erkennenden Symptome treten vor den gleichzeitig entstandenen Schädigungen an inneren Organen in den Hintergrund.

Stürzt der Helmtaucher ungebremst in große Wassertiefen, so kann er durch die beschriebene Druckdifferenz zu Tode kommen. Die Sicherheitsvorschriften fordern daher die Absicherung des Helmtauchers gegen Abrutschen bzw. Abstürzen in größere Wassertiefen.

### 20.6.4 Bewegungsapparat

Gewerbliches Tauchen stellt eine mittlere bis schwere körperliche Belastung dar. Das Einrichten des Tauchplatzes (Tragen von Ausrüstungsteilen bis 50 kg), Ankleiden des Tauchers (Gesamtgewicht eines Helmtauchanzugs bis ca. 90 kg), Tauchen bzw. handwerkliche Arbeiten unter Wasser sind regelmäßig mit dem Heben und Tragen schwerer Lasten verbunden, da Werkzeuge und Werkstücke von großem Gewicht sein können.

Helmtaucher bewegen sich meist gehend unter Wasser, Schwimmtaucher in horizontaler Körperlage mit Flossenschlag. Beim Überwinden größerer Strecken, z. B. bei Suchaufgaben, kommt es beim Schwimmtaucher regelmäßig zur Überstreckung der Lendenwirbelsäule. Die ungünstige Ergonomie der auf dem Rücken zu tragenden Leichttauchgeräte sowie die Gewichtsgürtel verstärken die Belastungen für die Lendenwirbelsäule.

### 20.6.5 Aseptische Knochennekrose

Die Entwicklung des Tauchens mit künstlicher Atemgasversorgung und Druckluftarbeiten in großen Tauchtiefen führten zu Beginn des 20. Jahrhunderts zu der medizinischen Erkenntnis, dass sowohl Taucher als auch Druckluftarbeiter nach jahrelanger Arbeit in erhöhtem Maße von schweren Veränderungen der großen Röhrenknochen betroffen sein können. Es wurde vermutet, dass es nach der Dekompression durch Inertgasblasen (Gasembolie oder autochthoner Blasenbildung) zur Verlegung von Blutgefäßen kommt, die den Knochen ernähren. Hat der Knochen jenseits des verlegten Gefäßes keine Querverbindungen zu anderen noch offenen Blutgefäßen, so treten Zirkulationsstörungen auf, die zu umschriebenem Gewebstod des Knochens führen. Diese röntgenologisch nachweisbaren abgestorbenen Knochenbezirke machen einen Umbauprozess mit dem Endbild einer Resorptionszyste durch (dysbare Osteonekrose, DON). Bei Beteiligung belasteter Gelenkanteile können Deformierungen des Gelenkkopfes oder Einbrüche der Gelenkfläche zu Funktionseinschränkungen bzw. -verlusten in den betroffenen Gelenken führen. Während die Frühphase der DON vom Taucher nicht bemerkt wird, führen die Gelenkveränderungen i. d. R. zu schmerzhaften Arthrosen.

Die weltweit wissenschaftlich untersuchten Taucherkollektive weisen sehr unterschiedliche Häufigkeiten nekrotischer Knochenveränderungen auf. Diese Unterschiede sind wahrscheinlich durch unterschiedliche Tauch- und Dekompressionsverfahren erklärbar. Bei Tauchern sind Läsionen des Oberarms ca. doppelt so häufig nachweisbar wie Knochenveränderungen im Oberschenkelknochen. Die Knochenschäden können mit Hilfe der herkömmlichen radiologischen Diagnostik erst nach einer Zeit von minimal 3 Monaten bis zu mehreren Jahren nachgewiesen werden.

Das statistisch vermehrte Auftreten der Knochennekrosen wird heute nur noch bei Personen beobachtet, die länger als 4 Stunden in Umgebungsdrücken von mehr als 30 m Wassertiefe gearbeitet oder Druckluft- bzw. Tauchtabellen missachtet haben. Die Wahrscheinlichkeit für das Auftreten aseptischer Knochennekrosen ist weiterhin erhöht bei Verwendung von Heliox (s. oben) in Tauchtiefen jenseits 150 m Wassertiefe und bei Sättigungstauchern; sie steigt mit der Häufigkeit stattgehabter Dekompressionserkrankungen, wobei die anatomische Lokalisation der Dekompressionserkrankungen nicht mit der Lokalisation der Knochennekrosen übereinstimmt.

In den letzten Jahrzehnten ist die aseptische Knochennekrose ein seltener Befund geworden. Taucher und Taucheinsatzleiter gehen mit den physikalischen Tauchbelastungen risikobewusster um. Das Befolgen der Tauchtabellen insbesondere der Dekompressionsverfahren und die Einführung der Dekompression mit reinem Sauerstoff haben dazu geführt, dass das Auftreten von Dekompressionserkrankungen und damit auch die Wahrscheinlichkeit der aseptischen Osteonekrose zurückgegangen ist, deren Häufigkeit nach Literaturangaben in der Gruppe der gewerblichen Taucher bzw. Druckluftarbeiter auf 1,9–4 % geschätzt wird.

### 20.6.6 Lungenschädigungen

Studien zu besonderen Belastungssituationen (z. B. Sättigungstauchen in großen Wassertiefen oder Verwendung künstlicher Atemgase) konnten bei Tauchern chronische Lungenfunktionsveränderungen nachweisen, z. B. verminderte Flussgeschwindigkeiten bei Ausatmung und verlängerter Atemgasaustausch in den Wänden der Lungenbläschen.

Die Ursachen für diese Lungenfunktionsveränderungen sind sehr wahrscheinlich in den Belastungsfaktoren erhöhter Sauerstoffpartialdruck, kaltes und technisch getrocknetes Atemgas und chemisch aggressive Stäube zu suchen. Die in den Studien erfassten Lungenfunktionsveränderungen deuten auf Veränderungen in den kleinen Atemwegen hin, ohne dass es bisher gelungen ist, morphologische Veränderungen an Lunge oder Atemwegen z. B. durch bildgebende Verfahren nachweisen zu können.

### Erhöhte Sauerstoffpartialdrücke

Sobald sich beim Tauchen der Umgebungsdruck erhöht, muss die biologische Wirksamkeit der eingeatmeten Atemgase neu bewertet werden. Hinsichtlich der Belastung der empfindlichen Atemtraktgewebe kommt dem Sauerstoffpartialdruck eine besondere Bedeutung zu. Ein erhöhter Sauerstoffpartialdruck ist z. B. in der Lage, im Gewebegerüst der Lunge Umbauvorgänge auszulösen, die eine vermehrte Steifigkeit der Lunge herbeiführen. Wahrscheinlich sind auch die kleinen Atemwege von Umbauvorgängen betroffen, die zur Verminderung des Innendurchmessers der Atemwege und damit zu geringeren Flussgeschwindigkeiten der Atemluft führen.

Ausgeprägte Atemwegsbelastungen durch hohe Sauerstoffpartialdrücke bzw. eine lange Belastungsdauer bestehen beim Tauchen mit künstlichen Atemgasen (reiner Sauerstoff, Nitrox-, Trimix-Gemische) und beim Sättigungstauchen. Bei Berufstauchern aus diesen besonderen Bereichen konnten in verschiedenen britischen und norwegischen wissenschaftlichen Untersuchungen dauerhafte Lungenfunktionsveränderungen nachgewiesen werden.

### 20.6.7 Chemisch aggressive Stäube

Die in geschlossenen Tauchgeräten verwendeten chemischen Kohlendioxidabsorber (s. oben) neigen aufgrund ihrer porösen und brüchigen Oberflächenbeschaffenheit zu Abrieb und Staubbildung. Der Staub kann über den Atemluftstrom im gesamten Atemtrakt bis in die Lungenbläschen verteilt werden, da die Staubpartikel u. a. Querdurchmesser von weniger als 1 µm aufweisen. Verbindet sich der Staub des basisch reagierenden Atemkalks mit Wasser, z. B. dem Oberflächensekret der Schleimhäute, bildet sich eine Lauge, die gegenüber der Schleimhautoberfläche chemisch aggressiv wirkt. Die in den Geräten freigestellten Staubmengen können die für Kalziumhydroxid vorgeschriebenen Grenzwerte überschreiten, so dass während des Tauchganges eine Atemwegsbelastung eintreten könnte.

### 20.6.8 Lärmschwerhörigkeit

Mit Einführung der Helmtauchgeräte bestand für den Taucher eine asymmetrische Lärmbelastung. Der große Totraum des Helmtauchanzuges erfordert große Spülluftmengen. Der Atemluftschlauch des Helmtauchanzuges tritt durch ein Ventil seitlich im Taucherhelm in den Tauchanzug. Die willkürliche Entlüftung des Helmtauchanzugs erfolgt über ein Kipphebelventil, das der Taucher durch eine Seitneigung des Kopfes bedient. Um eine Kohlendioxidanhäufung zu vermeiden, strömen bei größeren Tauchtiefen erhebliche Luftmengen in den Helm und führen zu entsprechender Lärmentwicklung. Die Ein- und Ausströmgeräusche des Atemgases waren hinsichtlich des Schalldruckpegels geeignet, das Innenohr dauerhaft zu schädigen, so dass die einseitige Lärmexposition zu asymmetrischer Lärmschwerhörigkeit führen konnte.

Gegenwärtig werden unter Wasser immer komplexere hydraulische Werkzeuge verwendet, deren hohe Schalldruckpegel (bis 170 db(A)) Innenohrschädigungen hervorrufen können. Die Werkzeuge werden i. d. R. in relativer Kopfnähe eingesetzt, so dass die Minderung des Schalldruckpegels durch einen nennenswerten Abstand zwischen Schallquelle und Ohr nicht wirksam wird. An großen Berufstaucherkollektiven aus den USA konnten in Querschnittsstudien überproportional häufig dauerhafte Hörminderungen nachgewiesen werden. Die Innenohrschädigung ist umso wahrscheinlicher, wenn die Werkzeuge von Tauchern mit Leichttauchgeräten bedient werden. Die Schallanbindung des Schädels bzw. des Ohres ist im Nasstauchanzug sehr viel besser als beim Taucherhelm. Der Taucherhelm schützt bis zu einem gewissen Grad durch die Impedanzsprünge Wasser-Helm-Luft-Gehörgang das Innenohr gegen hohe Schalldruckpegel. Moderne Taucherhelme sind innen zusätzlich mit schalldämmenden Materialien ausgekleidet, um einen Schallschutz für den Taucher herzustellen.

### 20.6.9 Zahnschäden

Unterwasserschweißverfahren, die dem Elektroschweißen zuzuordnen sind, können bei Tauchern mit metallischen Zahnfüllungen zu Lockerungen der Plomben führen. Bei einer unvollständigen elektrischen Isolation des Tauchers kann es zu galvanischen Strömen kommen, die geeignet sind, metallisches Füllmaterial abzutragen.

### 20.6.10 Tauchen in kontaminierten Flüssigkeiten

Die normale Schutzbarriere des Menschen, die Haut, wird bereits beim Aufenthalt in nicht kontaminiertem Wasser geschwächt. Die oberen Hautschichten quellen und werden dadurch durchlässiger für chemische Substanzen und Mikroorganismen.

Eine klassische Erkrankung, der u. a. dieser Mechanismus zu Grunde liegt, ist die bakterielle Entzündung des äußeren Gehörganges bei Schwimmern. Auch bei Berufstauchern kann man Infektionen von Haut, Verdauungstrakt und Gehörgängen beobachten, wenn der verwendete Tauchanzug keinen ausreichenden Schutz gegen z. B. mikrobiologische Belastungen bietet (s. u.).

Aufgrund der o. g. Haupteinsatzgebiete der Berufstaucher (z. B. Häfen, industrielle Wasserbauwerke) kann man davon ausgehen, dass die Mehrzahl der Taucheinsätze in potenziell bakteriell bzw. chemisch verunreinigten Gewässern stattfindet. Darüber hinaus sind gewerbliche Taucheinsätze auch in chemisch aggressiven oder mikrobiologisch belasteten Flüssigkeiten erforderlich (z. B. Kläranlagen, Abwasserkanäle, technische Flüssigkeiten, Tanks, Kernkraftwerke). Die Belastungen sind immer für die gesamte Tauchergruppe eine Gefährdung. In der Regel steht der gewerbliche Taucher durch technische Ausrüstungskomponenten (z. B. Atemluftversorgungsschlauch, Warmwasserversorgung zum Beheizen des Anzuges, Telefonkabel, Führungsleine, Pressluft- bzw. Stromversorgung zum Betrieb von Unterwasserwerkzeugen etc.) mit der Oberfläche in Verbindung. Leinenführer und Taucherhelfer werden gefährdet, wenn sie z. B. die o. g. Leitungen etc. führen oder dem Taucher beim Ausziehen des Tauch- bzw. Schutzanzuges helfen, da Verunreinigungen an den äußeren Oberflächen der Leitungen, Schläuche des Tauchanzuges, Tauchgerätes o. Ä. haften und von dort leicht auf die Helfer übertragen werden können. Auch das Dekontaminieren des noch angekleideten Tauchers nach dem Auftauchen z. B. mit Sprühstrahlgeräten, kann durch Aerosolbildung zu einer Belastung des ungeschützten Hilfspersonals an der Tauchstelle führen. Der technische Arbeitsschutz, der für den Taucher durch bakterien- oder chemikaliendichte Tauchanzüge hergestellt wird, muss beim Tauchen in kontaminierten Flüssigkeiten auf die gesamte Tauchergruppe ausgedehnt werden.

Sind die Gefährdungen bekannt und die Tauchaufträge nicht zu komplex, so können Kleinst-U-Boote oder Tauchroboter eingesetzt werden, um direkte Gefährdungen für den Taucher zu vermeiden. Bei komplexen Aufträgen oder handwerklichen Zielsetzungen muss jedoch häufig der Mensch die Arbeiten ausführen oder Situationsbeurteilungen unter Wasser vornehmen.

Konventionelle Tauchanzüge für Helm- oder Schwimmtaucher haben das Ziel, die Auskühlung des Tauchers im Wasser zu verhindern. Aufgrund ihrer Herstellungsart (z. B. offenporige, schaumige Neopren-Oberflächen des Anzuges, kein vollkommen flüssigkeitsdichter Abschluss an Handgelenken, Halskrause und Gehörgängen, Gurtzeug aus Leder oder Textilien, schwer dekontaminierbare Beschläge etc.) sind sie allerdings nicht geeignet, einen wirkungsvollen Schutz gegen Gefahrstoffe herzustellen. Beim Tauchen in kontaminierten Flüssigkeiten bestehen daher besondere Anforderungen an die Oberflächenbeschaffenheit von Tauchanzügen, die prinzipiell denen von Chemikalienschutzanzügen gleich zu setzen sind (z. B. kein Eindringen oder Anhaften gefährlicher Substanzen, leichtes Reinigen, Nahtdichtigkeit). Dort muss ein flüssigkeitsdichter Abschluss zwischen Tauchanzug und Gesichtsmaske hergestellt werden z. B. durch Verwendung von Taucherhelmen aus Metall oder Verbundwerkstoffen, die zusätzlich einen mechanischen Kopfschutz bieten bzw. Vollgesichtsmasken zum Schutz von Mund, Nase, Augen und Gesichtshaut.

Da o. g. Maßnahmen zum Schutz der Taucher und des Unterstützungspersonals aufwändig und teuer sind, geben Auftraggeber in manchen Fällen falsche Auskünfte zur Beschaffenheit und Kontamination der Tauchstelle. Umso wichtiger ist für den Taucheinsatzleiter eine genaue Risikoabschätzung, um durch einen geeigneten Mitteleinsatz eine Gefährdung der Taucher und des Unterstützungspersonals zu vermeiden. In deutschen Unternehmen stehen ihm hierfür u. a. die Fachkraft für Arbeitssicherheit und der Betriebs-/Taucherarzt zur Verfügung (vergl. Arbeitsschutz- und Arbeitssicherheitsgesetz).

### 20.6.11 Gefährdung durch Arbeitssituation/Werkzeuge

#### Klima

Neben den o. g. Belastungen bestehen für die gesamte Tauchergruppe an den Tauchstellen (Hafenanlagen, offene Boote) oft zusätzlich ungünstige klimatische Bedingungen (z. B. Nässe, Kälte, Wind, direkte Sonneneinstrahlung), da hier oft der technische oder natürliche Witterungsschutz fehlt.

#### Äußere Gewalteinwirkung

Gewerbliches Tauchen ist i. d. R. eine Spezialdienstleistung, die in komplexe Arbeits- oder Baustellensituationen eingebunden ist, d. h., der gewerbliche Taucher führt seinen Arbeitsauftrag parallel zu anderen Gewerken aus. Beispiele sind Taucheinsätze zur Kontrolle und Reparatur von Schiffsrümpfen und Schiffsanhängen (Ruder-, Kühlwasser-, Antriebsanlagen), Unterwasserbetonierarbeiten des Hochbaus und Werkzeugwechsel an Schneiderädern von Tunnelbohrmaschinen des Spezialtiefbaus.

In der Vergangenheit kamen tödliche Taucherunfälle meistens durch äußere Gewalteinwirkungen in o. g. Arbeitszusammenhängen zustande. Tödliche Verletzungen des Tauchers können z. B. durch Kühlwasseransaugung, drehende Schiffspropeller und Bugstrahlruder, Anker oder bewegte Ruderblätter herbeigeführt werden. An Baustellen waren in gefluteten Baugruben der nicht abgestimmte Einsatz von Kränen und Erdbaumaschinen der Grund für tödliche Unfälle mit Tauchern. Aus der Analyse der Unfallabläufe kann festgehalten werden, dass in den meisten Fällen die äußere Absicherung des Taucheinsatzes ungenügend war.

Um Taucher nicht durch Aktivitäten Dritter zu gefährden, kommt im Rahmen des organisatorischen Arbeitsschutzes der Abstimmung aller beteiligten Gewerke und der zweifelsfreien Kennzeichnung der Tauchstelle und der Dauer des Taucheinsatzes (Flaggen-, Lichtsignale) eine herausragende Rolle zu.

## Gewässerströmung

Gewerbliche Taucheinsätze werden häufig in strömenden Gewässern oder Gezeitengewässern erforderlich. Die Strömungen können den Tauchereinsatz unmöglich machen oder stark behindern. In Gezeitengewässern erlauben oft nur die kurzen strömungslosen Phasen des Stauwassers einen Tauchereinsatz. Um die Standsicherheit bei Gewässerströmung zu verbessern, kann der Einsatz bodennaher Halteseile oder Stromschutzschilde erforderlich werden, da die Standsicherheit des Tauchers durch die Strömung meist so erheblich beeinträchtigt wird, dass handwerkliche Arbeiten unter Wasser nicht ausführbar sind.

**Fallbeispiel.** Bei einem Handelsschiff war eine Routinekontrolle des Unterwasserschiffes erforderlich, die aus Kostengründen nicht in einem Werftdock, sondern durch einen Taucher in einem Tidenhafen ausgeführt werden sollte. Aufgrund schlechten Wetters verspätete sich das Schiff, so dass zur Ausnutzung der Stauwasserphase das beauftragte Tauchunternehmen gedrängt wurde, möglichst rasch mit der Arbeit zu beginnen. Der Taucheinsatzleiter besprach die erforderlichen Vorkehrungen (keine Wellen drehen, keine Ruderbewegungen, kein Kühlwasser ansaugen, kein Ballastwasser pumpen etc.), die seitens des Schiffes zur Herstellung der äußeren Sicherheit des Taucheinsatzes erforderlich waren, per Mobiltelephon mit dem Kapitän. Die Umsetzung der schiffsseitigen Maßnahmen wurden von dem Tauchunternehmen aufgrund der knappen Zeit nicht mehr kontrolliert. Kurz nach Beginn des Taucheinsatzes wurde der Taucher vom noch drehenden Propeller des Bugstrahlruders erfasst und getötet.

Das Bugstrahlruder war nach dem Anlegemanöver des Schiffes nicht komplett ausgeschaltet gewesen und lief noch mit niedriger Drehzahl. Aufgrund einer technischen Veränderung während eines früheren Werftaufenthaltes war ein Schutzgitter vor dem Bugstrahlruder nicht mehr vorhanden.

## 20.6.12 Gefährdung durch Arbeitssituation/Spezialtiefbau

### Gefahrstoffe

Im Spezialtiefbau kommen zunehmend bestimmte Werkstoffe und Arbeitsverfahren zur Anwendung, deren Gefährdungspotenziale zwar unter normalen atmosphärischen Bedingungen bekannt und für die z. T. auf Grundlage toxikologischer Erkenntnisse Grenzwerte formuliert sind. Die Wirkungen der meisten Belastungen wie z. B. Lärm, chemische Gefahrstoffe (Schweiß-/Brenngase, Stäube) bzw. mikrobielle Kontaminationen sind jedoch für Arbeiten im Überdruck nicht bekannt. Die einfache Übertragung bekannter, unter normalem Umgebungsdruck erhobener arbeitsmedizinischer Daten auf Druckluftbaustellen ist unzulässig und kann zu einer Fehleinschätzung der Gefährdung unter Überdruckbedingungen führen. So ist z. B. hinsichtlich praktischer Probleme der Lüftungstechnik und des Atemschutzes das physikalische Sedimentationsverhalten von Stäuben, Rauchen und Gefahrstoffaerosolen bei erhöhter Gasdichte in Druckluftbaustellen unbekannt. Durch Fehlbewertungen von Gefahrstoffen in Druckluftbaustellen (z. B. Nitrose- oder Pyrolysegase beim Brennen und Schweißen oder Altlasten) ist es in der Vergangenheit z. T. zu tödlichen Unfällen gekommen.

## Brandgefahr

Eine besondere Gefahr geht für Taucher von Bränden in Taucherglocken oder Druckkammern aus. Aufgrund des erweiterten Einsatzspektrums gewerblicher Taucher finden Taucheinsätze und handwerkliche Tätigkeiten nicht mehr ausschließlich im Wasser oder anderen flüssigen Medien statt. Bei langen Taucheinsätzen in großen Tiefen werden die Dekompressionsprozeduren u. a. in Druckkammern durchgeführt, die hinsichtlich des Dekompressionsprofils eine präzisere Steuerung zulassen als eine nasse Dekompression, darüber hinaus ist das Problem der Aus- bzw. Unterkühlung des Tauchers in der Dekompressionsphase besser beherrschbar. Unter erhöhtem Umgebungsdruck sind die Bedingungen für das Entstehen von Bränden verbessert, da aufgrund des erhöhten Sauerstoffpartialdruckes im Vergleich zum Normaldruck deutlich niedrigere Zündtemperaturen erforderlich sind, um brennbares Material zu entflammen. Ist der Sauerstoffanteil zusätzlich erhöht, z. B. weil eine Dekompression unter Sauerstoffatmung durchgeführt wird, so breiten sich Brände unter Druck schlagartig aus. Häufig ist an gewerblichen Baustellen die Brandlast zusätzlich erhöht, wenn z. B. brennbare Materialien (z. B. Verpackungsmaterial von Werkstoffen, -stücken) nicht in schwer entflammbaren Behältern gelagert werden oder die Oberflächen von Taucherglocken bzw. Druckkammern mit brennbaren Anhaftungen (z. B. Schmiermittel, Hydrauliköle) verschmutzt sind. Zwischen 1974 und 1979 kam es in den USA, Großbritannien, Kanada und Japan im Zusammenhang mit Tätigkeiten in Taucherglocken bzw. Dekompressionsverfahren in Druckkammern zu 10 Brandunfällen mit insgesamt 23 Opfern von denen 18 verstarben. Bei den Brandunfällen in den Taucherglocken waren elektrische Kurzschlüsse bzw. schadhafte Schweißgeräte die Brandursache, in den Druckkammern führten meistens schadhafte oder unsichere elektrische Installationen zu Funkenbildung oder Überhitzung mit nachfolgender Entzündung brennbaren Bekleidungsmaterials. Zur Brandvermeidung ist es daher zwingend erforderlich, Brandlasten (Verschmutzungen, brennbares Material) sachgerecht zu lagern oder zu entsorgen und den Sauerstoffgehalt einerseits zu überwachen bzw. eine unkontrollierte Anreicherung durch Leckagen (z. B. schlecht sitzende Atemmasken) zu verhindern. Zündquellen müssen einerseits durch geeignete technische Maßnahmen (z. B. elektrische Installation) und andererseits durch das adäquate Verhalten der Taucher (kein Rauchen in und an Druckluftanlagen) vermieden werden.

Moderne Feuerlöscheinrichtungen sind derzeit für Druckkammeranlagen verfügbar, um Entstehungsbrände in Druckkammern schnell löschen zu können (z. B. Wassernebelanlagen) bzw. müssen bei Brenn- und Schneidarbeiten zusätzliche Feuerlöschmaßnahmen bereitgehalten werden, um rechtzeitig eine Brandbekämpfung durchführen zu können.

### 20.6.13 Gefährdungen durch verunreinigte Atemgase

**Kohlenmonoxid**

Die Atemgase werden von den Berufstauchern i. d. R. selbst hergestellt. So werden Pressluftflaschen mit Hilfe eigener Kompressoren bzw. Mischgastauchgeräte mit Hilfe von Füllanlagen mit z. B. industriell bereitgestelltem Nitrox befüllt. Verunreinigungen der Pressluft mit Kohlenmonoxid können durch Ansaugung der Abgase verbrennungsmotorbetriebener Kompressoren vorkommen und beim Tauchen zu akuten Vergiftungserscheinungen führen.

**Sauerstoff**

Der Sauerstoffgehalt in künstlichen Atemgasen muss vor der Befüllung der Druckgasflaschen kontrolliert werden. Ist der Sauerstoffgehalt fehlerhaft zu hoch, z. B. bei falsch deklarierten Mischgasen oder falscher Flaschenkennzeichnung, so besteht beim Tauchen die Gefahr einer akuten Sauerstoffvergiftung mit Lebensgefahr für den Taucher (s. oben).

**Kohlendioxid**

Ein unvollständiger Luftwechsel im Totraum des Helmtauchanzuges kann zur Kohlendioxidanreicherung führen („$CO_2$-Nester“). Bei Verwendung von überlagertem, feuchtem, zu spät ausgetauschtem Atemkalk oder Leckagen mit Wassereinbruch in den Atemkreislauf besteht grundsätzlich die Gefahr, dass die chemische Wirksamkeit des Atemkalks aufgehoben ist und sich im geschlossenen Tauchgerät Kohlendioxid anreichert und entsprechende Effekte auf den Taucher einwirken (z. B. Lufthunger mit Steigerung der Atemzugfrequenz, vegetative Störungen wie z. B. Senkung der Herzschlagfrequenz, Übelkeit, Wahrnehmungsstörungen).

**Nitrosegase**

Vergiftungen durch Verunreinigungen der Atemgase können bei Arbeiten unter Druck eher und in schwererer Form auftreten, als dies von giftigen Atemluftkomponenten unter Normaldruck zu erwarten wäre. Werden von Tauchern z. B. in Taucherglocken, Habitaten oder Druckluftbaustellen Schweißarbeiten ausgeführt und ist die Absaugung der Schweiß- bzw. Brandgase mangelhaft, so besteht die Gefahr der Entstehung eines Lungenödems durch Nitrosegase.

## 20.7 Tauchbedingte Berufskrankheiten

Alle akuten Erkrankungen, die bei versicherter Tätigkeit beim Tauchen akut auftreten oder auf eine chronische Umgebungsdruckeinwirkung zurückzuführen sind, sowie Dauer- oder Spätschäden sind in Deutschland grundsätzlich als Berufskrankheit (z. Zt. Nr. 2201 „Erkrankungen durch Arbeit in Druckluft" der Liste der Berufskrankheiten) anerkennungsfähig.

Zwischen 1984 und 2002 wurden in der Bundesrepublik Deutschland jährlich durchschnittlich sechs bis sieben Erkrankungsfälle gemeldet und als Berufskrankheit Nr. 2201 anerkannt. Dabei muss darauf hingewiesen werden, dass es sich bei den Betroffenen nicht ausschließlich um gewerbliche Taucher, sondern auch um Arbeitnehmer aus dem Bereich des Spezialtiefbaus (z. B. Druckluftbaustellen) handelte.

Das Spektrum der Erkrankungsfälle reicht von akut behandlungsbedürftigen Dekompressionskrankheiten ohne Dauerschaden bis zu chronischen bzw. Spätschäden mit einer Minderung der Erwerbsfähigkeit. Zumeist handelte es sich um Gelenkveränderungen und neurologische Schäden.

## Weiterführende Literatur

1. Bühlmann AA: Tauchmedizin. Springer, Berlin, 1993
2. Neubauer B: Berufe mit Arbeiten unter erhöhtem Umgebungsdruck. Arbeitsmed Sozialmed Umweltmed 2001; 36: 564–568
3. Neubauer B, Zander R: Occupational risks in hyperbaric tunnelling and commercial diving. Europ J Underwater Hyperb Med 2002; 3(1): 3–44
4. Pressel G, Neubauer B: Erkrankungen durch Arbeit unter erhöhtem Luftdruck. In: Konietzko J, Dupuis H, Letzel S (Hrsg) Handbuch der Arbeitsmedizin, 37. Erg.Lfg. ecomed-Verlag, Landsberg, 2004
5. Pressel G, Neubauer B: Umgebungsdruck, erhöht. In: Landau K, Pressel G (Hrsg) Medizinisches Lexikon der beruflichen Belastungen und Gefährdungen. Gentner, Stuttgart, 2004
6. Tetzlaff K, Reuter M: Pneumologische Aspekte der Tauchmedizin. Pneumologie 1998; 52(9): 489–500

# 21 Tauchen bei der Feuerwehr

*H. Bartmann*

Für Außenstehende ist nicht auf den ersten Blick erkennbar, warum die Feuerwehr Taucher beschäftigt, obwohl Tauchen in der Floriangilde eine lange Tradition hat. Die Berufsfeuerwehr Essen kam am 10.03.1927 mit dem „Tauchretter" der Firma Dräger zu Hilfe, um einen versunkenen Pkw zu bergen, was als Geburtsstunde der Feuerwehrtaucher in Deutschland gilt. Heute stehen in 54 Freiwilligen Feuerwehren (FF), 51 Berufsfeuerwehren (BF) und 2 Werkfeuerwehren (WF) Tauchergruppen bereit. Herausragender Vorteil ist die sprichwörtliche Schnelligkeit, und zwar an 365 Tagen rund um die Uhr. Nachfolgender Beitrag beschreibt die Organisation, das Aufgabenspektrum, die Ausbildung sowie die technischen und taktischen Besonderheiten des Tauchens bei der Feuerwehr.

## 21.1 Rechtsgrundlagen und Organisation

### 21.1.1 Grundgesetz

Im Grundgesetz ist festgelegt, dass die Länder prinzipiell die Regelungskompetenz über das Feuerwehrwesen haben. Daher hat jedes Bundesland ein Gesetz über die Organisation und den Einsatz der Feuerwehren geschaffen.

### 21.1.2 Feuerwehrgesetze

Die Feuerwehrgesetze der Länder unterscheiden Gemeindefeuerwehren als Freiwillige (22 362 Einrichtungen) oder Berufsfeuerwehren (99 Einrichtungen), Betriebsfeuerwehren und anerkannte Betriebsfeuerwehren, auch Werkfeuerwehren (792 Einrichtungen) genannt. Feuerwehren haben Schadenfeuer (Brände) zu bekämpfen. Diese Aufgabe wird als abwehrender Brandschutz bezeichnet. Sie müssen bei öffentlichen Notständen, die durch Naturereignisse, Einstürze und Unglücksfälle hervorgerufen werden, Hilfe leisten und Einzelne wie das Gemeinwesen vor hierbei drohenden Gefahren schützen. Zur Rettung von Menschen und Tieren aus lebensbedrohlichen Lagen leisten sie technische Hilfe. Diese beiden Bereiche fallen unter die Pflichtaufgaben. Zudem kann die Gemeindefeuerwehr auch noch so genannte Kann-Aufgaben, z. B. Maßnahmen der Brandverhütung, durchführen. Diese Kann-Aufgaben können je nach den gesetzlichen Vorgaben für den Verursacher kostenpflichtig sein.

> **Hinweis.** Aus den landesrechtlichen Regelungen kann keine Verpflichtung abgeleitet werden, Taucher in einer Feuerwehr vorzuhalten. Dies erklärt auch die vergleichsweise geringe Zahl von Tauchgruppen im Vergleich zur Gesamtzahl der Feuerwehren Bei Bedarf wird sehr häufig auf die bestehenden Hilfsorganisationen (s. Kap. 22) zurückgegriffen.

### 21.1.3 Feuerwehr-Dienstvorschrift

Um eine einheitliche Ausbildung und ein kongruentes Arbeiten bei Übungen und Einsätzen aller Feuerwehren – auch länderübergreifend – sicherzustellen, gibt es die „Feuerwehr-Dienstvorschriften" (FwDV). Das Tauchen ist in der FwDV 8 „Tauchen" festgelegt. Die Innenressorts der Länder führen per Erlass diese Vorschrift ein und haben dabei die Befugnis, Abweichungen – von der ansonsten bundeseinheitlichen Dienstvorschrift – festzulegen.

Diese föderalistische Besonderheit in Verbindung mit Europäischem Recht hat leider dazu geführt, dass es in der Bundesrepublik Deutschland derzeit unterschiedliche Vorschriften unter anderem darüber gibt, welche Tauchgeräte von Feuerwehren beschafft werden sollen.

## 21.2 Aufgaben

Die FwDV 8 legt das Tauchen „bei öffentlichen Notständen und besonderen Notlagen" fest. Dies bedeutet, dass Taucheinsätze der Feuerwehren nur nach diesen Kriterien zulässig sind. Diese Einschränkung hat ihren Ursprung in den jeweiligen Feuerwehrgesetzen. Den Feuerwehren obliegt im Rahmen der Gefahrenabwehr die Aufgabe des Brandschutzes und der technischen Hilfeleistung bei Unglücksfällen und öffentlichen Notständen. Der „öffentliche Notstand" ist dabei erst gegeben, wenn sich die Gefahr gegenüber einer unbestimmten Zahl von Menschen oder zahlreichen Sachen von erheblichem Wert ausweitet.

## 21.3 Ausbildung

Die Ausbildung zum Feuerwehrtaucher oder zum Feuerwehrlehrtaucher erfolgt an nach Landesrecht anerkannten Ausbildungsstätten, die über einen Feuerwehrlehrtaucher verfügen. Dies kann eine Feuerwehr oder eine Landesfeuerwehrschule sein.

### 21.3.1 Stufen des Feuerwehrtauchens

In Abhängigkeit von den in den Gewässern zu erwartenden Gefährdungen gliedert sich das Tauchen in der Feuerwehr in drei Stufen:

**Stufe 1.** Zur Rettung oder Bergung von Personen oder zur Bergung von Gegenständen ohne technische Maßnahmen in Gewässern ohne gewässerspezifische Risiken, wie z. B. Fahrzeuge mit Maschinenantrieb, Strömung oder Einbauten. Die maximale Tauchtiefe soll 10 m nicht übersteigen.

**Stufe 2.** Einsätze zur Rettung oder Bergung von Personen oder zur Bergung von Gegenständen, einschließlich einfacher technischer Maßnahmen, wie z. B. An- und Abschlagen von Seilen an Gegenständen, Befestigen und Lösen von Schrauben, Meißeln, Sägen. Die maximale Tauchtiefe beträgt im Allgemeinen 20 m. Soweit im Einzugsbereich einer Feuerwehr tiefere Gewässer vorhanden sind und eine entsprechende Zusatzausbildung erfolgte, darf bis 30 m tief getaucht werden.

**Stufe 3.** Einsätze zur Rettung oder Bergung von Personen oder zur Bergung von Gegenständen, einschließlich technischer Maßnahmen, die eine zur Stufe 2 zusätzliche Ausrüstung und Ausbildung erfordern. Hier kommen vor allem schlauchversorgte Tauchgeräte (z. B. Helmtauchgeräte) und Spezialwerkzeuge (z. B. Unterwasserschweißgeräte) zum Einsatz.

Die genannten Tiefenbegrenzungen sind als Norm anzusehen. Sie können bei der Rettung von Menschenleben im Einzelfall überschritten werden. Maßgeblich ist die Zumutbarkeit im Sinne von § 323c Strafgesetzbuch (StGB). Das heißt, einem bis 20 m Tiefe ausgebildeten, erfahrenen Feuerwehrtaucher ist es zumutbar, ausnahmsweise auch auf 30 m abzutauchen, wenn dadurch ein Menschenleben möglicherweise gerettet werden kann.

### 21.3.2 Anforderungsprofil

Das Anforderungsprofil an einen Feuerwehrtaucher ist sehr hoch gesteckt. Zunächst muss jeder Feuerwehrtaucher eine abgeschlossene Feuerwehrgrundausbildung vorweisen. In einer Berufsfeuerwehr (BF) ist dies selbstverständlich, in einer Freiwilligen Feuerwehr (FF) nicht unbedingt, da es viele Menschen gäbe, die unter Umständen ihre tauchsportliche Kompetenz in ein ehrenamtliches Engagement einer FF einbringen würden, aber davor zurückschrecken, Brände zu löschen und schwerverletzte oder tote Personen aus einem Pkw zu schneiden. Tauchen ist also stets „nur" eine Tätigkeit aus dem umfassenden Repertoire des Unternehmens Feuerwehr.

Heutzutage ist eines selbstverständlich: Jeder Feuerwehrtaucher muss das „Deutsche Rettungsschwimmabzeichen in Silber" ablegen. Noch in den 50er Jahren war Schwimmenkönnen nicht zwingend notwendig, denn man agierte lediglich mit Helmtauchgeräten, womit Schwimmen nicht möglich ist.

Die körperliche Eignung ist nach den berufsgenossenschaftlichen Grundsätzen für arbeitsmedizinische Vorsorgeuntersuchungen festzustellen und jeweils vor Ablauf von 12 Monaten zu wiederholen. Maßgeblich ist der Grundsatz G 31 „Überdruck".

Für Taucher, die bis 20 m Tiefe ausgebildet werden sollen, wird zum frühest möglichen Zeitpunkt eine Probeschleusung in einer hierfür geeigneten Druckkammer empfohlen. Vor Aufnahme einer Fortbildung in Tauchtiefen bis 30 m ist diese Probeschleusung Bedingung. Hintergrund sind vor allem tauchmedizinische Aspekte (Erfahrung der Stickstoffnarkose), aber auch technische Belange. Ein Feuerwehrtaucher sollte die Abläufe in einer Druckkammer nicht nur aus dem Lehrbuch, sondern wenigstens einmal auch in der Praxis kennen lernen.

### 21.3.3 Ausbildungsdauer und Umfang

Die gesamte Ausbildung eines Feuerwehrtauchers sollte innerhalb von zwei Jahren abgeschlossen werden. Auf den ersten Blick ein großes Zeitfenster. Da diese Ausbildung jedoch stets neben dem allgemeinen Dienstbetrieb stattfindet, ist diese Frist angemessen und speziell im ehrenamtlichen Bereich oftmals sogar nicht ausreichend.

Der theoretische Umfang richtet sich nach den eingangs erwähnten Stufen. So sind für die Stufe 1 mindestens 23 Unterrichtseinheiten (UE), für die Stufe 2 mindestens 35 UE und für die Stufe 3 weitere 10 UE erforderlich.

Im Zuge der letzten Novellierung der FwDV 8 geht man von den bisherigen „Tauchstunden" ab und hin zu praktikableren „Tauchgängen", wobei jeder dieser Tauchgänge mindestens 20 min betragen sollte. Die praktische Ausbildung umfasst in der Stufe 1 mindestens 25, in der Stufe 2 mindestens 50 und in der Stufe 3 mindestens weitere 20 Tauchgänge zur Stufe 2.

Für Quereinsteiger im Feuerwehrdienst gibt es diverse Anerkennungen vergleichbarer Ausbildungen. Je nach Qualifikation (Sporttaucher, Rettungstaucher, Berufstaucher usw.) erfolgt eine Zuordnung zur jeweiligen Stufe (1 bis 3). Allerdings sind diese Anerkennungsverfahren nur für Feuerwehrtaucher authentisch. Die Qualifikation zum Feuerwehrlehrtaucher muss permanent innerhalb einer Feuerwehr erfolgen. Neben einer pädagogischen Ausbildung, einer Fortbildung zum Feuerwehrgruppenführer bedarf es hierzu vor allem zusätzlicher, feuerwehrspezifischer Übungs- oder Einsatztauchgänge [mindestens 100 (Stufe 1) bzw. 150 (Stufen 2 und 3)].

---

**Kompaktinformation**

**Tauchausrüstung**

1. Tauchgerät: Autonomes Leichttauchgerät nach DIN EN 250 (Stufe 1), nach vfdb-0803 (Stufe 2 und 3), oder schlauchversorgtes Leichttauchgerät nach DIN 58642 (Stufe 3).
2. Tauchanzug: Nass- oder Trockentauchanzug.
3. Rettungsgerät: Entweder ein kombiniertes Tarier- und Rettungsmittel nach DIN EN 12628 („Klobrille") oder ein Tariermittel nach DIN EN

1809 („Jacket"); sofern nicht schon Bestandteil des autonomen Leichttauchgerätes.
4. Gewichtssystem: Bleigurt mit Schnellabwurfmöglichkeit oder alternatives System.
5. Tauchmesser: Oder vergleichbares Werkzeug (z.B. Spezialschere).
6. Füßlinge: Müssen schnittfest sein.
7. Signalleine: maximal 50 m lang. In begründeten Ausnahmefällen maximal 80 m lang

---

## 21.4 Ausrüstung

Im Tauchdienst der Feuerwehr unterscheidet man zwischen einer „Mindestausrüstung", die immer zu verwenden ist (s. Kompaktinformation oben), und einer „weitergehenden Ausrüstung", die im Bedarfsfall einzusetzen ist. Atemanschluss ist immer eine Vollmaske.

Weitergehende Ausrüstungen können sein: Spezialtauchanzug für den Einsatz unter besonderen Bedingungen (z. B. kontaminiertes Wasser), UW-Sprecheinrichtungen, Tauchcomputer, Tiefenmesser, Unterwasserlampen, Handleinen, Tauchschutzhelme, Kompasse, Flossen, Ortungssysteme für Tauchgänge unter Eis und Auffanggurte.

## 21.5 Einsatztaktik

Besonderes Unterscheidungsmerkmal zum Freizeitgerätetaucher ist die Signalleine; die Leinenverbindung zur Orientierung und Signalgebung mit Leinenzugzeichen zwischen dem Einsatztaucher und dem Signalmann. Sicherheit ist im Feuerwehrtauchdienst nicht nur eine Floskel, sondern wird auch praktiziert. Damit erklärt sich der hohe Personalaufwand, da neben dem Einsatztaucher und dem Signalmann stets ein Sicherheitstaucher und ein Taucheinsatzführer, der die Gesamtverantwortung und die Koordination des Taucheinsatzes trägt, einen Taucheinsatz abwickeln.

## Weiterführende Literatur

1. Bartmann H: Lehrgang Feuerwehrtaucher. 4. Auflage. ecomed Verlag. Landsberg, 2005
2. Bartmann H: Taucher-Handbuch. Stand 09/2006, 58. Erg.-Lfg. ecomed, Landsberg, 1989
3. Bartmann H: Tauchen in der Feuerwehr – Tipps zur Beschaffung von zertifizierten Tauchgeräten. Brandschutz Deutsche Feuerwehr-Zeitung 2005; 59 (11): 877–879
4. Bartmann H: Tauchcomputer für die Feuerwehr? Brandschutz Deutsche Feuerwehr-Zeitung 2001; 55 (1): 38–47
5. Bartmann H: Tauchen mit Nitrox – Eine Alternative im Tauchrettungsdienst? Brandschutz Deutsche Feuerwehr-Zeitung 2001; 55 (6): 539–544
6. Bartmann H: Tauchgeräte für die Feuerwehr – Eine kritische Betrachtung. Brandschutz Deutsche Feuerwehr-Zeitung 2000; 54 (4): 366–379

# 22 Tauchen bei Hilfsorganisationen

*H. Bartmann*

Der Begriff „Hilfsorganisationen" (HiOrg) umschreibt hier alle Vereinigungen – mit Ausnahme der Feuerwehr – deren Ziel es ist, bei Unglücksfällen, gemeiner Gefahr oder Not im Wasser Hilfe zu leisten. Mit 850 000 Mitgliedern ist die Deutsche Lebens-Rettungs-Gesellschaft (DLRG) nicht nur Deutschlands, sondern größte freiwillige Wasserrettungsorganisation der Welt. Die Wasserwacht des Deutschen Roten Kreuzes ist mit 110 000 Mitgliedern ebenfalls stark präsent. Kaum bekannt ist, dass auch der Arbeiter-Samariter-Bund (ASB) vereinzelt in Deutschland Rettungstaucher stellt. Eine Sonderstellung nimmt die Bundesanstalt Technisches Hilfswerk (THW) ein. An nicht wenigen Standorten werden Gruppen mit so genannten „Bergungstauchern" vorgehalten.

## 22.1 Rechtsgrundlagen und Organisation

### 22.1.1 Rettungsdienstgesetze

Die Wasserrettung fällt als besondere Form – ebenso wie die Berg- und Luftrettung – unter den Oberbegriff Rettungsdienst. Dieser wiederum ist eine öffentliche Aufgabe der Gesundheitsfürsorge und der Gefahrenabwehr; er gliedert sich in Notfallrettung und Krankentransport. In Deutschland zählt der Rettungsdienst zu den Pflichten der Bundesländer. Er ist daher in den Ländern durch die jeweiligen Rettungsdienstgesetze (RettDG) geregelt. Allerdings wurde nur in 12 der bestehenden 16 RettDG die Wasserrettung explizit aufgenommen.

### Rettungszweckverband
Innerhalb der Ländergrenzen wurden Rettungsdienstbereiche festgelegt, deren Landkreise und kreisfreien Städte den Rettungszweckverband bilden. Von diesem wird die Aufgabe des Rettungsdienstes auf gemeinnützige Hilfsorganisationen übertragen oder (seltener) selbst durchgeführt.

### Hilfsfrist
Unter Beachtung der Wirtschaftlichkeit und der in den RettDG vorgeschriebenen Hilfsfristen werden in den Rettungsdienstbereichen Rettungswachen eingerichtet. Die Koordination der Einsätze in einem Rettungsdienstbereich ist Aufgabe der Rettungsleitstelle. Die Regelung der Hilfsfristen in Bezug auf die Wasserrettung wird

in den einzelnen Bundesländern sehr unterschiedlich gehandhabt. So hält man z. B. in Brandenburg und Thüringen die Hilfsfrist bei der Wasserrettung für nicht gültig bzw. erforderlich und in Baden-Württemberg sieht das RettDG eine Hilfsfrist bei den Rettungstauchern von maximal 30 min vor.

Allgemein wird die Hilfsfrist in der einschlägigen Fachliteratur jedoch so interpretiert, dass damit die bis zum Eintreffen an der Unglücksstelle verstrichene Zeit für den regulären Rettungsdienst (Rettungswagen und Notarzt), nicht dagegen die Ankunft von Spezialisten (z. B. Bootsführer, Taucher) zu verstehen ist.

### Einsatztaucher

Leider können Menschenleben innerhalb von 30 min höchstwahrscheinlich nur selten gerettet werden. Diese Tatsache, verflochten mit dem zeit- und kostenintensiven Rahmenbedingungen der Sparte Rettungstauchen, ist Ursache dafür, dass die Taucher innerhalb ihrer eigenen Organisationen nicht bei allen das gebührende Ansehen genießen. Sinnigerweise hat man daher vor kurzem den traditionellen Begriff des „Rettungstauchers" in „Einsatztaucher" bzw. „Taucher im Rettungsdienst" geändert.

> **Hinweis.** Aus den landesrechtlichen Regelungen kann i. d. R. keine Verpflichtung abgeleitet werden, Taucher in einer Hilfsorganisation vorzuhalten. Sofern im RettDG enthalten, ist lediglich die Wasserrettung, ohne die im Rettungsdienst sonst übliche Hilfsfrist (10–15 min) festzuschreiben, erwähnt.

## 22.1.2 Dienstvorschriften

Die HiOrg haben – historisch bedingt – jeweils ihre eigenen Satzungen, Ausbildungsvorschriften, Prüfungsordnungen und Dienstanweisungen entwickelt und fortgeschrieben. Sie alle hier zu zitieren, würde den Rahmen sprengen. Einzig gemeinsame Vorschrift sind im Rahmen der „Regeln für Sicherheit und Gesundheitsschutz" des Bundesverbandes der Unfallkassen die GUV-Regel 2101 [GUV-R 2101 (vormals GUV 10.7)] „Tauchen mit Leichttauchgeräten in Hilfeleistungsunternehmen."

# 22.2 Aufgaben

Die vordringliche Aufgabe der HiOrg ist die Schaffung und Förderung aller Einrichtungen und Maßnahmen, die der Bekämpfung des Ertrinkungstodes dienen. Hier ist der fundamentale Unterschied zur Feuerwehr zu sehen. Während die HiOrg auch präventiv tätig werden (Schwimmunterricht, Wachdienst an den Küsten und

Binnenseen), kommt die Feuerwehr in der Regel erst nach Eintritt einer Notlage zum Einsatz (s. Kap. 21). Die Aufgaben der HiOrg mit oder ohne Taucher können wie folgt zusammengefasst werden:

- Wachdienst (Küsten, Binnengewässer, Frei- und Hallenbäder),
- Hilfeleistung als Wasserrettungsorganisation im Rahmen der Katastrophen- und Brandschutzgesetze der Länder und dem Zivilschutzneuordnungsgesetz des Bundes,
- Hilfeleistung als Wasserrettungsorganisation im Rahmen der Rettungsdienstgesetze der Länder.

Neben den klassischen und allgemein bekannten Aufgaben ist im operativen Bereich ein verstärktes Engagement der HiOrg im Katastrophenschutz zu beobachten. Auslöser hierfür sind die Hochwasserereignisse der letzten Jahre. Die Aufstellung von umfangreich ausgestatteten Katastrophenschutzzügen und die federführende Rolle der Wasserwacht Bayern im Bereich der Luftrettung im Katastrophenfall belegen dies (Abb. 22.1). Man hat erkannt, dass die Abwicklung zeitkritischer Einsätze innerhalb adäquater Hilfsfristen mit ehrenamtlichen Tauchern flächendeckend nur vereinzelt gelingt. Im Katastrophenschutz ist Zeit nicht der limitierende Faktor.

Hier ist allerdings kritisch zu hinterfragen, ob diese Entwicklung exemplarisch ist. Die DLRG publiziert seit einigen Jahren eine mustergültige Statistik tödlicher Ertrinkungsunfälle in Deutschland. Obwohl viele Suizidfälle darin noch nicht enthalten sind, ist die Anzahl letaler Unfälle im Wasser dennoch stetig gestiegen. Die Schließung öffentlicher Schwimmbäder und die mangelnde Schwimmfähigkeit der Bürger sind sicher mitverantwortlich, aber nicht alleinige Kriterien für die Misere.

Sachlage ist, dass in Deutschland viele Menschen ertrinken, weil stimmige Hilfe nicht oder nicht rechtzeitig am Ort des Geschehens eintrifft. Daran haben auch die Schnell-Einsatz-Gruppen (SEG) und „bewachte" Gewässer nichts geändert, wie die Zahlen der DLRG belegen. In Bayern wurde aus diesem Grund das „Bayerische Wasserrettungskonzept mit Hubschraubern" (BayWaH) entwickelt und 2005 erstmals an zwei Standorten eingeführt (www.baywah.de). Ziel des Konzepts ist die Integration der Res-

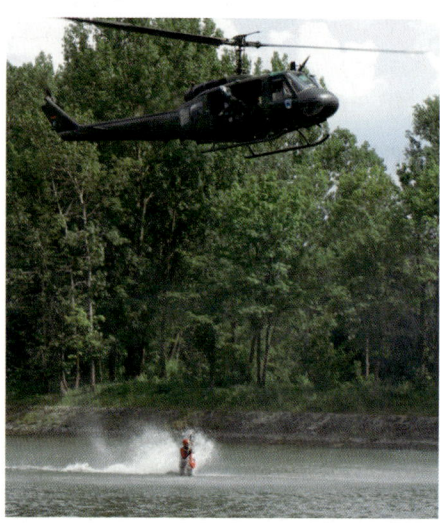

**Abb. 22.1:** Luftretter der Wasserwacht im Fließgewässer (I. Roeske, BRK Wasserwacht – Luftrettung)

sourcen Rettungshubschrauber (RTH) und Taucher zur schnellen Heranführung an den Notfallpatienten im Wasser. Für 2007 ist eine landesweite Einführung an den Standorten der RTH in Verbindung mit den speziell ausgerüsteten und ausgebildeten Tauchern der DLRG, Feuerwehr und Wasserwacht beabsichtigt.

## 22.3 Ausbildung

Die Ausbildung zum Einsatztaucher erfolgt, unabhängig von den internen Vorschriften der jeweiligen Organisation, generell nach den Vorgaben der GUV-R 2101. Dies ist Bedingung, um bei Bedarf die gesetzliche Unfallversicherung in Anspruch nehmen zu können.

**Gerätetauchschein.** Die DLRG bietet, sozusagen als Basis, noch den Erwerb des DLRG-Gerätetauchscheins in zwei Stufen an. Die Tauchscheine entsprechen jeweils der Qualifikation eines Freizeitgerätetauchers nach den Richtlinien der CMAS-Germany, ebenso die möglichen Fortbildungen (z. B. Nachttauchen).

**Stufenkonzept.** Die GUV-R 2101 sieht ein Stufenkonzept, wie es die FwDV 8 „Tauchen" beinhaltet, nicht vor. Dennoch hat die DLRG inzwischen ein zweistufiges Konzept eingeführt. Einsatztaucher der Stufe 1 führen Rettungsaufgaben und einfache Unterwasserarbeiten ohne technische Hilfsmittel aus. Die Tauchtiefe ist auf 10 m beschränkt. Einsatztaucher der Stufe 2 führen Rettungsaufgaben und einfache Unterwasserarbeiten mit technischen Hilfsmitteln durch. Die Tauchtiefe ist auf 20 m, bei entsprechender Fortbildung auf 30 m beschränkt. Bezüglich der Tauchtiefen gelten auch hier die in Kapitel 21 getroffenen Aussagen.

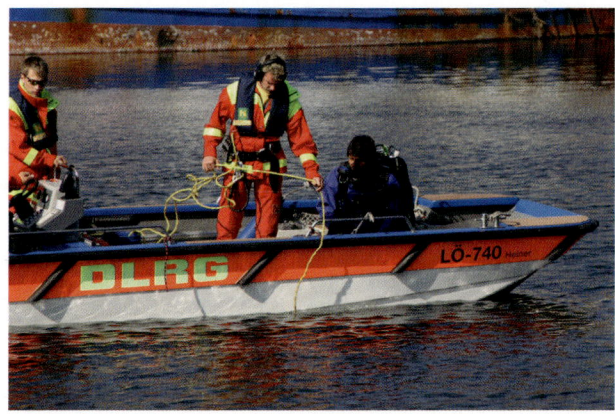

**Abb. 22.2:** Taucher der DLRG im Einsatz (Quelle: Ihringer)

**Signalmann.** Anders als bei der Feuerwehr, wo der Signalmann prinzipiell ausgebildeter Feuerwehrtaucher sein muss, besteht diese Verpflichtung bei den HiOrg nicht. Es gibt die Möglichkeit, den Signalmann in einer 20 Ausbildungseinheiten (AE) umfassenden Schulung separat auszubilden. Hintergrund: Für einen Tauchtrupp benötigt man so einen Taucher weniger. Diese Regelung wurde bei der Novellierung der FwDV 8 aus den gleichen Motiven ebenfalls angedacht, dann aber aufgrund der Missbilligung durch die Berufsfeuerwehren verworfen.

### 22.3.1 Anforderungsprofil

Das Anforderungsprofil an einen Einsatztaucher entspricht im Wesentlichen dem eines Feuerwehrtauchers, natürlich ohne die feuerwehrspezifische Fachausbildung und eine eventuelle Ausbildung als Atemschutzgeräteträger (s. Kap. 21).

### 22.3.2 Ausbildungsdauer und Umfang

Die Ausbildungszeit zum Einsatztaucher soll innerhalb von 24 Monaten abgeschlossen sein und beträgt insgesamt 105 Ausbildungseinheiten (AE à 45 min):
- 35 AE theoretische Ausbildung,
- 20 AE praktische Ausbildung an Land und
- 50 AE praktische Ausbildung im Wasser.

Die Forderung nach „Tauchstunden" (1 Stunde = 45 min) wurde in der GUV-R 2101 beibehalten. Zu Tauchgängen, wie bei der Feuerwehr neuerdings üblich, konnte man sich nicht entschließen.

## 22.4 Ausrüstung

Die Mindestausrüstung (s. Kompaktinformation) eines Tauchers in einer HiOrg unterscheidet sich im Prinzip nicht von der eines Feuerwehrtauchers. Lediglich beim Atemschluss lässt die GUV-R 2101 eine Divergenz zu: „Eine Mundstückgarnitur mit Tauchbrille anstelle einer Vollmaske darf nur verwendet werden, wenn die Wasserverhältnisse eine gesundheitliche Gefährdung nicht befürchten lassen. Grundsätzlich sollten Vollmasken bevorzugt werden."

Je nach Einsatzbedingungen können zusätzliche Ausrüstungen und Einrichtungen erforderlich werden (z. B. Beleuchtungseinrichtungen, Schutzhelm, Instrumente, Tauchcomputer).

## Kompaktinformation

**Tauchermindestausrüstung**

1. Tauchgerät: autonomes Leichttauchgerät nach DIN EN 250 mit Vollmaske oder Mundstück mit separater Tauchbrille; schlauchversorgtes Leichttauchgerät gem. DIN 58642; autonomes Leichttauchgerät mit Nitrox-Gasgemisch und Sauerstoff gem. DIN EN 13949.
2. Signalleine (max. 50 m).
3. Schwimmflossen.
4. Tauchermesser (oder vergleichbares Werkzeug).
5. Schutzkleidung gegen Unterkühlung (Trocken- oder Nasstauchanzug).
6. Gewichtssystem mit Schnellabwurfmöglichkeit.
7. Auftriebsmittel: kombiniertes Tarier- und Rettungsmittel gem. DIN EN 12628 oder ein Tariermittel (Jacket) gem. DIN EN 1809.

## Weiterführende Literatur

1. Bartmann H: Luftrettung am Wasser. ecomed, Landsberg, 2005
2. Bartmann H: Taucher-Handbuch. Stand 09/2006, 58. Erg.-Lfg. ecomed, Landsberg, 1989
3. Bundesverband der Unfallkassen: Tauchen mit Leichttauchgeräten in Hilfeleistungsunternehmen (GUV-R 2101)
4. Deutsche Lebens-Rettungs-Gesellschaft: Handbuch Wasserrettungsdienst. Loseblattwerk. DLRG, Bad Nenndorf, 2003
5. Weilner C: Lehrbuch Taucher im Rettungsdienst. 4. Aufl. Hofmann, Augsburg, 2000

# 23 Tauchen bei der Bundeswehr

*A. Koch*

Das Tauchen stellt ein sehr vielgestaltiges Arbeitsgebiet in der Bundeswehr und speziell in der Marine dar. Dabei kommen verschiedene Tauchverfahren und -geräte, je nach Aufgabe, zum Einsatz. Die Tauchausbildung ist dem Bedarf der jeweiligen Verwendung als Taucher angepasst. Richtlinien der entsprechenden Teilstreitkräfte regeln die Ausbildung und den Einsatz sowie die gesundheitlichen Untersuchungen. Alle Taucher der Bundeswehr werden im Schiffahrtmedizinischen Institut der Marine auf ihre Tauglichkeit untersucht, wobei Nachuntersuchungen in Abhängigkeit von der Verwendung auch in den Einheiten erfolgen.

## 23.1 Hintergrundinformation

Taucher werden bei der Marine, aber auch beim Heer in vielen Bereichen eingesetzt, teils in Hauptfunktion oder auch im Nebenamt. Während beim Heer vor allem im Pionierbereich getaucht wird, finden sich bei der Marine Taucher in Nebenfunktion auf fast allen fahrenden Einheiten zu Unterstützungs- und Reparaturarbeiten am Boot oder Schiff, wohingegen die hauptamtlichen Taucher in der Regel zum Schiffstaucherdienst oder zu spezialisierten Einheiten der Marine gehören. Zu diesen Spezialeinheiten gehören die in Eckernförde stationierten Minentaucher und die Kampfschwimmer der Marine. Vervollständigt wird die Gruppe der ca. 800 Taucher der Bundeswehr durch Soldaten, die Überdruck ausgesetzt sind, z. B. als ärztliches und nichtärztliches Sanitätspersonal an den Druckkammeranlagen von Marine und Heer und in einer Ausnahme am Flugmedizinischen Institut der Luftwaffe. Schließlich verfügt die Marine noch über eine kleine Gruppe professioneller Apnoetaucher, die ihren Dienst als Sicherungstaucher im Tieftauchtopf der U-Boot-Rettungsausbildung im Ausbildungszentrum Schiffsicherung (AZS) in Neustadt/Holstein versehen.

Für alle medizinischen Aspekte des Tauchens in der gesamten Bundeswehr ist primär das Schiffahrtmedizinische Institut der Marine verantwortlich, das im Auftrag des Admiralarztes der Marine nicht nur die zentrale Hauptuntersuchungsstelle auf Tauchtauglichkeit ist, sondern darüber hinaus ein Tauchunfallbehandlungszentrum mit 24-Stunden-Bereitschaft für Tauchunfälle aller Art betreibt. Weiterhin ist das Institut Sitz des Tauchunfalluntersuchungsausschusses, erarbeitet die Taucheinsatzrichtlinien für militärisches Tauchen und forscht als Ressortforschungseinrichtung des Bundes aktiv im Bereich Tauch- und Überdruckmedizin.

Die praktische Tauchausbildung findet in der Marine zunächst für alle Taucher im Ausbildungszentrum Schiffsicherung (AZS) in Neustadt statt, die spezielle Zusatzausbildung für die Spezialisierten Einsatzkräfte der Marine (SEKM) allerdings im Marinestützpunkt Eckernförde.

## 23.2 Tauchrichtlinien der Bundeswehr

Das Tauchen bei der Bundeswehr ist eine grundsätzlich freiwillige Sondertätigkeit, wobei der allgemeine Tauchbetrieb bei der Marine nach der Marine-Dienstvorschrift (MDv) 450/1 „Der Taucherdienst in der Marine" durchgeführt wird. Für den Tauchbetrieb beim Heer gilt Entsprechendes, hier bildet die AnwFE 287/300 „Tauchereinsatz der Pioniere" die Rahmengrundlage für den dienstlichen Tauchbetrieb.

Grundsätzlich muss jeder militärische Tauchgang durch einen Tauchereinsatzleiter vorbereitet und verantwortlich beaufsichtigt werden. Dieser Tauchereinsatzleiter mit einer erweiterten Ausbildung und großer Taucherfahrung stellt die Teams für das Tauchvorhaben zusammen, er legt das geplante Tauchprofil fest und nimmt in der Regel nicht selbst am Tauchgang teil, sondern beaufsichtigt den reibungslosen Ablauf des Vorhabens. Jeder Taucher führt ein Taucherdienstbuch, in das jeder Tauchgang mit maximaler Tiefe und Dauer eingetragen wird.

Im Unterschied zu Sporttauchgängen weisen die üblichen schiffstechnischen Arbeitstauchgänge ein weitestgehendes Rechteckprofil mit Abstieg auf die geplante Tiefe, Durchführung des Auftrages und Wiederaufstieg ohne wesentliche Tiefenwechsel auf. Darüber hinaus werden die dienstlichen Tauchgänge der Bundeswehr in der überwiegenden Zahl recht konservativ, also mit großer Sicherheit gemäß den Tauchtabellen der MDv 450/1 geplant. Unter anderem ist in dieser Vorschrift außerdem gefordert, dass ein Taucher seine maximal zulässige Tauchzeit nicht ausnutzen sollte, wenn anschließend ein zweiter Taucher ins Wasser muss, um auch hier bei einem Zwischenfall noch helfen zu können.

Zur weiteren Erhöhung der Sicherheit beim Tauchen und insbesondere zur Gewährleistung einer unverzüglichen Behandlungsmöglichkeit direkt vor Ort hält die Bundeswehr Behandlungsdruckkammern nicht nur am Schiffahrtmedizinischen Institut der Marine, sondern auch in mehreren Stützpunkten mit Tauchaktivitäten bereit. Darüber hinaus sorgen Druckkammern an Bord fahrender Einheiten (einzelne Tender, Minenjagdboote und Tauchereinsatzboote) sowie mehrere containerisierte und damit transportable Druckkammern, die bei größeren geplanten Tauchvorhaben auch weit abseits des Festlandes mitgeführt werden können, für die Möglichkeit einer adäquaten und schnellen Tauchunfallbehandlung durch anwesendes und geschultes Sanitätspersonal bereits am Ort des Zwischenfalls. Die weitere Behandlung eines Tauchunfalls erfolgt dann allerdings in spezialisierten landgebundenen Einrichtungen wie dem Schiffahrtmedizinischen Institut der Marine.

## 23.3 Der Schiffstechnische Taucherdienst der Marine

Der Schiffstechnische Taucherdienst der Marine umfasst die sog. „Schwimmtaucher", die in Nebentätigkeit an Bord Tauchaufgaben wahrnehmen, und den Schiffstaucherdienst der Marine.

### 23.3.1 Einsatzprofil der Schwimmtaucher

Der Einsatzbereich der Schwimmtaucher umfasst die Absuche von Schiffen, sowie die Leck- und Schadenabwehr. Aus diesem Einsatzprofil ergibt sich eine geplante Einsatztauchtiefe, die 30 m nicht überschreiten soll; getaucht wird mit dem Dräger Leichttauchgerät (LTG) 2800 und Pressluft (Abb. 23.1).

Der Grundlehrgang für den Schwimmtaucher findet im Ausbildungszentrum Schiffsicherung (AZS) in Neustadt/Holstein statt und dauert sechs Wochen, die Weiterbildung zum Tauchereinsatzleiter für Schwimmtaucher weitere drei Wochen.

### 23.3.2 Einsatzprofil der Schiffstaucher

Der Schiffstaucherdienst stellt den Arbeitstaucherdienst der Marine dar: Schiffstaucher werden zu Unterwasserarbeiten eingesetzt, ebenso zu schwierigen Bergearbeiten. Außerdem versehen sie als Stützpunkttaucher ihren Dienst.

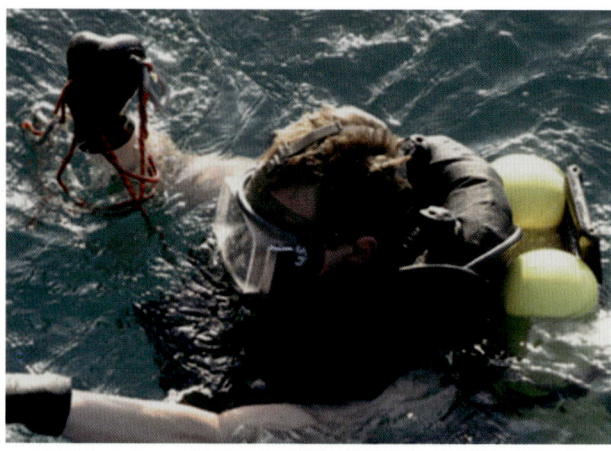

**Abb. 23.1:** Schwimmtaucher der Marine mit LTG 2800

Das Einsatzprofil für Schiffstaucher sieht vor, Arbeiten in einer deutlich größeren Tiefe vorzunehmen als Schwimmtaucher, hier gilt als maximale Einsatztiefe 60 m mit Pressluft. Für die mannigfaltigen Aufgaben des Schiffstauchers kommt neben dem Leichttauchgerät (LTG) 2800 von Dräger auch das Helmtauchgerät DM 220 (Dräger) mit Luftversorgung von der Oberfläche zum Einsatz (Abb. 23.2).

Die Ausbildung zum Schiffstaucher umfasst entsprechend den höheren Anforderungen an die Tätigkeit den erfolgreichen Abschluss der Schwimmtaucherausbildung und zusätzlich den speziellen 12-wöchigen Schiffstaucher-Lehrgang am AZS Neustadt. Neben der Spezialausbildung am Helmtauchgerät erlernen die Taucher ebenfalls den Umgang mit schwerem Werkzeug unter Wasser einschließlich das Unterwasserschweißen. Die abschließende Weiterbildung zum Tauchereinsatzleiter „Schiffstaucher" dauert noch einmal zusätzliche zwei Wochen.

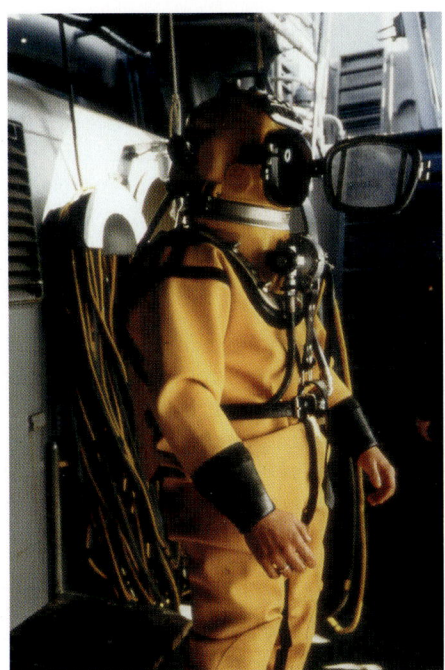

**Abb. 23.2:** Schiffstaucher mit DM 220 Helmtauchgerät (mit freundlicher Genehmigung V. Warninghoff, SchiffMedInstM)

## 23.4  Pioniertaucherdienst des Heeres

Der Pioniertaucher des Heeres stellt das Pendant zum Schiffstaucher der Marine dar. Grundabsuchen, Erkundungsaufgaben und Bergeaufgaben gehören zum Aufgabenbereich der Arbeitstaucher des Heeres, wobei eine Besonderheit das Tauchen auch in schnell fließenden Gewässern sowie in unterschiedlichen Höhenlagen entsprechend ihrem Einsatzgebiet ist.

Ausgebildet werden die Pioniertaucher in heereseigenen Ausbildungszentren in Percha und Havelberg in einem speziellen Pioniertaucherlehrgang.

Als Tauchgeräte werden wie auch bei den Schiffstauchern das LTG 2800 und das Helmtauchgerät DM 220 eingesetzt.

## 23.5 Waffentaucherdienst der Marine

Die Waffentaucher gehören zu den Spezialisierten Einsatzkräften der Marine (SEKM), die über Spezialtauchgerät verfügen und mit wechselnden Atemgasen tauchen. Sie unterteilen sich in eine Gruppe der Minentaucher und die Kampfschwimmer der Marine; beide mit Heimatstützpunkt Eckernförde an der Ostsee.

### 23.5.1 Einsatzprofil der Minentaucher

Der Haupteinsatzbereich der Minentaucher ist die Munitions- und Minenlokalisation im Schiffsbereich und in Häfen sowie ihre Räumung und Entschärfung. Für diese schwierigen und riskanten Aufgaben stehen den Tauchern verschiedene Tauchgeräte zum Einsatz bis 54 m Einsatztiefe zur Verfügung, das PA 14/20 Presslufttauchgerät, das Divex Stealth-EOD-M zum Tauchen bei einem konstanten Sauerstoffpartialdruck von 1,3 bar sowie das Rebreather-System Dräger LAR VII Kombi, das eine $O_2$-/Nitrox-Kombination bereithält und bis 24 m Tiefe zugelassen ist.

Die umfangreiche Ausbildung der Minentaucher beinhaltet nach erfolgreichem Abschluss der initialen Schwimmtaucherausbildung eine zusätzliche fünfwöchige Hallenvorausbildung zum Minentaucher sowie eine dreieinhalbmonatige Einsatzausbildung. Ergänzt werden die Lehrinhalte durch eine Sprenghelferausbildung, den Erwerb des Kraftbootführerscheins sowie eine anschließende neunmonatige Fachweiterbildung zum Bootsmann.

### 23.5.2 Einsatzprofil der Kampfschwimmer

Die Kampfschwimmer bilden eine kleine, aber hochtrainierte Einheit von Spezialisten, deren Aufgabenbereich am besten mit den Schlagworten „Aufklärung, Sicherung und spezielle Operationen" zu charakterisieren ist, also eine Art deutsches Pendant zu den amerikanischen Navy-SEALs.

Wie auch andere ähnlich spezialisierte Einheiten benutzen die Kampfschwimmer primär Rebreather-Geräte, so das Dräger LAR V, das mit reinem Sauerstoff arbeitet. Aus Sicherheitsgründen im Hinblick auf die hohe akute Sauerstofftoxizität bei Rebreather-Nutzung sind deshalb als reguläre Einsatztiefe nur 7 m mit diesem Gerät vorgesehen, größere Tiefen sind nur kurzzeitig und in Notfällen erlaubt. Ein neues Tauchgerät, das Dräger LAR V-advanced, das ein $O_2$- oder Nitrox-Gemisch anbietet, ermöglicht Kampfschwimmern nun auch deutlich größere Tauchtiefen (Abb. 23.3).

Der zukünftige Kampfschwimmer der Marine erhält nach bestandener Schwimmtaucherausbildung eine fünfwöchige Hallenvorausbildung in Eckernförde, an die sich dann die eigentliche Einsatzausbildung, Einzelkämpferausbildung, Fallschirm-

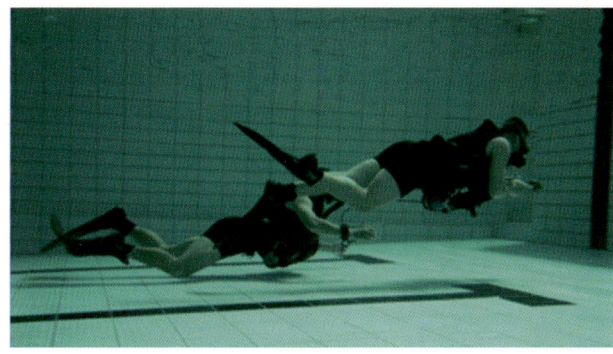

**Abb. 23.3:** Kampfschwimmer der Marine mit LAR V

springerlehrgang, verschiedene Kraftfahrführerscheine und die Ausbildung zum Bootsmann anschließen (Gesamtausbildungsdauer ca. 2 Jahre).

## 23.6 U-Boot-Rettungstaucher am Ausbildungszentrum Schiffsicherung in Neustadt (Schleswig-Holstein)

Die U-Boot-Rettungstaucher bilden eine kleine Gruppe spezialisierter Taucher, die vorwiegend in Apnoe tauchen. Sie nehmen die wichtigen Sicherungsaufgaben in der U-Boot-Rettungsausbildung der U-Bootbesatzungen wahr. Neben dem Apnoetauchen bis 32,5 m Tiefe im Tieftauchtopf des AZS Neustadt und dem Aufenthalt in speziellen Tauchglocken (so genannten Blistern) auf verschiedenen Tauchtiefen während der U-Bootfahrerausbildung, nutzen die Taucher auch das Leichttauchgerät LTG 2800.

Die Ausbildung zum U-Boot-Rettungstaucher dauert zwei Jahre und umfasst neben der Schwimmtaucher- und Maatenausbildung eine spezielle Schulung im Apnoetauchen und eine längere Stationsausbildung am Tieftauchtopf in Neustadt (Abb. 23.4).

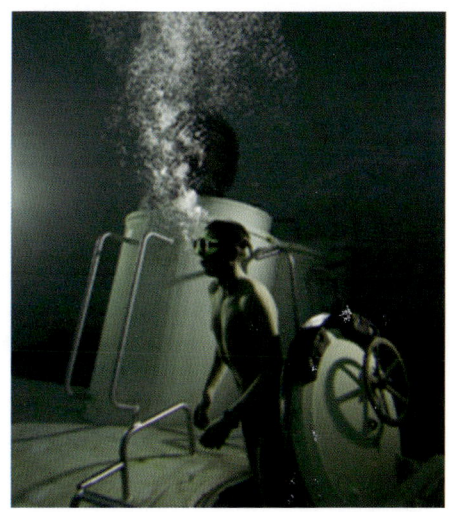

**Abb. 23.4:** Ausstieg aus U-Boot-Sektion im Tieftauchtopf am AZS Neustadt

## 23.7  Tauchersanitätsdienst

Die letzte Gruppe der beruflich überdruckexponierten Soldaten der Bundeswehr bildet der Tauchersanitätsdienst selbst, der aus den Taucherärzten der Bundeswehr und dem nichtärztlichen Taucherarzthelfer-Personal besteht. Dieser Personenkreis erhält eine orientierende Tauchgrundausbildung, wird aber im Regelfall nur in einer Druckkammer tätig und bis zu maximal 50 m simulierter Tauchtiefe (0,6 MPa) eingesetzt.

## 23.8  Gesundheitliche Voraussetzungen

Alle Soldaten der Bundeswehr, die dienstlich Überdruck ausgesetzt sind oder sein können (Taucher und Kampfschwimmer, alle U-Boot-Fahrer, die im Rahmen ihrer U-Boot-Rettungsausbildung Überdruck ausgesetzt sind, und das Personal des Tauchersanitätsdienstes) werden zentral im Schiffahrtmedizinischen Institut der Marine in Kronshagen bei Kiel regelmäßig auf ihre allgemeine Tauchtauglichkeit hin untersucht.

Bei der so genannten TUKV (Taucher- und Kampfschwimmer-Verwendungsfähigkeitsuntersuchung), werden die zu beurteilenden Soldaten in teilweise aufwändigen Untersuchungsverfahren nach speziellen Maßstäben für ihre geplante Verwendung gemäß der ZDv 46/8 bewertet: So muss z. B. ein zukünftiger Kampfschwimmer oder Minentaucher der Marine eine deutlich höhere allgemeine körperliche Leistungsfähigkeit in der Ergospirometrie aufweisen als ein U-Boot-Fahrer oder auch ein Taucherarztgehilfe im Druckkammerdienst. Allerdings dürfen bestimmte festgelegte Grenzwerte in der TUKV auch von niemandem unter- bzw. überschritten werden, muss insbesondere die Lunge im Röntgenbild und in der Bodyplethysmographie strengen Kriterien genügen und darf der Befund des Hals-Nasen-Ohren-Arztes keine wesentlichen Auffälligkeiten zeigen.

Nach Bestehen aller medizinischen Untersuchungen und gegebenenfalls zusätzlich auch einer psychologischen Beurteilung des Probanden (vor der Verwendung als Waffentaucher oder in Verdachtsfällen auf z. B. Klaustrophobie), muss abschließend jeder TUKV-Proband einen Überdrucktest in der Druckkammer des Schiffahrtmedizinischen Institutes bis auf 20 m simulierter Tiefe absolvieren. Hier wird noch einmal überprüft, ob der zukünftige oder auch schon aktive Taucher, Waffentaucher oder U-Boot-Fahrer einwandfrei einen Druckausgleich durchführen kann und somit der Erteilung der TUKV, der allgemeinen Tauch- oder Kampfschwimmerverwendungsfähigkeit, nichts mehr im Wege steht.

Die regelmäßige TUKV-Nachuntersuchung erfolgt jeweils jährlich im Geburtsmonat des Probanden durch einen Taucherarzt der betreuenden Einheit und in wiederkehrenden Zyklen am Schiffahrtmedizinischen Institut der Marine:

---

**Kompaktinformation**

**Tauchgeräte/maximale Einsatztiefen in der Marine und beim Heer**

- Schwimmtaucher, Schiffstaucher, Pioniertaucher: LTG 2800 und PA 14/20: Pressluft bis 54 m Tauchtiefe
- Schiffstaucher, Pioniertaucher: DM 220 Helmtauchgerät: Pressluft bis 60 m Tauchtiefe

- Minentaucher: Stealth EOD-M: Nitrox bei 1,3 bar $pO_2$, konstant mischend, bis 54 m Tauchtiefe LAR VII Kombi (60 % $O_2$/40 % $N_2$) bis 24 m Tauchtiefe
- Kampfschwimmer: LAR V, LAR V-advanced: $O_2$ bzw. $O_2$ oder Nitrox, bis maximal 10 m/24 m Tauchtiefe

---

- „U" (U-Boot-Fahrer): alle fünf Jahre,
- „TA 1" (Schwimmtaucher, Tauchersanitätsdienst): alle drei Jahre; über 40-Jährige jährlich,
- „TA 2" (Schiffstaucher, Pioniertaucher, Erprobungstaucher: alle zwei Jahre, über 40-Jährige jährlich,
- „TA 3" (Waffentaucher der Marine, Ausbildungspersonal für den Taucherdienst: alle zwei Jahre, U-Boot-Rettungstaucher/Ausbilder und über 35-Jährige jährlich.

# 24 Forschungstauchen

*M. Heß*

> „Hier aber sei die Rede vom selbstlosen Naturforscher, der nur des wissenschaftlichen Gewinnes zuliebe taucht. Und das geschieht nicht nur gelegentlich, es geschah seit Urzeiten, wie Bilder und Schriften aus ältester Zeit erweisen. Der forschende Gelehrte aber ist ein schlechter Taucher. Zoologen und Botaniker sind meist keine Physiker und sie nutzen das Tauchergerät darum eben nur soweit, als es ihnen die mangelnden praktischen Kenntnisse erlauben. Das einfachste Gerät ist ihnen darum recht, einerseits weil es bequem ist ... andererseits der leichten Handhabung wegen." (Stelzner 1943, Handbuch der Tauchtechnik)

## 24.1 Bedarf

Seit den Pionieren des wissenschaftlich motivierten Tauchens (z. B. Hass, Cousteau, Fricke etc.) zieht es immer wieder Forscher mit Drucklufttauchgeräten unter Wasser, um sich von der Faszination der marinen (Meeres-) und limnischen (Süßwasser-) Unterwasserwelten inspirieren zu lassen, vor allem aber zum Zwecke der Bearbeitung wissenschaftlicher Fragestellungen, die die persönliche Anwesenheit eines Wissenschaftlers unter Wasser erforderlich machen.

Die relativ kleine Gruppe von professionellen Forschungstauchern in Deutschland besteht jedoch nicht aus Gelegenheitstauchern zweifelhaften Ausbildungsstandes, sondern aus taucherisch intensiv geschulten Wissenschaftlern oder Studenten, die das Gerätetauchen als wissenschaftliche Methode nutzen. Die Tauchfertigkeiten müssen dafür so weit entwickelt sein, dass Tauchtechnik und Handling der Ausrüstung zur Nebensache werden und sich der Taucher ganz seiner wissenschaftlichen Aufgabe widmen kann. Die im Forschungstauchen vertretenen Fachrichtungen werden klassischerweise von Biologen, Geologen und Archäologen vertreten, aber auch von Ozeanographen, Schiffs- und Meerestechnikern, Maschinenbauern sowie Medizinern und Physikern – naturgemäß mit sehr unterschiedlichen wissenschaftlichen Interessen und methodischen Vorgehensweisen.

Beispiele für Unterwassertätigkeiten eines Forschungstauchers:
- visuellen Überblick über eine Unterwasserlandschaft gewinnen,
- Objekt- bzw. Probensuche, behutsame und minimal-invasive Probennahme,
- Foto- und Videodokumentation, Kartierungsaufgaben,
- Aufbau, Betreuung und Abbau von UW-Experimenten und Hilfsstrukturen.

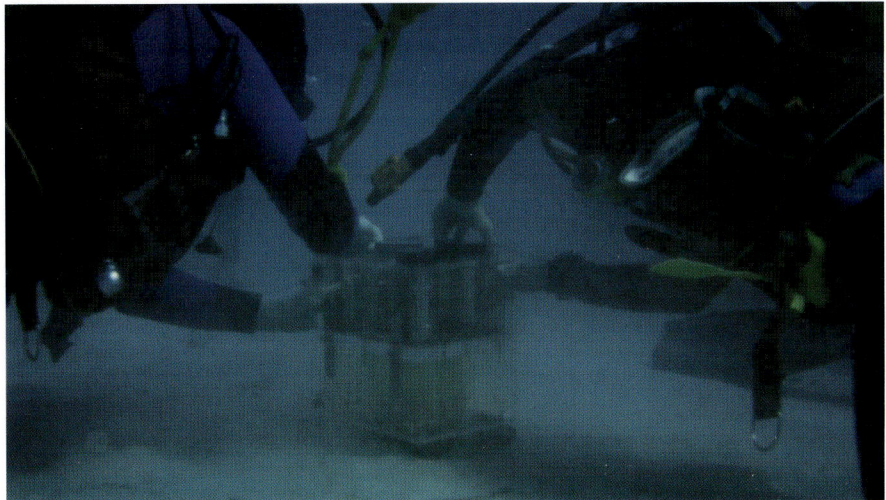

**Abb. 24.1.** Die „Pillenbox", benannt nach ihrem Schöpfer Dr. Thomas Pillen, ist ein bei tauchenden Biologen beliebtes Hilfsmittel für die Probensammlung: In der abgebildeten Plexiglasaus-
führung können 12 Kautex-Weithalsbehälter zur getrennten Aufbewahrung von Lebendmaterial
bequem und sicher unter Wasser transportiert werden. Vor dem Einsatz unter Wasser müssen die
Gefäße geflutet werden

**Vorteile.** Anwesenheit des Menschen mit allen Sinnen, Möglichkeit zur feinmoto-
rischen Manipulation und zu spontanen Handlungsentscheidungen.

**Nachteile.** Gesundheitliches Gefährdungspotenzial des Gerätetauchens, begrenzte
Einsatztiefe und Einsatzdauer, hohe Kosten.

## 24.2 Reglementierung

Zwei tödliche Tauchunfälle am Unterwasserlaboratorium vor Helgoland (UWL)
im Jahre 1969 führten, nachdem Gerätetauchen an öffentlichen Forschungseinrichtungen vorübergehend nur noch Berufstauchern erlaubt war, schließlich zu einer
Regelung der Tauchausbildung und des Tauchverhaltens beim Einsatz von Forschungstauchern („Richtlinien für den Einsatz von Forschungstauchern" ZH1/540,
herausgegeben vom Fachausschuss Tiefbau im Hauptverband der gewerblichen
Berufsgenossenschaften). Diese Richtlinien entstanden in Anlehnung (und Abwandlung) der Unfallverhütungsvorschriften „Taucherarbeiten" (BGV C23, früher
VBG 39) für Berufstaucher.

**Hinweis.** GUV-R 2112 §§ 1.1 und 1.2: Diese Regeln für Sicherheit und Gesundheitsschutz finden Anwendung auf alle Taucheinsätze mit wissenschaftlicher Zielsetzung, d. h. Forschungstauchereinsätze. Diese Regeln finden keine Anwendung bei gewerblichen Taucharbeiten, in Bereichen von Hilfeleistungsunternehmen, Feuerwehr und Polizei.

Bestrebungen zur europaweiten Vereinheitlichung der FT-Richtlinien und damit zur Erleichterung wissenschaftlicher Kooperationen und Realisierung von Tauchgruppen gemischter Nationalität führten 2000 zur Definition von vorläufigen Ausbildungsstandards für den European Scientific Diver Level* (ESD) und Level** (AESD) in Banyuls-sur-Mer. Umsetzung und Kontrolle wurden jedoch bislang nicht verbindlich geregelt bzw. gehandhabt.

Im Herbst 2005 verabschiedete der Fachausschuss Tiefbau der BG für Bauwirtschaft eine Neufassung der Richtlinien (jetzt: „Regeln für den Einsatz von Forschungstauchern" GUV-R 2112, s. Hinweis oben), in der längst fällige Modifikationen, orientiert am ESD, vorgenommen wurden. Die Veröffentlichung über den Bundesverband der Unfallkassen und die Ratifizierung erfolgte in der ersten Jahreshälfte 2006.

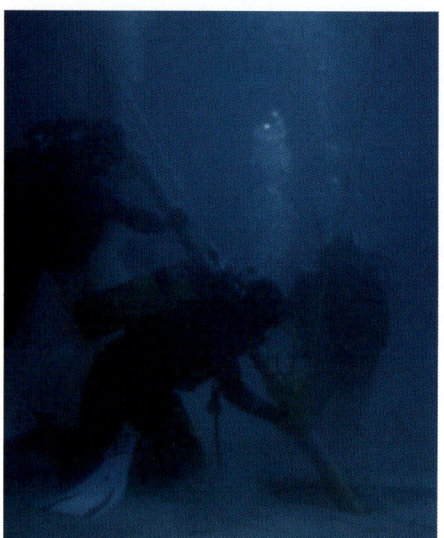

**Abb. 24.2.** Zur Freilegung empfindlicher Gegenstände bzw. zur Beprobung größerer Sedimentvolumina eignet sich besonders gut das Saugrohr: In ein schräg auf die Sedimentoberfläche gerichtetes Kunststoff- oder Leichtmetallrohr wird von unten Druckluft eingeblasen, die im Rohr aufsteigende Luft reißt Wasser und Sediment mit sich und gerät hinter dem Einsatztaucher in ein Netz definierter Maschenweite. Dort trennen sich Luft, Wasser und Feinsediment von gröberen Partikeln, die im Netz aufgefangen werden

## 24.3 Rechtslage

Jeglicher Tauchgang mit Drucklufttauchgerät, bei dem ein direkter Bezug zur Forschung oder Lehre an öffentlichen Forschungseinrichtungen hergestellt werden kann, fällt zwingend unter die in Deutschland geltenden Regelungen und Richtlinien der Arbeitssicherheit und erfordert den Einsatz „geprüfter Forschungstaucher". Probennahmen „in der Freizeit" oder

der Einsatz von Sporttauchern sind entsprechend nicht zulässig. Sinn dieser Regelungen ist die Minimierung der Unfallwahrscheinlichkeit für Beschäftigte und Studenten universitärer Einrichtungen im Sinne der Träger der gesetzlichen Unfallversicherung (z. B. Landesunfallkassen).

Kommt es beim Einsatz von Wissenschaftlern (bei der Forschungsarbeit) oder Studenten (bei der Ausbildung im weiteren Sinne) unter Verwendung von Drucklufttauchgeräten zu einem Unfall mit Versicherungsanspruch, so werden im Falle der nachweislichen Missachtung der geltenden Unfallverhütungsvorschriften oder gar bei fehlender Ausbildung zum Forschungstaucher von Seiten des Versicherungsträgers Regressansprüche geltend gemacht (Einzelfallprüfung). Dazu kommt ggf. die Verfolgung im Sinne des Zivil- und Strafrechts. Verantwortlich ist der die Taucherarbeiten veranlassende und damit sorgfaltspflichtige „Unternehmer" im Sinne des § 136 Abs. 3 SGB VII (s. auch § 2 BGV A1), d. h. in der Regel der wissenschaftliche Projektleiter, Arbeitsgruppenleiter oder Institutsleiter.

## 24.4 Ausbildung

Ein Forschungstaucher soll im Rahmen seiner Ausbildung die Fähigkeit erhalten, eine wissenschaftliche Aufgabenstellung unter Wasser sicher und professionell zu bearbeiten. Die Ausbildung erfolgt dabei jedoch in erster Linie im Sinne behördlicher Arbeitsschutzregeln und erst in zweiter Linie, um die für ein effektives wissenschaftliches Arbeiten unter Wasser notwendigen Fertigkeiten zu erlernen. Aufgrund der aufwändigen Betreuung bei geringen Ausbildungskapazitäten wird vom Kandidaten i. d. R. ein Nachweis über die „Notwendigkeit der Ausbildung für die Aufnahme oder Weiterführung wissenschaftlicher Programme" eingefordert. Voraussetzung ist ferner eine arbeitsmedizinische Vorsorgeuntersuchung nach den berufsgenossenschaftlichen Grundsätzen „G 31 Überdruck".

Die Ausbildung zum Forschungstaucher dauert 6–8 Wochen und umfasst 190 Ausbildungsstunden in Theorie und Praxis in den Bereichen Tauchmedizin, Gerätekunde, Vorschriftenkunde, Wissenschaftliche Arbeitsmethoden unter Wasser und Taucherdienstkunde, sowie weitere 50 Stunden (!) Tauchausbildung im und unter Wasser („Gewöhnungstauchen") nebst umfangreichem Konditionstraining. Besonderes Augenmerk liegt auf einer hohen psychischen Stabilität und Stresstoleranz des Einsatz- bzw. Rettungstauchers, auf einem sicherheitsoptimierten Vorgehen im Team beim Leinentauchen (oft bei „Null-Sicht"), auf einer guten Feintarierung über Grund und im Freiwasser und auf intensiven Übungen im Bereich der Wasserrettung und der Ersten Hilfe bei Tauchunfällen. Die Ausbildung zum geprüften Forschungstaucher erfolgt derzeit bedarfsorientiert in sieben Ausbildungsbetrieben unter der Leitung anerkannter FT-Ausbilder (Anerkennung über die „Prüfungskommission für Forschungstaucher des Fachausschusses Tiefbau der BG BAU").

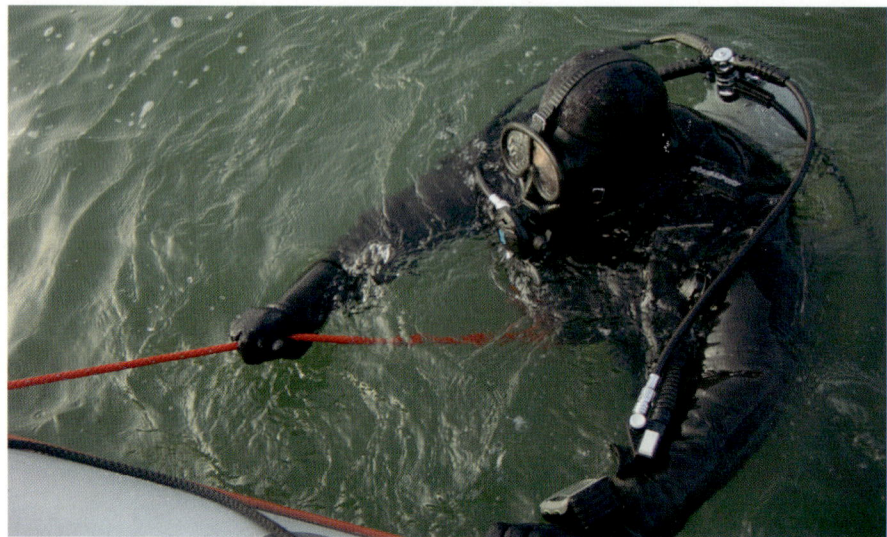

**Abb. 24.3.** Der Einsatztaucher mit Trockentauchanzug und Vollgesichtsmaske muss unmittelbar vor dem Abtauchen einen Dichtigkeitstest durchführen – 50 cm abtauchen, aufsteigende Luftblasen würden Undichtigkeiten anzeigen – danach taucht er leinengeführt zum Arbeitsplatz (hier Nordsee, 18 m). An Bord des Schlauchbootes befinden sich Leinenführer (Signalmann), Einsatzleiter und der bereits vollständig ausgerüstete Rettungstaucher

**FT-Ausbildungsbetriebe (Stand 2006)**

- Institut für Geowissenschaften der Universität Kiel
- Lehrstuhl Meerestechnik, Universität Rostock
- Alfred-Wegener Institut für Polar- und Meeresforschung, Meeresstation Helgoland
- Limnologische Station der Technischen Universität München
- Limnologisches Institut der Universität Konstanz (in Kooperation mit Fa. Teraqua)
- Institut für Chemie und Biologie des Meeres, Universität Oldenburg
- Institut für Meereskunde der Universität Hamburg (nur Vorausbildung)

## 24.5 Prüfung

Die Prüfung in Theorie (Recht u. Vorschriftenkunde, Tauchtechnik u. Physik, Medizin u. Sicherheit) und Praxis (Fitness, Tauchfertigkeiten, Wasserrettung, Leinentauchen) erfolgt in der Regel durch ein dreiköpfiges Prüferteam:

- Vorsitzender des Fachausschusses Tiefbau der BG für Bauwirtschaft
- Tauchmediziner
- Technischer Aufsichtsbeamter des Unfallversicherungsträgers

Die Zertifizierung zum „geprüften Forschungstaucher" erfolgt nach bestandener Prüfung mit oder ohne Einsatzleiterbefähigung, und wird durch eine jährliche Mindesttauchgangszahl und die jährliche Tauchtauglichkeitsuntersuchung (G31) in ihrer Gültigkeit bestätigt.

Aus dem Gesagten wird ersichtlich, dass der geprüfte Forschungstaucher im Bereich des professionellen Tauchens angesiedelt ist und nicht mit den „Research diver"-Brevets verschiedener Sporttauchverbände verglichen werden kann. Dies soll jedoch weder Sporttaucher noch Berufstaucher davon abhalten, an einschlägigen Kursen teilzunehmen, da diese in jedem Fall ein wissenschaftlich ausgerichtetes Tauchausbildungsprofil positiv unterstützen.

## Kompaktinformation

**Unterschiede zwischen Forschungstauchen und Sporttauchen**

| Forschungstauchen | Sporttauchen |
|---|---|
| ■ Prüfung durch BG BAU | ■ Prüfung durch Tauchlehrer |
| ■ Ausbildungsrichtlinie GUV-R 2112 mit 240 Ausbildungsstunden | ■ verschiedene Brevetsysteme |
| ■ Einsatztaucher, Rettungstaucher, Signalmann | ■ Ausbildungsumfang abh. v. Brevet-Level |
| ■ vorwiegend Leinentauchen | ■ Buddy-System |
| ■ standardmäßige Verwendung von Vollgesichtsmaske und Reserveschaltung (+Fini) | ■ vorwiegend freies Tauchen |
| ■ max. zulässige Tauchtiefe 50 m | ■ Kompasstauchen |
| ■ ggf. geplante Dekotauchgänge | ■ standardmäßige Verwendung von Halbmaske und Finimeter |
| ■ obligatorische Ausbildung im Trockentauchen | ■ max. zulässige Tauchtiefe 40 m |
| ■ Tauchgänge aufgabenorientiert | ■ keine Dekotauchgänge |
| ■ Tauchgänge i.d.R. bezahlt | ■ fakultative Ausbildung im Trockentauchen |
| ■ Tauchen mit autonomen oder schlauchversorgten Leichttauchgeräten | ■ Tauchgänge i.d.R. „just for fun" |
| ■ Taucherdienstbuch | ■ Tauchgänge i.d.R. zu bezahlen |
| | ■ Tauchen mit autonomen Leichttauchgeräten |
| | ■ Logbuch |

## Weiterführende Literatur

1. Dean M, Ferrari B, Oxley I, Redknap M, Watson K (eds): Archaeology Underwater, The NAS Guide to Principles and Practice. Archetype Publications, 1992
2. DEGUWA (Hrsg): In: Poseidons Reich, Archäologie unter Wasser. Verlag Philipp von Zabern, Mainz, 1995
3. GUV-R 2112: Regeln für Sicherheit und Gesundheitsschutz, Einsatz von Forschungstauchern. Hrsg. Januar 2006 vom Bundesverband der Unfallkassen, Fockensteinstr. 1, 81539 München, www.unfallkassen.de
4. Stelzner H: Tauchertechnik: Handbuch für Taucher über den Bau und die Anwendung von Tauchgeräten aller Art – Lehrbuch für Taucheranwärter. Colemann, Lübeck., 1943
5. von Grafenstein U, Böhmer P, Daut G, Mücke TV, Müller W, Prohaska J: Zur Geologie Helgolands: Unterwasser-Kartierung des Gebietes südwestlich der Insel. In: Schmid F, Späth C (Hrsg): Die Kreide der Nordseeinsel Helgoland – Geologisches Jahrbuch Reihe A, Band A 120: 19-35, Hannover, 1991
6. ZH 1/540: Richtlinien für den Einsatz von Forschungstauchern, Hauptverband der gewerblichen Berufsgenossenschaften, Sankt Augustin, 1988

## Internetadressen

1. http://www.forschungstauchen-deutschland.de/gepruefterforschungstaucher.html
2. http://www.obs-banyuls.fr/Services/stageplongee/european_scientific_diver.htm
3. http://www.limno.biologie.tu-muenchen.de/lehre/tauchen/tauch_brd.html
4. http://www.ifm.uni-hamburg.de/ft/
5. http://www.uni-rostock.de/forschungstaucher/
6. http://www.marilim.de/forschungstaucher/index.html
7. http://www.uni-konstanz.de/limnologie/forschungstauchen/
8. http://www.awi.de/BAH/forschungstaucher.html

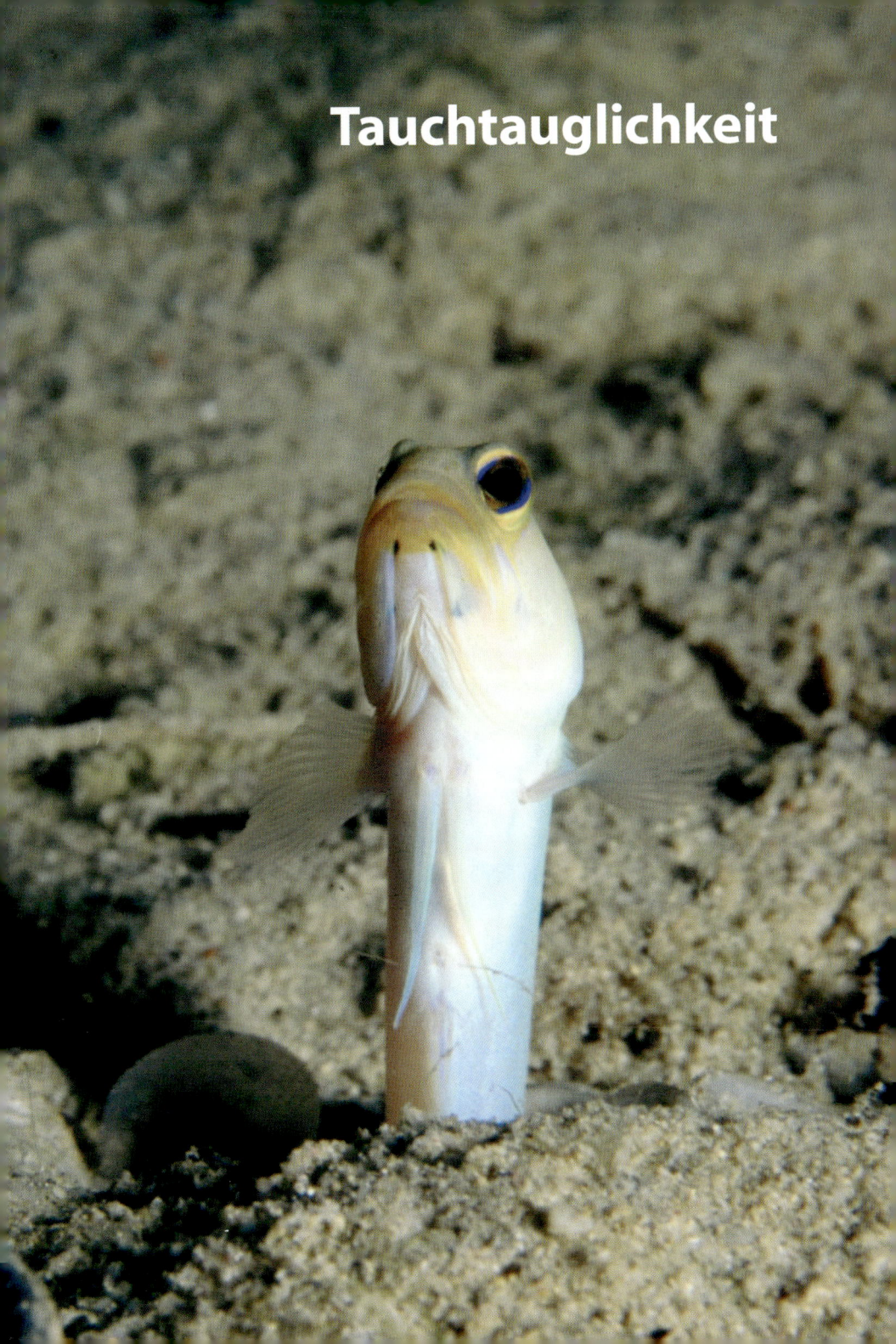

# Tauchtauglichkeit

# 25 Neurologie

*R. Kern*

Ähnlich komplex wie Aufbau und Funktionsweise des Nervensystems sind die möglichen Beeinträchtigungen, die mit neurologischen Erkrankungen einhergehen können. Daher ist die Beurteilung der Tauchtauglichkeit oft schwierig und in vielen Fällen nur durch eine detaillierte Kenntnis des Einzelfalls möglich. Das folgende Kapitel stellt die wichtigsten neurologischen Erkrankungen, die die Tauchtauglichkeit beeinflussen können, kurz vor.

## 25.1 Aufbau und Funktionsweise des Nervensystems

Das Nervensystem ist verantwortlich für die „Nachrichtenübermittlung" im Körper und steuert Willkürmotorik und Verarbeitung von Sinnesreizen. Für die schnelle und reibungslose Informationsverarbeitung und -weitergabe sorgen Millionen von Nervenzellen (Neurone), die mit ihren Verlängerungen und Verzweigungen eine Vielzahl von Verbindungen untereinander bilden.

Man unterscheidet das zentrale Nervensystem, das Gehirn und Rückenmark umfasst, vom peripheren Nervensystem. Zudem gibt es ein vegetatives Nervensystem, das wesentliche Einflüsse auf die Funktion von Organen und Körperfunktionen und deren Anpassung an äußere Umstände hat.

### 25.1.1 Zentrales Nervensystem

#### Gehirn

Das Gehirn wiegt etwa 1500 Gramm und ist durch die Lage im Schädelknochen vor äußeren Verletzungen geschützt. Zusätzlich ist das Gehirn von drei Gehirnhäuten (Meningen) umhüllt und „schwimmt" in einer Flüssigkeit, dem so genannten Liquor. Das Gehirn lässt sich vereinfacht einteilen in Großhirn, Kleinhirn und Hirnstamm. Unterschieden wird die graue Substanz, in der sich zahlreiche Zellkerne der Neurone befinden, von der weißen Substanz, die hauptsächlich aus Faserverbindungen von Neuronen besteht. Zur grauen Substanz gehören die Hirnrinde des Großhirns und tiefer gelegene Kerngebiete, die so genannten Basalganglien (Abb. 25.1). Das Großhirn besteht aus zwei miteinander verbundenen Hirnhälften (Hemisphären), in denen wichtige Funktionen wie Sprachfunktion, Gedächtnis, Emotion, abstraktes Denken, Rechnen, Verarbeitung von Sinnesreizen und Steuerung der Motorik

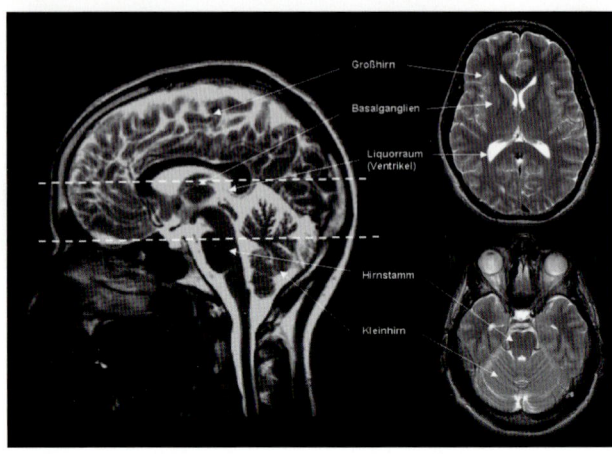

**Abb. 25.1:** Magnetresonanz-tomographie (MRT) des Gehirns. Links ein Längsschnitt, rechts zwei Querschnitte auf Höhe der gestrichelten weißen Linien

repräsentiert sind. Das Kleinhirn (Zerebellum) hat unter anderem Bedeutung bei der Koordination von Bewegungsabläufen. Es erhält Informationen aus dem Gleichgewichtsorgan und den sensiblen Nervenfasern. Der Hirnstamm stellt die Verbindung zum Rückenmark her und enthält somit auf engstem Raum fast alle Nervenfasern, die vom Gehirn in die Peripherie und umgekehrt ziehen. Im Hirnstamm befinden sich außerdem lebenswichtige Regulationszentren für Atmung und Kreislauf sowie die Kerngebiete der Hirnnerven, die als Träger von Informationen aus den Sinnesorganen fungieren und die Gesichts- sowie die Schlundmuskulatur steuern.

Aufgrund des hohen Sauerstoffbedarfs wird das Gehirn sehr gut durchblutet. Der Anteil am Herzminutenvolumen (Menge des vom Herzen transportierten Blutes) in Ruhe beträgt etwa 25 %. Die Durchblutung des Gehirns wird weitgehend unabhängig vom arteriellen Blutdruck durch einen Selbstregulationsmechanismus konstant gehalten. Erst bei Unter- oder Überschreiten kritischer Grenzen kommt es zu einer Störung der Blutversorgung mit Sauerstoffmangel des Gehirns.

### Rückenmark

Das Rückenmark (Myelon) verbindet Gehirn und Spinalnerven miteinander. Es beginnt unterhalb des verlängerten Marks des Hirnstamms, verläuft im Inneren des Wirbelkanals und ist je nach Körpergröße etwa 45 cm lang (Abb. 25.2). Man unterscheidet Halsmark, Brustmark, Lenden- und Kreuzmark, wobei die tatsächliche Lage der Rückenmarksabschnitte jedoch nicht den Wirbelsäulenabschnitten entspricht. Das Rückenmark endet auf Höhe des zweiten Lendenwirbelkörpers. Unterhalb des zweiten Lendenwirbelkörpers verlaufen die Nervenfasern aus den unteren Rückenmarksbereichen im Wirbelkanal. Im Inneren des Rückenmarks be-

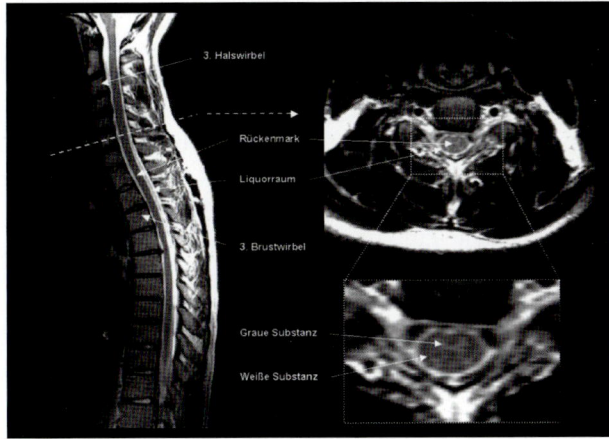

**Abb. 25.2:** Spinales MRT. *Links:* Längsschnitt bis zur Höhe des 10. Brustwirbels. Das Rückenmark verläuft im Wirbelkanal und ist vom Liquorraum umgeben. Im vergrößerten Querschnitt rechts unten ist die Schmetterlingsform der grauen Substanz des Rückenmarks angedeutet erkennbar

findet sich die graue Substanz, die im Querschnitt wie ein Schmetterling geformt ist, sie besteht aus eng aneinander liegenden Nervenzellkörpern. Die graue Substanz ist von der weißen Substanz umgeben, die die Nervenzellfasern enthält.

Genau wie das Gehirn ist auch das Rückenmark durch drei Rückenmarkshäute und durch einen Flüssigkeitsmantel umgeben, die es bei Bewegungen und Stößen vor Verletzungen schützen. Die arterielle Blutversorgung des Rückenmarks erfolgt über ein verzweigtes Netz von Spinalarterien. Im Vergleich zum Gehirn ist der Sauerstoffbedarf des Rückenmarks deutlich niedriger, daher hat dessen Blutversorgung nur einen geringen Anteil am Herzzeitvolumen.

### 25.1.2 Peripheres Nervensystem

#### Motorisches und sensibles Nervensystem

Insgesamt gibt es 33 Nervenwurzelpaare, die auf Höhe jedes Wirbelkörpers das Rückenmark verlassen. Die vordere Nervenwurzel enthält motorische Fasern, in der hinteren Nervenwurzel gelangen sensible Fasern in das Rückenmark. Kurz nach dem Verlassen des Rückenmarks vereinigen sich die vordere und die hintere Nervenwurzel zum Spinalnerven. Spinalnerven führen somit motorische und sensible Nervenfasern mit sich.

Die motorischen Nerven sind verantwortlich für die Reizübertragung auf die Muskulatur, und sind somit eine Art Nachrichtenübermittler für Willkürbewegungen. Die sensiblen Nerven übermitteln Informationen über Druck-, Berührungs-, Schmerz- und Temperaturempfinden aus der Haut sowie über den Lagesinn, d. h. die Stellung von Körperteilen im Raum, an das zentrale Nervensystem.

## Vegetatives Nervensystem

Neben dem Nervensystem, das für willkürliche Aktivitäten zuständig ist, steuert das vegetative oder autonome Nervensystem verschiedene unwillkürliche Funktionen des Körpers, z. B. Herzschlag und Verdauung. Es bedient sich zweier gegensätzlicher Systeme, die auf unterschiedliche äußere Einflüsse reagieren können. Der Sympathikus hat anregende und mobilisierende Funktionen; er steuert unter anderem die Fluchtreaktion und bewirkt eine Steigerung des Herzzeitvolumens. Mit dem Parasympathikus werden Herz-Kreislauf-Funktionen beruhigt bzw. gebremst und die Verdauung angeregt.

# 25.2 Anfallserkrankungen

## 25.2.1 Epilepsie

Die Epilepsie ist eine chronische Erkrankung, die durch das wiederholte Auftreten epileptischer Anfälle gekennzeichnet ist. Bedingt durch abnorme, synchrone und sich selbst beendende elektrische Entladungen von Nervenzellen des Gehirns führen epileptische Anfälle zu einer plötzlich beginnenden, in aller Regel spontan wieder abklingenden neurologischen Funktionsstörung.

Epileptische Anfälle können verschiedene Ursachen haben; unterschieden werden genuine Epilepsien mit genetischem Hintergrund (die also „angeboren" sind), die meist im Kindes- oder Jugendalter beginnen, und symptomatische Epilepsien, denen eine Störung der Integrität des Gehirngewebes zugrunde liegt. Dazu zählen unter anderem eine frühkindliche Hirnschädigung, Schädel-Hirn-Verletzungen, Infektionen des Gehirns, Hirntumoren, Durchblutungsstörungen, Hirnblutungen und toxische (giftige) Ursachen. Epileptische Anfälle lassen sich anhand der klinischen Präsentation einteilen (siehe Kompaktinformation).

Da das klinische Leitsymptom epileptischer Anfälle eine anfallsartig auftretende Bewusstseinsstörung ist, stellt das Vorliegen einer Epilepsie eine absolute Kontraindikation gegen das Tauchen dar. Auch die eher seltenen einfach-fokalen Anfälle, die per se nicht zu einer Bewusstseinsstörung führen, sind ernst zu nehmen, weil ihnen häufig eine strukturelle Gehirnschädigung zugrunde liegt und sie in einen generalisierten Anfall übergehen können.

Die restriktive Haltung bei der Beurteilung der Tauchtauglichkeit hat in diesem Zusammenhang mehrere Gründe. Zwar ist nicht sicher, ob ein Presslufttauchgang bei entsprechender Veranlagung das Risiko für einen epileptischen Anfall erhöht, weil die Sauerstoffpartialdrücke bei Presslufttauchen – im Gegensatz zur Atmung von hyperbarem Sauerstoff – wahrscheinlich nicht hoch genug sind, um eine Senkung der zentralnervösen Reizschwelle zu bewirken. Kommt es aber zu einem epileptischen Anfall im bzw. unter Wasser, so besteht erhebliche Lebensgefahr durch

### Einteilung der epileptischen Anfälle

- Einfach-fokale Anfälle führen zu umschriebenen motorischen (Muskulatur), sensorischen (Gefühlswahrnehmungen), autonomen (Körperregulation) oder psychischen Phänomenen ohne Bewusstlosigkeit. Fokal leitet sich von Fokus ab, also einer ortsbezogenen Störung.
- Komplex-fokale Anfälle führen zu einer Bewusstseinsstörung, die sich in Form einer fehlenden Reaktion auf Umweltreize oder einer veränderten Wahrnehmung der Umwelt äußert. Häufig treten auch komplexe unwillkürliche Verhaltensabläufe (Automatismen) auf.
- Primär oder sekundär generalisierte (tonisch-klonische) Anfälle können in verschiedenen Varianten auftreten. Der „klassische" generalisierte tonisch-klonische Anfall (Grand mal) führt zu Bewusstlosigkeit, Aussetzen der Atmung, Verkrampfung der Muskulatur gefolgt von rhythmischen motorischen Entäußerungen für die Dauer von etwa 3–5 min. Meist kommt es zu Zungenbiss, Einnässen und zu einer verlängerten Reorientierungsphase von ca. 30 min nach dem Anfall.
- Status epilepticus bezeichnet eine ununterbrochene Anfallsaktivität ohne Wiedererlangen des Bewusstseins für mehr als 30 min. Der Status epilepticus ist selten, aber ein lebensbedrohlicher Notfall.

Aspiration und Ertrinken. Zudem kann die während eines generalisierten Anfalls auftretende Apnoe eine Lungenüberdehnung mit nachfolgendem Pneumothorax oder einer arteriellen Gasembolie begünstigen. Nicht zu vernachlässigen ist außerdem die Gefährdung der Tauchpartner, bei einem Rettungsversuch ebenfalls zu verunglücken.

Die Tauchtauglichkeit ist auch dann nicht gegeben, wenn eine antiepileptische Medikation zu Anfallsfreiheit geführt hat. Dies hat zwei Gründe: Erstens führen Antiepileptika lediglich zu einer Senkung der Wahrscheinlichkeit, Anfälle zu erleiden; die Erkrankung besteht dennoch fort. Zweitens haben Antiepileptika direkte zentralnervöse Effekte und können die Reaktionszeit verlängern. Diese Nebenwirkung kann sich unter dem Einfluss höherer Atemgaspartialdrücke verstärken.

Weniger eindeutig ist die Vorgehensweise bei einer Vorgeschichte lang zurückliegender Anfälle. Als Faustregel kann gelten, dass ein mindestens 5-jähriges anfallsfreies Intervall ohne Medikation vorliegen muss, bevor über die Tauchtauglichkeit diskutiert werden sollte. Dieses Intervall entspricht auch den gängigen Richtlinien zur Kraftfahrtauglichkeit für LKW. Dennoch bleibt das Risiko für ein Anfallsrezidiv auch über einen solchen Zeitraum hinaus erhöht gegenüber der Normalbevölkerung. Derartige Situationen können nur im Einzelfall entschieden werden, eine detaillierte Untersuchung durch einen Neurologen und einen erfahrenen Tauchmediziner sind ebenso erforderlich wie die Aufklärung des Betroffenen über das individuelle Risiko.

## 25.2.2 Einzelne epileptische Anfälle

Das Auftreten eines einzelnen epileptischen Anfalls unter bestimmten Bedingungen wird auch als „Gelegenheitsanfall" bezeichnet und sollte von einer Epilepsie abgegrenzt werden. Einige Provokationsfaktoren wie z. B. Schlafmangel, Flackerlicht, grippale Infekte, Alkoholentzug oder bestimmte Medikamente können ohne das Vorliegen einer Epilepsie zu einem Gelegenheitsanfall führen. Die Ursache eines solchen Anfalls sollte in jedem Fall geklärt werden. Dazu gehört eine gründliche neurologische Untersuchung mit Zusatzdiagnostik, insbesondere EEG (Elektroenzephalographie [Hirnstammmessung] und MRT (Magnetresonanztomographie Schichtuntersuchung]) des Gehirns.

Genaue Richtlinien, wie die Tauchtauglichkeit nach einem Gelegenheitsanfall bewertet werden soll, liegen nicht vor. Bei unauffälliger neurologischer Diagnostik und Vorliegen eines klar definierten Provokationsfaktors kann die Tauchtauglichkeit nach einem anfallsfreien Intervall von 6 bis eher 12 Monaten gegeben sein, sofern der anfallsbegünstigende Provokationsfaktor nicht mehr vorliegt. Außerdem sollten der Taucher und seine Tauchpartner über das im Vergleich zur Normalbevölkerung höhere Risiko, erneut einen Anfall zu erleiden, aufgeklärt sein.

**Fallbeispiel.** Die 28-jährige Bürokauffrau S. erlitt vor 5 Jahren zwei generalisierte epileptische Anfälle innerhalb von drei Monaten. Seither ist sie in neurologischer Behandlung und nimmt regelmäßig ein Antiepileptikum in niedriger Dosis ein, das sie gut verträgt. Alle Zusatzuntersuchungen einschließlich EEG und MRT waren unauffällig. Anfälle sind seit dieser Zeit nicht mehr aufgetreten; seit zwei Jahren fährt sie wieder Auto. Im Rahmen eines Maledivenurlaubs möchte sie nun einen Tauchkurs machen. **Praktisches Vorgehen:** S. ist nicht tauchtauglich, sie sollte mindestens 5 Jahre ohne Medikamente anfallsfrei sein.

## 25.2.3 Synkopen und andere Formen anfallsartiger Bewusstlosigkeit

In der Bevölkerung wesentlich häufiger als epileptische Anfälle sind nichtepileptische Ursachen anfallsartiger Bewusstseinsstörungen. Dazu zählen insbesondere die Synkopen (Ohnmächtigwerden), bei denen es durch einen systemischen Blutdruckabfall zu einer kurzzeitigen Störung der Gehirndurchblutung kommt.

Ursachen für Synkopen können sein:

- kardial, z. B. bei Herzrhythmusstörungen,
- vasovagal (Blutdruckabfall durch Stimulierung des vegetativen Nervensystems), z. B. durch langes Stehen, Hitze, unangenehme Eindrücke, starke Schmerzen,
- orthostatisch beim Aufstehen nach längerem Liegen oder Sitzen,
- pressorisch, z. B. bei heftigen Hustenattacken,
- zerebral, z. B. im Rahmen eines vorübergehenden Gefäßverschlusses im Gehirn; Bewusstseinsstörung dann meist von anderen neurologischen Ausfällen begleitet.

Klinisch kommt es zunächst zu einem Schwindel- und Schwächegefühl, Schweißausbruch, teils begleitet von Verschwommensehen oder Übelkeit, gefolgt von einer kurz andauernden Bewusstlosigkeit mit kaum messbarem Puls und Blutdruck.

Andere Differenzialdiagnosen von Bewusstseinsstörungen sind Hypoglykämien (Abfall des Blutzuckerspiegels), Hyperventilationstetanien (s. Kap. 9), die Narkolepsie (eine relative seltene Erkrankung mit plötzlich auftretenden Einschlafattacken) und psychogene Ursachen.

Prinzipiell sollten bei der Beurteilung der Tauchtauglichkeit alle Formen anfallsartiger Bewusstseinsstörungen wie epileptische Anfälle eingestuft werden, analog zu den Richtlinien zur Beurteilung der Kraftfahrtauglichkeit. Insbesondere, wenn die Ursache ungeklärt ist, darf nicht getaucht werden. Für einige der genannten Erkrankungen gibt es Behandlungsmöglichkeiten; je nach Ursache kann nach einem längeren anfallsfreien Intervall die Tauchtauglichkeit wiedererlangt werden. Hierüber muss im Einzelfall entschieden werden, da aufgrund der Unterschiedlichkeit der Erkrankungen allgemeingültige Aussagen nicht möglich sind.

> **Hinweis.** Personen mit wiederkehrenden anfallsartigen Bewusstseinsstörungen sind nicht tauchtauglich, unabhängig von deren Ursache. Eine genaue Diagnosestellung ist für die weitere Entscheidung unerlässlich.

## 25.3 Schädel-Hirn-Verletzungen

Schädel-Hirn-Verletzungen werden nach ihrem Schweregrad eingeteilt in:
- Grad I:   leicht (Commotio cerebri)
- Grad II:  mittelschwer (Contusio cerebri)
- Grad III: schwer (Compressio cerebri)

Für die Einteilung sind die Dauer der Bewusstlosigkeit nach dem Unfall und das Vorliegen neurologischer Ausfälle wichtig. Grad I bezeichnet eine Gehirnerschütterung, bei der die Bewusstlosigkeit nur Sekunden bis Minuten anhält und keine neurologischen Ausfälle auftreten. Definitionsgemäß entsteht bei einer Gehirnerschütterung kein morphologisch fassbarer Gewebeschaden. Schwerere Schädel-Hirn-Verletzungen führen zu einer länger andauernden Bewusstseinsstörung, unterschiedlich schweren neurologischen oder neuropsychologischen Ausfällen und zu einer offenen oder geschlossenen Verletzung von Gehirngewebe.

Der Schweregrad der Schädel-Hirn-Verletzung ist für die Beurteilung der Tauchtauglichkeit von Bedeutung. Nach einer Gehirnerschütterung kann nach Ablauf von etwa 6–8 Wochen wieder getaucht werden. Bei schwereren Schädel-Hirn-Verletzungen hängt die weitere Tauchtauglichkeit davon ab, ob symptomatische epileptische Anfälle aufgetreten und neurologische Defizite zurückgeblieben sind. Dabei ist auch auf Gedächtnisstörungen und andere neuropsychologische Funktionseinbußen zu achten. Nach dem Unfall sollte eine ausreichend lange Wartezeit von mindestens einem Jahr eingehalten werden. Eine Beurteilung jedes Einzelfalls durch einen erfahrenen Taucherarzt gemeinsam mit dem behandelnden Neurochirurgen oder Neurologen ist erforderlich.

## 25.4  Hirntumoren und Zustand nach Gehirnoperationen

Der Begriff Hirntumor ist etwas ungenau und bezeichnet sowohl Tumoren im Kopf (intrakranielle Tumoren) als auch Tumoren im Gehirn selbst (intrazerebrale Tumoren). Art, Lage und Größe des Hirntumors bestimmen die klinische Symptomatik, die Behandlungsmöglichkeiten und die Prognose. So gibt es einige gutartige Tumoren wie z. B. Adenome der Hirnanhangdrüse (Hypophyse) oder die von den Hirnhäuten ausgehenden Meningeome, die im Frühstadium mit guter Heilungsaussicht operiert werden können. Andererseits führen hochmaligne (bösartige) Tumoren wie das Glioblastom oder bestimmte Metastasen trotz Therapiemaßnahmen innerhalb kurzer Zeit zum Tod.

Aufgrund dieser Unterschiede sind pauschale Angaben zur Tauchtauglichkeit nicht möglich. Sie hängt vom Ausmaß der neurologischen und neuropsychologischen Einschränkungen ab. Kommt es zu symptomatischen epileptischen Anfällen, darf nicht getaucht werden.

Die operative Entfernung eines Hirntumors in der Vorgeschichte spricht nicht explizit gegen die Tauchtauglichkeit. Es sollte aber berücksichtigt werden, dass auch nach einer Operation neurologische Defizite fortbestehen und epileptische Anfälle auftreten können sowie ein erneutes Tumorwachstum möglich ist. Aufgrund der vorbestehenden Schädigung des Gehirns könnten im Falle einer Dekompressionserkrankung oder einer arteriellen Gasembolie neurologische Symptome deutlich schwerer ausfallen und sich unter Umständen schlechter zurückbilden. Nur bei definitiver Deckung eines knöchernen Defekts und vollständig verheilter Wunde ist Tauchen möglich. Spezielle mechanische Schutzmaßnahmen können erforderlich sein.

Liegt ein Schädeldefekt mit einer Knochenlücke vor, darf nicht getaucht werden. Wurde ein transnasaler Operationszugang (durch die Nase) gewählt, wie es bei manchen Tumoren üblich ist, so besteht möglicherweise ein erhöhtes Risiko für ein Barotrauma der Nasennebenhöhlen. Mit einem Ventrikelshunt (Ableitung für Liquor) kann bei guter Shuntfunktion frühestens nach 6 Monaten wieder getaucht werden.

## 25.5 Zerebrale Durchblutungsstörungen

Zerebrale Durchblutungsstörungen führen aufgrund einer gestörten Blutversorgung zu einer Beeinträchtigung des zerebralen Stoffwechsels bis hin zu einem Gewebsuntergang unterschiedlich großer Bereiche des Gehirns. Synonym wird auch der Begriff Schlaganfall verwendet. Man unterscheidet:

- zerebrale Ischämien (Hirninfarkte), bei denen es durch einen arteriellen Verschluss zu einer Störung der Blutzufuhr mit Sauerstoffmangel im Gewebe kommt,
- intrazerebrale Blutungen, bei denen eine Gewebsschädigung durch Druckwirkung und Verdrängung von Gehirngewebe infolge eines Blutaustritt aus Arterien entsteht,
- Subarachnoidalblutungen, bedingt durch die Ruptur eines Aneursymas (Gefäßaussackung), und
- andere seltenere Ursachen.

Klinisches Leitsymptom sind akut auftretende neurologische Ausfälle wie z. B. halbseitige Lähmungen (Hemiparese) mit oder ohne halbseitige Gefühlsstörungen (Hemihypästhesie), Sprachstörungen (Aphasie) oder andere neuropsychologische Störungen, halbseitige Sehstörungen (homonyme Hemianopsie), Doppelbilder, Koordinationsstörungen (Ataxie), und in schweren Fällen auch Bewusstseinsstörungen. Welche Symptome auftreten, hängt von der Größe und Lokalisation der betroffenen Gehirnregion und der Ursache der Durchblutungsstörung ab.

Berufstaucher dürfen nach einem Schlaganfall ihren Beruf nicht mehr ausüben, wenn neurologische Ausfälle fortbestehen. Bei Sporttauchern ist das unter Umständen im Rahmen einer eingeschränkten Tauchtauglichkeit möglich. Liegt das Ereignis lange zurück, kann die Tauchtauglichkeit gegeben sein, sofern der Taucher mit seiner körperlichen Einschränkung, z. B. einer Halbseitenlähmung, vertraut ist und mit ihr umgehen kann. Die Handhabung der Ausrüstung und eine ausreichende körperliche Leistungsfähigkeit in kritischen Situationen sollten gewährleistet sein. In jedem Fall ist es wichtig, die Tauchpartner mit einzubeziehen. Diese sollten das Ausmaß der neurologischen Defizite kennen, um sie in Notfallsituationen von neurologischen Symptomen einer Dekompressionserkrankung unterscheiden zu können. Bei schweren körperlichen Behinderungen kann an Programmen für Tauchen mit beschränkter Leistungsfähigkeit teilgenommen werden (s. auch Kap. 33).

Das Ausmaß der neurologischen Funktionseinschränkung bestimmt die Tauchtauglichkeit nach einem Schlaganfall aber nicht allein. Durchblutungsstörungen des Gehirns sind in vielen Fällen mit einer Gefäßerkrankung (Arteriosklerose) verbunden; oft bestehen Begleiterkrankungen wie Bluthochdruck, Diabetes mellitus („Zuckerkrankheit") oder Herzrhythmusstörungen, die wiederum relative oder absolute Kontraindikationen zum Tauchen darstellen können.

**Fallbeispiel.** Der 62-jährige Tauchlehrer H. bemerkt plötzlich ein taubes Gefühl im linken Unterarm, er kann Gegenstände nicht mehr mit der linken Hand halten und stellt im Spiegel einen hängenden Mundwinkel fest. In der Klinik wird ein „leichter Schlaganfall" und eine „hochgradige Verengung der rechten Halsschlagader" festgestellt. Wenige Tage später wird die Halsschlagader operiert. Nach drei Monaten hat H. keinerlei Beschwerden mehr, auch die Narbe am Hals ist vollständig verheilt. Er möchte wieder tauchen.
**Diagnose:** Symptomatische Karotisstenose rechts.

**Praktisches Vorgehen:** Für die Beurteilung der Tauchtauglichkeit sind mehr Informationen erforderlich. Nach einem Schlaganfall (gerade in der so genannten nichtdominanten, rechten Gehirnhälfte) ist es möglich, dass Gehirngewebe weitgehend unbemerkt zugrunde gegangen ist. Besonders neuropsychologische Störungen wie z. B. Gedächtnisstörungen oder Störungen der Urteilsfähigkeit fallen oft erst in einer gezielten neuropsychologischen Untersuchung auf. Außerdem sind Verengungen der Halsschlagader meist Ausdruck einer Arteriosklerose, so dass zusätzlich andere Gefäßveränderungen im Körper vorliegen können. Häufig sind die Herzkranzgefäße (Koronararterien) betroffen. Aus diesem Grund sollte vor der Beurteilung der Tauchtauglichkeit ein Belastungs-EKG und am besten auch eine Herzkatheteruntersuchung (Koronarangiographie) durchgeführt werden. Auch die Kenntnis weiterer Begleiterkrankungen wie Bluthochdruck und Diabetes mellitus ist wichtig.

## 25.6 Multiple Sklerose (MS)

Die Multiple Sklerose wird auch als Encephalomyelitis disseminata bezeichnet und ist eine immunologisch vermittelte entzündliche Erkrankung des zentralen Nervensystems. Sie ist eine der häufigsten neurologischen Erkrankungen überhaupt und beginnt meist im jungen Erwachsenenalter. Die vertüpfelt auftretenden Entzündungsherde in Gehirn und Rückenmark führen in der Regel zu schubförmigem Auftreten neurologischer Ausfälle, wobei sensible Störungen, Gangunsicherheit, Koordinationsstörungen, Doppelbilder, Lähmungserscheinungen und Blasenentleerungsstörungen besonders häufig sind.

Hinweise, dass die Erkrankung durch das Tauchen ungünstig beeinflusst wird, gibt es nicht. Unter Berücksichtigung der körperlichen Beeinträchtigung bestehen daher keine prinzipiellen Einschränkungen der Tauchtauglichkeit. Während eines akuten Erkrankungsschubs darf nicht getaucht werden. Auch Symptome, die zu einer Beeinträchtigung von Orientierung, Gleichgewicht, Atmung und Handhabung der Geräte führen, müssen ausgeschlossen sein.

Symptome der Multiplen Sklerose können sich außerdem durch eine Erhöhung der Körpertemperatur, z. B. durch Fieber, ein heißes Bad, hohe Außentemperaturen oder durch exzessive Muskelarbeit verschlechtern (Uthoff-Phänomen). Betroffene Patienten sollten daher besondere Tauchgangsvorbereitungen treffen wie beispielsweise angemessene Kleidung, Vermeiden von Überanstrengung und heißem Wasser.

## 25.7 Migräne und andere Kopfschmerzformen

Die Migräne äußert sich mit attackenartig auftretenden, stechenden oder pulsierenden, meist halbseitigen Kopfschmerzen, die von Lichtscheu, Übelkeit und gelegentlich von den Kopfschmerzen vorausgehendem Flimmersehen (Migräneaura) begleitet sein können. Die Migräne führt in aller Regel nicht zu einer Einschränkung der Tauchtauglichkeit. Hinweise, dass Migräneanfälle durch Tauchen ausgelöst werden, liegen nicht vor. Angesichts der Häufigkeit der Erkrankung kann es bei Migränepatienten naturgemäß auch während oder nach dem Tauchgang zu einer Migräneattacke kommen. Hat eine Migräneattacke bereits begonnen, sollte nicht getaucht werden. In seltenen Fällen treten im Rahmen der Migräneaura auch neurologische Ausfälle wie halbseitige Sensibilitätsstörungen, Sprachstörungen oder sogar Lähmungserscheinungen auf, dann ist eine Verwechslung mit einer zerebralen Dekompressionserkrankung möglich (s. auch Kap. 9). Bei häufigem Auftreten derart schwerer Migräneauren sollte vom Tauchen abgeraten werden.

Bei anderen Kopfschmerzformen ist ähnlich zu verfahren. Kommt es zu noch nie in dieser Art erlebten heftigen Kopfschmerzen, sollte unbedingt ein Arzt aufgesucht werden.

## 25.8 Querschnittslähmung

Verletzungen des Rückenmarks können zu einer so genannten Querschnittslähmung führen. Klinisch gehört zum Querschnittssyndrom eine Lähmung der Muskulatur und eine Gefühlsstörung unterhalb des betroffenen Rückenmarkssegments, häufig auch eine Störung der Blasen- und Mastdarmfunktion. Bei einem Querschnittssyndrom auf Höhe des Brustmarks sind beide Beine (spastische Paraparese), auf Höhe des Halsmarks alle vier Extremitäten (spastische Tetraparese) betroffen.

Wenn Verletzungen länger zurück liegen und stabil sind, ist es prinzipiell möglich, trotz einer Querschnittslähmung zu tauchen, z. B. im Rahmen eines speziellen Programms (s. auch Kap. 33). Ähnliches gilt für andere Ursachen schwerer, aber stabiler neurologischer Störungen wie z. B. eine abgelaufene Poliomyelitis. Besteht eine Beeinträchtigung der Atemhilfsmuskulatur, z. B. bei einem hohen Querschnitt im Halsmark, darf nicht getaucht werden.

## 25.9 Periphere Neuropathien

Unter dem Begriff periphere Neuropathien werden verschiedene Erkrankungen zusammengefasst, die mit einer Funktionsstörung eines oder mehrerer peripherer Nerven einhergehen. Sind mehrere Nerven betroffen, wird auch von einer Polyneuropathie gesprochen. Periphere Neuropathien können viele verschiedene Ursachen haben. Da in manchen Fällen Erkrankungen zugrunde liegen, die wiederum die Tauchtauglichkeit beeinflussen, sollte sie Ursache möglichst geklärt werden. Als häufiges Beispiel ist die Polyneuropathie bei Diabetes mellitus zu nennen.

Klinisch äußern sich periphere Neuropathien durch sensible, motorische, und/oder autonome Störungen. Sensible Störungen führen bei Polyneuropathien besonders an den Füßen zu einer erhöhten Anfälligkeit für unentdeckte Hautverletzungen, die sich im weiteren Verlauf infizieren können. Die Temperaturwahrnehmung kann ebenfalls gestört sein, bis hin zu unbemerkten Verbrennungen und Erfrierungen.

Wie bei den meisten anderen der genannten Erkrankungen gilt auch hier, dass die neurologische Störung genau bekannt und definiert sein sollte, um eine Verwechslung mit der Dekompressionserkrankung zu vermeiden. Bei akut verlaufenden Polyneuropathien darf nicht getaucht werden. Ebenso muss eine Beteiligung der Atemmuskulatur ausgeschlossen sein.

---

**Tipps für Tauchlehrer**

1. Der Tauchlehrer benötigt Grundwissen in Neurologie für den „Neurocheck" zur Protokollierung des Befindens der Verunfallten bis zum Eintreffen von Arzt und Rettungsdienst.
2. Ein Tauchunfall mit nicht reversiblen Schäden des Nervensystems ist i. d. R. das „Aus" für die Taucherkarriere des Betroffenen – Verfügbarkeit von Druckkammern darf nicht die Risikobereitschaft steigern!

---

## Weiterführende Literatur

1. Brubakk A, Neumann TS: Bennet and Elliot's physiology and medicine of diving. Saunders, Edinburgh, 2003
2. Schwartz A: Neurologie systematisch. Uni-Med Verlag, Bremen, 2001
3. Trepel M : Neuroanatomie. Struktur und Funktion. Urban & Fischer, München, 2003
4. Wendling J, Ehm O, Ehrsam R, Knessl P, Nussberger P: Tauchtauglichkeit Manual. GTÜM, SGUHM, ÖGTH, 2001

## Internetadressen

1. http://www.dgn.org (Leitlinien zu Neurologischer Diagnostik und Therapie)
2. http://www.neuropat.dote.hu (Linkseite zu Anatomie und Pathologie des Nervensystems)

# 26 Augen

*D. Schnell*

Das Sehen stellt beim Sporttauchen die wichtigste Sinnesfunktion dar. Nicht nur das Erkennen von Gegenständen und Lebewesen, sondern auch die Orientierung über und unter Wasser ist von überragender Bedeutung, ja mitunter lebensrettend. Daher erscheint es besonders wichtig, dass ein Taucher über das Sehen, die einzelnen Sehfunktionen, zumindest im Groben, informiert ist. Des Weiteren sollte er wissen, wie er sein Sehen optimieren kann, ja muss, um den bestmöglichen Erfolg zu haben und keine Gefahren für Leib und Leben heraufzubeschwören. Schließlich spielt auch die Tauchtauglichkeit aus augenärztlicher Sicht für den Taucher eine Rolle. Augenkrankheiten und -operationen können das Tauchen problematisch, oft gefährlich gestalten, weil sich Sehfunktionen und Krankheiten verschlechtern können.

## 26.1 Anatomie und Physiologie des Sehorgans

### 26.1.1 Wie sieht der Mensch?

Das Abbild eines Objektes trifft auf die mehrschichtige Hornhaut, wo seine parallel ankommenden Strahlen gebündelt (zentriert) werden. Diese durchqueren die mit Kammerwasser gefüllte vordere Augenkammer und die als Blende dienende Pupille, werden in der dicht dahinter liegenden Augenlinse weiter gebündelt (konzentriert), gelangen durch den Glaskörper hindurch und werden, beim normsichtigen (emmetropen) Auge scharf, im Netzhautzentrum (Makula und Fovea) abgebildet (Abb. 26.1). Dort nehmen die nach hinten gerichteten Stäbchen die Helligkeit und die ebenfalls vom Licht abgewandten Zapfen die Farben sowie die scharfen Konturen (Kontraste) auf. Wären Stäbchen und Zapfen dem Licht zugewandt, würde das Auge, trotz der Irisblende der Pupille, ab einer bestimmten Helligkeit stets geblendet.

In den Stäbchen und Zapfen (auch Sinneszellen genannt) werden die ankommenden Lichtreize in Impulse umgewandelt, in den vor der Netzhaut liegenden Schaltstellen (Synapsen, Ganglienzellen) umgeschaltet, über ebenfalls vor der Netzhaut liegende Bahnen in den Sehnerv und das Gehirn geleitet, dort selektiert, in verschiedenen Zentren geprüft, verglichen, und schließlich den Zentren der Identifikation sowie des Gedächtnisses zugeführt.

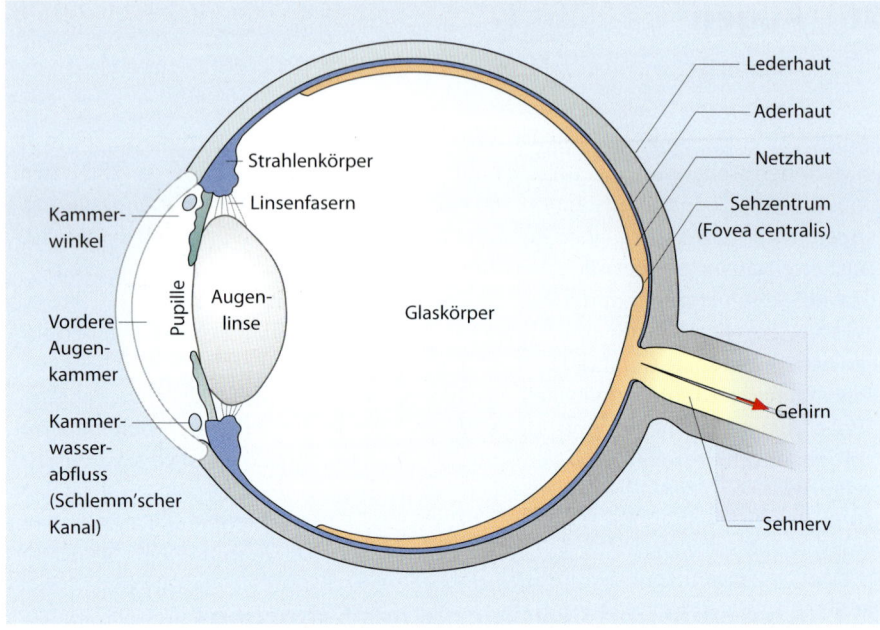

**Abb. 26.1:** Das menschliche Auge (schematisch)

Ein Großteil der Objektstrahlen muss also, bevor er in die Sinneszellen der Netzhaut gelangt, durch alle Schaltstellen und Bahnen hindurch. Nur das Sehzentrum ist frei von (Ganglien-)Zellen und Bahnen; diese werden um die Fovea centralis herumgeleitet.

Zentrum und Peripherie haben völlig unterschiedliche Aufgaben beim Sehakt. Das Zentrum sieht scharf, kontrastreich, erkennt Farben, trägt aber kaum etwas zur Orientierung bei. Die Peripherie erlaubt hauptsächlich die Orientierung, das Sehen im Dunkeln und eine gute zeitliche Auflösung schnell hintereinander folgender Impulse (hohe Flimmerverschmelzungsfrequenz für größere Objekte).

Da die zentrale Sehgrube (Fovea centralis) nur Zapfen besitzt, ist sie im Dunkeln blind: Fixiert man am unbewölkten Nachthimmel einen kleinen Stern, so verschwindet der, schaut man jedoch leicht daneben (Stäbchensehen), so erkennt man ihn. Das scharfe Sehen ist auf einen zentralen Kreis von 2–3° begrenzt. 10° neben dem Zentrum liegt die Sehschärfe bei 20 %, 20° daneben bei 10 %.

Das Sehen bei Tag, das „photopische Sehen", ist weitgehend Aufgabe der Zapfen. Es gibt Zapfenarten für langwelliges, mittel- und kurzwelliges Licht. Beim Sehen mittlerer Helligkeiten (zwischen 1 und 0,01 Candela/qm ($cd/m^{-2}$)) sind beide Arten der Sinneszellen – Stäbchen und Zapfen – aktiv. Man nennt dies „mesopisches Sehen".

Die Stäbchen bewerkstelligen das Sehen im Dunkeln, das „skotopische Sehen", das beim Tauchen oft eine große Rolle spielt. Die Stäbchen stehen 30–40° neben dem Zentrum am dichtesten, hier befindet sich das Maximum an Helligkeitsempfindlichkeit, peripher davon verringert sich ihre Zahl. Farben werden ab einer bestimmten Dunkelheit nicht mehr gesehen, und so heißt es zu Recht: „Nachts sind alle Katzen grau". Bei Hellanpassung der Augen werden die Lichtunterschiedsempfindlichkeit und die Sehschärfe (räumliche Auflösung) zur Peripherie hin geringer.

Je besser Zentrum und Peripherie der Augen mit dem Gehirn zusammenwirken, desto koordinierter und effektiver ist das Sehen, vor allem von Bewegung, auch unter Wasser.

## 26.2 Physikalische und physiologische Grundlagen des Sehens unter Wasser

Das Sehen unter Wasser ist abhängig von dessen Beschaffenheit. Es treten die verschiedensten optischen Phänomene, aber auch Beeinträchtigungen des Sehorgans und seiner Funktionen unter Wasser auf, je nachdem, ob es sich um sauberes Quell- oder verunreinigtes Industriewasser, um Süß-, Salz- oder beispielsweise Chlorwasser handelt.

Wasser hat gegenüber der Luft eine um 1/3 größere optische Dichte (1,33 zu 1,0). Daraus resultiert: Das Gesehene scheint unter Wasser um 1/3 größer zu sein und um 1/4 näher zu liegen als dies tatsächlich der Fall ist. Jeder Lichtstrahl wird zum Einfallslot hin gebrochen; je peripherer dies geschieht, desto stärker. Senkrechte Strahlen erfahren keine Brechung (Abb. 26.2). Ein schräger Durchblick durch die Taucherbrille unter Wasser vergrößert die optische Täuschung noch.

Beim Blick aus der Tiefe zur Wasseroberfläche erkennt man Dinge, die sich in der Luft über dem Wasser befinden, durch eine Art rundes Fenster. In diesem Fenster von 97° (2-mal 48,5°) bündeln sich alle Lichtstrahlen, die steiler als ca. 10° auf das Wasser treffen (flacher auftreffende Strahlen werden nicht gesehen, weil sie zu dunkel sind).

Somit erkennt man im Fenster alle Dinge, die sich in einer Ausdehnung von 160° rundum über dem Wasser befinden (s. Abb. 26.2 und 26.3), falls sie hell genug sind. Je peripherer sich die Objekte befinden, desto stärker verlagert erscheinen sie. Die Ente in Abb. 26.3 wird senkrecht über dem Taucher am richtigen Ort wahrgenommen. Je größer die Tiefe ist, aus der der Taucher bei klarem Wasser zur Wasseroberfläche schaut, desto größer wird sein Fenster zur Welt über dem Wasser. Durch die Totalreflexion des Wassers, an der Grenze vom dichteren (Wasser) zum weniger dichten Medium (Luft), wirkt die Wasseroberfläche um dieses Fenster herum wie ein Spiegel (Abb. 26.3 und 26.4). Zwischen Fenster und Spiegel befindet sich eine

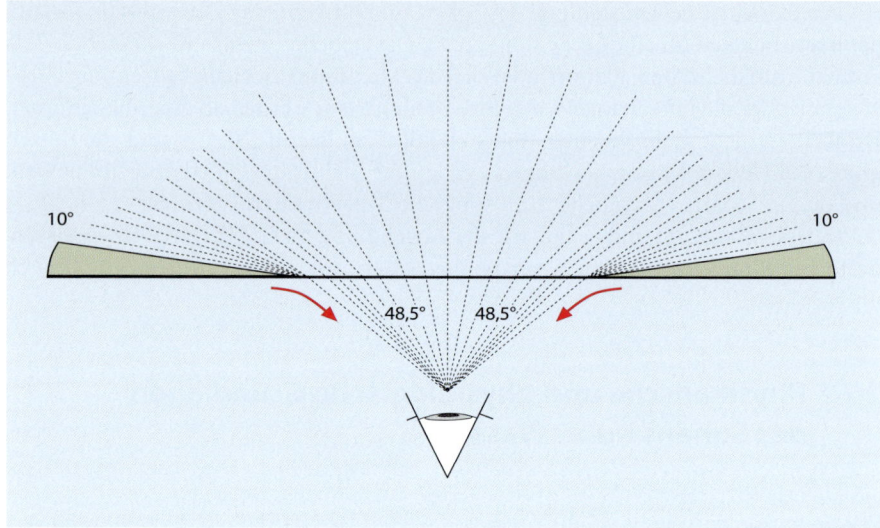

**Abb. 26.2:** Wahrnehmung von Dingen über dem Wasser durch das Fenster (nach Clarke u. Goddard 1998)

schmale Kreislinie, die bei ruhigem Wasser in den Regenbogenfarben schillert – der so genannte Snell'sche Kreis. Ursache sind prismatische Effekte.

Die Totalreflexion ist auch die Ursache dafür, dass man beim Blick von mehr als 48,5° von der Seite die Augen des Mittauchers hinter der Tauchermaske nicht erkennen kann (s. Abb. 26.4), sondern die Maskenscheiben die Umwelt widerspiegeln.

Die Sehschärfe liegt beim Eintauchen der Augen in Wasser nur etwa bei „Fingerzählen in 20 cm", weil dieses Medium eine Fehlsichtigkeit von 45 dpt erzeugt. Das Wasser hebt nämlich die Brechkraft der Hornhautvorderfläche von ca. +45 dpt völlig auf. Um scharf zu sehen, muss man entweder eine Pluslinse von ca. 45 dpt als Korrektur vorsetzen (diese hätte nur ein minimales Gesichtsfeld) oder einen luftgefüllten Raum. Da Letzteres praktikabler ist, dient die Tauchermaske schon dem Normsichtigen (Emmetropen) als unverzichtbares Korrektiv.

Die „Augenfische", die mit Hilfe der Augen jagen, besitzen eine Kugellinse mit hoher Brechkraft und großer Tiefenschärfe. Eine „Kugelkontaktlinse" aus wasserhaltigem Weichlinsenmaterial hat der Augenoptikermeister Holland aus Hamburg für Apnoetaucher entwickelt (s. Abb. 26.6).

Je dichter das Wasser, desto schwächer ist der Kontrast und umso stärker wird die Sicht beeinträchtigt. Auch die Trübung durch Schwebeteilchen mindert das (Kontrast-)Sehen. Sichtweiten von etwa 70–90 m gelten bei sauberem Wasser als hervorragend. Die Dichte des Wassers und dessen Trübung durch Schwebeteilchen

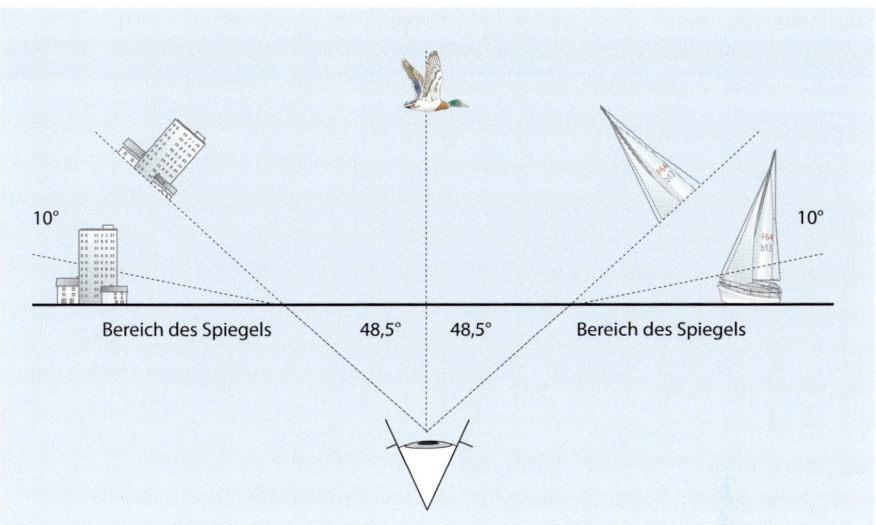

**Abb. 26.3:** Wahrnehmung von Dingen über dem Wasser durch das Fenster und Spiegelung von Objekten unter dem Wasser durch Totalreflexion an der Wasserunterfläche (nach Clarke u. Goddard 1998)

bedingen auch eine Minderung von Lichtmenge und Farbumfang. Mit der Abnahme von Farbumfang und Helligkeit schwindet auch die Sehschärfe und zwar, nach unserer Erfahrung, umso rascher, je niedriger die Ausgangssehschärfe ist. Da das Licht im Quadrat der Entfernung abnimmt, wird auch die Sichtweite bei zunehmender Trübung in gleicher Weise minimiert. Daher ist es wichtig, eine möglichst hohe Ausgangssehleistung zum Tauchen mitzubringen. Auch eine vom Wert her ausreichende Sehschärfe sollte nach unserer Erfahrung immer optimiert werden. Helligkeit und Farbintensität nehmen mit zunehmender Tiefe um so rascher ab, je mehr das Wasser verunreinigt und je langwelliger das Licht ist (Tabelle 26.1).

Durch Kunstlicht können Farben unter Wasser bis in tiefste Tiefen optimal sichtbar gemacht werden. Das Blickfeld lässt peripher normalerweise (beidäugig) eine Wahrnehmung von 270° horizontal und 110–130° verti-

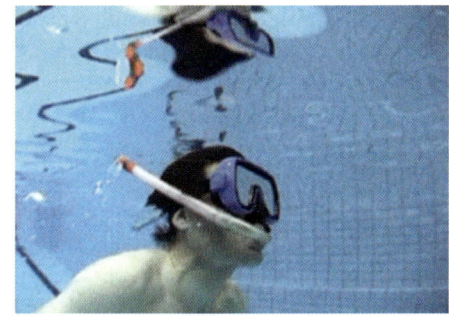

**Abb. 26.4:** Spiegelungen an der Wasserunterfläche und den Tauchermaskenscheiben

**Tabelle 26.1:** Verschwinden der einzelnen Farben in den Tiefen eines relativ sauberen Wassers

| Farbe | Farbverlust bei |
|---|---|
| Rot | 5–8 m |
| Gelb | 20–25 m |
| Grün | 25–30 m |
| Blau | 30–35 m |
| Violett | Sichtbarkeitsgrenze |

kal zu. Die Tauchermaske schränkt nach unseren Untersuchungen das periphere Blickfeld auf 110° horizontal und etwa 100° vertikal (gemessen durch eine Maske mit kleinem Totraum) ein. Einäugig liegen die Werte des Blickfeldes nur bei 95° horizontal und 100° vertikal. Der Taucher nimmt diese Einschränkungen nicht bewusst wahr, weil er durch Drehungen von Kopf und Körper alles rundum erkennen kann.

## 26.3 Optische Korrektur unter Wasser

Es werden in der Tauchliteratur immer wieder Fälle beschrieben, in denen es durch Sehprobleme zu Notaufstiegen und durch diese zu Tauchunfällen kam, die teilweise zum Tode führten. Daher muss auf eine möglichst optimale optische Korrektur der größte Wert gelegt werden. Grundsätzlich gibt es zwei Arten der Korrektur von Fehlsichtigkeiten beim Tauchen:
1. die korrigierte (bzw. korrigierende) Tauchermaske,
2. das Tragen von Kontaktlinsen.

Korrigiert man die Tauchermaske optisch, so gibt es wiederum zwei Wege:
1. der Schliff der Tauchermaskenfrontscheiben selbst und zum anderen
2. die Korrektur durch innen auf die Frontscheibe geklebte Gläser.

Da der Taucher über Wasser sowohl in der Ferne das Tauchbegleitboot und eventuelle Mittaucher als auch in mittlerer Entfernung deren Luftblasen sowie in der Nähe über und unter Wasser Tabellen und Instrumente (Tiefenmesser, Uhr, Austauchtabellen, Tauchcomputer, Finimeter usw.) erkennen können muss, bedarf es einer Korrektur in Ferne und Nähe.

**Kurzsichtigkeit (Myopie).** Kurzsichtigkeit, die ja durch einen zu langen Augapfel oder eine zu stark brechende Augenlinse bedingt sein kann, sollte, wenn beidäugig vorhanden, voll ausgeglichen werden. Einseitig ist sie, bei Gewöhnung an den Zustand, nicht in jedem Falle korrekturbedürftig.

**Weitsichtigkeit (Hyperopie).** Weitsichtigkeit, bei der entweder das Auge zu kurz oder die Linse zu schwach ist, ist nur bei schlechter subjektiver Ausgleichsfähigkeit (Akkommodation) zu korrigieren. Dabei muss man daran denken, dass sich unter Wasser Weitsichtigkeiten, vor allem für Ältere, stärker auswirken.

**Hornhautverkrümmung (Astigmatismus).** Im Gegensatz zu früher lassen sich heute auch Zylindergläser (bis etwa 6 dpt) zur Korrektur von Hornhautradienunterschieden in Tauchermasken einbauen. Wir empfehlen eine solche Korrektur dann, wenn sie die Sehschärfe um mindestens 0,2 dpt verbessert.

**Alterssichtigkeit (Presbyopie).** Bei Alterssichtigkeit korrigieren wir Taucher schon ab einer Nahkorrektur von +0,5 bis +1,0 dpt. Sie kann in Form eines reinen Nahglases oder bifokal erfolgen. Presbyopien sind bis etwa +4 dpt (auch mit Zylinder) ausgleichbar. Mitunter kann auch eine einäugige Presbyopiekorrektur sinnvoll sein, die dann auf der Seite getragen werden muss, auf der sich die Instrumente befinden (Einäugigkeit oder Monovision).

**Prismenkorrektur.** Bei verborgenem (latentem) Schielen wird oft eine Prismenkorrektur empfohlen und es werden somit Prismen in die Tagesbrille eingebaut. In der Tauchermaske ist dies recht schwierig, im Allgemeinen nicht notwendig und selten sinnvoll.

### 26.3.1 Tauchermaskenkorrektur

Tauchermaskenkorrekturen können, wie erwähnt, auf der Rückseite der Maskenscheibe aufgeklebt oder durch Schliff der Frontscheiben vorgenommen werden (s. Abb. 26.4). Bei Weitsichtigkeiten sind Korrekturen bis +12 dpt und bei Kurzsichtigkeiten bis −22 dpt möglich. Aufgeklebte Gläser müssen beim gesamten Tauchgang weit genug vom Auge entfernt bleiben, auch bei unterschiedlichem Maskeninnendruck und damit wechselndem Abstand der Maskenrückfläche von den Augen. Der Druckausgleich in der Maske muss bei stärkeren aufgeklebten Gläsern oft früher erfolgen. Mitunter hilft hier auch eine Maske mit einem etwas größeren Totraum.

Wegen z. T. recht unterschiedlicher Druckgradienten an der Innen- und Außenfläche der Maske unter Wasser (bei schlechtem Druckausgleich in der Maske) ist bei einer in die Scheibe selbst integrierten Korrektur höherer Myopie (wegen Berstungsgefahr) darauf zu achten, dass das Zentrum des Glases nicht zu dünn wird.

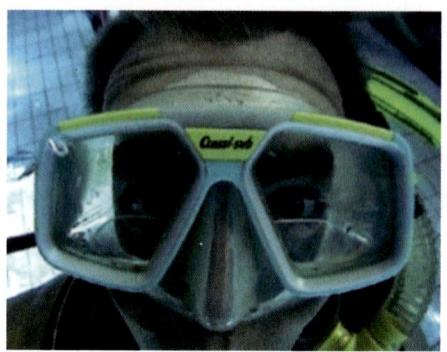

**Abb. 26.5:** Tauchermaskenkorrektur

Das Einkleben der Korrekturgläser in die Maske muss vom versierten Augenoptiker vorgenommen werden, damit die Gläser blasenfrei geklebt werden und möglichst wenig beschlagen (Abb. 26.5). Bei der Maskenkorrektur des Tauchers berücksichtigt der erfahrene Augenoptiker Hornhautscheitelabstand und Pupillendistanz des Tauchers. Der Augenarzt sollte deshalb bei höheren Korrekturen stets den Hornhautscheitelabstand angeben, bei dem der Wert gemessen wurde.

**Hinweis.** Es ist nach wie vor zu empfehlen, die Scheiben der Tauchermaske vor dem Tauchgang mit Speichel zu benetzen und mit Wasser nachzuspülen, damit sie unter Wasser nicht beschlagen. Wir fanden bisher kein Antibeschlagpräparat, das optimal nutzt und die Augen nicht reizt! Durch die eingeklebten Gläser ist diese Speichelbenetzung häufig schwierig, was zum Beschlagen der Maskenscheiben und der eingeklebten Gläser führen kann.

### 26.3.2 Kontaktlinsenkorrektur

Bei Sporttauchern, die schon längere Zeit Kontaktlinsen tragen oder bei denen das Einkleben von Gläsern in die Tauchermaske nicht möglich bzw. sinnvoll erscheint, kommen auch zum Tauchen Kontaktlinsen infrage. Im Allgemeinen sind weiche Linsen im Wasser die erste Wahl. Wir bevorzugen die modernen hochgasdurchlässigen Silikon-Hydrogellinsen. Sie gehen beim Tauchen selten verloren, werden jedoch bei Unterspülung mit Wasser leicht dezentriert, was das Sehen je nach Brechkraft mehr oder weniger stark beeinträchtigt. Aus diesem Grunde sollte beim Tauchen möglichst kein Wasser an das geöffnete Auge kommen. Da es üblich ist, die Tauchermaske über der Wasseroberfläche anzuziehen, könnte lediglich das Ausblasen der Maske unter Wasser zu Linsenproblemen führen. In diesen Fällen muss der Linsenträger die Augen beim Ausblasen der Maske schließen.

Wie bereits erwähnt, fertigte der Augenoptikermeister Holland eine weiche Kontaktlinse mit dem Namen „Sea-U" (Abb. 26.6) an, die ein kleines kugeliges Zentrum auf einer weichen wasserhaltigen Kontaktlinse besitzt, durch das man unter Wasser scharf sehen kann. Diese Linse benötigt wegen ihres hohen Wasseranteils eine Stärke von über 250 dpt, um eine 45 dpt höhere Brechkraft gegenüber Wasser zu erreichen. So viel Brechkraft verliert das Auge (genauer die Hornhaut) beim Eintauchen in Wasser. Apnoetaucher, profitieren von dieser Erfindung, denn sie können damit ohne Maske unter Wasser scharf sehen. Dennoch tragen sie zum Schutzunter Wasser und zum Sehen über Wasser eine flüssigkeitsgefüllte Tauchermaske.

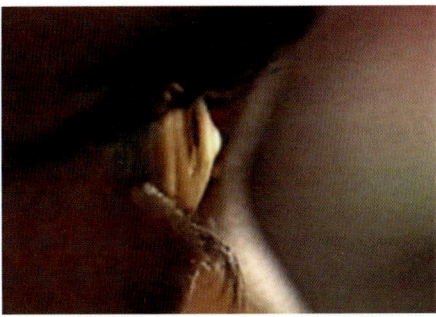

**Abb. 26.6:** Die SEA-U-Linse des Augenoptikermeisters Holland

Auch formstabile Linsen (Hartlinsen) werden zum Tauchen benutzt. Da jedoch durch die geringere Haftfläche eine größere Verlustgefahr besteht, sollten nur erfahrene Hartlinsenträger (nach intensivem Vortraining aller tauchtechnischen Handgriffe in Schwimmbädern) beim Tauchen formstabile hochgaspermeable Linsen tragen.

Unter Hartlinsen treten schon bei geringen Tauchtiefen neben dem Zentrum, bei größeren Tiefen im zentralen Bereich, Gasbläschen auf, die sich zu Beginn durch den Lidschlag meist relativ leicht beseitigen lassen (Abb. 26.7). Bei sehr langen Tauchgängen ohne ausreichende Berücksichtigung der vorgeschriebenen Austauchzeiten, ist die Beseitigung der Bläschen unter Hartlinsen im Allgemeinen kaum noch möglich, weil bei beginnender Dekompression oder Caisson-Krankheit immer neue Bläschen entstehen.

Sehstörungen durch ausperlendes Gas (Abb. 26.7)) können nach unseren Erfahrungen und denen anderer Autoren wichtige Hinweise für zu kurze Austauchzeiten und für eine beginnende Dekompressionskrankheit sein. Die Sehminderung wird durch das Gas und kreisrunde Eindrücke (Imprägnationen) in die Hornhaut verursacht, die die Gasbläschen hervorrufen. Nach Absetzen der Kontaktlinse sieht man viele kleine Eindellungen, die sich innerhalb von 30–60 min zurückbilden.

Wir haben erfahrene Hartlinsenträger gesehen, die an der Wasseroberfläche die Bläschen unter der Linse durch Seitwärtsschieben der Linse (bei geschlossenem Auge durch das Lid hindurch) und „Wieder-Auf-die-Hornhaut-Schieben" der Linse beseitigt haben. Da sich danach keinerlei Luft

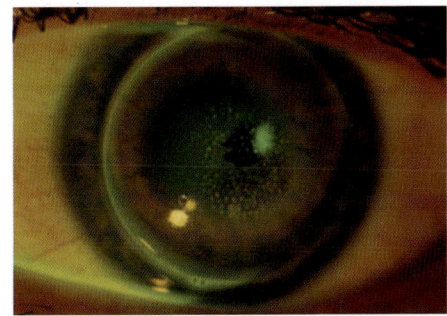

**Abb. 26.7:** Gasbläschen unter der Hartlinse (Druckkammerversuch)

mehr zwischen Linse und Hornhaut befindet und somit die Linse die vordere Fläche des optischen Systems darstellt, ist, trotz der Imprägnationen, die Sehschärfe bald wieder annähernd normal.

## 26.4 Die Untersuchung der Tauchtauglichkeit

Für das Sporttauchen gibt es, im Gegensatz zum Berufstauchen, keine gesetzliche Vorschrift, die Tauchwillige dazu zwingt, vor Tauchgängen eine ärztliche Tauchtauglichkeitsuntersuchung durchführen zu lassen. Alle Verantwortlichen halten dennoch eine Tauchtauglichkeitsuntersuchung für notwendig und fordern sie.

Folgendes Vorgehen wird zur Feststellung der Tauchtauglichkeit der Augen empfohlen:

### Augenärztliche Tauchtauglichkeitsuntersuchung
■ Notwendig:
- Anamneseerhebung, allgemein-augenärztlich und tauchsportophthalmologisch,
- Inspektion der Augen und ihrer Anhangsgebilde,
- Kontrolle der vorhandenen Sehhilfen (Brillen, Kontaktlinsen, Tauchermasken),
- Prüfung der Sehschärfe, ohne, ggf. mit vorhandener (Tauch-)Sehhilfe, monokular,

### Kompaktinformation

**Augenscreening im Rahmen einer allgemeinen Tauchtauglichkeitsuntersuchung (von jedem Arzt durchführbar)**

1. Anamnese:
   Der Erhebung der Anamnese kommt eine ganz besondere Bedeutung bei, weil es sich oft hier schon entscheidet, ob ein Augenarzt zur Tauchtauglichkeitsuntersuchung hinzugezogen werden soll oder muss.
2. Fragen im Bereich des Sehorgans:
   Sehstörungen?
   Korrektur (Art und Stärke)?
   Schielstellung?
   Augenkrankheiten?

Unfälle (auch beim Tauchen)?
Augeninnendruckerhöhung (familiär)?
Gesichtsfeldausfälle?
Operationen?
Letzte Kontrolle beim Augenarzt?
Bei unauffälliger Vorgeschichte und völliger Beschwerdefreiheit:
■ Informelle Augenuntersuchung (von jedem Arzt durchführbar): Makroskopische Inspektion der Augen und ihrer Anhangsgebilde (Adnexe)
■ Sehschärfe (z. B. mittels Visustafeln) ohne und evtl. mit Korrektur in der Ferne (bei über 45-Jährigen auch in der Nähe)

## Kompaktinformation

**Allgemeine Tauchtauglichkeitsuntersuchungsintervalle**

1. Eingangsuntersuchung vor dem ersten Tauchgang: Hier sind alle wichtigen allgemeinen, HNO- und Augen-Risiken auszuschließen (der Augenarzt hat auszuschließen: Visus < 1,0, enger Kammerwinkel, Kunstauge)
2. Danach:
   - Alle drei Jahre bei unter 40-Jährigen (bei unauffälligem Befund)
   - über 40 Jahre jährlich
   - bei Einschränkungen und entsprechenden Befunden sind kürzere Intervalle festzulegen

Eine augenärztliche (Mit-)Kontrolle sollte erfolgen
- bei allen Sehproblemen,
- bei bestmöglicher Sehschärfe unter 1,0 (die Norm ist 2,0)
- bei Fehlsichtigkeiten sowie
- bei Weitsichtigkeit ab dem 40. Lebensjahr
- regelmäßig ab dem 50. Lebensjahr (Augeninnendruckkontrolle etc.)
- bei Augenkrankheiten (z. B. Glaukom familiär, vermutet oder bekannt),
- nach Augenoperationen,
- nach Augenunfällen (z. B. Baro- und Dekompressionstraumen)

- objektive und subjektive Refraktionsbestimmung (ab dem 45. Lebensjahr auch in der Nähe), evtl. Festlegung der optimalen Tauchkorrektur in der Ferne (ab 45. Lebensjahr auch für die Nähe), monokular, binokular,
- Prüfung der Augenstellung und -Beweglichkeit,
- Spaltlampenuntersuchung der vorderen und mittleren Augenabschnitte,
- Kammerwinkel-Untersuchung (Gonioskopie),
- Tonometrie (ab 40 Jahren, bei engem Kammerwinkel, Glaukomverdacht und Disposition),
- Prüfung auf Pupillenstörung,
- Untersuchung des zentralen Augenhintergrundes.
- Im Einzelfall notwendig:
  - Kontaktlinsenanpassung und/oder -Kontrolle,
  - Binokularstatus,
  - objektive Refraktionsbestimmung in Zykloplegie,
  - Beratung über refraktiv-chirurgische Maßnahmen,
  - Gesichtsfelduntersuchung (bei Beschwerden, nach Dekompressionskrankheit etc.),
  - Blickfelduntersuchung,
  - Untersuchung des zentralen und peripheren Augenhintergrundes in Mydriasis mit Kontaktglas: Bei Myopie, familiärer und früherer individueller Netzhautproblematik, nach Tauchunfällen, bei Beschwerden,
  - Untersuchung der Hell-Dunkel-Adaptation, Blendungsempfindlichkeit,
  - Prüfung des Kontrastsehens,
  - Farbsehprüfung.

- Speziell notwendig (z. B. bei Sehstörungen nach Dekompressionstrauma):
  - Fluoreszenzangiographie,
  - statische Perimetrie,
  - VEP (visuell erzeugbare Potenziale),
  - visuelle Reaktionszeit,
  - elektroretino- und okulographische Untersuchungen (ERG, EOG),
  - CT und/oder Kernspintomographie (MRT),
  - PCT („pupil cycle time")
  - Blau-Sinn-Untersuchungen u. a.
- Nach der jeweiligen Untersuchung:
  - Dokumentation,
  - Befundbesprechung und Beratung,
  - evtl. Kommunikation mit dem Hausarzt, Sportarzt und/oder dem Tauchlehrer/Trainer.

## 26.5 Gegenanzeigen (Kontraindikationen) der Augen im Tauchsport

Im Gegensatz zu vielen anderen Sportarten kann es beim Tauchen schnell zu tödlichen Gefahren für Leib und Leben kommen. Das Sehen spielt dabei meist eine entscheidende Rolle. Daher erscheint es besonders wichtig, optimale visuelle Voraussetzungen für das Tauchen zu schaffen und diese zu erhalten. Funktionsminderungen und Befundverschlechterungen während oder gar durch das Tauchen müssen vermieden werden. Diesem Zweck dienen die relativen und absoluten Tauchkontraindikationen des Sehorgans.

### 26.5.1 Relative augenärztliche Tauchkontraindikationen

1. Sehschärfe unter 0,8 in Ferne und Nähe auf dem besten Auge,
2. nicht abgeheilte Verletzungen,
3. beginnende Infektionen (durch Pilze, Bakterien oder Viren etc.),
4. 1 bis 24 Monate nach allen augeneröffnenden Operationen,
5. Augenkrankheiten (Weitwinkelglaukom etc.) mit Beschwerden,
6. leichte Gesichtsfeldausfälle,
7. degenerative Augenerkrankungen zu Beginn der Erkrankung.

**Zu 1.** Aus Sicherheitsgründen ist die Sehschärfe zu optimieren; ein Wert unter 0,8 sollte nur toleriert werden, wenn er sich durch Korrektur nicht verbessern lässt.

**Zu 2 und 3.** Die Schwere des Zustandes bestimmt die Tauchtauglichkeit.

**Zu 4.** Gemeint sind z. B. Operationen nach Grauem und Grünem Star, Netzhaut-operationen, Hornhautübertragung, Eingriffe zur optischen Korrektur (Refraktiv-chirurgie) und andere. Solange Beschwerden und Gefahren bestehen, ist das Tauchen zu beschränken oder zu unterlassen. Der Befund entscheidet über die individuelle Tauchtauglichkeit.

**Zu 5, 6 und 7.** Sobald Funktionseinschränkungen auftreten oder ein Fortschreiten festgestellt wird, sollte je nach Schwere und Befund weniger oder gar nicht mehr getaucht werden!

### 26.5.2 Absolute augenärztliche Tauchkontraindikationen

1. Sehschärfe weniger als 0,5 in Ferne und/oder Nähe mit und ohne Korrektur,
2. akute oder chronische, nicht abgeheilte schwere Entzündungen (steril, autoimmun, durch Pilze, Bakterien oder Viren),
3. Kunstauge (wegen Implosionsgefahr, nach Entfernung tauchtauglich),
4. enger Kammerwinkel; auch symptomlos,
5. nach schweren Augenverletzungen und -operationen,
6. bei Funktionsverlust eines Auges bis zur Gewöhnung an die Einäugigkeit,
7. Gesichtsfeldeinschränkungen (peripher) auf 60° horizontal und 50° vertikal,
8. schwere Hornhaut-, Strahlenköper-, Sehnerven- oder Netzhauterkrankungen,
9. fortgeschrittene Gefäßerkrankungen.

**Zu 1.** Diese Sehschärfe stellt nach unserer Erfahrung bei normaler Sicht die Grenze der notwendigen vollen Erkennbarkeit aller Vorgänge um das Tauchen dar.

**Zu 2.** Entzündungen schränken oft die Sehfunktionen ein und verschlimmern sich unter Wasser häufig. Mitunter stellen sie auch Infektionsquellen dar (in Hallenbä-dern). Sie beeinträchtigen das Tauchen oft derart intensiv, psychisch und physisch, dass Fehler vorprogrammiert sind!

**Zu 3.** Durch das Zerbrechen des Kunstauges kann die Augenhöhle schwer verletzt werden.

**Zu 4.** Enge Kammerwinkel verursachen selten vor einem Glaukomanfall subjektive Beschwerden und längst nicht immer Augeninnendruckerhöhungen.

In der Abtauchphase wurden bei Menschen mit engem Kammerwinkel, wohl durch Pupillenerweiterung bei zunehmender Dunkelheit, ebenso Glaukomanfälle festgestellt wie in der Auf- oder Austauchphase, vor allem bei Notaufstiegen, auch ohne zuvor bekanntes Glaukom.

Glaukomanfälle sind extrem schmerzhaft und führen nicht selten zu Erblindungen. Bei engem Kammerwinkel abzuwarten, bis ein Anfall auftritt, ist daher nicht zu verantworten.

Die Anfallsgefahr beim Tauchen macht es erforderlich, dass der Kammerwinkel (KW) aller Tauchwilligen mit engem Kammerwinkel vor dem ersten Tauchgang untersucht wird. Gefährdet sind vor allem Weitsichtige, bei denen ein enger KW doppelt so häufig vorkommt als bei Norm- und Kurzsichtigen. Ein Kammerwinkel verengt sich nur in ganz seltenen Fällen im Laufe des Lebens (bei Linsenquellungen, z. B. nach Prellungen). Nach einer Regenbogenhautoperation (Iridektomie, Iridotomie mit Messer oder Laser) ist wieder Tauchtauglichkeit gegeben.

**Zu 5.** Noch nicht verheilte Verletzungs- oder Operationswunden der Augen können sich beim Tauchen entzünden, Schmerzen bereiten und zu Funktionsminderungen führen. Durch Berühren der Wunden beim Tauchen kann es zu Wundöffnungen etc. kommen. Nur der Augenarzt kann hier nach dem Befund über die Tauchtauglichkeit entscheiden.

**Zu 6.** Da die Gewöhnung an die Einäugigkeit sehr unterschiedlich lange dauert, sollte der Augenarzt zusammen mit dem Taucher den Zeitpunkt der Tauchtauglichkeit festlegen. Der Tauchpartner sollte über die Einäugigkeit informiert sein und auf der Seite des gesunden Auges des Einäugigen tauchen. Die abzulesenden Instrumente sind ebenfalls auf der gesunden Seite zu tragen.

**Zu 7.** Bei einem Gesichtsfeld von 60° horizontal und 50° vertikal ist nach unserer Erfahrung die Grenze der eigenständigen Orientierung erreicht. Bei größeren Ausfällen kann das Tauchen gefahrlos nur noch unter Behindertentauchbedingungen erlaubt werden.

**Zu 8.** Schwere Erkrankungen dieser Strukturen, in Form von Entzündungen oder Degenerationen, können durch psychische und physische Alterationen beim Tauchen zu Befundverschlechterungen und akuten Sehfunktionsminderungen führen, die unter Wasser große Gefahren heraufbeschwören können.

**Zu 9.** Schwer erkrankte Gefäße (z. B. bei Diabetes) neigen zu Blutaustritten und Ödemen, Gerinnungsstörungen, ferner (z. B. bei Sklerose) zu Thrombosen, Embolien (auch vorübergehenden) oder Degenerationen (z. B. beim Glaukom etc.), auch und gerade bei Belastungen, wie sie das Tauchen darstellen. Dadurch auftretende akute oder chronische Funktionsverschlechterungen des Sehorgans unter Wasser können lebensgefährlich werden!

**Hinweis.** Nur ein Augenarzt kann bei oder nach Augenkrankheiten oder -verletzungen den Befund beurteilen. Über die Tauchfähigkeit sollte er zusammen mit dem Taucher und/oder Tauchlehrer entscheiden.

## 26.6 Verletzungen und Erkrankungen der Augen im Tauchsport

Noch immer sind nicht alle Ursachen für Schäden nach Tauchunfällen geklärt, noch immer rätselt man, wie bestimmte Befunde zustande kommen. Aus diesem Grund erscheint es angebracht, mit besonderer Vorsicht und unter Einräumung von Sicherheitszonen Vorschriften und Regeln für das Tauchen aufzustellen.

### 26.6.1 Chlorschäden

Da viele Taucher ihre ersten Erfahrungen in Schwimmbädern sammeln, kommt es mitunter zu leichten Hornhautverätzungen durch das Chlor, mit dem das Wasser desinfiziert wird, weil die schützende Tauchermaske zu Übungszwecken (Maske ausblasen etc.) öfter abgenommen wird. Trübes Sehen und ein raues Gefühl sind die Folgen. Innerhalb von 2–3 Tagen verschwinden im Allgemeinen alle Symptome. Spätschäden wurden nicht beobachtet.

### 26.6.2 Lid-, Binde- und Hornhautverletzungen

Direkte Augenverletzungen beim Tauchen sind extrem selten. Die Tauchermaske schützt die Augen über und unter Wasser weitgehend vor Verletzungen. Daher empfehlen wir, sie schon relativ früh vor dem Tauchgang aufzuziehen. Zu berücksichtigen ist dabei allerdings, dass sie beim Tragen über Wasser schnell beschlägt. Die weitaus häufigsten Verletzungen der Augen sind Erosionen und Prellungen des vorderen Augenabschnitts und seiner Anhangsgebilde (Lider, Tränenorgane) durch die eigene Hand bzw. die Tauchermaske beim Auf- oder Absetzen derselben. Hierbei verrutschen nicht selten auch die Kontaktlinsen.

Erosionen der Hornhaut sind oft extrem schmerzhaft, sie heilen, je nach Ausdehnung, im Allgemeinen innerhalb 3–10 Tagen ab. Bei großer Ausdehnung und starken Schmerzen können (hoch gasdurchlässige) therapeutische Kontaktlinsen zur Schmerzfreiheit und besseren Heilung beitragen.

Beim Tauchen in pflanzenbewachsenen Teichen oder Wracks beobachtet man mitunter Verletzungen an der Maske vorbei. Dabei schieben sich Zweige oder Metallteile unter die Maske oder durchbohren sie in seltenen Fällen. Die hierdurch entstandenen Verletzungen können schwer sein und sogar einer chirurgischen Intervention bedürfen.

### 26.6.3 Maskenbarotrauma des Gesichts und der Augen

Beim Abtauchen ist es erforderlich, den Druck in der Tauchermaske dem Wasserdruck anzugleichen. Unterbleibt der dazu notwendige Druckausgleich oder wird er nur unvollkommen ausgeführt, so entsteht ein Unterdruck in der Maske. Die dadurch entstehende Sogwirkung kann zu Blutungen im maskenbedeckten Teil des Gesichtes und der Augen mit seinen Anhangsgebilden führen. So gefährlich ein Barotrauma der Gesichtshaut und der Augen, mit Einblutungen in die Lider und Bindehäute, auch aussieht: Dieser Zustand ist im Allgemeinen harmlos und bildet sich in wenigen Tage zurück. Die beste Prophylaxe ist natürlich der möglichst kontinuierliche Druckausgleich unter der Maske in der Abtauchphase (Abb. 26.8).

### 26.6.4 Allgemeine Probleme durch Druck auf die Augen

Der kontinuierliche Druckausgleich in der Tauchermaske ist nicht nur aus ophthalmologischer Sicht wichtig (Barotrauma der Augen, Augeninnendruckschwankungen), sondern auch aus allgemeinärztlicher. Ein plötzlich stärkerer Druck auf den Augapfel kann nämlich zu Kreislaufproblemen führen: Durch den so genannten „Valsava-Bulbusdruck-Effekt" kommt es zu Pulsverlangsamungen (Bradykardie) sowie zu peripheren und zentralen Gefäßverengungen (Vasokonstriktionen). Daraus resultieren nicht selten eine verminderte Durchblutung und Blutdruckänderungen.

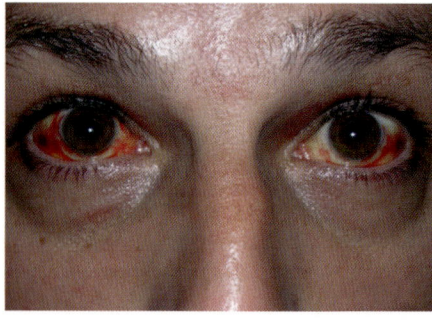

**Abb. 26.8:** Wird während des Abtauchens das Belüften der Maske vergessen, kommt es zu einer Einblutung in die Bindehaut. Dies sieht zwar dramatisch aus, verschwindet aber nach wenigen Tagen wieder ohne Folgeschäden (Foto: Dr. H. Liedtke)

### 26.6.5 Druckbedingte Augenprobleme

Das Auge besitzt keine Hohlräume, sondern ist flüssigkeitsgefüllt und damit nicht kompressibel. Der beim Abtauchen zunehmende Druck von außen ruft keinerlei sicht- und spürbare Veränderungen am Auge hervor. Der Augeninnendruck nimmt beim Abtauchen ab (eigene Druckkammerbeobachtungen) und beim Auftauchen wieder zu.

Unsere Befürchtungen, dass nach fistulierenden Grünen-Star-Operationen (Fistel zwischen Vorderkammer und Raum unter der Bindehaut zur Druckentlastung) beim Abtauchen die Filterzonen geschädigt werden, haben sich nicht bestätigt.

Druckbe- und -entlastungen beim Ab- und Auftauchen könnten theoretisch auch Netzhautprobleme auslösen; bislang gibt es aber keine Berichte von Netzhautkomplikationen im Zusammenhang mit dem Tauchen.

### 26.6.6 Dekompressionstrauma im Bereich der Augen

Die Folgen von Dekompressionstraumen oder -krankheiten (Dekotraumen) gehören sicherlich zu den gefährlichsten Zuständen, die Taucher erleben können. Dies gilt auch für das Sehorgan!

Da das Auge ein vorgeschobener Gehirnteil ist, spielen sich ähnliche Prozesse bei Dekotraumen in beiden Bereichen ab. Ausperlender Stickstoff übt Druck auf das (Nerven-)Gewebe aus und führt zu Durchblutungsstörungen sowie zu Gasembolien in den Gefäßen. Die Folgen sind Schäden an Gefäßen, Netz- und Aderhaut, Sehnerv sowie den betroffenen Arealen des Gehirns. Liegen die Schädigungen in stummen (peripheren) Bereichen, so können sie ohne subjektive Störungen verlaufen, bei Veränderungen in wichtigen Zentren werden die Ausfälle spür- und sichtbar. Bei zentralen Netzhaut- und bei Sehnervenschäden droht die Erblindung.

Amerikanische und englische Untersucher stellten fest, dass Taucher, die stets innerhalb der Nullzeit blieben, keinerlei Schäden im Augenbereich aufwiesen. Bei Tauchenden, die schon einmal Dekompressionsymptome hatten, fanden die Autoren in über 50 % der Fälle Gefäßveränderungen und vaskuläre Augenschäden in Form von verengten, erweiterten oder verhärteten Arteriolen sowie Mikroaneurysmen oder Makuladegenerationen.

**Hinweis.** Auch aus augenärztlicher Sicht gilt: Wer sicher tauchen will, tauche innerhalb der Nullzeit. Wer unbedingt länger und/oder tiefer tauchen möchte, sollte die Austauchzeiten maximieren.

# 26.7 (Sport-)Ophthalmologische Tauchberatung und -Betreuung

Die Betreuung von Sporttauchern darf sich nicht auf die Untersuchung und Befundmitteilung beschränken, sondern muss auch eine eingehende Beratung beinhalten.

## 26.7.1 Allgemeines

Bei der Abwägung der Tauchrisiken ist aber neben den Augenproblemen immer auch die besondere Situation und Persönlichkeit des Tauchwilligen in die Beurteilung mit einzubeziehen.

Obwohl ein Restrisiko nie ausgeschlossen werden kann, ist stets darauf hinzuweisen, dass die absoluten Kontraindikationen im Bereich des Sehorgans streng beachtet werden müssen. Großzügiger kann man, vor allem bei relativen Gegenanzeigen, dann urteilen, wenn man den Taucher regelmäßig, vor allem nach Tauchgängen, untersucht und betreut.

## 26.7.2 Optische Korrektur

Ist eine optische Korrektur notwendig, so muss mit dem Taucher erörtert werden, ob diese in die Tauchermaske eingeklebt werden oder mittels Kontaktlinsen erfolgen soll. Eine weitere wichtige zu klärende Frage ist, ob beide Augen fern und nah korrigiert werden sollen oder das eine fern, das andere nah (so genannte Monovision)! Besonders wichtig erscheint es in diesem Zusammenhang, einen Augenoptiker in der Nähe zu wissen, der sich mit dem Einkleben von Gläsern in die Tauchermaske, was viel Erfahrung erfordert, auskennt. Oft weiß der nächstgelegene Augenoptiker zumindest, wer von seinen Kollegen in der näheren oder weiteren Umgebung derartige Arbeiten durchführt. Oft ist es sinnvoll, gleich zwei Masken optisch ausstatten zu lassen. Schon einmaliges Herunterfallen kann die Maske samt Korrektur zerstören, was vor allem im Ausland jeden weiteren Tauchgang unmöglich macht. Korrigierende Gläser müssen den Augenabstand berücksichtigen und optimal zentriert sein. Das Tauchermaskengesichtsfeld sollte so groß wie möglich sein.

Trägt der Taucher Kontaktlinsen, so sollte man, vor allem bei größeren, meist sehr teuren Tauchreisen, neben mehreren Paaren Ersatzlinsen immer auch eine korrigierte Tauchermaske zusätzlich mitführen, falls die Linsen wegen Entzündungen, UV-Lichtschäden u. a. nicht getragen werden können.

Bei Nachuntersuchungen ist in jedem Falle die (korrigierte) Tauchermaske zu kontrollieren und durch sie die Sehschärfe, fern und nah, zu prüfen.

### 26.7.3 Funktionsminderungen der Augen

Angeborene oder erworbene Funktionsminderungen des Sehorgans müssen vom Augenarzt genau geklärt, dem Patienten beschrieben und die daraus erwachsenden Probleme und Gefahren erläutert werden. So ist ein praktisch oder tatsächlich einäugiger Taucher darauf hinzuweisen, dass er unter Wasser kein Stereosehen und nur ein schlechtes Raumsehen hat, somit Abstände noch schlechter einschätzen kann als ein Taucher mit normalem beidäugigem Sehen.

Wie erwähnt, ist ein Taucher bei Einäugigkeit darauf hinzuweisen, dass sich Tauchpartner, Uhren, Austauchtabellen und abzulesende Instrumente (Uhren, Tiefenmesser, Finimeter etc.) beim Tauchgang stets auf der Seite des funktionstüchtigen Auges befinden müssen.

### 26.7.4 Tauchunfallprophylaxe

Ein möglichst kontinuierlicher Druckausgleich in der Tauchermaske beim Abtauchen hilft zum einen ein Gesichts- und Augenbarotrauma und zum andern allgemeine Kreislaufprobleme durch den „Valsalva-Effekt" zu vermeiden. Sicher ist es auch sonst für die Augen besser, keine großen Druckschwankungen zu erleiden.

Zur Dekompressionstraumavorsorge sollten Taucher, wie ebenfalls bereits erwähnt, möglichst innerhalb der Nullzeit tauchen und, wenn länger und/oder tiefer, die Austauchzeiten streng einhalten, ja eher noch verlängern (unter möglichst genauer Berechnung des gesamten Pressluftverbrauchs!).

### 26.7.5 Verletzungen und Erkrankungen der Augen

Risiken durch Augenkrankheiten, nach Augenoperationen etc. müssen dem Patienten möglichst genau, am besten schriftlich erklärt werden. Die Tauchtauglichkeit nach Augenoperationen ist nur individuell festzustellen. Im Zweifel sollte man die postoperativen Tauchkarenzzeiten lieber etwas länger wählen und die Untersuchungsintervalle kürzer.

## 26.8 Anmerkungen zum G 31 aus augenärztlicher Sicht

Während sich das bisher Gesagte auf das Amateur-(Sport-)Tauchen bezog, befasst sich der Grundsatz G 31 mit dem Berufstauchen.

Grundsätzlich müssen hier die gleichen Untersuchungen durchgeführt werden, und es gelten die gleichen Kontraindikationen und Vorsichtsmaßnahmen wie beim

Sporttauchen, zumal die Bedingungen in vielen Fällen gleich oder ähnlich sind. Einige Unterschiede gibt es allerdings doch:

### 26.8.1 Grundsätzliches

Berufliches Tauchen in Caissons, in Trockentauchanzügen, mit Pressluft, Sauerstoff-Edelgas-Gemischen, geschlossenen Systemen etc. erfolgt, im Gegensatz zum Sporttauchen, nach arbeitsrechtlichen Grundsätzen. Die Maßstäbe sind dabei andere. Vorübergehende absolute Tauchkontraindikation heißt hier Arbeitsunfähigkeit, dauernde bedeutet Berufsunfähigkeit.

### 26.8.2 Gefahren

Für Arbeiten, die mit Erschütterungen (durch Pressluft- oder Dampfhammer-arbeiten) einhergehen und durch die Netzhautablösungen drohen, sind gefährdende Netzhautdegenerationen auszuschließen oder zu beseitigen.

Der im BG-Grundsatz (G 31) verankerte Ausschluss von Menschen, die „hochgradige Myopien mit Veränderungen des Augenhintergrundes" aufweisen, ist nach unserer Meinung nicht sinnvoll. Schließlich kommt es zum einen entscheidend auf die Art der Degenerationen an und zum zweiten liegt nachgewiesenermaßen die Zahl der Netzhautablösungen bei mittleren Myopien erheblich höher.

Stunden- bis tagelange Arbeiten im Überdruckmilieu können eher zu ausgeprägten Dekompressionstraumen führen als die kurzen Drucklufttauchgänge. Deshalb erscheinen intensive Untersuchungen einmal im Jahr, auch der Augen, sinnvoll und notwendig.

Die Sehschärfe (Visus) und damit auch die Korrektur muss bei Präzisionsarbeiten, im Gegensatz zu Freizeitaktivitäten unter Wasser, so optimal wie möglich sein. Dennoch reicht für die allermeisten Tätigkeiten ein Visus von 0,5 mit optimaler Korrektur aus. Bei Tätigkeiten „im Trockenen" (Überdruck-Caisson) sind für die Arbeit sogar normale Brillenkorrekturen möglich.

Der Ausschluss von Menschen mit „erheblichem Nystagmus" (G 31) ist u. E. nicht sinnvoll, weil zu ungenau. Eine Grenzsehschärfe von 0,5 erscheint auch hier als Kriterium erheblich besser geeignet.

### 26.8.3 Sehfunktionsminderungen und Tauchkontraindikationen

Die relativen und absoluten Tauchkontraindikationen der Sporttaucher (s. oben) sollten auch für das Beruftauchen gelten.

So halten wir auch hier z. B. ein Restgesichtsfeld von 60° horizontal und 50° vertikal für ausreichend sowie ein Stereosehen für verzichtbar. Zustände nach frischen Augenoperationen bis zur Wundheilung, schwere Entzündungen, enge Kammerwinkel stellen u.E. einen Grund dar, die Patienten krank zu schreiben.

---

**Tipps für Tauchlehrer**

1. Fehlsichtige Tauchschüler sollten mit korrigierter Tauchermaske oder mit Kontaktlinsen unter der Maske tauchen. Das Ausblasen der Maske mit Kontaktlinsen sollte, zur Vermeidung von Linsenverlusten, im Hallenbad geübt werden.
2. Kontaktlinsentragende Fehlsichtige sollten, v. a. bei längeren Tauchzeiten, immer zusätzlich eine korrigierte Tauchermaske mitführen.
3. Sehen und gesehen werden: Leuchtend gelbe oder grüne Ausrüstungsgegenstände (Jacket, Flossen, Flasche) sind ein Beitrag zur Sicherheit unter Wasser. Ein Tauchlehrer, schwarz in schwarz gekleidet, ist kein sonderlich gutes Vorbild.
4. Es werde Licht: Leistungsstarke Tauchlampen lassen die Unterwasserwelt in unvermuteter Farbenfülle erscheinen – auch tagsüber!
5. Für Nachttauchgänge muss **jeder** Taucher einer Tauchgruppe mit 2 Lampen ausgerüstet werden.

---

## Weiterführende Literatur

1. Clarke B, Goddard J: Die Forelle und die Fliege. Verlag Müller Rüschlikon, Cham, Schweiz, 1998
2. Day RT: Pupil cycle time in the long-term neurologic assessment of divers. Undersea and Hyperbaric Med 1994; 21(1): 31–41
3. Holden R, Morsman CD, Lane CM: Ocular fundus lesions in sports divers using safe diving practices. Brit J Sports Medicine 1992; 26(2): 90–92
4. Holland R: Tauchen mit Kontaktlinsen. NOJ 2001; 7(8): 47–56
5. Ostochowics MZ: History of the ophthalmological investigations in decompression sickness. Bull. of the Institute of Maritime and tropical Medicine in Gdynia 1987; 38 (3–4): 207–209
6. Polkinghorne PJ, Sehmi K, Cross MR, Minassian D, Bird AC: Ocular fundus lesions in divers. Lancet 1988; 2: 1381–1383
7. Schnell D: Das kann ins Auge gehen. Verlag Sport und Buch Strauß, 1997
8. Schnell D Auge und Tauchsport. In: Roggenbach, H.J. (Hrsg.): Tauchmedizinische Fortbildung. Verlag Stephanie Naglschmid, 1999, S 267–282
9. Schnell D: Sportophthalmologische Aspekte des Tauchsports. Teil 1. Z Prakt Augenheilkd 2002; 23: 457–462
10. Schnell D: Sportophthalmologische Aspekte des Tauchsports. Teil 2. Z Prakt Augenheilkd 2003; 23: 27–34
11. Schnell D: Sport mit Kontaktlinsen. Z Prakt Augenheilkd (Sonderveröffentlichung) 2003: 1–32

# 27 Tauchtauglichkeit auf dem Hals-Nasen-Ohren-Gebiet

*Ch. Klingmann*

Mehr als 80 % aller Erkrankungen von Tauchern fallen in das HNO-Gebiet. In den frühen Jahren des Tauchens, das sich vor allem im Militär- und Hochseebereich abspielte, durften nur Taucher ohne HNO-ärztliche Vorerkrankungen tauchen. Inzwischen hat sich der Tauchsport zu einem Breitensport entwickelt, den auch Interessierte durchführen wollen, die schon einmal am Ohr, der Nase oder im Rachen operiert wurden.

In diesem Kapitel geht es um die Einschätzung, aber auch um die Wiedererlangung der Tauchtauglichkeit. Viele Taucher entwickeln erst im Laufe ihrer Tauchkarriere ein HNO-Problem. Hier werden Möglichkeiten aufgezeigt, die Tauchtauglichkeit wieder herzustellen.

## 27.1 Einleitung

Viele Taucher müssen das Tauchen aufgrund von Problemen im HNO-Bereich aufgeben. Andere können das Tauchen erst gar nicht beginnen, oft wegen Schwierigkeiten mit der Belüftung des Ohres. Es gibt sehr viele Erkrankungen im HNO-Bereich, die mit einer vorübergehenden Tauchtauglichkeit nicht vereinbar sind oder sogar ein absolutes Tauchverbot nach sich ziehen.

In diesem Kapitel werden akute Erkrankungen oder Probleme beschrieben, die zu einer Tauchuntauglichkeit führen, sowie Zustände nach Unfällen oder Operationen, die eine Gefährdung bei der Ausübung des Tauchsports darstellen können.

## 27.2 Ohr

### 27.2.1 Äußeres Ohr

Abbildung 27.1 zeigt einen normal angelegten Gehörgang.

#### Einengungen des Gehörgangs

Es gibt vorübergehende Verengungen und permanente Einengungen der Gehörgangs. Erstere führen zu einer vorübergehenden Tauchuntauglichkeit, während Letztere, abhängig vom Maß der Einengung, bleibende Tauchuntauglichkeit nach sich ziehen können.

**Permanente Einengungen des Gehörgangs.** Die häufigsten Einengungen des Gehörgangs bei Tauchern und Schwimmern werden durch Exostosen (s. u.) verursacht. Selten gibt es angeborene Fehlbildungen des Gehörgangs, nur teilangelegte Gehörgänge oder es kommt durch chronische Entzündungen zu einem bindegewebigen Verschluss des Gehörgangs.

**Vorübergehende Einengung des Gehörgangs.** Die häufigste Ursache für Ohrprobleme überhaupt stellt die **Gehörgangsentzündung** dar. Gerade in tropischen Gewässern klagen manche Taucher nach jedem Tauchgang über quälenden Juckreiz des Gehör-

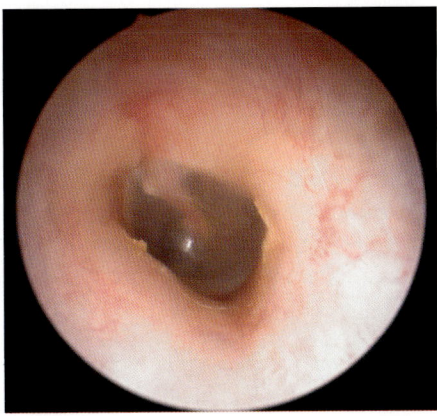

**Abb. 27.1:** Endoskopisches Bild des Gehörgangs und des Trommelfells. Es handelt sich um ein linkes Ohr. Man erkennt das an dem nach links zeigenden Hammergriff, der ungefähr bei 11 Uhr von der Mitte des Trommelfells nach links zieht. Der Gehörgang ist nicht gerötet, geschwollen oder eingeengt

gangs. Schreitet die Entzündung fort, so schwillt der Gehörgang an oder es tritt eine Schwellung der gesamten Ohrmuschel auf. Um zu verhindern, dass die Entzündung weiter fortschreitet, sollte man schon bei beginnenden Symptomen auf das Tauchen verzichten. Bei einer Schwellung des Gehörgangs ist die Belüftung gestört und die Tauchtauglichkeit vorübergehend aufgehoben.

Mehr zur Gehörgangsentzündung, ihrer Therapie und vor allem der Prophylaxe siehe Kapitel 10.

**Cerumen (Ohrenschmalz)** kann den Gehörgang komplett verlegen, so dass ein Barotrauma des Außenohrs entstehen kann. Patienten, die zu starker Ohrenschmalzproduktion neigen, ist anzuraten, sich das Ohr vor dem Tauchurlaub kontrollieren zu lassen, um es gegebenenfalls zu reinigen.

**Ohrenstöpsel** verschließen den Gehörgang. Beim Abtauchen kommt es zu einer Volumenverringerung der eingeschlossenen Luft im Gehörgang. Folge ist eine Schädigung der Gehörgangshaut, eine Einblutung in den Gehörgang und möglicherweise eine Trommelfellverletzung. Aus diesem Grund sind Ohrenstöpsel beim Tauchen absolut verboten. Der gleiche Effekt tritt bei **Fremdkörpern** im Gehörgang auf, die diesen hermetisch abschließen.

**Eng anliegende Kopfhaube:** Auch hierbei kommt es beim Abtauchen zu einer Volumenminderung im Gehörgang, so dass Schmerzen, Blutungen und schlimmstenfalls sogar eine Verletzung des Trommelfells die Folge sein können. Man sollte diesem Problem durch Perforation der Kopfhaube im Bereich des Gehörgangs vorbeugen, wenn die Kopfhaube zu einem hermetischen Abschluss des Gehörgangs führt.

**Hinweis.** Ohrenstöpsel und eng anliegende Kopfhauben verursachen eine druckbedingte Schädigung des Gehörgangs beim Abtauchen. Schmerzen, Blutungen oder sogar ein Trommelfellriss drohen. Ohrenstöpsel sind deshalb beim Tauchen verboten und Kopfhauben sollten im Bereich des Ohres mit einer heißen Stricknadel perforiert werden.

### Gehörgangsexostosen

Exostosen treten bei Tauchern gehäuft auf, da sie wiederholt kaltem Wasser ausgesetzt sind und meist auch schon in der Kindheit viel Wasserkontakt hatten. Es handelt sich bei Exostosen um gutartige Knochenwucherungen mit langsamer Wachstumstendenz, die aus kompakten Knochen bestehen und oft breitbasig der Gehörgangswand anliegen. Sie kommen vielfach beidseitig vor. Meist fallen Exostosen als Zufallsbefund bei einer HNO-ärztlichen Untersuchung auf und verursachen beim Patienten keine Probleme (Abb. 27.2). Exostosen können jedoch eine Größe erreichen, die zu einer fast vollständigen Verlegung des Gehörgangs führt. Dann treten wiederkehrende Gehörgangsentzündungen auf, Hörverschlechterungen oder ein Barotrauma des Außenohrs. Man erkennt auch bei der Ohrinspektion den unterschiedlichen Aspekt der Gehörgangshaut, die häufig gerötet und gereizt erscheint (Abb. 27.3).

**Therapie.** Werden Exostosen symptomatisch, so können sie in örtlicher Betäubung oder in Vollnarkose abgetragen werden. Hierzu muss die Haut von der Exostose gelöst werden, um den überschießenden Knochen mit dem Bohrer oder Meißel zu entfernen. Anschließend wird die Gehörgangshaut zurückgeschlagen und der Gehörgang für 3 Wochen mit einer Tamponade ausgefüllt.

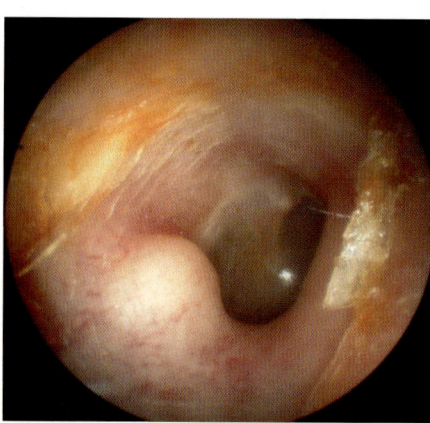

**Abb. 27.2:** Bei 7 Uhr erkennt man eine kleine Exostose, die keinen Krankheitswert hat. Am Eingang des Gehörgangs erkennt man etwas Ohrenschmalz, der dem Schutz des Gehörgangs vor Infektionen dient

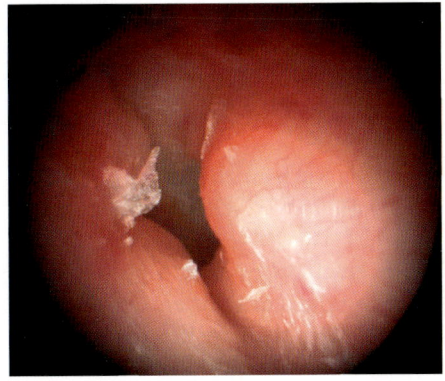

**Abb. 27.3:** Bei dieser ausgeprägten Form der Exostosenbildung kann man das Trommelfell kaum mehr erkennen. Zusätzlich fällt die Rötung der Gehörgangshaut auf, die die chronische Reizung widerspiegelt. Kommt es zu Belüftungsstörungen oder wiederkehrenden Infektionen, sollten die Exostosen abgetragen werden

**Hinweis.** Gehörgangsexostosen treten häufig auf, stellen aber selten ein Problem dar. Nur bei immer wiederkehrenden Infektionen oder Belüftungsstörungen des Gehörgangs müssen sie operativ abgetragen werden.

## 27.2.2 Mittelohr

Grundsätzlich gilt jeder Taucher ohne ausreichende Belüftung des Mittelohrs als tauchuntauglich. Belüftungsstörungen können vorübergehender Natur oder durch permanente krankhafte Veränderungen verursacht sein.

### Tubenbelüftungsstörungen (Probleme mit dem Druckausgleich)

Fast jeder Taucher musste schon einmal das Tauchen wegen Problemen mit dem Druckausgleich abbrechen. Jeder vierte Taucher der Heidelberger Tauchersprechstunde stellte sich wegen Druckausgleichsproblemen beim Tauchen vor.

Druckausgleichsproblemen liegen fast immer Störungen der Tubenfunktion zugrunde, die zu einer erschwerten oder unmöglichen Belüftung der Pauke führen. Selten führen Raumforderungen im Nasenrachen zu einer mechanischen Kompression der Ohrtrompete.

Grundsätzliches Problem der Ohrtrompete ist die verhältnismäßig kurze Zeit, in der große Volumenschwankungen im Mittelohr stattfinden und durch die Ohrtrompete ausgeglichen werden müssen. Die Ohrtrompete ist an ein „normales" Leben über Wasser angepasst, aber nicht an die Anforderungen der schnellen Druckzunahme unter Wasser. Tauchende Säugetiere haben dieses Problem gelöst, da sie einen Gefäßschwamm im Mittelohr besitzen, der sich beim Abtauchen mit Blut füllt und so die Notwendigkeit, das Mittelohr mit Luft zu füllen, unnötig macht. Als tauchender Mensch ist man jedoch auf eine gut funktionierende Ohrtrompete angewiesen.

**Maßnahmen unter Wasser.** Mindestens so wichtig wie medizinische Maßnahmen sind die korrekten Verhaltensweisen unter Wasser. Grundsätzlich sollte man mit den Füßen zuerst abtauchen, denn hierdurch reduziert sich der venöse Druck im Kopf und dessen Schleimhäuten, so dass sie weniger geschwollen sind. Man sollte den Druckausgleich schon an der Wasseroberfläche beginnen und die ersten Meter alle 30 cm Wassertiefe durchführen. Wichtig ist es, langsam abzutauchen! Es empfiehlt sich, besser ein bis zwei Kilo mehr Blei mitzunehmen, damit man langsam und sicher abtauchen kann.

Jeder Taucher kennt das Gesetz von Boyle-Mariotte, doch setzen Taucher mit Druckausgleichsproblemen diese Erkenntnisse häufig nicht um. Entscheidend ist, dass im Bereich bis 5 m Wassertiefe die größten Druckschwankungen auftreten. Daher sollte man diesen Bereich beim Tauchen meiden, wenn man an einer Tubenbelüftungsstörung leidet.

Das Ohr und die Ohrtrompete vergessen keinen Druckausgleich, der zu spät durchgeführt wurde. Jeder unterlassene Druckausgleich führt zu einer kleinen Entzündung und Schwellung der Schleimhaut, weshalb viele Taucher im Verlauf des Urlaubs eine schlechter werdende Tubenfunktion aufweisen. Aus diesem Grund muss der Druckausgleich immer frühzeitig durchgeführt werden (s. auch Kompaktinformation).

**Hinweis.** Abschwellende Nasentropfen dürfen auf keinen Fall zur Verbesserung der Tubenfunktion eingesetzt werden. Sie sind bis 12 Stunden vor dem Tauchen verboten. Andernfalls kann eine Umkehrblockierung auftreten, die das Auftauchen verhindert.

**Klinische Untersuchung.** Lassen sich durch oben genannte Maßnahmen die Schwierigkeiten mit der Ausübung des Druckausgleichs nicht beheben, sollte auf jeden Fall eine HNO-ärztliche Untersuchung durchgeführt werden, da hierbei seltenere Ursachen wie z. B. Zysten im Nasenrachen (Abb. 27.4), Tumoren, chronische Nebenhöhlenentzündungen, Zustände nach Verschluss einer Gaumen-Lippen-Kieferspalte oder Adenoide (so genannte „Polypen") ausgeschlossen werden können. Der HNO-Arzt inspiziert mikroskopisch das Trommelfell und blickt mit dem Endoskop in den Nasenrachen. Außerdem führt er eine Tympanometrie durch, also einen Funktionstest der Ohrtrompete. Fällt der Test normal aus, so heißt das nicht, dass die Tube für das Tauchen ausreichend gut funktioniert, sondern lediglich, dass keine schwerwiegende

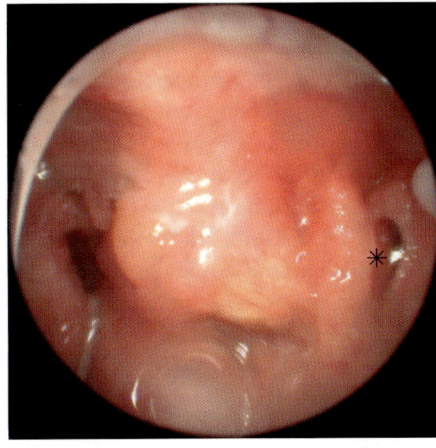

**Abb. 27.4:** Endoskopischer Blick durch die Nasenhaupthöhle in den Nasenrachen. Man erkennt eine Nasenrachenzyste, die den Eingang in die linke Ohrtrompete (Sternchen auf der rechten Bildseite) einengt

Funktionsstörung vorliegt. Die Ursache für Tubenbelüftungsstörungen von Tauchern ist in vielen Fällen eine chronische Entzündung der Schleimhaut der oberen Atemwege.

**Fallbeispiel.** Eine 38-jährige Tauchlehrerin von den Seychellen klagt über seit Jahren zunehmende Druckausgleichsbeschwerden. Inzwischen ginge es soweit, dass sie nur noch an besonders guten Tagen einen Tauchgang machen könne. An Tauchausbildung sei nicht mehr zu denken und sie arbeite nur noch am Schalter der Tauchbasis. In ihrer Vorgeschichte gäbe es keine besonderen Ereignisse oder Erkrankungen. Der HNO-ärztliche Untersuchungsbefund zeigte keine Auffälligkeiten. Sie wurde angewiesen, ein Tubentraining durchzuführen: 50-mal Druckausgleich am Tag, 3-mal täglich Inhalationen und Nasenspülungen mit Kochsalzlösung, die Trinkmenge auf 3 l am Tag erhöhen und für 3 Monate die Verwendung eines örtlich wirkenden Kortisonsprays. Schon bald anschließend kommt die erste E-Mail von den Seychellen, in der die Tauchlehrerin berichtet, sie könne inzwischen jeden Tag einen Ausbildungstauchgang durchführen. Ein Jahr später schreibt sie, dass der Zustand nicht komplett normalisiert sei, aber sie wieder zwei Tauchgänge am Tag ausüben könne.
**Verdachtsdiagnose:** chronische Reizung der Schleimhaut der Ohrtrompete (Epipharyngitis chronica).

## Kompaktinformation

**Verhaltensmaßregeln unter Wasser**

1. Mit den Füßen zuerst abtauchen
2. Druckausgleich an der Oberfläche beginnen
3. Die ersten Meter beim Abtauchen alle 30 cm Wassertiefe Druckausgleich durchführen
4. Nicht im Flachwasserbereich Jojo-Profile tauchen
5. Tiefer als 5 m bleiben
6. Wenn möglich, längere tauchfreie Pausen
7. Keine Nasentropfen

**Therapeutische Maßnahmen.** Fällt die HNO-ärztliche Untersuchung normal aus, aber der Taucher leidet trotzdem unter Tubenbelüftungsstörungen, können verschiedene Maßnahmen durchgeführt werden. Die Ohrtrompete kann regelrecht trainiert und gepflegt werden. Zuerst sollte die Trinkmenge auf 3 l Flüssigkeit (kein Alkohol, kein Schwarztee, kein Kaffee) am Tag erhöht werden. Mehrmalige Inhalationen mit Kochsalz (einen Esslöffel Kochsalz pro Liter Wasser) über 10 min befeuchten die Schleimhaut und reduzieren den Entzündungsreiz.

Eine Steigerung stellt die Nasenspülung dar. Ist das Inhalationswasser abgekühlt, kann man es lauwarm durch die Nasen einziehen und durch den Mund ausspucken. Das klingt zwar wenig appetitlich, pflegt die Nasenschleimhaut jedoch ungemein.

Am wichtigsten ist jedoch ein fortlaufendes Training der Ohrtrompete. Mithilfe der Durchführung eines Druckausgleichs nach Frenzel alle 10 min und mindestens 50-mal am Tag wird die Muskulatur der Ohrtrompete trainiert. Durch diese Maßnahmen kommt es mit der Zeit zu einer immer besser funktionierenden Tubenfunktion.

---

**Hinweis.** Wichtigste Maßnahme bei Tubenbelüftungsproblemen ist das regelmäßige Durchführen eines Druckausgleichs. Man kann damit keinen Schaden anrichten und trainiert hierbei die Muskulatur der Ohrtrompete, ähnlich wie die Muskulatur des Bewegungsapparats beim Laufen trainiert wird.

---

Eine weitere medikamentöse Therapieoption stellt die Anwendung eines örtlich wirkenden Kortisonsprays für die Nase dar. Es wird über einen längeren Zeitraum angewendet (mindestens 6 Wochen) und beginnt erst nach ca. 1–2 Wochen zu wirken. Man braucht sich keine Sorgen wegen der Nebenwirkungen zu machen, da moderne Kortisonsprays nur an der Schleimhaut der oberen Atemwege und nicht systemisch wirken. Es ist jedoch unerlässlich, einen HNO-Arzt aufzusuchen, bevor man diese Maßnahmen durchführt, da es andere Ursachen für Druckausgleichsprobleme geben kann.

---

### Kompaktinformation

**Maßnahmen bei Tubenbelüftungsproblemen**

1. Trinkmenge 3 l
2. Inhalation 3-mal täglich mit Kochsalz
3. Nasenspülung mit Kochsalzlösung
4. Tubentraining (alle 10 min, mind. 50-mal/Tag)
5. ggf. abschwellende Nasentropfen für 1 Woche (Tauchverbot)
6. ggf. örtlich wirkendes Kortisonspray
7. HNO-ärztliche Kontrolle!

## Weitere Mittelohrbelüftungsstörungen

Akute Mittelohrentzündungen kommen häufig vor. Meistens führt eine Erkältung zu einer Verlegung der Ohrtrompete, so dass ein Unterdruck im Mittelohr entsteht. Durch eine bakterielle oder virale Keimbesiedlung, die durch die Ohrtrompete aufsteigt, können heftige Schmerzen auftreten.

Therapiert wird eine Mittelohrentzündung durch abschwellende Nasentropfen, Inhalation, gegebenenfalls Antibiotikagabe und ausreichende Schmerzmittelverabreichung. Als Komplikation können Zellgifte der Infektion auf das Innenohr übertreten, so dass eine Hörminderung, ein Ohrgeräusch und/oder Drehschwindel entstehen. In diesen Fällen muss ein Trommelfellschnitt (Parazentese) durchgeführt und durchblutungsfördernde Medikamente verabreicht werden.

Während des akuten Infekts besteht ein Tauchverbot. Häufig verbleibt nach der akuten Infektion noch ein Erguss hinter dem Trommelfell, der ebenfalls vollständig abgeklungen sein muss.

**Paukenerguss.** Durch eine chronische Tubenbelüftungsstörung kann es unabhängig von einer akuten Infektion zu einer Ergussbildung hinter dem Trommelfell kommen (Abb. 27.5). Wichtig ist in diesen Fällen eine Inspektion des Nasenrachens, um eine Verlegung der Ohrtrompete auszuschließen. Bis wieder eine regelrechte Mittelohrbelüftung herrscht, darf nicht getaucht werden.

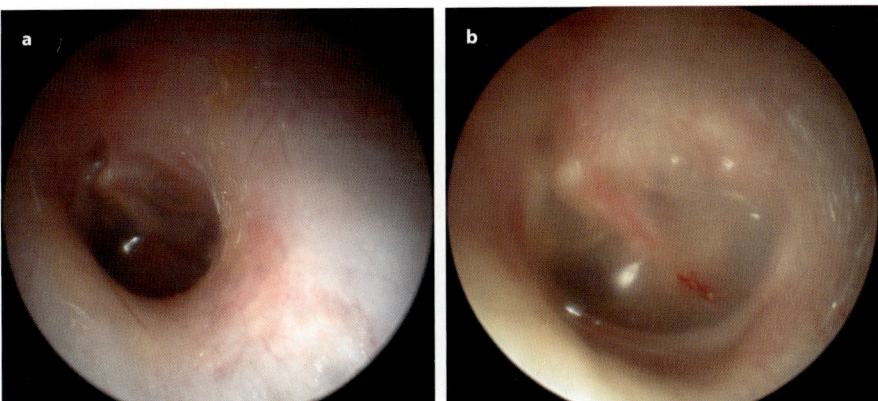

**Abb. 27.5: a** Blick auf das linke Trommelfell. Der Taucher hat durch einen unterlassenen Druckausgleich eine Reizung der Mittelohrschleimhaut verursacht. Dadurch hat sich ein bernsteinfarbenes Sekret gebildet, das das Hören und die Mittelohrbelüftung einschränkt. Man erkennt, dass das Mittelohr zur Hälfte gefüllt ist. **b** Nach dem Trommelfellschnitt, der noch als kleine Blutung in das Trommelfell zu erkennen ist (bei 5 Uhr), normalisiert sich das Hörvermögen sofort. Der Trommelfellschnitt schließt sich innerhalb weniger Stunden wieder

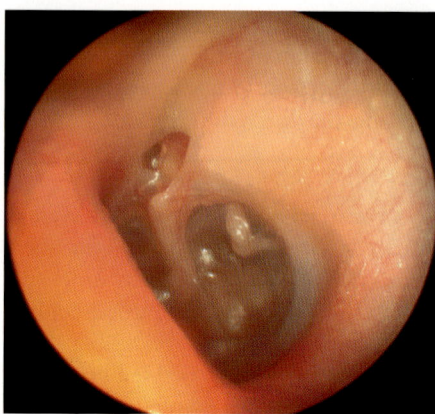

**Abb. 27.6:** Durch eine chronische Tubenbelüftungsstörung hat sich das Trommelfell in Richtung Mittelohr verlagert und liegt dem Amboss-Steigbügelgelenk an (bei 1 Uhr). Dieser Befund ist Ausdruck der schlechten Funktion der Ohrtrompete.

**Paukenröhrchen.** Bei chronischen Tubenbelüftungsstörungen werden gelegentlich Paukenröhrchen angewendet. Es handelt sich hierbei um kleine Kunststoff- oder Goldröhrchen, die in das Trommelfell eingelegt werden und innen hohl sind, so dass Luft in die Paukenhöhle strömen kann. Dies bedeutet aber auch, dass beim Tauchen Wasser in das Mittelohr strömen würde mit der Gefahr eines Schwindelanfalls. Zusätzlich kann es bei Einströmen von Wasser zu Infektionen des Mittelohrs kommen. Bis zur Entfernung der Paukenröhrchen sowie einer kompletten Ausheilung und Wiederherstellung der Mittelohrbelüftung darf deshalb nicht getaucht werden.

**Adhäsivprozess.** Durch eine chronische Tubenbelüftungsstörung kann das Trommelfell in Richtung Mittelohr verlagert werden und sich den Gehörknöchelchen oder direkt der medialen (in Richtung Kopfmitte) Paukenwand anlegen. Es besteht dann eine mehr oder minder ausgeprägte Schallleitungsstörung. Das Trommelfell ist durch den chronischen Unterdruck im Mittelohr meist ausgedünnt (atroph; siehe auch Trommelfellnarben; Abb. 27.6). In solchen Fällen besteht ein Tauch verbot.

**Tauchtauglichkeit nach einem Mittelohrbarotrauma.** Wie lange nach einem Mittelohrbarotrauma ein Tauchverbot herrscht, ist sehr unterschiedlich. Man kann sagen, dass bei einer leichtgradigen Rötung des Trommelfells das Tauchen direkt wieder möglich ist. Bei einer Blutung ins Mittelohr sollte mind. 1–2 Wochen mit dem Tauchen gewartet werden. Ein Trommelfellriss sollte nach einem spontanen oder operativen Verschluss mind. 3 Monate nicht belastet werden. Entscheidend sind die Stabilität des Trommelfells und die ausreichende Belüftung des Mittelohrs. Liegt beides vor, kann wieder getaucht werden.

Es stellt sich regelmäßig die Frage, was man machen soll, wenn es bereits am Anfang eines Urlaubs zu Problemen kommt. Schließlich möchte man nicht auf die schönen Tauchgänge des teuren Urlaubs verzichten. Risiken sollte man jedoch nicht eingehen, da eine bleibende Trommelfellschädigung die Tauchkarriere beenden und das Hörvermögen verschlechtern kann.

## Trommelfellnarben

Trommelfellnarben können verschiedene Ursachen haben: durchlittene Mittelohrentzündungen, traumatische Trommelfellverletzungen (z. B. durch das Tauchen oder einen Schlag auf das Ohr), Operationen in der Vergangenheit, chronische Tubenbelüftungsstörungen, Knocheneiterungen (Otitis media chronica epitympanalis) und vieles mehr.

**Risiko beim Tauchen.** Kommt es beim Tauchen zu einem Einriss des Trommelfells, dringt Wasser aus dem Gehörgang in das Mittelohr ein. Hierdurch wird das Gleichgewichtsorgan einseitig stimuliert. Es können Drehschwindel, Übelkeit und Erbrechen sowie Orientierungslosigkeit auftreten. Diese Symptome können den Taucher zu Panikreaktionen veranlassen, so dass die Gefahr eines unkontrollierten Notaufstiegs mit anschließendem Lungenbarotrauma besteht. Konsequent weitergedacht besteht dann, bei Auftreten einer Gasembolie, die Gefahr einer zentralen arteriellen Embolie, die zum Tod führen kann.

Aber auch wenn der Trommelfelleinriss „nur" zu einer Verletzung des Trommelfells führt, ist zumindest der Tauchurlaub beendet, und je nach Ausprägung des Befundes ist die Tauchtauglichkeit auf längere Sicht oder schlimmstenfalls für immer aufgehoben. Deshalb sollte bei jeder Tauchtauglichkeitsuntersuchung eine gründliche Ohrinspektion stattfinden.

> **Hinweis.** Durch ein Loch im Trommelfell kann es zu Drehschwindel, Übelkeit und Orientierungslosigkeit kommen. Reagiert der Taucher mit Panik und führt einen unkontrollierten Notaufstieg durch, besteht die Gefahr eines schweren Tauchunfalls.

Für die Beurteilung der Tauchtauglichkeit ist es entscheidend, ob das Trommelfell den Druckschwankungen, die beim Tauchen auftreten können, standhält. Diese Frage ist nicht immer leicht zu beantworten. Das Trommelfell muss mikroskopisch inspiziert werden und die Tubenfunktion durch ein Valsalva- und Toynbee-Manöver überprüft werden. Man darf jedoch aufgrund einer mangelnden Trommelfellbeweglichkeit noch nicht darauf schließen, dass das Mittelohr nicht belüftet ist, da Trommelfellbewegungen so diskret sein können, dass sie nicht sicher unter dem Mikroskop beurteilbar sind.

Mit Hilfe einer Tympanometrie kann durch einen kurzen Test die Compliance (Beweglichkeit) des Trommelfells beurteilt werden. Während einer Tympanometrie wird das Ohr mit einem Prüfton bei unterschiedlichen Druckverhältnissen im Gehörgang beschallt, und durch Aufzeichnung der Schallantwort können Rückschlüsse über die Trommelfellbeweglichkeit und die Belüftung des Mittelohrs gezogen werden. Das Problem der Tympanometrie ist jedoch, dass sie häufig normal ausfällt, der

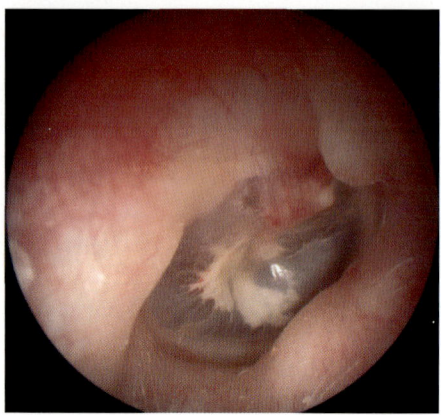

**Abb. 27.7:** Auf diesem Bild erkennt man ein ausgedünntes Trommelfell, das zentral noch eine Verkalkung aufweist. Als Nebenbefund zeigen sich Exostosen des Gehörgangs

Taucher jedoch trotzdem über eine behinderte Mittelohrbelüftung klagt. Manchmal kann man dieses Problem nicht anders bewältigen, als dass man den Taucher einen Probetauchgang in einer Druckkammer oder im Schwimmbad durchführen lässt.

**Atrophe Narben.** Bei atrophen Narben handelt es sich um Schwachstellen des Trommelfells, bei denen ein Trommelfelldefekt durch „minderwertiges" Bindegewebe ersetzt wurde, so dass das Trommelfell an dieser Stelle instabil ist. Es kommt auch vor, dass ein chronischer Unterdruck im Mittelohr das Trommelfell verändert, so dass atrophe Bereiche (ausgedünnte Stellen) entstehen. Dann kann es sogar beim Schnäuzen zu einem Loch im Trommelfell kommen. Wann ein Trommelfell als atroph gilt bzw. noch ausreichend stabil ist, ist schwer zu beurteilen und benötigt sehr viel Erfahrung. Im Zweifel ist die Vorstellung beim Spezialisten mit Taucherfahrung empfehlenswert. Wölbt sich das Trommelfell an einer atrophen Stelle während des Druckausgleichs vor, spricht man von einer **instabilen** atrophen Narbe (Abb. 27.7). Ein solches Trommelfell ist den Belastungen beim Tauchen nicht gewachsen und deshalb nicht mit dem Tauchen zu vereinbaren. Allerdings kann man ein atrophes Trommelfell operativ stabilisieren (s. u.).

**Fallbeispiel.** Ein 45-jähriger Tauchlehrer von den Malediven stellt sich wegen mehrfach wiederkehrender Trommelfellrisse auf der linken Seite in Heidelberg vor. Er beklagt, dass er vor 2 Jahren das erste Mal einen Trommelfellriss hatte, als er einem Tauchschüler zur Hilfe eilen musste. Seitdem käme es bei unspektakulären Tauchgängen immer wieder zum Riss des Trommelfells. Dies werde nicht als schmerzhaft empfunden, sondern falle ihm nur durch den Luftaustritt aus dem Gehörgang auf. Erst innerhalb von Stunden würden sich starke Ohrenschmerzen entwickeln. Die mikroskopische Untersuchung des Trommelfells zeigt eine atrophe Narbe, die ungefähr ein Viertel des Trommelfells ausmacht. Es wird ein ambulanter Operationstermin vereinbart, um das Trommelfell an dieser Stelle in örtlicher Betäubung zu unterfüttern. Die Operation verläuft problemlos und vier Wochen später fliegt der Tauchlehrer zurück auf die Malediven. Acht Wochen danach führt er den ersten komplikationslosen Tauchgang durch. Seit der Operation kam es zu keinen Trommelfellrupturen mehr.

**Diagnose:** atrophes Trommelfell.

**Retraktion des Trommelfells.** Liegt eine chronische Belüftungsstörung des Mittelohrs vor, so kann sich durch den permanenten Unterdruck eine so genannte Trommelfellretraktion bilden. Hierbei handelt es sich um ein Einziehen des Trommelfells aus seiner ursprünglichen Ebene in das Mittelohr hinein. Dabei können die Gehörknöchelchen verkippen und das Trommelfell kann sich komplett der Mittelohrinnenseite anlegen, d. h. auf den Bereich der Hörschnecke. Das Trommelfell verliert dabei seine Stabilität, und es entstehen nicht belüftete Bezirke im Mittelohr. Darüber hinaus entwickelt sich eine mehr oder minder stark ausgeprägte Schallleitungsstörung, da der Schall nicht vollständig auf das Innenohr übertragen wird. Patienten mit einer Trommelfellretraktion sind nicht tauchtauglich. Allerdings kann das Trommelfell durch eine Operation stabilisiert werden (s. unten). Gegebenenfalls muss auch die Gehörknöchelchenkette ersetzt werden.

### Trommelfellperforationen (Loch im Trommelfell)
Man unterscheidet akute und chronische Trommelfellperforationen.

**Akute Trommelfellperforationen.** Diese akuten Einrisse des Trommelfells entstehen z. B. beim Tauchen (s. Mittelohrbarotrauma), durch Manipulationen im Gehörgang (hier stehen Ohrstäbchen an erster Stelle), durch Krafteinwirkung, wie Schläge auf die Ohrmuschel oder Explosionen, sie können aber auch durch Entzündungen entstehen. Akute Trommelfellperforationen (Abb. 27.8) haben eine sehr gute Heilungstendenz, da das zuvor gesunde Trommelfell nicht durch Entzündungen vorgeschädigt ist.

Entstand eine Trommelfellperforation durch ein Trauma, so sollte, abhängig von der Größe des Defekts, eine Trommelfellschienung erfolgen. Hierbei wird das Trommelfell mit einer Silikonfolie oder einem dünnen Papier bedeckt, an dem sich neues gesundes Gewebe entlangschieben kann. Nach einer Trommelfellperforation, unabhängig davon, ob eine Schienung durchgeführt wurde, muss jeder Druckanstieg im Mittelohr vermieden werden, da sonst das frisch vernarbte Trommelfell wieder einreißen kann. Höhenpassagen und Flüge sind, ebenso wie Naseschnäuzen, nicht erlaubt.

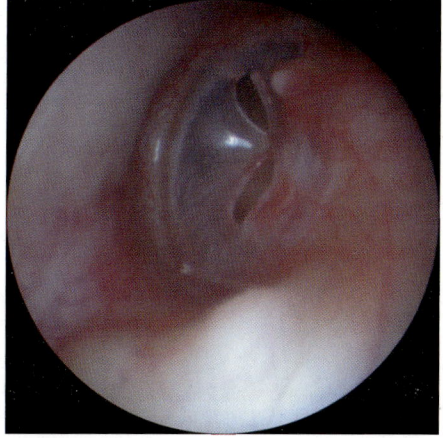

**Abb. 27.8:** Akute Trommelfellperforation: Der schlitzförmige Einriss bei 11 Uhr und bei 6 Uhr ist gut zu erkennen. Solche akuten Verletzungen haben eine gute Heilungstendenz, die durch eine Trommelfellschienung noch verbessert werden kann

In aller Regel reicht ein Tauchverbot von 4–6 Wochen bis zur kompletten Ausheilung aus. Man sollte jedoch das Trommelfell vor dem ersten Tauchgang kontrollieren lassen, um sicher zu gehen, dass es sicher verschlossen ist und sich keine instabile Narben gebildet hat (atrophe Bereiche, s. oben). Leider kommt es manchmal vor, dass sich akute Trommelfellperforationen nicht wieder verschließen. Dann ist eine Operation unvermeidlich, die eine längere Tauchuntauglichkeit nach sich zieht (s. unten).

**Chronische Trommellfellperforationen.** Anders als bei den akuten Trommelfellperforationen stellen die chronischen Trommelfellperforationen ein größeres Problem für den Taucher dar.

Entsteht eine chronische Trommelfellperforation als Folge eines Traumas (z. B. nach einem Schlag auf das Ohr oder nach einem Mittelohrbarotrauma) liegen günstigste Verhältnisse vor, da das Trommelfell grundsätzlich gesund ist. In solchen Fällen führt eine Operation des Trommelfells in der Regel zu einer problemlosen Abheilung und nach spätestens drei Monaten kann wieder getaucht werden. Entstehen chronische Trommelfellperforationen jedoch aufgrund einer schlechten oder unmöglichen Mittelohrbelüftung oder liegt gar eine chronische Knocheneiterung (Otitis media chronica epitympanalis) vor, muss die Tauchtauglichkeit sehr viel kritischer betrachtet werden.

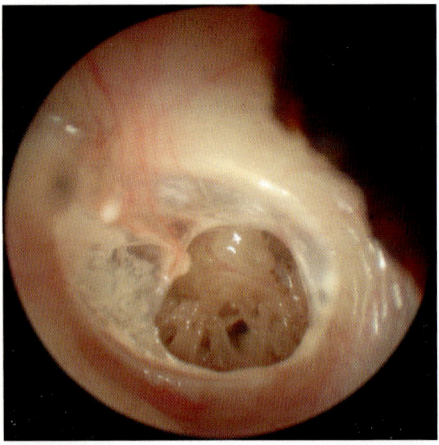

**Abb. 27.9:** Im Gegensatz zur akuten Trommelfellperforation sind die Ränder der chronischen Perforation nicht mehr aktiv und weisen keinen Wachstumsreiz auf. Durch diese sehr große Perforation kann man in das Mittelohr hineinsehen. Das restliche Trommelfell zeigt sich durch die wiederkehrenden Infekte atroph

**Otitis media chronica mesotympanalis (mittelständiger Defekt des Trommelfells).** Ein komplizierter Ausdruck für eine einfache Sache: Aufgrund eines Traumas, einer Entzündung oder eines Tauchunfalls entsteht ein Loch im Trommelfell, das sich nicht von allein verschließt (Abb. 27.9). Ein solches Trommelfell sollte operiert werden und nach Abheilung (in der Regel drei Monate) kann wieder getaucht werden. Bei Löchern im Trommelfell, die spontan entstanden, darf die Ursachenforschung nicht vergessen werden. Manchmal sind chronische Nebenhöhlenentzündungen oder ein chronischer Schnupfen Ursache einer Tubenbelüftungsstörung, die zu Unterdruck im Mittelohr führt. Als Folge kann es zu einem spontanen Einriss des Trommelfells kommen. Die Mittelohrbelüftung kann dabei so weit gestört sein, dass an Tauchen nicht zu denken ist. Es gibt leider auch vereinzelte Fälle, in denen es unmöglich ist, das Trommelfell operativ wieder zu verschließen.

**Otitis media chronica epitympanalis (randständiger Defekt des Trommelfells, Knocheneiterung).** Bei dieser Form einer chronischen Mittelohrentzündung kommt es nicht zu einem Loch im zentralen Bereich des Trommelfells, sondern das Loch bildet sich im Randbereich des Trommelfells, am Übergang zum Gehörgang. Ursachen sind in der Regel chronische Mittelohrbelüftungsstörungen, vorausgegangene Verletzungen, Operationen und andere seltene Ursachen.

Die Gefahr besteht bei dieser Erkrankung in der so genannten Cholesteatombildung (Perlgeschwulst). Durch Einwachsen von Gehörgangshaut in das Mittelohr bildet sich eine chronische Entzündung, die an Größe zunimmt und durch Verdrängung und aggressive Entzündungsstoffe die Umgebung zerstört. Dieser Vorgang läuft sehr langsam ab, so dass manchmal Jahre vergehen, bis es zu ernsthaften Symptomen kommt.

Die chronische Knocheneiterung stellt sich durch einen permanenten Sekretfluss aus dem Ohr dar, der unangenehm riecht, da das Sekret durch Bakterien zersetzt wird. Die Symptome reichen von einem Hörverlust über Schwindel, Gesichtsnervlähmung bis zu Komplikationen im Bereich des Gehirns (Hirnabszess).

Eine chronische Knocheneiterung muss immer operiert werden. Es handelt sich hierbei um teilweise sehr ausgeprägte Operationen, die manchmal mehrfach wiederholt werden müssen, bis die komplette Entzündung entfernt ist.

Nach solchen Operationen sollte die Beurteilung der Tauchtauglichkeit in die Hand des Fachmanns gelegt werden, da sie unter anderem von der gewählten Operationsmethode und dem Ergebnis der Operation abhängig ist.

### Operationen am Mittelohr

Operationen des Trommelfells werden Tympanoplastik genannt. Dieser Ausdruck setzt sich aus den Begriffen Tympanon (griechisch für Pauke) und Plastik (Wiederherstellung) zusammen. Der berühmte deutsche Ohrenchirurg Wullstein unterteilte die Tympanoplastiken in 5 verschiedene Typen, von denen heute aber fast ausschließlich die Typen I, II und III angewendet werden. Die Tympanoplastik wird nach einem weiteren bekannten deutschen Ohrchirurgen namens Kley in einen Typ IIIa, IIIb und IIIc eingeteilt. Diese Unterteilung wird auf die verwendete Methode der Rekonstruktion der Gehörknöchelchenkette zurückgeführt und spielt eine wichtige Rolle für die Beurteilung der Tauchtauglichkeit nach einer Ohroperation (Abb. 27.10 und 27.11).

**Tympanoplastik Typ I.** Liegt nur ein Defekt des Trommelfells vor, die Gehörknöchelchenkette ist aber intakt, kann das Trommelfell durch Bindegewebe oder

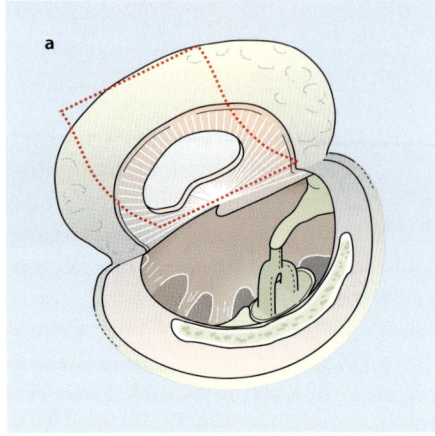

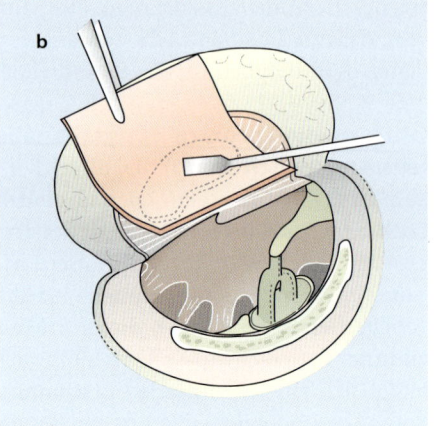

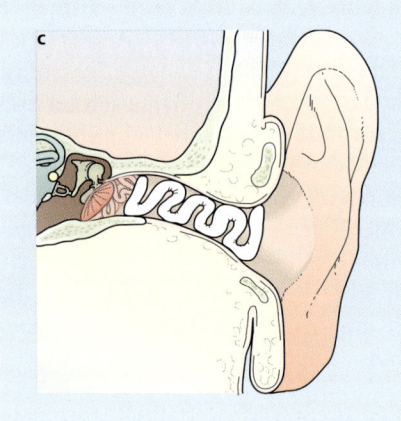

**Abb. 27.10: a** Prinzip der Tympanoplastik Typ I ist die Unterfütterung des Trommelfells mit einem körpereigenem Transplantat (beispielsweise Muskelfaszie oder Knorpelhaut). Hierzu muss das Trommelfell umgeklappt werden. **b** Das Transplantat muss das Loch im Trommelfell allseits überragen, da es noch etwas schrumpft. **c** Damit das Transplantat nicht verrutscht, wird es mit Silikonfolie abgedeckt und mittels antibiotikagetränkter Tamponade wird der Gehörgang für drei Wochen versiegelt. Nach 8–12 Wochen ist das Trommelfell wieder belastungs- und tauchstabil.

Knorpeltransplantat von innen verschlossen und stabilisiert werden. Dazu wird das Trommelfell durch den Gehörgang oder von retroaurikulär (von hinter dem Ohr) dargestellt, umgeschlagen und das Transplantat der Innenseite des Trommelfells aufgelegt. Dies hat den Vorteil, dass bei einem Überdruck im Mittelohr das Transplantat an das Trommelfell gepresst wird und sich nicht abheben kann. Das Trommelfell wird anschließend von außen mit einer Silikonfolie stabilisiert und der Gehörgang tamponiert. Nach drei Wochen werden die Tamponade und der Silikonstreifen entfernt. Jetzt sollte das Trommelfell verschlossen sein; es kommt jedoch bei sehr großen Trommelfelldefekten vor, dass eine weitere Operation notwendig wird.

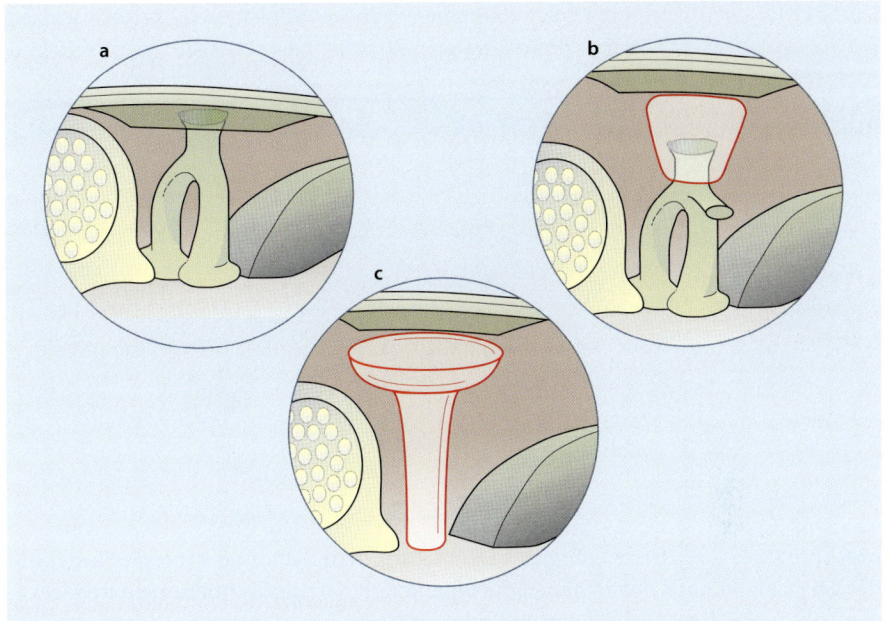

**Abb. 27.11a–c:** Die Tympanoplastik Typ III a, b und c unterscheidet sich in der Rekonstruktion des Trommelfells. **a** Typ IIIa: Auflegen des Trommelfells auf den Steigbügel, **b** Typ IIIb: Interposition einer Prothese zwischen Steigbügel und Trommelfell (Teilprothese = PORP), **c** Typ IIIc: Interposition einer Prothese zwischen Fußplatte und Trommelfell (Vollprothese = TORP)

**Tympanoplastik Typ II.** Bei diesem Verfahren wird wie bei einer Typ I Tympanoplastik das Trommelfell wieder aufgebaut und die Gehörknöchelchen mittels spezieller Prothesen oder Zement wieder aufgebaut.

**Tympanoplastik Typ III.** Bei der Tympanoplastik des Typs III handelt es sich um eine sehr häufig eingesetzte Methode, die verwendet wird, wenn die Gehörknöchelchen teilweise oder ganz zerstört sind. Die Operation setzt sich zusammen aus einer Rekonstruktion der Gehörknöchelchen und einem Verschluss des Trommelfells, wie er in oben genannter Weise schon beschrieben wurde. Bei der Tympanoplastik **Typ IIIa** wird das Trommelfell auf das Niveau des Steigbügelköpfchens abgesenkt, da Teile des Hammers und Amboß zerstört wurden. Alternativ wird bei der Tympanoplastik **Typ IIIb** eine Teilprothese (**PORP**) zwischen Steigbügelköpfchen und Trommelfell gestellt. Ist auch der Steigbügel zerstört, muss eine Totalprothese (**TORP**) zwischen ovalem Fenster und Trommelfell eingesetzt werden. Dieses Operationsverfahren wird als Tympanoplastik **Typ IIIc** bezeichnet. Nachteil der Total-

**485**

**Tabelle 27.1:** Trommelfellrekonstruktion. Heutzutage sind nur noch Tympanoplastiken nach dem Typ I, II und III üblich. Abhängig von der Art der Trommelfellrekonstruktion ergeben sich unterschiedliche Konsequenzen für die Tauchtauglichkeit

| Tympanoplastik | Methode |
|---|---|
| Typ I: | Wiederherstellung des Trommelfells |
| Typ II: | Wiederherstellung des Trommelfells und der Gehörknöchelchenkette in ihrer natürlichen Bauweise |
| Typ III: | Wiederherstellung des Trommelfells und der Gehörknöchelchenkette |
| – Typ IIIa | Absenken des Trommelfells auf das Niveau des Steigbügelköpfchens |
| – Typ IIIb | Einsetzen einer Teilprothese (PORP) zwischen Trommelfell und Steigbügelköpfchen |
| – Typ IIIc | Einsetzen einer Totalprothese (TORP) zwischen Trommelfell und Fußplatte |

prothese stellt die Übertragung des Drucks aus dem Gehörgang auf das Innenohr dar. Die Gehörknöchelchen haben die Eigenschaft, Druckschwankungen im Gehörgang auszugleichen und das Innenohr vor übermäßigen Kräften zu schützen. Sind jedoch alle Gehörknöchelchen zerstört und müssen durch Prothesen ersetzt werden, kann eine Druckerhöhung im Gehörgang zu einer Verletzung der ovalen Fußplatte führen. Der betroffene Taucher würde Schwindel verspüren und möglicherweise ertauben.

Diese verwendeten Prothese können aus körpereigenen Knochen bestehen oder aus Materialien wie Gold oder Titan (Tabelle 27.1, Abb. 27.12).

Die Größe der Prothesen, die bei der Mittelohrchirurgie zur Anwendung kommen, zeigt Abb. 27.13. Die Ein-Cent-Münze verdeutlicht die Größendimension eines Gehörknöchelchens. Hier erkennt man den Amboss, also den mittleren der drei Gehörknöchelchen.

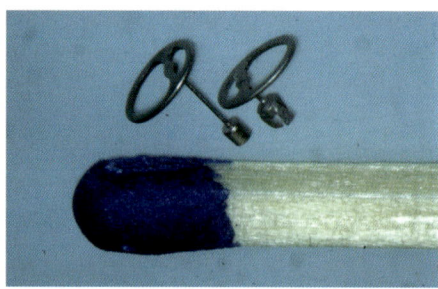

**Abb. 27.12:** Am Beispiel des Streichholzes erkennt man wie klein Hörprothesen sind. Sie werden heute vornehmlich aus Titan gebildet. Die kurze Prothese entspricht einer Teilprothese (PORP) und die Längere einer Vollprothese (TORP)

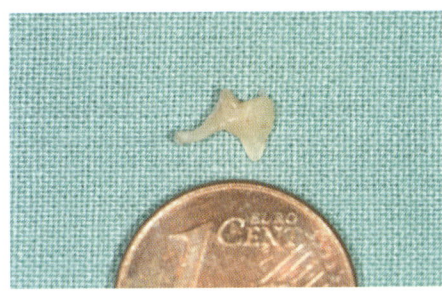

**Abb. 27.13:** Größenrelation der Gehörknöchelchen. Hier ist der Amboss im Verhältnis zu einer Ein-Cent-Münze dargestellt (Foto: Dr. M. Praetorius)

## Tauchtauglichkeit nach Operationen am Trommelfell und der Gehörknöchelchenkette

**Tympanoplastik Typ I, Typ II, Typ IIIa und Typ IIIb.** Bezüglich der Tauchtauglichkeit nach den verschiedenen Arten einer Tympanoplastik besteht noch kein Konsens zwischen den Fachleuten. Grundsätzlich gilt zunächst nach jeder Operation am Trommelfell ein absolutes Tauchverbot von drei Monaten. Anschließend muss ein HNO-Arzt das Trommelfell und die Mittelohrbelüftung beurteilen. Ist das Trommelfell problemlos abgeheilt und haben sich keine instabilen Narben gebildet (atrophe Bereiche, s. o.) und das Mittelohr lässt sich ohne Schwierigkeiten mittels Druckausgleich belüften, so besteht nach einer Tympanoplastik Typ I, Typ II, Typ IIIa und Typ IIIb keine Einschränkung der Tauchtauglichkeit.

**Tympanoplastik Typ IIIc.** Nach einer Tympanoplastik Typ IIIc, also nach Einsetzen einer Totalprothese, besteht jedoch die Gefahr, dass Druckerhöhungen im Gehörgang direkt auf die Fußplatte, also der Abdichtungsstelle zum Innenohr, übertragen werden. Bei Zerstörung dieser Fußplatte käme es auf jeden Fall zu Schwindel und Orientierungslosigkeit; also zu einem lebensbedrohlichen Zustand unter Wasser. Darüber hinaus würde Innenohrflüssigkeit (Perilymphe) austreten und damit zu einer Zerstörung des Innenohrs führen. Die Folge könnte eine komplette Ertaubung sein! Aus diesen beiden Gründen sollte die Tauchtauglichkeit nach einer Tympanoplastik Typ IIIc nur durch einen Ohrspezialisten und Tauchmediziner beurteilt werden, da dem Taucher auch die Risiken erklärt werden müssen und die Tauchtauglichkeit im Kontext mit der Taucherfahrung zu beurteilen ist. Grundsätzlich sollte ein Belastungstest vor dem ersten Tauchgang durchgeführt werden. Über diesen Test findet man in der nächsten Rubrik (Stapesplastik) mehr Informationen.

**Operation des Steigbügels bei Otosklerose (Stapesplastik).** Bei der Otosklerose handelt es sich um eine zunehmende Verknöcherung der Steigbügelfußplatte. Daraus resultiert eine zunehmende Schwerhörigkeit, da die Schallverstärkung des Trommelfells und der Gehörknöchelchen komplett verloren gehen.

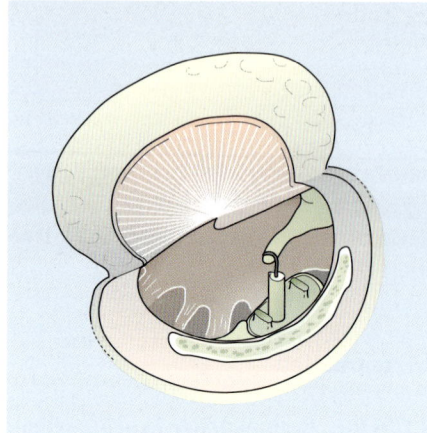

**Abb. 27.14:** Bei einer Stapesplastik wird das Innenohr eröffnet und eine Prothese zwischen Amboß und Innenohr gestellt. Dadurch wird das normale Hören wieder möglich, allerdings besteht die Gefahr, dass große Druckschwankungen im Gehörgang und Mittelohr zu einer Prothesendislokation führen oder das Gleichgewichtsorgan stimuliert wird und Schwindel unter Wasser entsteht

Diese Schallleitungsstörung kann operativ behoben werden. Hierzu entfernt man operativ den Steigbügeloberbau oder den kompletten Steigbügel und setzt eine Prothese in den Bereich der Fußplatte ein. Die Prothese überträgt den Schall vom Amboß auf das Innenohr und wirkt als Ersatz für den verknöcherten Steigbügel. Die Schwingungsfähigkeit der Gehörknöchelchenkette wird also wiederhergestellt. Die vorübergehende Eröffnung des Innenohrs wird während der Operation mit Bindegewebe abgedichtet und stellt in der Regel nach der Operation keine Schwierigkeiten mehr dar. Dieses Operationsverfahren wird Stapesplastik genannt (Abb. 27.14).

Die Probleme beim Tauchen entstehen nach einer Stapesplastik durch die Druckunterschiede zwischen Gehörgang und Mittelohr, die zu extremen Trommelfellbewegungen führen können. Da die Bewegung des Trommelfells einerseits die Prothese aus dem Innenohr hebeln oder andererseits die Prothese zu tief in das Innenohr drücken könnte, besteht die Gefahr der Innenohrverletzung. Ähnlich wie bei der Tympanoplastik Typ IIIc beschrieben, besteht ein Risiko durch Auftreten von akutem Schwindel unter Wasser und andererseits in der Möglichkeit, eine langfristige Hörminderung bis hin zur Ertaubung zu erleiden.

Aus diesen Gründen wurde bis vor wenigen Jahren das Tauchen nach Stapesplastik nicht gestattet. Neue Studien haben jedoch gezeigt, dass es bei Tauchern und Fallschirmspringern nach Operationen am Steigbügel nicht zu einer Innenohrschädigung kam. Dies kann man sich durch die Mechanik der Gehörknöchelchenkette erklären, da Hammer und Amboss noch intakt sind, die die Trommelfellbewegung reduzieren und die Schwingungsamplitude im Bereich des Steigbügels bzw. der neu eingesetzten Prothese auf ungefähr ein Zehntel erniedrigen.

Um Taucher nach Stapesplastik keinem unnötigen Risiko auszusetzen, sollte ein Provokationstest durchgeführt werden. Bei diesem Test übt man einen Über- und

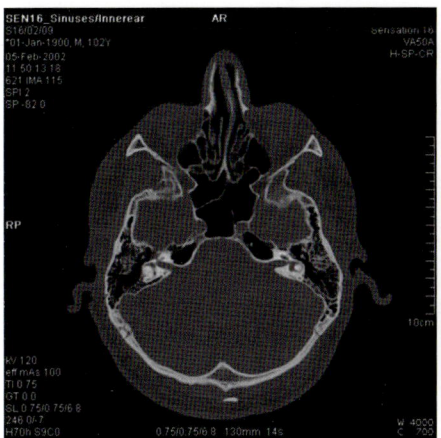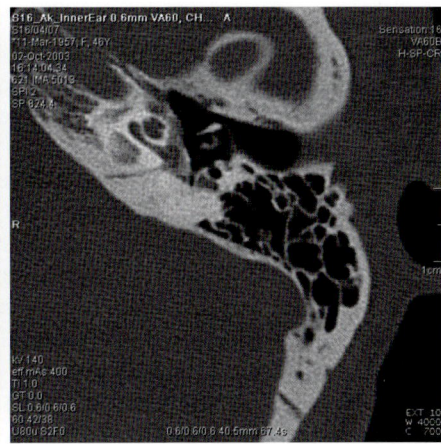

**Abb. 27.15:** Im CT des Schädels ist das gut belüftete Felsenbein, das die Mastoidzellen enthält, zu erkennen. Zusätzlich sind die Gehörknöchelchen und das Trommelfell angeschnitten. Man sieht die Hörschnecke in der Detailaufnahme und die Bogengänge auf der Übersichtsaufnahme auf der linken Seite. Knochen wird weiß abgebildet, Luft schwarz und Weichgewebe grau

Unterdruck im Gehörgang aus und registriert, ob der Taucher Schwindel spürt bzw. misst zusätzlich unwillkürliche Augenbewegungen, die bei einer Reizung des Gleichgewichtsorgans entstehen würden. Durch diesen Test kann eine Komplikation beim Tauchen nicht hundertprozentig ausgeschlossen werden, jedoch sehen Ohrspezialisten das Risiko heute als vertretbar an. Aber auch nach Stapesplastik sollte die Tauchtauglichkeit durch einen HNO-Arzt und Taucharzt beurteilt werden und eine Aufklärung über die möglichen Risiken erfolgen.

**Radikalhöhlenanlage.** Eine Radikalhöhlenanlage wird durchgeführt als Therapie der fortgeschritten Knocheneiterung (Otitis media chronica epitympanalis). Bei dieser Form der Operation werden die lufthaltigen Zellen des Felsenbeins (Mastoidzellen) operativ mittels Bohrtechnik entfernt. Das Mastoid ist sehr gut auf CT-Aufnahmen zu erkennen (Abb. 27.15). Zusätzlich wird die hintere Gehörgangswand abgeschliffen und so eine Verbindung des Gehörgangs zum Mastoid geschaffen. Dadurch wird die Gefahr einer erneuten Knocheneiterung deutlich reduziert. Nachteil der Radikalhöhlenanlage ist jedoch, dass bei diesem Verfahren das Gleichgewichtsorgan freigelegt wird. Strömt kaltes Wasser in den Gehörgang – und als kalt zählt auch Wasser von einer Temperatur von 28 °C, da es im Vergleich zur Körpertemperatur deutlich kälter ist –, wird das Gleichgewichtsorgan stimuliert. Es besteht die Gefahr der kalorischen Reizung, die Schwindel und Orientierungslosigkeit auslösen kann. Daher sind Taucher nach Anlage einer Radikalhöhle nicht tauchtauglich.

**489**

Eine Lösung für dieses Problem stellt die operative Verkleinerung der Radikalhöhle dar. Bei diesem Verfahren wird durch einen Schnitt hinter dem Ohr das Felsenbein nochmals freigelegt und mittels Knochenmehl, einer Muskelplombe oder Fettgewebe obliteriert (verschlossen). Die Gehörgangswand wird mittels Knorpeltransplantat wieder aufgebaut. Dieses Verfahren ist nicht einfach und birgt die Gefahr einer postoperativen Infektion. Liegen nach der Operation jedoch regelrechte Heilungsverhältnisse vor und das Mittelohr kann mittels Druckausgleich belüftet werden, so besteht wieder Tauchtauglichkeit. Man sollte jedoch vor dem ersten Tauchgang zunächst eine Probeschleusung in einer Druckkammer durchführen und den ersten Probetauchgang in Begleitung eines Tauchlehrers im Schwimmbad oder unter vergleichbaren Bedingungen durchführen.

**Abdichtung der Rundfenstermembran.** Durch ein Innenohrbarotrauma kann es zu Austritt von Innenohrflüssigkeit (Perilymphe) im Bereich des runden oder ovalen Fensters kommen. Das Innenohr geht dabei zu Grunde, da die Perilymphe entscheidend für die Funktion des Innenohrs ist. Bei ausgeprägtem Barotrauma des Innenohrs wird daher gelegentlich eine Operation zur Abdichtung der Rundfenstermembran durchgeführt. Diese Operation wird aber nicht nur bei Tauchern durchgeführt, sondern es kann auch unabhängig vom Tauchen aus anderen Gründen zu einem Austritt von Perilymphe aus dem Innenohr kommen (z. B. durch ein Trauma).

Zur Abdichtung der Rundfenstermembran wird das Trommelfell durch den Gehörgang dargestellt und durch einen Schnitt in die Gehörgangshaut und Präparation eines Haut-/Trommelfelllappens das Mittelohr dargestellt. Anschließend ergibt sich eine freie Sicht auf die Rundfensternische und die Fußplatte des ovalen Fensters. Stellt man an diesen Stellen einen Austritt von Flüssigkeit fest, so ist der Verdacht einer Ruptur der Rund- bzw. ovalen Fenstermembran gesichert. Da häufig während der Operation jedoch keine Flüssigkeit austritt, führt man bei dieser OP sicherheitshalber immer eine Abdichtung der Rundfenstermembran durch. Dies erfolgt durch Einbringen von Bindegewebe und der Verwendung von Gewebekleber.

Noch vor ca. 5–10 Jahren war man sehr zurückhaltend, was die Tauchtauglichkeit nach einer Operation der Rundfenstermembran anging oder nach einem Barotrauma des Innenohrs ohne operative Deckung. Man stellte keine Tauchtauglichkeit aus, da man befürchtete, dass es bei Menschen, die schon einmal eine Ruptur der Rundfenstermembran hatten, eine anatomische Variante gäbe, die zu einer Verletzung der Rundfenstermembran neigt (z. B. einen sehr weiten Ductus perilymphaticus, einem Verbindungskanal in das Schädelinnere).

Bei der Nachbeobachtung von Tauchern, die gegen ärztlichen Rat den Tauchsport weiter betrieben, stellte sich jedoch heraus, dass keine weiteren Verletzungen im Bereich der Rundfenstermembran auftraten. Aus diesem Grund wird die Tauchtauglichkeit nach Ruptur der Rundfenstermembran heute wesentlich großzügiger beurteilt.

**Tabelle 27.2:** Tauchtauglichkeit nach Operationen am Mittelohr (nach Klingmann u. Plinkert 2005). Man erkennt, dass moderne operative Verfahren heute bei fast allen Tauchern zur Wiederherstellung der Tauchtauglichkeit führen. Voraussetzung ist eine ausreichende Belüftung des Mittelohrs

| Status | Operatives Verfahren | Resultierende Tauchtauglichkeit |
|---|---|---|
| Atrophe Narben | Tympanoplastik Typ I | tauglich |
| Trommelfellretraktionen | Tympanoplastik Typ I | tauglich |
| Trommelfellperforationen | Tympanoplastik | tauglich |
| Tympanoplastik Typ I | | tauglich |
| Tympanoplastik Typ II | | tauglich |
| Tympanoplastik Typ IIIa | | tauglich |
| Tympanoplastik Typ IIIb | | tauglich |
| Tympanoplastik Typ IIIc | | tauglich nach Provokationstestung |
| Stapesplastik | | tauglich nach Provokationstestung |
| Radikalhöhlenanlage | Höhlenverkleinerung | tauglich nach Probetauchgang |
| Abdichtung der Rund-fenstermembran | | tauglich bei ausreichendem Restgehör |

Grundsätzlich sollte man aber unterscheiden, ob es zu einer kompletten Ertaubung auf einer Seite kam oder ob nur geringgradigere Hörverluste vorliegen. Ist der Hörverlust geringer ausgeprägt, würde eine erneute Ruptur der Rundfenstermembran eine andere Auswirkung haben als bei einer Person, die einseitig ertaubt ist. Durch einen erneuten Tauchunfall würde nämlich das verbleibende Hörvermögen verloren gehen. Aus diesem Grund ist die Beurteilung der Tauchtauglichkeit nach Operationen an der runden oder ovalen Fenstermembran immer eine Einzelfallentscheidung, die durch einen tauchmedizinisch erfahrenen HNO-Arzt erfolgen sollte (Tabelle 27.2).

### 27.2.3 Innenohr

#### Tauchen nach Hörsturz oder mit Tinnitus

Bis vor wenigen Jahren empfahl man Tauchern, nach einem Hörsturz mindestens drei Monate auf das Tauchen zu verzichten. Hintergrund war die Annahme, dass Tauchen auch unabhängig von akuten Tauchunfällen zu einer Hörverschlechterung führen würde. Man nahm eine chronische Schädigung des Innenohrs durch die erhöhten Inertgasdrücke an sowie schädliche Auswirkungen der Druckschwankungen, die auf das Innenohr einwirkten. Heutzutage geht man jedoch eher davon aus, dass

Tauchen keine schädliche Wirkung auf das Hörorgan hat (s. Kap. 42). Nach einem Hörsturz besteht deshalb keine Einschränkung der Tauchtauglichkeit. Für das Vorhandensein von Ohrgeräuschen (Tinnitus) besteht dieselbe Annahme. Es gibt keine gesicherten Hinweise, dass sich ein Tinnitus während des Tauchens verschlechtert. Häufig geben Taucher sogar eine Besserung der Beschwerden während des Tauchens an – vermutlich aufgrund der Ablenkung und der Entspannung, die durch das Tauchen verursacht werden kann.

## Schwerhörigkeit

Grundsätzlich schränkt eine Schwerhörigkeit die Tauchtauglichkeit nicht ein. Das Risiko besteht jedoch in der Möglichkeit, einen Tauchunfall im Bereich der Ohren zu erleiden, der das Hörvermögen des Patienten stark beeinträchtigen könnte. Bei beidseitiger Schwerhörigkeit würde der Verlust des Hörvermögens einer Seite zu einer Verschlechterung des Gesamthörvermögens führen. Das Risiko einer einseitigen Ertaubung durch ein Barotrauma des Innenohrs oder eine Dekompressionserkrankung des Innenohrs ist jedoch relativ gering. Aus diesem Grund kann die Tauchtauglichkeit bei beidseitiger Schwerhörigkeit großzügig erteilt werden. Es ist Aufgabe des Taucherarztes, die Patienten zu beraten und mit ihnen die Risiken zu besprechen. Ob der Taucher dieses Risiko eingehen möchte, kann er dann selbst entscheiden.

**Hörgeräteträger.** Es gibt verschiedene Typen von Hörgeräten, die entweder hinter dem Ohr, auf dem Brillengestell oder im Gehörgang Platz finden und den Schall verstärken. Diese Patienten können ihr Hörgerät während des Tauchens abnehmen und entsprechend dem oben Gesagten tauchen. Durch das Tragen eines Hörgeräts treten bei einem Teil der Patienten gehäuft Gehörgangsentzündungen auf. Es gibt auch knochenverankerte Hörgeräte. Bei diesem Typ wird der Schall nicht in den Gehörgang übertragen, sondern über eine knochenverankerte Schraube auf das Innenohr übertragen. Auch diese Geräte lassen sich abnehmen und schränken die Tauchtauglichkeit nicht ein. Einzig für implantierte Hörgeräte gelten eigene Bedingungen. Genau wie bei Trägern von Cochlea-Implantaten (s. unten) kann keine allgemein gültige Aussage getroffen werden, und man muss einen HNO-Arzt mit tauchmedizinischen Kenntnissen und den Hersteller zu Rate ziehen, da nur vereinzelte Hersteller die Tauchtauglichkeit ihrer Geräte überprüft haben.

## Taubheit

**Einseitige Ertaubung.** Bei einseitig Ertaubten stellt sich die Situation strenger dar. Käme es bei solchen Tauchern zu einem Innenohrbarotrauma mit Ertaubung der gesunden Seite, würde aus einem Patienten mit Höreinschränkung ein komplett tauber Patient. Eine einseitige Ertaubung ist ein Verlust von Lebensqualität. Eine beidseitige Ertaubung entspricht jedoch einer deutlichen Behinderung! Einseitig

Ertaubte haben zum Beispiel eine Minderung der Erwerbsfähigkeit von 10 %, bei einer kompletten Ertaubung liegt sie dagegen bei 80 %. Aus diesem Grund ist die Tauchtauglichkeit bei einseitig Ertaubten zurückhaltend zu erteilen. Der Taucher muss auf jeden Fall im vollen Umfang auf die Risiken hingewiesen werden.

**Beidseitige Ertaubung.** Ist ein Patient vollständig ertaubt, stellt dieser Zustand weniger ein medizinisches als ein organisatorisches Problem dar. Ist es dem Tauchlehrer möglich, eine suffiziente Ausbildung durchzuführen (z. B. durch Gebärdensprache), steht dem Tauchen nichts im Wege. Da unter Wasser der Schall wesentlich schneller (ca. 4,5fach) fortgeleitet wird als an der Luft und so kein Richtungshören möglich ist, können auch Normalhörende das Hörvermögen nur bedingt gebrauchen. Taube Patienten haben unter Wasser sogar deutliche Vorteile, wenn sie die Gebärdensprache beherrschen, denn sie können sich problemlos verständigen und auch hochkomplexe Sachverhalte kommunizieren.

Beim Tauchen sollte jedoch beachtet werden, dass ein Normalhörender die Tauchgruppe begleitet, da er Gefahren, wenn nicht orten, so wenigstens wahrnehmen kann. Zusätzlich müssen optische Warnmittel mitgeführt werden.

**Cochlea-Implantate.** Man kann heute Ertaubte mittels eines Innenohrhörgeräts (Cochlea-Implantat; Abb. 27.16) versorgen, das in der Regel ein gutes Sprachverständnis ermöglichen. Dieses Hören kommt nicht ganz unserer Schallwahrnehmung gleich, da das menschliche Gehör wesentlich mehr leisten kann, als man heutzutage mit Cochlea-Implantaten erreichen kann. Trotzdem war die Erfindung ein Meilenstein in der Behandlung tauber Menschen. Cochlea-Implantate sind inzwischen so fortgeschritten, dass sie sogar schwerst hörgeschädigten Patienten, die aber noch nicht ertaubt sind, eingesetzt werden und zu einer Verbesserung des Hörens führen.

Technisch gesehen wird ein Stimulationsdraht in die Hörschnecke (Cochlea) eingeführt, der den Hörnerv elektrisch stimuliert. Das Gerät zur Stimulation sitzt zum Teil unter der Haut hinter dem Ohr und ein anderer Teil wird auf der Haut hinter dem Ohr getragen. Es gibt Hersteller, die das Tauchen mit einem Cochlea-Implantat mit Tiefenbeschränkungen zulassen (10–30 m), jedoch äußern sich nicht alle Hersteller zur Tauchtauglichkeit ihrer Geräte.

### Gleichgewichtsstörungen beim Tauchen

Das Gleichgewichtssystem spielt eine wichtige Rolle beim Tauchen. Da es vor allem bei schlechter Sicht schwierig sein kann, sich zu orientieren, ist man als Taucher sehr auf die räumliche Wahrnehmung durch das Gleichgewichtsorgan angewiesen. Da es durch plötzliches Auftreten von Schwindelsymptomen unter Wasser zu gefährlichen Situationen kommen kann, z. B. wenn ein betroffener Taucher einen Notaufstieg einleiten würde, der zu Lungenverletzungen oder Verletzung der Dekompressions-

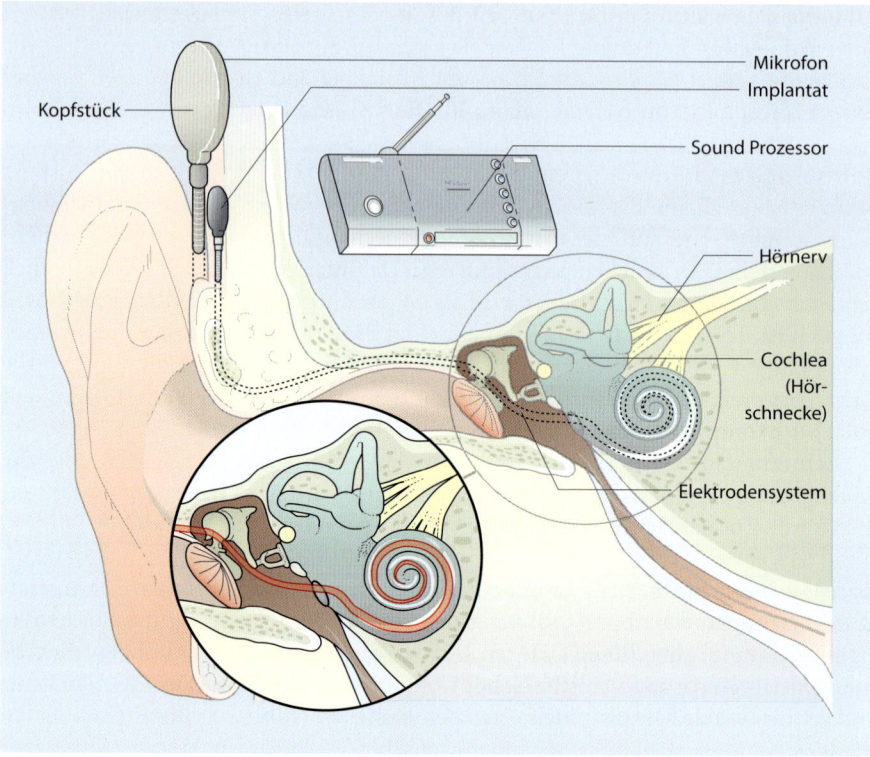

Kopfstück

Mikrofon
Implantat

Sound Prozessor

Hörnerv

Cochlea
(Hör-
schnecke)

Elektrodensystem

**Abb. 27.16:** Schema eines Cochlea-Implantats. Ein Empfänger wird in ein Knochenbett unter die Haut eingesetzt. Über eine Elektrode, die in die Hörschnecke führt, wird der Hörnerv direkt stimuliert. Der auf der Haut sitzende äußere Teil kann beim Tauchen abgesetzt werden

vorschriften führen könnte, besteht bei Erkrankungen des Gleichgewichtsorgans grundsätzlich Tauchuntauglichkeit. Auch nach Erkrankungen des Gleichgewichtsorgans muss mindestens ein Intervall von drei Monaten ohne erneutes Auftreten von Schwindel abgewartet werden. Darüber hinaus muss vor dem Erteilen der Tauchtauglichkeit durch geeignete Tests das Gleichgewichtsorgan überprüft werden und eine klinische Prüfung erfolgen, ob nicht noch Restsymptome unter Belastung bestehen.

**Hinweis.** Jeder Patient mit Schwindelattacken und/oder Orientierungsverlust gilt als tauchuntauglich, bis er drei Monate symptomfrei war.

Im Folgenden sollen häufige Erkrankungen des Gleichgewichtsorgans beschrieben werden.

**Neuropathia vestibularis.** Bei dieser Erkrankung handelt es sich um eine Erkrankung des peripheren Gleichgewichtsorgans (des Innenohrs), das mit Drehschwindel, Erbrechen und Übelkeit einhergeht. Das Hörorgan ist definitionsgemäß nicht betroffen. Die Ursache für die Neuropathia vestibularis ist unbekannt. Sie tritt in der Regel schlagartig auf und ist mit starken vegetativen Symptomen vergesellschaftet. Bei den meisten Patienten bessern sich die heftigen Beschwerden innerhalb weniger Tage. Es kann aber Monate dauern, bis der Gleichgewichtssinn wieder hergestellt ist.

**Hörsturz mit vestibulärer Komponente.** Ein Hörsturz kann mit einer Mitbeteiligung des Gleichgewichtsorgans auftreten. Der Patient bemerkt neben einer Hörminderung und/oder einem Tinnitus ein Drehschwindelgefühl oder einen Schwank- und Liftschwindel. Auch bei dieser Erkrankung wird über die Entstehung noch spekuliert.

**Morbus Menière.** Bei der Menière-Krankheit wird zu viel Endolymphe produziert, so dass es zu einem Einreißen von Innenohrstrukturen kommt. Die Patienten klagen über Hörstörungen im Tieftonbereich, Tinnitus und vor allem anfallsartigen Schwindelattacken. Während des Anfalls geht es den Patienten sehr schlecht, ähnlich wie bei der Neuropathia vestibularis. Die Menière-Krankheit kann chronifizieren und zu immer häufigeren Schwindelattacken führen.

**Benigner paroxysmaler Lagerungsschwindel.** Hier handelt es sich um eine spezielle Form einer Erkrankung des Gleichgewichtsorgans, bei der sich kleine Kristalle in den Bogengängen lösen, frei durch das Gleichgewichtsorgan schweben und die Rezeptoren für die Orientierung im Raum reizen. Es kommt vor allem bei Körperbewegungen und in bestimmten Körperlagen zu Schwindelsymptomen.

**Vertebragener Schwindel.** Diese Schwindelform geht von der Wirbelsäule aus und kann bei bestimmten Kopfhaltungen auftreten. Da gerade beim Tauchen ungewöhnliche Kopf- und Körperhaltungen eingenommen werden, ist diese Form des Schwindels, der in der Regel eher etwas schwächer ausfällt, trotzdem ein Grund auf das Tauchen zu verzichten.

**Zentrale Gleichgewichtstörungen.** Schlaganfälle, Multiple Sklerose, Kleinhirnverletzungen und andere Erkrankungen des Gehirns lassen sich manchmal nur schwierig von Erkrankungen des peripheren Gleichgewichtsorgans unterscheiden. Grundsätzlich gilt jede Person als tauchuntauglich, solange sie an Schwindelbeschwerden leidet.

## Tauchen nach Innenohrbarotrauma

Für das Tauchen nach Innenohrbarotrauma gilt das unter „Abdichtung der Rundfenstermembran", „Schwerhörigkeit" und „Taubheit" Gesagte. Es gibt im Moment keine Hinweise, dass Patienten nach einem Innenohrbarotrauma besonders gefährdet sind, ein erneutes Innenohrbarotrauma zu erleiden. Entscheidend ist das Resthörvermögen und das Risiko, das der Taucher eingehen möchte. Außerdem muss kontrolliert werden, ob die Gleichgewichtsfunktion ausreichend ist.

Zur Vermeidung eines erneuten Barotraumas sollte ein Tubentraining durchgeführt werden, da eine Belüftungsstörung des Mittelohrs während des Tauchens für die Entstehung des Innenohrbarotraumas verantwortlich ist.

## Tauchen nach Innenohrdekompressionserkrankung

Auch nach einer Innenohrdekompressionserkrankung ist das Tauchen vom Resthörvermögen und von der Gleichgewichtsfunktion abhängig. Gerade das Gleichgewichtsorgan ist häufig irreversibel geschädigt und es muss eine ausreichende Kompensation durch die Gegenseite erfolgt sein.

Entscheidender für die Tauchtauglichkeit ist jedoch, ob beim Taucher ein Rechts-Links-Shunt vorliegt (PFO, s. Kap. 31) und ob der Unfall durch Verletzungen der Auftauchvorschriften ausgelöst wurde, z. B. weil die Atemluft zu Ende ging oder ein Tarierproblem entstand. Meistens tritt eine Innenohrdekompressionserkrankung nach einer Reihe von Tauchgängen auf, bei denen es zu keinen Besonderheiten kam. Bei Vorliegen eines Rechts-Links-Shunts und dem Auftreten einer Dekompressionserkrankung ohne Verletzung der Tauchvorschriften gilt der Taucher als tauchuntauglich, denn es ist damit zu rechnen, dass es erneut zu einem Tauchunfall kommen könnte.

In diesem Fall gibt es drei Möglichkeiten. Die Sicherste ist, das Tauchen aufzugeben. Die zweite Möglichkeit besteht darin, einen Verschluss des Rechts-Links Shunts durchführen zu lassen. Die dritte Möglichkeit, die jedoch das größte Restrisiko birgt, erneut an einem Dekompressionsunfall zu erkranken, ist die Reduktion der Inertgassättigung. Für dieses Vorgehen gibt es jedoch noch keine offiziellen Empfehlungen der Gesellschaft für Tauch- und Überdruckmedizin. Betroffene Taucher dürfen nur einen Tauchgang am Tag auf eine maximale Tiefe von 15 m und von 45 min Gesamtdauer durchführen. Außerdem müssen sie Nitrox als Atemgas verwenden und weiter nach Lufttabelle tauchen. Einmal pro Woche sollte ein tauchfreier Tag eingehalten werden. Dieses Vorgehen reduziert die Wahrscheinlichkeit, einen erneuten Tauchunfall zu erleiden, deutlich. Das Restrisiko muss mit dem betroffenen Taucher besprochen werden.

**Fallbeispiel.** Ein 38-jähriger Taucher möchte gerne seine Drei-Stern-Prüfung ablegen, für die ihm noch tiefe Tauchgänge fehlen. Er führt einen Tauchgang auf 40 m Tiefe durch, gefolgt von einem Tauchgang auf 42 m nach einer Oberflächenpause von wenigen Minuten. Die Grundzeiten betrugen in beiden Tauchgängen wenige Minuten. 90 min nach seinem 2. Tauchgang führt er einen dritten Tauchgang auf 40 m durch. Ungefähr 30 min nach dem Tauchgang, nachdem die Tauchausrüstung verstaut ist, erlebt er einen schlagartig einsetzenden Drehschwindel, der zu Erbrechen führt und es ihm unmöglich macht, auf den Beinen zu bleiben. Das Bewusstsein geht nicht verloren. Er wird in das nächste Krankenhaus und von dort in die nächste Druckkammer transportiert. Etwa 3 Stunden nach dem Tauchgang beginnt die erste Behandlung nach US-Navy-Tabelle 6. Weitere 10 Kammerfahrten folgen, da der Patient noch unter beträchtlichem Schwindel leidet. Er stellt sich zur Tauchunfallabklärung in der Heidelberger Tauchersprechstunde vor. Die Untersuchung auf einen Rechts-Links-Shunt verläuft negativ. Die Überprüfung des Hörvermögens zeigt einen regelrechten Befund, nachdem er initial einen Hörverlust von 30 dB aufwies. Die Gleichgewichtsprüfung ergibt den Komplettausfall des rechten Gleichgewichtsorgans. Mehrere Nachuntersuchungen zeigen nach ungefähr drei Monaten an, dass der Gleichgewichtssinn wieder ausreichend funktioniert, das Gleichgewichtsorgan der rechten Seite ist jedoch unwiederbringlich zerstört. Da kein Rechts-Links-Shunt vorlag und der Tauchunfall auf die extremen Tauchprofile zurückzuführen ist, wird dem Taucher die Tauchtauglichkeit erteilt. **Diagnose:** Dekompressionserkrankung des Innenohrs.

## Druckdifferenzschwindel

Der Druckdifferenzschwindel ist keine Erkrankung des Gleichgewichtsorgans, sondern ein häufiges Symptom bei Sporttauchern. Ungefähr jeder dritte Taucher hat schon einmal einen Druckdifferenzschwindel erlebt. Interessanterweise haben aber die wenigsten Taucher von diesem Phänomen schon einmal gehört.

**Ursache.** Durch unterschiedliche Druckverhältnisse im Mittelohr wird das Innenohr und damit das Gleichgewichtsorgan gereizt. Es arbeitet gewissermaßen als Druckrezeptor. Die Druckdifferenz wird über das runde und ovale Fenster auf das Innenohr übertragen und das Gleichgewichtsorgan stimuliert. Bei einer seitendifferenten Reizung des Gleichgewichtsorgans treten Schwindelsymptome auf, da das Gehirn unterschiedliche, sich widersprechende Signale von beiden Seiten des Gleichgewichtsorgans erhält. Es kommt zu einem Verarbeitungsproblem, worauf der Körper mit Schwindel reagiert. Bei der Seekrankheit handelt es sich um ein ähnliches Phänomen: Unterschiedliche Signale des Gleichgewichtsorgans und der optischen Wahrnehmung führen zu einer Fehlinterpretation, woraufhin Schwindel und Übelkeit entsteht. Da eine Druckdifferenz für die Entstehung des Druckdifferenzschwindels notwendig ist, kann dieser nur während des Auf- oder Abstiegs auftreten.

**Symptome.** Während des Aufstiegs (90 %) oder Abstiegs (10 %) bemerkt der Taucher plötzlich eintretenden Dreh- oder Schwankschwindel. Hinzu können Übelkeit und Brechreiz treten. Durch den Schwindel kann es zur kurzfristigen Orientierungslosigkeit kommen, so dass im schlimmsten Fall ein Notaufstieg eingeleitet werden könnte, der die Gefahr eines Dekompressionsunfalls birgt. Der Schwindel hält in der Regel zwischen 10 Sekunden und mehreren Minuten an. Hält sich der Taucher konstant auf einer Tiefe, lässt der Schwindel nach, sobald ausgeglichene Druckverhältnisse in beiden Ohren herrschen. Durch Tauchen in die Gegenrichtung (oder Druckausgleich, bei einem Druckdifferenzschwindel während des Abtauchens) kann der Schwindel frühzeitig unterbrochen werden. Nicht jeder Taucher ist empfindlich für Druckdifferenzen des Mittelohrs: Nur ca. 30 % der Taucher erleben einen Druckdifferenzschwindel. Ebenso variiert die Häufigkeit des Auftretens des Druckdifferenzschwindels sehr stark zwischen den betroffenen Tauchern. Manche Taucher erleben ihn einmal im Leben und andere erleben ihn bei jedem zweiten Tauchgang. Besonders häufig tritt er bei Tauchern mit eingeschränkter Tubenfunktion auf, z. B. bei einer Erkältung, da dann die Mittelohrbelüftung gestört ist.

**Therapie.** Der Druckdifferenzschwindel bedarf keiner Therapie, da die Symptome selbstständig enden. Hilfreich ist das Tauchen in die Gegenrichtung oder das Fixieren eines Punktes (z. B. das Ankerseil).

**Untersuchungsmethoden.** Eine Studie der Heidelberger Universitäts-HNO-Klinik zeigte, dass sich durch eine HNO-Untersuchung, auch unter Verwendung apparativer Tests, ein Druckdifferenzschwindel nicht vorhersagen lässt. Die HNO-ärztliche Untersuchung dient deshalb dem Ausschluss anderer Erkrankungen des Gleichgewichtsorgans.

**Hinweis.** Der Druckdifferenzschwindel ist keine Erkrankung. Es ist aber sehr wichtig, Tauchbeginner auf dieses Phänomen hinzuweisen, um Panikreaktionen zu vermeiden.

## 27.3 Nase und Nasennebenhöhlen

Beschwerden im Bereich der Nase und Nasennebenhöhlen machen ungefähr 15 % der Erkrankungen von Tauchern auf dem HNO-ärztlichen Gebiet aus. Dies liegt zum einen daran, dass häufig allergische Erkrankungen in der Bevölkerung vorkommen, und zum anderen an der Anatomie der Nasennebenhöhlen, bei denen es sich um starre knöcherne Hohlräume handelt, die nur durch enge Belüftungswege belüftet werden.

### 27.3.1 Nase

#### Verkrümmung der Nasescheidewand (Septumdeviation)
Die Nasenscheidewand liegt genau in der Mitte der Nasenhaupthöhle und trennt sie in eine rechte und eine linke Nasenhöhle. Man kann einen Blick auf den vordersten

Anteil der Nase werfen, wenn man vor einem Spiegel den Kopf in den Nacken legt und das Naseninnere ausleuchtet. Nur die wenigsten Menschen haben eine gerade Nasenscheidewand. Eine Verkrümmung der Nasenscheidewand ist für sich gesehen also noch kein krankhafter Zustand. Kommt aber eine Reizung der Schleimhaut, durch eine Allergie oder einen Infekt hinzu, dann kann es zu einer behinderten Nasenluftpassage kommen. Bei einer sehr stark ausgeprägten Verkrümmung der Nase kann, in Ausnahmefällen, die Belüftung der Nasennebenhöhlen eingeschränkt werden. Der Druckausgleich wird durch eine Septumdeviation nur in den seltensten Fällen beeinträchtigt. Leidet der Taucher an Druckausgleichsbeschwerden, was immerhin ca. 25 % der in der Heidelber-

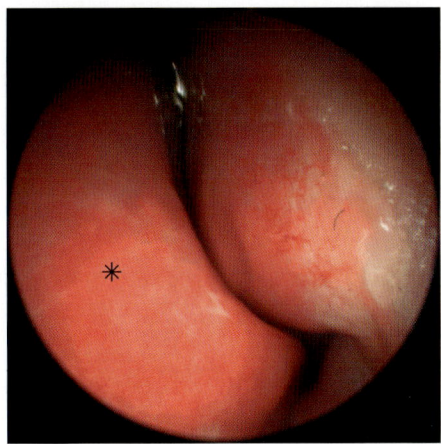

**Abb. 27.17:** Aufgrund der Verkrümmung der Nasenscheidewand (Stern) kann fast keine Luft mehr durch diese Seite der Nase strömen. Ein solch ausgeprägter Befund ist in der Regel ohne Operation nicht zu therapieren

ger Tauchersprechstunde behandelten Fälle entspricht, so ist eine Verkrümmung der Nasenscheidewand nur sehr selten die Ursache. Aber fast jeder Mensch hat eine krumme Nasenscheidewand, so dass leicht die Diagnose Septumdeviation gestellt und dem Patienten eine Operation angeraten wird. Diese sollte aber nur durchgeführt werden, wenn die Maßnahmen im Kapitel Tubenbelüftungsstörungen nicht halfen und der Patient über eine behinderte Nasenluftpassage klagt (Abb. 27.17).

### Heuschnupfen (allergische Rhinitis)
In Europa sind ungefähr 10–15 % der Bevölkerung von einer allergischen Rhinitis (Entzündung der Nasenschleimhaut) betroffen. Typische Symptome der saisonalen chronischen Rhinitis, also des Heuschnupfens, sind eine verstopfte Nase, Nies- und Juckreiz, tränende Augen und ständiges Nasenlaufen.

**Entstehung des Heuschnupfens.** Eine Überempfindlichkeit der Schleimhaut der Nase, der Nasennebenhöhlen und des Rachens führt zu einer über das Immunsystem vermittelten Entzündungsreaktion im Gewebe. In der Folge kommt es zu einer Ausschüttung von verschiedenen körpereigenen Entzündungsbotenstoffen, wie zum Beispiel dem Histamin. Unter normalen Umständen lernt unser Immunsystem, körperfremde Stoffe zu erkennen und entwickelt Abwehrstrategien, um einen Befall des Körpers zu verhindern. Hierzu wird der Fremdkörper (Antigen)

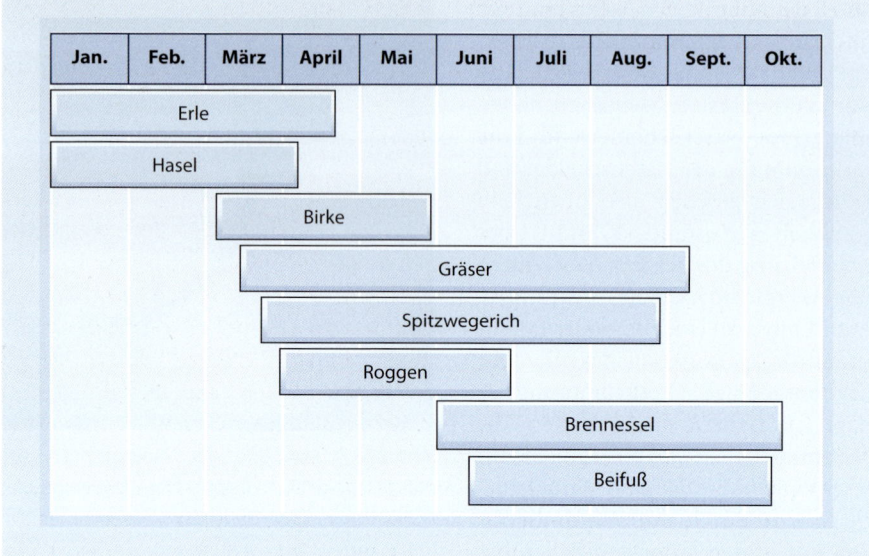

**Abb. 27.18:** Pollenflug verschiedener Allergene. Die Blütezeiten können regional und wetterabhängig schwanken

von Helferzellen aufgenommen und den antikörperproduzierenden Abwehrzellen präsentiert. Der Körper bildet verschiedene Abwehrstoffe und Antikörper, die bei einem erneuten Kontakt mit dem Allergen eine Infektion verhindern sollen. Solche Antigene können Viren und Bakterien sein, aber auch Pollen, Pilze, Hausstaubmilben und viele andere Stoffe. Reagiert der Körper jedoch nicht mit einer gesunden Immunantwort auf ein Antigen, sondern kommt es zu einer überschießenden Immunantwort, spricht man von einer Allergie. Der auslösende Stoff wird als Allergen bezeichnet.

Die wichtigsten Allergene für einen Heuschnupfen sind (Abb. 27.18):
- Weide, Haselnuss, Erle (Januar bis März),
- Birke (April bis Mai),
- Gräser und Roggen (Juni bis August),
- Beifuß und Wegerich (August bis September).

Wenn die Symptome nicht auf einen Zeitraum begrenzt auftreten, sondern die Patienten ganzjährig an Beschwerden leiden, nennt man das Krankheitsbild nicht mehr Heuschnupfen, sondern ganzjährige chronische allergische Rhinitis. Bei dieser Form der Allergie treten die Beschwerden in der Regel schwächer auf. Die ganzjährige allergische Rhinitis wird durch folgende Allergene ausgelöst:

- Hausstaubmilben (in Betten, Sitzbezügen, Autositzen etc.),
- Schimmelpilzsporen (in feuchten Umgebungen),
- Tierallergene (Katze, Hund, Nager, Pferd u.a.),
- Nahrungsmittel,
- Berufsallergene (Mehl bei Bäckern, Holz bei Schreinern ...).

**Symptome.** Patienten mit Heuschnupfen leiden an einer verstopften Nase, die durch die Schwellung der Schleimhaut in der Nasenhöhle entsteht. Die entzündete Schleimhaut scheidet viel Flüssigkeit ab, so dass es zum Fließschnupfen kommt. Die Nasenschleimhaut schwillt durch die allergische Reaktion an und die Nasenatmung verschlechtert sich. Typisch für den Heuschnupfen ist der Juckreiz in der Nase, der zu Niesattacken führt. Oft sind die Augen beteiligt, da es über Reflexbahnen zu einer Mitreizung der Bindehäute kommt. Die Augen können auch direkt durch die Allergene gereizt werden. Meistens erkennt man Patienten mit Heuschnupfen schon an ihren geröteten und geschwollen Augen und der roten Nase.

Im Rahmen einer allergischen Rhinitis kommt es häufig zur Mitbeteiligung der Schleimhaut in den Nasennebenhöhlen. Da die Nebenhöhlen nur durch enge Zugangswege mit der Nasenhaupthöhle verbunden sind, kann die Schleimhautschwellung zu einem Verschluss der Zugangswege zu den Nasennebenhöhlen führen und es entsteht eine akute Nasennebenhöhlenentzündung. Diese äußert sich durch ein Druckgefühl über den Nebenhöhlen (meistens im Bereich der Wange, zwischen den Augen oder über der Stirn) und Kopfschmerzen. Tritt zusätzlich eine bakterielle oder virale Besiedlung auf, kommt es zu Fieber und schwerem Krankheitsgefühl. Das Nasensekret wird zähflüssig, beginnt sich zu verfärben und wird gelblich bis grün.

Da die Belüftung der Ohren durch die Ohrtrompete im Nasenrachen ermöglicht wird, führt der Heuschnupfen häufig zu Problemen mit dem Druckausgleich.

Da oft nicht nur die oberen Atemwege betroffen sind, klagen viele Patienten mit Heuschnupfen zusätzlich über eine Engegefühl in der Brust, nächtliche Atemnot, laute Atemgeräusche bei Anstrengungen und eine ungewöhnliche Kurzatmigkeit. Diese Symptome sind Ausdruck einer Beteiligung der Bronchien und können als beginnendes oder schon bestehendes Asthma interpretiert werden. Sie sind sehr ernst zu nehmen.

**Krankheitsverlauf.** Entscheidend für die Symptome ist der erste Allergenkontakt. Es gibt die verschiedensten Allergien, die zu völlig unterschiedlichen Jahreszeiten auftreten können (s. oben). Durch die ständige Arbeit des Immunsystems und die gesteigerte Ausschüttung von Entzündungsstoffen klagen viele Patienten mit Heuschnupfen über eine gesteigerte Müdigkeit und Konzentrationsstörungen, da sie nachts aufgrund der Beschwerden schlechter schlafen können.

Häufig entwickeln sich weitere Allergien, die zu Beginn der Erkrankung nicht vorlagen und den Krankheitsverlauf verlängern. Die Symptome des Heuschnup-

---

**Kompaktinformation**

**Symptome bei Heuschnupfen**

- Juckreiz in der Nase und den Augen
- Auftreten von Niesattacken
- Wässriges Nasenlaufen
- Verstopfte Nase
- Druck auf den Ohren (durch Schwellung der Ohrtrompete)

- Druck über den Nasennebenhöhlen (Stirn, Wange, zwischen den Augen)
- Engegefühl in der Brust (Vorsicht Asthma!)
- Luftnot bei Belastung mit offenem Mund (Vorsicht Asthma!)
- Nächtliches Aufwachen mit Atemnot (Vorsicht Asthma!)

---

fens können sich über die Jahre steigern und bei jedem dritten Patienten entwickelt sich eine ganzjährige Rhinitis. Bei den ganzjährigen allergischen Erkrankungen der Nasenschleimhaut steht eine behinderte Nasenatmung und ein Trockenheitsgefühl im Rachen im Vordergrund der Beschwerden. Diese Patienten klagen seltener über Nies- und Juckreiz.

Eine große Gefahr der allergischen Rhinitis stellt der Etagenwechsel dar: bei 20–30 % der Patienten mit allergischer Rhinitis bildet sich im Laufe der Jahre ein Asthma aus! Das ist ein wichtiger Grund, diese Erkrankung sehr ernst zu nehmen und frühzeitig zu behandeln.

**Hinweis.** Bei 20–30 % der Patienten mit allergischer Erkrankung der Nasenschleimhaut entwickelt sich innerhalb von Jahren ein Asthma. Aus diesem Grund sollte man sich von einem Allergologen beraten lassen.

**Diagnostik.** Einen großen Anteil zur Diagnosefindung stellt die Erhebung der Krankengeschichte dar. Es ist entscheidend, den Patienten nach Art und Zeit des Auftretens von Symptomen zu fragen. Der nächste Schritt ist die HNO-ärztliche Untersuchung, die einen Hinweis auf Ausmaß und eventuelle Begleiterkrankungen gibt. Besteht der Verdacht auf das Vorliegen einer allergischen Erkrankung, können verschiedene Hauttests und Antikörperbestimmungen im Blut durchgeführt werden. Ist das auslösende Antigen erst einmal identifiziert, kann man noch einen Belastungstest durchführen.

Wenn begleitende Erkrankungen der Nasennebenhöhlen vorliegen, sollte eine Computertomographie (Röntgenschichtuntersuchung der Nasennebenhöhlen) durchgeführt werden. Bei Hinweisen auf eine Beteiligung der Lunge muss unbedingt eine Untersuchung der Lungenfunktion beim Lungenfacharzt erfolgen (Abb. 27.19).

**Therapie.** Es gibt verschiedene Ansätze in der Behandlung der allergischen Rhinitis: eine ursächliche und eine symptombezogene Therapie. Vorzugsweise sollte natürlich eine kausale Therapie durchgeführt werden, also eine Therapie, die nicht nur die Beschwerden beseitigt, sondern die Krankheitsursache behandelt.

**Kausale Therapie:** Als Erstes wird eine Allergenkarenz versucht, d. h., man meidet das allergieauslösende Antigen. Während diese Strategie bei ganzjährigen Allergien leichter durchzuführen ist (z. B. Katzenhaarallergie, Hausstaubmilbenallergie), ist es sehr schwierig, sich vor dem Pollenflug zu schützen.

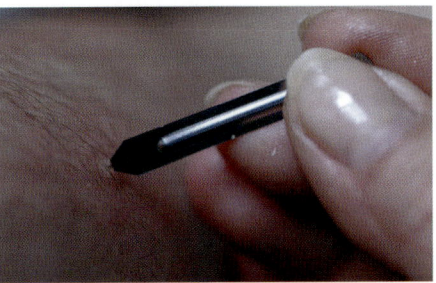

**Abb. 27.19:** Durch Applikation eines Allergens kann überprüft werden, ob eine überschießende Immunreaktion auftritt. Der Prick-Test eignet sich für eine schnelle Übersichtdiagnostik auf häufig vorkommende Allergene (Foto: Medienzentrum Heidelberg)

Es gibt jedoch verschiedene Möglichkeiten, die Belastung durch Pollen und andere freifliegende Allergien zu reduzieren (s. Kompaktinformation).

Ist das auslösende Allergen identifiziert, kann man eine Hyposensibilisierung durchführen. Bei dieser Methode wird in der symptomfreien Zeit, zu Beginn einmal wöchentlich, eine sich steigernde Menge des Allergens unter die Haut gespritzt. Nach der Aufsättigungsphase wird in vier- bis achtwöchigen Abständen das Allergen gespritzt. Ziel dieser Behandlung ist die langsame Gewöhnung des Körpers an das Allergen. Der Vorteil dieser Methode ist die Möglichkeit, die Erkrankung komplett zur Ausheilung zu bringen. Durch die Hyposensibilisierung wird auch die Gefahr

## Kompaktinformation

**Maßnahmen zur Reduktion der Pollenbelastung**

- Vermeidung von Spaziergängen im Freien, vor allem während der Saison.
- Erfragen der Pollendaten über Polleninformationsdienste und Pollenflugkalender. Pollenbelastungen von 25–50 Pollen/m³ und mehr verursachen Beschwerden.
- Lüftung der Wohnung spätabends, wenn die Pollenkonzentration in der Luft niedrig ist. Fenster morgens (2–3 Stunden nach Sonnenaufgang) und am Nachmittag geschlossen halten.
- Haarewaschen vor dem Zubettgehen. Keine getragenen Kleider ins Schlafzimmer mitnehmen
- Während der Autofahrt Fenster geschlossen und die Lüftung ausgeschaltet lassen. Alternative: Pollenfilter einbauen lassen.
- Arbeiten im Freien während der Pollensaison vermeiden
- Gezielte Urlaubswahl: Jahresurlaub am Meer oder im Gebirge in die Zeit des Pollenflugs legen, da dort der Pollenflug sehr gering ist

## Kompaktinformation

**Kausale Therapie**
- Allergenkarenz (schwierig bei Pollen)
- Hyposensibilisierung (langwierig aber erfolgreich in der Vermeidung von Asthma)

Die kausale Therapie kann eine Entwicklung von Asthma verhindern und die Erkrankung vollständig zur Ausheilung bringen.

**Symptomatische Therapie**
- Antihistaminika (nur wenn nicht getaucht wird): schnell wirksam

- Cromoglicinsäure bei schwachen Symptomen
- Örtliche Kortisonpräparate: sehr wirksam und dürfen auch vor Tauchgängen angewendet werden
- Abschwellende Nasentropfen: kurzfristig anwendbar, jedoch nicht vor dem Tauchen!

Die symptomatische Therapie hilft gut gegen die akuten Beschwerden und reduziert den Leidensdruck. Eine Chronifizierung der Beschwerden wird aber nicht verhindert.

eines Etagenwechsels, d. h. die Entwicklung eines Asthmas, reduziert. Der Nachteil dieser Methode ist die lange Dauer der Therapie von zwei bis zu fünf Jahren. Inzwischen kann eine Hyposensibilisierung auch mittels sublingualer (unter der Zunge) Anwendung erfolgen. Dabei kann auf Spritzen verzichtet werden und man kann die regelmäßige Dosis selbstständig zuhause anwenden. Allerdings scheint der Effekt der Therapie schwächer auszufallen als bei der Spritzentherapie.

Zum Vergleich der beiden Methoden laufen mehrere klinische Studien. Inzwischen gibt es auch eine Kurzzeit-Immuntherapie, die in vier bis sieben Wochen in Spritzenform verabreicht werden kann. Welche Therapie für welchen Allergiker in Frage kommt, sollte mit dem behandelnden Allergologen besprochen werden. Für Taucher bietet sich die Hyposensibilisierung allerdings besonders an, da keine Nebenwirkungen beim Tauchen durch die Anwendung von Medikamenten zu erwarten sind.

**Symptomatische Therapie:** Begleitend zu kausalen Therapieansätzen wird in der Regel zusätzlich eine symptomatische Therapie durchgeführt. Hier kommen verschiedene Wirkstoffe zum Einsatz, die alle die überschießende Immunantwort reduzieren sollen. Häufig eingesetzte Präparate sind die Antihistaminika. Sie werden als Tablette oder Spray einmal täglich eingenommen und lindern schnell und effektiv insbesondere die Symptome Juck- und Niesreiz, weniger die verstopfte Nase. Nachteil der Antihistaminika ist die Entwicklung von Müdigkeit. Auch wenn manche Präparate in der Werbung mit dem Slogan „für Piloten zugelassen" vertreten sind, können sie für Taucher nicht empfohlen werden, da noch keine ausreichenden Erkenntnisse bezüglich der Nebenwirkung beim Tauchen vorliegen. Es besteht vor allem die Gefahr eines verfrühten Tiefenrauschs, der erhöhten Toxizität von Sauerstoff und verlangsamter Reaktionen unter Wasser. Unabhängig vom Tauchen sind die Antihistaminika jedoch sehr empfehlenswert bei der Behandlung des Heuschnupfens.

Eine für Taucher sehr sinnvolle Therapie sind örtlich anzuwendende Kortisonsprays. Sie haben einen guten Effekt auf den Schwellungszustand der Nase und sorgen somit für eine Belüftung der Nasennebenhöhlen, was für Taucher unabdingbar ist. Sie wirken ebenfalls sehr gut gegen den Juck- und Niesreiz in der Nase und helfen gegen Symptome im Bereich der Augen, da diese oft nur durch eine Reizung der Nasenschleimhaut verursacht werden. Der Nachteil der Kortisonpräparate besteht in dem langsameren Wirkungseintritt als bei den Antihistaminika, so dass sie frühzeitiger und vorbeugend eingesetzt werden müssen. Keine Angst muss man vor systemischen Nebenwirkungen der Kortisonpräparate haben. Moderne Sprays wirken ausschließlich in der Nasenschleimhaut und führen zu keinen systemischen Nebenwirkungen. Sie sind teilweise für die Behandlung von Kindern ab 2 Jahren zugelassen.

Leider gibt es noch immer große Abneigungen gegen Kortisonpräparate, obwohl sie hochwirksam und sehr nebenwirkungsarm sind. Während des Sporttauchens sind nur örtliche Kortisonpräparate zu empfehlen.

Abschwellende Nasentropfen sind leider manchmal unvermeidlich, wenn die Beschwerden trotz umfangreicher Therapie nicht besser werden. Sie dürfen maximal 10 Tage eingesetzt werden und sind mindestens 12 Stunden vor dem Tauchen abzusetzen.

**Tauchtauglichkeit.** Eine pauschale Antwort zur Tauchtauglichkeit bei Patienten mit Heuschnupfen gibt es nicht. Der behandelnde Arzt muss zusammen mit dem Taucher das Ausmaß der Erkrankung bestimmen, um die Tauchtauglichkeit zu beurteilen. Weiterhin muss beachtet werden, ob die Tauchtauglichkeit für die heimischen Seen oder für ein nahezu pollenfreies Land wie Ägypten bestimmt werden soll. Patienten, die in Deutschland fast keine Luft durch die Nase bekommen und vielleicht komplett verlegte Nasennebenhöhlen haben, können in Ägypten völlig beschwerdefrei sein.

Abhängig vom Ausmaß der Symptome kann die Tauchtauglichkeit bescheinigt werden, wenn der Taucher nur leichtgradige Symptome angibt, z. B. etwas Juckreiz und Nasenlaufen, die Tubenfunktion vollständig erhalten ist und keine Beschwerden im Bereich der Nasennebenhöhlen vorliegen. Prinzipiell ist ein Probetauchgang in einer Druckkammer oder im Schwimmbad sinnvoll. Liegt eine stärkere Beeinträchtigung der Nasenluftpassage vor, klagt der Taucher über ein Druckgefühl über den Nasennebenhöhlen oder hat er Probleme mit dem Druckausgleich, darf nicht getaucht werden.

Nach Abklingen der Symptome (also nach der Pollenflugzeit oder in einer pollenfreien Zone) kann man tauchen, sofern es nicht zu einer Chronifizierung der Symptome gekommen ist (z. B. durch Ausbildung von Polypen in der Nase) (Abb. 27.20).

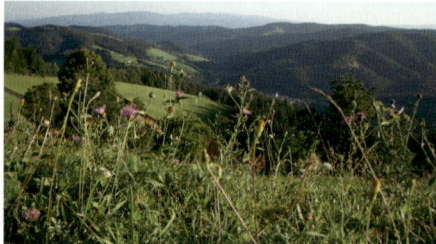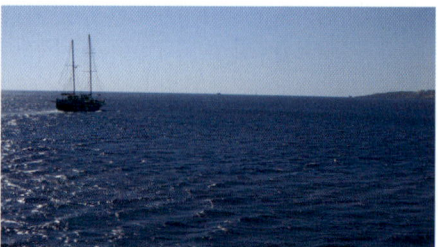

**Abb. 27.20:** *Links:* Während ein Pollenallergiker in dieser Umgebung heftigste Beschwerden haben kann und vollkommen tauchuntauglich ist, kann er am Meer (*rechts*), in der Wüste oder in tropischer Umgebung völlig beschwerdefrei sein. Daher ist die Tauchtauglichkeit an die Umgebung anzupassen

**Hinweis.** Die Tauchtauglichkeit ist abhängig von der Jahreszeit und dem Gebiet, in dem getaucht werden soll, zu bestimmen.

### Nasennebenhöhlenerkrankungen (chronische Sinusitis)

Die Nasennebenhöhlen sind starrwandige, von Schleimhaut ausgekleidete Hohlräume (Abb. 27.21). Sie stehen mit der Nasenhöhle und dem Nasenrachenraum in Verbindung. Entsprechend dem Gesetz von Boyle-Mariotte müssen Druckschwankungen beim Ab- und Auftauchen durch passiven Druckausgleich kompensiert werden, um Schäden zu vermeiden. Ein funktionstüchtiges und gut belüftetes Nasennebenhöhlensystem ist Grundvoraussetzung zur Ausübung des Tauchsportes.

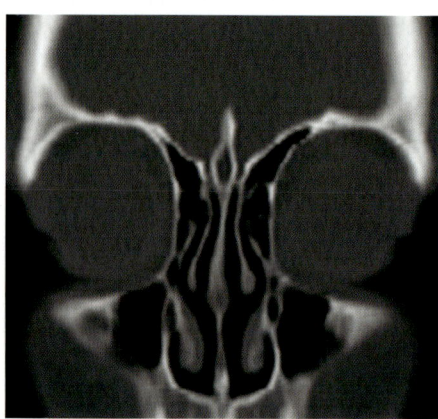

**Abb. 27.21:** Computertomographie des Nebenhöhlensystems. Knochen wird weiß dargestellt, Luft ist schwarz und Weichgewebe grau. Man erkennt die Augen, die Kieferhöhlen, das Siebbeinzellsystem und den Eingang in die Stirnhöhlen (Befund eines Gesunden)

Unbehandelte, chronische Nasennebenhöhlenerkrankungen schließen bei Anfängern die Tauchtauglichkeit aus, bis die Belüftung der Nasennebenhöhlen sichergestellt ist. Probleme können sich jedoch auch im Laufe der Ausübung des Tauchsports durch außergewöhnliche Belastungen wie z. B. Kaltwasserreiz und häufige rasche Druckänderungen über Jahre hinweg entwickeln. Chronische Erkrankungen müssen nicht zwangsläufig für immer ein „Aus" für den Tauchsport bedeuten. Ziel jeder Behandlung bei Tauchern ist nicht nur die Beschwerdefreiheit der Betroffenen. Bei entsprechender Abklärung und Behandlung kann in der Mehrzahl der Fälle der Taucherwieder zurück unter Wasser und den Tauchsport auch weiterhin ausüben.

Insbesondere bei Tauchern ist die Nasennebenhöhlenschleimhaut außergewöhnlichen Strapazen ausgesetzt: Unterkühlungen, ständige oftmals rasche Druckwechsel bei Tiefenänderungen (Apnoetauchen, Jojo-Tauchgänge), Schleimhautschwellungen infolge von Reizungen durch Chlor in Hallenbädern sowie infiziertes Badewasser sind schwere Belastungen. Sie führen durch Schwellungen zu Blockaden der Siebbeinzellen, Stirn- und Kieferhöhle, wodurch ein passiver Druckausgleich – im Gegensatz zum aktiven Druckausgleich beim Mittelohr – nicht mehr stattfindet und auch aktiv nicht erzielt werden kann. Die Folgen sind ein Barotrauma beim Ab- oder, noch unangenehmer, beim Auftauchen: Schmerzen, Schleimhautschwellungen und Schleimhautblutungen treten auf. Aufgrund der anatomischen Gegebenheiten sind in erster Linie das Siebbeinzellsystem und die Stirn- und Kieferhöhle betroffen, seltener die Keilbeinhöhle.

**Definition der Sinusitis.** Akute Entzündungen bessern sich auf medikamentöse Behandlungen meist innerhalb von 10 Tagen bis maximal 12 Wochen. Als chronisch werden Erkrankungen bezeichnet, die länger als 12 Wochen dauern oder viermal akut pro Jahr auftreten. Sie bessern sich oft nicht durch eine medikamentöse Behandlung erfordern häufig einen operativen Eingriff.

**Diagnostik.** Oftmals geben bereits die Vorgeschichte und die Symptome des betroffenen Tauchers die entscheidenden Hinweise: Kopfschmerzen, insbesondere zwischen den Augen und im Bereich der Nasenwurzel sowie im Stirn- und Wangenbereich. Die Schmerzen werden diffus im Gesichtsbereich verteilt oder auch örtlich begrenzt und als stechend angegeben. Sie treten beim Ab- oder Auftauchen auf, in fortgeschrittenen Stadien auch unabhängig vom Tauchen.

Weiterhin weisen Nasenbluten nach dem Tauchen, immer wiederkehrende akute Entzündungen der Nasennebenhöhlen, Sekretfluss in den Rachen, chronische Ohrprobleme, Rachenentzündungen, Husten, Räusperzwang und Bronchitis auf eine Nasennebenhöhlenerkrankung hin.

Vor allem die oft schmerzlose Blutung in die Maske zeigt, dass der Taucher an einer chronischen Nasennebenhöhlenentzündung leidet. Durch die Schleimhautschwellung kommt es zu einer Verlegung der Nasennebenhöhleneingänge, so dass beim Abtauchen keine Luft nachströmen kann und der entstehende Unterdruck zu einer Einblutung in der Nasennebenhöhle führt. Da hierdurch das Volumen in der Nasennebenhöhle verkleinert wird, findet ein Druckausgleich statt, der erklärt, weshalb die betroffenen Taucher häufig ein Nachlassen des Schmerzes während des

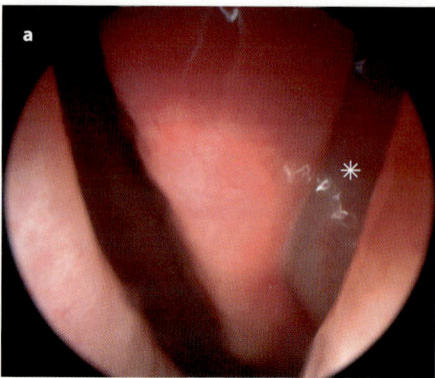
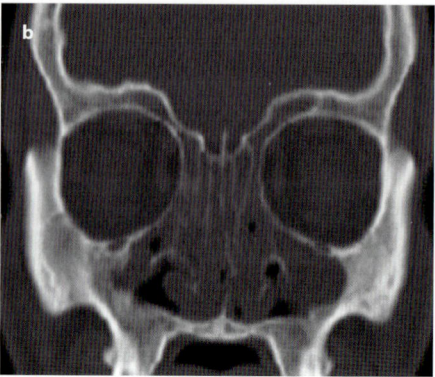

Abb. 27.22: a Der endoskopische Blick in die Nase offenbart einen Nasennebenhöhlenpolyp (Stern). Dieser ist ein sicheres Zeichen einer chronischen Sinusitis. Solch ein Polyp verhindert die Belüftung der Nasennebenhöhlen. b Auf der Computertomographie erkennt man die chronische Sinusitis. Alle abgebildeten Nasennebenhöhlen sind verschattet und mit chronischer Schleimhautschwellung ausgekleidet. Eine Belüftung der Nasennebenhöhlen wird somit verhindert. Es resultiert Tauchuntauglichkeit

Tauchens bemerken. Beim Auftauchen dehnt sich die Luft in der Nasennebenhöhle aus und das Schleim-Blut-Gemisch wird aus der Nasennebenhöhle ausgetrieben und führt zu einer Blutung in die Tauchmaske.

Entscheidendes Instrument für die Diagnostik von Nasennebenhöhlenentzündungen ist das Endoskop. Mit dem Endoskop kann man tief in die Nase hineinschauen und krankhafte Veränderungen der Nasenschleimhaut können erkannt werden.

Die Nasennebenhöhlen selbst lassen sich allerdings durch die endoskopische Untersuchung nur in den seltensten Fällen untersuchen, so dass bei einem klinischen Verdacht auf Vorliegen einer chronischen Sinusitis eine Computertomographie der Nasennebenhöhlen durchgeführt werden muss (Abb. 27.22). Auf den gewonnenen Bildern lassen sich Veränderungen der Schleimhaut, anatomische Engstellen, Sekretspiegel oder Verkalkungen erkennen.

**Konservative Behandlung.** Berichtet ein Patient über die typischen Symptome einer chronischen Nasennebenhöhlenentzündung und zeigt die HNO- und Röntgenuntersuchung das Bild einer chronischen Sinusitis, gibt es verschiedene Wege, den betroffenen Taucher zu behandeln. Insbesondere wenn sich noch nicht das Vollbild der chronischen Nasennebenhöhlenentzündung zeigt, kann häufig ein konservativer Behandlungsversuch zu einer Beseitigung der Beschwerden führen. Als konservative Maßnahmen bieten sich Inhalationen und regelmäßige Nasenspülungen mit

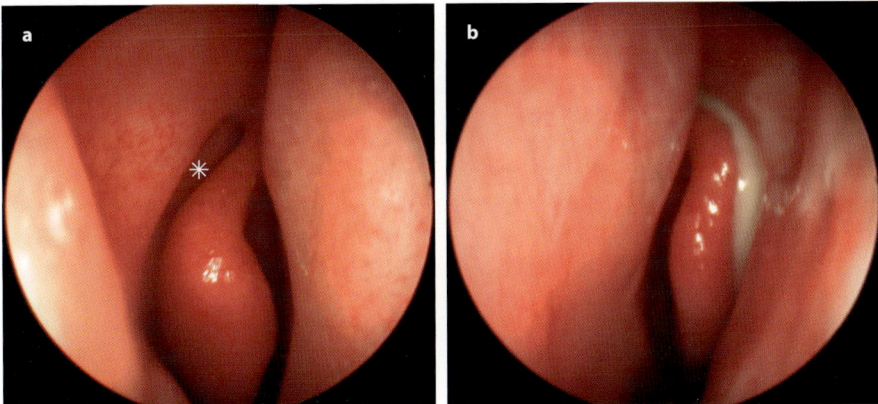

**Abb. 27.23: a** Blick in den rechten mittleren Nasengang. Man erkennt auf der rechten Bildseite die Nasenscheidewand und in der Bildmitte eine gesunde mittlere Nasenmuschel. Der Spalt zwischen Nasenmuschel und äußerer Nasenwand ist der Eingang in das Nasennebenhöhlensystem (Stern). **b** Auf dieser Abbildung tritt Eiter aus dem Nasennebenhöhlensystem in dem mittleren Nasengang aus. Dies kann Folge eines Barotraumas der Nasennebenhöhlen sein. Ist die Nasenschleimhaut durch eine Allergie gereizt, ist sie anfälliger für Infektionen und Entzündungen

Kochsalzlösung an. Der betroffene Taucher sollte mindestens 3 l am Tag trinken, um die Schleimhaut feucht zu halten und hierdurch zu pflegen. Bei bakteriellen Begleitinfektionen (eitrige Sekretion) sollten Antibiotika über mindestens 10–14 Tage verabreicht werden (Abb. 27.23). Die Behandlung wird durch die Gabe eines örtlich wirkenden Kortisonpräparats ergänzt. An dieser Stelle soll erneut darauf hingewiesen werden, dass Kortison kein gefährliches Medikament ist, sondern gerade als örtlich wirkendes Medikament den Patienten vor irreversiblen Schädigungen schützt und keinesfalls schädigt.

**Operative Behandlung.** Um bei chronischen oder kurzfristig immer wiederkehrenden akuten Nasennebenhöhlenentzündungen eine langfristige Besserung zu erzielen, ist oft ein operativer Eingriff erforderlich. Auf endoskopischem Weg ist es möglich, über die Nasenhöhle, ohne sichtbaren Schnitt von außen, die zuvor als erkrankt identifizierten Areale zu entfernen und die Belüftung der Nasennebenhöhlen wieder herzustellen. Dieser Eingriff ist meist wenig belastend und wird in Vollnarkose durchgeführt. Das Ausmaß der Operation ist individuell der Erkrankung des betroffenen Tauchers angepasst, wobei das Grundprinzip der Operation ist, nur als erkrankt identifizierte Schleimhaut und Knochenstrukturen zu entfernen und regenerationsfähige Schleimhaut und selbstverständlich auch gesunde Schleimhaut zu belassen. Die Verbindung der Nasennebenhöhlen zur Nasenhaupthöhle wird

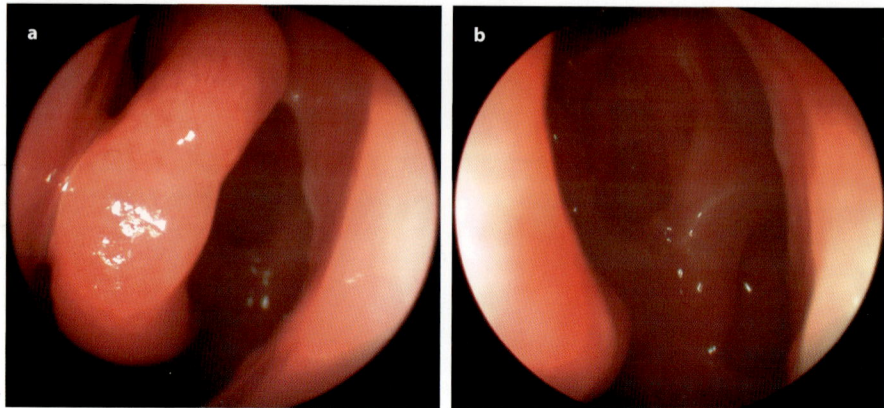

**Abb. 27.24: a** Ergebnis der Operation. Man nähert sich dem Nasennebenhöhlensystem und erkennt, dass der Belüftungsweg schon deutlich größer ist. **b** Wenn man in das Nasennebenhöhlensystem weiter hineingeht, sieht man, dass eine große belüftete Zone geschaffen wurde. Diese Taucherin ist wieder tauchtauglich

erweitert. Diese Art der Chirurgie wird auch als minimal-invasive Mikrochirurgie bezeichnet (Abb. 27.24).

**Nachbehandlung.** Die Regeneration und Nachbehandlung nimmt im Normalfall 6–12 Wochen in Anspruch. Regelmäßige Kontrollen und, je nach Ausmaß der ursprünglichen Erkrankung, medikamentöse Nachbehandlungen sind erforderlich. Durch regelmäßige Kochsalz-Nasenspülungen kann der Betroffene den Heilungsverlauf verbessern. In diesem Zeitraum sollten Flugreisen vermieden werden.

Nach 6–12 Wochen kann mit einem Wiederausheilen des Operationsgebietes gerechnet werden und nach einer Abschlusskontrolle ist in den meisten Fällen der Taucher wieder tauchtauglich.

**Fallbeispiel.** Ein 30-jähriger Taucher berichtet über regelmäßige Kopfschmerzen zwischen den Augen und der Stirn beim Abtauchen. Nach dem Tauchen habe er bei jedem dritten Tauchgang Blut in der Maske. Auch unabhängig vom Tauchen leide er häufiger an Nasennebenhöhlenentzündungen und die Nase sei immer verstopft. Die endoskopische Untersuchung der Nase zeigt einen Polypen im mittleren Nasengang; die Schleimhaut der Nase sieht insgesamt gereizt aus. Ein durchgeführter Allergietest weist auf keine Allergien hin. Die computertomographische Untersuchung der Nasennebenhöhlen zeigt eine chronische Entzündung der Siebbeinzellen und der Kieferhöhlen. Zunächst werden eine örtliche Kortisontherapie und pflegende Maßnahmen der Nasenschleimaut empfohlen. Darunter berichtet der Taucher über eine Verbesserung der behinderten Nasenluftpassage, allerdings komme es immer noch zu Schmerzen beim Tauchen, wenn auch seltener. In Vollnarkose wird eine minimal-invasive Nasennebenhöhlenoperation durch die Nase durchgeführt. Schon 6 Wochen nach der Operation ist die Wundheilung abgeschlossen und der erste Tauchgang wird durchgeführt. Dieser verläuft unproblematisch. Auch in den nächsten Jahren treten keine weiteren Probleme beim Tauchen auf. Zusätzlich fühle sich der Taucher auch in seinem „Normalleben" deutlich besser. **Diagnose:** chronische Sinusitis.

## 27.4  Mundhöhle und Gaumen

Erkrankungen der Mundhöhle und des Gaumens führen nur in seltenen Fällen zur Tauchuntauglichkeit. Es ist auf einen sanierten Zahnstatus und ausreichende Mundhygiene zu achten. Selten führen Erkrankungen in diesem Bereich zu Problemen.

### Schleimhauterkrankungen

Veränderungen der Schleimhaut, z. B. durch Pusteln, Bläschen oder Verletzungen, führen zu Schmerzen beim Halten des Mundstücks. In der Regel zeigen diese Erkrankungen jedoch einen selbstlimitierenden Verlauf und sind schnell vorüber. Treten sie immer wieder auf, sollte man sich von einem HNO-Arzt untersuchen lassen.

### Mandeloperationen (Tonsillektomie)

Direkt nach einer Mandeloperation wird niemand Lust verspüren, Tauchen zu gehen. Die Schmerzen und das allgemeine Unwohlsein verhindern jede Motivation, sich unter Wasser zu begeben. In der Regel kann ca. drei Wochen nach der Operation wieder getaucht werden. Es muss nur abgewartet werden, bis sich alle Beläge abgestoßen haben und sich neue Schleimhaut gebildet hat. Der Taucher muss außerdem körperlich wieder belastbar sein.

### Polypenentfernung (Adenotomie)

Im Volksmund wird die Adenotomie als Polypenoperation bezeichnet. Der Fachmann versteht unter einem Polypen etwas anderes, da sich der Begriff aber durchgesetzt hat, soll er hier auch verwendet werden. Die Adenoide sind Abwehrgewebe im Nasenrachen, die vor allem bei Kindern sehr groß sein können. Aber auch junge Erwachsene weisen manchmal zu große Adenoide auf, die den Druckausgleich behindern. Nach einer Operation kann innerhalb von 2 Wochen wieder getaucht werden.

### Schnarchoperation mit Gaumensegelverkürzung

Der korrekte Ausdruck, von dem hier die Rede ist, lautet Uvulo-Palato-Pharyngo-Plastik (UPPP). Diese Operation wird bei schnarchenden Patienten durchgeführt, die ein zu großes und zu schlaffes Gaumensegel aufweisen, das im Schlaf zu vibrieren beginnt. Wird bei dieser Operation zu viel des Gaumensegels abgetragen, so kommt es zu einem fehlenden Verschluss des Nasenrachens. Dadurch wird der Druckausgleich erschwert oder sogar unmöglich gemacht. Vor einer solchen Operation muss man den Operateur also auf das Hobby-Tauchen hinweisen, und bei der Tauchtauglichkeitsuntersuchung sollte das Gaumensegel inspiziert werden.

## 27.5 Kehlkopf und Luftröhre

### 27.5.1 Kehlkopf

#### Akute Infektionen des Kehlkopfs

Während einer akuten Infektion gilt ein Tauchverbot, denn es besteht die Gefahr, dass durch die Reizung der kranken Schleimhaut durch die kalte Einatemluft ein Stimmritzenkrampf entsteht. Nach Abheilen des Infekts (keine Heiserkeit und kein Kratzgefühl mehr) kann wieder getaucht werden.

#### Gutartige Veränderungen der Kehlkopfschleimhaut

Gutartige Veränderungen wie Stimmbandpolypen, Schleimhautschwellungen oder kleinere Vernarbungen stellen kein Problem für das Tauchen dar. Kommt es zur Einschränkung des Luftstroms, muss auf das Tauchen verzichtet werden.

#### Stimmlippenlähmung

Durch Operationen im Bereich des Kopfes, Halses und der Lunge kann es zu einer Stimmlippenlähmung kommen. Sie tritt aber auch spontan auf oder aufgrund eines Tumorwachstums. Deshalb muss jede Heiserkeit nach spätestens 4 Wochen von einem HNO-Arzt abgeklärt werden. Sind ernsthafte Störungen ausgeschlossen, so kann bei einer einseitigen Stimmlippenlähmung problemlos getaucht werden, bei einer beidseitigen Stimmlippenlähmung muss eine Atemstrommessung erfolgen.

### 27.5.2 Luftröhre

#### Luftröhrenschnitt

Bei einem Luftröhrenschnitt wird die Luftröhre an den Hals nach außen geleitet. Es gibt vorübergehende Luftröhrenschnitte, die wieder verschlossen werden können und permanente Luftröhrenschnitte, die aufgrund der Grunderkrankung (z. B. wegen Kehlkopfkrebs) dauerhaft verbleiben müssen. Solange ein Luftröhrenschnitt besteht, darf auf keinen Fall getaucht, gebadet oder geschnorchelt werden, da die Lunge direkt mit Wasser vollaufen würde.

**Luftröhrenverengung**
Verengungen der Luftröhre stellen erst ab einer Verengung von 50–70 % ein relevantes Atemhindernis dar. Tritt eine Einschränkung des gemessenen Atemstroms auf, darf nicht getaucht werden.

## 27.6 Hals und Wirbelsäule

### Bewegungseinschränkungen
Es kann aufgrund von Verbrennungen, Voroperationen oder krankhaften Veränderungen der Muskulatur und Wirbelsäule zu einer Bewegungseinschränkung des Halses kommen. In der Regel ist das Tauchen problemlos möglich. Bei sehr ausgeprägten Bewegungseinschränkungen muss eine Einzelfallentscheidung getroffen werden.

### Operationen am Hals
Operationen am Hals und im Gesicht verheilen ausgesprochen gut und führen nur selten zu einer Beeinträchtigung der Bewegung oder Stabilität. Sie sind deshalb auch nach ausgedehnten Operationen kein Grund, nicht tauchen zu können.

## 27.7 Hirnnerven

Die Erkrankungen der Hirnnerven werden in den einzelnen Kapiteln abgehandelt, sofern sie eine Relevanz für das Tauchen haben. Hier soll nur kurz auf die Gesichtsnervlähmung eingegangen werden.

### Gesichtsnervlähmung
Der Gesichtsnerv kann durch das Tauchen beeinträchtig werden (s. Kap. Erkrankungen) oder aufgrund anderer Ursachen ausfallen. Es resultiert eine Lähmung der Gesichtsmuskulatur. Ist der Augenschluss möglich, kann der Atemregler im Mund gehalten werden, ohne dass Wasser eindringt, und lässt sich ein Druckausgleich ausüben, besteht Tauchtauglichkeit.

### Weiterführende Literatur

1. Klingmann C, Wallner F (2004). Tauchmedizinische Aspekte in der HNO-Heilkunde: Tauchtauglichkeit. HNO 2004; 52(9): 845–849
2. Weidauer H, Klingmann C: Tauchmedizin aktuell. Gentner Verlag, Stuttgart, 2004

## Internetadressen

1. www.tauchersprechstunde.de
2. www.hno.org
3. www.scuba-doc.com
4. www.barotrauma.de

---

### Tipps für Tauchlehrer

1. Dauerhafte Gegenanzeigen gegen den Tauchsport aus dem HNO-Bereich sind eher selten, temporäre treten dagegen häufig auf (Druckausgleichprobleme durch Erkältung oder Heuschnupfen, Otitis externa oder media). Der Tauchlehrer muss in diesen Fällen entschieden Tauchpausen verordnen – für Schüler, Gäste, Mitarbeiter und ggf. für sich selbst.

2. Ein medizinisch eingewiesener Tauchlehrer kann durch Begutachten des Trommelfells Tauchpausen verhängen.

3. Abschwellende Nasentropfen können einen Genesungsprozess beschleunigen, dürfen aber 12 Stunden vor einem Tauchgang nicht mehr verwendet werden. Therapeutische Ohrentropfen nur bei eindeutig intaktem Trommelfell verwenden.

4. Druckausgleich niemals forcieren. Sollte es nach dem Tauchgang zu Beschwerden der Ohren kommen, ist ein HNO-Arzt aufzusuchen, um eine Schädigung des Innenohrs auszuschließen.

5. Tauchschülerkandidaten mit einseitiger Schwerhörigkeit sollten zur Tauchausbildung – wenn überhaupt – nur nach Beratungsgespräch mit einem taucherfahrenen HNO-Arzt zugelassen werden.

# 28 Kiefergelenk- und Kaumuskelschmerzen beim Tauchen

*M. Schmitter*

Das Kiefergelenk und die Gesichts-/Kaumuskulatur sind bei vielen sportlichen Aktivitäten besonderen Belastungen ausgesetzt, so auch während des Tauchens. Nicht nur das Festhalten des Mundstücks in unterschiedlich temperiertem Wasser, sondern auch das Zusammenpressen der Zähne in Stresssituationen während des Tauchens können die Belastungsgrenzen des Kiefergelenks und der Gesichts- und Kaumuskulatur erreichen oder gar überschreiten. Jedoch treten Schmerzen und/oder Funktionseinschränkungen nicht bei allen Tauchern/innen auf, was auf eine unterschiedliche „Anfälligkeit" hindeutet. Das folgende Kapitel beleuchtet anatomische und funktionelle Besonderheiten des Kausystems. Zusätzlich sollen Symptome von Funktionsstörungen dargestellt und therapeutische Ansätze diskutiert werden.

## 28.1 Anatomische Grundlagen

### 28.1.1 Kiefergelenk

Das menschliche Kiefergelenk ist ein Spaltgelenk, d. h., es besteht aus zwei knorpelbedeckten Gelenkflächen, die durch einen Spalt voneinander getrennt sind (Abb. 28.1). Zwischen diesen beiden Strukturen ist eine Gelenkscheibe (Discus articularis) interponiert, die das Kiefergelenk in zwei mit Synovialflüssigkeit („Gelenkschmiere") gefüllte Gelenkkammern teilt. Diese Zweiteilung erlaubt die Realisation komplexer Bewegungsvorgänge und ordnet das Kiefergelenk den Doppelgelenken zu. Der Discus articularis ist durch elastische und kollagenfaserreiche Bänder sowohl an der Schädelbasis als auch am Unterkiefer befestigt. Zusätzlich inserieren Fasern des M. pterygoideus lateralis (Kaumuskulatur) in diskusnahe Strukturen. Bei der Kieferöffnung gleitet der Discus articularis zusammen mit dem Gelenkköpfchen auf einer schrägen Bahn nach vorne und unten. Dies ermöglicht eine Kieferöffnung von mehr als 40 mm.

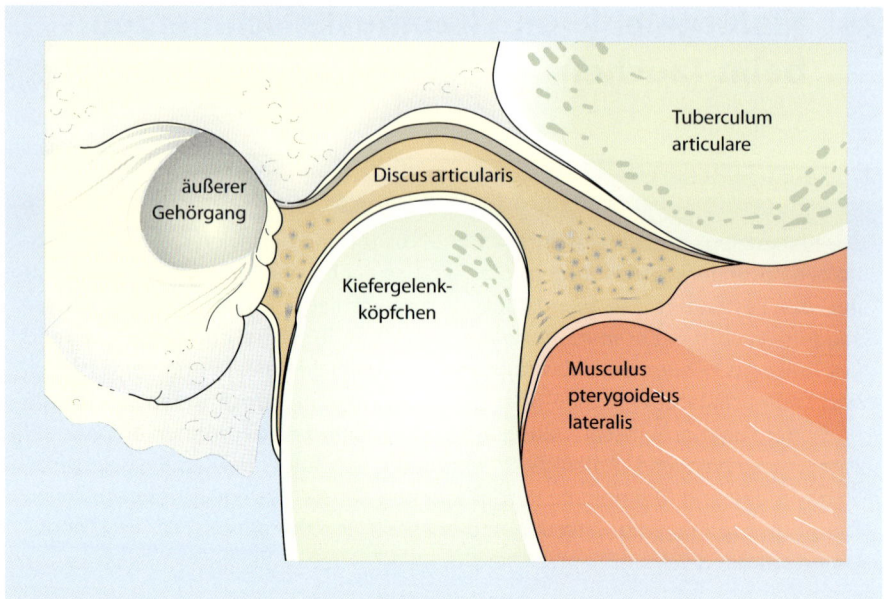

**Abb. 28.1:** Anatomie des menschlichen Kiefergelenks

### 28.1.2 Kaumuskulatur

Eine Vielzahl von Muskeln ist bei der Bewegung des Unterkiefers und beim Kauen beteiligt. Insbesondere der Massetermuskel und der Schläfenmuskel (M. temporalis) sind von außen gut zu erkennen und zu tasten und im Gegensatz zu vielen anderen Muskeln heterotop aktivierbar. Das bedeutet, dass nicht nur der ganze Muskel kontrahieren oder entspannen kann, sondern einzelne Anteile des Muskels getrennt voneinander. Zu den Kaumuskeln gehören auch die Flügelmuskeln (Mm. pterygoideus medialis und lateralis).

**Hinweis.** Das Kiefergelenk ist als Spaltgelenk bzw. als Doppelgelenk zu bezeichnen und bildet zusammen mit der heterotop (einzelne Fasern ansteuerbar) aktivierbaren Muskulatur eine funktionelle Einheit.

## 28.2 Funktionsstörungen des Kausystems

Unter diesem Sammelbegriff wird eine Vielzahl von Diagnosen zusammengefasst, wobei zahlreiche Synonyme verwendet werden, z. B.:

- Costen-Syndrom,
- kraniomandibuläre Dysfunktion (offizielle deutsche Bezeichnung),
- temporomandibuläre Dysfunktion (Bezeichnung im englischsprachigen Schrifttum üblich),
- Myoarthropathie.

Unabhängig von der verwendeten Nomenklatur sollte zwischen arthrogenen (d. h. gelenkspezifischen) und myogenen (d. h. muskelspezifischen) Funktionsstörungen unterschieden werden. Häufig treten allerdings Kombinationsbeschwerden auf. Die beiden wichtigsten Symptome sind Funktionseinschränkungen des Unterkiefers (eine eingeschränkte Kieferöffnung, störende Knackgeräusche im Kiefergelenk) und Schmerzen im Kiefer- und Gesichtsbereich. Diese Beschwerden treten häufig auch während oder nach dem Tauchen auf. Sind andere Ursachen ausgeschlossen, so sollte stets an das Vorliegen funktioneller Beschwerden gedacht und eine entsprechende Untersuchung durchgeführt werden.

## 28.3 Untersuchung des Kauapparates

### 28.3.1 Kaumuskel

Bei der Untersuchung der Kaumuskulatur spielt die Palpation (d.h. das Abtasten) eine entscheidende Rolle. Hierbei ist der Palpationsdruck von Bedeutung: Bei übermäßig starkem Druck lässt sich bei jedem Untersuchten ein Schmerz provozieren. Daher empfiehlt sich die Verwendung eines standardisierten Untersuchungsprotokolls, das sowohl den Palpationsdruck als auch den Ort der Palpation exakt vorschreibt. Sind mehrere druckschmerzhafte Stellen vorhanden, so lässt sich die Diagnose myofaszialer Schmerz (Muskelschmerz) stellen. Hierbei kann die Mundöffnung limitiert sein, häufig liegt jedoch keine Bewegungseinschränkung vor – der Betroffene klagt vielmehr über Schmerzen und ein schnelles „Ermüden" der Muskulatur.

Abbildung 28.2 zeigt die Palpation des M. masseter. Die Palpationskraft sollte ca. 10 N mit zwei Fingern betragen, wobei beide Gesichtshälften nacheinander untersucht werden.

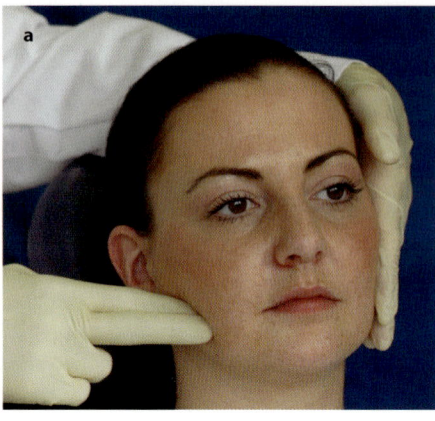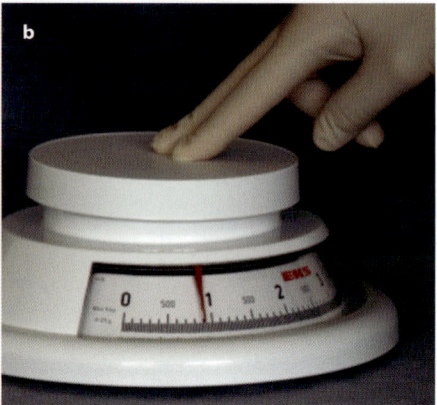

**Abb. 28.2 : a** Palpation des M. masseter. **b** Messung der Palpationskraft

### 28.3.2 Kiefergelenk

#### Klinische Untersuchung

Bei der klinischen Untersuchung der Kiefergelenke stehen drei Faktoren im Mittelpunkt, die auf eine Veränderung im Kiefergelenk hindeuten:

- Bewegungsschmerz,
- Palpationsschmerz,
- Kiefergelenkgeräusche.

Auftretender Bewegungsschmerz sollte bei allen Unterkieferbewegungen erfasst werden (Öffnen, Schließen, Seitwärtsbewegung). Bei der Palpation muss auch hier auf die Ausübung eines angemessenen Drucks geachtet werden (5 Newton mit einem Finger: entspricht ungefähr einem Gewicht von 500 g), wobei das Kiefergelenk von seitlich (lateral) und von hinten (posterior) getastet wird. Der laterale Palpationspunkt befindet sich in Höhe des linken Ohrs bei 9 Uhr (Abb. 28.2).

Bei der Erfassung der Kiefergelenkgeräusche muss zwischen Reiben und Knacken unterschieden werden. Hierbei genügt es, die Gelenkgeräusche zu tasten, die Verwendung eines Stethoskops ist nicht notwendig.

#### Bildgebende Untersuchung

Mehrere bildgebende Verfahren sind zur Darstellung des Kiefergelenks geeignet:

- Röntgen,
- Computertomographie (CT),
- Magnetresonanztomographie (MRT),
- Gelenkspiegelung (Arthroskopie).

Soll das bildgebende Verfahren zur Diagnose von kiefergelenkspezifischen Funktionsstörungen herangezogen werden, so kommt der Magnetresonanztomographie ein besonderer Stellenwert zu. Dieses Verfahren verwendet keine Röntgenstrahlen, kann sowohl Hart- als auch Weichgewebe mit guter Kontrastschärfe abbilden und erlaubt die schichtweise Darstellung der Strukturen. Röntgenaufnahmen sind zur Beurteilung der Kiefergelenke aus funktionsdiagnostischer Sicht nicht geeignet. Ihr Einsatzgebiet ist die Frakturdiagnostik. Die Computertomographie dient vor allem dem Nachweis knöcherner Veränderungen. Die Arthroskopie (Gelenkspiegelung) als invasives Verfahren ist nur in Kombination mit einem therapeutischen Vorgehen angebracht.

## 28.4 Wann empfiehlt sich eine Untersuchung des Kauapparates?

### 28.4.1 Allgemein

Bei Schmerzen im Kaumuskelbereich und/oder im Bereich der Ohren, bei Bewegungseinschränkungen des Unterkiefers und bei permanent auftretenden Kiefergelenkgeräuschen sollte an eine funktionsdiagnostische Untersuchung beim Zahnarzt gedacht werden.

### 28.4.2 Untersuchung bei Tauchern

Wenn Schmerzen im Kiefer- und Gesichtsbereich vor oder nach dem Tauchen auftreten, sollte eine funktionsdiagnostische Untersuchung in Betracht gezogen werden. Doch auch im Vorfeld eines geplanten Tauchgangs kann durch den Taucher selbst eine Einschätzung erfolgen, ob er/sie zu der Risikogruppe gehört, die Schmerzen in der Muskulatur oder dem Kiefergelenk nach/während dem Tauchen entwickelt. Folgende Risikofaktoren sind bekannt:
■ Zähnepressen und Zähneknirschen (tagsüber und/oder nachts),
■ eingeschränkte Mundöffnung (kleiner als 40 mm),
■ Geschlecht (Frauen sind häufiger betroffen als Männer).

Die Anzahl der Tauchgänge und die Taucherfahrung stellen hingegen keine Risikofaktoren dar.

## 28.5 Zahnärztliche Therapie von Funktionsstörungen

Dem Zahnarzt stehen hauptsächlich zwei Therapieformen zur Verfügung:
- physikalische Verfahren (z. B. Schienentherapie etc.),
- medikamentöse Verfahren.

Zusätzlich ist eine Vielzahl weiterer Verfahren beschrieben, deren Wirksamkeit jedoch in vielen Fällen nicht nachgewiesen ist (z. B. Akupunktur).

## 28.6 Ist eine Prävention bei Tauchern möglich?

Ein auslösender Faktor für Beschwerden vor/nach dem Tauchen scheint die Gestaltung des Mundstücks zu sein, das durch die Zähne und die Lippen fixiert wird. Dies stellt eine Belastung für das Kiefergelenk und die Kaumuskulatur dar. Bei einer bestehenden Vorschädigung dieser Strukturen können durch diese zusätzliche Belastung Beschwerden provoziert werden. Insbesondere bei (angehenden) Tauchern, die bereits Beschwerden in der Kaumuskulatur/den Kiefergelenken aufweisen, sollte aus diesem Grund an eine zahnärztlich-funktionsdiagnostische Untersuchung gedacht werden. Sollten Risikofaktoren und/oder klinische Befunde vorliegen, so empfiehlt es sich, die Belastung während des Tauchens zu reduzieren und gleichmäßig auf die beteiligten Strukturen zu verteilen. Dies lässt sich durch die Herstellung eines individualisierten Mundstücks, das nicht nur bis zu den vorderen Backenzähnen (Prämolaren) reicht, sondern bis zu den hinteren Backenzähnen (Molaren), erreichen.

## 28.7 Karies, defekte Füllungen/Kronen und Wurzelkanalbehandlungen beim Tauchen

Neben Schmerzen im Kiefer- und Gesichtsbereich aufgrund funktioneller Beschwerden können auch andere Komplikationen im Kauapparat auftreten. Bei der Barodontalgie kommt es aufgrund der Druckänderung zu Zahnschmerzen. Hierbei liegen meist kariöse Läsionen, insuffiziente Restaurationen (wie z. B. Kronen) oder nicht abgeschlossene Wurzelkanalbehandlungen vor. Selten kann es während des Auftauchens zu Zahnfrakturen kommen. Dies geschieht jedoch nur, wenn minderwertige Füllungen/Kronen vorhanden sind. Um diese unerwünschten Effekte zu vermeiden, sollten Taucher in besonderem Maße darauf achten, die jährlichen zahnärztlichen Kontrolltermine wahrzunehmen und ggf. vor einem bevorstehenden Tauchurlaub zusätzlich den Zahnarzt zu konsultieren (Abb. 28.3).

## 28.8 Herausnehmbarer Zahnersatz beim Tauchen

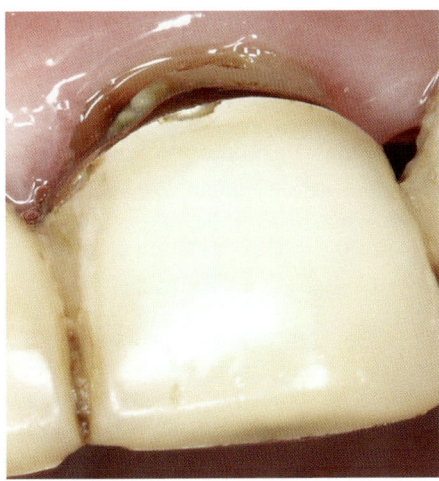

**Abb. 28.3:** Erneuerungsbedürftige Schneidezahnkrone

Diesbezüglich sind verschiedene Meinungen in der Literatur zu finden: Einige Autoren empfehlen, Prothesen vor dem Tauchen zu entfernen, andere Autoren raten, gut verankerte Prothesen beim Tauchen zu tragen. Jeder Taucher sollte selbst entscheiden, welches Vorgehen für ihn angenehmer ist. In der Regel wird man sich für das Tragen der Prothese entscheiden.

## 28.9 Implantation und Tauchen?

Bei der zahnärztlichen Implantation werden künstliche Zahnwurzeln (meist aus Titan) in den Kieferknochen eingesetzt. Nach einer variablen Einheilungszeit (meist mehrere Monate, in Ausnahmefällen direkt nach der Implantation) werden auf diese künstlichen Wurzeln Zähne aufgesetzt. Generell sollte nach einer Implantation bis zum Abschluss der Wundheilung auf das Tauchen verzichtet werden. Eine besondere Situation stellt die Implantation mit Sinuslift dar. Hierbei wird der Knochen, in dem das Implantat verankert werden soll, in seiner vertikalen Ausdehnung aufgebaut. Dazu wird entweder die Kieferhöhle eröffnet oder es ist möglich, das Knochenmaterial von der Mundhöhle aus in den Boden der Kieferhöhle zu bringen. Beim gleichen Eingriff wird noch das Implantat in den Knochen eingebracht, das aber zunächst noch nicht belastungsstabil ist. Nach diesem Eingriff muss die knöcherne Einheilung des Implantats abgewartet werden, was mit mindestens mit 3 Monaten zu veranschlagen ist. Vor dem Tauchen muss sicher eine Fistel ausgeschlossen werden.

## Tipps für Tauchlehrer

1. Taucher sollten ihren Zahnarzt auf die Notwendigkeit gasdichter Zahnfüllungen hinweisen.
2. Der Tauchlehrer kann helfen, kieferbedingten Problemen seiner Schüler entgegenzuwirken: ausreichender Kälteschutz und begrenzte Tauchzeit im kalten Wasser, passende Kopfhaube, entspannter Tauchgangsablauf.
3. Ein zu kurzer Mitteldruckschlauch, ein zu schwerer Atemregler (2. Stufe) oder ein Mundstück mit durchgebissenen Beißwarzen erfordert verstärktes „Zubeißen" und führt zu Verkrampfungen.
4. Für „schwierige Fälle" gibt es Entlastungsmundstücke mit langen Beißflächen, die dem individuellen Gebissabdruck angepasst werden können.
5. Ersatzmundstücke verschiedener Form (incl. Kabelbinder) sollten für jede Tauchausbildung verfügbar sein.

## Weiterführende Literatur

1. Aldridge RD, Fenlon MR: Prevalence of temporomandibular dysfunction in a group of scuba divers. Br J Sports Med 2004; 38: 69–73
2. Jagger RG, Jackson SJ, Jagger DC: In at the deep end - an insight into scuba diving and related dental problems for the GDP. Brit Dent J 1997; 183: 380–382
3. Koob A, Ohlmann B, Gabbert O, Klingmann C, Rammelsberg P, Schmitter M: Temporomandibular Disorders in Association With Scuba Diving. Clin J Sport Med 2005; 15: 359–363
4. Persson LG, Kiliaridis S: Dental injuries, temporomandibular disorders, and caries in wrestlers. Scand J Dent Res 1994; 102: 367–371

## Internetadressen

1. http://www.scuba-doc.com/dentprbs.html
2. http://www.rdc-tmdinternational.org/

# 29 Lunge

*K. Tetzlaff*

Da krankhafte Veränderungen von Lunge und Atemwegen eine wesentliche Rolle bei der Verursachung schwerer Tauchunfälle spielen können, verdient die Beurteilung der Lunge und ihrer Funktion besondere Aufmerksamkeit im Rahmen der medizinischen Untersuchung zum Tauchen. Dies gilt umso mehr, als Lungen- und Atemwegserkrankungen wie Asthma und die chronische obstruktive Lungenerkrankung (COPD) in der Bevölkerung so häufig wie Diabetes oder Bluthochdruck sind und zunehmend an diesen Erkrankungen leidende Menschen auch tauchen wollen. Grundsätzlich verbieten akute Lungenerkrankungen und/oder eine eingeschränkte Lungenfunktion das Tauchen.

## 29.1 Untersuchung der Lunge und ihrer Funktion

### 29.1.1 Normale Untersuchung

Die Befragung nach eventuell vorliegenden Lungen- und Bronchialerkrankungen sowie die Untersuchung der Lungenfunktion müssen unbedingter Bestandteil eines tauchmedizinischen „Fitnesschecks" sein. Weiterführende Untersuchungen, wie z. B. die Anfertigung eines Röntgenbildes des Brustkorbs, sind dann angezeigt, wenn sich aus der Vorgeschichte oder der Lungenfunktionsuntersuchung abklärungsbedürftige Befunde ergeben.

#### Befragung

Eventuell vorliegende Lungen- und Bronchialerkrankungen bzw. Beschwerden aus diesem Bereich sollten erfragt bzw. berichtet werden, und zwar sowohl beim Tauchkandidaten selbst vorliegende als auch in dessen Familie bestehende. Hierzu gehören auch Angaben zu den Rauchgewohnheiten.

#### Untersuchung

Der untersuchende Arzt sollte die Atembewegungen des Brustkorbs inspizieren und diesen abklopfen, um aus dem Klopfschall Rückschlüsse auf das Lungengewebe ziehen zu können. Das Abhorchen dient der Beurteilung der Qualität der Atemgeräusche. Zusätzlich zur körperlichen Untersuchung soll auch die Lungenfunktion gemessen werden. Dies geschieht heutzutage mittels Spirometrie.

## Spirometrie

Unter der Spirometrie versteht man die Messung der ganz und teilweise mobilisierbaren Volumina am Mund. Hierbei atmet der zu Untersuchende während aufrechten Sitzens mit verschlossener Nase (Nasenklemme) in Ruhelage zunächst einige Male ein und aus, um dann auf Kommando so tief wie möglich einzuatmen und danach mit größtmöglicher Stärke alles auszuatmen, bis keine Luft mehr ausgeatmet werden kann. Die Ausatemzeit sollte 6 Sekunden betragen. Dieses Manöver sollte dreimal wiederholt und die besten Werte dokumentiert werden, wobei moderne Geräte Letzteres über ihre Rechenprogramme bereits automatisch tun. Der Ausdruck der Lungenfunktion zeigt dann die Lungenvolumina und die Atemflüsse entweder als Volumen-Zeit- oder als Fluss-Volumen-Kurve sowie die einzelnen Messwerte als absolute (gemessene) Werte und als Prozentwerte von den Sollwerten. Diese Sollwerte beziehen sich auf Rechenformeln, die anhand von Messungen an bestimmten Bevölkerungsgruppen gewonnen wurden. Bei der Interpretation der Lungenfunktion ist also zu beachten, welche Sollwertformeln benutzt werden (Abb. 29.1).

**Hinweis.** Für eine Tauchtauglichkeit sollten die gemessenen Werte der Einsekundenkapazität $FEV_1$ und der Vitalkapazität VC sowie des Spitzenflusses PEF jeweils besser als 80 % der entsprechenden Sollwerte sein. Der Quotient $FEV_1/FVC$ sollte größer 0,7 sein.

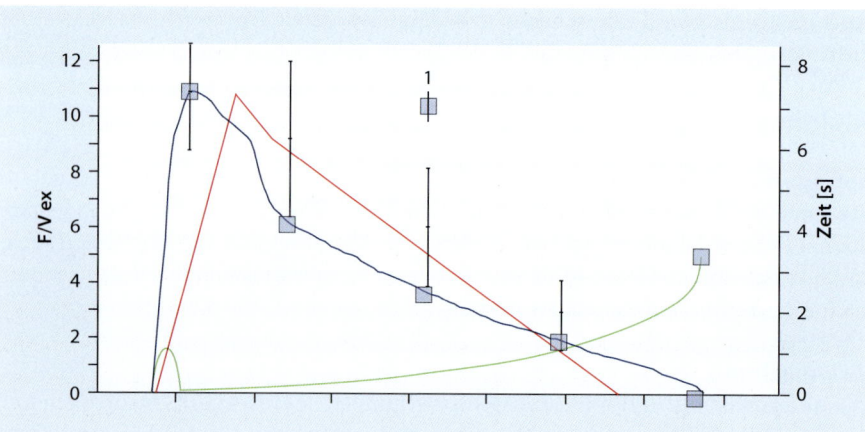

**Abb. 29.1:** Beispiel für eine normale Lungenfunktion im mittleren Alter: Dargestellt ist die forcierte Ausatemkurve als Fluss-Volumen- (blau) und Volumen-Zeit-Kurve (grün). Erkennbar sind anhand der eingezeichneten Sollkurve (rote Linie) ein normaler Spitzenfluss und überdurchschnittliche Lungenvolumina bei im unteren Sollbereich gelegenen mittleren Atemflüssen

### 29.1.2 Weitergehende Untersuchung

Wenn aktuelle Beschwerden (z. B. Husten, Auswurf, Luftnot, Schmerzen) bestehen oder eine Erkrankung bzw. eine Verletzung von Lunge und Atemwegen bestanden hat oder besteht, ist eine weitergehende Abklärung notwendig. Diese besteht zunächst in der Durchführung einer Röntgenaufnahme der Lunge. Ist diese normal, so kann, wenn auch die Lungenfunktion und die Leistungsfähigkeit normal sind, gegebenenfalls „grünes Licht" gegeben werden.

Für die erweiterte Lungenfunktionsdiagnostik bieten sich die Ganzkörperplethysmographie und Diffusionsmessung sowie eine Untersuchung der Lungenfunktion unter körperlicher Belastung (Ergospirometrie) an. Mit der Ganzkörperplethysmographie können der Atemwiderstand und das Residualvolumen bestimmt werden, und über die Diffusionsmessung lässt sich der Gasaustausch in Ruhe ermitteln. Die Ergospirometrie liefert Erkenntnisse zur Ventilation und zum Gasaustausch während standardisierter Belastung, z. B. auf einem Fahrradergometer. Dies ist wichtig, weil die Lungenfunktion bei vielen Lungenerkrankungen in Ruhe oftmals noch normal sein kann, während sich fast immer eine Einschränkung bei Belastung zeigt. Diese Untersuchungen werden in der Regel bei einem Facharzt (Innere Medizin/Pneumologie) durchgeführt. Weitergehende Untersuchungen wie beispielsweise eine Computertomographie der Lunge und ein inhalativer Provokationstest können sich bei bestimmten Fragestellungen ergeben.

## 29.2 Spezielle Lungenerkrankungen und Tauchtauglichkeit

### 29.2.1 Asthma

Asthma ist eine chronische und in Anfällen auftretende Erkrankung der Atemwege, die gekennzeichnet ist von einer Entzündung der Atemwege und der ständigen Bereitschaft, auf bestimmte Reize in der Einatemluft überempfindlich zu reagieren (bronchiale Hyperreaktivität). Dadurch schwellen die Schleimhäute an und zäher Schleim verlegt die Atemwege. Die Reizung der Bronchien durch besondere Stimuli wie z. B. inhalative Allergene, Anstrengung und kalte Luft kann einen Asthmaanfall auslösen. Etwa jeder 20. Erwachsene und jedes 10. Kind leiden unter Asthma!

Im Asthmaanfall verkrampft sich die Muskulatur in den Atemwegen (Bronchialmuskulatur) und verengt damit die Atemwege. Schleim verstopft diese zusätzlich. Das löst Husten, Luftnot und krampfhaftes Atmen aus.

Asthma wird entsprechend internationaler Therapieempfehlungen in nur vorübergehend auftretendes mildes Asthma und dauerhaft vorhandenes Asthma eingeteilt, wobei Letzteres mild bis schwer sein kann (Tabelle 29.1).

**Tabelle 29.1:** Schweregradeinteilung des Asthma bronchiale

| | Bezeichnung | Symptome | | Lungenfunktion |
|---|---|---|---|---|
| | | Tag | Nacht | FEV$_1$ bzw. PEF % |
| **Stadium I** | Vorübergehend milde | ≤ 2-mal wöchentlich | ≤ 2-mal monatlich | ≥ 80 |
| **Stadium II** | Dauerhaft milde | < 1-mal täglich | > 2-mal monatlich | ≥ 80 |
| **Stadium III** | Dauerhaft mäßig | täglich | > 1-mal wöchentlich | 60–80 |
| **Stadium IV** | Dauerhaft schwer | ständig | häufig | < 60 |

Das Problem für Asthmapatienten beim Tauchen besteht insbesondere in dem erhöhten Risiko einer Lungenüberdehnung, da Asthma mit einem vermehrten „Air Trapping" (siehe Kap. 11) einhergeht. Zusätzlich stellt die sehr trockene und in der Regel auch kalte Luft aus den Tauchflaschen einen bronchialen Reiz dar, der bei entsprechender Überempfindlichkeit der Atemwege zum Asthmaanfall führen kann. Hohe Strömungsgeschwindigkeiten des Atemgases auch in den kleinen Atemwegen bewirken ihrerseits eine Einengung der Atemwege. Diese Mechanismen können durch Anstrengung beim Tauchen noch verstärkt werden.

Asthmatiker werden heutzutage jedoch nicht grundsätzlich vom Tauchen ausgeschlossen. Es gibt viele Patienten, die als Kind Asthma hatten und seitdem beschwerdefrei sind. Darüber hinaus zeigen inzwischen Daten, dass Patienten mit mildem Asthma über Jahre beschwerdefrei tauchten. Daher wird Asthma heutzutage nicht mehr allgemein als absolute Kontraindikation zum Tauchen angesehen, sondern es kommt auf die Art und den Schweregrad des Asthmas an: Patienten mit mittelschwerem bis schwerem dauerhaften Asthma mit stark unregelmäßigen Werten des täglich gemessenen Spitzenflusses (PEF) sind nicht tauchtauglich. Auch Patienten mit anstrengungs- oder kälteinduzierter Komponente sollten nicht tauchen. Patienten, die seit Jahren beschwerdefrei sind oder auch nur unregelmäßig und verhältnismäßig selten Beschwerden haben (mildes Asthma), können bedenkenlos tauchen, wenn die Lungenfunktion normal ist und eine nur leichte Überempfindlichkeit der Atemwege besteht.

Schwieriger ist die Beurteilung für diejenigen, die unter regelmäßiger Einnahme von Medikamenten weitestgehend beschwerdefrei sind und bei denen die Lungenfunktion im beschwerdefreien Intervall normal ist. Hier sollte im Einzelfall entschieden werden. Es sollte wenigstens für 48 Stunden nach der letzten zusätzlichen Benutzung eines bronchialerweiternden Medikamentes wegen Atemnot nicht getaucht werden. Nach einem schweren Asthmaanfall sollte sich die Lungenfunktion für zwei Wochen wieder im Normbereich stabilisiert haben, bevor wieder getaucht wird.

**Hinweis.** Für tauchende Asthmatiker sind die Krankheitseinsicht und der gewissenhafte Umgang mit der Erkrankung wichtig. Dazu gehören eine gute Selbsteinschätzung der Luftnot unter regelmäßiger Selbstmessung des Spitzenflusses mit einem Peak-flow-Meter und die geeignete Handhabung der Medikamente. Als Prophylaxe ist die Einnahme eines schnell wirksamen bronchialerweiternden Medikamentes – eines $\beta_2$-Rezeptoragonisten – 15 min vor Beginn eines Tauchgangs anzuraten.

## 29.2.2 Chronisch obstruktive Lungenerkrankung (COPD)

Heutzutage werden die chronische Bronchitis und das Lungenemphysem als chronisch obstruktive Lungenerkrankung zusammengefasst. Sie ist neben dem Asthma die häufigste Lungenerkrankung unter den Bewohnern der westlichen Welt. Vor allem Zigarettenraucher und Menschen, deren Atemluft stark schadstoffbelastet ist, sind von der Krankheit betroffen.

### Chronische Bronchitis
Die chronische Bronchitis ist definiert als Auftreten von Husten und Auswurf über mindestens drei Monate während zweier aufeinander folgender Jahre.

### Lungenemphysem
Beim Lungenemphysem kommt es zur Überblähung des Lungengewebes mit irreparabler Zerstörung der kleinen Lungenbläschen und einer Abnahme der Elastizität der Lunge (Abb. 29.2).

Verlauf und Entstehung der COPD sind sehr vielfältig. Das Krankheitsbild reicht von chronischem Husten (einfache chronische Bronchitis) über heftige Hustenanfälle mit eitrigem Auswurf und Verengung der Atemwege infolge Muskelkrampf und übermäßiger Schleimproduktion (obstruktive chronische Bronchitis) bis zu schweren Veränderungen des Lungengewebes (Emphysem) und ebenso schweren Verlusten an Leistungsfähigkeit der Lunge. Die COPD ist gekennzeichnet durch eine andauernde Entzündung der Bronchialschleimhaut unter stark vermehrter Schleimbildung und dauerhaftem Muskelspasmus. Sie zwingt daher zu anhaltendem Husten mit mehr oder weniger starkem Auswurf. Die Krankheit entsteht langsam und schreitet mit einer irreparablen Einschränkung der Lungenfunktion fort.

Auch die COPD wird in unterschiedliche Schweregrade eingeteilt. Bei milder COPD ist nur der Tiffenau-Quotient $FEV_1/FVC < 70\%$ erniedrigt bei sonst normalen Lungenvolumina. Ab der mäßiggradigen COPD ist dann auch das $FEV_1$ eingeschränkt, und zwar im Unterschied zum Asthma dauerhaft und auch durch Medikamente nur noch teilweise zu verbessern.

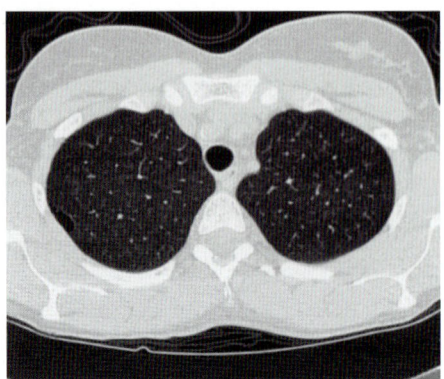

**Abb. 29.2:** Computertomographische Darstellung einer kleinen am Rippenfell gelegenen Emphysemblase in der rechten Lunge bei einer Sporttaucherin (linke Bildhälfte bei 8 Uhr)

Die Gefahren für Patienten mit COPD beim Tauchen bestehen in einem erhöhten Risiko für eine Lungenüberdehnung und einer verminderten Leistungsfähigkeit. Da die COPD mit einer fortschreitenden Zerstörung und einem Umbau des Lungengewebes einhergeht, sollten betroffene Patienten nicht tauchen, wenn die Lungenfunktion eingeschränkt ist.

Ein eingeschränkter Quotient $FEV_1/FVC$ (< 70 %) ist ein deutliches Signal für eine beginnende Einschränkung der Lungenfunktion und sollte spätestens dann Anlass genug sein, das Rauchen (!) aufzugeben, denn dies ist die einzige Möglichkeit, die fortschreitende Lungenfunktionseinschränkung aufzuhalten. Ein bestehendes Lungenemphysem schließt eine Tauchtauglichkeit sicher aus, weil es hier bei Druckanstiegen in der Lunge leichter zum Lungenriss kommen kann. Auch örtlich begrenzte emphysematöse Veränderungen oder einzelne erweiterte und vergrößerte Lungenbläschen schließen eine Tauchtauglichkeit aus.

**Hinweis.** Für Patienten mit einfacher chronischer Bronchitis (ohne Einschränkung der Lungenfunktion) besteht nur eine relative Kontraindikation zum Tauchen, indem sie möglicherweise eine Überempfindlichkeit der Atemwege haben und damit ein theoretisch erhöhtes Risiko zum „Air Trapping".

### 29.2.3 Akute Bronchitis

Bei der akuten Bronchitis sind die Schleimhäute der Atemwege akut entzündet, wobei die gesamten Atemwege von der Luftröhre bis zu den fein verzweigten Bronchiolen betroffen sein können.

Die akute Bronchitis ist eine der häufigsten Erkrankungen der Atemwege. Sie tritt gehäuft in der kalten Jahreszeit auf und entsteht oft in Zusammenhang mit einer Erkältung. Die ersten zwei bis drei Tage bestehen ein allgemeines Krankheitsgefühl, Schnupfen und die typischen Gliederschmerzen, gefolgt von zumeist trockenen Husten. Dieser kann dann mit Auswurf einhergehen, evtl. auch mit einer

Temperaturerhöhung, die bis über 39 °C reichen kann. Das Fieber kann mehrere Tage andauern. Die Menge des ausgehusteten zähen Sekrets nimmt im Verlauf der Krankheit zu und kann dabei Farbe und Beschaffenheit ändern. Zunächst ist es weißlich und schleimig, später durch weiße Blutkörperchen gelblich gefärbt. Grünlicher Farbeinschlag entsteht durch Beimengung von Eiter und kann für eine bakterielle Infektion sprechen. Bräunliche Färbung entsteht durch Blutbeimengung. Im unkomplizierten Fall heilt die akute Bronchitis wieder spontan ab, jedoch können auch Komplikationen wie eine Lungenentzündung oder eine dauerhafte Bronchitis entstehen.

Hinsichtlich des Tauchens besteht prinzipiell das Risiko einer Lungenüberdehnung, da eine akute Bronchitis oft mit einer vorübergehenden Überempfindlichkeit der Atemwege einhergeht. Daher sollte bis zur kompletten Abheilung nicht getaucht werden.

### 29.2.4 Lungenentzündung

Die Lungenentzündung (Pneumonie) ist eine infektiöse Entzündung des Lungengewebes. Sehr häufig sind Bakterien die Erreger der Infektion. Aber auch Viren, Pilze und Parasiten können eine Lungenentzündung hervorrufen. Die so genannte typische Lungenentzündung beginnt meistens plötzlich mit starkem Fieber und dauert bei unkompliziertem Verlauf zwei bis drei Wochen. Eine Lungenentzündung kann allerdings auch als so genannte sekundäre Pneumonie auf eine bereits vorhandene Erkrankung der Lunge folgen.

Die Therapie der Wahl bei bakterieller Pneumonie ist die Gabe von Antibiotika, auf die die Bakterien möglichst empfindlich und nicht resistent sind (Keimbestimmung). Bei normalem Verlauf heilt eine Lungenentzündung in der Regel folgenlos ab.

Im akuten Stadium einer Lungenentzündung sollte nicht getaucht werden, da durch die Entzündung von Lungengewebe und Atemwegen die Gefahr des „Air Trapping" erhöht und die Leistungsfähigkeit eingeschränkt ist.

**Hinweis.** Nach folgenloser Abheilung einer Pneumonie kann getaucht werden. Nach schwereren Verläufen oder Rippenfellbeteiligung empfiehlt sich die Anfertigung einer Röntgenaufnahme der Lunge, um eventuelle narbige Verwachsungen/Pleuraverklebungen auszuschließen.

### 29.2.5 Tuberkulose

Die Lungentuberkulose ist eine infektiöse Entzündung des Lungengewebes oder der Lymphknoten mit Tuberkulosebakterien. Die Übertragung des Erregers erfolgt meist durch Tröpfcheninfektion, wenn die Bakterien von bereits infizierten Menschen ausgehustet und verbreitet werden. Werden die Bakterien eingeatmet, besiedeln sie zumeist die Lungenbläschen des Betroffenen. Das Einatmen der Erreger bedeutet jedoch nicht, dass die Krankheit notwendigerweise auch ausbricht. Normalerweise ist das menschliche Immunsystem stark genug, um zu verhindern, dass trotz Kontakt mit den Tuberkuloseerregern die Krankheit ausbricht. Der Betroffene ist dann zwar infiziert und somit Keimträger, erkrankt aber selbst nicht. Im Falle einer Erkrankung kommt es jedoch zur Zerstörung von Lungengewebe. Dabei können so genannte Kavernen (Hohlräume) entstehen.

Oft sind die Beschwerden, die von einer Tuberkuloseerkrankung verursacht werden, über längere Zeit untypisch. Wenn die Lunge infiziert ist, kommt es zu chronischem Husten mit Auswurf, dem gelblich grüner bis blutiger Schleim beigemengt sein kann. Dazu kommen Fieber, Schmerzen in der Brust, nächtliche Schweißausbrüche, Verlust an Appetit und Körpergewicht bis hin zum allgemeinen Kräfteverfall. Dank moderner antituberkulöser Medikamente ist die Tuberkulose in der westlichen Welt sehr selten geworden.

Im Falle einer aktiven Tuberkulose bzw. bei narbiger Abheilung mit Pleuraverklebungen, Gewebenarben oder Kavernen sollte nicht getaucht werden.

**Hinweis.** Nach Abschluss der medikamentösen Behandlung einer Tuberkulose kann getaucht werden, wenn die Lungenfunktion und die Röntgenuntersuchung der Lunge normal sind.

### 29.2.6 Sarkoidose

Die Sarkoidose ist eine chronische, entzündliche Erkrankung, die auch als Morbus Boeck bezeichnet wird. Sie entsteht, wenn sich Entzündungszellen, die aus dem Immunsystem stammen, zu kleinen Zellhaufen sammeln, die Granulome genannt werden. Die Sarkoidose kann alle Organe betreffen und dort Granulome bilden. Sie können zu Krankheitserscheinungen führen, müssen es aber nicht. In der Lunge sind häufig die Lymphknoten betroffen; es kann aber auch das Lungengewebe beteiligt sein mit der Folge einer Einschränkung der ventilierbaren Lungenvolumina und des Gasaustausches. Vorwiegend sind junge Erwachsene betroffen und in den meisten Fällen heilt die Erkrankung ohne weitere Therapie spontan aus.

Bei aktiver Sarkoidose der Lungen sollte wegen des Risikos einer Lungenüberdehnung nicht getaucht werden. So ist der Fall einer AGE bei einem tauchenden Arzt mit einer Sarkoidose beschrieben worden, der entgegen ärztlichem Rat weitertauchte und nochmals eine AGE erlitt! Bei Beteiligung des Herzens im Rahmen einer Sarkoidose kann es zu Herzrhythmusstörungen kommen, so dass auch diese das Tauchen verbieten.

**Hinweis.** Nach Abheilung einer Sarkoidose bzw. Nachweis der Inaktivität der Erkrankung und normaler Lungenfunktion kann getaucht werden.

### 29.2.7 Lungenfibrose

Als Lungenfibrose bezeichnet man den bindegewebigen Umbau mit Vernarbung von chronisch entzündetem Lungengewebe. Sie betrifft das Lungenbindegewebe und auch die feinen Wände der Lungenbläschen. Sie kann Folge von chronischen Lungenerkrankungen, Erkrankungen anderer Ursache mit Lungenbeteiligung oder Folge der Einatmung von organischen und anorganischen Stäuben sein (z. B. Asbestose nach Asbestexposition). In einigen Fällen gibt es keine erkennbare Ursache (idiopathische Lungenfibrose).

Bei fortschreitender Krankheit steht durch die narbigen Veränderungen immer weniger funktionstüchtiges Lungengewebe für die Sauerstoffaufnahme zur Verfügung. Die Folge sind Atemstörungen, Atemnot, trockener Reizhusten und Fieber. Die Lungenfunktion zeigt eine Abnahme der Vitalkapazität und eine Gasaustauschstörung (erniedrigte Diffusionskapazität) sowie eine verminderte Dehnbarkeit.

**Hinweis.** Bei Vorliegen einer Lungenfibrose besteht unabhängig von deren Ursache ein Tauchverbot, da in Studien gezeigt werden konnte, dass eine verminderte Lungendehnbarkeit mit dem Risiko einer Lungenüberdehnung beim Tauchen einhergeht!

### 29.2.8 Mukoviszidose

Die Mukoviszidose (auch zystische Fibrose genannt) ist eine erbliche Stoffwechselstörung, die durch Produktion von zähem Schleim zu Schäden vor allem an Lunge und Bauchspeicheldrüse, aber auch an Leber und Hoden führt. Sie ist eine der häufigsten Erbkrankheiten. Ursache ist ein Gendefekt, der zu einer Fehlfunktion der Membranpumpen führt, die normalerweise Chlorid aus den Zellen heraustransportieren, mit der Folge einer Produktion zähflüssiger Sekrete. Dabei ist die Lunge besonders betroffen, deren Bronchien von abnorm zähem Schleim besiedelt sind. Dies führt zur Verstopfung der Atemwege und zu fortschreitendem Verlust von Lungengewebe. Die Folgen sind Atemnot, Sauerstoffmangel sowie eine zunehmend eingeschränkte Leistungsfähigkeit. Es gibt allerdings unterschiedliche Verlaufsformen der Mukoviszidose und eine Lungenbeteiligung kann erst später auftreten.

**Hinweis.** Eine Mukoviszidose mit Lungenbeteiligung stellt insbesondere wegen des Risikos einer Lungenüberdehnung eine absolute Kontraindikation zum Tauchen dar. Bei fehlender Lungenbeteiligung und normaler Lungenfunktion kann im Einzelfall das Tauchen möglich sein.

### Bronchiektasen

Hierbei handelt es sich um sackförmige Ausweitungen der Bronchien mit Veränderung des Durchmessers der Atemwege und der Lungenbläschen. Sie sind gehäuft bei Mukoviszidose vorhanden, können aber auch im Rahmen anderer Erkrankungen wie der chronischen Bronchitis und auch als einzelne Befunde vorkommen. Besonders morgens oder bei Lagewechsel im Bett kommt es zu reichlichem, meist eitrigem Auswurf und Husten. Bei röntgenologischem Nachweis derartiger Veränderungen in der Lunge darf nicht getaucht werden.

## 29.3 Tauchtauglichkeit nach Erkrankungen/ Verletzungen der Lunge

### 29.3.1 Pneumothorax

Der Pneumothorax (s. auch Kap. 11) stellt ein Risiko während des Tauchens dar, weil sich die Luft im Pleuraraum während des Aufstiegs entsprechend dem Boyle-Mariotte-Gesetz ausdehnt und somit zu einem Spannungspneumothorax führt.

Patienten, die einen Spontanpneumothorax erlitten haben, sollten nicht tauchen, da eine relativ große Wahrscheinlichkeit des Wiederauftretens – bei 35 % aller Fälle kommt es zu einem nochmaligen Ereignis – besteht und die wahrscheinliche Ursache in kleinsten Veränderungen des Lungengewebes wie z. B. kleinen Emphysemblasen liegt. Allerdings sehen einige Experten eine Tauchtauglichkeit dann für gegeben, wenn eine operative künstliche Verklebung von Lungen- und Rippenfell durchgeführt wurde und die Computertomographie der Lunge drei Monate später einen normalen Befund erbringt. Problematisch sind dabei sicherlich das (Rest-) Risiko eines Mediastinalemphysems bzw. einer AGE beim Tauchen mit derartigen Veränderungen und ein erhöhtes Risiko durch den operativen Eingriff selbst. Aufgrund des theoretisch erhöhten Risikos einer Lungenüberdehnung bei Vorgeschichte eines Pneumothorax sollte Tauchanfängern in jedem Fall vom Tauchen abgeraten werden.

**Hinweis.** Das Tauchen ist nach einem sekundären Pneumothorax (z. B. infolge eines Unfalls) möglich, wenn die Lungenfunktion und die Computertomographie der Lunge nach 12 Wochen einen Normalbefund erbringen.

### 29.3.2 Zustand nach Operationen im Brustkorb/an der Lunge

Operative Eingriffe am Brustkorb können aus vielerlei Gründen und in unterschiedlicher Weise stattfinden. Problematisch ist die Tauchtauglichkeit insbesondere dann zu sehen, wenn die Lunge bzw. das Lungenfell verletzt wurden, da hierbei die Gefahr einer Bildung von Lungengewebsnarben oder Pleuranarben besteht und damit das Risiko für ein „Air Trapping" erhöht wird.

Die Tauchunfallstatistiken zeigen, dass sich unter denjenigen Unfällen mit einer AGE infolge Lungenüberdehnung gehäuft Fälle mit einer Vorgeschichte von Lungenoperationen finden.

Schwierig ist die Entscheidung bei chirurgischer Entfernung von einzelnen Emphysemblasen. Dies ist heutzutage sogar endoskopisch möglich, das heißt, dass über ein optisches Instrument, das in örtlicher Betäubung in den Raum zwischen Lungen- und Rippenfell eingeführt wird (Thorakoskopie), ein „krankes" Stück Lunge herausgeschnitten wird. Wenn dies ohne weitere Gewebeverletzung geschieht und ohne Narbenbildung abheilt, so ist denkbar, dass das Risiko für einen Tauchunfall nicht erhöht ist. Voraussetzung ist eine normale Lungenfunktion sowie eine unauffällige Computertomographie der Lunge, die in einem solchen Fall unbedingt zur Bewertung der Tauchtauglichkeit erforderlich ist.

**Hinweis.** Nach Operationen im Brustkorb bzw. an der Lunge ist eine weitergehende lungenfunktionelle (Ganzkörperyplethysmographie) und röntgenologische (Computertomographie) Abklärung erforderlich. Ergeben sich hieraus keine Hinweise für Pleura- oder Gewebenarben, so kann prinzipiell getaucht werden.

## Lungenembolie

Die Lungenembolie ist keine Lungenerkrankung und soll hier nur kurz erwähnt werden: Ein plötzlicher Verschluss einer Lungenarterie, hervorgerufen durch Blutgerinnsel aus den tiefen Bein- oder Beckenvenen, führt zu einer Einengung des Gefäßquerschnittes mit nachfolgender Druckerhöhung und Rückstau im rechten Herzen mit Unterversorgung auch des linken Herzens. Im ausgeprägten Fall kommt es zu Atemnot, schneller Atmung, Herzrasen, atemabhängigen Brustschmerzen, Blässe der Haut, Husten, Schweißausbruch und Angst. Als Folge kann es zum Absterben von Lungengewebe kommen (Lungeninfarkt).

Die Bildung von Thromben wird besonders nach Operationen, bei Herzinsuffizienz, Varikose, Blutgerinnungsstörungen und Immobilität gefördert. Weitere Risikofaktoren sind eine individuelle Neigung zur Thrombosebildung, Entbindungen, Schwangerschaft, Einnahme der Pille, Rauchen oder auch stundenlanges Sitzen ohne Bewegung (z. B. im Flugzeug). Beim Tauchen kann eine Lungenembolie durch den Verschluss von Blutgefäßen durch Inertgasblasen entstehen.

**Hinweis.** Nach einer Lungenembolie kann nach 12 Wochen getaucht werden, wenn diese ohne nachhaltige Folgeschäden an der Lunge bzw. dem Herz-Kreislauf-System abheilt. Eine Therapie mit blutverdünnenden Medikamenten (Antikoagulanzien) ist keine Kontraindikation zum Tauchen; allerdings sollten die Nebenwirkungen wie eine erhöhte Blutungsgefahr bei Druckausgleichsproblemen beachtet werden.

### 29.3.3 Zustand nach Lungenüberdehnung

Es ist nicht immer möglich, eine Lungenüberdehnung als solche sicher festzustellen, da oftmals nur die Symptomatik und ihr zeitliches Auftreten Hinweise auf eine AGE liefern und krankhafte Befunde zum Beispiel in der Röntgenuntersuchung oder sogar der Computertomographie der Lunge nicht nachzuweisen sind. In solchen Fällen ist die Beurteilung schwierig und es gibt Experten, die eine Tauchtauglichkeit dann für gegeben halten, wenn die Lungenfunktion und die Computertomographie Normalbefunde ergeben. Eine gewisse Risikoerhöhung ist hier aber nicht auszuschließen, da es denkbare morphologische Veränderungen der Lunge gibt, die unterhalb der Auflösungskraft der Computertomographie liegen und somit nicht erfasst werden.

Anders stellt es sich bei nachweisbaren Befunden z. B. in der Computertomographie der Lunge (s. Abb. 28.2) dar: In diesen Fällen sollte in keinem Falle mehr getaucht werden!

## 29.4 Rauchen und Tauchen

Neuere Umfragen unter Sporttauchern zeigen, dass bis zu 40 % aller Taucherinnen und Taucher Raucher sind oder waren. Dies ist insofern erschreckend, als der Anteil der Raucher in der Allgemeinbevölkerung inzwischen dank der weltweiten Maßnahmen zur Bekämpfung des Rauchens bei etwa 25–30 % liegt. Rauchen ist also nach wie vor ein „heißes" Thema unter Tauchern.

Was sollte man zum Rauchen wissen? Die Frage nach den schädlichen Folgen des Rauchens an dieser Stelle zu beantworten, wäre müßig, doch stellt sich hier die Frage nach möglichen schädlichen Aspekten des Rauchens auf das Tauchen.

Tatsache ist: Rauchen hat keine positiven Einflüsse auf das Tauchen! Dies muss leider betont werden, denn es gibt immer wieder Meldungen wie die folgende (zu finden im Internet über Stichworteingabe Rauchen und Tauchen), die sicher nicht ganz ernst zu nehmen ist: *„Beim Rauchen verengen sich die Blutgefäße, insbesondere der Kapillaren. Sind diese verengt, kann das umliegende Gewebe weniger $N_2$ aufnehmen. Alkohol wirkt dem entgegen, die Gefäße erweitern sich, es findet eine verbesserte Entsättigung statt. Daraus folgt logischerweise: Vor dem Tauchen rauchen und das sog. Dekobier erhält eine sinnreiche Bedeutung."*

Wie sind nun die Fakten? Rauchen trägt zur Entstehung einer Überempfindlichkeit der Atemwege bei, und so findet sich selbst unter Rauchern mit normaler Lungenfunktion gehäuft eine Atemwegshyperreaktivität. Mehr als die Hälfte aller Raucher entwickelt die so genannte „Raucherbronchitis", die eine Folge der andauernden Belastung der Atemwege mit Schadstoffen aus dem Zigarettenrauch ist. Selbst wenn keine Einschränkung der Lungenfunktion messbar ist – also noch nicht die Diagnose einer chronisch obstruktiven Lungenerkrankung besteht – kann es durch die vermehrte Schleimbildung zu regionalen Verengungen und Verstopfungen kommen, die wiederum zum „Air Trapping" beim Auftauchen führen. Ferner wird mit dem Tabakrauch die Einatemluft neben dem Zellgift Nikotin auch mit Kohlenmonoxid angereichert, so dass in Abhängigkeit von Menge und Rauchgewohnheit ein nicht unwesentlicher Anteil des Hämoglobins für den Sauerstofftransport blockiert ist.

Wie sieht nun das Risiko für Raucher aus, einen Tauchunfall zu erleiden? Eine große amerikanische Studie untersuchte die Daten von 4350 Dekompressionsunfällen, die Divers Alert Network über 10 Jahre gemeldet wurden. Aus den Daten konnte zwar keine allgemeine Aussage zum Unfallrisiko von Rauchern gemacht werden, da die Datenbank keine unfallfreien Tauchgänge von Rauchern und Nichtrauchern umfasste, jedoch fand sich ein statistisch signifikant höheres Risiko für schwere Raucher, schwere Symptome eines Dekompressionsunfalls zu erleiden.

**Hinweis.** Vom Tauchen und Rauchen ist abzuraten, da ein theoretisch erhöhtes Risiko einer Lungenüberdehnung besteht und aus Unfallstatistiken Zusammenhänge zwischen dem Rauchen und dem Schweregrad eines Dekompressionsunfalls nachweisbar sind.

## Tipps für Tauchlehrer

1. Ausdauersport und Apnoetraining halten die Lunge fit. Besonders ältere Taucher können so dem unvermeidbaren Elastizitätsverlust ihrer Lunge etwas gegensteuern.
2. Nicht jeder Mensch muss tauchen: Die Entscheidung, ob z. B. ein Asthmatiker eine Tauchausbildung absolvieren darf, sollte der Arzt und nicht der Tauchlehrer treffen.
3. Bei akuter Bronchitis darf nicht getaucht werden – Gefahr der Atemgasembolie infolge „Air trapping". Der Tauchlehrer sollte einem starken Raucher ggf. vom Tauchen abraten, insbesondere wenn bereits eine chronische Bronchitis „Raucherbronchitis" besteht.
4. Auch wenn sich viele Tauchunfälle erfolgreich therapieren lassen – nach einer Lungenverletzung ist ggf. eine Tauchtauglichkeit nicht wieder attestierbar → ein Dekounfall kann die Taucherkarriere beenden.

## Weiterführende Literatur

1. British Thoracic Society fitness to dive group, a subgroup of the British Thoracic Society standards of care committee: British Thoracic Society guidelines on respiratory aspects of fitness for diving. Thorax 2003; 58: 3–13
2. Muth CM, Radermacher P: Kompendium der Tauchmedizin. Köln, Deutscher Ärzteverlag, 2005
3. Muth CM, Wendling J, Tetzlaff K: Tauchtauglichkeitsuntersuchungen bei Sporttauchern mit besonderer Berücksichtigung medizinischer Grenzfälle. Dtsch Z Sportmed 2002; 53: 170–176
4. Tetzlaff K: Tauchen mit Asthma. In: Weidauer H, Klingmann C Tauchmedizin aktuell. Stuttgart, Gentner Verlag, 2004, S 175–185
5. Tetzlaff K, Muth CM, Waldhauser LK: A review of asthma and scuba diving. J Asthma 2002; 39: 557–566
6. Tetzlaff K, Reuter M: Pneumologische Aspekte der Tauchmedizin. Pneumologie 1998; 52: 489–500

# 30 Herz- und Kreislaufsystem

*H. Löllgen und R. Gerke*

Erkrankungen des Herz-Kreislauf-Systems gehören zu den häufigsten in der Bevölkerung vorkommenden Gesundheitsstörungen. Der Beurteilung von Herz- und Kreislauf-Funktion kommt eine zentrale Bedeutung im Rahmen der medizinischen Risikoabschätzung der Tauchtauglichkeitsuntersuchung zu, da die Funktion von Herz und Kreislauf schon durch das Eintauchen in Wasser (Immersion) bedeutsamen physiologischen Veränderungen unterliegt und eine ausreichende körperliche Leistungsfähigkeit inkl. Herz-Kreislauf-Funktion Voraussetzung zum Tauchen sind. Es muss ein ausreichender Trainingszustand vorliegen. Der Taucher muss längere Strecken schwimmen und tauchen können, auch bei unterschiedlichen Strömungen und Umgebungstemperaturen. Eine gesteigerte Leistungsfähigkeit ist dagegen nicht erforderlich.

## 30.1 Physiologische Vorbemerkung

Durch die Immersion kommt es zu einer Verschiebung des Blutvolumens in den Brustkorb (Abb. 30.1). Diese Blutumverteilung kann bis zu 1000 ml betragen und führt zu einer Zunahme des Blutangebotes an das Herz (Vorlast) und der Füllung der rechten und linken Herzkammern. Hierdurch nimmt die Pumpleistung des Herzens zu, das Verhältnis von Belüftung der Lunge zu Durchblutung wird besser, gleichzeitig sinkt die Herzfrequenz ab, auch die Vitalkapazität (Lungenfassvermögen) wird kleiner. Der Atemreiz wird etwas geringer. Diese Verhältnisse gelten auch für das Tauchen ohne Gerät. Beim Gerätetauchen (SCUBA) hingegen sind diese Auswirkungen durch den Gegendruck des eingeatmeten Gasgemisches geringer. Ein mäßiger Blutdruckanstieg ist, insbesondere bei kälteren Wassertemperaturen, möglich.

## 30.2 Klinisch kardiologische Untersuchung

In der Regel genügen eine sorgfältige Vorgeschichte (Anamnese) und eine körperliche Untersuchung. In Grenzfällen, vor allem aber bei Personen über 40 Jahren und solchen mit mehr als einem Risikofaktor ist eine Belastungsuntersuchung notwendig. Zu beachten ist, dass die Belastbarkeit (Belastungshöhe ohne kardiale Gefährdung) nicht zwingend mit der Leistungsfähigkeit (in Watt) gleichgesetzt werden kann. Ein Ruhe-EKG gehört bei Tauchern zum Standard wie bei jeder sportärztlichen

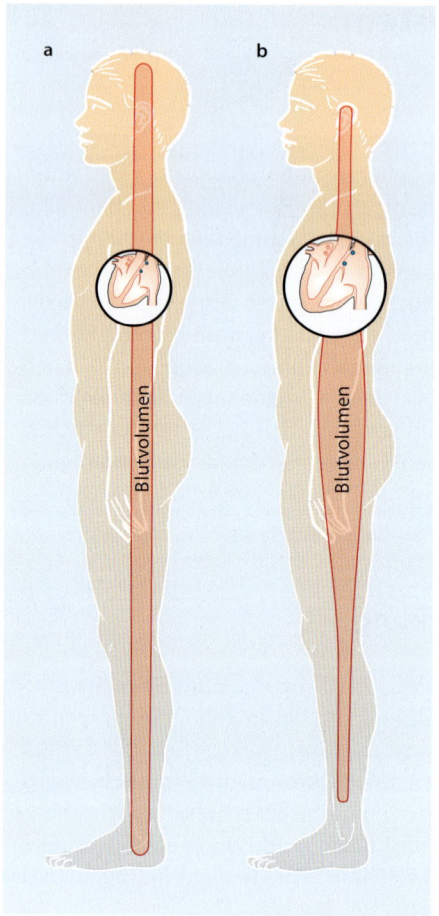

Untersuchung. Eine Herzultraschalluntersuchung ist nur bei Verdacht auf Herzfehler oder Kurzschlussverbindungen im Herzen erforderlich (fixiert gespaltener II. Herzton). Nimmt die Lautstärke eines Herzgeräusches im Stehen im Vergleich zum Liegen zu, ist eine Ultraschalluntersuchung unbedingt anzuraten (Verdacht auf Mitralklappenprolaps, Vorwölben eines Herzsegels) oder hypertrophe (obstruktive) Kardiomyopathie (Herzmuskelverdickung). Bei sehr großgewachsenen Tauchern (Körpergröße >190 cm) ist auch auf ein Marfan-Syndrom zu achten. Hier besteht eine Gefährdung durch eine Aortendissektion oder -ruptur (Einriss der Wand der Körperschlagader). Auch hier sind weiterführende Untersuchungen mit Herzultraschall und „Schluckecho" erforderlich.

**Abb. 30.1:** Verschiebung des Blutvolumens in den Brustkorb durch Immersion

## 30.3 Herz-Kreislauf-Erkrankungen und ihre Bedeutung für die Tauchtauglichkeit

### 30.3.1 Koronare Herzkrankheit (Einengung der Herzkranzgefäße)

Eine beginnende oder vorhandene koronare Herzkrankheit ist eine Kontraindikation (Gegenanzeige) zum Tauchen. Nach einer Ballondehnung (PTCA) und einer Bypassoperation kann Tauchen erlaubt werden, wenn nachweislich alle Gefäße (Bypässe) offen und im Belastungs-EKG keine Zeichen einer Durchblutungsstörung nachweisbar sind, die Funktion der linken Herzkammer normal ist und keine Hinweise auf Rhythmusstörungen vorliegen. Für die Situation nach einem Herzinfarkt gelten die gleichen Kriterien: keine linksventrikuläre Funktionsstörung, keine Rhythmusstörung, keine Beschwerden wie bei Angina pectoris. Nach einem Herzinfarkt ist immer eine sorgfältige kardiologische Untersuchung (Risikoabschätzung) erforderlich, bevor die Tauchtauglichkeit ausgesprochen werden kann. Zum Aufbau der Gefäße und der Durchblutung s. Abb. 30.2 u. 30.3.

### 30.3.2 Arterieller Bluthochdruck (Hypertonie)

Erhöhter Blutdruck ist eine relativ häufige Diagnose bei älteren Tauchern. Die Tauchtauglichkeit ergibt sich aus dem Schweregrad des Bluthochdrucks und den Organauswirkungen. Bei Organbeteiligung von Herz, Niere oder Gehirn besteht in der Regel eine Kontraindikation zum Tauchen. Auch ein komplizierter arterieller Bluthochdruck ohne ausreichende Therapie ist in der Regel eine Kontraindikation (z. B. Einengung der Nierenarterien). Tauchtauglichkeit besteht bei einem Hochdruck ohne Folgeschäden und medikamentös guter Einstellung, d. h.

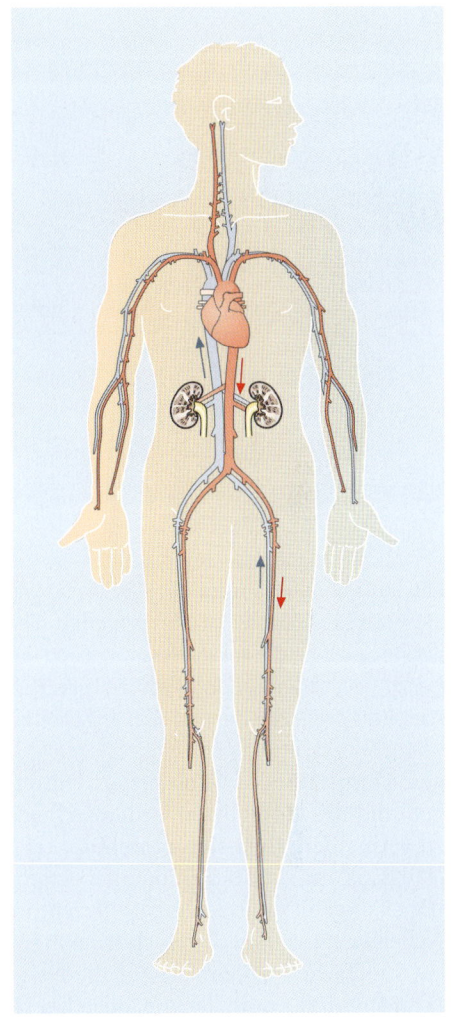

**Abb. 30.2:** Verteilung der Blutgefäße im menschlichen Körper; *blau:* Venen/Gefäße zum Herzen, *rot:* Arterien, Gefäße vom Herzen zu den Organen

normale Blutdruckwerte unter Therapie. Diese Einstellung sollte durch eine 24-h-Langzeitblutdruckmessung kontrolliert werden.

Die Nebenwirkungen der Medikamente sind zu beachten. Bevorzugt sollte die Therapie mit Kalziumantagonisten, ACE-Hemmern und ATII-Antagonisten erfol-

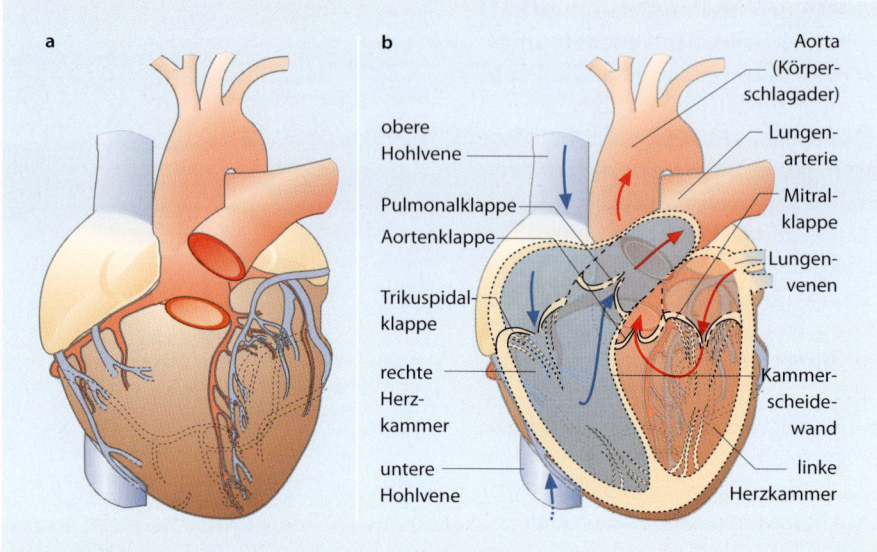

**Abb. 30.3a,b:** Außenansicht des Herzens (**a**) und Schnitt durch das Herz (**b**). Dargestellt sind die Strukturen des Herzens mit den Klappen zwischen rechter Vorkammer (Trikuspidalklappe) und der Klappe zwischen der linken Vorkammer und der linken Hauptkammer (Mitralklappe). Die Aortenklappe stellt die Verbindung zwischen linker Kammer und der Körperschlagader dar, die Pulmonalklappe diejenige zwischen der rechten Kammer und der Lungenarterie

gen. Harntreibende Substanzen (Diuretika) sind wegen der Blutsalzverschiebungen und der vermehrten Urinausscheidung mit der Gefahr des Volumenmangels zu vermeiden. Beta-Rezeptorenblocker können beim Tauchgang die Bradykardie (Pulssenkung) verstärken und bei extremen Tauchgängen (tiefer als 40 m) die Leistungsfähigkeit mindern. Alpha-Rezeptorenblocker sind heute wegen der möglichen Nebenwirkungen in der Hochdrucktherapie nicht mehr Mittel der ersten Wahl und bei Tauchern abzulehnen. Auf die Neigung zu Wasseransammlung in der Lunge (Lungenödem) nach Tauchgängen bei Hochdruckpatienten ist zu achten. Entsprechende Angaben in der Vorgeschichte wie Luftnot, schaumiger Auswurf, Reizhusten nach Tauchgängen sind sehr hoch zu bewerten und es sollte dann ggf. vom Tauchen abgeraten werden. Eine ärztliche Untersuchung ist in jedem Fall erforderlich.

### 30.3.3 Herzrhythmusstörungen (Unregelmäßigkeit des Herzschlags)

Herzrhythmusstörungen können durch Leistungsminderung, Schwindel oder Synkopen (kurzdauernder, reversibler Bewusstseinsverlust) zu einer Gefährdung führen.

## Bradykarde Rhythmusstörungen (Verlangsamung des Herzschlages)

Eine Sinusbradykardie oder eine Verzögerung der Erregungsüberleitung (AV-Block II. Grades Typ Wenckebach) bei jüngeren trainierten Personen ohne Grundkrankheit des Herzens kann normal sein. Ein regelrechter Frequenzanstieg sowie eine Normalisierung des AV-Blockes im Belastungs-EKG sprechen für eine normale Reaktion und für eine Tauchtauglichkeit. Bei solchen langsamen Pulswerten (Bradykardie) ist immer auch an eine Borreliose (Zeckenbiss) zu denken. Hier sieht man eher so genannte AV-Blockierungen, also Überleitungsstörungen im AV-Knoten (Abb. 30.4).

> **Hinweis.** Bei jeder organischen Herzkrankheit mit Pulsverlangsamung (Bradykardie) besteht Tauchverbot. Andere Leitungsverzögerungen im Herzen ohne organische Herzkrankheit stellen keine Kontraindikation dar.

Bei einem Linksschenkelblock (Leitungsverzögerung im Herzen zur linken Herzkammer) muss immer nach einer organischen Herzerkrankung gesucht werden. Ohne weitere Abklärung, ggf. auch mittels Herzkatheter, besteht eine Kontraindikation zum Tauchen.

## Supraventrikuläre tachykarde Rhythmusstörungen (Rhythmusstörungen aus den Vorkammern, Herzjagen)

Diese stellen bei einer kardialen Grundkrankheit eine Kontraindikation dar. Anfallsweises auftretendes Herzjagen stellt unbehandelt eine Kontraindikation dar. Werden diese Herzrhythmusstörungen medikamentös behandelt, muss durch Belastungs- und Langzeit-EKG nachgewiesen werden, dass kein Herzrasen oder Herzjagen mehr auftritt. Immer sollte bei Tauchern geklärt werden, ob durch eine Katheterabtragung dieses Herzjagen beseitigt werden kann.

**WPW-Syndrom (Wolf-Parkinson-White-Syndrom).** Diese Form der Reizleitungsstörung beruht auf einer zusätzlichen Erregungsleitung im Herzen und tritt bei ca. 1–2 % der Bevölkerung auf. Hierbei kann es gehäuft zu Herzrhythmusstörungen kommen. Das WPW-Syndrom stellt eine Kontraindikation zum Tauchen dar, wenn nicht durch Vorgeschichte und mehrfache Langzeit-EKG gezeigt werden kann, dass keine Tachykardien auftreten. Lebensgefährlich ist das WPW-Syndrom mit zwischenzeitlichem Vorhofflimmern.

Hier besteht eine klare Kontraindikation zum Tauchen. Darüber hinaus sind diese Patienten dringlich einer Katheterbehandlung zuzuführen. Dabei wird durch einen Katheter im Herzen die zusätzliche Erregungsleitungsbahn mit einem Hochfrequenzimpuls beseitigt. Der Patient kann so geheilt werden.

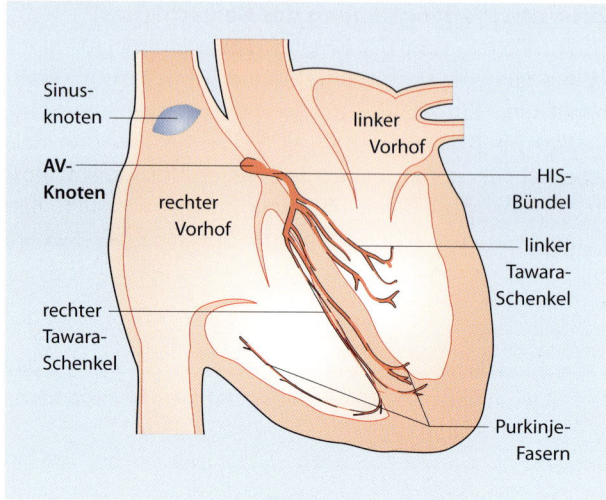

**Abb. 30.4:** Reizleitungs-system des Herzens

### Ventrikuläre Rhythmusstörungen (Rhythmusstörungen aus der Herzkammer)

Die früher gern geübte Einteilung nach Lown ist heute überholt. Lebensbedrohliche ventrikuläre Arrhythmien sind:

- Kammertachykardie, (Herzkammerjagen),
- Kammerflattern,
- Kammerflimmern (Herzkammerflimmern) sowie
- atypische Kammertachykardien (sog. Torsade de pointes).

Zu den gefährlichen Rhythmusstörungen gehört auch das
- WPW-Syndrom mit intermittierendem Vorhofflimmern (s. o.).

Im Ruhe-EKG sollte heute immer auf ein Brugada-Syndrom (Herzmuskelerkran-kung der rechten Herzkammer) und ein sog. langes QT-Syndrom geachtet werden. Diese Erkrankung kann der erfahrene Arzt im EKG vermuten. Es handelt sich hier-bei um seltene Herz- und EKG-Veränderungen, die lebensgefährliche Rhythmus-störungen auslösen können. Diese Krankheiten werden aus dem EKG, dem Ultra-schall und ggf. der Kernspintomographie des Herzens erkannt. Diese Befunde stellen eine klare Kontraindikation zum Tauchen dar. Ventrikuläre Extraschläge ohne struk-turelle Herzkrankheit stellen keine Kontraindikation dar. Häufige Extrasystolen (mehr als 10/h), so genannte Couplets (Zweierschläge) oder Salven (3 und mehr auf-einander folgende Extraschläge) bedürfen immer der weiteren Abklärung durch den Arzt oder den Kardiologen und sind eine relative Kontraindikation.

## Vorhofflimmern (Herzflimmern aus den Vorkammern)

Diese Rhythmusstörung wird eingeteilt in

- anfallsweises Auftreten des Vorhofflimmerns,
- länger anhaltendes (persistierendes) und
- dauerhaftes (permanentes) Vorhofflimmern.

Diese Rhythmusstörung ist nicht lebensgefährlich, kann aber, insbesondere bei älteren Menschen zu Embolien und Schlaganfall führen. Hier gilt wie bei allen anderen Rhythmusstörungen, dass die Grundkrankheit entscheidend ist. Vorhofflimmern, auch anfallsweise auftretend, kann die Leistungsfähigkeit beeinträchtigen und zu Luftnot und einer Gefährdung führen. Man wird bei bestehendem Vorhofflimmern eher vom Tauchen abraten (Kontraindikation). Bei medikamentös gut eingestelltem Vorhofflimmern (Langzeit-EKG) und bei guter Leistungsfähigkeit sowie fehlender kardialer Grundkrankheit (sog. idiopathisches Vorhofflimmern) kann Tauchtauglichkeit bestehen. Diese Konstellation findet man eher bei unter 60-jährigen Personen. Abzuklären ist immer eine Schilddrüsenüberfunktion, auch eine latente oder eine (mitunter unnötige) Schilddrüsenhormonbehandlung.

**Antikoagulanzientherapie (Blutverdünnungsbehandlung).** Da heute alle Patienten mit dauerhaftem Vorhofflimmern unter Blutverdünnung stehen (sollten), muss die Blutungsgefahr bei der Beurteilung der Tauchtauglichkeit berücksichtigt werden. Daher wird man hier die Indikation sehr streng stellen.

## Schrittmacherpatienten

Die Mehrzahl der Schrittmacherträger leidet an einer organischen Herzkrankheit, so dass schon deswegen keine Tauchtauglichkeit gegeben ist (Kontraindikation). In seltenen Fällen, besonders bei jüngeren Personen, besteht manchmal eine gute Leistungsfähigkeit und es stellt sich die Frage nach der Tauglichkeit. Hier muss das Schrittmachermodell berücksichtigt werden. Die verschiedenen (auch neueren) Modelle sind nur zum Teil drucktauglich. Im Einzelfall muss dies beim entsprechenden Hersteller erfragt werden. Hier ist aber zu beachten, dass die Hersteller der Schrittmacher sich juristisch abgesichert haben, da es weder ein „Grundrecht auf" noch eine „Verpflichtung zum Tauchen" gibt.

Die juristische Verantwortung liegt letztlich beim die Tauchtauglichkeit ausstellenden Arzt – und das umso mehr, je weiter das Attest von den Empfehlungen der Hersteller abweicht.

**Hinweis.** Tauchen mit Herzschrittmacher ist im Einzelfall nach sorgfältiger Prüfung aller Aspekte sicherlich möglich, allerdings nur mit strengen Auflagen (z. B. Tiefenlimit).

### 30.3.4 Herzfehler (Vitien)

Herzklappenfehler sind dann eine Kontraindikation zum Tauchen, wenn sie für die Pumpfunktion des Herzens bedeutsam sind. Die neue Generation der Ultraschallgeräte zeigt in einem hohen Prozentsatz bereits leichtgradige Undichtigkeiten (Insuffizienz) an den Herzklappen an, ohne dass dies von besonderem Krankheitswert ist. Diese im farbigen Doppler nachweisbaren leichtgradigen Undichtigkeiten, mitunter auch bei jüngeren Personen, stellen keine Kontraindikation dar. Werden diese Insuffizienzen höhergradig oder lassen sich Beeinträchtigung der Pumpfunktion des Herzens erkennen, dann besteht eine Kontraindikation zum Tauchen. Solche Auswirkungen zeigen sich in einer Vergrößerung der linken Herzkammer, einer Abnahme der Auswurffraktion und einer Wandbewegungsstörung. In diesen Fällen ist eine weitere Abklärung erforderlich, manchmal hilft die Ultraschalluntersuchung über die Speiseröhre („Schluckecho") weiter. Ähnliche Empfehlungen gelten für einengende Herzklappenfehler, besonders die Aorten- und Mitralklappenstenose (Stenose: Einengung) (Abb. 30.3). Leichtgradige Klappeneinengungen stellen grenzwertige Befunde dar. Sie müssen stets im Zusammenhang mit den Beschwerden und den übrigen Befunden bewertet werden. Im Zweifelsfall wird man vom Tauchen abraten. Nach einer Herzklappenoperation besteht sowohl bei mechanischen als auch biologischen Herzklappenprothesen eine Kontraindikation zum Tauchen. Dies gilt auch für Patienten mit einer Blutverdünnung (Antikoagulation). In seltenen Fällen mit normaler Herzkammerfunktion und minimalem Druckunterschieden an den Klappen und fehlenden Rhythmusstörungen kann eine Tauchtauglichkeit bestehen.

### 30.3.5 Herzmuskelerkrankungen (Kardiomyopathien)

#### Dilatative Kardiomyopathie (oder Herzvergrößerung mit Pumpfunktionsstörung)
Hier besteht in der Regel eine Kontraindikation zum Tauchen, da diese Form der Herzmuskelerkrankung definitionsgemäß mit einer Funktionsstörung der linken Herzkammer einhergeht. In seltenen Fällen besteht eine beginnende Erkrankung. Hier wird man im Einzelfall die Tauchtauglichkeit von der linksventrikulären Funktion und der Neigung zu Rhythmusstörungen abhängig machen.

#### Hypertrophe Kardiomyopathie (Herzmuskelverdickung)
Meist besteht hier eine Kontraindikation zum Tauchen. Bei geringer Hypertrophie, normaler Herzkammerfunktion, fehlender Einengung vor dem Kammerausfluss und fehlenden Rhythmusstörungen kann im Einzelfall eine Tauchtauglichkeit bestehen. Bei einer hypertroph-obstruktiver Kardiomyopathie (Verdickung des Herzmuskels und Einengung der Ausflussbahn) besteht eine Kontraindikation zum Tauchen.

## 30.3.6 Entzündliche Herzkrankheiten

Bei allen akut-entzündlichen Herzkrankheiten besteht eine Kontraindikation zum Tauchen. Nach Abklingen der Erkrankung besteht diese weiter für mindestens 6 Monate. Danach muss, ggf. auch mit einem Herzkatheter, die Herzfunktion eingehend untersucht werden, bevor eine Tauchtauglichkeit ausgesprochen werden kann.

## 30.3.7 Shunt-Erkrankungen (Kurzschlussverbindungen im Herzen, Rechts-Links-Shunt

Bei angeborenen oder erworbenen Kurzschlussverbindungen im Herzen besteht meist eine Kontraindikation zum Tauchen. Dies betrifft sowohl Septumdefekte (Herzscheidewanddefekt) auf Vorhof- und Herzkammerebene (Scheidewanddefekte zwischen den Vorhöfen oder (seltener) zwischen den Herzkammern). Bei kleineren Kurzschlüssen (Shuntvolumen unter 20 %) besteht lediglich eine relative Kontraindikation. Allerdings bleibt auch dann die Gefahr der Gasembolie in die Arterien oder der neurologischen Dekompressionskrankheit. Wenn dringender Wunsch zum Tauchen besteht, muss über einen Katheterverschluss des Kurzschlusses nachgedacht werden (Verschluss durch Katheter über eine Vene mit einem kleinen Schirm).

### Ventiloffenes oder persistierendes Foramen ovale (PFO)

Bei einem PFO handelt es sich um einen unvollständigen Verschluss der Scheidewand zwischen rechter und linker Vorkammer des Herzens (Abb. 30.5). Untersuchungen der letzten Jahre haben gezeigt, dass ein solches PFO bei ca. 27 % der Bevölkerung vorkommt. Ein großer Teil der sog. „kryptogenen" Schlaganfälle, also solche ohne erkennbare Ursache, beruhen auf einem PFO. Untersuchungen bei Tauchern zeigen vermehrt Restzustände oder manifeste Zeichen eines leichtgradigen Schlaganfalls bzw. einer Durchblutungsstörung des Gehirns nach Tauchgängen, wenn ein PFO besteht. Mitunter wird das PFO erst nach einer neurologischen Symptomatik bei Tauchern diagnostiziert. Das Risiko wird noch größer, wenn zum PFO ein Aneurysma (Aussackung) der Vorhofscheidewand kommt.

Bedingt durch den Druckanstieg im kleinen Kreislauf sowie durch Pressatmung verstärkt, gelangt dabei Blut aus dem rechten in den linken Vorhof mit einer Gasembolie (venöse Mikrogasblasen), seltener einer Thromboembolie (Gerinnsel). Ein PFO kann heute mittels Speisenröhrenechokardiographie (TEE, Schluckecho) mit Kontrastgabe und Pressmanöver (Valsalva-Manöver) recht zuverlässig diagnostiziert werden. Zwei Fragen resultieren:
1. routinemäßige Abklärung vor dem Tauchen,
2. Tauchtauglichkeit nach einem Ereignis mit Gehirndurchblutungsstörung.

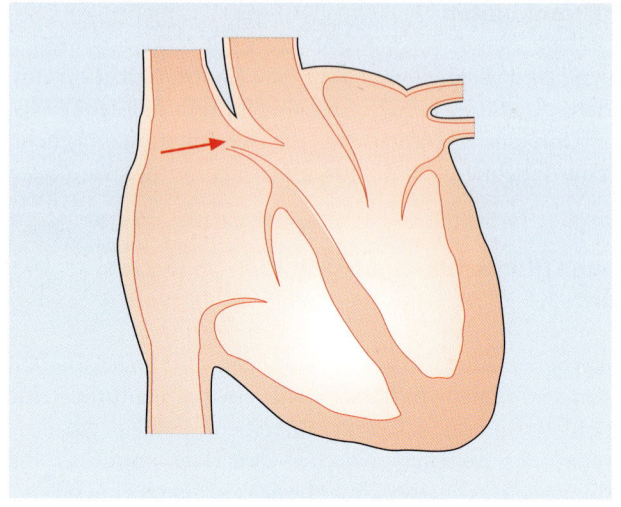

**Abb. 30.5:** Ventiloffenes
Foramen ovale (PFO)

Die **routinemäßige Ultraschalluntersuchung** einschließlich des Schluckechos ist derzeit umstritten, wird in Zweifelsfällen aber empfohlen. Für eine solche Abklärung spricht die Tatsache, dass so neurologische Ausfälle und Ereignisse relativ sicher vermieden werden können. Gegen eine solche Untersuchung sprechen die fehlende Kapazität und Verfügbarkeit der Methode (Abb. 30.6).

Bei Berufstauchern oder Sporttauchern mit großer Ambition sollte ein Schluckecho durchgeführt werden, zumindest ist es den Tauchern nach entsprechender Aufklärung anzubieten. Als Screening (Suchtest) wird auch die Doppleruntersuchung von außen durch das Gehirn (in der Hand des Geübten) als weniger eingreifende Maßnahme empfohlen; sie ist weniger empfindlich als die TEE, sie ergibt aber Hinweise auf ein PFO.

Nach einem **neurologischen Ereignis** nach einem Tauchgang sollte immer ein TEE durchgeführt werden. Je nach Befund wird man zu einem Katheterverschluss mit einem Schirm raten, anschließend ist erneut über die Tauchtauglichkeit zu entscheiden, frühestens 6 Monate nach dem Verschluss.

Bei bekanntem PFO des Schweregrades 2–3 besteht somit eine klare Kontraindikation zum Tauchen, ebenso nach einem neurologischen Ereignis nach Dekompression (engl. „decompression illness", DCI). Bei leichtgradigem PFO (Grad 1) ist nach einigen Autoren Tauchen möglich. Das Risiko einer Dekompressionserkrankung mit neurologischen Ausfällen lässt sich durch Verminderung des Dekompressionsstresses und durch Vermeidung einer venösen Gasbläschenbildung deutlich reduzieren (s. Kap. 31). In Zweifelsfällen ist ein Kardiologe mit entsprechenden tauchmedizinischen Kenntnissen zu Rate zu ziehen.

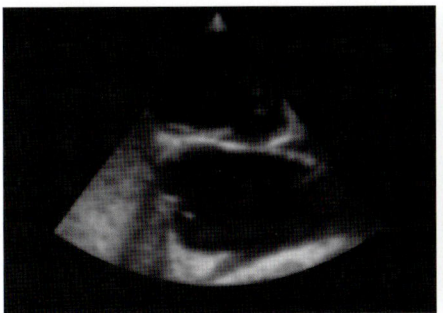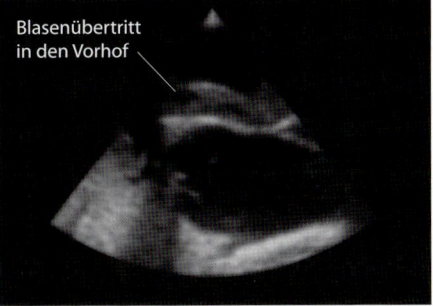

Blasenübertritt
in den Vorhof

**Abb. 30.6:** Ultraschalluntersuchung bei PFO mit Übertritt von Kontrastmittel

### 30.3.8 Zustand nach Lungenembolie und Beinvenenthrombose

Vor einer Aufnahme des Tauchens sind Untersuchungen mit Herzultraschall- und Beinvenen-Doppler erforderlich. Besteht keine Thrombose mehr, und zeigen sich keine Zeichen einer Rechtsherzbelastung, besteht Tauchtauglichkeit (frühestens nach 3 Monaten). In Zweifelsfällen ist immer eine Rechtsherzkatheteruntersuchung (kleiner Herzkatheter) mit Belastungstest erforderlich.

### 30.3.9 Cor pulmonale (Lungenbluthochdruck)

Hier besteht eine Kontraindikation zum Tauchen.

### 30.3.10 Periphere arterielle Verschlusskrankheit (Durchblutungsstörung der Beine)

Bei fortgeschrittenen Stadien besteht eine Kontraindikation zum Tauchen. Bei leichteren Stadien (Stadium I und IIa) und normaler Leistungsfähigkeit kann eine Tauglichkeit bestehen. Es ist aber immer zu prüfen, ob nicht weitere Gefäßabschnitte von einer Arteriosklerose betroffen sind (Halsgefäße, Herzkranzgefäße).

> **Hinweis.** Die Beurteilung der Tauchtauglichkeit aus der Sicht des Herz- und Gefäßsystems muss immer alle Angaben und Befunde an Herz und Kreislauf berücksichtigen, insbesondere die Vorgeschichte (Anamnese), den klinischen Befund, die Herzfunktion sowie das Vorhandensein einer organischen Herzkrankheit.

## Tipps für Tauchlehrer

1. Die Vorlage eines gültigen ärztlichen Attests zur Tauchtauglichkeit gehört zu den ersten Pflichten des Tauchschülers und sollte durch den Tauchlehrer vor Beginn jeglicher Ausbildung im gegenseitigen Interesse kontrolliert werden.

2. Besonders bei älteren, bei übergewichtigen und sehr unsportlichen Personen sollten besondere Anstrengungen beim Tauchen durch entsprechende Planung, Logistik und Hilfestellungen vermieden werden.

3. Der Tauchlehrer darf sich getrost als Sportlehrer mit Erziehungsauftrag zur Volksgesundheit begreifen: Fitnesstraining und richtige Ernährung nützen Sportlern in jeder Lebenslage, unter und über Wasser.

4. Die Tatsache, dass jeder 3. bis 4. Taucher ein funktionell offenes Foramen ovale im Herzen hat, sollte zu grundsätzlich konservativem Tauchverhalten mahnen.

## Weiterführende Literatur

1. Almeling M, Böhm F, Welslau W (Hrsg): Handbuch der Tauch- und Hyperbarmedizin. Ecomed Landsberg, 1998

2. British Thoracic Society Fitness to Dive Group (D. Godden): The British Thoracic Society guidelines on respiratory aspects of fitness for diving. Thorax 2003; 57 :3–13

3. De Marées H: Sportphysiologie (Hrsg. Heck H, Bartmus U), 9. Aufl. Verlag Sport und Buch, Strauss, Köln, 2002

4. Ehm OF: Tauglichkeitsuntersuchungen bei Tauchern, 2. Aufl. Springer, Heidelberg, 1995

5. Hara H, Virmani R, Ladich E, Macke-Bojack S, Titus J, Poulouse A, Schwartz R: Patent foramen ovale: Current pathology, pathophysiology, and clinical status. J Am Coll Cardiol 2005; 46: 1768–1775

6. Kizer JR, Devereux RB: Patent foramen ovale in joung adults with unexplained stroke. New Engl J Med 2005; 353: 2361–2372

7. Löllgen, H. Nieding Gv, Horres R: Respiratory and hemodynamic adjustment during head out water immersion. Int J Sports Med 1980; 1: 25–29

8. Löllgen H, Nieding Gv, Koppenhagen K, Kersting F, Just H: hemodynamic response to graded water immersion. Klin Wschr 1981; 59: 623–628

9. Muth C-M, Radermacher P: Kompendium der Tauchmedizin. Deutscher Ärzteverlag, Köln, 2006

10. Wendling J, Ehm O, Ehrsam R, Knessl P, Nussberger P (Hrsg): Tauchtauglichkeit Manual, 2. Aufl. Ges. für Tauch- und Überdruckmedizin (GTÜM), Biel, Schweiz, 2001

# 31 PFO und Tauchen?

*K. Tetzlaff und Ch. Klingmann*

Die Notwendigkeit einer Vorsorgeuntersuchung auf Vorhandensein eines persistierenden Foramen ovale (PFO) und die Konsequenzen im Falle eines positiven Nachweises sind nach wie vor umstritten und die Diskussion darüber reißt nicht ab. Die medizinischen Fachgesellschaften empfehlen derzeit keine generelle Untersuchung auf ein PFO. Ein PFO ohne Vorgeschichte eines Dekompressionsunfalls schränkt die Tauchtauglichkeit nicht ein. Bei Nachweis eines PFO nach einem Tauchunfall kann im Einzelfall bei Beachtung besonderer Verhaltensregeln getaucht werden. Der Verschluss eines PFO kann für Taucher nicht empfohlen werden, insbesondere auch nicht, um einem eventuellen Schlaganfall vorzubeugen.

## 31.1 Anatomische und physiologische Grundlagen

Der Begriff PFO („patent foramen ovale") stammt aus dem Englischen und bedeutet persistierendes ovales Fenster. Damit ist eine kleine Öffnung zwischen rechtem und linkem Vorhof des Herzens gemeint. Jeder Mensch hat vor der Geburt ein offenes Foramen ovale, denn der größte Teil des Blutes des Ungeborenen muss nicht durch die Lungen fließen, da es im Mutterleib mit Sauerstoff angereichert wurde. Aus diesem Grund wird das Blut des Ungeborenen durch eine Kurzschlussverbindung direkt auf die arterielle Seite der Blutstrombahn transportiert. Nach der Geburt entfaltet sich mit den ersten Atemzügen die Lunge des Säuglings, der Widerstand im Lungenkreislauf reduziert sich und der Blutdruck im linken Vorhof steigt deutlich über den Druck im rechten Vorhof an. Da das Foramen ovale aus zwei Membranen gebildet wird, also eigentlich ein Schlitz zwischen zwei Muskelschichten ist, wird es durch diese Druckerhöhung im linken Vorhof funktionell verschlossen (Abb. 31.1): Die größere Membran im linken Vorhof überragt die kleinere Membran des rechten Vorhofs und verschließt die schlitzförmige Öffnung.

In den Wochen nach der Geburt kommt es bei einem Großteil der Menschen zu einem Verwachsen der beiden Membranen, so dass nur noch eine kleine bindegewebige Verwachsung an dieser Stelle zu erkennen ist.

Bei etwa 25 % der Bevölkerung wachsen die beiden Membranen jedoch nicht zusammen, sondern es entsteht ein so genanntes PFO. Es ist unter normalen Umständen durch die Druckverhältnisse im linken und rechten Vorhof weitgehend verschlossen. Gleichen sich die Druckverhältnisse im linken und rechten Vorhof an, z. B. durch Pressen, Durchführen eines Valsalva-Manövers, Heben von schweren

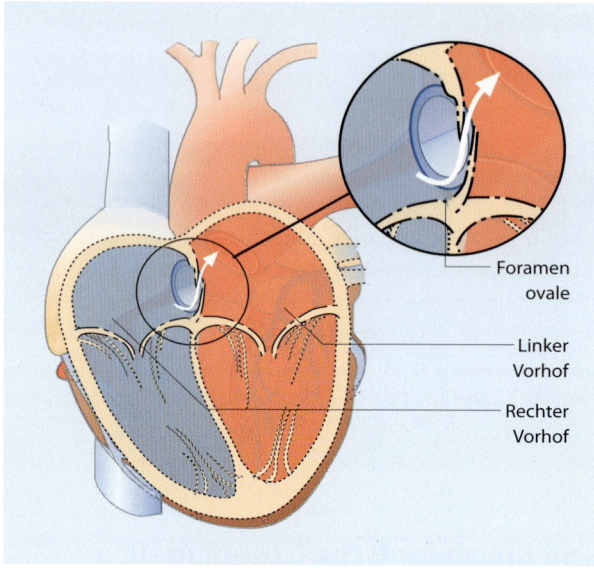

**Abb. 31.1:** Die Abbildung zeigt die schlitzförmige Öffnung zwischen rechtem (blau) und linkem (rot) Vorhof. Durch die Druckverhältnisse im Herzen ist das offene Foramen ovale in der Regel funtionell geschlossen. Nur bei Druckerhöhung im Brustkorb, zum Beispiel durch Husten, Pressen oder Tragen von schweren Gegenständen, kommt es zu einem kurzfristigen Öffnen des PFO

Lasten oder Husten, kann es zu einer kurzfristigen Öffnung des PFO kommen. Nur bei wenigen Menschen kommt es auch in Ruhe zu einer Öffnung des PFO.

Frauen und Männer weisen gleich häufig ein PFO auf. Bei Kindern und Jugendlichen kommt ein PFO am häufigsten vor, im Laufe des Alters nimmt die Häufigkeit eines PFO in der Normalbevölkerung ab.

### 31.1.1 Größe des PFO

Eine entscheidende Bedeutung für die Relevanz eines PFO ist die Größe der Kurzschlussverbindung. Bei 98 % der Menschen mit PFO liegt die Größe zwischen 1 und 10 mm. Verständlicherweise ist ein kleiner Schlitz weniger problematisch als zum Beispiel eine große Öffnung. Obwohl im Alter die Zahl der PFO-Träger abnimmt, zeigt sich bei älteren Personen eine Zunahme der Größe eines PFO. Es kommt somit bei älteren Menschen seltener vor, hat aber, wenn es vorliegt, eine größere Relevanz.

### 31.1.2 Vorhofseptumaneurysma

Bei ungefähr 2 % der Bevölkerung liegt ein so genanntes Vorhofseptumaneurysma (Aussackung der Vorhofscheidewand) vor. Hierbei handelt es sich um eine Instabilität der Vorhofscheidewand, die bei jedem Herzschlag mehr als 10 mm hin und her schlägt. Liegt kein PFO vor, kommt dem Vorhofseptumaneurysma keine Bedeutung zu. Liegt jedoch zusätzlich ein PFO vor, ist die Gefahr von Komplikationen deutlich erhöht, da das Vorhofseptumaneurysma das PFO geradezu aufzieht und eine Arterialisierung venösen Blutes gehäuft vorkommt.

## 31.2 Was sind die Gefahren beim Tauchen?

Bei Druckerhöhungen im rechten Kreislauf kann es zum Übertritt von venösem Blut aus dem rechten Herzen durch das persistierende Foramen ovale ins arterielle Blut des linken Herzens kommen (Shunt). Das Volumen eines Rechts-Links-Shunts durch ein PFO ist dabei abhängig von der Form und der Fläche der Öffnung, der Änderung dieser beiden Größen während des Herzzyklus und der Druckdifferenz zwischen dem rechten und linken Vorhof. Ein nur funktionell offenes PFO ist normalerweise

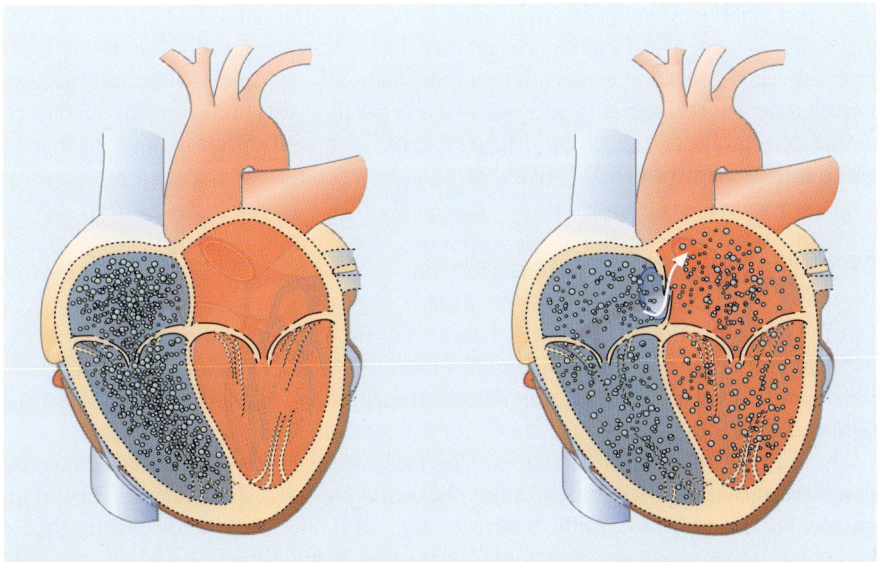

**Abb. 31.1:** *Links:* Verhalten der Mikrobläschen nach einem Tauchgang bei einer Person ohne PFO. Die Bläschen bleiben im rechten Herzen und werden von dort in die Lunge transportiert. Die Lunge verfügt über eine große Toleranz gegenüber Mikrobläschen, außerdem werden die Bläschen dort abgeatmet. *Rechts:* Mikrobläschenverteilung bei einem Taucher mit PFO. Durch das Foramen ovale gelangen die Bläschen auf die linke Herzseite (rot gezeichnet) und werden von dort in den Körper verteilt. Dadurch können sie zu Gefäßverschlüssen (Embolien) wichtiger Arterien führen. Besonders gefürchtet ist ein Verschluss von Hirngefäßen

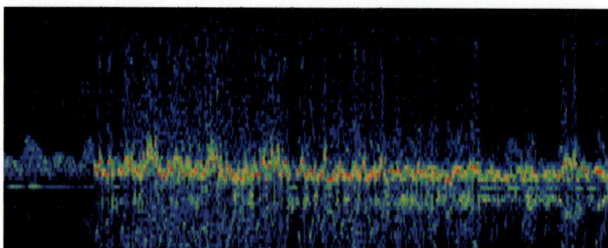

**Abb. 31.3:** Zu Beginn der Zeichnung sieht man eine normale Pulskurve. Nach zwei Herzschlägen kommt es zum massiven Blasenübertritt. Nachweis von mikroembolischen Signalen (Gasbläschen)

durch den höheren Druck im linken Herzen, der die (nicht verwachsene) Muskellasche an die Herzwand drückt, verschlossen. Aber durch Druckerhöhung im rechten Herzen, die z. B. leicht durch ein Valsalva-Manöver, Husten, Stuhlgang, oder Tragen von Lasten im Anschluss an den Tauchgang (z. B. Tauchflasche) entsteht, kann es zum Shunt kommen (Abb. 31.2).

Die Gefahr für den Taucher ist der mögliche Übertritt von venösen Gasblasen, die normalerweise durch die Lungenzirkulation aus dem Blut gefiltert werden, ins arterielle System. Diese führen zu gefährlichen Komplikationen, indem sie Endarterien verstopfen (paradoxe Gasembolie). Da die so genannten Mikrogasblasen im Rahmen der Inertgasentsättigung der Körpergewebe sowohl während als auch noch einige Zeit nach dem Tauchgang auftreten, ist ein Shunt durch die beschriebenen Mechanismen wahrscheinlich (Abb. 31.3).

## 31.3 Was sind die Fakten?

Ein funktionell offenes PFO ist bei ungefähr jedem vierten Erwachsenen nachweisbar und bei Kindern in Abhängigkeit von ihrem Alter noch etwas häufiger. Im „normalen" Leben wirkt sich das Vorhandensein eines solchen PFO nicht auf die Gesundheit aus und man kann damit „uralt" werden!

Allerdings weiß man inzwischen, dass Patienten, die aus sonst unklaren Gründen Schlaganfälle hatten, gehäuft ein PFO aufweisen, durch das dann Thromben aus dem venösen ins arterielle System gelangt sind. Die Ursache der Schlaganfälle ist aber eine Veranlagung, solche Thromben zu entwickeln, und nicht das PFO selbst!

**Hinweis.** Aus vielen Studien an Sporttauchern wissen wir, dass etwa ein Viertel aller Sporttaucherinnen und -taucher ein PFO aufweisen, also die Häufigkeitsverteilung der nichttauchenden Bevölkerung widerspiegeln.

An dieser Stelle soll daher bereits erwähnt werden, dass **nicht** ein Viertel aller Sporttaucher Tauchunfälle erleiden, denn diese Erkenntnis ist der Schlüssel zum Verständnis der Problematik! Hingegen konnte in großen Studien an Tauchunfallpatienten gezeigt werden, dass ein eindeutiger Zusammenhang zwischen dem Vorliegen eines PFO und dem Auftreten eines dekompressionsbedingten Tauchunfalls bestand. Darüber hinaus wurden vor ungefähr 10 Jahren erstmals spektakuläre Ergebnisse veröffentlicht, die zeigten, dass auch bei asymptomatischen Sporttauchern, die also nie wissentlich einen Tauchunfall erlitten hatten, der Nachweis sogenannter Hirnläsionen (auffälliger Bezirke im Hirn) in der Magnetresonanztomographie mit dem Vorhandensein eines Rechts-Links-Shunt assoziiert sind.

In einer Auswertung der Ergebnisse mehrerer Studien konnte gezeigt werden, dass Sporttaucher mit einem PFO gegenüber denjenigen ohne PFO ein mehr als zweieinhalbfaches Risiko haben, einen Dekompressionsunfall zu erleiden. Somit besteht ein deutlich erhöhtes Risiko. Aber nochmals sollte erinnert werden, dass der Dekompressionsunfall mit einer Häufigkeit von 0,05 % aller Tauchgänge ein sehr seltenes Ereignis ist.

> **Hinweis.** Das Risiko, einen Dekompressionsunfall zu erleiden, ist bei Tauchern mit PFO ungefähr 2,5-mal höher als bei Tauchern ohne PFO. Ein Dekompressionsunfall ist dennoch ein seltenes Ereignis.

Welche Punkte sollten für die Beurteilung noch berücksichtigt werden?
- Nur der Nachweis eines höhergradigen PFO, also mit einem großen Shuntvolumen, war mit dem Nachweis von auffällig vielen Hirnläsionen vergesellschaftet.
- Bis heute ist unklar, welche krankhafte Bedeutung diese Hirnläsionen haben: So lassen sich derartige Hirnläsionen aufgrund der fortgeschrittenen Technik der Magnetresonanztomographie häufig nachweisen. Sie nehmen mit zunehmendem Alter zu und sind auch bei sonst „Gesunden" nachweisbar. Ein bekannter englischer Taucherarzt hat deshalb auch geschrieben, dass der regelmäßige Besuch der Taucherbar eher zu Hirnschädigungen führt als das Tauchen!
- Bei militärischen Pressluftaucher, die streng nach Vorschrift tauchen, und gleichaltrigen Marineangehörigen, die im Hinblick auf ihr privates und berufliches Umfeld gut miteinander verglichen werden konnten, fanden sich hinsichtlich so genannter Hirnläsionen keine Unterschiede zwischen Tauchern und Nichttauchern!
- Auch wenn eindeutig kein PFO vorhanden ist, lassen sich im Einzelfall arterielle Mikrogasblasen nach Tauchgängen nachweisen, deren Entstehung dann offenbar durch andere Mechanismen erfolgte.

> **Hinweis.** Bei Vorliegen eines funktionell offenen Foramen ovale ohne hämodynamische Relevanz ist das Sporttauchen mit Gerät medizinisch vertretbar.

Viele Studien haben gezeigt, dass das Shuntvolumen des PFO die entscheidende Größe ist, die mit dem Unfallrisiko zusammenhängt. So konnte erwartungsgemäß bestätigt werden, dass große Shunts und bereits in Ruhe nachweisbare mit einem erhöhten Embolierisiko einhergehen. Dementsprechend waren und sind hämodynamisch relevante Vorhofseptumdefekte eine absolute Kontraindikation zum Tauchen.

> **Hinweis.** Mikrogasblasen sind im arteriellen System nach Tauchgängen immer nur dann nachgewiesen worden, wenn auch venöse Gasblasen vorhanden waren. Voraussetzung für einen Shunt ist also das Vorhandensein venöser Mikrogasblasen und nicht eines PFO!

## 31.4   Was sollte beim Tauchen mit PFO beachtet werden?

Entscheidend für das Risiko ist das bereits erwähnte Vorhandensein venöser Mikrogasblasen. Inzwischen ist bekannt, auch aufgrund der verbesserten Nachweismethoden, dass solche Mikrogasblasen bei jeder Dekompression entstehen. Selbst für den früher als absolut sicher bezeichneten Bereich bis 10 m Wassertiefe wurde nachgewiesen, dass Blasen bereits nach dem Auftauchen aus „nur" 3,5 m Tiefe auftraten. Aber: Diese Versuche erfolgten nach vorheriger Sättigung, d. h. nach langen Aufenthalten auf Tiefe. Im Rahmen der üblichen Dauer eines Tauchganges im Sporttauchbereich ist in diesen Tiefen im Flachwasserbereich nicht mit dem Auftreten von Blasen zu rechnen. Theoretisch besteht daher in diesem Bereich selbst für Personen mit höhergradigem PFO keine Risikoerhöhung! Die ärztliche Vorsicht ist hierbei am ehesten die Begründung für eine Ablehnung einer Tauchtauglichkeit; denn welcher Sporttaucher hält sich schon an ein Tiefenlimit von 10 m?

Möchte man als PFO-Träger das Risiko, einen Dekompressionsunfall zu erleiden, reduzieren, können die in der Kompaktinformation genannten Punkte beim Tauchen beachtet werden. Hierbei handelt es sich um Maßnahmen, die auch bei Tauchern ohne PFO das Unfallrisiko reduzieren.

Letztlich charakterisieren die empfohlenen Maßnahmen ein konservatives Tauchen, d. h., sie zielen auf das Vermeiden bzw. die Reduktion von Mikrogasblasen ab. Entscheidenden Anteil bei dieser Risikominimierung hat das Tauchverhalten des

---

### Kompaktinformation

**Vorsichtsmaßregeln bei PFO**

- Nur Nullzeittauchen
- Keine Wiederholungstauchgänge während eines Tages
- Maximale Tauchtiefe 30 m
- Aufstiegsgeschwindigkeit maximal 10 m/min einhalten

- Einhalten von Sicherheitsstopps
- Druckerhöhungen im rechten Kreislauf vermeiden: Tauchgerät nach dem Tauchgang nicht selbst tragen! Keine Anstrengungen!
- Vorzug von Nitrox (bei gleichen Austauchzeiten)

---

Betroffenen; die Einsichtigkeit bzw. das Verständnis des Betroffenen hinsichtlich der Risiken sollte die Tauchtauglichkeitsentscheidung maßgeblich beeinflussen.

> **Fallbeispiel.** Eine 35-jährige Sporttaucherin, zertifizierter Divemaster mit Taucherfahrung seit 7 Jahren (etwa 300 Tauchgänge), führt einen Tauchgang mit dem Profil 35,4 m/34 min durch. Der Computer zeigt 3 min Deko auf 3 m an. Sie macht eine Oberflächenpause von 1,5 h und verspürt leichte Schmerzen in der Brust. Dennoch tritt sie einen Wiederholungstauchgang 36,5 m/22 min an. Nach langsamen Aufstieg Rückkehr ins Boot. Das Ausziehen des Tauchanzugs ist nicht mehr möglich; sie wird vorübergehend bewusstlos. Nach Wiedererlangen des Bewusstseins beklagt sie Schmerzen und Husten. Diese Symptome bessern sich nach Sauerstoffgabe. Sie entwickelt im weiteren Verlauf Gefühlsstörungen und eine Halbseitenlähmung rechts sowie rot-weiße Flecken auf den Oberschenkeln und dem Bauch. Nach Durchführung einer Dekompressionsbehandlung mit Tabelle USN 6 ist sie wieder beschwerdefrei. In der anschließend durchgeführten weiteren Diagnostik zeigt sich im Schluckecho (s. unten) ein Übertritt von Kontrastmittel vom rechten in den linken Herzvorhof durch ein PFO (Abb. 31.3).
>
> **Fazit:** Ein PFO ermöglichte einen Shunt venöser Gasblasen mit der Folge einer arteriellen (paradoxen) Gasembolie. Ursache war das Auftreten von Gasblasen im Rahmen eines dekompressionspflichtigen Tauchgangs und insbesondere eines tiefen Wiederholungstauchganges, der nur kurze Zeit später durchgeführt wurde. Die Schmerzen in der Brust und die Hautsymptome sind dabei klinische Zeichen einer DCS. Die paradoxe Gasembolie hat die Symptomatik entsprechend dramatisiert.

## 31.5  Wer sollte sich untersuchen lassen?

### Vorsorgeuntersuchung

Eine generelle Untersuchung auf das Vorhandensein eines PFO wird im Rahmen der Tauchtauglichkeitsuntersuchung für Sporttaucher nicht empfohlen, da die geringe Häufigkeit einer paradoxen Embolie den generellen Einsatz dieser aufwändigen Methode nicht rechtfertigt (und die Untersuchung auch nicht unerhebliche Kosten verursacht). Es gibt verschiedene Methoden, wie ein PFO bzw. ein Rechts-Links-Shunt nachgewiesen werden können.

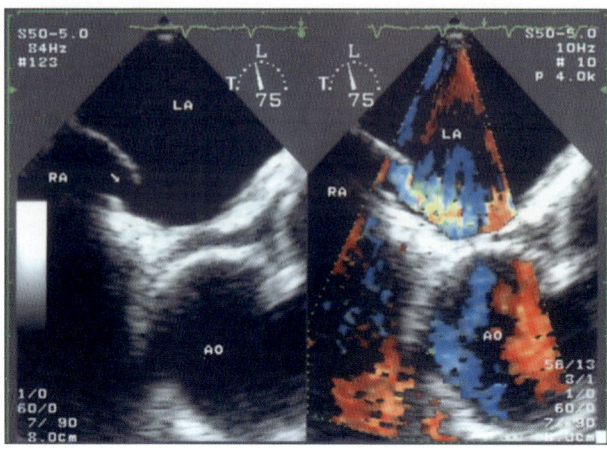

**Abb. 31.4:** Nachweis von Kontrastmittelübertritt von der rechten zur linken Vorkammer

## Nachweismethoden

Bei allen Untersuchungen, die zum Nachweis eines PFO oder eines Rechts-Links-Shunts durchgeführt werden, sollte ein Kontrastmittel gegeben werden. Außer bei der Magnetresonanztomographie und der Gefäßangiographie handelt es sich bei dem verwendeten Kontrastmittel um kleine Luftbläschen, die in eine Armvene gespritzt werden. Dadurch wird sozusagen ein Tauchgang simuliert.

Bis heute ist noch kein Fall einer schwerwiegenden Komplikation durch diese Kontrastmittel (z. B. Echovist, Schering AG, Berlin) beschrieben.

## Schluckecho (transösophageale Echokardiographie)

Das so genannte Schluckecho stellt die Methode dar, die eine große Sicherheit beim Nachweis eines PFO bietet und gleichzeitig den Ort und die Größe des Shunts nachweisen kann. Der Proband muss einen Schlauch schlucken, in dem sich ein Ultraschallgerät befindet, da der rechte Vorhof etwas versteckt im Brustkorb liegt. Nach Kontrastmittelgabe können der Ort und die Größe des Kurzschlusses beurteilt werden, der zu mehr als 95 % der Fälle im Bereich der Vorhofscheidewand liegt. In selteneren Fällen liegt kein PFO vor, sondern ein Kurzschluss im Bereich der Lungengefäße. Auch diese Kurzschlüsse können mittels Schluckecho erkannt werden, da die Bläschen im arteriellen System zuerst im Bereich des rechten Vorhofs erscheinen und ungefähr 5 Herzschläge später im linken Vorhof, während die Bläschen bei einem PFO direkt auf die arterielle Seite übertreten.

Zusätzlich kann die Vorhofscheidewand beurteilt werden, falls beispielsweise ein Vorhofseptumaneurysma vorliegt. Nachteil dieser Methode ist der Schlauch, der geschluckt werden muss. Nur selten kann diese Untersuchung ohne Schmerz- und Beruhigungsmedikamente durchgeführt werden und sie wird deshalb als relativ unangenehm empfunden. Sie bietet sich aus diesem Grund vor allem für die Nachuntersuchung nach einem Tauchunfall an, weniger als Screening-(Such-) Methode.

### Transthorakales Echo

Diese Methode umgeht den Umstand, dass ein Schlauch geschluckt werden muss. Mittels Echokardiographie, also einer Ultraschalluntersuchung, wird bei dieser Methode durch den Brustkorb von außen geschallt. Vorteil ist der Verzicht auf den unangenehmen Schlauch.

Nachteil ist jedoch die Ungenauigkeit beim Nachweis eines PFO. Nur 70 % der Patienten, die ein PFO haben, werden bei dieser Methode entdeckt. Sie kann deshalb nicht empfohlen werden.

### Transkranielle Dopplersonographie

Bei dieser Methode kommt eine Ultraschalluntersuchung zum Einsatz. Nach Gabe von Kontrastmittel in eine Vene werden die Hirnschlagadern untersucht. Lassen sich so genannte HITS („high intensity Doppler signals") nachweisen, so ist nachgewiesen, dass ein Rechts-Links-Shunt vorliegt. Allerdings kann nicht unterschieden werden, ob es sich um ein PFO oder einen anderen Shunt handelt. Vorteil ist die sehr angenehme Untersuchungsmethode. Sie ist schnell, komfortabel und weist die gleiche Nachweissicherheit wie ein Schluckecho auf. Nachteil ist der fehlende Nachweis auf den Ursprung des Shunts und die Unmöglichkeit, die Vorhofscheidewand zu beurteilen.

### Carotis-Dopplersonographie

Hierbei werden die Halsschlagadern an Stelle der Hirnschlagadern untersucht. Sonst gibt es keinen Unterschied zur transkraniellen Dopplersonographie. Beide Methoden eignen sich sehr gut als Screening-Methode, also zur Suche, ob ein Shunt vorliegt.

### Magnetresonanztomographie (MRT)

Grundsätzlich kann auch mittels MRT ein PFO sowie ein Vorhofseptumaneurysma nachgewiesen werden. Da es sich hierbei jedoch um eine sehr teure Untersuchung handelt, ist sie für den Nachweis eines PFO nicht zu empfehlen.

### Gefäßangiographie

Bei dieser Methode wird ein Katheter durch eine Vene in der Leiste zum Herzen vorgeschoben und Kontrastmittel appliziert. Unter Röntgendurchleuchtung kann ein PFO nachgewiesen werden. Diese Methode ist invasiv (belastend)und mit Strahlenbelastung verbunden. Sie dient deshalb nicht der Suche eines PFO, sondern wird nur bei der Therapie, beispielsweise beim PFO-Verschluss verwendet (s. unten).

## 31.6  PFO-Suche nach einem Tauchunfall

Wie oben bereits beschrieben, stellt ein PFO keine Einschränkung der Tauchtauglichkeit dar. Sollte es zufällig bei einer Untersuchung entdeckt worden sein oder ließ sich ein besonders vorsichtiger Taucher screenen, so können zur Risikoreduzierung die oben genannten Maßnahmen den Dekompressionsstress deutlich verringern. Was soll man aber nach einem Tauchunfall tun?

Trat der Tauchunfall nach einem sicheren Verstoß gegen Tauchbeschränkungen auf, z. B. weil der Taucher Tarierschwierigkeiten hatte und einen ungeplanten Notaufstieg einleitete oder aufgrund Luftmangels seine Dekompressionszeiten nicht einhalten konnte, so muss auch nach einem Dekompressionsunfall keine Suche auf ein PFO durchgeführt werden. Der betroffene Taucher sollte seinen Tauchunfall kritisch analysieren und Konsequenzen für die Zukunft ziehen.

Meist treten Dekompressionsunfälle jedoch ohne Verletzung von Austauchvorschriften auf. Das heißt, der Tauchgang war relativ ereignislos und der Tauchcomputer zeigte keine Probleme an. Trotzdem kam es zu einem Tauchunfall. In diesen Fällen sollte eine Untersuchung auf ein PFO durchgeführt werden. Für welche Methode man sich entscheidet, hängt von der Verfügbarkeit und der eigenen Toleranz für mehr oder weniger invasive Untersuchungsmethoden ab.

## 31.7  Tauchunfall und PFO

Zeigt sich nach einem Tauchunfall ohne Verletzung der Austauchvorschriften ein PFO, gibt es mehrere Möglichkeiten, mit diesem umzugehen. Die Gesellschaft für Tauch- und Überdruckmedizin unterscheidet in ihrer momentan gültigen Empfehlung zwischen Tauchgängen mit neurologischer Symptomatik und anderen Dekompressionsunfällen, jedoch scheint uns diese Unterscheidung nicht hilfreich, da zum einen die sichere Unterscheidung der Symptome unmöglich sein kann und zum anderen auch Hautsymptome mit einem PFO vergesellschaftet sein können.

### 31.7.1  Tauchverzicht

Die sicherste Methode zur Verhinderung eines weiteren Tauchunfalls ist sicherlich der Verzicht auf weitere Tauchgänge. Nur durch Verzicht auf das Tauchen kann ein Tauchunfall sicher ausgeschlossen werden. Alle anderen Methoden bieten keine hundertprozentige Sicherheit, keinen Tauchunfall mehr zu erleiden. Entscheidet man sich, auf das Tauchen zu verzichten, gibt es keinen Grund, das PFO verschließen zu lassen, um einem späteren Schlaganfall vorzubeugen (s. unten).

## 31.7.2 Sichere Tauchprofile

Eine Alternative zur Aufgabe des Tauchens stellt die komplette Umstellung der Tauchgewohnheiten dar. Wie oben bereits dargelegt, ist eine notwendige Bedingung für einen Dekompressionsunfall das Auftreten von Gasbläschen. Je weiter man diese Gasbläschen reduziert, desto unwahrscheinlicher wird das Risiko, dass durch ein PFO arterialisierte Gasbläschen zu Symptomen einer Dekompressionserkrankung führen können. Tauchern mit einem Tauchunfall in der Vorgeschichte und einem PFO kann deshalb auch empfohlen werden, den Dekompressionsstress zu reduzieren, das heißt, Durchführung nur eines Tauchgangs am Tag, maximale Tauchtiefe 20 m, Nitrox-Verwendung mit Berechnung der Dekompressionszeiten nach Lufttabelle bzw. Computer im Luftmodus, Aussetzen des Tauchens an jedem vierten Tag etc. Werden diese Verhaltensmaßregeln konsequent eingehalten, so reduziert sich das Risiko für einen erneuten Dekompressionsunfall deutlich. Ein Unfall ist jedoch nicht ausgeschlossen.

## 31.7.3 Schirmchenverschluss

Bei dieser Methode wird mittels eines Katheters, der durch eine Beinvene in das Herz und durch das PFO vorgeschoben wird, ein kleines Schirmchen in das PFO platziert, das den Kurzschluss verschließt. Die Platzierung erfolgt im kleinen Dämmerschlaf und der Patient kann in der Regel nach einer Überwachungszeit von 24–48 Stunden nach Hause gehen. Nach 2–3 Monaten ist das Schirmchen mit Gefäßhaut überwachsen. Diese zugegebenermaßen sehr elegante Methode, ein PFO zu verschließen, birgt jedoch ein paar Gefahren, auf die unbedingt hingewiesen werden muss.

1. Es kann zu Komplikationen kommen, die eine notfallmäßige Operation notwendig machen. Immerhin mussten 4 von 251 Patienten in einer 2002 publizierten Studie notfallmäßig versorgt werden. Es kam zu Herzbeutelblutungen, Blutungen in die Leiste und in die Eingeweide. Betrachtet man die Übersichtsliteratur, so treten ernste Komplikationen (Tod, schwere Blutung, herzchirurgische Revisionen und Lungenembolie) bei 1,5 % der Interventionen auf. Rechnet man Rhythmusstörungen, Schirmbrüche, Schirmembolisationen, Schirmthrombose und Luftembolie mit, kommt es bei 7,9 % der Patienten zu Komplikationen.

2. Nicht immer wird ein Verschluss des PFO erreicht. Bis zu 22 % (nach einem Monat) und bis 9 % (nach 12 Monaten) der Patienten wiesen nach einem Schirmchenverschluss noch einen Rechts-Links-Shunt auf.

3. Es gibt bisher keine publizierten Daten, die zeigen konnten, in welcher Größenordnung die Wahrscheinlichkeit eines zweiten Dekompressionsunfalls bei PFO Trägern liegt bzw. ob diese Wahrscheinlichkeit durch einen Schirmchenverschluss reduziert werden kann.

4. Patienten, die einen Schlaganfall hatten, weisen häufiger ein PFO auf als die Normalbevölkerung. Besonders betroffen sind Patienten unter 55 Jahren ohne weitere Risikofaktoren wie Bluthochdruck, Herzrhythmusstörungen, Gefäßverengungen etc. Selbst bei Patienten, die einen Schlaganfall hatten und Träger eines PFO sind, empfiehlt die Gesellschaft für Neurologie in ihren Leitlinien **keinen** Verschluss des PFO. Es zeigte sich in ersten Veröffentlichungen sogar, dass die Rate erneuter Schlaganfälle bei Patienten mit Schirmchenverschluss höher lag als bei Patienten, die Aspirin als Prophylaxe erhielten. Selbst nach einem zweiten Schlaganfallereignis und PFO wird noch nicht zu einem Schirmchenverschluss geraten, sondern zu „Blut verdünnenden" Methoden. Erst bei einem Drittereignis empfiehlt die Gesellschaft für Neurologie einen Schirmchenverschluss. Anders ist die Situation bei Vorliegen eines Vorhofseptumaneurysmas und eines PFO. Hier zeigen Studien ein durchgehend erhöhtes Risiko für einen erneuten Schlaganfall, so dass in diesen Fällen ein Schirmchenverschluss anzuraten ist. Kam es noch nicht zu einem Schlaganfall, wird auch bei Patienten mit PFO und Aneurysma keine weitere Maßnahme empfohlen!

5. Da beim Tauchen ein ähnlicher Pathomechanismus wie bei Patienten mit Schlaganfall postuliert wird, ist Tauchern mit PFO und Vorhofseptumaneurysma **nach einem Tauchunfall** der Verzicht auf das Tauchen oder ein Schirmchenverschluss zu raten. Ein PFO in Kombination mit einem Vorhofseptumaneurysma ohne Vorgeschichte eines Dekompressionsunfalls stellt wahrscheinlich ein deutliches Risiko für einen Dekompressionsunfall dar, weshalb man oben genannte Ratschläge beachten sollte.

**Hinweis.** Tauchern ohne Tauchunfall in der Vorgeschichte ist aufgrund der oben diskutierten Argumente **nicht** zu einem PFO Verschluss zu raten.

### Tipps für Tauchlehrer

1. Der Test auf ein PFO wird im Rahmen der Tauchtauglichkeitsuntersuchung nicht für alle Taucher empfohlen. Tauchlehrer und andere Vieltaucher sollten sich aber auf ein PFO untersuchen lassen, da sie oft tiefer tauchen müssen, während der Tauchausbildung keine Rechteckprofile tauchen können und oftmals Lasten nach dem Tauchgang tragen müssen.

2. Aufgrund der großen Häufigkeit eines PFO unter Tauchschülern sollten Tauchlehrer die potenziellen Gefahren im Rahmen der Ausbildung ansprechen und generell zu konservativem Tauchen mahnen.

**Weiterführende Literatur** ———————————————————————

1. Beitzke A, Schuchlenz H, Beitzke M, Gamillscheg A, Stein HI, Zartner P: Interventioneller Verschluss von Foramen ovale und Vorhofseptumdefekten nach paradox embolischen Ereignissen. Z Kardiol 2002; 91: 693–700
2. Khairy P, O'Donnell CP, Landzberg MJ: Transcatheter closure versus medical therapy of patent foramen ovale and presumed paradoxical thromboemboli: a systematic review. Ann Intern Med 2003; 139: 753–760
3. Kommission der Deutschen Gesellschaft für Neurologie und der Deutschen Schlaganfallgesellschaft (Hrsg): Leitlinie Primär- und Sekundärprävention der zerebralen Ischämie, 3. Aufl. Verlag, Stuttgart, 2005

**Internetadresse** ———————————————————————

1. http://leitlinien.net/

# 32 Orthopädische Aspekte beim Tauchen

*A. Fabian*

Der Bewegungsapparat wird, im Vergleich zu den luftgefüllten Körperhöhlen, sehr viel weniger von den physikalischen Gegebenheiten unter Wasser beeinflusst. Bewegung gegen den Wasserwiderstand bedeutet jedoch für Muskeln, Bänder und Gelenke eine höhere Belastung und erfordert mehr Kraftaufwand. Die Entwicklung des Tauchsports zeigte eine Verschiebung der Altersgrenzen nach unten wie nach oben bis in das hohe Lebensalter hinein. Vor allem beim älteren Taucher ergeben sich daraus zunehmend häufiger orthopädische Fragestellungen. Die meisten Taucher über 50 Jahren kennen ja das „Kreuz mit dem Kreuz". Auch Gelenkerkrankungen bzw. Gelenkverschleiß zusammen mit Einschränkungen der Beweglichkeit treten typischerweise vermehrt in der zweiten Lebenshälfte auf. Und wann darf man eigentlich nach einem Knochenbruch wieder tauchen oder nach einer Operation? Prinzipiell ist jeder Erkrankungs- und Heilungsverlauf unterschiedlich. Demgemäß stellen die folgenden Empfehlungen nur Richtlinien dar. Die Freigabe zum Tauchen muss individuell vom betreuenden Arzt oder Taucherarzt beurteilt werden.

## 32.1 Auswirkungen des Presslufttauchens auf Knochen und Gelenke

Die meisten der heute gebräuchlichen Dekompressions- und Austauchtabellen sowie die Rechenmodelle der Tauchcomputer basieren auf Überlegungen des englischen Physiologen John S. Haldane. Basierend auf seinen Untersuchungen der Sättigungskinetik definierte Haldane die Halbwertszeit. Sie stellt die Zeitspanne dar, nach der das Gewebe zur Hälfte mit Stickstoff ge- oder entsättigt ist. Sie ist, in Abhängigkeit von der jeweiligen Durchblutung, für die einzelnen Gewebe unterschiedlich (Tabelle 32.1). So hat z. B. das Rückenmark eine Halbwertzeit von nur ca. 12,5 min, während Gelenke und Knochen erst nach 300–600 min zur Hälfte mit Stickstoff ge- bzw.

**Tabelle 32.1:** Halbwertszeiten für Gewebe des Bewegungsapparats

| Gewebe | Halbwertszeit [min] |
|---|---|
| Rückenmark | 10– 20 |
| Muskulatur | 100–240 |
| Gelenke, Sehnen, Bänder | 300–600 |
| Knochen | 300–600 |

wieder entsättigt sind. Diese Sättigungs-kinetik bestimmt die möglichen Wirkungen von Pressluft auf den Bewegungsapparat.

Aus der langen Halbwertzeit von Gelenken, Bändern, Knorpel und Knochen folgt, dass kritische Konzentrationen von Stickstoff, die zu Bläschenbildung führen können, erst bei sehr ausgedehnten, tiefen oder Wiederholungstauchgängen zu erwarten sind. Die langsamen Gewebe haben allerdings die geringste Toleranz gegenüber einem erhöhten Stickstoffpartialdruck.

### Aseptische Osteonekrosen

Bei Berufstauchern und Caissonarbeitern wurden Veränderungen in Form von aseptischen Osteonekrosen (nichtinfektiöse Knocheninfarkte) an Knochen und Gelenken beschrieben und sind als Berufserkrankung anerkannt. Die bevorzugten Lokalisationen sind die großen Gelenke (Abb. 32.1). Die Entstehung der Nekrosen ist ein zunächst symptomlos verlaufender Prozess, der in keinem Zusammenhang mit einer akuten Dekompressionserkrankung stehen muss. Ursächlich sind Verlegungen der Endgefäße im Knochen durch Gasblasen, was zur Unterbrechung der Blutversorgung und zu nachfolgendem Untergang von Knochenzellen führt. Im weiteren Krankheitsverlauf sind Gelenkschmerzen, Bewegungseinschränkungen und Gelenkschwellungen die Leitsymptome. Für Freizeittaucher sind diese, auf

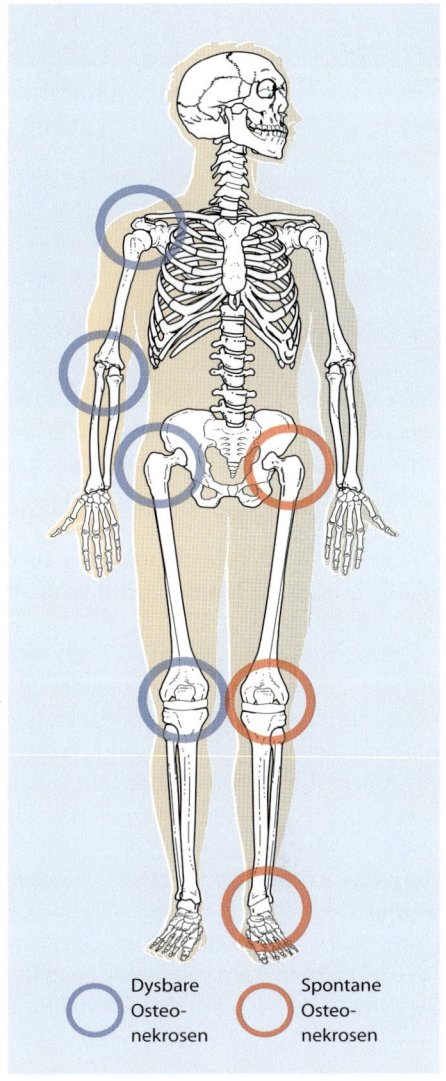

Dysbare Osteonekrosen    Spontane Osteonekrosen

**Abb. 32.1:** Häufigste Lokalisationen spontaner und dysbarer aseptischer Osteonekrosen

häufige Druckluftexpositionen beruhenden Knochenerkrankungen eher unwahrscheinlich. Den sog. „dysbaren" Osteonekrosen müssen jedoch die „nicht druckluftbedingten" Knocheninfarkte des Kindes- und Erwachsenenalters einander gegen-

**563**

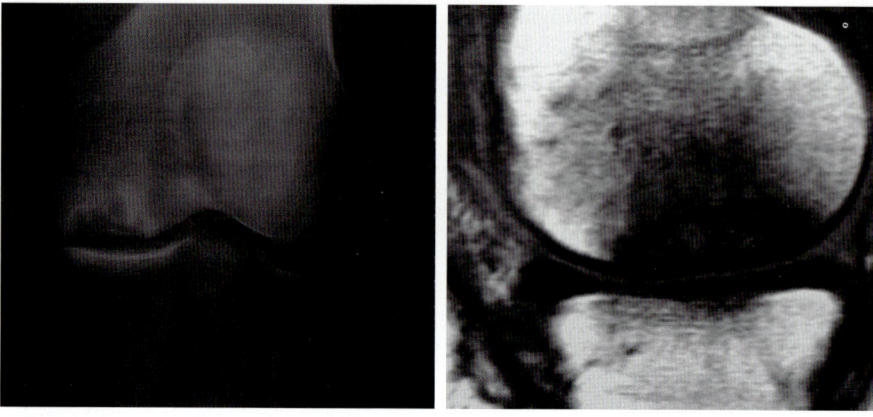

**Abb. 32.2:** Beispiel einer spontanen aseptischen Osteonekrose des Kniegelenkes *Links:* Nativröntgenbild, *rechts:* Kernspintomographie

übergestellt werden. Sie können vor allem seit dem Einsatz der Kernspindiagnostik (NMR bzw. MRT) zunehmend häufiger im Frühstadium diagnostiziert werden (Abb. 32.2).

Morphologisch liegt dieser Erkrankung eine Mikrozirkulationsstörung zugrunde. Therapeutisch kommen bei allen Formen Entlastung, physikalische Therapie, durchblutungsfördernde und/oder abschwellende Medikamente, operative Eingriffe und die hyperbare Sauerstofftherapie zum Einsatz. Im akuten Stadium bis zur Abheilung der Defekte besteht Tauchverbot.

**Hinweis.** Sporttaucher mit Osteonekrosen in der Vorgeschichte sollten konservative Tauchprofile wählen (z. B. Nitrox mit Lufttabelle, verringerte Auftauchgeschwindigkeiten, lange Oberflächenintervalle etc.). Der langsamen Entsättigung des Knochengewebes (5–10 h) muss in Form von ausreichend langen Dekompressionsstopps in den flachen Bereichen zwischen 6 und 3 m Rechnung getragen werden.

## 32.2 Tauchen nach Knochen-/Gelenkverletzungen und Operationen

Alle Verletzungen, schwere gesundheitliche Veränderungen oder operative Eingriffe lösen im Körper Stressreaktionen aus. Für die Erteilung der Tauchtauglichkeit gelten einige generelle Grundsätze. Die allgemeine Leistungsfähigkeit ist nach Immobilisation, durch Blutarmut, Schwellung und Einschränkungen der Beweglichkeit oft über einen längeren Zeitraum vermindert. So lange dies der Fall ist, darf nicht getaucht werden. Die Freigabe kann, bei wiederhergestellter Leistungsfähigkeit und stabiler Ausheilung der betroffenen Knochenstruktur – nach Rücksprache mit dem behandelnden Orthopäden – erfolgen.

### 32.2.1 Frakturen (Knochenbrüche)

Kontinuitätsunterbrechungen des Knochengewebes sind in ihrem Schweregrad, den therapeutischen Ansätzen und der benötigten Rehabilitationszeit unterschiedlich zu bewerten. Besteht eine Grunderkrankung als auslösende Ursache für eine Spontanfraktur (z. B. Störung des Knochenstoffwechsels, Osteoporose, Tumore), muss diese zunächst abgeklärt und therapiert werden, bevor die Tauchtauglichkeit erteilt werden kann.

#### Tauchen nach konservativ behandelten Knochenbrüchen
Bei unkomplizierten Knochenbrüchen mit geschlossenen Hautverhältnissen erfolgt in der Regel eine Ruhigstellung mittels Schienen, Bandagen oder Gipsverbänden für einige Wochen. Die Immobilisation wird beendet, wenn der Frakturspalt knöchern zumindest übungsstabil durchbaut ist.

**Tauchtauglichkeit.** Der Knochen muss belastungsstabil verheilt und die Muskulatur weitgehend wieder aufgebaut sein. In der Regel benötigt dies die doppelte Zeit der Ruhigstellung. Wurde also eine Fraktur für 6 Wochen eingegipst, kann der Taucher, bei unkompliziertem Verlauf, nach ungefähr 3 Monaten wieder tauchen. Entscheidend sind das Röntgenbild und die schmerzfreie Funktion der Extremität.

#### Tauchen nach operativ behandelten Knochenbrüchen
Komplizierte Frakturen müssen manchmal mit Metallimplantaten (Schrauben, Platten, Drähten oder Nägel) stabilisiert werden. Nach Operation erfolgt auch hier eine Ruhigstellung, je nach Art und Lokalisation des Bruches.

**Tauchtauglichkeit.** Die betroffene Extremität muss auf jeden Fall belastungsstabil sein. Eine Übungsstabilität reicht für die Arbeit gegen den Wasserwiderstand nicht aus. Einige Implantate müssen nach einem gewissen Zeitraum wieder entfernt werden. Nach solchen Metallentfernungen muss die Wundheilung abgeschlossen und die Funktion der Extremität wieder hergestellt sein (Ausnahme Behindertensport).

Im Körper verbleibendes Metall stellt keine Kontraindikation gegen das Tauchen dar. Allerdings dürfen keinerlei Lockerungs- oder Entzündungszeichen vorliegen. Die Gefahr einer lokalen Dekompressionserkrankung hängt in erster Linie vom

Ausmaß des Eingriffes und den bestehenden Vernarbungen ab. Die veränderten Durchblutungsverhältnisse können zu lokal kritischen Stickstoffübersättigungen, vor allem im Bereich der Gewebenarben, führen. Meist äußert sich dies in lokalem Juckreiz.

### 32.2.2 Gelenkluxationen (Ausrenkung)

Bei einer Ausrenkung verlässt der flexible Gelenkpartner (z. B. Oberarmkopf) die Gelenkpfanne und luxiert in das umgebende Weichteilgewebe. Dabei werden die gelenkumspannenden Strukturen wie Kapsel, Bänder, Muskeln, Nerven und Blutgefäße stark gedehnt. Dies kann zu Durchblutungsstörungen, Nervenirritationen sowie bleibenden Gelenkschäden führen.

#### Tauchen nach traumatischer Luxation
Die traumatische (unfallbedingte) Luxation entsteht durch äußere Gewalteinwirkung auf ein gesundes, stabiles Gelenk. Meistens ist dies extrem schmerzhaft und kann durch den Betroffenen selbst nicht reponiert (eingerenkt) werden.

**Tauchtauglichkeit.** Der Taucher kann nach Abschwellung des Gelenks und wieder hergestellter Stabilität ins Wasser.

#### Tauchen nach habitueller Luxation
Bei der spontanen Gelenkauskugelung kommt es allein durch normale Alltagsbewegungen zur Luxation. Meistens sind das Schultergelenk oder die Kniescheibe betrof-

---

### Kompaktinformation

Muskuläre Defizite nach längerer Verletzungspause sind häufig Ursache von Krämpfen, v. a. im Wadenbereich. Der untrainierte Muskel leidet bei ungewohnten kräftigen Bewegungen gegen den Wasserwiderstand unter Sauerstoffmangel. Vermeidungsstrategien:

1. Muskelaufbautraining durch Flossenschwimmen.
2. Aufwärmen der Muskeln vor einer Belastung regt die Durchblutung an.
3. Auskühlung vermeiden.
4. Umstellung auf weiche Flossenblätter oder auf Flossen, die einen günstigeren Hebel am Sprunggelenk haben.

5. Überprüfung des Elektrolythaushaltes (vor allem nach Operationen) durch einen Arzt.

Unkontrollierte Einnahme von Magnesium ist nicht empfehlenswert. In hoher Dosis führt Magnesium zu Muskelschwäche bis hin zu Muskellähmungen, Durchfall und Müdigkeit. Kombinationspräparate von Kalzium und Magnesium sind ungünstig, da sich die beiden Komponenten gegenseitig bei der Aufnahme im Körper hemmen.

fen. Durch die wiederholten Überdehnungen des Kapsel-Band-Apparats wird das Gelenk immer instabiler. Meistens kann der Betroffene das Gelenk selbst einrenken. Zur dauerhaften Stabilisierung sind oft operative Maßnahmen notwendig.

**Tauchtauglichkeit.** Als unbedenklich gelten alle konservativ oder operativ behandelten Luxationen, bei denen die Wundheilung abgeschlossen und die Stabilität ohne wesentliche Funktionseinschränkung gegeben ist.

## 32.3 Tauchen nach Muskel-Sehnen-Bandverletzungen

Verstauchungen (Distorsionen) sind häufige Verletzungen, vor allem im Bereich des Sprunggelenks. In vielen Fällen entsteht dadurch kein Gelenkschaden und der Fuß „läuft sich nach ein paar Schritten wieder ein". Es kann dabei aber auch zu Einblutungen, Muskelüberdehnungen, Bänderrissen, Kapselschäden und sogar zu Knochenbrüchen kommen.

**Tauchtauglichkeit.** Liegen keine Schwellungen oder schmerzhaften Bewegungseinschränkungen vor, kann getaucht werden. Tauchverbot besteht bei akuten, frischen Verletzungen mit Gewebeschäden bis zur stabilen Ausheilung. Bei unkompliziertem Verlauf benötigt dies ca. 6 Wochen. Nach Operationen muss die Wundheilung abgeschlossen sein.

## 32.4 Tauchen mit und nach Rückenerkrankungen

Der haupttragende Pfeiler des Rumpfes ist die Wirbelsäule. Sie besteht aus der Hals-, Brust- und Lendenwirbelsäule sowie dem Steißbein. Insgesamt gibt es 24 einzelne Wirbelkörper zuzüglich der zu einem Knochen verschmolzenen Kreuz- und Steißbeinwirbel. Zwischen den Wirbelkörpern liegen die Bandscheiben als Pufferelemente. Im Normalfall steht die Wirbelsäule mit ihren typischen Schwingungen (Lordose und Kyphose) genau im Lot und wird durch einen komplizierten Halteapparat aus Bändern und Muskeln verspannt (Abb. 32.3). Die Wirbelbögen umschließen den Spinalkanal mit dem Rückenmark, aus dem etagenweise die Nervenwurzeln austreten.

Die meisten Menschen haben in ihrem Leben schon einmal Rückenschmerzen gehabt. In der Regel steckt dahinter keine ernsthaftere Ursache als Bewegungsarmut und Fehlhaltung, die zu schmerzhaften Muskelverspannungen führen. Wird dagegen nichts unternommen, können solche Symptomatiken jedoch chronifizieren (dauerhaft werden) und einen verfrühten Verschleiß der Wirbelgelenke und Bandscheiben sowie Reizung der Nervenwurzeln auslösen. Davon zu unterscheiden sind ernsthafte

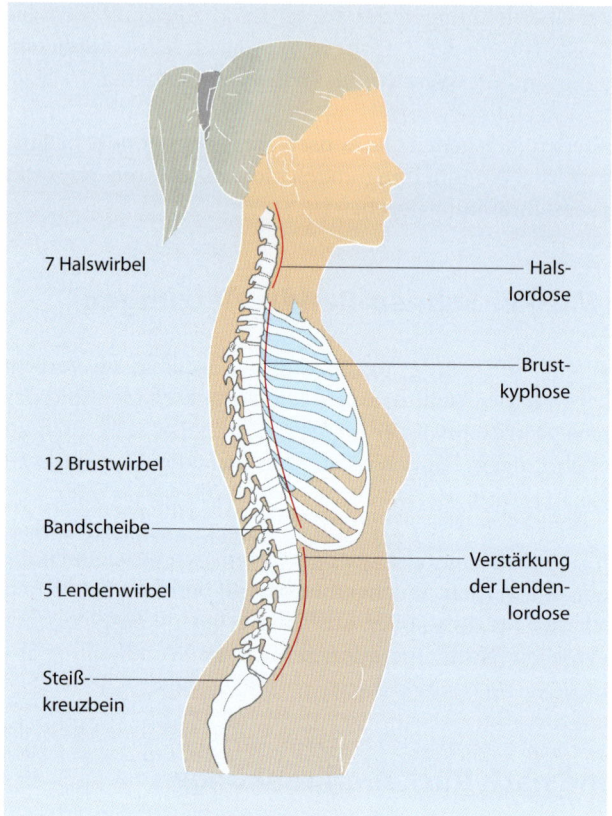

7 Halswirbel

Hals-
lordose

Brust-
kyphose

12 Brustwirbel

Bandscheibe

5 Lendenwirbel

Verstärkung
der Lenden-
lordose

Steiß-
kreuzbein

**Abb. 32.3:** Aufbau der Wirbelsäule

Erkrankungen der Wirbelkörper, Gelenke, Bandscheiben und des Rückenmarks. Tauchen löst zwar keine unmittelbaren Schäden an der Wirbelsäule aus (ausgenommen: dysbare Osteonekrosen der Wirbelkörper, s. Abschnitt 32.1), allerdings können sich bestehende Beschwerden verschlechtern oder bis dahin symptomlose Probleme erstmalig bemerkbar machen. Ursächlich dafür ist eine Verstärkung der Fehlhaltung im Bereich des Nackens und der Lendenwirbelsäule. Im Wasser wirkt der Zug eines herkömmlichen Bleigurtes, entgegengesetzt dem Auftrieb, nach unten und zieht die Lendenwirbelsäule noch mehr in das Hohlkreuz (Verstärkung der Lendenlordose), während die Halswirbelsäule durch den Blick nach vorn meist überstreckt wird (Verstärkung der Halslordose). Trotz neutraler Tarierung bedeutet dies Stress für den Rücken (Abb. 32.4).

Ein weiteres Problem ist die schwere Ausrüstung. An Land wirken die Gewichtskräfte parallel zur Wirbelsäule. Dadurch entsteht eine starke Druckbelastung der

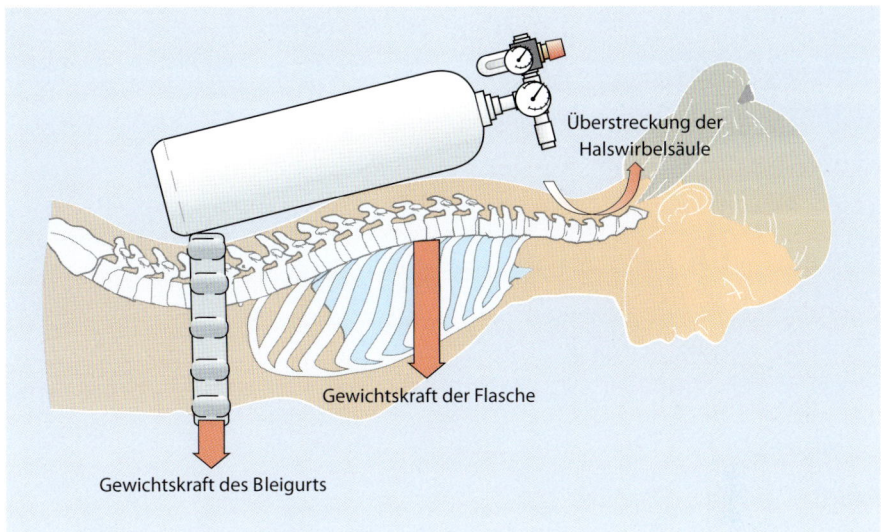

Überstreckung der
Halswirbelsäule

Gewichtskraft der Flasche

Gewichtskraft des Bleigurts

**Abb. 32.4:** Belastung der Wirbelsäule im Wasser. Verstärkte Lordosierung der LWS durch die Gewichtskraft des Bleigurts und der HWS durch Überstreckung

Bandscheiben. Auch hier ist die Lendenwirbelsäule im Bereich des vierten und fünften Lendenwirbelkörpers am stärksten belastet, da dort die biomechanisch größte Beanspruchung liegt (Abb. 32.5). Noch ungünstiger ist das Anlegen der Tarierweste mitsamt Flasche im Alleingang, aus dem Stehen, Sitzen oder gar über den Kopf.

## Kompaktinformation

Nerven und Rückenmark sind sehr gut durchblutet und haben somit eine kurze Halbwertzeit von nur 10–20 min. Normalerweise haben die schnellen Gewebe eine größere Toleranz gegen Übersättigung. Nach Operationen am Wirbelkanal, Bandscheiben oder entzündlichen Prozessen der Nervenbahnen kann sich dies jedoch ändern, da Narben und Schwellungen die Sättigungskinetik nachteilig verändern. Nach Erkrankungen in diesem Bereich muss besonders darauf geachtet werden, dass die tiefen Stopps (i. d. R. 15 m, 12 m und 9 m) mit der vorgeschriebenen Zeitplanung eingehalten werden, denn hier wird Gehirn, Zentralnervensystem und Rückenmark entsättigt. Unzureichende Dekompression, vor allem bei vorgeschädigtem Nervengewebe, kann schwerwiegende gesundheitliche Störungen wie Lähmungen und sensorische Ausfälle (Empfindungsstörungen) zur Folge haben. Insgesamt sind konservative Profile mit verringerten Aufstiegsgeschwindigkeiten zur Vermeidung von Mikrobläschen zu empfehlen.

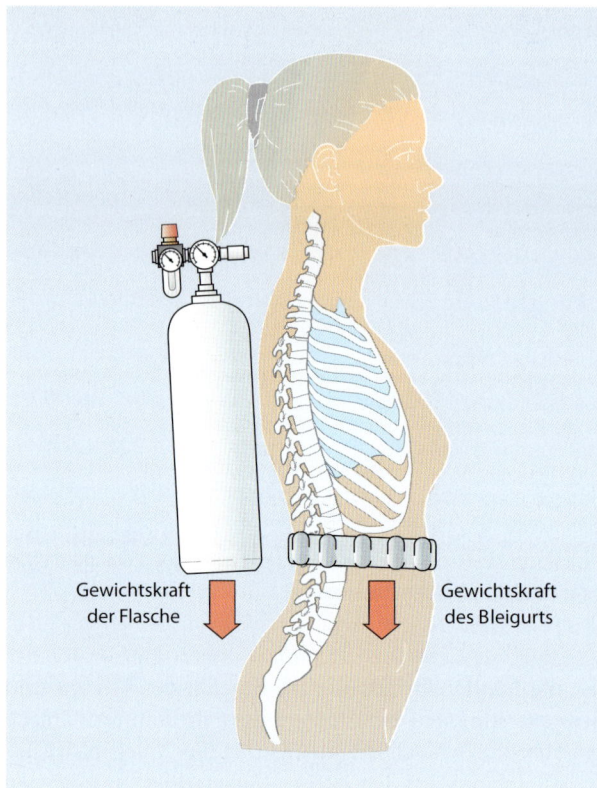

**Abb. 32.5:** Belastung der Wirbelsäule an Land. Die Gewichtskräfte der Flasche und des Bleigurts verstärken den Druck auf die Bandscheiben

### 32.4.1 Bandscheibenvorfall und Ischialgien

Die Bandscheiben liegen als dämpfende Elemente zwischen den Wirbelkörpern und sind auf große Belastungen ausgelegt. Sie bestehen aus Faserknorpel mit einem gallertartigen Kern. Im Laufe des Lebens verlieren sie an Wassergehalt und Elastizität. Kommt es zu Einrissen im Faserknorpel, kann der Gallertkern durch diesen hindurch Richtung Rückenmarkkanal gedrückt werden. Je nach Ausmaß spricht man von Protrusion (Bandscheibenvorwölbung) oder Prolaps (Bandscheibenvorfall). Durch Irritation, mechanische Druckbelastung und ödematöse Verquellung der Nervenwurzeln oder des Spinalkanals in diesem Segment entstehen ausstrahlende Schmerzen bis hin zu Lähmungen in den Armen oder den Beinen. Reizungen der Nervenwurzeln ohne Bandscheibenschaden werden als Ischialgien bezeichnet.

## Kompaktinformation

- Regelmäßige Rückenschule trainiert die Haltemuskulatur
- Hilfestellung beim Anlegen der Ausrüstung schont den Rücken
- Entlastende Übungen während eines langen Tauchganges (z. B. Anziehen der Beine, seitliche Dehnung, Anspannen der Bauchmuskulatur)

- bringen Erleichterung bei beginnenden Beschwerden.
- Integrierte Bleisysteme oder ein Hosenträgerbleigurt verteilen das Gewicht günstig
- Über der Wirbelsäule gepolsterte Tarierwesten mit Hartschale verteilen das Flaschengewicht gleichmäßig auf dem Rücken

**Tauchtauglichkeit.** Ein stattgehabter Bandscheibenvorfall stellt generell keine absolute Kontraindikation gegen den Tauchsport dar. Nach Operation wie auch nach konservativer Therapie dürfen jedoch keine schmerzhafte Bewegungseinschränkung oder Nervenausfälle motorischer oder sensorischer Art vorliegen. Eine vorbestehende neurologische Symptomatik würde das klinische Bild bei einem Dekompressionsunfalls verschleiern. Der Spinalkanal darf nirgendwo mechanisch eingeengt sein, es dürfen keine instabilen Segmente an der Wirbelsäule vorliegen. Der Taucher sollte unbedingt über den rückenschonenden Umgang mit der Ausrüstung instruiert werden.

**Fallbeispiel.** 57-jähriger Mann, seit 27 Jahren Taucher. Er hatte einen Bandscheibenvorfall vor neun Jahren mit bleibender Gefühlsstörung im Bereich des linken Fußaußenrandes. Obwohl er schon seit Tagen unter Rückenschmerzen leidet, unternimmt er einen Tauchgang auf 39 m Wassertiefe, Grundzeit 47 min. Es war der 15. Wiederholungstauchgang innerhalb von fünf Tagen. Alle vorherigen Tauchgänge waren Nullzeitprofile. Aufgrund eines technischen Defekts an der Tarierweste werden die Dekostopps (12 und 9 m) nur verkürzt und mit größeren Tiefenschwankungen (> 3 m) durchgeführt. Der Stopp auf 3 m wird gar nicht eingehalten. Auf der Rückfahrt mit dem Boot in den Hafen (knapp drei Stunden) verstärken sich die Schmerzen im Bereich des Rückens mit Ausstrahlung in das linke Bein, zusätzlich entwickeln sich Gefühlsstörungen an der Wade (Ameisenlaufen). Der Taucher leidet unter starker Müdigkeit und schläft ein. Bei Erreichen des Hafens ist die Symptomatik leicht gebessert, so dass der Taucher das Schmerzereignis auf den stattgehabten Bandscheibenvorfall schiebt. Während der Nacht entwickeln sich extreme Kopfschmerzen, Übelkeit, Erbrechen und die Schmerzen im Bein nehmen wieder zu. Er nimmt 500 mg Aspirin, trinkt 1,5 l Mineralwasser und legt sich wieder hin. Am nächsten Morgen ist das linke Bein komplett taub und er kann den linken Fuß nicht mehr anheben. Erst jetzt berichtet er seinem Tauchpartner und der Basisleitung über das Geschehene. Die Rettungskette ist gut organisiert. Es erfolgen die sofortige Sauerstoffgabe und der Transport (eine Stunde im Auto auf der Rückbank liegend) in die nächste Druckkammer. Dort wird der Taucher unter der Diagnose einer Dekompressionserkrankung Typ II stationär aufgenommen und insgesamt 14-mal behandelt. Ein erneuter Bandscheibenvorfall kann kernspintomographisch ausgeschlossen werden. Die Schmerzen und das Taubheitsgefühl sind unter der Rekompressionstherapie (US-Navy-Tabelle 6 und 5 sowie Taucherspätbehandlung auf 14 m) rückläufig, die Fußheberschwäche bleibt unverändert. Nachdem keine weitere Besserung des Befundes mehr eintritt, erfolgt der Rücktransport in einem normalen Verkehrsflugzeug. Im Heimatland wird eine Taucherspätbehandlung (insgesamt 20-mal, TS 240/90) in einer Druckkammer sowie krankengymnastische und physikalische Therapie durchgeführt. Die Fußheberschwäche zeigt sich auch hierunter therapierefraktär, so dass der Taucher mit einer so genannten Peroneusschiene versorgt werden muss, die den Fuß anhebt und ein Schleifen auf dem Boden und damit ständiges Stolpern verhindern soll.

### 32.4.2 Skoliose (Wirbelsäulenverkrümmung)

Unter einer Skoliose versteht man eine unphysiologische Seitverkrümmung der Wirbelsäule. Im Gegensatz zu den physiologischen (normalen) Schwüngen nach vorne und hinten (Lordose im HWS und LWS-Bereich, Kyphose im BWS-Bereich) liegt bei der Skoliose zusätzlich immer eine Rotationskomponente vor. Da die Rippen mit den Wirbelkörpern gelenkig verbunden sind, machen sie diese Verdrehung zwangsläufig mit. Manche Skoliosen sind so ausgeprägt, dass Muskelaufbau und spezielle Krankengymnastik therapeutisch nicht ausreichen. Vor allem bei Kindern im Wachstum verkrümmt sich die Wirbelsäule zunehmend und steift in dieser Position völlig ein. Durch die nachfolgende Deformität des Brustkorbes werden das Herz und die Lunge eingeengt, was zu Einschränkungen der kardiopulmonalen (Herz und Lunge betreffend) Leistungsfähigkeit führen kann. Korrigierende Operationen sind sehr aufwändig und damit speziellen Zentren vorbehalten.

**Tauchtauglichkeit.** Entscheidend sind das Ausmaß der Deformität, die Beweglichkeit und die Lungenfunktion. Bei ausreichender Beweglichkeit und guter kardiopulmonaler Leistungsfähigkeit darf getaucht werden. Allerdings sollten die Profile konservativ bleiben. In Grenzfällen müssen, über das normale Maß der Tauchtauglichkeitsuntersuchung hinaus, Zusatzuntersuchungen durchgeführt werden. Empfehlenswert sind ein Röntgenbild der Lunge, eine Bodyplethysmographie (große Lungenfunktion) und auch bei jungen Patienten eine Belastungsergometrie. Sind die Vitalkapazität (VC) unter 80 % und der Flussvolumenquotient ($FEV_1$/VC, obstruktive Ventilationseinschränkung) kleiner als 0,7, besteht Tauchverbot.

## 32.5 Degenerative Gelenkerkrankungen

Degenerative Veränderungen sind Verschleißzustände der Gelenke und führen zu schmerzhaften Bewegungseinschränkungen. Die Ursachen sind vielfältig: „normale Abnutzung", Operationen, Verletzungen, Entzündungen etc.

**Tauchtauglichkeit.** Bedingung für eine gegebene Tauchtauglichkeit ist die ausreichende Schwimm- und Bewegungsfähigkeit im Wasser. Liegen Gelenkeinsteifungen ohne entzündliche Prozesse vor, können unterschiedliche Techniken oder Ausrüstungsanpassungen angewandt werden. Während akuter Entzündungen oder Reizzuständen besteht Tauchverbot.

## 32.6 Rheumatische und entzündliche Erkrankungen, Überlastungssyndrome

### 32.6.1 Rheumatische Erkrankungen

Unter dem Begriff „Rheuma" werden viele unterschiedliche Erkrankungen, wie rheumatisches Fieber, chronische Poliarthritis, M. Bechterew etc., zusammengefasst. Es liegen meist immunologische Prozesse (Antigen-Antikörper-Reaktion) zugrunde, die sich in systemischen (den gesamten Körper betreffenden) Entzündungszeichen und Gelenkentzündungen äußern. Die einzelnen Erkrankungen verlaufen unterschiedlich chronisch progredient (sich ständig verschlimmernd) oder in Schüben. In der Regel stehen Gelenk- und Weichteilschmerzen (Muskeln, Sehnen, Bänder) im Vordergrund, weitere Symptome entwickeln sich je nach Organbefall (Augen, innere Organe). Auch unter optimaler Therapie entstehen arthrotische Veränderungen bis hin zur völligen Einsteifung der Gelenke. Die Einschränkung der Beweglichkeit und das Ausmaß der dadurch hervorgerufenen Behinderung hängen vor allem von der Lokalisation ab.

**Tauchtauglichkeit.** Die generalisierte Entzündung im Körper steigert den Stoffwechsel, verändert die Zusammensetzung des Blutes, erhöht die Durchlässigkeit der Gewebe, bewirkt Schwellungen und eventuell Fieber. Die Gelenkbeweglichkeit ist dabei äußerst schmerzhaft eingeschränkt. Während eines akuten Schubs besteht deshalb absolutes Tauchverbot. In den „relativ symptomfreien" Intervallen, in denen keine Entzündungszeichen vorliegen, kann unter Umständen getaucht werden. Zunächst muss die Medikation mit einer Tauchtauglichkeit vereinbar sein. Generell muss der Taucher ausreichend beweglich sein, um seine Ausrüstung bedienen zu können, Rettungsmanöver durchzuführen und selbstständig schwimmfähig zu sein. Ist dies nicht gegeben, kann man im Rahmen des Behindertentauchens Lösungen finden. Empfehlenswert ist in jedem Fall die Begleitung durch einen erfahrenen Taucher und das Einhalten absolut konservativer Profile.

### 32.6.2 Entzündliche Erkrankungen und Überlastungssyndrome

Nichtrheumatische bzw. nichtinfektiöse Entzündungen entstehen häufig durch mechanische Überlastung von Muskelgruppen mit den entsprechenden Sehnen, Gelenkkapseln und/oder Bändern. Ursächlich sind wiederholte Bewegungen oder ungewohnte Beanspruchung. Bei länger dauernden oder rezidivierenden (wieder-kehrenden) Reizungen kann es zu chronischen Verdickungen dieser Strukturen kommen, die dann zu den so genannten Engpasssyndromen (z. B. Karpaltunnelsyndrom) oder zu spontanen Zerreißungen (z. B. Achillessehne) führen. Die Behandlung ist oft langwierig und unbefriedigend, da selbst mehrwöchige Schonung oder Ruhigstellung inklusive antientzündliche Medikation und physikalische Therapie nicht zum gewünschten Ergebnis führen.

Bevorzugte Lokalisationen sind:

- Sehnenscheidenentzündung an der Beugeseite des Handgelenks,
- Karpaltunnelsyndrom (Handgelenk),
- Tennisarm (Ellbogen),
- Rotatorenmanschettensyndrom (Schulter),
- Patellaspitzensyndrom (Kniescheibe),
- Peroneussehnensyndrom (Außenknöchel),
- Achillodynie (Achillessehne, Fersenbein).

**Tauchtauglichkeit.** Während einer akuten Sehnenscheidenentzündung besteht Tauchverbot, da dies stets mit sehr schmerzhaften Bewegungseinschränkungen einhergeht. Nach konservativer oder operativer Therapie müssen Kraftgrad und Beweglichkeit ausreichend wieder hergestellt und die Wundheilung abgeschlossen sein.

## 32.7 Fitnesstraining und Tauchen

Natürlich hat jeder Orthopäde und Taucharzt gerne körperliche durchtrainierte, bewegliche Probanden bei der Untersuchung. Hierfür gibt es mehrere Gründe. Regelmäßiges Fitnesstraining führt zu

- Vergrößerung des Herzmuskels mit Steigerung des Herzminutenvolumens und damit zur Senkung der Herzfrequenz in Ruhe und unter Belastung,
- verbesserter Kapillarisierung und Sauerstoffausschöpfung der Muskulatur,
- Optimierung des Stoffwechsels,
- verbesserter Entsättigung der Muskulatur während der Dekompression und nach dem Tauchgang,
- Verminderung des Dekompressionsrisikos,
- verminderter Anfälligkeit für Muskelkrämpfe,
- körperlicher Fitness, die die Stresstoleranz erhöht, so dass trainierte Taucher psychisch oft gelassener und besonnener in Stresssituationen reagieren,
- verbesserter Fähigkeit, in Notsituationen anstrengende Maßnahmen durchführen zu können (z. B. Anschwimmen gegen Strömung oder an der Wasseroberfläche, Partnerrettung, Bergung, HLW etc.).

**Tabelle 32.2:** Durchblutungsrate der verschiedenen Körpergewebe, gemessen in Liter pro Minute pro Kilogramm Körpergewicht

| Gewebe | Durchblutung in l/min/kg KG | |
|---|---|---|
| | Ruhe | Arbeit |
| Rückenmark | 0,50 | 0,50 |
| Muskulatur | 0,04 | 0,40 |
| Gelenke, Sehnen, Bänder | 0,03 | 0,06 |
| Knochen | 0,03 | 0,06 |

Optimal ist ein moderates Ausdauertraining (Schwimmen mit oder ohne Flossen, Radfahren, Laufen, Walken) mit anschließender Dehnung der Muskulatur. Muskelmasse aufbauendes Krafttraining ist demgegenüber eher ungünstig. Die „aufgeblähte" Muskulatur wird bei körperlicher Beanspruchung, vor allem zu Beginn des Tauchganges durch Handling der Ausrüstung, stärker durchblutet als am Ende, d. h., der zu Anfang aufgenommene Stickstoff wird später schlechter abgegeben. Deshalb neigt der Bodybuilder eher zu Dekompressionsproblemen als der sehnige Läufer.

Wesentlich ist auch, dass die Fitness nicht unbedingt während des Tauchurlaubs ausdauernd trainiert werden sollte. Nach einem Tauchgang – vor allem aber nach Wiederholungstauchgängen – befindet sich Reststickstoff im Körper, insbesondere in Geweben mit langsamer (Knochen, Knorpel) und mittlerer (Muskulatur) Sättigungskinetik. Dieser Reststickstoff wird bei erneuten Tauchgängen von den Dekocomputern oder manuell, mittels Tabellen als RNT („residual nitrogen time"), in Form von Zeitzuschlägen hinzugerechnet. Tabellen oder Computer kalkulieren jedoch unseren Stoffwechsel zwischen den Tauchgängen nicht mit ein. Durch sportliche Betätigung wie Joggen, Stop-and-Go-Sportarten (z. B. Tennis, Squash), Sauna oder sehr heißes Duschen wird die Durchblutung des Bewegungsapparats stark angeregt, was zur überkritischen Entsättigung führen könnte (Tabelle 32.2). Weiterhin entsteht ein zusätzlicher Flüssigkeitsverlust durch Schwitzen, der sich additiv auf den „taucherischen" Wasserverlust auswirkt und die Gefahr einer Dekompressionserkrankung nochmals erhöht. Empfehlenswert ist, den Tauchsport als ausreichendes körperliches Training zu betrachten und anschließend eher einen Gang herunterzuschalten.

## Tipps für Tauchlehrer

1. Orthopädisches Grundverständnis verhilft dem Tauchlehrer bei der Ausrüstungsberatung, beim Vermitteln richtiger Bewegungsabläufe und bei der täglichen Arbeit an der Tauchbasis. Dies kann auch positive Impulse für eine nachhaltige Gesundheit von Schülern, Gästen und Crew geben.

2. Es sollte darauf hingewirkt werden, die Bleimenge im Verlauf eines Tauchkurses zu minimieren. Entsprechende Hinweise an offensichtlich „überbleite" Tauchgäste werden auf Dankbarkeit stoßen.

3. Partnerschaftliche Hilfe beim Anlegen der Tauchausrüstung ist nicht „unmännlich". Besonders Kindern und älteren Tauchern sollte der Tauchlehrer diesbezüglich Hilfe und Entlastung anbieten.

4. Der Tauchbasisleiter tut sich und seinen Mitarbeitern einen großen Gefallen, wenn er regelmäßig auf einen „starken Rücken" und die richtige Technik beim Heben schwerer Lasten hinweist.

5. Entlastende Maßnahmen: Flossen geeigneter Blatthärte anbieten, ein dünnerer Anzug ersparen Blei und machen beweglicher, Weichblei oder bleiintegrierte Jackets schonen empfindliche Hüften und die Wirbelsäule, genauso wie (kleinere) 5-Liter-Pressluftflaschen und das An- und Ablegen des Tauchgeräts im Wasser (bei geeigneten Bedingungen).

6. Konservative Tauchprofile, obligat lange Oberflächenpausen (ca. 2 h, auch bei Doppel-Wrack-Ausfahrten), moderate Wiederholungstauchgänge, tauchfreie Urlaubstage und die Verwendung von Nitrox können helfen, Tauchunfälle und Langzeitschäden zu vermeiden.

## Weiterführende Literatur

1. Bühlmann AA: Tauchmedizin. Heidelberg, Springer, 1995
2. Gerner HJ: Die Querschnittslähmung – Erstversorgung, Behandlungsstrategie und Rehabilitation. Blackwell Wissenschaft, Berlin, 1992
3. Pförringer W, Rosemeyer B, Bär H-W: Sport Trauma und Belastung. perimed Fachbuch-Verlagsgesellschaft, Erlangen, 1985

# 33 Eingeschränkte Leistungsfähigkeit

*A. Fabian*

Bei genauerer Betrachtung sind im Grunde alle Menschen ungeeignet, auch nur eine Stunde unter Wasser zu bleiben. Wir haben keine Kiemen, keine Schwimmhäute und wir sind durch luftgefüllte Hohlräume belastet. Unser Herz-Kreislauf-System ist nur minimal angepasst und uns fehlt eine für die Unterwasserwelt entwickelte Sinneswahrnehmung. Unser Schwimmstil hält einem Vergleich selbst mit dem unbeholfensten Fisch nicht stand. Nur durch spezielle Ausrüstungen können gesunde, tauchtaugliche Menschen die „natürlichen Behinderungen" unter Wasser ausgleichen. Solange eine an Land einschränkende Erkrankung unter Wasser durch Anpassung der Ausrüstung, entschärfte Tauchprofile oder spezielle Betreuung ausgeglichen werden kann, stellt sie lediglich einen veränderten Grad auf der Skala der „natürlichen Behinderungen" unter Wasser dar.

## 33.1 Ziele und Zielgruppen des Behindertentauchens

### 33.1.1 Ziele

**Therapie – Rehabilitation – Freizeitsport**
Die Zielsetzung der taucherischen Aktivitäten hängt in erster Linie von der Art der Grunderkrankung bzw. dem Handicap ab und davon, an welchem Punkt der Proband sich auf der so genannten Rehabilitationsstraße befindet (Abb. 33.1). Durch Integration in einen rehabilitativen oder präventiven Prozess verliert der Tauchsport seinen Selbstzweck und wird höheren Zielen unterstellt. Es gibt mittlerweile die unterschiedlichsten Programme und Organisationen, die Tauchen mit therapeutischen Zielsetzungen verbinden. Außer im Bereich der Körperbehinderungen wird Tauchen zur Resozialisierung chronisch erkrankter Menschen, Erlebnispädagogik für Gehörlose und Blinde, Kriminalprävention etc. eingesetzt.

**Psychosoziale Ziele.** Im Falle einer erworbenen Erkrankung oder eines Unfallereignisses beginnt der nach dem ersten Schock ablaufende psychische Rehabilitationsprozess in der Regel mit einer Rückzugsphase, die von Trauer und Depression gekennzeichnet ist und nachfolgend häufig von Negativreaktionen auf neue Abhängigkeiten begleitet wird. Zum Teil zeigen Menschen mit Behinderungen einen so genannten „sedentary lifestyle" (inaktiver, zurückgezogener, schläfriger Lebensstil), der zu sozialer Isolation, Vereinsamung sowie Unterforderung der geistigen und

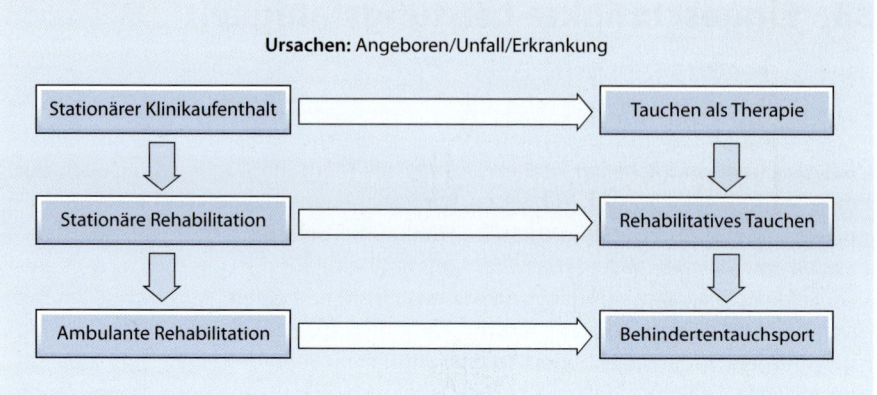

**Abb. 33.1:** Möglichkeiten der Integration des Tauchsports im Rehabilitationsprozess

körperlichen Kompetenzen führt. Gesundheitliche Folgen davon bestehen in Fettleibigkeit, mangelnder Belastbarkeit des Herz-Kreislauf-Systems, Minderbelüftung der Lunge, Muskelschwund und Osteoporose (s. körperliche Ziele). Die positiven Auswirkungen des Behindertentauchens im psychischen Bereich sind nicht sportartspezifisch, da sie auch durch andere sportliche Betätigungen erzielt werden können:

- Resozialisierung,
- Integration,
- Vermittlung von Erfolgserlebnissen,
- Erhöhung des Selbstbewusstseins,
- soziale Kompetenz,
- Steigerung der Leistungsbereitschaft.

**Körperliche Ziele.** Die Idee, das Gerätetauchen in der Rehabilitation von Patienten mit bestimmten neurologischen Erkrankungen einzusetzen, ist durchaus nicht neu, wurde aber bislang nur in wenigen wissenschaftlichen Studien überprüft. Trotz der ermutigenden Ergebnisse und der zahlreichen positiven Erfahrungsberichte wurden wissenschaftliche Ansätze aufgrund des hohen logistischen und finanziellen Aufwands nur selten und wenn, nur mit einer geringen Anzahl von Probanden durchgeführt. Die vorliegenden Erfahrungsberichte belegen jedoch fast ausnahmslos den positiven Gewinn an Lebensqualität und eine Steigerung des körperlichen Befindens (Abb. 33.2 und 33.3).

**Fallbeispiel.** Der jetzt 29-jährige Student T. erlitt 1997 einen Motorradunfall mit Schädel-Hirn-Trauma und einer Fraktur des 7. Halswirbels. Der Halswirbelbruch wurde operativ mit einer Titanplatte verblockt. Der damalig 21-Jährige wurde sechs Wochen intensivmedizinisch betreut und über einen Luftröhren-

**578**

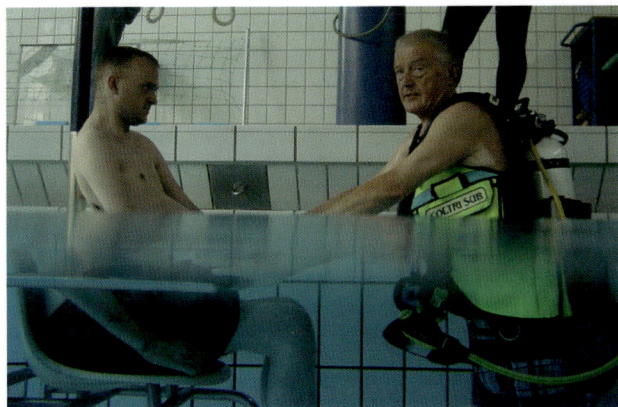

**Abb. 33.2:** Einstieg in das Wasser mit einem Lifter

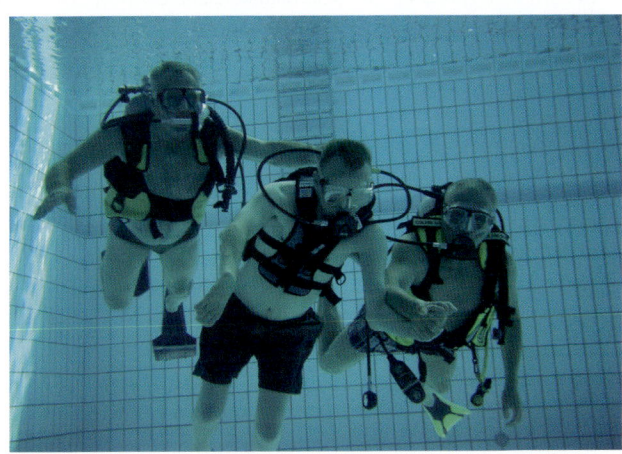

**Abb. 33.3:** Stufe-drei-Taucher (s. Tabelle 33.1) mit zwei Begleitern im Wasser

schnitt beatmet. Während des weiteren Rehabilitationsverlaufs zeigte sich eine Lähmungshöhe ab dem 6.–7. Halswirbel. T. sitzt seither im Rollstuhl und ist „Tetraplegiker". Die Lähmung ist im Bereich der Beine spastisch, ab Beckenhöhe, Bauch bis in den unteren Brustkorbbereich schlaff. T. entleert seine Harnblase mit einem Katheter 4- bis 6-mal pro Tag, den Darm über ein Darmrohr ca. 2-mal pro Woche. An der oberen Extremität besteht eine Nervus-ulnaris-Lähmung, die zu einer Krallenhandstellung führt. Das Ergreifen und Festhalten von Gegenständen ist nur begrenzt möglich. Er ist im täglichen Leben auf fremde Hilfe angewiesen. Momentan studiert T. Volkswirtschaftslehre im 5. Semester und hält sich mittels Rollstuhl-Rugby und einem Handbike fit. Im Oktober 2005 erfolgte die Tauchtauglichkeitsuntersuchung mit anschließendem Schwimmbadkurs in einem behindertengerechten Bad. Da die Wassertemperatur sehr warm ist, konnte auf eine Anzugsversorgung verzichtet werden. Die Tarierung gestaltete sich zunächst schwierig, da T. bei regulärer Bebleiung ständig auf die Seite rotierte. Der erfahrene Behindertentauchlehrer J.M. löste dieses Problem durch Anprobe verschiedener Tarierwesten und Umverteilung des Bleis auf die Bauchseite. Korrelierend zu seinem physischen Leistungsprofil wurde T. zunächst als Stufe-3-Taucher klassifiziert (s. Abschnitt 33.2.4). Mit dem geeigneten Equipment und nach einiger Übung könnte er Stufe 2 erreichen.

T. schreibt: „Wenn man sich – nach acht Jahren Querschnittslähmung im Rollstuhl – daran gewöhnt hat, dass man in seiner Bewegung eingeschränkt ist und an vielen Orten auf Hindernisse stößt, ist es, als bekomme man ein Stück Freiheit zurückgeschenkt. Man muss nicht ruhig an der Oberfläche liegen und versuchen, kein Wasser zu schlucken, man kann unter Wasser atmen, sich nahezu frei bewegen oder einfach nur treiben lassen. Natürlich herrschte anfangs etwas Angst oder, besser gesagt, Respekt vor dieser Erfahrung, denn ich wäre beim ersten Tauchgang nicht in der Lage gewesen, aus eigener Kraft wieder an die Oberfläche zu gelangen. Wichtig ist, dass die Ausrüstung stimmt. Es ist mir nicht möglich, das Gleichgewicht mit den Beinen auszutarieren, wenn die Weste verrutscht. Tauchen ist für mich die beste Therapie gegen die Spastik, es wirkt besser als jedes Medikament. Ich habe vor allem eine Streckspastik in den Beinen. Nach einem Tauchgang ist diese wie weggeblasen. Das Atmen war anfangs gewöhnungsbedürftig. Wir „Tetras" neigen eher dazu, flach zu atmen, da uns die Bewegung des Brustkorbs fehlt. Da durch den Wasserdruck der Druck auf den Bauch zunimmt, muss man sich erst daran gewöhnen, bewusster und tiefer einzuatmen.

Es ist immer wieder ein tolles Erlebnis. Das Tauchen ist faszinierend und das Geschenk ‚verloren geglaubter Erlebnisse' ist wunderbar."

Novak et al. zeigten in einer 1999 an der Landesnervenklinik in Salzburg durchgeführten Studie mit neun paraplegischen Tauchern einen signifikanten Anstieg der Vitalkapazität der Lunge (Gesamtlungenvolumen) nach zwei Wochen Tauchtraining. In der Kontrollgruppe der segelnden Paraplegiker (Paraplegie = Querschnittlähmung) fand sich dieser Anstieg nicht. Die positiven Auswirkungen des Gerätetauchens resultieren im Wesentlichen aus den physikalischen Bedingungen, wie der Gewichtsentlastung im Schwebezustand (sog. „micro-gravity"), dem erhöhten Umgebungsdruck und der damit verbundenen Erhöhung des Sauerstoffpartialdrucks. Die positiven Effekte sind tauchsportspezifisch und bestehen aus:
- Stärkung der Atemhilfsmuskulatur,
- Erhöhung des Atemzugvolumens,
- Verbesserung der Ventilation, Perfusion und Diffusion (Belüftung, Durchblutung und Sauerstofftransport durch das Gewebe),
- gesteigerter Sauerstoffsättigung und damit Oxygenisierung,
- Verbesserung der Hämodynamik (Blutfluss).

Durch „Überlistung der Schwerkraft" mit Bewegung im dreidimensionalen Raum werden motorische und sensorische Fähigkeiten gefördert. In der Regel wird die Anzahl der Spasmen während und nach einem Tauchgang deutlich reduziert. Die Bewegung in einem fremden Lebensraum erhöht die Aufmerksamkeit und schult kognitive Fähigkeiten, die die Behinderung kompensieren. Nachfolgende positive Effekte stellen im Gegensatz zu den pulmonalen (an der Lunge lokalisierten) Veränderungen keine tauchsportspezifischen Auswirkungen dar, da sie auch durch andere im Wasser ausgeübte Sportarten erreicht werden können:

- Entlastung der Wirbelsäule,
- Stärkung der Skelettmuskulatur,
- Reduktion der Spasmen,
- Besserung der Spastizität,
- Verbesserung der Herz-Kreislauf-Funktion,
- Erhöhung der Knochendichte.

### 33.1.2 Zielgruppen

Die Zielgruppen des „therapeutischen Tauchens" sind Körperbehinderte, Gehörlose, Sehbehinderte, chronisch Kranke oder in Rehabilitation Befindliche und psychisch Kranke sowie sozial auffällige Personen. Aber auch Kinder, ältere Menschen und Taucher mit Stoffwechselerkrankungen (z. B. Diabetes mellitus) zählen zu der Gruppe der Taucher mit eingeschränkter Leistungsfähigkeit.

## 33.2 Tauchtauglichkeit

Die Tauchtauglichkeitsuntersuchung eines körperbehinderten Probanden ist erfahrungsgemäß komplexer als die eines gesunden Tauchers. Sie sollte aufgrund der Komplexität der medizinischen und sportartspezifischen Fragestellungen von einem ausgebildeten Taucherarzt durchgeführt werden. Tauchmediziner, die zur Tauchtauglichkeitsuntersuchung konsultiert werden, sind häufiger denn je mit medizinischen Grenzsituationen konfrontiert. Die notwendigen Zusatzuntersuchungen und die interdisziplinäre Abklärung erfordern nicht nur einen deutlich erhöhten zeitlichen Aufwand, sondern auch einen enthusiastischen Einsatz aller Beteiligten (z. B. Krankengymnasten, Orthopädietechniker, Herstellerfirmen von Equipment zur Maßschneiderung etc.). Eine langfristige Betreuung ist oft erforderlich. Die tauchmedizinische Begleitung erfordert einen kontinuierlichen Dialog mit dem Ausbilder und den Betreuern und setzt sich sogar manchmal bis ins Wasser fort, da sich die motorischen Fähigkeiten des Probanden bei neutraler Tarierung oft erheblich verbessern. Die Frage ist also nicht nur: „Was kann der Proband an Land", sondern auch: „Was kann er unter Wasser"?

**Wer darf tauchen?** Welcher Grad der Behinderung ist nun eigentlich noch für das Gerätetauchen tauglich? Ein Extrem wäre die Meinung, dass fast jedermann bis zu einem gewissen Grad Gerätetauchen könne und wenn dies nur hieße, niemals den Flachwasserbereich des Schwimmbades zu verlassen. Das andere Extrem hält nur diejenigen für tauchtauglich, die sich auch noch im stürmischsten Meer über Wasser halten können. Wie immer liegt die Wahrheit in der Mitte. Die Tauchtauglichkeitsuntersuchung stellt immer eine Einzelfallentscheidung dar. Zunächst einmal müssen die Grunderkrankung und deren notwendige Medikation mit dem Tauchen vereinbar sein. Wenn dies gegeben ist, gelten die gleichen Regeln wie für Gesunde.

### 33.2.1 Generelle Tauglichkeit

Die allgemeine Tauchtauglichkeitsuntersuchung prüft zunächst die Leistungsfähigkeit des Herz-Kreislauf-Systems und der Lunge, die Druckausgleichsfähigkeit des HNO-Bereichs und sollte ausschließlich nach den Richtlinien der GTÜM (Gesellschaft für Tauch- und Überdruckmedizin) vorgenommen werden. Bei rollstuhlpflichtigen Probanden ist die Lungenfunktionsprüfung wesentlich, wobei mindestens die Lungenvolumina zu bestimmen sind, möglichst aber auch eine Fluss-Volumen-Kurve erfasst werden sollte. Bei hohen Querschnittslähmungen ist die Lungenfunktion in der Regel eingeschränkt. Bei signifikanten obstruktiven (erhöhter Atemwiderstand), restriktiven (vermindertes Lungenvolumen) oder kombinierten Störungen muss eine lungenfachärztliche Abklärung erfolgen. Eine Röntgenuntersuchung der Lunge ist nicht zwingend erforderlich, da sie in ihrer Aussagekraft umstritten ist.

Bei gegebenen Anhaltspunkten in der Anamnese, krankhaften Untersuchungsbefunden oder starken Rauchern ist eine röntgenologische Diagnostik in zwei Ebenen obligat.

Ergänzende Untersuchungen sind:

- Bodyplethysmographie (ausführliche Lungenfunktionsprüfung in einer geschlossenen Messkabine),
- Thoraxdurchleuchtung (röntgenologische Durchleuchtung des Brustkorbs),
- Spiral-CT (dünnschichtige Computertomographie zur genauen Darstellung der Lunge),
- EEG (Elektroenzephalogramm zur Messung der Hirnströme),
- Probeschleusung in einer Druckkammer,
- Untersuchungen auf einen kardialen Shunt (offenes Foramen ovale, PFO).

Apparative Untersuchungen müssen u. U. behindertengerecht variiert werden, z. B. eine Belastungsergometrie mittels Handkurbel anstelle des Fahrradergometers bei Lähmung der Beine. Darüber hinaus sind, je nach Erkrankung, Zusatzuntersuchungen notwendig. Diese sollen die einschränkenden Faktoren eruieren und deren Minderung der Tauchfähigkeit bewerten.

---

**Kompaktinformation**

**Kriterien der Tauchtauglichkeit:**
- Motorik: Beweglichkeit, Stabilität, Muskelkraft, Ausdauer, Störungen der Koordination, Feinmotorik und Bewegungspräzision
- Kommunikation: taktile, optische oder gestische Signale möglich?

- Sensorik: Gleichgewichtssinn, Lagesinn, Sehen, Hören, Tasten
- Psyche: Welche Abweichungstendenzen der psychischen Reaktion auf Außenreize und Stress sind zu erwarten
- Intellekt: gelingt die Erkennung, Verarbeitung und Reproduktion von Lerninhalten

---

## 33.2.2 Individuelle Tauglichkeit

Die Evaluation der individuellen gesundheitlichen Situation stellt eine aktuelle Standortbestimmung dar (Abb. 33.4). Viele Erkrankungen verlaufen in Stadien und unterliegen damit ständigen Veränderungen. Daher ist ein kurzes zeitliches Intervall zwischen der Untersuchung und den geplanten Tauchgängen einzuhalten. Durch eine genaue Erstuntersuchung können im weiteren Verlauf vergleichende Bewertungen des Erkrankungsstatus gezogen werden. Dabei sind oft interdisziplinäre Untersuchungen bei mehreren Ärzten notwendig.

**Hinweis.** Im Falle eines Tauchunfalls wird die Symptomatik möglicherweise durch vorher bestehende motorische, neurologische Ausfälle (Lähmungen, Gefühlsstörungen) oder Schmerzen verschleiert. Dies erschwert die Diagnose einer Dekompressionserkrankung erheblich. Eine entsprechende Therapie setzt also voraus, dass bekannt ist, welche Symptome bereits vor dem Tauchgang bestanden.

**Tabelle 33.1:** Einteilung in das Buddysystem nach IDA (International Diving Association)

| Zuordnung der Multilevel-Zertifizierung | |
|---|---|
| Stufe 1 | Taucher kann mit einem anderen, brevetierten Partner tauchen und ist als gleichwertiger Tauchpartner einzuordnen. Er kann ein normales Brevet erwerben. |
| Stufe 2 | Taucher darf nur mit einem, im Behindertentauchen ausgebildeten Partner und einem zusätzlichen, erwachsenen, brevetierten Begleiter tauchen. |
| Stufe 3 | Taucher darf nur mit einem ausgebildeten Behindertentauchlehrer und einem sehr erfahrenen, im Behindertentauchen geschulten, Partner tauchen. |

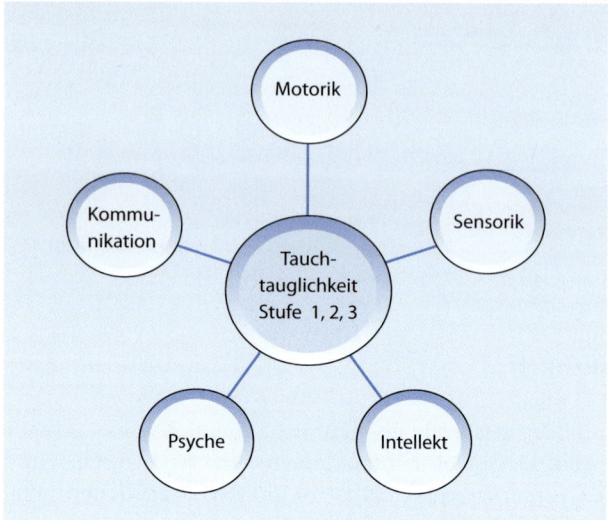

**Abb. 33.4:** Aspekte der individuellen Tauchtauglichkeit

Weitere Aspekte bestehen in der Beurteilung der Wahrscheinlichkeit, mit der sich eine Erkrankung unter tauchphysiologischen Bedingungen verschlechtern könnte, das Ertrinkungsrisiko sowie eventuelle Veränderungen des Dekompressionsverhaltens.

Unter Berücksichtigung des Sicherheitsaspekts für den Taucher selbst, aber auch dessen Buddy, kann nach Aussprache der Tauchtauglichkeit die notwendige Betreuung unter Wasser mit Einstufung in ein spezielles Buddysystem festgelegt werden (Tabelle 33.1).

**Hinweis.** Ein Diabetiker sollte nur mit einem Buddy tauchen, der das Blutzuckerüberwachungsprogramm kennt und in den entsprechenden Notfallmaßnahmen geschult ist. Der Tauchpartner eines Diabetikers darf niemals selbst blutzuckerkrank sein!

### 33.2.3 Nachuntersuchungsintervalle

Die Nachuntersuchungsintervalle variieren. Meistens sind sie deutlich kürzer, vor allem bei stadienhaft verlaufenden Erkrankungen, oft mehrmals im Jahr und gegebenenfalls vor jeder neuen Tauchausfahrt. Wesentlich erscheint die Erwähnung der Schweigepflicht. Diese sollte in Bezug auf alle Beteiligten, insbesondere den Tauchlehrer und die Buddys (Tauchpartner), aufgrund der notwendigen Einsatzbereitschaft bei Notfällen aufgehoben werden. Im Falle eines Tauchunfalls sind Informationen über vorbestehende Symptome für den behandelnden Arzt von unschätzbarem Wert.

### 33.2.4 Tauchtauglichkeitsattest

Die Tauchtauglichkeitsbescheinigung sollte klar formuliert und in ihren Einschränkungen eindeutig sein. Die notwendige Betreuung unter Wasser muss für jedermann verständlich daraus hervorgehen.

#### Einschränkungen der Tauchtauglichkeit

**Tauchzeit.** Unter Berücksichtigung der schnellen Auskühlung und Muskelermüdung (auch bei Kindern!) ist die Grundzeit in der Regel zu verkürzen. Nach einiger Taucherfahrung kann diese dann individuell variiert werden. Zudem müssen stoffwechselbedingte Komplikationen wie zum Beispiel ein massiver Blutzuckerabfall beim Diabetiker eingerechnet werden.

**Tauchprofil.** Obwohl keine wissenschaftlich gesicherten Daten über die Sättigungskinetik einer gelähmten Extremität vorliegen, geht man heute davon aus, dass die Stickstoffsättigung der inaktiven Muskulatur sogar geringer ist als die der weit besser durchbluteten arbeitenden Muskulatur. Trotzdem ist generell von dekompressionspflichtigen Tauchprofilen abzusehen. Empfehlenswert ist eine Verringerung der Aufstiegsgeschwindigkeit vor allem im Flachwasserbereich (z. B. 5 m/min). Ein Tiefenlimit ergibt sich einerseits schon aus der zeitlichen Begrenzung, die für längere Dekostopps keinen Raum lässt, andererseits aus der Grunderkrankung selbst.

**Tauchtauglichkeitskriterien für Behindertentaucher.** Die Kriterien, in welches Buddysystem ein behinderter oder chronisch kranker Taucher unter Wasser einzubinden ist, ergeben sich aus seiner Grunderkrankung und den damit verbundenen Fähigkeiten, in Notfallsituationen adäquat zu reagieren sowie sich aktiv an Rettungsmaßnahmen zu beteiligen. Die Einteilungskriterien sind somit medizinischer und praktischer Art und erfordern eine gute Zusammenarbeit zwischen Taucherarzt und Behindertentauchlehrer.

- **Stufe 1:** Physisches und psychisches Leistungsprofil sind gegeben. Der Taucher kann sich fast selbstständig auf den Tauchgang vorbereiten und sich unter Wasser allein fortbewegen. Er beherrscht die Sicherheitsübungen und kann sich und seinem Buddy Hilfe leisten
- **Stufe 2:** Physisches und psychisches Leistungsprofil sind gegeben. Der Taucher kann einfache Rettungsübungen durchführen, kann sich im Wasser jedoch nur schlecht allein vorwärts bewegen. Er ist auf fremde Hilfe angewiesen. In Pro-

**585**

blemsituationen kann er seinem Buddy keine Hilfe leisten, im Wesentlichen aber für sich selbst sorgen.

■ **Stufe 3:** Der Taucher ist in seinem Bewegungsapparat größtenteils eingeschränkt und kann weder sich, noch seinem Buddy helfen und ist völlig auf fremde Hilfe angewiesen.

Aus dieser Stufeneinteilung ergibt sich die notwendige Betreuung für den Taucher unter Wasser. Grundsätzlich dürfen behinderte Taucher nur von brevetierten Partnern begleitet werden.

Die Multilevel-Zertifikation weist in Abhängigkeit des zugehörigen Verbandes geringe Unterschiede auf. So müssen behinderte Taucher der Stufe drei beim IAHD (International Association of Handicapped Divers) mit drei Partnern tauchen, von denen mindestens einer eine entsprechende Behindertenausbildung vorweisen kann.

## 33.3  Ausrüstung

Die Auswahl und Anpassung des richtigen Equipments für einen „handicapped diver" hängt in erster Linie von der Art der Behinderung, oft aber auch von der Findigkeit des betreuenden Tauchlehrers und den entstehenden Kosten ab. Bei der Wahl bzw. Anfertigung oder Modifikation der Ausrüstung gibt es einige Fakten zu beachten. Im der folgenden Kompaktinformation werden beispielhaft die häufigsten Ausrüstungsanpassungen aufgeführt. Die Bandbreite der Variationsmöglichkeiten ist demgegenüber so groß, dass nur ein kleiner Teil hier aufgeführt werden kann.

---

**Kompaktinformation**

**Ausrüstung im Behindertentauchsport**

■ Grundsätzlich darf die reguläre Ausrüstung niemals derart verändert werden, dass dadurch ein Sicherheitsrisiko entsteht.

■ Im Falle einer Modifikation erlischt in der Regel die Herstellergarantie.

■ Manchmal ist es nützlich, dem Taucher zusätzliche Ausrüstungsgegenstände an die Hand zu geben, die die individuelle Einschränkung kompensieren (z. B. Geräuschsignalgeber, Handschwimmhilfen) oder eine notwendige Sicherheitsmaßnahme darstellen (Unterwassertrinkflasche und Zuckerlösung für Diabetiker etc.). Diese sollten selbstständig bedient werden können.

■ In einigen Fällen können auch nur geringe Anpassungen wie z. B. ein Seitenwechsel der zweiten Stufe oder Umverteilung der Bleigewichte ausreichend sein.

---

### 33.3.1 Atemregler

Manche behinderten Taucher haben wenig Kraft in der Gesichts- und Mundmuskulatur, was zu Schwierigkeiten beim Halten des Atemreglers im Mund führen kann. Auch ist die Ausatemkraft manchmal nicht stark genug, um den Automaten auszublasen (wichtig bei eingeschränktem Einsatz der Arme oder Hände). Dem kann man mit sehr leichten, leistungsstarken zweiten Stufen begegnen, die unter Umständen mit Bändern am Kopf fixiert werden können (Vorsicht: keine Partneratmung möglich!). Gut bedienbare „purge buttons" (Luftdusche), verlängerte Schläuche und anatomisch geformte Mundstücke stellen weitere Anpassungsmöglichkeiten dar. Alternativ kann auch eine Vollgesichtsmaske eingesetzt werden.

### 33.3.2 Maske

Manche Taucher müssen sich unter Wasser durch Schwimmbewegung der Arme fortbewegen. Hier sind kleinvolumige Masken von Vorteil, die dabei nicht stören oder behindern. Eine gut sitzende doppelte Silikondichtlippe passt sich meist auch stark veränderten Gesichtsformen an (z. B. bei Teillähmung der Gesichtsmuskulatur). Es gibt über die Nase ausblasbare Masken für den Fall, dass die Hände dafür nicht einsetzbar sind.

### 33.3.3 Jacket

Als wichtigem Auftriebsregulator kommt der Tarierweste ein zentraler Sicherheitsaspekt zu. Prinzipiell haben sich eher ADV- oder Hybridjackets bewährt. In einem Wing-Jacket hängt der Taucher an der Wasseroberfläche unter Umständen mit dem Gesicht nach unten im Wasser, falls ihm die körperliche Kraft zum Umdrehen fehlt. Alternativ hat eine Rückenblase, mit individuell einstellbarer Begurtung, den Vorteil großer Variationsmöglichkeiten. Schlauchsysteme, Schnallen und Ventile können, je nach Westentyp, ummontiert werden. Schnellablässe, Inflatorschläuche etc. können verlängert werden und müssen leicht bedienbar sein.

### 33.3.4 Bleigurt

Aufgrund der meistens stark veränderten Wasserlage und des unkonventionellen Schwimmstils sind bei der Auswahl der Gewichtsverteilung die meisten Änderungen notwendig. Der herkömmliche Bleigurt hinterlässt häufig Druckstellen, die sich zu schwer heilenden Problemwunden entwickeln können. Softblei oder teilweise Integration der Gewichte in das Jacket sind manchmal günstig. Es gibt spezielle Bleisysteme aus 500 g schweren Metallzylindern, die in alle Arten und Formen von Bleigurten (Bauchgurt, Fußgelenkgurt, kleine Befestigungssysteme, kurze Gurte mit Griffen, Montage an der Flasche etc.) eingesetzt werden können. Durch die kleine Stückelung ist man bei der Bleiverteilung sehr flexibel und kann individuell experimentieren, bis die richtige Verteilung für eine gute Balance unter Wasser erreicht ist.

**Hinweis.** Eine ausgetüftelte Bebleiung ist sicherlich für den Taucher angenehm, im Notfall müssen die Gewichte jedoch problemlos und schnell abgeworfen werden können.

### 33.3.5 Flossen

Bei Lähmung der Beine sind Flossen eher hinderlich und können ganz weggelassen werden. Im Falle einer prothetischen Versorgung muss diese vor dem Tauchgang gecheckt werden. Die Prothesen sollten arretierbar (feststellbar) sein und ohne Lufteinschlüsse zwischen Stumpf und Korb sitzen. Im Zweifelsfall behindert eine Prothese mehr als sie beim Tauchen nützt und kann weggelassen werden.

### 33.3.6 Neoprenanzug

Meistens kommt man um eine Maßschneiderung nicht herum, wenn der Anzug ohne Lufttaschen, Falten oder Einschnürungen sitzen soll. Im Bereich gelähmter Extremitäten kann dickeres Neopren verwendet werden, um dort einer schnelleren Auskühlung entgegen zu wirken. Zu eng anliegende Anzüge schränken die schon verminderte Bewegungsmöglichkeit oft noch mehr ein, zumal der Taucher dann auch noch gegen den „Neoprenwiderstand" arbeiten muss.

## 33.4 Ausbildung

Es gibt einige anerkannte Organisationen, deren Hauptziel es ist, behinderten Menschen den Tauchsport zu ermöglichen (s. unten). Dazu gehören Schwimmbadprogramme im Rahmen einer stationären oder ambulanten Rehabilitation bis hin zum Freizeittauchen im Meer. Von der HSA (Handicapped Scuba Association), IAHD (International Association for Handicapped Divers) und IDA/CMAS (International Divers Association in Zusammenarbeit mit Confederation Mondiale des

**Tabelle 33.2:** Ausbildungsstufen für behinderte Taucher

| Verband | Für Personen mit körperlicher Beeinträchtigung |
|---|---|
| HSA | – Schnupperkurse (keine Brevetierung)<br>– HSA Open Water Diver (Anfängerkurs/Tauchgrundschein)<br>– HSA Advanced Open Water (Weiterbildung/Vertiefung)<br>– Spezialkurse |
| IAHD | – Schnuppertauchen (keine Brevetierung)<br>– Confined Water Diver (Zertifikat berechtigt ausschließlich zum Tauchen im Schwimmbad)<br>– Open Water Diver<br>– Advanced Open Water Diver<br>– Nitrox 36 |
| IDA/CMAS | – Schnupperkurs (keine Brevetierung)<br>– Schwimmbadkurs (nach den Richtlinien Grundtauchschein CMAS)<br>– Danach Stufeneinteilung gem. Manual Tauchtauglichkeit (Stufen 1–3)<br>– Stufe 1 kann CMAS* erhalten<br>– Weiterbildung mit den erforderlichen Spezialkursen zum CMAS**-Taucher<br>– Nitrox-Ausbildung |

Activites Subaquatiques) bestehen ausgearbeitete Ausbildungsrichtlinien sowohl für den Taucher selbst als auch für dessen Begleiter und Tauchlehrer. Die Ausbildung und Zertifizierung des körperbehinderten Tauchers hängt von dem Ausmaß der Behinderung und seiner möglichen Selbstständigkeit ab. Regelhafte Brevetierungen sind nur bei Stufe-1-Tauchern möglich.

**Ausbildung des Tauchers.** Es ist ratsam, der Schwimmbadausbildung unter kontrollierten Bedingungen zunächst den Vorzug zu gegeben. Bei Freiwassertauchgängen sollte der Taucher bereits mit seiner Ausrüstung vertraut sein und seine Tauchpartner kennen. Außerdem ist eine behindertengerechte Logistik erforderlich, die im Vorfeld zu klären ist. Je nach Einschränkung des Probanden ist eine Ausbildung bis zum fortgeschrittenen Taucher mit der entsprechenden Brevetierung möglich (Tabelle 33.2).

**Ausbildung der Begleiter und Tauchlehrer.** Prinzipiell sollten nur speziell geschulte Tauchlehrer behinderte Taucher ausbilden. Abhängig von der Ausprägung der Behinderung des Probanden und dem Einsatzbereich der Helfer müssen, entsprechend dem Stufenmodell, auch die Tauchpartner und Betreuer ausgebildet werden (s. Tabelle 33.1, Tabellen 33.3 und 33.4).

**Tabelle 33.3:** Ausbildungsmöglichkeiten für Tauchbegleiter

| Verband | Für alle Taucher |
|---------|------------------|
| HSA | – HSA Assistant Kurs (Tauchbegleiter für Personen mit körperlicher Beeinträchtigung) |
| IAHD | – Dive Partner Kurs (brevetierter Taucher, der speziell auf das Tauchen mit körperbehinderten Tauchern trainiert wird<br>– Surface Suppport Specialist (für Helfer an der Oberfläche, die sich mit allen Aspekten des Behindertentauchens beschäftigen möchten, außer dem eigentlichen Tauchgang. |

**Tabelle 33.4:** Ausbildungsmöglichkeiten für Tauchlehrer

| Verband | Für Tauchlehrer |
|---------|-----------------|
| HSA | – HSA-Instruktorkurs |
| IAHD | – Pro-Trainer-Kurs |
| IDA/CMAS | – Ausbildung zum Behindertentauchlehrer |

## 33.5 Praktische Hinweise

Bevor man mit Behinderten tauchen geht, sollte man sich im Klaren sein, dass es wenig Platz für Improvisationen gibt.

**Etikette.** Alle Beteiligten sollen sich miteinander wohl fühlen. Dazu gehört eine gewisse Vertrautheit im Umgang mit Behinderten. Übertriebene Hilfestellungen sind nicht angebracht. Jeder Mensch ist stolz auf das, was er alleine kann. Sprich zu dem Behinderten und nicht zur Behinderung.

**Logistik.** Die personelle, örtliche und medizinische Logistik muss vorher auf die Bedürfnisse der teilnehmenden Taucher überprüft und die Tauchausfahrt detailliert geplant werden. Der empfohlene personelle Aufwand stützt sich auf Ergebnisse bisheriger kleinerer Studien, die die Notwendigkeit einer Betreuer-Patienten-Ratio von 2:1 belegten. Ist die Tauchbasis behindertengerecht? Gibt es einen ruhigen, privaten Raum für Blutzuckermessungen, Blasenkatheterisierungen etc.? Stoffwechselerkrankungen, wie z. B. Diabetes mellitus, erfordern engmaschige Kontrollen vor und nach dem Tauchgang, am besten dokumentiert in speziellen Logbüchern. Bei Störung der Blasen-Mastdarm-Funktion sollte die Blase vor dem Tauchgang entleert werden. Tauchende Querschnittgelähmte können dies i. d. R. selbstständig vornehmen, aber der Tauchlehrer muss über die Notwendigkeit solcher Maßnahmen Bescheid wissen.

## Kompaktinformation

- Planung: Wer geht mit? Wer braucht was? Wo gibt es die besten Voraussetzungen? Checklisten sind hilfreich.
- Personelle Logistik: Wie viele Betreuer sind notwendig? Welche Ausbildung der Begleiter ist erforderlich?

- Örtliche Logistik: Behindertengerechte Einrichtung bzw. Tauchbasis oder Schiff? Sind adäquate medizinische Einrichtungen gut erreichbar?
- Medizinische Logistik: Zusatzausrüstung für den Tauchgang erforderlich? Welche medizinischen Vorsorgemaßnahmen sind zu ergreifen? Notfallmedikamente, Notfallplan.

**Vorsorge.** Eine allgemein zu beachtende, nicht nur tauchspezifische Besonderheit, stellt die erhöhte Verletzungsgefahr dar, zumal in vielen Fällen Schmerz als Gefahrenindikator wegfällt. Durch Inaktivitätsosteoporose (Verminderung der Knochendichte durch Inaktivität) besteht eine erhöhte Gefahr für Knochenbrüche. Bei längeren Bootsausfahrten muss loses Equipment immer gut gesichert sein. Gelähmte Taucher brauchen sichere, gepolsterte Plätze. Aufgrund mangelnder Durchblutung der Haut können, bei längerem Aufliegen auf harten Unterlagen oder Reiben an scharfen Kanten, Druckgeschwüre entstehen. Die Abheilung solcher Wunden dauert oft Wochen.

Auf ausreichenden Sonnen-/Kälteschutz ist zu achten. Gelähmte Extremitäten kühlen deutlich schneller aus als solche, die bewegt werden können, und erfordern daher eine größere Anzugdicke unter Wasser. Im selben Anzug überhitzt der Taucher an der Oberfläche jedoch schneller. Die Haut ist meist deutlich empfindlicher und reagiert sensibler auf Sonnenexposition.

**Ausrüstung.** Je nach Handicap können zusätzliche Ausrüstungsgegenstände den Tauchsport angenehmer oder zusätzlich sicherer machen. Strand- oder wasserfeste Rollstühle, Lifter, absenkbare Plattformen etc. erleichtern den Wassereinstieg, während Signalpfeifen, Schleppbojen, Handleinen einen Sicherheitsfaktor darstellen.

## Weiterführende Literatur

1. Degnan F: A Guide for Teaching Scuba to Divers with Special Needs. Best Publishing Company, Flagstaff Arizona, 1998
2. Hoffmann U, Wenzel J, Wilke K: Tauchen mit eingeschränkter Leistungsfähigkeit. Sport und Buch Strauß, Köln, 1998
3. Novak HF, Ladourner G: Scuba diving as a rehabilitation approach in paraplegia. Rehabilitation 1999; 38: 181–184)
4. Weidauer H, Klingmann C: Tauchmedizin aktuell, , Gentner, Stuttgart, 2004

## Internetadressen

1. International Association of Handicapped Divers: www.iahd.de
2. Handicapped Scuba Association: www.hsa-germany.de
3. International Divers Association : www.ida-germany.de
4. National Instructors Association for Divers with Disabilities: www.niadd.org
5. Tauchen als Therapie: www.tauchen-als-therapie.de

# 34 Psyche und Tauchen

*A.K. Liedtke*

Die Entwicklung der modernen Tauchtechnik macht das Tauchen heute so sicher und einfach handhabbar wie noch niemals zuvor. Tauchunfälle, die auf technisches Versagen der Ausrüstung zurückzuführen sind, werden immer seltener. Nahezu 75 % aller Tauchunfälle resultieren aus so genanntem menschlichem Versagen. Auf 100 000 Tauchstunden kommt ein tödlicher Tauchunfall. Angst und Panikattacken der Taucher führen über Ertrinken zu tödlichen Tauchunfällen. Vor diesem Hintergrund erscheint die Betrachtung psychischer Mechanismen beim Tauchen zwingend.

## 34.1 Einführung

### 34.1.1 Erfahrungen im Wasser

Betrachtet man die Situation des Tauchers aus psychologischer Sicht, so muss zuerst der Neuartigkeit der Erfahrungen unter Wasser Beachtung geschenkt werden. Für Bewegungsabläufe an Land entwickeln Menschen bereits in den ersten Lebensmonaten fast perfekte Handlungsmuster, die auf Erfahrungen beruhen. Reize an Land, wie z. B. das Quietschen einer Straßenbahn oder das Hupen eines Autos, kann der Mensch einordnen, bewerten und daraus seine Konsequenzen ziehen. Unter Wasser stellt sich für den Tauchanfänger nichts normal und alltäglich dar. Neben der Wahrnehmung der Fauna und Flora unter veränderten optischen Bedingungen und dem Gefühl der Gewichtslosigkeit hat sich der Taucher auf das Medium Wasser einzustellen. Die Atmung rückt plötzlich eindringlich und, durch das Atemgeräusch ständig präsent, in den Vordergrund. Eine Lebensfunktion, die sich sonst autonom vollzieht, wird in das Bewusstsein des Menschen gebracht. Bewegungsabläufe, wie das Tarieren oder Schwimmen mit Flossen müssen neu erlernt werden, da hier dem Menschen keine Erfahrungsräume zur Verfügung stehen. Veränderte Wahrnehmung und ungewohnter Atemablauf, der unterentwickelte Orientierungssinn im Wasser sowie die ungewohnte Kleidung bzw. Geräte können eine Art Reizüberflutung für den Tauchanfänger darstellen und lassen kaum Valenzen für zusätzliche Informationen oder Anweisungen, etwa durch den Tauchlehrer. Schritt für Schritt muss der Neuling an den ungewohnten Lebensraum gewöhnt werden. Diese Neuartigkeit der Unterwasserwelt erleben aber auch Taucher, die lange Zeit nicht getaucht sind. Bei ihren ersten Tauchgängen im Urlaub fühlen sie sich unsicher wie Tauchanfänger, können jedoch schnell auf bereits Erlerntes zugreifen und werden in ihren Bewegungsabläufen schnell wieder sicher.

**Hinweis.** Tauchen ist vor allem im Lernprozess mit hohen Stressoren verbunden. Tauchschüler sollten bei Tauchlehrern lernen, die ihnen sympathisch sind und bei denen sie sich sicher fühlen. Ungünstig sind erste Taucherfahrungen mit Familienmitgliedern, da sich familiendynamische Aspekte (Streit zwischen Partnern, problematische Vater-Sohn-Beziehung) nicht ausblenden lassen und somit mit „unter Wasser" genommen werden.

### 34.1.2 Motive

Die Gründe, das Tauchen zu erlernen und den Sport weiter zu betreiben, sind vielfältig: Abenteuersuche beim Wracktauchen, Austesten eigener Grenzen, Überwindung der Angst vor dem Wasser, neuartige Tiere oder die Weite kennen lernen. Die intrinsische, also im Menschen selbst entstandene Motivation zum Tauchen ist ein wesentliches Kriterium zum Gelingen des neu entdeckten Sports. Die Fremdmotivation stellt ein weit verbreitetes Phänomen im Tauchsport dar und ist als einer der wesentlichsten Kofaktoren für Panikattacken zu bewerten. Nicht selten werden Partner oder andere Familienangehörige, wie Kinder, durch den Taucher mit mehr oder weniger Druck zum Tauchen überredet. Der Überredete spürt mitunter intuitiv, dass der Tauchsport nichts für ihn ist. Um dem Partner oder dem Elternteil einen Gefallen zu tun, absolviert er jedoch einen Tauchkurs oder einen Tauchgang. Mit hoher Grundanspannung und einem hohem Level an Angst geht dieser Taucher ins Wasser. Kommt es dann zu unvorhersehbaren Ereignissen unter Wasser, ist das Auftreten einer Panikattacke vorprogrammiert.

**Fallbeispiel.** Eine 35-jährige Engländerin kommt mit ihrem Mann zur Konsultation in das Medical Center; Kuramathi/Malediven. Hier gibt sie an, unter Ohrenschmerzen zu leiden. Der Ehemann gab an, dass sich das Paar erst seit zwei Tagen auf der Insel befinde und er sich sehr auf das Tauchen mit seiner Frau freue. Weiter berichtete er, dass er hoffe, dass durch die einmalige Gabe eines Medikaments die Symptomatik der Ehefrau besser werde und sie dann mit ihm tauchen könne. Die Patientin sitzt während der Ausführungen ihres Mannes schweigend neben ihm. Die Untersuchung erfolgt in Anwesenheit des Ehemannes. Der ärztliche Kollege untersucht die Patientin entsprechend und stellt keinen krankhaften Befund fest. Vor der Befundmitteilung bittet er den Mann, zur Rezeption des Medical Centers zu gehen und dort die formellen Dinge zu klären. Dem Kollegen gelingt es nun, mit der Patientin allein zu sprechen. Nach der Befundmitteilung, dass mit den Ohren alles in Ordnung sei, befragt der Arzt die Patientin, wie sie zum Tauchen stehe. Zögerlich berichtet sie, dass sie auf Wunsch ihres Mannes einen Tauchkurs in der Heimatstadt absolviert hatte, was ihr nicht leicht gefallen sei. Von sich

---

**Kompaktinformation**

**Motivation**

- Überprüfung der eigenen Motivation und der des Partners oder anderer Familienangehörige zum Tauchen
- Kein Tauchgang bei ausschließlicher Fremdmotivation

- Bei der Taugtauglichkeitsuntersuchung Exploration der Motive zum Erlernen des Tauchens, bei Fremdmotivation auf Gefahren hinweisen, insbesondere bei Kindern und Jugendlichen

---

aus hätte sie niemals diesen Kurs absolviert. Während des Kurses habe sie immer wieder Angst gehabt und einzig die einfühlsame Tauchlehrerin sei in der Lage gewesen, ihr diese zu nehmen. Nun habe das Paar lange Zeit für den Maledivenurlaub gespart und ihr Mann freue sich sehr auf das Tauchen mit ihr. Sie habe jedoch davor Angst, ihr fehle die Sicherung durch die Tauchlehrerin. Da sie dies ihm jedoch nicht sagen könne, da sie befürchte, dass ihr Mann gekränkt sei, habe sie nun diese Ohrenschmerzen erfunden. Sie wisse, dass diese Symptomatik und der dazu erstellte Befund des Arztes der einzige Weg sei, um „um das Tauchen drum herum zu kommen". Der behandelnde Arzt bespricht mit der Patientin, dass er ihr vorübergehend „für" ihren Mann bescheinigen werde, dass sie aufgrund einer „beginnenden Otitis media" nicht tauchen sollte. Weiterhin weist er sie auf die Gefahren eines fremdmotivierten Tauchganges hin und bittet sie, dieses Problem mit ihrem Partner baldmöglichst zu klären.

## 34.2  Angst

Angst gehört zur Grundausstattung an Gefühlen und steht dem Menschen als eine ursprüngliche Emotion mit Signalcharakter bei Bedrohung zur Verfügung. Zweck der Angst ist es, den Menschen in Alarmbereitschaft zu versetzen und somit zu aktivieren. Ist der Mensch in Angst, ist es ihm möglich, Situationen aufmerksam zu analysieren, diese ggf. anders zu strukturieren oder diese zu verlassen. Tritt Angst auf, geht man davon aus, dass eine Differenz zwischen inneren und äußeren Reizen besteht und dem Menschen noch keine ausreichenden Fähigkeiten zur Verfügung stehen, diese Diskrepanz zu verändern. Diese Situation wird meist als stressvoll erlebt. Der Körper versucht zuerst, sich an die stressige Situation zu adaptieren oder gegenzuregulieren. Wenn dies gelingt, ist der Stresszustand beendet und das Gleichgewicht hergestellt. Hält der Stresszustand trotz Regulationsversuchen dauerhaft an, kommt es zu Erschöpfungszuständen, die bis zum Tod führen können.

Die Stressverarbeitung läuft interindividuell unterschiedlich ab. In Abhängigkeit vom Erfahrungsschatz und den subjektiven Bewertungsprozessen entwickelt der Mensch auf eine stressvolle Situation Angst oder eben nicht. Was also Angst auslöst und in welchem Maß, ist von Mensch zu Mensch verschieden. Angst äußert sich auf der kognitiven (Gedanken, Einstellungen), der körperlichen (Herz-Kreislauf-

---

**Kompaktinformation**

**Phasen der Stresswahrnehmung**

1. **Alarm:** Die Reaktion des Körpers auf das den Stress auslösende Ereignis (z. B. Veränderung von Puls, Blutdruck und Atemfrequenz bei kaltem Wasser)

2. **Widerstand:** Der Körper wehrt sich gegen dieses Ereignis (z. B. Kältezittern).

3. **Erschöpfung:** Körper gibt sich auf bzw. reduziert Anstrengung auf geringstes Maß (z. B. nur noch Durchblutung der Kernorgane).

---

System) und Verhaltensebene (Mimik, Gestik). Sie gilt als nichtrepräsentatorische Emotion, d. h., es gibt keine eindeutige Zuordnung eines Ereignisses auf diese emotionale Qualität (im Gegensatz zum Verliebtsein).

**Hinweis:** Angstschema = Reiz → Wahrnehmung → Bewertung → Hormonausschüttung → körperliche Reaktion

## 34.2.1 Angst als Persönlichkeitsmerkmal

Grundsätzlich besitzt jeder Mensch die Bereitschaft, Angst zu erleben, allerdings in unterschiedlicher Ausprägung. Man nimmt an, dass die persönliche Bereitschaft zur Angst bei der Geburt bereits festgelegt ist. Inwieweit sich diese Bereitschaft ausweitet, verringert oder gleich bleibt, hängt nun von den persönlichen Erfahrungen des heranwachsenden Kindes ab. Je mehr ein Mensch durch frühe Bezugspersonen Sicherheit erfahren hat, umso mehr wird dieser in sich selbst Vertrauen setzen und weniger ängstlich die Umwelt explorieren. In der frühen Lebensgeschichte erlernt ein Kind eben auch über seine Bezugspersonen die Auseinandersetzung mit eigenen und fremden Ängsten und wird in ähnlicher Weise damit im späteren Leben offen oder eben gehemmt umgehen.

## 34.2.2 Situative Angst

Die situationsgebundene Angst bezieht sich auf Objekte oder Situationen, real oder vorgestellt. Die klassischen Reaktionen auf angstauslösende Objekte sind Wut und Angriff auf das Objekt, Flucht, Unterwerfung und Beschwichtigung oder kognitive Umwandlung, also Neudefinition der Situation. Kognitive und körperliche Reaktion auf eine Gefahrensituation oder auf die Erwartung einer solchen sind von subjektiven Bewertungsprozessen der jeweiligen Person abhängig. Wie nun ein Mensch

**596**

## Kompaktinformation

**Möglichkeiten, auf angstauslösende Objekte zu reagieren**

- **Immobilisation:** gelähmt sein wie das Kaninchen vor der Schlange .
- **Vermeidung des Reizes:** angstauslösendes Objekt wird vermieden; nur kurzfristig sinnvoll, langfristig führt die Strategie zu Angstverstärkung.

- **Abschwächung:** sich dem Reiz allmählich aussetzen.
- **Aggression und Wut:** Angriff und Verschrecken des angstauslösenden Objekts.
- **Unterwerfung und Beschwichtigung:** Akzeptanz der Rolle des Unterlegenen.
- **Umwandlung:** Neudefinition einer Situation.

auf ein angstauslösendes Objekt reagiert, hängt einerseits von der Struktur seiner Persönlichkeit und andererseits von seinen Erfahrungen ab.

Angst kann nicht nur hemmend, sondern auch aktivierend sein. Es gilt als erwiesen, dass leichte Angst die Motivation, sich auf eine Aufgabe zu konzentrieren steigern kann. Eine überwältigende Angst dagegen wird den Einzelnen hier dazu veranlassen, seine Aufmerksamkeit nach innen zu richten und damit weg von der bevorstehenden Aufgabe. In hohem Angstzustand sind die kognitiven Fähigkeiten und die Wahrnehmung des Menschen deutlich eingeschränkt, jedoch kontrollierte Handlungen und Selbststeuerung noch möglich. Oftmals befindet sich der ängstliche Mensch im Teufelskreis der Angst gefangen: Er nimmt einen Reiz wahr und bewertet diesen als Gefahr. Daraufhin entsteht Angst, die aufgrund der angstbedingten physiologischen Veränderungen körperliche Symptome, wie Herzrasen und Atemnot, bereitet. Die körperlichen Veränderungen werden vom bereits ängstlichen Menschen wiederum wahrgenommen und bewertet. Aus dieser Bewertung entsteht wiederum Angst usw.

**Hinweis.** Teufelskreis Angst = äußerer Reiz → Wahrnehmung → Gedanken (Gefahr) → Angst → physiologische Veränderung → körperliche Empfindung → Wahrnehmung → Gedanken (Gefahr) → Angst → physiologische Veränderung usw.

### 34.2.3 Angst beim Tauchen

Die Angstentstehung unter Wasser folgt den gleichen Mechanismen wie an Land. Die Auswirkungen der Angst sind unter Wasser jedoch viel gravierender, da sie mit Panikattacken und resultierendem unkontrolliertem Notaufstieg einhergehen können. Daher ist es notwendig, besonders auf Prädiktoren zu achten, die eine gewisse „Anfälligkeit" für Angst und oder Panikattacken unter Wasser hinweisen.

---

## Kompaktinformation

**Tauchbezogene Ängste**

- Ichthyophobie – Angst vor Fischen
- Elasmophobie – Angst vor Haien
- Nyctophobie – Angst vor der Dunkelheit
- Klaustrophobie – Angst vor engen Räumen

- Phagophobie – die Angst, lebendig aufgefressen zu werden
- Bathophobie – die Angst vor der Tiefe oder dem Versinken
- Thanatophobie – die Angst vor dem Tod.

---

Emotional labilisierte Menschen, die einen Tauchgang als Selbstbestätigung benötigen, oder Taucher, die eine stark erhöhte Bereitschaft zum Risiko aufweisen, zeigen sich besonders anfällig für Angstattacken unter Wasser. Emotionale Labilisierung, etwa durch lang anhaltende berufliche oder familiäre Probleme, bewirken eine Erhöhung des vegetativen Grunderregungsniveaus. Außerdem kann der Mensch in dieser emotionalen Verfassung schlechter auf Bewältigungsmechanismen zurückgreifen. Die erhöhte Risikobereitschaft kann zu Fehleinschätzungen eigener Fähigkeiten und zu Bagatellisierungen von Gefahrenmomenten führen. Kommt zu den persönlichkeitsbedingten Faktoren ein angstauslösender Reiz (starke Strömung, Hai etc.) hinzu, entsteht eine Angstreaktion, die mit unspezifischen körperlichen Symptomen wie Herz- und Atemfrequenzerhöhung sowie mit kognitiven Veränderungen einhergeht.

Zeigen Taucher im Alltag eine ungenügende Affektkontrolle (Wutausbrüche) oder die Tendenz zur Schuldzuweisung an andere in Konfliktsituationen, so werden sich diese Eigenschaften beim Tauchen auswirken. Kleinere Stressoren können dann zum Ausbruch der Emotionen führen, die der Situation nicht angemessen erscheinen und den Taucher in Gefahr bringen. Die Art der Fehlerkultur im Alltag gibt ausreichend Hinweise, wie sich ein Mensch unter Wasser in problembehafteten Situationen verhalten wird. Ist ein Taucher nicht in der Lage, selbstkritisch zu reflektieren, wird es ihm nicht gelingen, in seine Betrachtungen mögliche eigene Fehler zu integrieren und damit zu korrigieren. Das Zusammenspiel dieser persönlichkeitsbedingten negativen Faktoren, tauchspezifischer Ängste und situativer Stres-

---

## Kompaktinformation

**Kennzeichen von Angst beim Taucher**

- Hyperventilation (beschleunigte Atmung nimmt Taucher an sich selbst, aber auch am Buddy wahr (vermehrtes Heben und Senken des Brustkorbs)
- Muskelanspannung oder Festklammern an Gegenständen mit „weißen" Knöcheln

- häufiger Augenkontakt
- Fluchtverhalten zur Wasseroberfläche
- Verzögerungstaktik beim Abtauchen
- stilles, in sich gekehrtes Verhalten
- auffällig häufig Probleme beim Druckausgleich

---

soren bildet auch beim erfahrenen Taucher eine mögliche Basis für einen Tauchunfall.

### 34.2.4  Prävention und Intervention

Aus eigener Erfahrung weiß jeder, dass die eigene Angstbewältigung bei bereits ein-
gesetzter Angst nicht gelingt. Auch beruhigend gemeinte Worte oder Zeichen des
Gegenübers, dass man keine Angst zu haben braucht, hilft dem angstvollen Menschen in der Situation selten. Da die Angst intern entstanden ist, muss sie auch
intern reduziert werden. Der Taucher ist hier im Gegensatz zur Panikattacke in aller
Regel noch in der Lage, seine Symptome wahrzunehmen und gegenzuregulieren.
Durch gezielte kognitive Techniken wie Gedankenstopp, die Suche nach Nähe zum
Tauchpartner oder das Wählen einer geringeren Tauchtiefe kann die Symptomatik
verringert und der Teufelskreis der Angst durchbrochen werden.

Es sollte bei Auftreten von Angst frühzeitig über einen Abbruch des Tauchgangs
nachgedacht werden. Grundsätzlich gilt, dass ein Taucher mit dem Wunsch, den
Tauchgang abzubrechen, ohne Diskussionen erst einmal entspannen soll und dann
den Tauchgang ggf. beenden kann. Nur der Taucher selbst kann einschätzen, wie er
sich in diesem Moment fühlt und ob er die Situation kontrollieren kann. Die durch die
Angst entstandene reduzierte Leistungsfähigkeit und emotionale Labilisierung kann
hier schon so groß sein, dass durch ein weiteres angstauslösendes Ereignis eine Panikattacke ausgelöst werden kann.

Der Taucher ist in der Verantwortung, sich auf den Tauchgang individuell optimal vorzubereiten. Hier gilt es einerseits, die physische Leistungsfähigkeit herzustellen, andererseits mentale Vorbereitungen zu treffen. Neben Aufbau und Erhalt
einer körperlichen Fitness gehört dazu die selbständige und eigenverantwortliche
kontinuierliche Überprüfung des Zustands der Ausrüstung. Der Taucher kann Unsicherheiten reduzieren, indem er seine Tauchausrüstung und seine Taucherfertig-
keiten auf das Tauchvorhaben anpasst. Die genaue Planung des Tauchgangs reduziert
Gefährdungen, das gedankliche Durchspielen von Notsituationen unter Wasser stellt
ein „Probehandeln" des Tauchers dar, auf das er im Notfall zurückgreifen kann.

---

**Kompaktinformation**

**Verhalten des Tauchers bei Angst**

- Gedankenstopp; Unterbrechung des Teufels-
  kreises Angst
- Zusatzinformationen sammeln
- beunruhigende Reize neu bewerten
- vegetative Gegensteuerung

- ruhige Atmung
- dem Tauchpartner Angst signalisieren
- Wahl einer geringeren Tauchtiefe
- Nähe des Tauchpartners suchen
- Abbruch des Tauchgangs

**Hinweis.** Entspannungsverfahren wie Autogenes Training oder die Progressive Muskelrelaxation nach Jacobsen können unmittelbar vor einem Tauchgang angewendet werden und sind ein wichtiges Hilfsmittel zur Reduktion der Grundanspannung. Diese Entspannungsverfahren können auch auf dem Tauchboot oder am Anliegeplatz erfolgen, ohne dass die anderen Taucher darauf aufmerksam werden müssen (Schamfaktor).

## 34.3 Panik

Das Paniksyndrom ist eine zeitlich umgrenzte Episode akuter Angst, die mit den synomymen Begriffen „Panikattacken, Panikanfälle oder Angstanfälle bezeichnet werden. Charakteristisch ist dabei das plötzliche und z. T. als spontan erlebte Einsetzen unangenehmer Symptome. Spontaneität bedeutet hier, dass die Betroffenen die einsetzenden körperlichen Symptome nicht immer mit einem externen Stimulus (z. B. Höhe, Tiefe, Hai) in Verbindung bringen bzw. dass die Panikattacke sich nicht einer realen Gefahr zuschreiben lässt.

Neben den subjektiv erlebten körperlichen Symptomen treten üblicherweise kognitive Symptome (ich werde sterben , ich bekomme nicht genug Luft, ich habe die Kontrolle verloren) auf, die die mögliche Bedeutung der somatischen (körperlichen) Symptome betreffen.

**Hinweis.** Es zeigen sich in der Befragung von Menschen, die einen Panikanfall hatten, retrospektive Verzerrungstendenzen: Rückblickend schildern die Patienten besonders schwere Panikanfälle (Gespräch eine Woche nach dem Anfall oder später), bei sofortiger Befunderhebung gleich nach dem Anfall hingegen werden die Panikanfälle mit moderater Intensität und einer begrenzten Anzahl von Symptomen geschildert.

Während eines Panikanfalls zeigen die Menschen oft ein ausgeprägtes hilfesuchendes Verhalten. Der Notarzt wird gerufen, Angehörige werden um Hilfe gebeten und es werden Beruhigungsmittel eingenommen. Tritt ein Panikanfall an öffentlichen Orten auf, so wird dieser Ort von den Betroffenen schnellstmöglich verlassen. Auch so genannte spontane Anfälle werden in den meisten Fällen durch körperinterne Reize wie der Wahrnehmung von Herzklopfen oder Atembeschwerden ausgelöst. Seltener stehen Gedanken und/oder Vorstellungsbilder am Anfang eines Panikanfalls.

**Hinweis.** Reduzierte Leistungsfähigkeit + unvorhergesehenes Ereignis oder Wahrnehmung = Panikattacke

## 34.3.1 Symptomatik

Im Vordergrund der erlebten Beschwerden stehen Herzklopfen, Herzrasen, Atemnot, Schwindel, Benommenheit, Schwitzen, Brustschmerzen sowie Druck oder Engegefühl in der Brustgegend. Im Panikanfall leidet der Betroffenen unter plötzlich ausgelöster Bewusstseinseinschränkung mit dem Gefühl der inneren Überschwemmung von Todesangst. Mit zum Teil sinnlosen und primitiven Abwehr- und Fluchtreaktionen versucht er, der Situation zu entkommen. Im Gegensatz dazu werden auch gelegentlich Hemmungszustände beschrieben, die es dem betroffenen Menschen nicht möglich machen, irgendwie zu reagieren. Der Panikanfall dauert wenige Minuten bis Stunden und ebbt sofort ab, wenn Hilfe von außen kommt.

Die physiologische Untersuchung von Panikanfällen in der natürlichen Umgebung der Patienten mit Hilfe von tragbaren Messgeräten relativieren die meist dramatisch anmutenden retrospektiven Aussagen der Patienten: Während einer Panikattacke zeigen Panikpatienten nur vereinzelt drastische Anstiege in der Herzfrequenz. Er zeigt sich insgesamt eine deutliche Diskrepanz zwischen der geringen tatsächlichen körperlichen Erregung während der Panikanfälle und dem massiven subjektiven Erleben körperlicher Symptome.

## 34.3.2 Prädiktoren zur Entstehung eines Panikanfalls unter Wasser

Im Gegensatz zum Panikanfall unter „normalen„ Bedingungen bedeutet ein Panikanfall unter Wasser tatsächlich höchste Lebensgefährdung für Taucher und Tauchpartner. Taucher, die bereits mit einer hohen Grunderregung (Angst) oder einer physiologischen Dysbalance (z. B. Durchfallerkrankung) den Tauchgang antreten, sind bereits für eine Attacke gefährdet.

### Kompaktinformation

Faktoren zur Entstehung eines Panikattacke
- Erwartungsangst
- Fremdmotivation
- Angststörung
- Übersteigerte Leistungsbereitschaft

### 34.3.3 Diagnostik und Interventionen

Um dem Entstehen von Panikanfällen präventiv zu begegnen, müssen Vorbereitung vor dem Tauchen, Interventionen während des Tauchens und Nachbesprechungen nach dem Tauchgang erfolgen:

Oberstes Ziel der Prävention muss die Vermeidung von Angstzuständen sein. Panikattacken sind durch den Taucher selbst nicht mehr steuerbar. Letztlich kann der Tauchpartner nur noch versuchen, den Taucher am unkontrollierten Aufstieg zu hindern.

Hier muss nochmals darauf verwiesen werden, dass ein Weitertauchen bei aufkommender Angst die Wahrscheinlichkeit für eine Panikattacke massiv erhöht. Auch unter Wasser kann der Taucher bei seinem Gegenüber sehr gut Angst – und/oder Panikzeichen erkennen: Kurzatmigkeit, Zittern, heftiges Hin- und Herzappeln, weit aufgerissene Augen, Anklammern beim Tauchpartner.

Eine Behandlung von Panikanfällen unter Wasser ist nicht möglich. Oberstes Ziel kann hier nur sein, so sicher und schnell wie möglich an die Wasseroberfläche zu gelangen. Die spätere psychotherapeutische Behandlung der Panikanfälle ist grundsätzlich möglich. Hier finden vor allem die Methoden der Verhaltenstherapie erfolg-

---

#### Kompaktinformation

**Vorbereitungen vor dem Tauchgang**

- Aufbau und Erhalt einer körperlichen Fitness durch Training
- Kontinuierliche Überprüfung des Zustands der Ausrüstung
- Abstimmen der Ausrüstung auf Tauchvorhaben
- Ständige Überprüfung der Ausrüstungskonfiguration
- Training der taucherischen Fertigkeiten
- Genaue Planung des Tauchgangs (z. B. Wettervorhersage abrufen, Tauchplatzbegehung…).
- Gedankliches Durchspielen von Notsituationen

**Interventionen während des Tauchens**

- Erkennen von Angstzuständen – Eigenbeobachtung – Beobachtung des Partners
- Abbruch des Tauchgangs bei aufkommender innerer Unruhe, Anspannung und aufkeimender Angst

- Ruhiges und überlegtes Handeln „Stop – Breath – Think" (Halte an – Atme – Denke)
- Keine Tauchgänge über die eigenen Grenzen hinweg
- Abbruch des Tauchgangs beim Auftreten erster Stresssymptome
- Achtung: nicht den Stress bekämpfen und mit dem Tauchgang fortzufahren.
- Der nächste Stressauslöser kommt sicher und löst dann Panik aus.
- Entspannen während des Tauchgangs.
- Auf den Buddy achten, hat er Probleme oder kommt er gut zurecht.

**Nachbesprechung nach dem Tauchen**

1. Mentale Nacharbeitung des Tauchgangs
2. Wo lagen Fehler (Fehlerkultur herstellen)?
3. Wo muss etwas verbessert werden?

reich Anwendung. Grundsätzlich muss die Behandlung dieser Panikanfälle unter Wasser von denen im Kaufhaus oder in der Höhe unterschieden werden: Panikanfälle im normalen Leben schränken den Menschen massiv ein, machen es unmöglich, seinem gewohnten Leben und den damit verbundenen Aufgaben nachzugehen.

**Hinweis.** Panikanfälle unter Wasser stellen eine akute Lebensgefahr dar.

**Fallbeispiel.** Ein 45-jähriger Tauchschüler wurde durch den Notarzt auf die Intensivstation nach einem Tauchunfall eingeliefert. Er erschien auf der Station intubiert und beatmet unter Gabe von Narkotika und Diuretika. Auf der Intensivstation wurde der Patient katecholaminpflichtig und zeigte Anzeichen einer schweren Laktazidose/respiratorischen Azidose (Übersäuerung). Durch den Notarzt wurde übermittelt, dass der Patient als Tauchschüler mit seiner Tauchlehrerin bei kühlem Wetter im November in einem Baggersee gegen 18.00 Uhr einen Tauchgang absolvierte. Nach einer Übung im flachen Wasser erfolgte das problemlose Abtauchen in eine Tiefe von 10 m. Der Patient habe in dieser Tiefe plözlich eine Panikattacke bekommen, den Atemregler aus dem Mund genommen und mit panikartigen Bewegungen versucht aufzusteigen. Die Tauchlehrerin habe versucht, den Schüler am Panikaufstieg zu hindern, was ihr nicht gelungen sei. Dabei hat der Tauchschüler versucht, aus dem Schnorchel zu atmen und massiv Wasser aspiriert. Nach dem Auftauchen habe die Tauchlehrerin den bewusstlosen Patienten noch etwa 400 m schwimmend zum Ufer bringen müssen. Dort habe er Symptome wie Bewusstlosigkeit, Schnappatmung und sog. Massenbewegungen gezeigt. Die primären Reanimationsmaßnahmen seien durch die Tauchlehrerin bis zum Eintreffen des Notarztes durchgeführt worden. Nach der erfolgreichen notfallmedizinischen Behandlung erfolgte die Verlegung in das tauchmedizinische Behandlungszentrum der Universität. Dort wurde er wegen eines Multiorganversagens durch Beinahertrinken 45 Tage intensivmedizinisch behandelt. (s. auch Kap. 12)

In der späteren Exploration des Patienten durch die Intensivmediziner gab der Patient an, keine Gründe für den Panikaufstieg erkennen zu können. In Gesprächen der auf der Intensivstation tätigen Psychotherapeuten mit der Ehefrau des Patienten wurde festgestellt, dass ihr Mann schon einige Zeit etwas zur Beruhigung nahm. Daraufhin wurde vom Patienten erneut eine psychosoziale Anamnese erhoben.

Der Patient wollte unbedingt so schnell wie möglich den Tauchlehrgang absolvieren, da er bereits für sich und seine Frau in nächster Zeit eine Reise ans Rote Meer gebucht hatte. Am Tag des Tauchgangs sei der Patient ohnehin schon sehr gestresst gewesen. Den ganzen Tag habe der selbständige Unternehmer keine Pause machen und gerade noch so den Termin mit der Tauchlehrerin einhalten können. Er habe sich eigentlich auf den Tauchgang gefreut, da er sich da nun endlich mal entspannen könne. Unter Wasser habe er plötzlich unter Luftnot gelitten, sei dann in Panik geraten und habe gewusst, „dass er es nicht bis nach oben schafft." Weiterhin ergab die Exploration, dass der Patient beim Elbehochwasser verschüttet worden war. Ein LKW habe eine ganze Ladung Sand abgeschüttet, genau an der Stelle, an der der Patient sich gerade im Wasser befunden habe. Es habe einige Zeit gedauert, bis der Patient gerettet worden sei. Nach diesem Ereignis habe der Patient sich eben Beruhigungstabletten verschreiben lassen, da er Symptome wie innere Unruhe, Flashbacks (plötzlich einsetzende Rauschzustände), erhöhte allgemeine Ängstlichkeit sowie Schlafstörungen entwickelt habe. Diese Symptome habe er jedoch nicht mit dem Trauma in Verbindung bringen können, sondern auf seinen aufreibenden Arbeitsalltag zurückgeführt. Es zeigten sich in der Gesamtbetrachtung dieses Fallbeispiels ausreichend Hinweise auf das Vorliegen einer posttraumatischen Belastungsstörung. Weiter ist der Patient aus einem hohen Anstrengungsniveau heraus und unter hohem Erfolgsdruck tauchen gegangen.

Die psychotherapeutische Behandlung von Angst und/oder Panikanfällen beim Tauchen sind grundsätzlich hinsichtlich der Indikationen zu hinterfragen. Ein Taucher, der unter dieser Symptomatik einmal gelitten hat, wird auch mit höchst kompetenter psychotherapeutischer Behandlung größten Respekt vor dem Tauchen haben. Auch der Ehrgeiz, diese Angst besiegen zu wollen, muss hier kritisch beleuchtet werden. Kommt dieser Taucher in eine ähnlich angstauslösende Situation, bringt er wohlmöglich sich und seinen Tauchpartner in Lebensgefahr.

Ziel des Sporttauchens ist es, möglichst entspannt eine Erlebniswelt zu erkunden und sich den Eindrücken unter Wasser widmen zu können. Diese Welt genießen zu können, setzt mentale Stabilität und ein hohes Maß an Selbstreflektion und Wahrnehmung der eigenen Person voraus. Bringt ein Mensch beim Erlernen des Tauchsports bereits ungünstige Begleitumstände mit, wie etwa eine Angsterkrankung oder ein hohes Maß an Ängstlichkeit, muss verantwortlich erwogen werden, ob der Betreffende das Tauchen überhaupt erlernen sollte. Natürlich steht es im eigenen Ermessen des Tauchers, sich dafür oder dagegen zu entscheiden. Der untersuchende Arzt, Angehörige und auch der Tauchlehrer sind hier aber als Berater der Tauchschüler in ihrer Verantwortung gefragt und müssen Tauchschüler auf die beschrieben Gefahren aufmerksam machen.

## 34.4 Gruppendynamische Aspekte des Tauchen

### 34.4.1 Gruppeneffekte

Gerade bei Tauchsafaris, aber auch bei anderen Tauchgängen spielen **gruppendynamische Aspekte** für den Ablauf von Tauchgängen und die Sicherheit des Einzelnen eine bedeutende Rolle. Der soziale Druck, gerade bei Safaritauchgängen, ist nicht zu unterschätzen. Schon zwei Taucher bilden eine Gruppe, bei der sich beide Taucher gegenseitig beeinflussen. Nicht immer tauchen Menschen miteinander, die sich kennen. Werden Taucher etwa auf einem Tauchboot im Urlaub einander zugeteilt, die sich nicht kennen, ist es notwendig, dass sich beide miteinander verständigen. Vor dem Tauchgang muss zwischen den Tauchern der Ablauf des Tauchganges geklärt werden. Erfolgt dies nicht, herrscht Unkenntnis über die Regeln und das Vorgehen unter Wasser, was die Unsicherheit der Taucher deutlich erhöht. Diesbezügliche Absprachen bedeuten eine soziale Erleichterung und verhindern, dass der Einzelne seine Grenzen überschreitet und somit sich und den anderen in Gefahr bringt.

Zu den **positiven Gruppeneffekten** gehört die „soziale Erleichterung". Nach der Aufgabenverteilung weiß jeder, welche Aufgabe und Verantwortung er hat und von wem er Unterstützung erfahren kann. Dies bedeutet eine Erhöhung der Sicherheit für den Einzelen.

Werden Gruppennormen zum Dogma, etwa beim Safaritauchen, die nicht hinterfragt werden dürfen und unkritisch übernommen werden, spricht man von **negativen Gruppeneffekten**. Hier erfolgt oft die Zustimmung des Einzelnen für Tauchgänge, bei denen er sich eigentlich längst überfordert fühlt. Der Taucher traut sich dann jedoch aufgrund des Gruppendruckes nicht, seine Überforderung zu signalisieren. Seine Entscheidung gegen den Tauchgang käme in einer solchen Situation einer Entscheidung gegen die Gruppe gleich. Diesen Stressor will der Taucher vermeiden und bringt sich somit unter Wasser in eine Situation, der er möglicherweise nicht gewachsen ist.

**Fallbeispiel.** Herr A., ein erfahrener Taucher (ca. 500 Tauchgänge), nimmt an einem Tauchgang in einer für ihn neuen Tauchregion teil. Bisher hat Herr A. ausschließlich in Deutschland oder den Malediven getaucht. Briefing erfolgt auf dem Tauchboot kaum, der Taucher kennt keinen der Mittaucher. Der Tauchleiter stellt keine vertrauensvolle Atmosphäre her, vielmehr verdeutlicht er, vor allem durch sein nonverbales Verhalten, dass er der Star und eigentlich beste Taucher unter den Anwesenden ist. Herr A.: „Der führte sich auf wie ein Hausmeister...". Herr A. wird mit einem ihm unbekannten Menschen den Tauchgang durchführen. Bereits zu Beginn des Tauchganges spürt Herr A. eine latente Frustration und Freudlosigkeit, die er retrospektiv der vorherigen Stimmung auf dem Tauchboot zuschreibt. Der Tauchgang verläuft ruhig. Herr A. geht nach der entsprechenden Tauchzeit an die Wasseroberfläche und will sich vom Tauchboot „aufsammeln" lassen. Als Herr A. sich wie gewohnt an der Leiter des Tauchbootes festhält, will er seine Flossen ablegen und dann heraussteigen und die Tauchflasche sich mit Hilfe abnehmen lassen. Noch im Wasser, teilt ihm der Tauchleiter in ironischer und für alle hörbare Weise mit, dass Herr A. gefälligst seine Flossen noch anbehalten soll. Der Tauchleiter macht einen Witz auf Kosten von Herrn A. und führt ihn vor den anderen Tauchern vor, die alle herzhaft über Herrn A. lachen (wie kann man nur so dumm sein und nicht wissen, dass ...). Herr A. folgt zwar den Anweisungen des Tauchleiters, setzt sich dann aber frustriert auf seinen Platz, redet mit keinem der anderen und wird später berichten, dass er keine Lust hat, mit diesen Menschen wieder unter Wasser zu gehen. Folglich war dieser Tauchgang der letzte von Herrn A. in diesem Urlaub.

> ## Kompaktinformation
>
> **Gruppendynamik**
> - Gruppen schränken ein und Gruppen helfen
> - „Plan your dive and dive your plan" (Plane deinen Tauchgang und folge deinem Plan)
> - Tauche solo aber nie allein
> - Tauche innerhalb deiner Grenzen
> - Jeder Taucher kann zu jeder Zeit, aus welchem Grund auch immer, den Tauchgang abbrechen – und es ist immer richtig!

Hier zeigt sich, wie groß der Einfluss einer einzelnen Person und/oder der Tauchgruppe auf eine Person sein kann. Mehr als Frustration ist nicht geblieben. Herr A. spürte schon den Druck der Gruppe vor dem Tauchgang, das kaum erfolgte Briefing irritierte ihn, die Stimmung auf dem Boot war ihm unangenehm. Herr A. war aber in der Lage, den Tauchgang überlegt und souverän zu absolvieren. Ein Tauchanfänger oder ein Taucher, der ängstlicher oder unsicherer als Herr A. ist, hätte möglicherweise bei weiteren Stressoren unter Wasser Probleme bekommen. Herr A. war auch erfahren genug, um für den Rest des Urlaubes nicht mehr tauchen „zu müssen".

## 34.5 Psychologische Aspekte der Tauchtauglichkeitsuntersuchung

Neben der Erfassung physischer Befunde muss eine ausführliche psychosoziale Anamnese erfolgen. Können hier Angst- und/oder Panikstörungen, Depression oder Schizophrenie diagnostiziert werden, sollte ein ausführliches Beratungsgespräch mit den potenziellen Tauchern geführt und an eine Überweisung zum Psychotherapeuten gedacht werden. Diese Vorgehensweise entspricht der Wahrnehmung und

> ## Kompaktinformation
>
> **Tauchtauglichkeit – psychische Daten, die bei der Tauchtauglichkeitsuntersuchung erfragt, bzw. erhoben werden sollten**
> - Angsterkrankung
> - Panikerkrankung
> - Depression
> - Schizophrenie
> - Suizidalität (mögliche Frage: „Manchmal gibt es Phasen im Leben, da möchte man nicht mehr leben, kennen Sie solche Momente?")
> - Motivation zum Tauchen
> - Bisherige Unfallhäufigkeit
> - Ausdrucksmöglichkeit von Angst (mögliche Frage: „wie reagieren Sie, wenn Sie in alltäglichen Lebenssituationen Angst bekommen?")
> - Medikamenteneinnahme (Alprazolam - Tafil®; Propranalol - Dociton®; Imipramin – Tofranil®, Antidepressiva)

Beachtung der biopsychosozialen Gesamtheit des Klienten, der wegen einer Tauchtauglichkeitsuntersuchung den Arzt aufsucht und sollte im Grundverständnis des Arztes tief verankert sein. Denn auch bei organischen Auffälligkeiten, etwa einer Veränderung des EKG oder des HNO-Status, wird der Arzt seine Pflicht wahrnehmen, den Patienten an einen Fachkollegen zu überweisen.

Weiterhin muss die Motivation zum Tauchen erfragt werden. Der Arzt steht hier in der Pflicht, auf die Gefahren fremdmotivierter Tauchgänge zu verweisen. In der Praxis finden psychologische Aspekte in der Tauchtauglichkeitsuntersuchung bisher keine oder nur wenig Beachtung. Vor diesem Hintergrund der Betrachtung der beschriebenen Ursachen von tödlichen Tauchunfällen steht hier die Forderung, diese regelhaft zu integrieren. Idealerweise sollte ein Explorationsmanual genutzt werden, mit dessen Hilfe der zu untersuchende Arzt als Grobscreeningverfahren psychische Risikofaktoren des potenziellen Tauchers erfassen und dann ggf. entsprechende Empfehlungen bzw. Behandlungen einleiten kann.

## Tipps für Tauchlehrer

1. Neben Fachwissen, Tauchfertigkeiten und Lehrbefähigung ist das psychologische Feingefühl beim Tauchlehrer besonders gefragt und in hohem Maße sicherheitsrelevant.
2. Anzeichen von Angst/Besorgnis bereits über Wasser deuten auf mögliche Probleme unter Wasser hin. Die Motivation des Tauchschülers zur Aufnahme des Tauchsports sollte durch den Tauchlehrer erfragt werden.
3. Die Thematisierung typischer Ängste im Unterricht und ein ausführliches Briefing erleichtern es dem Betroffenen ggf., Sicherheit zu gewinnen und sind allgemein als vertrauensbildende Maßnahmen anzusehen.
4. Um psychischen Überforderungen unter Wasser entgegenzuwirken, sind dementsprechend eine gründliche Vorbesprechung, ruhige Ausstrahlung, ein Betreuungsverhältnis von max. 1:2, ein angepasstes Tauchprofil und die Bereitschaft, einen Tauchgang jederzeit zu „entschärfen" oder abzubrechen, hilfreich.
5. Stresstraining und Einüben von Verhaltensschema für Angst und Notfall sind unerlässlich.
6. Die Wichtigkeit der Tauchgangsnachbesprechung wird oft unterschätzt … ehrlich, verbindlich, feinfühlig.

## Weiterführende Literatur

1. Abele A, Becker P: Wohlbefinden. Theorie – Empirie – Diagnostik. Beltz, Weinheim, 1991
2. Ehm OF: Sicher unter Wasser. Tauchmedizin für Einsteiger. Müller Rüschlikon, Cham, 1994
3. Krohne HW: Angst und Angstverarbeitung. Kohlhammer, Stuttgart, 1981
4. Oertel M: Die Angst und ihre Bewältigung beim Sporttauchen. Wissenschaftliche Arbeit zur ersten wissenschaftlichen Staatsprüfung für das Amt des Studienrates. Humboldt-Universität Berlin, 1997
5. Schönberg-Schiegnitz S: Psychische Aspekte der Tauchtauglichkeit. In: Ehm OF (Hrsg) Tauchtauglichkeitsuntersuchungen bei Tauchern. Springer, Heidelberg, 1997
6. Yarbrough JR: Understanding diver panic. Alert Diver 2005; 2

# 35 Besondere Aspekte bei Kindern und Jugendlichen

*Ch. Beyer*

„Kinder sind keine kleinen Erwachsenen": Dieser Satz verdeutlicht die Notwendigkeit einer besonderen medizinischen Beurteilung der Tauchtauglichkeit bei Kindern, denn die für Erwachsene übliche Untersuchung wird den besonderen Anforderungen beim Kind nur bedingt gerecht. Während sich die Tauchartikelindustrie und auch die Tauchausbildungsorganisationen inzwischen bestens auf das Kindertauchen eingestellt haben, gibt es bislang keine medizinischen Richtlinien und Empfehlungen zum Kindertauchen. Im Folgenden werden die besonderen medizinischen Aspekte des Tauchens bei Kindern dargestellt.

## 35.1 Einleitung

Seit Mitte der 1980er Jahre gibt es ein zunehmendes Interesse an Tauchsportaktivitäten von Kindern. Instruktoren von Tauchsportverbänden und Taucherärzte wurden mit der Forderung konfrontiert, Programme und Richtlinien zu schaffen, die optimale Bedingungen für das Erlernen von Tauchtechniken ermöglichen und die gleichzeitig höchste Sicherheit für das Tauchen von Kindern und Jugendlichen bieten.

Besonders in den letzten Jahren wurden von den professionellen Tauchsportorganisationen zunehmend Programme aufgelegt, um bereits Kinder ab dem 8. Lebensjahr an das Tauchen heranzuführen. Die Tauchtauglichkeit ist dabei nicht unumstritten und so widersprechen dem u. a. Empfehlungen des Verbandes der australischen Taucherärzte mit dem Australien Standard (AS 4005.1), der ein Mindestalter von 14 Jahren für die Basis-open-water-Tauchausbildung vorsieht. Um die Tauchtauglichkeit von Kindern und Jugendlichen zu beurteilen, sollten wir uns mit den für das Tauchen wichtigen körperlichen und psychischen Vorraussetzungen beschäftigen und damit, welche besonderen Risiken in welchem Alter auftreten können.

## 35.2 Besonderheiten der körperlichen Entwicklung und ihre Bedeutung für die Tauchtauglichkeit des Kindes

### 35.2.1 Knochenwachstum und Entwicklung

Die Altersspanne von 8–14 Jahren umfasst den Übergang von der Kindheit (Schulalter) in die Adoleszenz (Pubertätsbeginn, Erwachsenenalter). Dabei kommt es besonders beim Körperbau und der Muskulatur zu einer umfassenden Veränderung. Zeichnet sich die Kindheit noch durch eine gleichmäßige Entwicklung aus, so kommt es in der Prä- und Adoleszenz (Erwachsenwerden) zu einem raschen körperlichen Wandel. Der Wachstumsschub zu Beginn der Pubertät kann bis zu 9,5 cm/Jahr bei Jungen und 8 cm/Jahr bei Mädchen betragen. Dabei erfolgt der Wachstumsschub bei Mädchen im Mittel zwischen dem 10. und 14. Lebensjahr und bei Jungen zwischen dem 12. und 16. Lebensjahr. Der Zuwachs ist am Rumpf am stärksten, doch ist jeder Teil der Muskulatur und des Skeletts beteiligt. Auch das Körpergewicht steigt deutlich an. Während es bei den Mädchen eingangs der Pubertät zu einem Zuwachs an Körperfett kommt, sinkt bei den Jungen relativ der Zuwachs des Unterhautfettgewebes. Parallel zur Entwicklung von Skelett und Muskulatur nimmt die Körperkraft der Jugendlichen zu (bei Jungen verdoppeln sich die vorhandenen Muskelzellen vom 11. zum 16. Lebensjahr). Insbesondere durch den unterschiedlichen Wachstumsverlauf in verschiedenen Körperregionen kommt es zu Veränderungen der Motorik. Dabei treten Unsicherheiten in der Grob- und Feinmotorik sowie in deren Koordination auf (Abb. 35.1).

**Bedeutung für das Tauchen.** Bei erwachsenen (häufig professionellen) Tauchern sind Schädigungen der Knochen und Gelenke durch Gasbläschen bekannt. Das Wachstum kann sich bei vielen Jugendlichen noch bis zum 20. Lebensjahr fortsetzen. Erst dann verschließen sich die Wachstumsfugen der langen Röhrenknochen. Beim Tauchen von Kindern und Jugendlichen besteht die Sorge, dass sich kleine Gasblasen während der Dekompression in die Blutgefäße des umgebenden Gewebes der nicht geschlossenen Epiphysenfugen (Wachstumsfugen) einlagern und es zu einer Schädigung mit Wachstumsstörung kommt (die Epiphysenfugen haben keine Blutgefäße und werden durch Diffusion versorgt). Bisher gibt es keine experimentelle Studie, die diese Annahme bestätigt. Das die Wachstumsfugen umgebende Gewebe ist stark durchblutet, so dass zurzeit davon ausgegangen wird, dass Mikroblasen, soweit sie auftreten, schnell wieder „herausgewaschen" werden. Bei Tauchtiefen bis 2 m ist nicht mit dem Auftreten von Gasbläschen zu rechnen (Training unter 10 Jahre). Um das Risiko zu minimieren, sollten Tauchgänge von Kindern bis 14 Jahre möglichst flach (5–10 m abhängig vom Alter) und kurz (bis 25 min, abhängig vom Alter) sein.

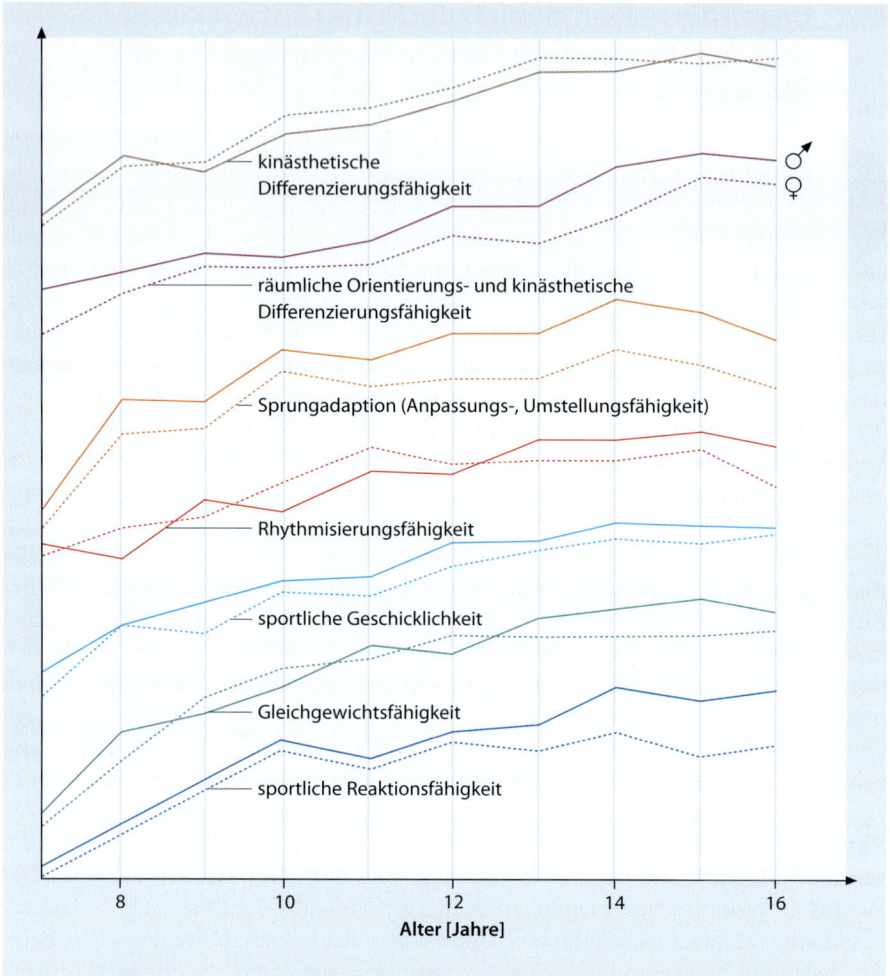

**Abb. 35.1:** Parameterfreie Darstellung der Entwicklung verschiedener koordinativer Fähigkeiten (nach Hirtz, aus Klimt F: Sportmedizin im Kindes- und Jugendalter. Thieme, Stuttgart, 1992)

Bei Adoleszenten (Jugendlichen) ist der Wachstumsknorpel sehr empfindlich. Es sollte deshalb darauf geachtet werden, dass es durch zu schwere Ausrüstung nicht zu Schädigungen kommt. Auch Sprünge mit voller Tauchausrüstung sind zu vermeiden. Bei der Ausbildung von Kindern und jüngeren Jugendlichen sollten die schweren Ausrüstungsteile von Erwachsenen getragen und erst direkt am Wasser angelegt werden.

## 35.2.2 Entwicklung von Lunge und HNO-Organen

Die Zahl der Lungenbläschen (Alveolen) steigt von 24 Mio. bei der Geburt auf 300 Mio. bis zum 8. Lebensjahr an. Danach kommt es vorwiegend zu einer Größenzunahme der Alveolen. Dadurch erhöht sich die für den Gasaustausch zur Verfügung stehende Fläche von 32 m$^2$ mit 8 Jahren auf 75–80 m$^2$ im Erwachsenenalter. Sie entspricht in m$^2$ in jedem Lebensalter etwa dem Gewicht in kg. Bis zum 5. Lebensjahr sind die Atemwege noch disproportional zu eng, aber danach kommt es zu einer raschen Größenzunahme, so dass der Strömungswiderstand in Luftröhre und Bronchialbaum stetig abfällt. Mit etwa 14 Jahren wird der Erwachsenenwert erreicht. Die Elastizität der Lungen entwickelt sich noch bis zum 12. Lebensjahr. Die Eustach-Röhre (Verbindung zwischen Rachenraum und Mittelohr, s. auch Kap. 27) ist bei Kindern noch bis zum 12. Lebensjahr verengt. Dieses trifft auch auf die Verbindungen zu den Nasennebenhöhlen und den Stirnhöhlen zu. Zu berücksichtigen ist die große Variabilität der Entwicklung, so dass ab 12 Jahren mit einer abgeschlossenen Lungenentwicklung und ab dem 12.–14. Lebensjahr mit einer „erwachsenen" Tubenfunktion gerechnet werden kann.

**Bedeutung für das Tauchen.** Durch die unzureichende Funktion der Eustach-Röhre bei Kindern kann es beim Tauchen häufiger zu Mittelohr- oder Innenohrbarotraumen kommen. Bereits beim Schwimmbadtraining kam es bei Kindern durch verlegte Ohrtrompeten zu Überdehnungen oder Rissen des Trommelfells. Bei Kindern treten häufiger Infektionen der oberen Luftwege und Mittelohrentzündungen auf. Dabei können dann durch den Schleim die Verbindungen zu den Stirn- und Kieferhöhlen verlegt werden und ein Barotrauma entsteht. Bei den Bronchien kann es durch zähen Schleim zu partiellen Lungenüberblähungen kommen. Kinder mit bereits leichten Infekten sollten nicht am Tauchtraining teilnehmen. Bereits ab einer Tauchtiefe von 0,7 m kann es beim Auftauchen ohne ausreichendes Ausatmen zu einem Barotrauma der Lunge kommen. Kinder mit einem aktiven Asthma sollten daher gar nicht tauchen.

## 35.2.3 Entwicklung von Herz und Kreislauf

Das Wachstum von Herz und Gefäßsystem verläuft parallel mit der Entwicklung des Gesamtorganismus. Das Herzwachstum entspricht der Zunahme der Körpermasse. Der Herzvolumenquotient (Herzvolumen/Körpermasse) bleibt unabhängig vom Lebensalter relativ unverändert und beträgt durchschnittlich 10,5–11,5 ml/kg. Mit der Zunahme des Herzschlagvolumens und des Herzminutenvolumens ist ein Absinken der Ruhepulsfreqenz verbunden. Durch die Zunahme der Gefäßelastizität sowie die Senkung des peripheren Widerstands erhöht sich der Blutdruck nur gering. Die kardiale Belastbarkeit und Trainierbarkeit ist im Kindes- und Jugendalter gleichermaßen gut. Es gibt zunehmend Hinweise dafür, dass ein persistierendes Foramen ovale (PFO) mit einem Rechts-Links-Shunt (Übertritt von Blut-/Gasbläschen vom rechten in den linken Vorhof), sowohl einen Risikofaktor für das Auftreten bestimmter Formen von Dekompressionserkrankungen als auch von Hirnläsionen darstellen. Bei Kindern ab 9 Jahren entspricht die Prävalenz eines PFO dem der Erwachsenen bis 60 Jahre, d. h., ca. 25–30 % aller Kinder und Jugendlichen haben diesen Risikofaktor (s. auch Kap. 31).

**Bedeutung für das Tauchen.** Nach neueren Untersuchungen (DAN-Europe) kommt es erst kurz nach länger dauernder Druckerhöhung im Brustraum zu einem Rechts-links-Shunt über ein PFO. Nach dem Tauchen sollte also längeres Heben oder Pressen vermieden werden. Das Gesamtrisiko gilt als gering. Die Vorstellung aber, dass ein wachsender Organismus durch Mikroembolien evtl. langfristig geschädigt wird, sollte zu entsprechenden Vorsichtsmaßnahmen führen. Diese bestehen in kurzen, nicht zu tiefen Tauchgängen (natürlich ohne Dekompressionspflicht).

### 35.2.4 Psychische Entwicklung

Die körperliche und geistige Entwicklung eines Kindes muss nicht seinem chronologischen Alter entsprechen. Der Zeitpunkt der einzelnen Entwicklungsschübe kann differieren. Die körperliche Entwicklung muss auch nicht mit der gleichzeitigen emotionalen Reifung einhergehen. Die Adoleszenz markiert den Übergang vom konkret operationalen zum formal logischen Denken (nach Piaget). Die Fähigkeit zur Abstraktion ist Voraussetzung für die selbständige Beurteilung von Fakten und daraus zu ziehenden Schlussfolgerungen. Je besser das abstrakte Denken und damit die Fähigkeit entwickelt ist, mögliche Konsequenzen für die Zukunft (Unfall mit nachfolgender Behinderung) abzuschätzen, desto eher kann auf der rationalen Ebene die Einhaltung von Regeln erwartet werden. Eine starke emotionale Beteiligung kann aber immer wieder das rationale Denken dominieren und zu einem irrationalen Verhalten führen. Neuere Untersuchungen versuchen, dieses Verhalten biologisch zu erklären.

Während der Pubertät kommt es zu umfassenden strukturellen und funktionalen Veränderungen verschiedener neuronaler Systeme im Gehirn, die das zentrale Nervensystem Jugendlicher von dem Erwachsener oder Kinder deutlich unterscheidet. Dabei vergrößert sich das Zellkörpervolumen bei gleichzeitiger Abnahme der Neuronendichte durch den Verlust von Synapsen (Nervenverbindungen). Dadurch wird die Verzweigung von Dendriten (Nervenendigungen) gefördert. Weiterhin reorganisieren sich verschiedene erregende und hemmende neuronale Systeme. Die von der Veränderung betroffenen Hirnbereiche sind an der Verarbeitung von Reizen und ihrer Umsetzung in motorische Aktivität beteiligt. Die Mandelkernregion (Nucleus amygdalae) im limbischen System ist bei emotionalen und körperlichen Reaktionen in Stresssituationen aktiv. Die Modifikation dieser Hirnsysteme soll relevant sein für typische Verhaltensausprägungen in der Adoleszenz (z. B. Überreaktionen gegenüber Stressoren). So werden durch die Mandelkernregion riskante Erlebnisse mit positiven Gefühlszuständen gekoppelt. Diese Zeit der Veränderung kann mit variablen Gefühlszuständen, verminderter Aufmerksamkeit und Überreaktionen auf Stress verbunden sein. Auch wenn viele dieser Erkenntnisse zunächst aus tierexperimentellen Studien stammen, ist eine Übertragung auf den Menschen zulässig.

**Bedeutung für das Tauchen.** Aufgrund von möglichen Differenzen zwischen körperlicher, geistiger sowie emotionaler Entwicklung sollte die Tauchtauglichkeit nicht allein auf der Basis von chronologischen Daten begründet werden. Kinder haben eine kürzere Aufmerksamkeitsspanne, sind leichter ablenkbar und können so beim Tauchen schnell in andere Tiefenbereiche kommen. Die ständige Kontrolle vom Finimeter und Tiefenmesser kann dabei leicht vernachlässigt werden. Kommen Kinder unter Stress, so reagieren sie zunächst im Reflex, so dass eine Notsituation entstehen kann.

In der Adoleszenz muss mit einem Risiko suchenden („Kick") Verhalten gerechnet werden. Das Verhalten unter Stress bzw. in einer Notsituation ist in der Gruppe der 10- bis 15-Jährigen nur schwer vorhersagbar. Dieses zeigt sich u. a. in den Ursachen von tödlichen Tauchunfällen im Kindes- und Jugendalter. Überdurchschnittlich häufig ereignen sich bei Kindern und Jugendlichen ein Ertrinken durch Panik und Barotrauma der Lunge.

**Hinweis.** Kinder und Jugendliche sollten keine vollwertige Buddy-Funktion übernehmen. Bei einem Notfall unter Wasser kann von einem Kind oder Jugendlichen aufgrund der körperlichen und psychischen Voraussetzungen eine adäquate Rettungsaktion nicht erwartet werden!

Wird mit einem Kind oder Jugendlichen getaucht, so muss es sich um einen Tauchlehrer oder sehr erfahrenen Taucher handeln. Die Bedingung mancher Tauchsportverbände, dass Kinder mit einem „zertifizierten Taucher oder den Eltern" tauchen dürfen, sind bedenklich. Eltern sollten sich kritisch fragen, ob sie die erforderliche Erfahrung besitzen, Notsituationen erfolgreich zu bestehen (so starben bei 9 Tauchunfällen im Kindes- und Jugendalter vier Kinder beim Tauchgang mit dem Vater).

## 35.3  Tauchausrüstung für Kinder

Kinder sind keine kleinen Erwachsenen. Die Ausrüstung muss deshalb speziell auf Kinder zugeschnitten sein. Sie sind kleiner, haben nicht so viel Kraft und kühlen schneller aus. Die Tauchmaske muss unbedingt gut abschließen und der Nasenerker sollte den Druckausgleich erleichtern. Der Schnorchel mit passendem kleinem Mundstück darf nicht zu lang sein und keinen großen Durchmesser haben. Durch das höhere Verhältnis Körperoberfläche zu Gewicht kommt es schneller zu Wärmeverlusten beim Kind. Das Frieren führt zu einem Abfall an Konzentration, wird von Kindern aber oft erst spät bemerkt.

Ein gut sitzender Neoprenanzug mit Kopfhaube (da viel Wärme über den Kopf verloren wird) ist unbedingt erforderlich! Die Tarierweste muss eine dem Kind entsprechende Größe/Volumen haben. Die Weste darf nicht zu groß sein, da es sonst bei einem Tarierfehler leicht zu einem rasanten Aufstieg an die Oberfläche mit möglicherweise Barotrauma der Lunge und zerebraler Gasembolie kommen kann. Ein verstellbarer Bauchgurt und ein kleinerer Inflator sind wünschenswerte Details. Die Pressluftflasche muss der Größe des Kindes angepasst sein und sollte nicht über das Gesäß hinausreichen. Flaschen mit 5–7 l Volumen sind bei der Tauchausbildung von Kindern insbesondere zur Gewichtsreduzierung erforderlich. Um Schäden an der Wirbelsäule und an den großen Gelenken zu vermeiden, sollte die Ausrüstung nicht zu weit getragen werden. Sprünge mit voller Ausrüstung können zu Schäden führen.

Der Atemregler benötigt eine kompensierte 1. Stufe, und an die 2. Stufe gehört ein Kindermundstück. Bei Jugendlichen mit Zahnspange kann ein Mundstück speziell angepasst werden. Den Mitteldruck- und den Finimeterschlauch gibt es auch kindgerecht in 55 cm Länge. Die Füßlinge dürfen nicht zu groß sein, sonst entstehen Scheuerstellen. Das Flossenblatt sollte nicht zu hart sein, um die Gelenke zu schonen. Das Flossenblatt darf nicht zu groß (Überlastung) und nicht zu klein (kein Vortrieb) sein. Im Pool können auch Flossen mit einem geschlossenen Fersenteil benutzt werden. Schwere Ausrüstungsgegenstände

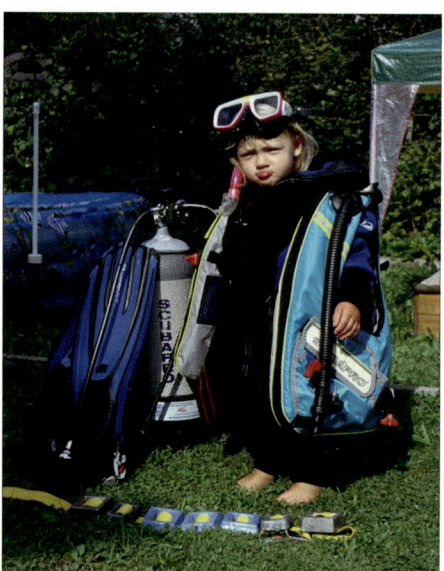

**Abb. 35.2:** Die Tauchausrüstung muss kindgerecht sein! (Foto mit freundl. Genehmigung von Dr. C. M. Muth)

(Flasche, Bleigurt) sollten von den Betreuern zum Pool/Wasser getragen werden, um Schäden an Wirbelsäule oder großen Gelenken zu vermeiden.

## 35.4 Die ärztliche Untersuchung auf Tauchtauglichkeit bei Kindern

Bei der Untersuchung sollte mindestens ein Elternteil anwesend sein, um folgende Punkte vorab zu besprechen:

- Das Kind/der Jugendliche hat den eigenen Wunsch, tauchen zu lernen und wird nicht von den Eltern oder Freunden bedrängt.
- Tauchen ist ein Sport, bei dem es durch Nichtbeachtung der Konsequenzen sich ändernder Umgebungsbedingungen sehr leicht zu bedrohlichen Zwischenfällen kommen kann.
- Diese Komplikationen sind selten, aber nicht auszuschließen.
- Unerfahrene Taucher mit weniger als 20 Tauchgängen haben ein erhöhtes Risiko.
- Eine gute Schwimm- und Schnorchelausbildung ist Vorraussetzung und bedeutet zusätzliche Sicherheit. Kinder (> 10 Jahre) und Jugendliche, die Tauchen lernen wollen, sollten 200 m ohne Pause und unter 5 min schwimmen können.

### 35.4.1 Bestandteile der ärztlichen Befragung im Rahmen der Tauchtauglichkeit

#### Familienanamnese
Es sollte nach einem Marfan-Syndrom, hypertropher Kardiomyopathie, Long-QT- oder Brugada-Syndrom, plötzlichen unerklärten Todesfällen, Hypertonie, Asthma, Diabetes mellitus, Hyperlipidämie, zerebralen Anfällen oder neuromuskulären Erkrankungen gefragt werden.

#### Eigenanamnese
Belastungsabhängige Symptome wie z. B. Atemnot, Herzschmerzen, Schwindel, Synkopen, schnelle Ermüdbarkeit, häufige Kopfschmerzen, Migräne, Gleichgewichtsstörungen, Allergien, Schilddrüsenerkrankungen sowie bisherige schwere Erkrankungen, Operationen oder Krankenhausaufenthalte, Frakturen, Luxationen, Schädelfrakturen mit Bewusstlosigkeit und Leistenbrüche sollten bei der Anamnese erfragt werden.

Der Impfstatus (z. B. Diphterie/Tetanus, Polio, Masern, Mumps, Hepatitis B) ist wichtig bei Verletzungen oder Auslandsreisen. Bei Jugendlichen müssen Nikotin und Alkoholabusus in Betracht gezogen werden.

**615**

## 35.4.2 Körperliche Untersuchung

Bestimmung von Größe, Gewicht und Body Mass Index (BMI).

**Bewegungsapparat.** Es sollte zunächst das Gangbild auf koordinative Störungen oder Dysfunktionen der großen Gelenke beurteilt werden. Im Stehen werden die Stellung des Beckens und die Beinlänge geprüft. Eine Beinlängendifferenz sollte orthopädisch abgeklärt werden. Der Einbeinstand rechts und links sowie der Armvorhaltetest geben grob Information über die statomotorischen Fähigkeiten und die muskuläre Rumpfstabilität. Der Wirbelsäulenverlauf und die Beweglichkeit sind durch eine Rumpfbeuge mit langsamen Aufrichten sowie einer Seitneigung rechts/links zu prüfen. Skoliosen (Seitverbiegung der Wirbelsäule) sollten erkannt und weiter abgeklärt werden. Verteilung und Struktur der Muskulatur können orientierend beurteilt werden. Bei Kindern und Jugendlichen sind Kniegelenksbeschwerden häufig. Durch Inspektion und Palpation können Anomalien oder Funktionsstörungen aufgedeckt werden. Der Zehen-Hacken-Gang über mehrere Meter vervollständigt die Untersuchung des Bewegungsapparats.

**Kopf.** Augenmotilität, Pupillenreaktion, Pupillendifferenz, orientierende Prüfung des Gesichtsfeldes, Inspektion der äußeren Gehörgänge und des Trommelfells, Valsalva-Versuch, Zahnstatus, Zahnklammern, Ausschluss von Adenoiden bei ständiger Mundatmung und nächtlichem Schnarchen.

**Herz und Thorax.** Im Liegen und Stehen Auskultation auf Rhythmusstörungen, Klicks oder auffällige Herzgeräusche. Bei pathologischem Befund Abklärung durch Kinder-/Jugendkardiologen erforderlich. Blutdruckmessung mit adäquater Manschette. Inspektion der Thoraxform auf Fehlbildungen oder asymmetrischen Atemexkursionen. Lungenauskultation und Perkussion.

**Abdomen.** Ausschluss von Leber- oder Milzvergrößerung, Druckschmerz oder Klopfschmerz im Nierenbereich. Ausschluss von Hernien.

**Zentrales Nervensystem.** Prüfung von Gesichts- und Schluckmotorik, Klopfschmerz der Nervenaustrittspunkte im Gesicht, Reflexstatus, Romberg-Stehversuch mit Unterberger-Tretversuch, Fein- und Grobmotorik- sowie Krafttest (z. B. mit Fingertreppe und Handgrip).

**Psyche.** Kooperation während der Untersuchung, Befolgen von Anweisungen oder Herumkaspern, Verständnis der Anweisungen. Eine Möglichkeit psychische Auffälligkeiten zu beurteilen, bietet der IVE-Test (Hogrefe-Verlag): Inventar zur Erfassung von Impulsivität, Risikoverhalten und Empathie bei 9- bis 14-jährigen Kindern. Der

Test ist ein Selbstbeurteilungsfragebogen und dauert 10–15 min. Dabei wird über die Skala „Risikoverhalten" das Ausmaß von riskantem und sensationssuchendem Verhalten erfasst. Der Test diskriminiert zuverlässig zwischen Kindern mit einer Aufmerksamkeitsdefizit-Hyperaktivitätsstörung und einer gesunden Kontrollgruppe. Bei auffälligen Befunden müsste das Gespräch mit den Eltern und den Tauchausbildern gesucht werden.

Zur Untersuchung sollten noch ein EKG (u. a. Ausschluss von Long-QT/Brugada-Syndrom), ein Lungenfunktionstest (Spirometrie) und bei Kindern eine Tympanometrie (Mittelohrbelüftungstest) gehören. Eine Ergometrie (Belastungs-EKG) ist nur bei besonderer Veranlassung erforderlich. Laboruntersuchungen: Ein Blutbild zum Ausschluss von Anämien und Urinstix ist sinnvoll, aber nicht zwingend.

Am Ende der Untersuchung sollten alle auffälligen Befunde mit dem Kind/Jugendlichen und den Eltern besprochen werden. Die Befunde müssen dahingehend bewertet werden, ob eine Tauchtauglichkeit besteht, die Tauglichkeit zu einem späteren Zeitpunkt erneut geprüft werden muss oder nicht mit Pressluftgerät getaucht werden sollte.

### Absolute Kontraindikationen zum Tauchen

Die Kompaktinformation auf der folgenden Seite nennt Erkrankungen, die bei Kindern und Jugendlichen den Ausschluss vom Tauchsport bedeuten.

### Relative Kontraindikation zum Tauchen

Trichterbrust mit nur gering eingeschränkter Lungenfunktion, orthopädische Probleme oder Fehlbildungen, Arthritis, moderate Adipositas (Übergewicht; schwere Adipositas mit mehr als 20 kg über Normalgewicht ist eine absolute Kontraindikation), Zustand nach Thorakotomie (Brustoperation, besonders lateral). Kurzzeitiger Ausschluss vom Tauchen durch Unfälle oder Verletzungen am Bewegungsapparat, akute Magen-Darm-Erkrankungen, akute Bronchitis, allergischer Schnupfen, Infektion der oberen Luftwege, akute Nasennebenhöhleninfektion, sofern diese folgenlos verheilen. Kurz-/Weitsichtigkeit kann durch entsprechende Gläser in der Maske oder Kontaktlinsen ausgeglichen werden. Das Gesichtsfeld muss vollständig sein. Farbenblindheit oder leichte Hörstörungen stellen kein Problem beim Tauchen dar.

### Medikamente

Viele Medikamente haben nicht vorhersagbare Effekte oder Nebenwirkungen im hyperbaren Bereich. Folgende Medikamente führen zu einem Tauchverbot:
- alle Medikamente, die zu einer verminderten Aufmerksamkeit oder zu einer eingeschränkten Reaktion auf Stress führen;
- alle Medikamente, die zu einer erhöhten Sauerstofftoxizität, zu Hypothermie, zu Herzrhythmusstörungen, zu schlechterer körperlicher Belastbarkeit, zu Beein-

---

## Kompaktinformation

**Absolute Kontraindikationen zum Tauchen**

- Chronische obstruktive oder restriktive Lungenerkrankungen, Lungenzysten, Bronchiektasen, Lungensequester, zystische Fibrose, spontaner Pneumothorax, alle Lungenerkrankungen, die mit einer eingeschränkten Funktion oder der Gefahr einer Überblähung verbunden sind
- Chronische Perforation des Trommelfells, Zustand nach Mittelohroperationen, Paukenröhrchen, chronische Mittelohrentzündung, chronische Nebenhöhlenentzündungen
- Kopfverletzungen mit anhaltenden Beschwerden oder Störungen, zerebrale Krampfanfälle, Erkrankungen des zentralen Nervensystems
- Herzrhythmusstörungen (insbesondere symptomatische Bradykardien, paroxysmale Tachykardien, WPW-Syndrom, AV-Block III. Grades, Long-QT-Syndrom, Brugada-Syndrom). Alle weiteren Herzrhythmusstörungen oder Beschwerden, die in Ruhe oder Belastung zu plötzlichen unkontrollierbaren Situationen (Schwindel /Synkope) führen können

- Kardiomyopathien, rechtsventrikuläre Dysplasie, hämodynamisch bedeutsame rechts- oder linksventrikuläre Belastung durch Septumdefekte, Verengung von Gefäßen, Klappenstenosen oder Klappeninsuffizienzen, pulmonale Hypertension, Vorhofseptumdefekte
- Insulinabhängiger Diabetes (evtl. Ausnahme bei älteren Jugendlichen in speziellen Gruppen)
- Muskeldystrophien oder andere Erkrankungen, die zu einer eingeschränkten körperlichen Belastbarkeit führen
- Allergien gegen Gummi/Kunststoffe, schwere allergische Reaktionen auf Insektenstiche
- Bedeutsame Lernstörungen, schwere psychische Erkrankungen, Verhaltensauffälligkeiten mit erhöhter Impulsivität und hohem Risikoverhalten, Neigung zu Angst- oder Panikreaktionen, Beklemmung in engen Räumen oder auf freien Plätzen, schwere Depressionen. Alle Erkrankungen, die Symptome hervorrufen wie ein Dekompressionssyndrom oder eine arterielle Gasembolie.

---

trächtigung der geistigen oder emotionalen Fähigkeiten führen (z. B. Antidepressiva, Antihistaminika, Betablocker in hoher Dosis, Insulin mit Ausnahmen, Antikonvulsiva, Narkotika, Antipsychotika, Stimulanzien des zentralen Nervensystems wie Methylphenidat, Appetitzügler) .

## 35.5 Grundsätzliche Empfehlungen für das Kindertauchen

Zu beachten sind allgemeine (nichtmedizinische) Empfehlungen hinsichtlich der Tauchtiefe und -dauer von Tauchgängen bei Kindern:

- 2–3 m im Pool bei 8- bis 10-jährigen Kindern,
- 5 m im Pool bei 10- bis 12-jährigen ausgebildeten Kindern,
- 10 m bei 12- bis 14-jährigen bereits trainierten Kindern und
- max. 15 m bei 14- bis 16-jährigen bereits ausgebildeten Jugendlichen mit mehr als 20 Tauchgängen.

Die Tauchdauer sollte im klaren, warmen Wasser ohne Strömung und mit einfachem Einstieg nicht länger als 10 min bei Kindern und 25 min bei 12- bis 16-Jährigen betragen. Das Kind muss dabei ständig von einem Tauchlehrer oder erfahrenem Erwachsenen begleitet werden. Ein Tauchlehrer/Erwachsener sollte nicht mehr als ein Kind gleichzeitig betreuen! Eine Buddyleine könnte bei Anfängern einen plötzlichen Aufstieg durch einen Tarierfehler verhindern.

Kinder und Jugendliche können und sollten nicht für Rettungsmaßnahmen im Notfall verantwortlich sein. Die Tauchtauglichkeit wird in der Regel für 12 Monate bescheinigt. Wünschenswert wären eine Kooperation und Kommunikation zwischen dem untersuchenden Taucharzt/Taucherärztin und den Tauchausbildern.

## Tipps für Tauchlehrer

1. Regel Nr.1: Kinder **müssen** nicht tauchen! Ob ein Schnuppertauchgang oder gar ein Tauchkurs möglich und vertretbar sind, müssen Kind, Eltern, Taucharzt und ein dafür geeigneter Tauchlehrer zusammen entscheiden.

2. Kinder-Tauchkurse laufen nicht nebenbei ab, sondern erfordern eine besondere Schulung der Tauchlehrer, geeignete Ausrüstung, sorgfältige Unterrichtsplanung und Sicherheitsvorkehrungen, sowie unter allen Umständen ein gültiges ärztliches Attest zur Tauchtauglichkeit des Kindes!

3. Kindertauchgänge sind flach und kurz. Schwere Tauchausrüstung sollte möglichst erst im Wasser angelegt werden. 100 %ige Kontrolle (!) von Luftversorgung, Druckausgleich und Ausatmung beim Aufstieg ist durch den Tauchlehrer zu garantieren.

4. Auf ein vernünftiges und kontrolliertes Handeln von Seiten des Kindes unter Wasser ist in keiner Situation Verlass: Hohe Aufmerksamkeit und permanente Interventionsbereitschaft von Seiten des Tauchlehrers sind gefordert und jeglicher Stress vor dem Tauchen und unter Wasser ist zu vermeiden.

5. Sowohl in der Theorie als auch in der Praxis ist zu berücksichtigen, dass Kinder spielerisch lernen wollen und daher ein ganz anderes Vorgehen im Unterricht benötigen als Erwachsene.

## Weiterführende Literatur

1. Buckup K: Kinderorthopädie. Thieme Verlag, Stuttgart, 2001
2. Edmonds C, Lowry CH, Pennewater J, Walker R: Diving and Subaquatic Medicine. Arnold, London, 2002
3. Goldberg B: Sports and Exercise for Children with chronic health conditions. Human Kinetics IL USA, 1995
4. Hebestreit H, Ferrari R, Meyer-Holz J, Lawrenz W, Jüngst B-K. Kinder- und Jugendsportmedizin. Thieme, Stuttgart, 2002
5. Lentze MJ, Schaub J, Schulte FJ, Spranger J: Pädiatrie, 2. Aufl. Springer, Berlin, 2003
6. Lindemann H, Leupold W: Lungenfunktion bei Kindern. Kohlhammer, Stuttgart, 2003
7. Schumacher G, Hess J, Bühlmeyer K: Klinische Kinderkardiologie. Springer, Berlin. 2001

8. Silbereisen RK, Weichold K: Pubertät und Psychosoziale Anpassung In: Hasselhorn M, Silbereisen RK (Hrsg) Enzyklopädie Psychologie, Serie V (Entwicklung), II: Grundlegende Veränderungen während des Jugendalters (im Druck)

9. Stadler CH, Janke W, Schmeck K: Inventar zur Erfassung von Impulsivität, Risikoverhalten und Empathie bei 9- bis 14-jährigen Kindern. Hogrefe, Göttingen, 2004

10. Taylor L: Kids in Diving. www. home.earthlink.net/~divegeeked/biblios/kids.htm

11. Wendling J, Ehm OF, Ehrsam R, Knessl P, Nussberger P:Tauchtauglichkeit Manual. Gesellschaft für Tauch- und Überdruckmedizin, 2001

12. Weidauer H, Klingmann C (Hrsg): Tauchmedizin aktuell. Gentner, Stuttgart, 2004

# 36 Geschlechtsspezifische Besonderheiten bei Frauen

*C.-M. Muth*

Der Frauenanteil unter Sporttauchern liegt derzeit bei etwa 30 %. Dennoch sind die frauenspezifischen Besonderheiten beim Tauchen wenig bekannt. Die traditionelle Annahme, dass Frauen wegen ihrer physiologischen Besonderheiten ein im Vergleich zum Mann deutlich erhöhtes Dekompressionsrisiko hätten, lässt sich mit neueren Untersuchungen nicht belegen. Dafür gibt es Hinweise, dass das DCS-Risiko abhängig vom Monatszyklus und der damit verbundenen Hormonumstellung schwankt. Außerdem sind möglicherweise bestimmte Symptome wie Schwellungen der Brust eine weibliche Reaktion auf Dekompressionsstress. Brustimplantate gelten beim Tauchen derzeit als unbedenklich; eine bekannte Schwangerschaft ist hingegen ein strikter Ausschlussgrund vom Tauchen. Stillende Mütter dürfen wieder tauchen, sollten allerdings stressfreie Tauchgänge durchführen und an eine adäquate Flüssigkeitsbilanz denken, die sowohl die tauchbedingten als auch die stillbedingten Flüssigkeitsverluste mit einbezieht

## 36.1 Historie

Bis in die 1980er Jahre hinein war in Fachkreisen die Meinung vorherrschend, dass es zum Tauchen ganze Kerle bräuchte und es daher eher keine Beschäftigung für Frauen sei. Geradezu legendär ist hier das Zitat in einem Taucherlehrbuch aus den 30er Jahren des 20. Jahrhundert:
*„Taucher sind Männer großer Muskelkraft,*
*mit gesunden Organen ...*
*Taucher sind Männer hoher geistiger Kräfte,*
*von Verstand und einwandfreier Moral."*
(Aus: Tauchtechnik, Handbuch für Taucher von Herman Stelzner, Lübeck 1931)

Im Gegensatz dazu weiß aber schon die griechische Sage von Cyana zu berichten, die vor 2500 Jahren tauchend die Schiffe der Flotte des persischen Eroberers Xerxes so beschädigt haben soll, dass dessen Invasion scheiterte. Sie war damit nicht nur die erste „geschichtliche" Taucherin, sondern gleichzeitig auch die Urmutter jener als Kampfschwimmer oder Navy Seals bekannten Elite-Verbände moderner Armeen. Auch die Perlentaucherinnen Japans und Koreas würden mit völligem Unver-

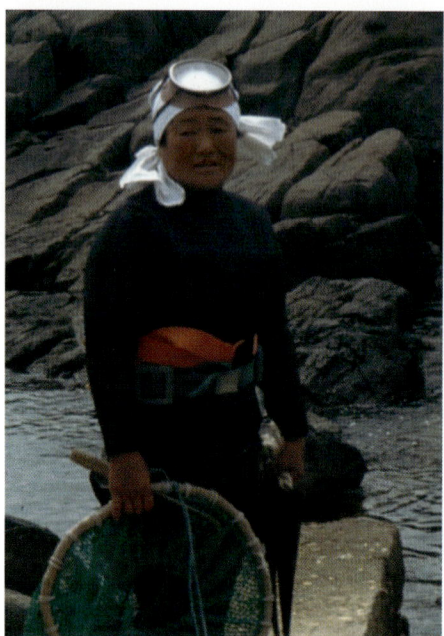

**Abb. 36.1:** Koreanische Perlentaucherin (Hae-Nyo = „tauchende Frau") (Foto: Prof. Dr. P. Rademacher)

ständnis reagieren, wenn man ihnen erklärte, dass Tauchen Männersache sei. Tatsächlich wird in deren Heimat das Perlentauchen seit Jahrhunderten vornehmlich von Frauen ausgeführt, und dies nicht zuletzt deshalb, weil Männer als eher ungeeignet gelten, die Strapazen auszuhalten (Abb. 36.1).

Im westlichen Kulturkreis waren tauchende Frauen aber bis in die späten 70er Jahre des 20. Jahrhunderts eher die Ausnahme. Erst in den letzten 20 Jahren nahm die Zahl der weiblichen Taucher zumindest im Bereich des Sporttauchens deutlich zu. Wenn auch bis heute noch kein paritätisches Verhältnis erreicht ist, so sind doch inzwischen sehr viele Frauen Taucherinnen. Im Verband Deutscher Sporttaucher (VDST) machen sie immerhin etwa ein Drittel der Vereinsmitglieder aus.

## 36.2 Physiologische Unterschiede

Männer und Frauen unterscheiden sich physiologisch hinsichtlich Körpergewicht, Fett- und Wasseranteil, Muskelmasse und Stoffwechsel sowie einigen Organfunktionen (Tabelle 36.1). So sind Frauen im Schnitt kleiner als Männer und wiegen deshalb meist auch weniger. Frauen haben einen vergleichsweise größeren Körperfettanteil und eine geringere Muskelmasse, was insbesondere bei fettlöslichen Substanzen eine Rolle spielt. So ist aus der Pharmakologie bekannt, dass fettlösliche Medikamente bei Frauen anders verstoffwechselt werden als bei Männern. Einige Antibiotika oder Narkosemittel bleiben bei Frauen länger im Fettgewebe, wodurch z. B. unerwünschte Nebenwirkungen verstärkt werden können. Dies kann möglicherweise auch bei der Stickstoffkinetik während des Tauchens eine Rolle spielen.

Einen wichtigen Einfluss auf diese physiologischen Unterschiede hat der Hormonspiegel. Der Organismus von Männern wird während der Embryonalentwicklung, in der Neonatalphase und ab der Pubertät vorwiegend durch einen relativ hohen Testosteronspiegel geprägt, der der Frau durch ein komplexes Zusammenspiel von Estradiol und Progesteron. Testosteron erfüllt wichtige Funktionen beim

**Tabelle 36.1:** Physiologische Unterschiede zwischen Mann und Frau

| Parameter | Frau | Mann |
|---|---|---|
| Körpergewicht [kg] | 60 | 85 |
| Wasseranteil [Prozent]<br>junger Mensch<br>älterer Mensch | <br>53<br>46 | <br>64<br>53 |
| Fettanteil [Prozent]<br>junger Mensch<br>älterer Mensch | <br>25<br>34 | <br>20<br>26 |
| Herzvolumen, untrainiert [ml] | 400–600 | 700–800 |
| Herzminutenvolumen, untrainiert [l/min] | ca. 3 | ca. 5 |

Aufbau von Gewebe. Dieser anabole Effekt ist der Grund für den relativ höheren Anteil an Muskelmasse bei Männern. Testosteron hat zusätzlich einen positiven Effekt auf die Blutbildung. Der Gehalt an roten Blutkörperchen (Erythrozyten) im männlichen Blut liegt bei 5 Mio., im weiblichen bei 4,5 Mio./mm³. Bei Frauen ist dafür der Wasserhaushalt hormonell beeinflusst, da Estradiol an der Niere zur Abflussbehinderung von Wasser und Salzen führt. Daher schwanken die Flüssigkeitsansammlungen im Interzellularraum in Abhängigkeit vom Menstruationszyklus, was die meisten Frauen durch Zunahme des Körpergewichts vor der Menstruation bemerken.

Sowohl Testosteron als auch Estrogene werden von männlichen und weiblichen Organismen gebildet, allerdings sind die Hormonmengen unterschiedlich groß. Beim erwachsenen Mann schwankt die Plasmakonzentration vom Testosteron zwar während des Tages, die tägliche Gesamtmenge ist jedoch relativ konstant. Dagegen ändert sich die hormonelle Situation bei der Frau im Verlauf des Monatszyklus, denn die jeweilige Bildung von Estradiol und Progesteron steuert den menstruellen Zyklus und die Monatsblutung.

Neben den physischen sind auch die psychischen Unterschiede zwischen Mann und Frau zum Teil über die Wirkung von Testosteron und Estradiol beziehungsweise Progesteron zu erklären. So wird die im durchschnittlichen Vergleich größere Aggressivität und vor allem die höhere Risikobereitschaft bei männlichen Individuen nicht zuletzt auf die Testosteronwirkung zurückgeführt.

## 36.3 Dekompressionsrisiko

Bis in die 80er Jahre hinein galt es als erwiesen, dass Frauen wegen des prozentual höheren Anteils an Körperfett ein bis zu 3,5fach erhöhtes Risiko in sich trügen, einen Dekompressionsunfall zu erleiden. Dieser Annahme stehen aber die absoluten Zahlen gegenüber, nach denen es mehr Tauchunfälle mit Männern gibt als mit Frauen – allerdings ist auch die Anzahl tauchender Männer größer. Werden diese Statistiken nur bereinigt und auf die Anzahl der durchgeführten Tauchgänge bezogen, verschiebt sich das Bild, ohne jedoch völlig klar zu werden: Die Zahlen schwanken hier, je nach untersuchter Gruppe, zwischen einem 2,5fach erhöhten Risiko bei Frauen, bis zu einem ebenso 2,6fach erhöhten Risiko bei Männern. In einer jüngeren sehr großen Untersuchung zeigte sich eher ein höheres Risiko bei Männern. Dieses Ergebnis begründet sich mit der Beobachtung, dass Frauen in der Regel ein vorsichtigeres und sicherheitsbewussteres Tauchverhalten an den Tag legen als Männer und tatsächlich seltener verunfallen.

Allerdings gibt es in neuerer Zeit deutliche Hinweise darauf, dass der Monatszyklus der Frau einen gewissen Einfluss auf die DCS-Empfindlichkeit hat. So beobachten alle Taucherärzte, die sich intensiv mit der Behandlung verunfallter Taucher beschäftigen, dass verunfallte Taucherinnen recht häufig gleichzeitig oder kurz vorher ihre Regelblutung hatten, was sich auch in einer retrospektiven wissenschaftlichen Studie von Tauchunfällen bestätigen ließ. Mögliche Erklärungen für dieses Phänomen sind vielfältig. So kommt es unter dem Einfluss weiblicher Hormone, wie oben dargestellt, zyklisch zu einer vermehrten Wassereinlagerung in das Gewebe, was zumindest theoretisch die Stickstoffauf- und entsättigung beeinflussen kann. Angeführt wurde auch ein Flüssigkeitsverlust durch die Regelblutung als mögliche Ursache. In den allermeisten Fällen ist diese Blutmenge aber relativ gering, und zudem ist der Verlust noch über mehrere Tage verteilt, so dass dieser Einfluss sehr unwahrscheinlich ist. Mitunter geht die Menstruation aber auch mit körperlichem Unwohlsein einher, so dass es zu verringerten Trinkmengen, Magen-Darm-Problemen etc. kommen kann, was in der Tat das Dekompressionsrisiko erhöht.

**Hinweis.** Frauen sollten während der Menstruation eher konservativ tauchen und auf Wiederholungstauchgänge weitgehend verzichten bzw. diese kurz und flach halten.

Angemerkt sei noch, dass während der Menstruation keine erhöhte Infektionsgefahr im Intimbereich durch das Tauchen besteht und auch alle herkömmlichen Hygieneartikel beim Tauchen unbedenklich sind. Selbstverständlich besteht während der Monatsblutung auch kein besonderes Risiko durch gefährliche Meerestiere, wie z. B. Haie, angegriffen zu werden.

**DCS-Symptomatik.** Die Symptomatik des dekompressionsbedingten Tauchunfalls hängt unmittelbar und ganz wesentlich von der Verteilung der Gasblasen und dem Befall der jeweilig betroffenen Gewebe ab. Doch auch hier scheint es zumindest bei

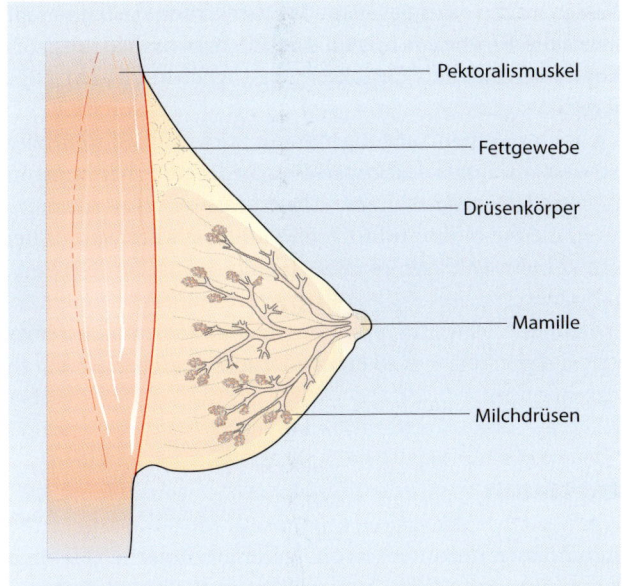

Pektoralismuskel

Fettgewebe

Drüsenkörper

Mamille

Milchdrüsen

**Abb. 36.2:** Anatomie der weiblichen Brust

der milden Verlaufsform (DCS Typ 1) ebenfalls gewisse geschlechtsspezifische Unterschiede zu geben. So werden die Hautsymptome (kutane Verlaufsform) bei Frauen überzufällig häufig eher am Gesäß und an den Oberschenkeln beobachtet, wohingegen die „klassische" Form sonst eher als stammbetonter (Brust und Bauch) gilt. Speziell weibliche Taucher berichten zudem im Zusammenhang mit einer DCS häufig über eine vorübergehende schmerzhafte Schwellung der Brüste (Mammae), am ehesten hervorgerufen durch einen von Gasblasen verursachten Lymphstau in der weiblichen Brust, der zu ödematösen Schwellungen führt. Hier ist zu bedenken, dass die weibliche Brust völlig anders und sehr viel komplexer aufgebaut ist als die männliche (Abb. 36.2).

## 36.4  Brustimplantate

Durch die Fortschritte in der plastischen Chirurgie und einem dem derzeitigen Zeitgeist entsprechenden Schönheitsideal sind Brustimplantate bei (nicht nur) jungen Frauen keine Seltenheit mehr. Wegen gelegentlicher Berichte angeblich geplatzter Silikonprothesen, häufig im Zusammenhang mit Flugreisen, wird auch das Tauchen mitunter fälschlich als Risiko gesehen. Doch diese Ereignisse sind insgesamt selten und in den meisten Fällen sind wohl Materialschädigungen die Ursache. Zu Druckschädigungen durch den Wasserdruck kommt es beim Tauchen schon deshalb nicht in nennenswertem Maße, weil die Prothesen mit Flüssigkeit (Kochsalzlösung, Silikonöl) gefüllt sind. Denkbar sind allenfalls Druckschädigungen durch sehr enge Anzüge oder Gerätebegurtung.

Andererseits kommt es jedoch zu einer Aufsättigung mit Stickstoff während des Tauchens in der Prothese, so dass durchaus dekompressionsbedingte Schädigungen denkbar sind. Druckkammerversuche zeigten tatsächlich eine gewisse Aufsättigung und sogar eine Blasenbildung, die bei Silikonfüllungen deutlich stärker war als bei Füllungen aus Salzlösung. In keinem Fall kam es aber zu einer kritischen Größenveränderung der Prothesen. Zudem ist dieses Risiko durch ein vernünftiges Tauchverhalten weitestgehend zu vermeiden. Viel wichtiger scheint hier zu sein, auf passende Ausrüstung zu achten, also etwa darauf, dass es zu keinen Druckschädigungen durch Begurtung, Anzug oder Jackett kommt.

## 36.5  Ausrüstung für Frauen

Ausrüstungsstücke für Frauen müssen mitunter sowohl aus ergonomischen als auch aus medizinisch-biologischen Gründen anderen Anforderungen entsprechen als denen für Männer. Frauen haben vergleichsweise schmalere Schultern, dafür jedoch ein breiteres Becken als Männer. Je nach Ausbildung der weiblichen Brust kann der Zahlenwert des Brustumfangs genauso groß sein wie bei Männern, jedoch mit völlig anderer Geometrie. Dazu ist die Taille bei Frauen häufig deutlich stärker ausgeprägt als bei Männern. Während sich bei Frauen im Schritt naturgemäß wenig Störendes befindet, ist der Unterbauch sehr druckempfindlich, denn in Analogie zum männlichen Hoden liegen hier die empfindlichen weiblichen Geschlechtsorgane.

Um dem weiblichen Körper eine bessere Statik zu geben, ist das Becken leicht gekippt. Dies und die vergleichsweise schwächer ausgebildete Haltemuskulatur des Rumpfes führt vielfach zu einer Hohlkreuzhaltung, mitunter verstärkt durch ein „Gegenbalancieren" bei großer Brust. Schließlich haben Frauen im Durchschnitt eine schwächer ausgebildete Muskulatur.

### 36.5.1  Tauchanzug

Der Tauchanzug muss daher der weiblichen Anatomie entsprechen. Das bedeutet, das genügend Platz im Bereich der Brust ist und hier nichts drückt oder die Atmung behindert. Dafür muss der Anzug (sowohl Jacke als auch z. B. Long John) im Taillenbereich enger geschnitten sein und darf unter dem Busen und am Rücken keine Falten werfen, die die Isolationseigenschaften massiv beeinträchtigen würden. Eine

Befestigung des Schrittlatzes mit Druckknöpfen, wie es bei vielen Anzügen die Regel ist, ist für Frauen ungünstig, weil durch diese Knöpfe und Druck durch weitere Ausrüstungsteile (Bleigurt) ein sehr schmerzhafter Druck auf die weiblichen Genitalien (Eierstöcke) provoziert werden kann. Besser ist eine Integration dieses Teils des Anzugs mit einseitiger Durchtrittsöffnung für das entsprechende Bein.

Viele Frauen (und auch mancher Mann) haben längeres Haupthaar, das in der Kapuze des Tauchanzuges untergebracht werden muss. Ist diese zu knapp geschnitten, kommt es bei geschlossenem Reißverschluss zu einem unangenehmen und schmerzhaften Zug auf den Unterkiefer und ggf. zu einer verminderten Fähigkeit zur Mundöffnung. Außerdem kann das Anziehen eines Trockentauchanzugs mit Latex-Halsmanschette mit langen Haaren umständlich und unangenehm sein.

### 36.5.2 Über die Mundöffnung zum Atemregler

Vielen Frauen sind die Mundstücke am Atemregler schlichtweg zu groß, was zu schmerzhaften Druckstellen am Zahnfleisch und zu Kiefergelenkbeschwerden führen kann. Andererseits führen jedoch auch zu kleine Mundstücke zu Kiefergelenksproblemen, weil hier sehr kräftig zugebissen wird. Der Atemregler muss also bequem im Mund sein, ohne dass sehr kräftig zugebissen werden muss. Insgesamt erfreulich ist der Trend zur Gewichtsreduktion der 2. Stufe.

### 36.5.3 Bleigurt

Bedingt durch die breiteren Hüften bei schmaler Taille empfinden viele Frauen den Bleigürtel als unangenehm oder gar schmerzhaft, weil die kantigen Stücke drücken. Günstiger sind daher so genannte Soft-Bleigürtel, die mit Bleischrot gefüllt sind, oder Blei, das in das Jackett integriert ist. Bleischrot hat den Nachteil, dass man es im Urlaub in der Regel nicht vorfindet und dann doch zum kantigen Blei greifen muss; in das Jackett integriertes Blei ist vom Tragekomfort ideal.

### 36.5.4 Jackett

Ob ein Jackett zu einem entspannten Tauchen mit guter Lage im Wasser oder zu einem endlosen Kampf führt, hängt ganz wesentlich auch von seinem Sitz ab. Das Jackett sollte daher nicht zu groß gewählt werden, darf im Brustbereich aber auch nicht einengen und muss gleichzeitig einen guten und sicheren Sitz gewährleisten. Außerdem sollte es bequem an- und abgelegt werden können (auch im Wasser!).

## 36.6 Geschlechtsspezifische Besonderheiten bei Fernreisen

Fernreisen, etwa zu weit entfernten Tauchgebieten, sind nahezu regelhaft mit der Überwindung mehrerer Zeitzonen innerhalb eines kurzen Zeitraums verbunden, was zu einer Desynchronisation der inneren Uhr und zu einer Störung der zirkadianen Rhythmen führt. Obwohl es innerhalb eines gewissen Zeitraums zu einer Adaptation des Organismus an diese Zeitverschiebung kommt, kann bei der Frau insbesondere das hypothalamisch-hypophysär-ovarielle Regulationssystem, also jenes hormonale System, das den Monatszyklus reguliert, beeinflusst bzw. gestört werden. Dies kann Zyklusstörungen zur Folge haben. Um Zyklusstörungen zu entgehen, kann im Einzelfall die Verschiebung bzw. Vorverlegung der Menstruation wünschenswert sein. Etwas günstiger scheint dabei die Vorverlegung des Zyklus zu sein, wobei dann aber ein Mindestzeitraum von 14 Tagen vor der zu erwartenden Menstruation zur Verfügung stehen muss. Daher sollte unbedingt rechtzeitig vor dem Abflug ein planendes und aufklärendes Gespräch mit einem Gynäkologen erfolgen. Dabei sollte auch besprochen werden, wie die Einnahme eines hormonalen Kontrazeptivums („Pille") bei Fernreisen mit Zeitverschiebung bestmöglich erfolgen soll, damit der Schutz vor einer ungewollten Schwangerschaft erhalten bleibt.

Zudem besteht bei langen Flugreisen das erhöhte Risiko einer thromboembolischen Komplikation („Economy-class-Syndrom"). Dieses Risiko wird durch die Pille noch geringfügig erhöht. Gegebenenfalls ist eine aktive Thromboembolieprophylaxe (Heparin) nach Rücksprache mit dem behandelnden Arzt durchzuführen. Länger anhaltende Zyklusstörungen sind bei gelegentlichen Flugreisen aber nicht zu erwarten.

## 36.7 Tauchen und Schwangerschaft

Bei weiblichen Tauchern ist eine sehr häufig gestellte Frage, ob das Tauchen in der Schwangerschaft erlaubt sei. Die Empfehlung der Tauchmedizin lautet hier ganz eindeutig: Es besteht absolutes Tauchverbot von dem Augenblick an, an dem die Schwangerschaft (z. B. durch Schwangerschaftstest) bekannt ist. Dies ist damit begründet, dass eine Schädigung des Kindes durch das Tauchen nicht auszuschließen ist. Diese ablehnende Haltung begründet sich vor allem mit theoretischen Erwägungen, die gegen ein Tauchen sprechen. Dazu gehört, dass bekanntlich die komplette Versorgung des Feten ausschließlich über die Nabelschnur erfolgt. Die Lungen des Feten sind zu diesem Zeitpunkt zudem über das Foramen ovale und den Ductus arteriosus quasi kurzgeschlossen, so dass das Blut fast vollständig an den Lungen vorbeigeleitet wird und die beiden Teilkreisläufe funktionell nicht völlig voneinander getrennt sind (Abb. 36.3). So können Gasblasen ungehindert vom venösen ins arterielle Blut des

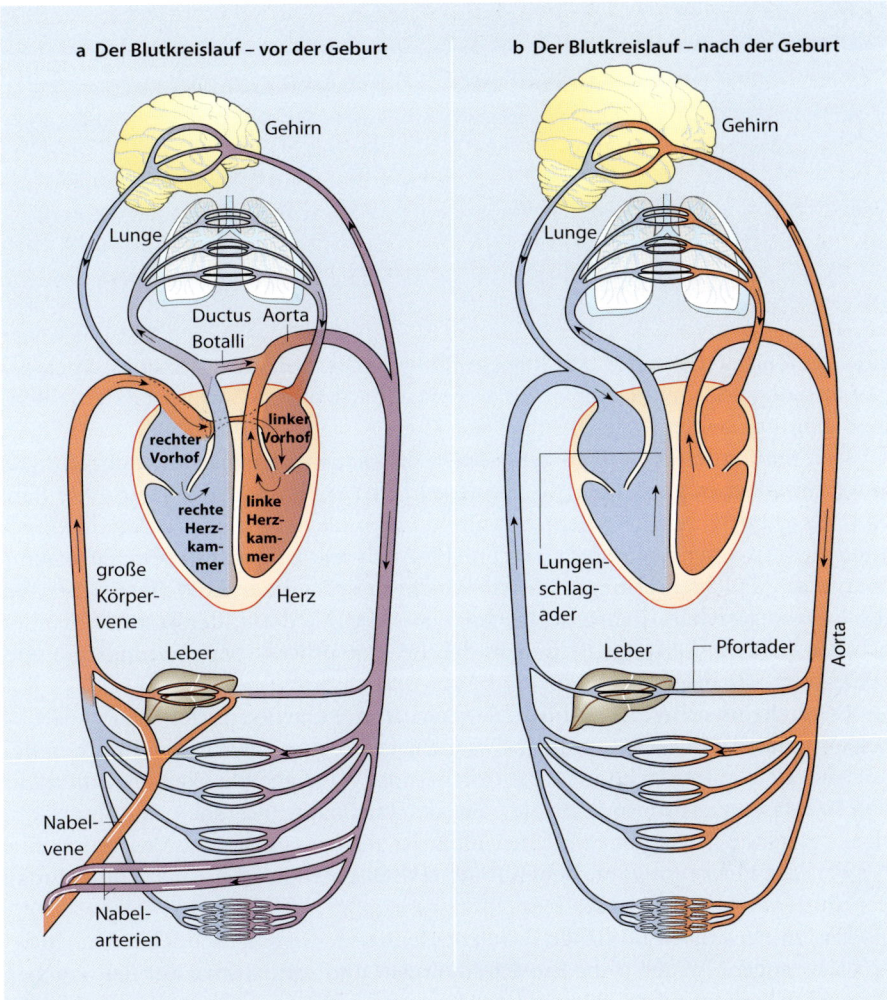

**a Der Blutkreislauf – vor der Geburt**

Gehirn

Lunge

Ductus
Botalli

Aorta

rechter
Vorhof

linker
Vorhof

rechte
Herz-
kam-
mer

linke
Herz-
kam-
mer

große
Körper-
vene

Herz

Leber

Nabel-
vene

Nabel-
arterien

**b Der Blutkreislauf – nach der Geburt**

Gehirn

Lunge

Lungen-
schlag-
ader

Leber

Pfortader

Aorta

**Abb. 36.3:** Blutkreislauf vor und nach der Geburt

Feten übertreten. Zudem würde ein Verschluss der Nabelschnurgefäße durch die Bildung von Gasblasen während der Dekompression in diesem Bereich die Versorgung des Kindes behindern.

Hier ist zu beachten, dass sich Gasblasen bei entsprechendem Dekompressionsstress zwar vorwiegend in der Mutter bilden, das mütterliche Blut aber den vermehrt aufgesättigten Stickstoff in das Kind transportiert. Die Plazenta stellt dabei zwar

**629**

## Kompaktinformation

**Schwangerschaft und Tauchen: Fakten und Daten**

- Bei den koreanischen Ama ist die Inzidenz für Frühgeburten und "Small-for-Date"-(SfD-)Babys erhöht.
- Bolton et al. (1980): Unter 20 m tief tauchenden Frauen fand sich eine erhöhte Inzidenz für: Aborte, Totgeburten, SfD (6 % vs. 1,4 %). Von 24 tauchenden Frauen mit Tauchtiefen > 30 m wurden 3 Kinder mit angeborenen Defekten geboren (normal 1:50).
- Bakkevig et al. (1989): Von 100 schwangeren Taucherinnen tauchten 34 weiter → 5 Geburtsdefekte (15 %), 66 pausierten → 1 Defekt (1,5 %)

Keine der Frauen in den Studien hatte DCS-Symptome

einen guten Filter dar, der bei starkem Blasenbefall aber versagen kann. Auch die Aufsättigung des Kindes kann zur Blasenentstehung führen, was wegen der fehlenden Trennung beider Kreisläufe fatal sein kann.

Den theoretischen Erwägungen stehen durchaus widersprüchliche Ergebnisse aus Tierversuchen gegenüber. So konnten in einem Tiermodell eine erhöhte Rate von Missgeburten und vermehrte Fehlbildungen nachgewiesen werden, in einem anderen (mit einer anderen Tierart) nicht. Auch gibt es Berichte über Berufstaucherinnen (Tauchlehrerinnen, Muscheltaucherinnen), die trotz Weitertauchens in der Schwangerschaft (teilweise bis kurz vor der Niederkunft) gesunde Kinder geboren haben. Allerdings ist hier in der Tat eine erhöhte Missbildungsrate und Fehlgeburtsrate belegt.

Es gibt keine sichere Tiefe, bis zu der Schwangere tauchen dürfen, denn heute ist bekannt, dass Gasbläschen auch nach Tauchgängen im vergleichsweise flachen Bereich bis 10 m auftreten können. Natürlich ist die Wahrscheinlichkeit des Auftretens von Gasblasen zwar umso höher, je tiefer der Tauchgang war, doch eine als absolut sicher geltende Tiefe gibt es nicht. Unklar ist zudem, auf welche Weise sich eine notwendige Rekompressionsbehandlung (HBO-Therapie) bei einem Tauchunfall der Mutter auswirken würde.

Zusammengefasst gilt daher, dass trotz fehlender wissenschaftlicher Eindeutigkeit schwangere Frauen ohne Einschränkungen und Ausnahmen auf das Tauchen verzichten sollten. Diese ablehnende Haltung begründet sich durch die Gewissheit, dass jede einzelne Gasblase im ungeborenen Baby viel schlimmere Auswirkungen haben kann, als viele Gasblasen in der Mutter. Außerdem wäre eine durch Tauchen während der Schwangerschaft bedingte kindliche Missbildung ein sehr hoher Preis für das Taucherlebnis. Letztlich ist darauf hinzuweisen, dass es sich bei einer Schwangerschaft nicht um einen dauerhaften, sondern um einen zeitlich begrenzten Zustand handelt, so dass danach wieder unbeschwert getaucht werden kann.

Für Paare, die gerade in die konkrete Nachwuchsplanung gehen, bedeutet das, dass sie in dieser Zeit keine Tauchurlaube planen sollten. Ist dies nicht so strikt der Fall, sollten sie einen Schwangerschaftstest mitführen. Besteht der Verdacht, dass es

---

## Kompaktinformation

**Tauchen und Schwangerschaft**

- Absolutes Tauchverbot von dem Augenblick an, an dem die Schwangerschaft (z. B. durch Schwangerschaftstest) bekannt ist. (Begründet dadurch, dass eine Schädigung des Kindes durch das Tauchen nicht auszuschließen ist.)
- Für Paare, die gerade in die konkrete Nachwuchsplanung gehen, bedeutet das, dass sie in dieser Zeit keine Tauchurlaube planen

- Wird nach einem Tauchurlaub festgestellt, dass eine Schwangerschaft vorliegt, besteht keine Indikation zum induzierten Abbruch, wenn die Schwangerschaft intakt ist.
- Frauen dürfen nach der Geburt bald wieder tauchen. Dies ist im Mittel nach ca. 2–3 Monaten der Fall; es ist aber in jedem Fall das Ende des Wochenflusses abzuwarten.

---

zur Befruchtung gekommen ist, sollte von dem Moment an auf weiteres Tauchen verzichtet werden, um jede tauchspezifische Gefahr vom Kind fernzuhalten.

Stellt sich nach einem Tauchurlaub heraus, dass in dieser Zeit eine Schwangerschaft bestanden hat, ist dies keine Indikation zum Schwangerschaftsabbruch. Zwar sind gerade die ersten Monate einer Schwangerschaft im Hinblick auf Störungen der Schwangerschaft oder der Fruchtentwicklung und auch im Hinblick auf Missbildungen die sensibelsten. Kommt es aber in dieser sehr frühen Phase zu Störungen, so können massive Schädigungen in der frühen Schwangerschaft zu einem spontanen Schwangerschaftsende führen. Bleibt die Schwangerschaft aber intakt, sind die Chancen auf ein gesundes Kind sehr gut.

Nach beendeter Schwangerschaft besteht dann wieder eine Tauchtauglichkeit, sobald der Wundheilungsprozess im Dammbereich komplett abgeschlossen ist, die Mutter sich körperlich fit und erholt fühlt und sportliche Aktivitäten insgesamt wieder erlaubt sind. Es ist aber in jedem Fall das Ende des Wochenflusses abzuwarten.

### Tauchen und Stillen

Wird nach beendeter Schwangerschaft wieder mit dem Tauchen begonnen, ist das Kind in vielen Fällen noch nicht abgestillt. Hier ergibt sich dann die Frage, inwieweit sich Tauchen und Stillen gegenseitig beeinflussen. Häufig wird bei dieser Frage darüber spekuliert, ob das Kind schaden nehmen könne, denn Stickstoff, der sich beim Tauchen ja aufsättigt, ist sehr gut fettlöslich und löst sich somit hervorragend auch in der Muttermilch.

Diese Bedenken sind allerdings abzuschwächen, denn durch den Saugvorgang wird bereits der größte Teil des vermehrt gelösten Stickstoffs entsättigt, während eine weitere Entsättigung im Magen des Kindes stattfindet. Schäden für das Kind oder gar ein Stickstoffübertritt ins Blut sind somit ausgeschlossen. Daher kann während der Stillzeit grundsätzlich getaucht werden.

**631**

Allerdings sind ein paar wichtige Dinge zu beachten: Besonders wichtig ist eine ausreichende Flüssigkeitszufuhr der Mutter. Stillen geht mit einem erheblichen Mehrbedarf an Flüssigkeit für die Stillende einher. Auch Tauchen hat wegen der vermehrten Urinausscheidung durch Immersionseffekte einen relativen Flüssigkeitsmangel zur Folge. Beides muss ausgeglichen werden, weil sonst die Milchproduktion beeinträchtigt und die körperliche Leistungsfähigkeit vermindert werden und durch Flüssigkeitsmangel die Gefahr, einen Dekompressionsunfall zu erleiden, deutlich steigt.

Gelegentlich kann es durch das Tauchen zu einem Rückgang der Milchproduktion kommen. In den meisten Fällen ist dann einfach die nachgeführte Flüssigkeitmenge nicht adäquat, wobei sich aber nicht immer eine Ursache findet.

Kommt es zu einem Wundwerden oder einer Entzündung der Mamillen (Brustwarzen) oder aber auch zur Mastitis (Entzündung der Brustdrüse), besteht bis zur völligen Abheilung Tauchverbot. Die Mamillen sollten nach dem Tauchen bei Stillenden zudem eine besondere Hygiene erfahren.

**Hinweis.** Die Zeit der Schwangerschaft geht bei vielen Frauen zwangsläufig mit einer Zeit der körperlichen Ruhe und somit des Trainingsmangels einher. Zusätzlich geht Stillen an die Substanz, insbesondere wenn der Säugling auch nachts mehrfach angelegt werden muss. Bei insgesamt eingeschränkter Leistungsfähigkeit sollten daher nur einfache, stressfreie Tauchgänge durchgeführt werden. Statt Risikotauchgängen (Strömung, große Tiefe, große Schwimmstrecke) also möglichst entspanntes Tauchen am Riff.

## Tipps für Tauchlehrer

1. Weichblei, kleine Mundstücke, Anzüge mit Frauenschnitt und kleine Jackets dürfen in keinem Ausbildungsbetrieb fehlen.
2. Der Hinweis auf eine Schwangerschaft als absolute (zeitlich begrenzte) Kontraindikation gegen das Gerätetauchen sollte gleich in der ersten Theoriestunde erfolgen. Eine entsprechende diskrete Abfrage sollte in der „Haftungsausschlusserklärung" vor Beginn der Tauchausbildung enthalten sein.
3. Ängstliche Taucherinnen sollten – besonders zu Beginn der Tauchausbildung oder in einer empfindlichen Phase ihres Zyklus – sehr ruhig und feinfühlig an ihr zukünftiges Hobby herangeführt werden, ohne die Person in eine Sonderstellung innerhalb der Tauchgruppe zu manövrieren. Oft ist eine Tauchlehrerin hier die beste Ansprechpartnerin.
4. Ein männlicher Tauchlehrer, der auf seinen guten Ruf achtet, wird maskulines Gehabe im Allgemeinen und Indiskretion im Speziellen tunlichst vermeiden.

## Weiterführende Literatur

1. Camporesi EM: Diving and pregnancy. Semin Perinatol 1996; 20: 292–302
2. Cresswell JE, St Leger-Dowse M: Women and scuba diving. BMJ 1991; 302: 1590–1591
3. Fife CE, Fife WP: Should pregnant women scuba dive? A review of the literature. J Travel Med 1994; 1: 160–167
4. Muth CM: Kalkulierbare Gefahren? Tauchen während der Schwangerschaft. Tauchen 2001; 1: 140–141
5. Reine Frauensache – Geschlechtsspezifische Unterschiede beim Tauchen. Tauchen 2003; 4: 128–131
6. Muth CM, Radermacher P: Kompendium der Tauchmedizin. Deutscher Ärzteverlag, Köln, 2005
7. Lee V, St Leger Dowse M, Edge C, Gunby A, Bryson P: Decompression sickness in women: a possible relationship with the menstrual cycle. Aviat Space Environ Med 2003; 74: 1177–1182
8. St Leger Dowse M, Bryson P, Gunby A, Fife W: Comparative data from 2250 male and female sports divers: diving patterns and decompression sickness. Aviat Space Environ Med 2002; 73: 743–749
9. Zwingelberg KM, Knight MA, Biles JB: Decompression sickness in women divers. Undersea Biomed Res 1987; 14: 311–317

**633**

# 37 Tauchen mit Diabetes

*T. Piepho*

Noch bis vor wenigen Jahren galt Diabetes mellitus (Zuckerkrankheit) als absolute Kontraindikation zur Ausübung des Tauchsports. Bei Beachtung einiger wichtiger Voraussetzungen und Regeln kann aber heute auch der insulinpflichtige Diabetiker den Tauchsport ausüben.

## 37.1 Diabetes mellitus

Diabetes mellitus (Zuckerkrankheit) ist eine Erkrankung des Stoffwechsels, die zu einem erhöhten Blutzuckerwert im Nüchternzustand und nach dem Essen führt. Das Hormon Insulin ist für die Aufnahme von Glukose (Zucker) aus dem Blut in die Körperzellen verantwortlich. Fast jede Körperzelle ist auf Glukose zur Energieerzeugung angewiesen. Steht dem Körper zu wenig Insulin zur Verfügung, so ist er nicht in der Lage, die im Blut befindliche Glukose zur Verbrennung in die Körperzellen aufzunehmen.

Während bei einem gesunden, nüchternen Menschen der Blutzuckerwert zwischen 70 und 110 mg/dl beträgt, kann dieser bei unbehandelten Diabetikern ein Vielfaches betragen.

Prinzipiell können aufgrund der unterschiedlichen Entstehung verschiedene Gruppen von Diabetikern unterschieden werden:

### 37.1.1 Typ-1-Diabetes

Typ-1-Diabetiker haben ihre Erkrankung häufig schon seit der Kindheit oder Pubertät. Es kommt, beispielsweise im Rahmen einer Entzündung, zu einer Zerstörung der Insulin produzierenden Zellen (Langerhans-Inseln) in der Bauchspeicheldrüse. Hierdurch kann der Körper kein eigenes Insulin mehr produzieren – Folge ist der so genannte absolute Insulinmangel. Damit die Versorgung der Zellen mit Glukose aber weiter stattfinden kann, muss dem Körper ständig Insulin zugefügt werden. Meist geschieht dies durch kleine Mengen Insulin, die unter die Haut gespritzt werden. Der jeweilige aktuelle Blutzuckerwert kann so der Nahrung und der körperlichen Belastung angepasst werden. Hierbei ist das Ziel, einen möglichst normalen Blutzuckerwert zu erreichen.

### 37.1.2 Typ-2-Diabetes

Diese Erkrankung tritt vorwiegend nach dem 40. Lebensjahr auf und beruht auf einer unzureichenden Aufnahme bzw. Verwertung der Glukose. Typ-2-Diabetiker haben meist eine normale Insulinproduktion. Die verringerte Wirkung des Insulins kann in dieser Gruppe mit einer entsprechenden Diät und unterstützenden Medikamenten behandelt werden. Im Verlauf der Erkrankung kann jedoch auch hier die Gabe von zusätzlichem Insulin notwendig sein.

### 37.1.3 Andere Diabetestypen

Neben den beiden genannten Gruppen kann ein Diabetes mellitus auch im Rahmen von anderen Erkrankungen, durch Medikamente und bei Schwangerschaft auftreten.

## 37.2 Gefahren beim Tauchen

Durch körperliche Anstrengung oder Stresssituationen während eines Tauchgangs kommt es zu einem erhöhten Verbrauch von Glukose. Dies kann bei Diabetikern zu einer Hypoglykämie (Unterzuckerung) führen. Auch über Wasser kann eine solche Hypoglykämie auftreten. Diese wird aber meist schnell erkannt und kann mit zuckerhaltigen Präparaten behandelt werden. Unter Wasser werden die typischen Anzeichen meist später bemerkt und eine Behandlung ist schwieriger. Ohne eine ausreichende Menge an Glukose ist der Körper aber nicht mehr arbeitsfähig, so dass der Taucher bewusstlos werden kann, was unter Wasser letztlich tödliche Konsequenzen hat.

## 37.3 Tauchtauglichkeit bei Diabetes mellitus

### 37.3.1 Typ-1-Diabetiker

Nicht jeder insulinpflichtige Diabetiker ist grundsätzlich tauchtauglich. Im Besonderen gilt dies für Personen mit stark schwankenden Blutzuckerwerten, Auftreten von Hypoglykämien mit Bewusstlosigkeit oder der Gabe von Insulin nach einem feststehenden Schema.

Sportlich erfahrene Diabetiker, die über eine gute körperliche Leistungsfähigkeit verfügen und deren Blutzucker auch über längere Zeit gut eingestellt ist, können unter Beachtung einiger Vorsichtsmaßnahmen den Tauchsport ausführen. Wichtig ist, dass der Blutzuckerwert bedarfsgerecht auch bei körperlicher Belastung konstant gehalten werden kann und keine Hypoglykämien auftreten. Im Speziellen sollten mindestens ein Jahr lang keine Hypoglykämien oder Hyperglykämien aufgetreten sein, bei denen der Diabetiker auf Hilfe anderer angewiesen war. Frühestens ein Jahr nach Beginn der Insulintherapie darf getaucht werden. Andere Erkrankungen, die ebenfalls die Tauchtauglichkeit einschränken, dürfen jedoch nicht vorliegen. Neben der körperlichen Beurteilung sind im Rahmen einer Tauchtauglichkeitsuntersuchung auch der verantwortungsbewusste Umgang und die Disziplin, mit der die Einstellung des Blutzuckers erfolgt, zu bewerten.

**Hinweis.** Das Mindestalter für tauchende Typ-I-Diabetiker sollte 18 Jahre sein. Nur in Ausnahmefällen und im Rahmen von speziellen Ausbildungsprogrammen kann das Tauchen auch mit 16 Jahren begonnen werden.

Die Vermeidung von Hypoglykämien, auch bei Belastung, wird durch neue Insulinpräparate erreicht, die eine genaue Anpassung des Blutzuckers an die körperliche Belastung erlauben. Neben diesen Medikamenten sind allerdings auch intensive Schulungen des Patienten zum korrekten Gebrauch dieser Präparate notwendig. Je nach geplanter körperlicher Anstrengung kann die benötigte Insulinmenge selbst berechnet und gespritzt werden. Hierdurch kann ein optimaler Blutzuckerwert erreicht werden.

### 37.3.2 Typ-2-Diabetiker

Für Typ-2-Diabetiker, die ebenfalls auf Insulin angewiesen sind, gelten im Prinzip die gleichen Vorraussetzungen wie für einen Typ-1-Diabetiker. Patienten, die kein Insulin benötigen, können tauchtauglich sein, sofern sie keine anderen Erkrankungen haben und eine ausreichende körperliche Leistungsfähigkeit aufweisen. In dieser Gruppe befinden sich jedoch häufig Personen mit Übergewicht und Bluthochdruck. Zudem kommt es im Rahmen der Erkrankung oft zu Folgeschäden im Bereich der Augen, Blutgefäße, Nerven und Nieren. In diesen Fällen besteht keine Tauchtauglichkeit.

**Hinweis.** Erst drei Monate nach Beginn der Therapie mit oralen Antidiabetika (in Tablettenform) sollte mit dem Tauchen begonnen werden.

## 37.4 Tauchtauglichkeitsuntersuchung bei Diabetikern

Nach Möglichkeit sollte der Hausarzt oder Diabetologe, der den Patienten seit längerer Zeit betreut, die Tauchtauglichkeit beurteilen. Bei Unklarheiten oder Fragen kann die Vorstellung bei einem erfahrenen Tauchmediziner notwendig sein. Neben einem unauffälligen Belastungs-EKG sollten auch über einen längeren Zeitraum dokumentierte $HbA_{1C}$-Werte vorliegen. $HbA_{1C}$ ist ein im Blut gemessener Wert, der die Einstellung des Diabetikers über einen Zeitraum von ca. 6–8 Wochen darstellt. Dieser sollte nicht höher als 9 % zum Zeitpunkt der Tauchtauglichkeitsuntersuchung sein. Bei Werten über 9 % sollte die Therapie verbessert werden.

Zur klassischen Erfassung der Tauchgangsdaten in einem Logbuch sollte der Patient auch seine Blutzuckerwerte vor und nach dem Tauchen notieren. Dies bietet dem behandelnden Arzt im Rahmen der jährlichen Tauchtauglichkeitsuntersuchung die Möglichkeit, das Tauchverhalten zu beurteilen und das Risiko einer Hypoglykämie mit dem Patienten zu besprechen.

**Hinweis.** Bei diabetischen Tauchern, die älter als 40 Jahre sind, sollten regelmäßig Untersuchungen zum Ausschluss von ischämischer Herzerkrankung erfolgen.

**Fallbeispiel.** Ein 35-jähriger Diabetiker, der bisher nur seinen Tauchschein gemacht hat, entscheidet sich für einen Tauchurlaub. Sein Hausarzt, der über keine tauchmedizinische Erfahrung verfügt, bescheinigt ihm die Tauchtauglichkeit. Bei der Anmeldung in der Tauchbasis wird aufgrund des vorliegenden gültigen ärztlichen Attests seine Erkrankung nicht weiter beachtet. Am nächsten Tag informiert er den verantwortlichen Tauchlehrer auf dem Boot zwar über seine Erkrankung, dieser kennt jedoch ebenso wie der Taucher die notwendigen Vorsichtsmaßnahmen und Kontrollen nicht. Am Tauchplatz beträgt sein gemessener Blutzuckerwert 80 mg/dl. Zusammen mit weiteren Anfängern soll er mit dem Tauchlehrer eine Gruppe bilden. Mit großer Unsicherheit baut er sein Tauchgerät zusammen und bemerkt eine zunehmende Nervosität. Nachdem er vollständig angezogen ist und das Gerät bereits angelegt hat, muss er noch einige Zeit in der Sonne warten, bis die gesamte Gruppe fertig ist. Kurz vor dem Sprung ins Wasser wird seine Unsicherheit so groß, dass er trotz aufmunternder Worte des Tauchlehrers den Tauchgang abbricht. Sein im Anschluss gemessener Blutzuckerwert beträgt nur noch 50 mg/dl, ein Wert, der bei weiterem Absinken schnell zur Bewusstlosigkeit führen könnte.

## 37.5 Verhalten während des Tauchens

Erfüllt der insulinpflichtige Diabetiker alle genannten Voraussetzungen, müssen jedoch vor, während und nach dem Tauchgang gewisse Punkte beachtet werden. Wichtig ist vor allem, dass der Tauchguide und der Tauchpartner über die Erkrankung informiert werden. Der Tauchpartner sollte selbst kein Diabetiker sein. In einem ausführlichen Briefing sollte das Vorgehen bei Problemen unter Wasser und an Land besprochen werden. Der Aufbewahrungsort und die Anwendung von Zuckerlösungen (ggf. Glukagonpräparaten) sowie dem Blutzuckermessgerät für den Notfall muss allen betroffenen Personen bekannt sein. Zur Tauchvorbereitung wird allgemein die Kontrolle des Blutzuckers 60 min, 30 min und direkt vor dem Tauchgang empfohlen. Dabei sollte der Blutzuckerwert leicht erhöht bei 150 mg/dl liegen. Zu beachten ist jedoch, dass diese leichte Überzuckerung zu vermehrter Urinproduktion führt, so dass mehr Flüssigkeit vor dem Tauchgang getrunken werden sollte.

**Hinweis.** Bei Blutzuckerwerten unter 150mg/dl oder über 300mg/dl sowie bei Unwohlsein oder in Stresssituationen sollte auf den Tauchgang verzichtet werden.

Diabetiker wie Tauchbegleiter sollten die typischen Anzeichen einer Unterzuckerung kennen und auf diese achten. Dies können unter anderem Heißhunger, Unruhe, Benommenheit, Unwohlsein und/oder Konzentrationsschwäche sein.

Für den Fall einer beginnenden Hypoglykämie während des Tauchgangs gibt es Zuckerpräparate, die mitgeführt und auch unter Wasser eingenommen werden können. Dies sollte vorher in flachen Tauchtiefen sorgfältig geübt werden, so dass es – ähnlich wie das Ausblasen der Maske – im entscheidenden Augenblick problemlos funktioniert. Damit der Tauchpartner auch hierbei helfen kann, sollte er über die Anwendung gut informiert sein. Sicherer ist jedoch das direkte Auftauchen mit dem Tauchpartner, die Einnahme der Zuckerlösung an der Wasseroberfläche und das Verlassen des Wassers.

**Hinweis.** Eine beginnende Hypoglykämie kann ähnliche Anzeichen wie ein beginnender Tiefenrausch haben. Während des Tauchens ist eine Verwechslung daher möglich. Um eine beginnende Hypoglykämie schnell und eindeutig zu erkennen, sollten insulinpflichtige Diabetiker keine tiefen Tauchgänge durchführen. Sie sollten aus Sicherheitsgründen nicht tiefer als 30 m und nicht länger als 60 min tauchen.

Auf Tauchgängen, bei denen ein direktes Aufsteigen nicht möglich ist (beispielsweise Höhlentauchen oder das Betauchen von Wracks), ebenso wie auf dekompressionspflichtige Tauchgänge sollte verzichtet werden. Zudem sollten Situationen vermieden werden, die eine Hypoglykämie begünstigen können (Anstrengung, Kälte). Auch die Gefahr des Auftretens einer Dekompressionskrankheit ist erhöht, so dass allgemein eher zurückhaltendes Tauchen empfohlen wird und ausreichende

## Kompaktinformation

**Verhaltensregeln für tauchende insulinpflichtige Diabetiker**

- Blutzuckerkontrollen 60 min, 30 min, direkt vor sowie nach dem Tauchgang
- Blutzuckerwert ca. 150 mg/dl vor dem Tauchgang
- Mindestens 2 l Flüssigkeit in 2 Stunden vor dem Tauchgang trinken
- Mitnahme von Zuckerpräparaten
- Keine langen Tauchgänge (maximal 60 min)
- Maximale Tauchtiefe 30 m

- Vermeiden von Anstrengung und Kälte
- Keine Höhlentauchgänge, kein Eindringen in Wracks
- Konservativ tauchen, nur Nullzeittauchgänge, ausreichende Sicherheitsstopps
- Ausreichende Flüssigkeitszufuhr nach dem Tauchen
- Maximal 2 Tauchgänge am Tag
- Öfter Tauchpausen einlegen
- Auf Alkohol verzichten
- Dokumentation der Blutzuckerwerte

Sicherheitsstopps durchgeführt werden sollten. Nach dem Tauchgang sollte der Blutzuckerwert erneut kontrolliert und (ebenso wie die vorherigen Messungen) dokumentiert werden. Neben einer kleinen Mahlzeit sollte auch das bestehende Flüssigkeitsdefizit durch Trinken weiter ausgeglichen werden.

Bisher sind die wenigsten Tauchbasen speziell auf Diabetiker eingestellt und auch in der Ausbildung von Tauchlehrern findet dieses Thema keine oder nur geringe Beachtung. Die empfohlenen Vorsichtsmaßnahmen vor und während des Tauchgangs kennen daher die meisten Tauchlehrer und Tauchguides nicht. Auch das Erkennen und die rechtzeitige Behandlung einer Unterzuckerung sind nicht selbstverständlich. Einige Tauchbasen bieten allerdings inzwischen spezielle Tauchkurse für Diabetiker an.

Diabetiker sollten übrigens selbst nie die klassische Rolle des Tauchguides und somit Verantwortung für andere Taucher übernehmen. Zum einen kann von den begleiteten Tauchern meist keine ausreichende Hilfe in Problemsituationen erwartet werden, zum anderen werden auch die Mittaucher gefährdet.

## Tipps für Tauchlehrer

1. Ist ein Tauchschüler oder Tauchgast Diabetiker (mit attestierter Tauchtauglichkeit), so sollte das Thema Zuckerkontrolle gemeinsam mit dem Tauchlehrer besprochen und das Timing der Unterwasseraufenthalte entsprechend abgestimmt werden.
2. Lange Tauchgänge und große Anstrengungen sind zu vermeiden, Zuckerpräparate am Tauchplatz oder an Bord bereitzuhalten.

## Weiterführende Literatur

1. Dufaitre L, Vialettes B: Is scuba diving allowed in diabetic patients treated with insulin? Diabetes Metab 2000; 26: 411–415
2. Lerch M, Lutrop C, Thurm U: Diabetes and diving: Can the risk of hypoglycaemia be banned? SPUMS J 1996; 26(2): 62–66
3. Pollock NW, Uguccioni DM, Dear GdeL, eds. Diabetes and recreational diving: guidelines for the future. Proceedings of the UHMS/DAN 2005 June 19 Workshop. Durham, NC: Divers Alert Network; 2005
4. Wendling J, Ehm OF, Ehrsam R et al.: Manual Tauchtauglichkeit, 2. Auflage. Gesellschaft für Tauch- und Überdruckmedizin, Schweizerische Gesellschaft für Unterwasser- und Hyperbarmedizin, Österreichische Gesellschaft für Tauch- und Hyperbarmedizin, 2001

## Internetadressen

1. Internet Info zum Thema Diabetes: www.diabetes-deutschland.de, www.deutsche-diabetes-gesellschaft.de
2. Homepage der International Diabetic Athletes Association mit weiterführenden Informationen zum Thema Sport und Diabetes: www.idaa.de

# 38 Tauchen im Alter

*T. Piepho*

Das Tauchen als Freizeitsport kann unter Beachtung einiger Einschränkungen auch im fortgeschrittenen Alter ausgeübt werden. Weniger das tatsächliche Lebensalter, sondern die bestehenden Erkrankungen und die körperliche Leistungsfähigkeit sollten bei der Beurteilung der Tauchtauglichkeit im Vordergrund stehen.

Das Tauchen mit Pressluft hat sich in den letzten Jahren zunehmend zu einer Breitensportart entwickelt und auch der Anteil älterer Taucher wird immer größer. Die bekannten Pioniere des Tauchens, Jacques Cousteau und Hans Hass, sind nur zwei Beispiele dafür, dass das Tauchen auch im höheren Lebensalter noch ausgeübt werden kann.

Jedoch kann es bei jedem Tauchgang zu unvorhergesehenen Situationen kommen, die eine erhöhte Leistung aller Organsysteme fordern. Daher ist eine sorgfältige ärztliche Tauchtauglichkeitsuntersuchung notwendig, um unter anderem die körperliche Leistungsfähigkeit zu beurteilen.

## 38.1 Physiologische Veränderungen im Alter

Mit zunehmendem Lebensalter kommt es zu Veränderungen und Umbauprozessen des Körpers. Auf dem Höhepunkt seiner körperlichen Leistungsfähigkeit befindet sich der Mensch meist ab dem 25. Lebensjahr. Bereits jenseits des 30. Lebensjahres verliert der Körper zunehmend an Muskelmasse, falls kein spezielles Training durchgeführt wird. Der Stoffwechsel wird langsamer und es kommt zu geringeren Trainingseffekten. Ab der 5. Lebensdekade nimmt die Häufigkeit von Erkrankungen deutlich zu. Ein zu hoher Blutdruck und beginnende Arteriosklerose können oft schon nachgewiesen werden. Zwischen dem 50. und 60. Lebensjahr nehmen die körpereigenen Fettreserven um durchschnittlich 2 kg zu. Dabei verändert sich das Körpergewicht meist nur unwesentlich, da gleichzeitig die Muskelmasse weiter reduziert wird. Auch Erkrankungen des Stoffwechsels wie Altersdiabetes treten vermehrt auf. Im weiter fortschreitenden Alter kommt es zu Veränderungen der Gelenke und die Knochen werden poröser. Die Sinneswahrnehmungen verschlechtern sich und es kommt zu Altersfehlsichtigkeit sowie häufig auch zu Altersschwerhörigkeit. Abgesehen von diesem körperlichen Umbau, nimmt auch die Leistungsfähigkeit des Gehirns ab. Dies zeigt sich beispielsweise in einer verminderten Leistung des Kurzzeitgedächtnisses.

### 38.1.1 Lunge

Die totale Lungenkapazität bleibt beim Erwachsenen mit zunehmendem Alter weitgehend konstant. Jedoch nimmt das Volumen zu, das nach maximaler Ausatmung noch in der Lunge verbleibt (Residualvolumen). Gleichzeitig verringert sich die Vitalkapazität um den gleichen Betrag. Dies ist vor allem durch die verminderte Elastizität des Brustkorbs und des Lungengewebes im Alter bedingt.

### 38.1.2 Kreislauf

Die Änderungen der Kreislauffunktion im höheren Lebensalter sind auf Veränderungen der Struktur der Gefäßwände und der Herzmuskulatur zurückzuführen. Durch den permanenten Umbau der Gefäßwände und durch arteriosklerotische Veränderungen werden die Arterien zunehmend steifer. Hierdurch kommt es meist zu erhöhten Blutdruckwerten und einer höheren Belastung des Herzens. Da sich auch die Struktur der Herzmuskulatur mit der Zeit verändert, nimmt die Leistungsfähigkeit im Alter insgesamt ab. Diese Veränderungen treten im Prinzip schleichend auf, so dass die betreffenden Personen mögliche Krankheitszeichen erst spät bemerken.

Das Sporttauchen mit Pressluft hat insgesamt nur geringe Auswirkungen auf das Herz-Kreislauf-System. So kommt es während eines normalen Tauchgangs lediglich zu einer geringen Volumenbelastung.

### 38.1.3 Bewegungsapparat

Der Abbau der Knochen und der Muskulatur mit zunehmendem Lebensalter führt zu einem erhöhten Unfall- und Verletzungsrisiko. Zudem werden auch die Gelenke steifer und die Struktur der Bänder und Sehnen ändert sich, was zu einer geringeren Beweglichkeit führt. Außerdem besteht durch diesen Umbau ein, im Gegensatz zu jüngeren Tauchern, verändertes Dekompressionsverhalten dieser Gewebe. Dies kann ein erhöhtes Risiko für Dekompressionsunfälle zur Folge haben.

## 38.2 Konsequenzen für das Tauchen

Sind keine Kontraindikationen zur Ausübung des Tauchsports vorhanden, sollte sich das Verhalten unter Wasser möglichst an den geistigen und körperlichen Fähigkeiten orientieren. Tauchgänge, die beispielsweise aufgrund starker Strömung zu einer großen körperlichen Belastung führen, sollten vermieden werden. Aufgrund des bestehenden erhöhten Risikos für einen Dekompressionsunfall sollte das Tauchen insgesamt eher konservativ sein.

Allgemein besteht im höheren Lebensalter häufig ein chronischer Flüssigkeitsmangel bei gleichzeitig vermindertem Durstgefühl. Da auch dies einen Risikofaktor für das Auftreten eines Dekompressionsunfalls darstellt, sollte vor allem in warmen Ländern auf eine ausreichende und insbesondere regelmäßige Flüssigkeitszufuhr geachtet werden.

## 38.3  Tauchtauglichkeit bei älteren Tauchern

Generell gibt es für die Ausübung des Tauchsports keine Altersbeschränkung. Vielmehr sollten im Rahmen einer Tauchtauglichkeitsuntersuchung die körperliche Leistungsfähigkeit und die bestehenden gesundheitlichen Probleme beurteilt werden.

Ist die Ausübung des Tauchsports nur eingeschränkt möglich, sollte der behandelnde Arzt die Gründe hierfür und die sich daraus ergebenden Konsequenzen mit dem Taucher besprechen.

**Hinweis.** Ab dem 40. Lebensjahr sollte die Tauchtauglichkeit jährlich untersucht werden.

Bei Vorliegen alterstypischer Veränderungen, z. B. im Bereich der Augen, wird von einigen Autoren auch eine jährliche fachärztliche Untersuchung in diesem Bereich empfohlen.

Ein Röntgenbild des Thorax kann für die Erstuntersuchung hilfreich sein, sollte aber ansonsten nur bei entsprechendem Untersuchungsbefund oder vermuteter Erkrankung der Lunge durchgeführt werden. Eine Lungenfunktionsuntersuchung und ein Ruhe-Elektrokardiogramm (EKG) sind altersunabhängig bei jeder Tauchtauglichkeitsuntersuchung empfohlen.

### 38.3.1  Leistungstests

Die Leistungsfähigkeit kann bei jungen Sportlern in der Regel vom untersuchenden Arzt grob durch Befragung bestimmt werden. Bei bestehenden Erkrankungen oder im höheren Alter sollte die Leistungsfähigkeit aber regelmäßig durch eine Belastungsuntersuchung (Ergometrie) bestimmt werden. Die GTÜM empfiehlt einen solchen Leistungstest bei Sporttauchern ab dem 40. Lebensjahr.

Durch standardisierte und wiederholbare Tests kann die körperliche Leistungsfähigkeit gemessen werden. Das heute am häufigsten verwendete Messgerät ist das Ergometer. Mit einem Ergometer kann geleistete Arbeit in Watt gemessen und so die Leistungsfähigkeit beschrieben werden. Dabei werden physiologische Veränderungen des Körpers während der Belastung gemessen. Typische Messgrößen sind die Atem- und Herzfrequenz, die Sauerstoffaufnahme oder die Konzentration des Laktats im Blut. Mit einem gleichzeitig abgeleiteten EKG können Rhythmusstörungen und Durchblutungsstörungen des Herzens während der Belastung dargestellt sowie dokumentiert werden.

Eine häufig verwendete Untersuchungsmöglichkeit ist das Fahrradergometer. Hierbei muss die zu testende Person ein Schwungrad über die Pedale antreiben. Dabei kann mechanisch oder elektrisch gebremst werden. Eine andere Methode ist die Testung auf einem Laufband.

Als optimales Maß für die Leistungsfähigkeit gilt heute die maximale Sauerstoffaufnahme pro Zeit bezogen auf das Körpergewicht. Da hierfür aber eine sehr aufwändige und anstrengende Versuchsdurchführung notwendig ist, wird die Sauerstoffaufnahme meist über Messung der Herzfrequenz über einen bestimmten Messzeitraum geschätzt.

**Fallbeispiel.** Ein 65-jähriger erfahrener Taucher erleidet einen Herzinfarkt. Nach dem Krankenhausaufenthalt beginnt er unter ärztlicher Kontrolle mit vorsichtigen Bewegungsübungen, die er langsam steigert. Ein Jahr später ist er weiterhin beschwerdefrei und bei guter körperlicher Fitness. Um auch den Tauchsport wieder ausüben zu können, führt sein Kardiologe unter anderem einen Belastungstest auf einem Fahrradergometer durch. Hierbei erreicht der Patient 200 Watt ohne Beschwerden oder Rhythmusstörungen. Der Untersuchung folgt ein ausführliches Gespräch über die möglichen Risiken während des Tauchens und über das eigenverantwortliche Vermeiden von anstrengenden Tauchgängen. Hiernach fühlt der Patient sich bestärkt und beginnt wieder mit ersten Tauchübungen im Schwimmbad.

## 38.3.2 Medikamente

Im Alter nimmt die Anzahl der benötigten Medikamente meist zu. Insbesondere Präparate, die als Nebenwirkung die geistige und körperliche Leistungsfähigkeit beeinträchtigten, können den Taucher gefährden. So sind z. B. Patienten nicht tauchtauglich, die Medikamente mit zentralnervöser Dämpfung benötigen. In dieser Gruppe finden sich beispielsweise Neuroleptika, Antidepressiva, zentralwirkende Schmerzmittel und Antihistaminika. Für Patienten, die Kreislauf- oder Herzmedikamente einnehmen, kann eine eingeschränkte Tauchtauglichkeit bestehen. Durch ihre Wirkungsweise können diese Medikamente zu einer Gefährdung des Tauchers führen.

**Hinweis.** Eine bei Bluthochdruck- und Herzerkrankung häufig verwendete Medikamentengruppe sind Betablocker. Bei diesen Medikamenten kommt es zur Blockade spezieller Rezeptoren am Herzen. Hierdurch wird unter anderem die Herzfrequenz gesenkt. Dies fördert die Durchblutung in den Herzkranzgefäßen und kann so eine bestehende Erkrankung des Herzens positiv beeinflussen. In körperlich belastenden Situationen (auch beim Tauchen) sorgt aber diese Blockade dafür, dass dem Körper weniger Reserven zur Verfügung stehen. Bei großer Anstrengung oder Strömung ist der Taucher weniger leistungsfähig.

Nach der Verschreibung neuer Medikamente oder der Anpassung der Dosis sollte auf das Tauchen verzichtet werden, bis Nebenwirkungen ausgeschlossen werden können, die den Taucher möglicherweise gefährden.

## 38.4 Leistung und Training im Alter

Die körperliche Leistungsfähigkeit wird häufig auch als Fitness bezeichnet und ist von verschiedenen Faktoren abhängig. Neben der jeweiligen Belastung und Beanspruchung des Körpers spielen auch das Talent und Erbfaktoren eine wichtige Rolle. Die abnehmende Muskelmasse im Alter sorgt jedoch unabhängig von diesen Faktoren für eine verminderte Leistungsfähigkeit.

### Training im Alter

Aufgrund der abnehmenden Muskelmasse ist der Körper im Alter weniger gut trainierbar. Dies vermindert zudem häufig die Lust am Training, da Erfolge ausbleiben, die zur Motivation hilfreich sind. Wissenschaftliche Studien in den letzten Jahren konnten aber zeigen, dass mit Ausdauertraining die körperliche Leistungsfähigkeit über Jahre erhalten werden kann. Hierdurch kann nicht nur die Lebenserwartung, sondern auch die Lebensqualität verbessert werden. Das Auftreten von Herz-Kreislauf-Erkrankungen kann verringert werden, da der oben genannte Prozess des Umbaus verlangsamt wird.

Training im Alter sollte sich aus Ausdauer- und Krafttraining zusammensetzen. Durch das Ausdauertraining können vor allem die Veränderungen des Herzens und des Blutkreislaufs positiv beeinflusst werden. Zu hoher Blutdruck und Körperfettwerte (z. B. Cholesterin) können durch Ausdauertraining gesenkt werden. Das Krafttraining nimmt Einfluss auf das Knochenwachstum und wirkt gegen den altersbedingten Muskelabbau. Vor allem statisches Krafttraining, bei dem Gewichte über eine gewisse Zeit gehalten werden müssen, kann die Festigkeit der Knochen positiv beeinflussen.

Selbstverständlich ist auch für das Training im Alter eine gewisse Sporttauglichkeit notwendig. Bei bestehenden Erkrankungen sollte der behandelnde Arzt über mögliche und sinnvolle Trainingsformen beraten.

Zudem ist zu beachten, dass ältere Menschen längere Regenerationszeiten benötigen, so dass hierdurch die Belastung während eines Trainingszyklus geringer sein sollte. Während die Schnelligkeit im Alter nur noch eingeschränkt trainiert werden kann, bleibt die Ausdauerfähigkeit am besten trainierbar.

## 38.5  Seniorentauchen

Eine andere Art des Tauchens im Alter ist das von einigen Tauchschulen angebotene Seniorentauchen. Hierbei wird in beheizten Schwimmbädern eine Tauchausbildung in Tauchtiefen bis 5 m durchgeführt. Ziel sind jedoch keine sich anschließenden Tauchgänge im See oder Meer. Es soll ein Gefühl des Schwebezustands vermittelt werden. Neben der Entlastung der Gelenke und der Wirbelsäule werben viele Anbieter auch mit einer durch das Tauchen verbesserten Durchblutung des Körpers und Förderung des Stoffwechsels. Obwohl wissenschaftliche Untersuchungen zu diesem Thema bisher fehlen, kann das Tauchen im Becken sicherlich Wellness-Charakter haben. So ist das Seniorentauchen ein aktueller Modetrend, der in den kommenden Jahren bestimmt noch mehr Beachtung finden wird. Das Thema Tauchtauglichkeit ist in diesem Zusammenhang allerdings noch nicht endgültig diskutiert worden. Neben den sicherlich geringeren Anforderungen an die körperliche Leistungsfähigkeit können sich bekanntermaßen auch im Schwimmbad druckbedingte Unfälle ereignen.

### Tipps für Tauchlehrer

1. Die Tauchtauglichkeit gilt nach dem 40. Lebensjahr nicht länger als 1 Jahr nach Ausstellungsdatum!
2. Ein vertrauliches Gespräch und ein Seitenblick auf etwaige Medikamentenschachteln können Klarheit über Erkrankungen mit Leistungseinschränkungen oder erhöhter Gefährdung geben.
3. Der Tauchlehrer kann Personen mit eingeschränkter Leistungsfähigkeit und Beweglichkeit Hilfestellungen anbieten: Abnehmen schwerer Lasten, Verwendung kleiner Tauchflaschen und nach Möglichkeit dünner Tauchanzüge mit entsprechend wenig Blei. Vermeiden von Gegenströmung und Einhalten konservativer Tauchprofile.
4. Wie zum Tauchen im Allgemeinen bereits empfohlen sind das Bereithalten von Wasser, Tee, Saft o. Ä. bei älteren Tauchern noch wichtiger, um Wasserverluste des Körpers vor und nach dem Tauchgang auszugleichen. Eine für die sichere Inertgassättigung ungünstige Dehydratation wird oft nicht bemerkt oder ignoriert.

## Weiterführende Literatur

1. Muth CM, Tetzlaff K: Tauchen und Herz – kardiologische Aspekte des Sporttauchens: Herz. 2004; 29: 406-413
2. Rochus et al. (2004) Kompendium der Sportmedizin, 1. Aufl. Springer, Wien
3. Wendling J, Ehm OF, Ehrmann R et al.: Manual Tauchtauglichkeit, 2. Aufl. Gesellschaft für Tauch- und Überdruckmedizin, Schweiterische Gesellschaft für Unterwasser- und Hyperbarmedizin, Österreichische Gesellschaft für Tauch- und Hyperbarmedizin, 2001

# 39 Beurteilung der körperlichen Leistungsfähigkeit

*J. Hansel*

Die Durchführung einer Belastungsuntersuchung (bei Vorliegen bestimmter Voraussetzungen) ist fester Bestandteil der medizinischen Vorsorgeuntersuchung von Sporttauchern. Ziel dieser Untersuchung ist die Beurteilung der Leistungsfähigkeit im Querschnitt im Vergleich zu einer altersentsprechenden Gruppe anhand von Normwerten sowie eine Beurteilung der individuellen Leistungsfähigkeit im Längsschnitt. Hierzu wird eine Wiederholung der Untersuchung nach einem bestimmten Zeitabschnitt durchgeführt, um zwischenzeitliche Einflüsse wie z. B. absolviertes Training beurteilen zu können. Die wichtigste Aufgabe stellt jedoch die Identifizierung nicht gesunder Sportler dar. Für diese ist die Ausübung des Sports möglicherweise mit einem erhöhten Risiko verbunden. Hier ist eine individuelle Beratung durchzuführen, unter welchen Bedingungen das Tauchen – oder auch generell die Ausübung von Sport – dennoch möglich ist.

## 39.1 Einführung

Der Ablauf der Untersuchung zur Beurteilung der Leistungsfähigkeit ist beim Taucher demjenigen von Sportlern anderer Sportarten vergleichbar. Es wurden durchaus Messungen und Versuchsreihen durchgeführt mit dem Ziel, die körperliche Leistungsfähigkeit des Tauchers spezifisch abzubilden. So wurden beispielsweise spiroergometrische Messungen beim Schwimmer durchgeführt. Diese Messergebnisse sind bislang nur in Teilen validiert und haben keine Berücksichtigung in offiziellen Empfehlungen gefunden.

Die Beurteilung der Leistungsfähigkeit bei Tauchern sollte demnach den allgemeinen Empfehlungen folgen, wie sie auch für zahlreiche andere Sportarten gelten, in denen sich das Problem ähnlich darstellt. Eine direkte sportartspezifische Messung der Leistungsfähigkeit ist annähernd nur in den Disziplinen der Grundlagenausdauer möglich.

Eine Einschätzung der Leistungsfähigkeit wird erhoben vom professionellen Taucher über den Hobbytaucher bis hin zum Taucher mit einer körperlichen Behinderung. Nach Vorliegen der Untersuchungsergebnisse wird entweder eine Tauglichkeit, eine eingeschränkte Tauglichkeit oder eine nicht vorhandene Tauglichkeit attestiert.

## 39.2 Gründe für die Durchführung einer Belastungsuntersuchung

Die Belastungsuntersuchung wird häufig im Rahmen von Vorsorgeuntersuchungen zur Beurteilung der Leistungsfähigkeit, insbesondere auch im Bereich des Freizeitsports vor Trainingsbeginn oder zur Verlaufskontrolle eingesetzt. Zusätzliche gesicherte Indikationen bei Personen ohne Symptome und ohne eine bekannte koronare Herzerkrankung sind das Alter von > 40 Jahren für Männer oder > 50 Jahren für Frauen, die körperliches Training beginnen wollen oder auch einen oder mehrere Risikofaktoren für das Herz-Kreislauf-System aufweisen, wie erhöhte Werte für den Blutdruck, den Blutzucker oder das Cholesterin. Auch sollten Personen getestet werden, die ihr Training intensivieren wollen. Bei einem Alter von über 65 Jahren wird eine Ergometrie auch ohne das Vorliegen von Risikofaktoren empfohlen, ebenso bei Diabetikern vor dem Start körperlicher Belastung.

Jedoch gibt es auch weitere Indikationen, insbesondere aus dem Bereich der Inneren Medizin, die sicherlich den größten Anteil der in ärztlichen Praxen und Kliniken durchgeführten Untersuchungen ausmacht, so bei Erkrankungen des Herz-Kreislauf-Systems oder der Lunge. Hier liegt häufig eine Symptomatik wie z. B. belastungsabhängige Luftnot oder Brustschmerzen vor, die eine weiterführende Abklärung erforderlich macht. Der Einsatz dieses diagnostischen Verfahrens muss stets im Hinblick auf den konkreten Einzelfall überprüft werden.

Für den Bereich der Tauchmedizin gibt es keine speziellen hiervon abweichenden Empfehlungen. Die existierenden Empfehlungen der Fachgesellschaften werden auch in der Vorsorgeuntersuchung für Taucher aufgegriffen. Das ist auch sinnvoll, da der Taucher als Grundforderung zunächst einmal auch die allgemeinen Kriterien erfüllen muss, die die Grundlagenausdauer betreffen.

### Kontraindikationen
So wie es Indikationen zur Durchführung einer Belastungsuntersuchung gibt, sollten auch relative und absolute Kontraindikationen beachtet werden. Erwähnenswert beim ansonsten gesunden Sportler und auch Taucher dürften in erster Linie akute Erkrankungen und auch Erkältungen, insbesondere jeglicher fieberhafter Infekt sein. In diesen Fällen sollte kein Belastungstest durchgeführt werden.

## 39.3 Bausteine der Leistungsfähigkeit

Die Quantität der Leistungsfähigkeit wird durch Umfang, Intensität und Häufigkeit der Belastung bestimmt, die Qualität durch die motorischen Beanspruchungsformen Koordination, Kraft, Schnelligkeit, Flexibilität und Ausdauer. Leistungsfähigkeit bezieht sich also auf völlig unterschiedliche Beanspruchungsmuster und Bewegungsabläufe im Sport. Ein einheitliches Maß universeller Leistungsfähigkeit kann es somit nicht geben. Es existiert kein Testverfahren, das körperliche Leistungsfähigkeit in der Gesamtheit erfasst. Somit ist auch die Vergleichbarkeit unterschiedlicher Sportarten oder Belastungsformen problematisch. Ein wesentlicher Aspekt, der die Leistungsfähigkeit bestimmt, ist die entsprechende genetische Veranlagung. Für den Taucher gelten diese Bausteine der Leistungsfähigkeit ebenso, zumal diese Kriterien der Quantität und Qualität auch bei ihm zur Anwendung kommen.

## 39.4   Das Messverfahren – die Ergometrie

Am häufigsten werden Messungen der körperlichen Leistungsfähigkeit mittels der Ergometrie [ergon (gr.) = Arbeit ; metron (gr.) = Messung] durchgeführt. Sie hat deshalb weite Verbreitung gefunden, da sie standardisierbare und definierte Belastungen vorsieht, die reproduzierbar, dosierbar und vergleichbar sind. Diese Aspekte sind zur Gewährleistung der Qualitätssicherung erforderlich und werden um Anforderungen an die apparative Qualität ergänzt. Die Ergebnisse werden tabellarisch oder graphisch dargestellt und von Ärzten und Trainern beurteilt. Sie sollten anschließend der untersuchten Person im Ergebnis verständlich dargelegt werden.

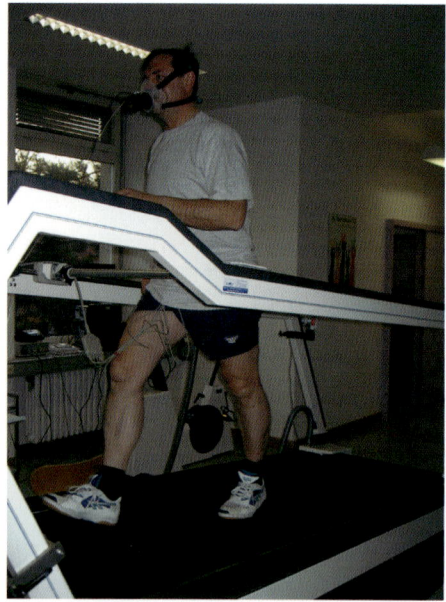

**Abb. 39.1:** Laufbandergometrie mit Aufzeichnung von Parametern der Atmung (Spiroergometrie)

Es kommen verschiedene ergometrische Verfahren zur Anwendung, wobei als Labortests die **Fahrrad- und Laufbandergometrie** am häufigsten eingesetzt wird (Abb. 39.1). Unter speziellen Fragestellungen kommen auch die Kletterstufe sowie die Armkurbelergometrie zur Anwendung.

Standard, auch in vielen Arztpraxen, stellt die **Fahrradergometrie im Sitzen** dar, jedoch wird diese auch in halbliegender Position durchgeführt. Die Fahrräder werden mechanisch oder weitgehend unabhängig von der Drehzahl elektrisch gebremst.

Ebenso können Feldtests direkt sportartspezifisch vor Ort, beispielsweise auf der 400-m-Bahn eines Stadions, durchgeführt werden.

Es sollten definierte Umgebungsbedingungen vorliegen, so eine Raumtemperatur von 18–24 °C bei einer relativen Luftfeuchte von 30–60 %. Auf einem kalibrierten Ergometer sollte eine Drehzahl der Pedale von 60–90 U/min, bei Ausbelastung von 90–110 U/min eingehalten werden.

## 39.5 Belastungsprotokolle

Es kommen verschiedene Protokolle zur Anwendung, die sich im Wesentlichen an der klinischen Fragestellung und der Einschätzung der Leistungsfähigkeit der zu testenden Person ausrichten. Spezifische Protokolle, die einzig die Leistungsfähigkeit des Tauchers abbilden, gibt es nicht.

### 39.5.1 Stufenprotokoll Fahrrad

Die Durchführung eines Stufenprotokolls ermöglicht das Erzielen eines Gleichgewichts (Steady State) bestimmter Messparameter auf jeder einzelnen Belastungsstufe. Nach einer Ruhephase vor Belastung von 3 min sollte die dann durchgeführte Belastung eine Gesamtdauer bis zur Ausbelastung von 15 min beim Freizeitsportler nicht überschreiten. Die Steigerungsstufen werden ausgerichtet am Trainingszustand der zu testenden Person. Nach dem Protokoll der World Health Organisation (WHO) wird für den weiten Bereich der freizeitorientierten Sportler mit einer Belastungsstufe von 50 Watt, bei Patienten mit 25 Watt begonnen und die Belastung nach jeweils 3 min um 25 Watt bis zur Ausbelastung erhöht (25 W/25 W/3 min). Leistungsorientierte Radsportler werden üblicherweise mit einem abgewandelten Protokoll belastet, das mit 80 Watt beginnt und Steigerungen um 40 Watt (80 W/ 40 W/3 min) vorsieht, für Frauen gilt ein entsprechend angepasstes Protokoll (40 W/ 40 W/3 min).

Nach Beendigung der Belastung wird 1–2 min ohne Widerstand getreten, da dies einen plötzlichen Blutdruckabfall und Kollaps verhindert. Die übliche Nachbeobachtungszeit beträgt 5 min.

### 39.5.2 Stufenprotokoll Laufband

Im Prinzip folgt die Untersuchung auf dem Laufband derjenigen auf dem Rad. Im Bereich sportmedizinischer Beurteilungen wird abhängig vom Trainingszustand mit einer Geschwindigkeit von etwas mehr als 1 m/s (exakt 4 km/h) begonnen, wobei besser ausdauertrainierte Personen mit einer Geschwindigkeit von 6 km in der Stunde starten. Diese wird alle 3 min um 2 km/h angehoben, bis hin zur Ausbelastung. Der Neigungswinkel des Laufbands wird, ohne während der Belastung verändert zu werden, zu ungefähr 1 % gewählt. Der genaue Wert ist abhängig von einer zuvor durchgeführten Eichung des Laufbands gegen Ergebnisse im Feldtest. Durch die Steigung soll der auf dem Laufband fehlende Luftwiderstand kompensiert werden.

### 39.5.3 Gehprotokoll

Diese kommen bei etwas weniger trainierten oder auch weniger belastbaren Personen zur Anwendung. International häufig eingesetzt wird das Bruce-Protokoll, das eine Zunahme sowohl der Geschwindigkeit als auch der Steigung vorsieht. In der Regel wird eine Ausbelastung bei Gehprotokollen nur unter Ausnutzung der Steigung erreicht.

### 39.5.4 Rampenprotokolle

Grundsätzlich gibt es auch Protokolle, die nach 10–60 s eine Erhöhung der Belastungsstufe vorsehen. Somit wird auf der einzelnen Belastungsstufe kein Steady State erreicht. Diese Protokolle werden sowohl für die Belastungsform auf dem Laufband als auch auf dem Fahrrad angewandt. Im Rahmen der Beurteilung eines freizeitorientierten Sportlers kommen sie aber eher selten zur Anwendung.

## 39.6 Kriterien der Ausbelastung

Grundsätzlich sollte die Ausbelastung angestrebt werden, eine submaximale Belastung nur dann, wenn eine Ausbelastung symptombedingt nicht möglich ist. In erster Linie weisen als objektive Kriterien spirometrische Kenngrößen auf eine Ausbelastung hin (s. Abschn. 39.10). Sie werden erhoben während der Durchführung der ergometrischen Belastung unter gleichzeitiger quantitativer Erfassung der maximalen Sauerstoffaufnahme ($VO_{2max}$) und der Abgabe des Kohlendioxids. Als eines der Kriterien der Ausbelastung gilt die abflachende Sauerstoffaufnahme zum Ende der Belastung hin, die keine weitere Steigerung zulässt. Ein weiteres Kriterium ist das Ansteigen der Atemäquivalente, des Quotienten aus der gesamt eingeatmeten Menge der Luft zum aufgenommenen Sauerstoff aus einem optimierten Bereich von 20–25 heraus in einen Bereich von 30–35. Damit nimmt die Effizienz der Atmung ab. Auch gilt das Überschreiten des respiratorischen Quotienten, des Verhältnisses aus $CO_2$-Abgabe zur $O_2$-Aufnahme über den Wert 1,05–1,1 als Kriterium der Ausbelastung.

Als Hilfsgrößen und für den überwiegenden Anteil der Untersuchungen sind folgende indirekte Kriterien anzuwenden. Die erzielte Leistung sollte mindestens 75 % des auf das Alter bezogenen Sollwerts erreichen. Dieser liegt bei 3 Watt/kg für Männer und 2,5 Watt/kg für Frauen.

Auch kann eine Einschätzung über die Beurteilung der erzielten Herzfrequenz unter Berücksichtigung der Alterskorrektur vorgenommen werden. Diese Bestimmung ist im Einzelfall nicht sehr genau aufgrund einer großen individuellen Variabilität und ist daher eher nicht zu empfehlen. Zu empfehlen sind als Kriterien der Ausbelastung jedoch eher die weiteren, in diesem Abschnitt genannten Parameter.

Bei Messungen des Laktats gilt ein Wert > 5 mmol/l als Mindestwert, > 9 mmol/l als Kriterium sicherer Ausbelastung. Bei Durchführung einer Blutgasanalyse (BGA) sollte der pH-Wert von 7,25 unterschritten werden.

Das Leistungsempfinden nach Borg gibt die subjektive Anstrengungsempfinden während der Belastung wieder. Die Skala reicht von 6 bis 20, wobei 6 einer sehr, sehr leichten, 20 einem sehr, sehr anstrengenden Leistungsempfinden entspricht. Ein erzielter Wert von 16 gilt als ausbelastet.

### Abbruchkriterien

Neben der subjektiven Erschöpfung sowie klinischen Beschwerden gelten auch definierte Veränderungen des Elektrokardiogramms (EKG) oder ein übermäßiger Anstieg des Blutdrucks auf mehr als 250 mmHg systolisch oder 120 mmHg diastolisch als Abbruchkriterium, ebenso jedoch auch ein fehlender Anstieg oder gar ein Abfall des Blutdrucks.

## 39.7 Parameter der Leistungsfähigkeit

### 39.7.1 Messung der aeroben Kapazität

Die maximale Sauerstoffaufnahme pro Minute ($VO_{2max}$) wird auch als aerobe Leistungsfähigkeit oder aerobe Kapazität bezeichnet. Diese Messung ist insofern wichtig, als dass die aerobe Kapazität in aeroben dynamischen Ausdauersportarten die wesentliche, leistungsdeterminierende Komponente darstellt. Zu diesen Sportarten sind das Radfahren, Laufen, Schwimmen und Inline-Skaten zu zählen. In vielen weiteren Sportarten bildet sie die Grundlage für die sportartspezifische Leistung.

Die Tests werden in der Regel auf dem Fahrrad oder dem Laufband ausgeführt. Sie werden ausgerichtet an Referenzwerten der Sollleistung in Watt (W), bezogen auf das Alter und Geschlecht.

### 39.7.2 Messung der anaeroben Kapazität

Diese ist deutlich schwieriger als die Messung der aeroben Leistungsfähigkeit. Der Test muss so konzipiert sein, dass die aerobe Energiegewinnung keinen wesentlichen Beitrag liefert und sollte 30–35 s nicht überschreiten. Die Intensität der Belastung sollte so gewählt sein, dass sie deutlich über der Dauerleistungsgrenze und auch über der $VO_{2max}$ liegt. Zusätzlich wird unterschieden, ob vornehmlich wie beim 100-m-Lauf das so genannte alaktazide oder wie beim 400-m-Lauf das laktazide Stoffwechselsystem beansprucht wird. Die möglichst genaue Diagnostik der laktaziden Leistungsfähigkeit ist recht problematisch, da sie von der alaktaziden Kapazität nur bedingt zu trennen ist.

### 39.7.3 Feldtest

Feldtests finden außerhalb der definierten Bedingungen statt, die ein Labor unter möglichst sportartspezifischen Bedingungen zu bieten hat, gerade wenn diese sich im Labor nicht ausreichend gut simulieren lassen. Zu nennen sind Kampf- und Spielsportarten, jedoch auch das Schwimmen. Diese erfolgen in der Regel über Bestimmungen des Laktats und der Herzfrequenz.

## 39.8 Bewertung der erzielten Leistung

Die während des Tests ermittelte Leistung hängt ab von Einflussgrößen wie Gewicht, Körpergröße, Alter, Umgebungsbedingungen und dem durchgeführten Training.

### 39.8.1 Fahrrad

Für Belastungen auf dem Fahrrad wird die Leistung in Watt (W) angegeben. Es existieren einfache Formeln, die orientierend die Sollleistung unter Berücksichtigung des Körpergewichts und des Alters angeben.

| Kompaktinformation | |
|---|---|
| **Bewertung der Leistungsfähigkeit auf dem Fahrrad (Sollleistung))** | Für **Frauen** gilt die Formel: |
| Für **Männer** gilt die Formel: | Leistung (W) = Körpergewicht (kg) x 2,5 -10 %. |
| Leistung (W)= Körpergewicht (kg) x 3 + 10 % | Hiervon sind 10 % für jedes Lebensjahrzehnt ab dem 40. Lebensjahr abzuziehen. |

## 39.8.2 Laufband

Für Belastungen auf dem Laufband gilt:

$$P \text{ (Watt)} = 9{,}81 (M/s^2) \times \text{Gewicht (kg)} \times \text{Steigung}/100 \text{ (\%)} \times \text{Geschwindigkeit (m/s)} \times 3600^{-1}$$

Auch für die Laufbandergometrie liegen Richtwerte zur Beurteilung der Leistungsfähigkeit vor, die sich an der maximal erreichten Geschwindigkeit ausrichten. Die folgenden Werte gelten für 20- bis 30-jährige Männer. Bei einer erzielten Geschwindigkeit von 3 m/s liegt eine normale Leistungsfähigkeit vor, diese gilt bei Werten unter 2 m/s als eingeschränkt, was 7,2 km/h entspricht. Über 4 m/s ist sie als gut zu bezeichnen, entsprechend einer Geschwindigkeit von 14,4 km/h, bei 5 m/s als sehr gut und bei 6 m/s als hervorragend. Auch für diese Berechnungen werden bei Personen mit einem Alter von > 30 Jahren pro Dekade 10 % abgezogen, für Frauen liegen die Werte 10–15 % niedriger.

### Relative Leistungsfähigkeit

Die maximal erreichte Leistung bei Ausbelastung wird bei jeder ergometrischen Messung angegeben. Das Ausmaß des aeroben Energieumsatzes ist abhängig von der eingesetzten Muskelmasse, so dass Personen mit höherem Gewicht im Mittel höhere absolute Leistungswerte aufweisen. Entscheidend ist jedoch die relative Leistungsfähigkeit, die das Körpergewicht berücksichtigt. Hierbei entspricht eine erzielte Leistung innerhalb der zweifachen Standardabweichung einer normalen, oberhalb dieser einer guten und unterhalb einer eingeschränkten Leistungsfähigkeit.

Für das Fahrradergometer gelten hierbei für einen 20- bis 30-jährigen Mann folgende Richtwerte: Eine erzielte Leistung von 3 Watt/kg Körpergewicht (KG) gilt als normale Leistung, unter 2 Watt/kg KG gilt sie als eingeschränkt. Bei 4 Watt/kg KG wird von einer guten, bei 5 Watt/kg KG von einer sehr guten und bei 6 Watt/kg KG von einer hervorragenden Leistungsfähigkeit ausgegangen (s. Abb. 39.2). Für Personen älter als 30 Jahre sind pro Dekade 10 % abzuziehen, bei Frauen zusätzliche 10–15 %.

## 39.8.3 Leistungsfähigkeit der Frau

Der Körperbau der Frau unterscheidet sich dahingehend von dem des Mannes, dass der prozentuale Anteil der Muskeln an der Körpermasse mit 36 % in etwa 4 % geringer, der Fettanteil mit 25 % 7–10 % höher ist als beim Mann. Die Kraft der Muskulatur beträgt 55–80 % des Mannes. Ungefähr bis zum 10. Lebensjahr

**Laufbandergometrie am 22.03.2006**

**Personaldaten:**
Name:
Vorname:
Geburtstag

**Antropometrische Daten:**
Gewicht:          64 kg
Körpergröße:      173 cm
BMI:              21,38 kg/m$^2$
Alter:            20 Jahre
Körperfett:       18 %

**Daten der Leistungsfest:**
Anfangsbelastung:   6 km/h
Steigungsschritte:  2 km/h
Stufendauer:        3 min
Laufbandsteigung:   1 %

| Stufe: | Dauer/ min: | Leistung km/h: | Laktat mmol/l: | HF 1/min: | RR mmHg: |
|---|---|---|---|---|---|
| Ruhe | – | – | 1,2 | 92 | 130/70 |
| 1 | 3 | 6 | 1,1 | 132 | 0/0 |
| 2 | 3 | 8 | 1,3 | 141 | 0/0 |
| 3 | 3 | 10 | 1,1 | 159 | 0/0 |
| 4 | 3 | 12 | 1,6 | 166 | 0/0 |
| 5 | 3 | 14 | 3,3 | 172 | 0/0 |
| 6 | 3 | 16 | 6,9 | 188 | 0/0 |
| 7 | 3 | 18 | 11,0 | 192 | 150/90 |
| +1 | – | – | – | 146 | 140/80 |
| +5 | – | – | – | 106 | 130/70 |

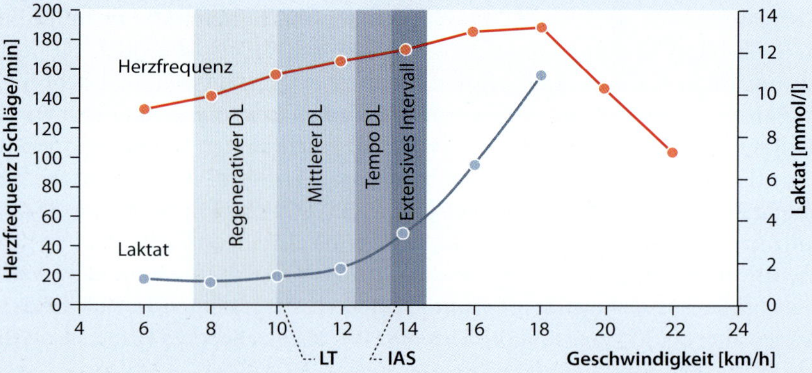

**Abb. 39.2:** Befund einer Laufbandergometrie

bestehen keine signifikanten Unterschiede der Muskelkraft, dann steigt – bedingt durch die Produktion des Testosterons – die männliche Muskelkraft deutlich an. Die Leistungsfähigkeit der Frau erreicht je nach Sportart ungefähr 70–95 % von derjenigen des Mannes.

**656**

Bedingt durch die niedrigere Konzentration des Hämoglobins ist die $VO_{2max}$ bei Frauen um ungefähr 30 % geringer, unter Einbeziehung der Körpermasse um 15–20 %, bei Berechnung auf die fettfreie Masse 2–5 %.

Die maximale Leistungsfähigkeit erreichen Mädchen mit 14–16 Jahren, Jungen mit 18–20 Jahren. Nach dem 30. Lebensjahr reduziert sich die aerobe Leistungsfähigkeit bei der Frau jährlich um 0,8 %, beim Mann um 1 % pro Jahr. Dieser Abfall lässt sich durch Ausdauertraining auf die Hälfte reduzieren.

### 39.8.4 Herzfrequenz

Die Herzfrequenz steigt linear mit der Belastung und der maximalen Sauerstoffaufnahme an. Die Herzfrequenz bei einer definierten körperlichen Aktivität kann als relativer Wert, bezogen auf die maximale Herzfrequenz, angegeben werden. Es gibt auch Faustformeln zur annähernd groben Abschätzung der mittleren maximalen Herzfrequenz mit jedoch eingeschränktem Wert. Hierbei wird das Alter in Jahren von der Zahl 220 abgezogen.

Orientierend kann auch anhand des Pulses in der Nachbelastungsphase eine Beurteilung der Grundlagenausdauer erfolgen. Hierbei wird 5 min nach Ende der Belastung die Herzfrequenz bestimmt und in prozentualen Bezug zur maximal erzielten Herzfrequenz gebracht. Aufgrund der Möglichkeit, exaktere Bestimmungen der Leistungsfähigkeit durchzuführen, sollte diesem Verfahren zur alleinigen Beurteilung aber nicht der Vorzug gegeben werden.

## 39.9 Submaximale Belastungen

Wenn eine Ausbelastung bis in den maximalen Bereich hinein nicht möglich ist, z. B. aufgrund auftretender Symptome, wird von einer submaximalen Belastung gesprochen. Die im Rahmen einer solchen Belastung angestrebte Leistung liegt bei 50–85 % der maximalen Sollleistung.

### Dauerleistungsgrenze bei aerob dynamischen Sportarten

Häufig steht jedoch nicht so sehr die maximal erzielbare Leistung im Vordergrund, sondern eher die Leistung an der Dauerleistungsgrenze, die das höchste noch eben zu erzielende Gleichgewicht der Belastungsreaktion des Organismus beschreibt (Steady State). Bei Belastungen, die mit so geringer Intensität durchgeführt werden, dass sie unterhalb der so genannten individuellen anaeroben Schwelle liegen, wird nur wenig Laktat (Salz der Milchsäure) in der Muskulatur gebildet und nachfolgend steigt die Konzentration des Laktats im Blut nur geringfügig an. Die Bereitstellung der Energie findet fast ausschließlich aerob statt. Es erfolgt zunächst ein Anstieg der Bildung und

Konzentration des Laktats im Muskel und unmittelbar darauf, bedingt durch die Diffusion, auch im Blut. Die Laktatschwelle (LT, „lactate threshold") bezeichnet den Bereich, in dem das Laktat über den Basislaktatwert ansteigt. Die anaerobe Energiebereitstellung wird in der Quantität bedeutsamer. Mit weiter zunehmender Belastung übersteigt die Produktion des Endprodukts des anaeroben Stoffwechsels (Laktat) den Abbau; dies geschieht im Wesentlichen bei intensiven Belastungen. Es wird zunehmend eine anaerobe Energiebereitstellung erfolgen, die jedoch wesentlich ineffizienter ist und weniger Adenosintriphospat (ATP) liefert.

In diesem aerob-anaeroben Übergangsbereich lässt sich die so genannte aerob-anaerobe Schwelle bestimmen. Diese bezeichnet den Bereich maximal kompensierbarer Belastungsintensität. Es liegen verschiedene Konzepte (nach Dickhuth, nach Stegmann/Kindermann) zur Bestimmung des aerob-anaeroben Schwellenbereichs vor, die sich an den während der Belastung ermittelten Werten für das Laktat orientieren.

## 39.10 Die Spiroergometrie

Die maximale Sauerstoffaufnahme ($VO_{2max}$) stellt eine Messvariable der aeroben Kapazität dar und kommt auch in der Tauchmedizin zur Anwendung. Die $VO_{2max}$ ist abhängig von der Atmung, dem Herzminutenvolumen (der Arbeitsleistung des Herzens) sowie der Durchblutung des Körpers. Ebenso sind die Anzahl der Mitochondrien und die enzymatische Ausstattung im Muskel von Bedeutung. Die Bestimmung ist aber zeitlich und personell aufwändiger als eine Bestimmung der Laktatwerte und wird somit weniger häufig durchgeführt. Der Messwert gilt als direktes Maß für den aeroben Energieumsatz während der Belastung. Im Rahmen einer spirometrischen Messung, die begleitend im Rahmen einer ergometrischen Belastung durchgeführt wird, werden die Sauerstoffaufnahme, Abgabe des Kohlendioxids sowie der Volumenstrom der Atmung gemessen. Hierzu wird eine Maske aufgesetzt, die Mund und Nase abdichtet.

Spirometrische Messungen während der ergometrischen Belastung geben Auskunft über den Fitnesszustand des Herz-Kreislauf-Systems der getesteten Person. Ebenso kommt der $VO_{2max}$ für die Sterblichkeitsrate (Mortalität) ein gewisser prädiktiver Wert zu.

Üblicherweise wird die $VO_{2max}$ als Vielfaches der Sauerstoffaufnahme in Ruhe bezeichnet. Diese beträgt $3{,}5 \text{ ml} \times \text{kg}^{-1} \times \text{min}^{-1}$. Für eine Person von 70 kg wären das in Ruhe also ungefähr 250 ml/min Sauerstoffaufnahme. Da das Körpergewicht eine wesentliche Determinante der Leistungsfähigkeit darstellt, wird auch die $VO_2$ neben einem absoluten Wert als relativer Wert, bezogen auf das Körpergewicht, angegeben. Unter maximaler Belastung werden von einer untrainierten Person von 30 Jahren eine $VO_{2max}$ von ungefähr $40 \text{ ml} \times \text{kg}^{-1} \times \text{min}^{-1}$ erreicht, von einem Spitzensportler aus dem Ausdauerbereich durchaus 70–80 ml $\times$ kg$^{-1}$ $\times$ min$^{-1}$. Sie ist abhängig von Alter, Geschlecht, genetischer Disposition und dem spezifischen Training. Eine wesentliche Bedeutung kommt durchaus der genetischen Disposition zu, die eine grundsätzliche Eignung zu Sportarten der aeroben Grundlagenausdauer unter dem Aspekt des Leistungssports abschätzen lässt. Der höchste intraindividuelle Wert der VO$_{2max}$ wird zwischen 15 und 30 Jahren erreicht mit einem danach folgenden Abfall von 8–10 % pro Jahrzehnt. Der Wert für Frauen liegt aufgrund der niedrigeren Muskelmasse, geringerem Blutvolumen sowie Schlagvolumen des Herzens um 10–15 % unterhalb derjenigen der Männer.

Es ist auch mit Hilfe indirekter Messungen möglich, die VO$_{2max}$ annähernd zu bestimmen. Die Ermittlung erfolgt aus dem so genannten Astrand-Nomogramm, indem die während einer Belastung erreichte Leistung in Watt und die korrespondierende Herzfrequenz eingetragen werden. Hieraus kann dann die VO$_2$ unter Hinzunahme einer Alterskorrektur ermittelt werden.

Zusätzlich kann die Spiroergometrie auch zur weiterführenden Abklärung von Erkrankungen des Herz-Kreislauf-Systems oder der Lunge eingesetzt werden. Im klinischen Alltag wird so häufig die von einem Patienten geschilderte Luftnot unter Belastung abgeklärt.

> **Hinweis.** In einer interessanten Untersuchung einer französischen Arbeitsgruppe konnte wissenschaftlich gezeigt werden, dass die bei Tauchern gemessene VO$_{2max}$ mit dem Risiko assoziiert ist, venöse Mikrogasblasen während der Dekompression zu entwickeln: Je besser die VO$_{2max}$ war (d. h. je „fitter" die Taucher waren), desto weniger Gasblasen waren nach der Dekompression nachweisbar. Dieses deutet auf einen Zusammenhang zwischen DCS-Risiko und „Fitness" von Tauchern hin.

## 39.11 Trainingsberatung

Auch kann eine Trainingsberatung im Hinblick auf die Gestaltung insbesondere von Umfang und Intensität aus den durchgeführten Untersuchungen abgeleitet werden. Dies ist am ehesten möglich für die Sportarten der aeroben Grundlagenausdauer und ist durchaus auch für den Bereich des Tauchens von Interesse, da die aerobe Grundlagenausdauer einen wichtigen Baustein der Grundfitness darstellt, die für die Ausübung des Tauchens erforderlich ist.

So können Empfehlungen zur sinnvollen Gestaltung des Ausdauertrainings, abgeleitet aus den Messwerten der Laktatdiagnostik, ausgesprochen werden.

## Weiterführende Literatur

1. Fletcher G, Balady G et al.: Exercise standards for testing and training: a statement for health-care professionals from the American Heart Association. Circulation 2001; 104: 1694–1740
2. Gibbons R, Balady G et al.: Committee Members Task Force Members ACC/AHA 2002 Guideline Update for Exercise Testing: Summary Article: A Report of the American College of Cardiology/American Heart Association Task Force on Practice Guidelines (Committee to Update the 1997 Exercise Testing Guidelines). Circulation 2002; 106: 1883–1892
3. Gibbons RJ, Balady G, Beasley JW et al.: ACC/AHA Guidelines for Exercise Testing. A report of the American College of Cardiology/American Heart Association Task Force on Practice Guidelines (Committee on Exercise Testing) J Am Coll Cardiol 1997; 30: 260–311
4. Trappe HJ, Löllgen H: Leitlinien zur Ergometrie, vom Vorstand der Deutschen Gesellschaft für Kardiologie, Herz- und Kreislaufforschung. Z Kardiol 2000; 89: 821–837

# Tauchtauglichkeit bei Erkrankungen der Haut, innerer Organe, Schilddrüsen- und Urogenitalerkrankungen, Infektions- und Tumorerkrankungen

*T. Piepho*

Durch das Tauchen verursachte Druckunterschiede nehmen direkten Einfluss auf verschiedene Organe des Körpers. Jedoch können auch Erkrankungen von anderen Organsystemen, für die auf den ersten Blick ein Zusammenhang mit dem Tauchsport nicht erkennbar ist, wie beispielsweise Haut, Gerinnungssystem oder Magen-Darm-Trakt, bei der Beurteilung der Tauchtauglichkeit eine wichtige Rolle spielen.

## 40.1 Erkrankungen der Haut

Die Haut bedeckt die äußere Körperoberfläche. Neben dem Schutz vor chemischen, thermischen und mechanischen Schäden schützt sie den Körper auch gegen Krankheitserreger. Mit der Abgabe von Schweiß und der Möglichkeit, die Oberfläche zu verkleinern, ist die Haut an der Regulation von Körpertemperatur und Flüssigkeitshaushalt beteiligt. Wichtige Sinnesrezeptoren, die Druck, Temperatur und Schmerz melden, befinden sich in ihr.

Chronische Hauterkrankungen stellen normalerweise keine vitale Gefährdung während des Tauchens dar, d. h., sie erhöhen nicht unmittelbar das Unfallrisiko. Jedoch können durch den Kontakt mit Wasser oder anderen Umgebungsfaktoren bestehende Erkrankungen verschlimmert werden. Ein weiteres Problem stellt die Verwendung eines Neoprenanzugs als Kälteschutz dar. Dieser sollte zur ausreichenden Isolierung eng am Körper sitzen und kann so durch Scheuern und andere physikalische Reize das Krankheitsbild beeinflussen.

### 40.1.1 Psoriasis vulgaris

Die Psoriasis, auch Schuppenflechte genannt, ist eine Erkrankung der Haut, die familiär gehäuft auftritt. Hierbei kommt es zu mit Schuppen bedeckten Herden, die vornehmlich an den Ellenbogen, am Knie, in der Kreuzbeingegend und am behaarten Kopf auftreten. Gegen die Ausübung des Tauchsports bestehen keine besonderen Gründe; allerdings können durch das Scheuern des Tauchanzugs bereits bestehende Hautbefunde verschlimmert werden.

Die Klimatherapie mit Sonnenbestrahlung und Salzwasserbädern hat einen wichtigen Stellenwert in der Therapie der Psoriasis. Diese kann meist problemlos mit einem Tauchurlaub kombiniert werden, sollte jedoch mit dem behandelnden Hautarzt abgesprochen werden.

### 40.1.2 Atopisches Ekzem

Die Neurodermitis, auch als atopische Dermatitis oder Ekzem bezeichnet, ist durch Juckreiz und Veränderungen der Haut gekennzeichnet. Meist sind so genannte Provokationsfaktoren notwendig, um die Erkrankung auszulösen. Neben Infekten und Veränderungen im Hormonhaushalt können dies aber auch Hautreizungen, Klimareize sowie Pollen und andere Umweltallergene sein. Ähnlich wie bei der Psoriasis vulgaris steht auch hier die direkte Schädigung durch das Tauchen nicht im Vordergrund. Zusammen mit dem behandelnden Hautarzt ist zu klären, ob mit der Erkrankung eine längere Zeit im Wasser verbracht werden kann und welcher Tauchanzug getragen werden darf, da Hautirritationen generell vermieden werden sollten.

Häufig haben Patienten mit Neurodermitis auch andere Erkrankungen wie Asthma bronchiale oder Allergien, die bei der Beurteilung der Tauchtauglichkeit meist im Vordergrund stehen.

### 40.1.3 Infektionen der Haut

Infektionen der Haut können beispielsweise im Rahmen von Wunden durch Bakterien oder Viren hervorgerufen sein. Durch den langen Aufenthalt im Wasser ohne Verwendung von Trockentauchanzügen kann es während des Tauchens zu einer Verschlimmerung der Krankheit bis hin zur Sepsis kommen. Auch eine Besiedlung mit anderen Keimen aus dem Tauchgewässer ist möglich. Ist ein Abdecken der Hautstellen zur Vermeidung von Wasserkontakt nicht möglich, sollte auf die Ausübung des Tauchsports verzichtet werden.

### 40.1.4 Kälte- und Druckurtikaria

Unter Urtikaria versteht man blasige, meist großflächige Veränderungen der Haut, die auch als Nesselsucht bezeichnet werden. Kälteurtikaria treten an Körperstellen auf, die Kontakt mit kalten Gegenständen oder kaltem Wasser hatten. Diese Er-

---

**Kompaktinformation**

**Hauterkrankungen: Kontraindikationen**
Bei akuten entzündlichen Hauterkrankungen oder akuten Schüben chronischer Hauterkrankungen sollte nicht getaucht werden, da das Risiko einer Verschlim- merung der Hauterkrankung besteht. Bei der Gefahr von Infektionen und Kontaktekzemen sollte geeignete Tauchbekleidung (z. B. Trockentauchanzug) gewählt werden.

---

krankung kann im Rahmen von Virusinfekten auftreten. Gelegentlich kann Kälte- urtikaria auch Körperstellen befallen, die keinen direkten Kontakt zum Wasser ha- ben. Je nach Schweregrad der Erkrankung sollte auf das Tauchen verzichtet werden. Trockentauchanzüge mit entsprechendem Handschuhsystem und Vollgesichtsmaske können ein mögliches Auftreten von Urtikaria verhindern. Dem Taucher sollte aber bewusst sein, dass bei Undichtigkeit der Ausrüstung eine Gefährdung möglich ist.

Druckurtikaria wird durch mechanischen Druck auf die Haut ausgelöst. Wäh- rend des Tauchens kann dies zu Hautreaktionen führen, die je nach Schweregrad eine Kontraindikation für eine gültige Tauchtauglichkeit darstellen.

### 40.1.5  Druckbedingte Schäden der Haut (Barotrauma der Haut)

Beim Tauchen besteht grundsätzlich die Gefahr, dass sich gasgefüllte Hohlräume des Körpers der Druckänderung beim Ab- und Auftauchen nicht oder nicht schnell genug anpassen. Diese als Barotrauma bekannte Verletzung kann auch im Bereich der Haut auftreten, z. B. beim Tauchen mit einem Trockentauchanzug. Diese Form des Barotraumas wird auch Anzug-Squeeze genannt und entsteht, wenn beim Abtauchen bzw. in der Kompressionsphase der im Anzug entstandene Unterdruck nicht rechtzeitig ausgeglichen wird, indem Luft eingelassen wird. Falten im Anzug können dann zu Hautquetschungen führen (Schröpfkopfwirkung).

## 40.2  Erkrankungen innerer Organe

Der Magen-Darm-Trakt dient der Verdauung von aufgenommener Nahrung. Bereits im Mund beginnt die Aufspaltung der Nahrung. Aufgrund seiner Drüsen kann der Magen ein besonders saures Milieu erzeugen. Hier werden viele Nahrungsbestand- teile verarbeitet. Der Dünndarm ist ein langer Schlauch, dessen Hauptaufgabe die Verdauung der Speisen und Getränke darstellt. Elektrolyte, Spurenelemente, Was- ser, Vitamine sowie Kohlenhydrate und Eiweiße werden im Dünndarm durch die Darmzellen aufgenommen und zum Transport weitergeleitet. Die Hauptfunktion des Dickdarms liegt in der Eindickung des breiigen Dünndarmstuhls.

**663**

## 40.2.1 Ulkus und gastroösophagealer Reflux

Ein Magenulkus (Geschwür) ist eine Verletzung der Magenschleimhaut, die durch verschiedene Ursachen auftreten kann. Neben einem Ungleichgewicht zwischen der Magensäure und schützenden Faktoren können auch Medikamente, Bakterien, Rauchen oder psychischer Stress das Auftreten eines Ulkus fördern. Beim Tauchsport besteht die Möglichkeit, dass bei einem Ulkus plötzlich Übelkeit, Erbrechen und auch Blutungen auftreten können, die den Taucher gefährden. Bis zur kompletten Abheilung der Erkrankung sollte daher auf das Tauchen verzichtet werden.

Als gastroösophagealen Reflux bezeichnet man das Aufsteigen von saurem Mageninhalt in die Speiseröhre. Dies kann beispielsweise bei einer unzureichenden Fixierung des Magens im Zwerchfell (Hiatushernie) auftreten. Durch die oft praktizierte Kopftieflage während des Tauchens kann der Rückfluss verstärkt werden. Auch Gase im Magen können das Aufsteigen von Mageninhalt fördern. Neben Unwohlsein und starken Hustenanfällen, die bis zum Erbrechen führen können, kann es auch zur Aspiration kommen. Zusätzlich zur Aufklärung des Tauchers über die bestehenden Risiken, sollte gegebenenfalls auch eine Abklärung bei einem Spezialisten (Internist/Gastroenterologe) erfolgen, um den Schweregrad und die Therapienotwendigkeit einzuschätzen.

Im Übrigen berichten viele Taucher, die sonst unter keinem gastroösophagealen Reflux leiden, über verstärktes Aufstoßen und Sodbrennen während des Tauchens.

### Achalasie

Als Achalasie wird eine Funktionsstörung von Anteilen der glatten Muskulatur von Hohlorganen bezeichnet, die eine Verschlussfunktion ausüben. Diese führt zu einer Pumpfunktionsstörung in der Speiseröhre und einer Transportstörung von Nahrungsbestandteilen in den Magen mit einer erheblichen Aufweitung der Speiseröhre. Typischerweise klagen Patienten über Schluckschwierigkeiten unterschiedlichen Ausmaßes und Sodbrennen. Die Tauchtauglichkeit kann in Abhängigkeit von der Symptomatik eingeschränkt sein.

## 40.2.2 Druckbedingte Schäden des Magen-Darm-Trakts (Barotrauma des Magen-Darm-Trakts)

Auch der Magen-Darm-Trakt gehört zu den gasgefüllten Hohlräumen unseres Körpers und ist damit prinzipiell dem Risiko eines Barotraumas unterzogen. Da die Wände von Magen und Darm relativ elastisch und dehnbar sind, treten Barotraumen beim Sporttauchen selten auf. Es sind allerdings fatale Barotraumen nach Notaufstiegen und insbesondere solchen aus U-Booten ("buoyant ascents") beschrieben worden.

Um das Risiko eines Barotraumas zu minimieren, sollte der Konsum blähender Speisen und kohlensäurehaltiger Getränke vor dem Tauchen generell vermieden werden. Dies ist schon daher sinnvoll, da das sich ausdehnende Gas im Magen-Darm-Trakt beim Auftauchen zu Blähungen und zum Teil kolikartigen Schmerzen führen kann, wenn üppige Mahlzeiten vor dem Tauchen eingenommen wurden. Blähungen, die beim Auftauchen entstehen oder sich verstärken, sollten auf natürlichem Wege eliminiert werden. Die Beschwerden verschwinden dann ohne Nachwirkungen mit dem Verschwinden der Blähungen.

### 40.2.3 Chronisch entzündliche Darmerkrankungen

Chronisch entzündliche Erkrankungen des Darms treten meist in Schüben auf und verursachen Blutungen, Durchfälle und die Bildung von Fisteln. Colitis ulcerosa ist eine chronische Entzündung des Dickdarms. Typische Beschwerden bei der Kolitis sind vor allem häufige, blutig-schleimige Durchfälle, ständiger Stuhldrang, Fieber und allgemeine körperliche Schwäche.

Auch bei Morbus Crohn handelt es sich um eine geschwürige chronische Entzündung. Im Unterschied zur Colitis ulcerosa kann sie jedoch den gesamten Verdauungstrakt – von der Mundhöhle bis zum After – betreffen. Vor allem während eines akuten Schubs besteht keine Tauchtauglichkeit, da es zusätzlich zu den bereits vorhandenen Krankheitssymptomen zu einem Barotrauma des Magen-Darm-Trakts kommen kann. Durch die Durchfälle entsteht außerdem häufig ein Flüssigkeitsmangel, der zu einem erhöhten Dekompressionsrisiko führt. Auch im symptomfreien Intervall muss die Tauchtauglichkeit kritisch beurteilt werden, in Abhängigkeit vom Schweregrad der Erkrankung und der individuellen Leistungsfähigkeit des Erkrankten.

### 40.2.4 Akute entzündliche Erkrankungen der inneren Organe

Typische Entzündungen der Bauchorgane sind eine akute Hepatitis (Entzündung der Leber), Pankreatitis (Entzündung der Bauchspeicheldrüse) und Cholezystitis (Entzündung der Gallenblase). Im Rahmen dieser Erkrankungen kommt es meist zu einer allgemeinen körperlichen Schwäche und zu Schmerzen. Aufgrund der eingeschränkten Leistungsfähigkeit besteht daher keine Tauchtauglichkeit. Bis zur Wiedererlangung einer ausreichenden körperlichen Fitness sollte auf das Tauchen verzichtet werden.

Gallensteine, die keine Beschwerden verursachen, sind keine Kontraindikation für die Ausübung des Tauchsports.

## 40.2.5 Hernien

Eine Bauchfellhernie ist die Ausstülpung des Bauchfells durch eine angeborene oder im Laufe des Lebens erworbene Bruchlücke. Hernien der Leiste stellen hierbei den größten Anteil dar. Aber auch viele andere Hernien, beispielsweise der Bauchwand, des Nabels oder von Narben können auftreten. Eine dauerhafte Beseitigung dieses so genannten Weichteilbruchs ist nur durch den Verschluss der Bruchlücke, d.h. durch eine Operation, zu erreichen. Während des Tauchens besteht die Gefahr, dass es zu einer Einklemmung des Darms in der Bruchlücke kommen kann. Befindet sich in diesem zudem Gas, so kann es während der Dekompression zu einem sehr schmerzhaften Barotrauma des Darms mit möglichen lebensgefährlichen Komplikationen kommen.

Patienten mit Hernien, die nicht zurückgedrückt werden können oder per se schmerzhaft sind, dürfen nicht tauchen. Auch bei Hernien, die sonst keine Schmerzen verursachen, können Komplikationen während des Tauchens entstehen.

Das Tragen des schweren Tauchgeräts vor dem Tauchgang kann bereits zu Einklemmungen oder zu einer Vergrößerung des Bruchsacks führen. Ist eine operative Versorgung geplant, sollte zur Vorsicht bis zur endgültigen Sanierung und vollständiger Ausheilung auf das Tauchen verzichtet werden.

## 40.2.6 Stoma

Der Begriff Stoma bezeichnet ganz allgemein eine durch eine Operation hergestellte Öffnung eines Hohlorgans nach außen. Im engeren Sinn wird er für ein bleibendes Tracheostoma (Luftröhrenschnitt) oder einen künstlichen Darm- beziehungsweise Blasenausgang verwendet.

Selbstverständlich besteht keine Tauchtauglichkeit bei einem Tracheostoma. Bei den anderen Stomata stehen eher hygienische Probleme im Vordergrund, so dass bei eigenständiger und problemloser Pflege getaucht werden kann. Doch auch hier sollte der Patient über mögliche Komplikationen während der Dekompression bei gasgefülltem Stomabeutel informiert werden.

---

### Kompaktinformation

**Verdauungstrakt und Bauchraum:**
**Kontraindikationen**

- Akute entzündliche Erkrankungen oder akute Schübe chronischer Erkrankungen (z. B. bei M. Crohn, Colitis ulcerosa).
- Bauchwandhernien
- Speiseröhrendivertikel
- Schwerer Reflux

## 40.3 Erkrankungen der Schilddrüse

Die Schilddrüse produziert Hormone, die den Stoffwechsel steuern und für Wachstum und Entwicklung des Körpers sowie für das seelische Gleichgewicht mitverantwortlich sind. Am häufigsten unter den Schilddrüsenerkrankungen ist die vergrößerte Schilddrüse, die als Struma bezeichnet wird. Funktionsstörungen treten als Über- oder Unterfunktion auf.

### 40.3.1 Struma

Bei einer Struma besteht in den häufigsten Fällen eine normale Hormonproduktion. Die Ursache für das Wachstum des Gewebes ist meist ein Jodmangel. Für die Ausübung des Tauchsports stellt eine Struma in der Regel keine Kontraindikation dar. Erst wenn diese so groß ist, dass Atemwege, Gefäße oder Nerven beeinträchtigt sind, besteht keine Tauchtauglichkeit.

Eine größer werdende Schilddrüse wird von vielen Tauchern erst dann bemerkt, wenn die Halsmanschette des Tauchanzuges zu eng sitzt. Hierdurch kann es vor allem zu einem deutlich vermindertem venösen Rückfluss des Blutes zum Herzen und einem venösen Rückstau der Halsgefäße kommen, so dass auf das Tauchen verzichtet werden sollte.

### 40.3.2 Hyperthyreose (Schilddrüsenüberfunktion)

Im Rahmen einer Hyperthyreose produziert die Schilddrüse mehr Hormone als der Körper braucht. Dies führt zu einem gesteigerten Stoffwechsel. Der Patient ist häufig unruhig und gereizt. Neben Herzrhythmusstörungen kann es zu Gewichts- und Flüssigkeitsverlusten kommen. Auch Veränderungen der Augen (Hervortreten der Augäpfel) sind möglich.

Obwohl es bisher keine Studie gibt, die den Einfluss der Erkrankung auf die Ausübung des Tauchsports untersucht hat, sollte auf das Tauchen bis zur beendeten Therapie und einem normalen Hormonhaushalt verzichtet werden.

### 40.3.3 Hypothyreose (Schilddrüsenunterfunktion)

Eine Unterfunktion der Schilddrüse im Erwachsenenalter führt zu allgemeinem körperlichen und geistigen Leistungsabfall. Müdigkeit und Antriebsarmut sind die Folgen. Erst nach medikamentöser Einstellung der Schilddrüsenfunktion und Wiedererlangung einer guten Leistungsfähigkeit sollte man den Tauchsport wieder ausüben.

## 40.4 Übergewicht

In den letzten Jahren ist die Anzahl der adipösen (übergewichtigen) Menschen insbesondere in den so genannten westlichen Industrienationen stetig gestiegen. Hauptursachen hierfür sind vor allem Bewegungsmangel und falsche Ernährung. Doch auch im Rahmen anderer Erkrankungen kann sich eine Adipositas entwickeln.

Zur Abschätzung des Übergewichts dient beispielsweise der BMI (Body Mass Index; Tabelle 40.1). Dieser berechnet sich aus Körpergröße und Körpergewicht:

$$\text{Body Mass Index (BMI)} = \text{Körpergewicht (kg)}/\text{Körpergröße (m)}^2$$

Bei Personen mit Adipositas besteht im Rahmen des Tauchsports ein erhöhtes Risiko, einen Dekompressionsunfall zu erleiden. Ursächlich hierfür ist eine verlangsamte Diffusion des Stickstoffs aus dem Fettgewebe. Besonders tiefe und lange Tauchgänge sowie eine große Anzahl von Wiederholungstauchgängen sollten daher bei Übergewicht vermieden werden.

Ein weiteres Problem adipöser Patienten ist oft die unzureichende körperliche Fitness, die bereits bei geringen Anstrengungen den Taucher an seine persönliche Leistungsgrenze bringt. Darüber hinaus haben neuere Studien eindeutig einen Zusammenhang zwischen der körperlichen Fitness und dem Auftreten von venösen Mikrogasblasen belegen können.

Viele übergewichtige Taucher verzichten in wärmeren Gewässern auf einen zusätzlichen Kälteschutzanzug. Durch das Körperfett wird meist eine ausreichende Isolierung erzielt. Allerdings kann es hierbei zu kleineren Verletzungen, zum Beispiel zu Abschürfungen durch die Gurte des Tauchgeräts, kommen. Dünnere Kleidungsstücke (T-Shirt) können hier für Abhilfe sorgen.

**Fallbeispiel.** Ein 42-jähriger Urlauber, der unter starkem Übergewicht leidet (BMI: 36,5 kg/m²) entscheidet sich, einen Tauchkurs zu absolvieren. Bereits für die Übungen im Hotelpool benötigt er 14 kg Blei, die nur mit zwei miteinander verbundenen Bleigurten um seinen Bauch passen. Obwohl er das Tauchgerät

**Tabelle 40.1:** Einteilung in Gewichtsklassifikationen nach BMI

| Gewichtsklassifikation | BMI (kg/m²) |
|---|---|
| Untergewicht | unter 18,5 |
| Normalgewicht | 18,5–24,9 |
| Übergewicht | 25,0–29,9 |
| Adipositas | 30,0 und mehr |

nach den Übungen im Wasser ablegt, ist er körperlich nicht in der Lage, mit dem Bleigurt den 1,20 m tiefen Pool selbstständig über die Leiter zu verlassen. Daher entscheidet er sich nach einem langen Gespräch mit seinem Tauchlehrer, den Tauchkurs erst nach Reduzierung seines Körpergewichts zu absolvieren.

## 40.5 Erkrankungen der Niere und des Urogenitalsystems

Die Nieren haben wesentlichen Anteil an der Regulierung des Flüssigkeits- und Elektrolythaushaltes. Für das Tauchen ist eine ausreichende Nierenfunktion notwendig. Eine bestehende Nierenfunktionseinschränkung mit einer Kreatinin-Clearence unter 20 ml/min ist daher eine absolute Kontraindikation für das Ausüben des Tauchsports. Ähnlich wie bei anderen Erkrankungen muss auch hier eine ansonsten gute körperliche Belastbarkeit und Leistungsfähigkeit vorhanden sein. Zusätzliche Erkrankungen, die vielleicht sogar zur Niereninsuffizienz geführt haben, wie beispielsweise ein Diabetes mellitus, dürfen nicht vorliegen.

Bei Dialysepatienten besteht keine Tauchtauglichkeit. Auch Patienten mit akuten entzündlichen Prozessen in der Niere dürfen nicht tauchen.

Steine im Ureter (Harnleiter) stellen ebenfalls eine absolute Kontraindikation dar. Durch diese kann es akut zu Koliken kommen, die wiederum zu Panik unter Wasser und unkontrollierten Notaufstiegen führen können. Bei Nierensteinen, die bisher keine Beschwerden verursacht haben, sollte gegebenenfalls nach Rücksprache mit dem behandelnden Urologen die Tauchtauglichkeit beurteilt werden.

Patienten mit benigner Prostatahyperplasie (gutartige Vergrößerung der Vorsteherdrüse) haben ein altersbedingtes, gutartiges Wachstum der Prostata, das ca. ab dem 45. Lebensjahr beginnt. Die gutartige Vergrößerung entwickelt sich hauptsächlich in unmittelbarer Nähe zur Harnröhre. Daher kann es hier zu einer ringförmigen Einengung der Harnröhre und damit zu unterschiedlich ausgeprägten Problemen bei der Miktion (Wasserlassen) bis hin zum Harnverhalt kommen. Während des Tauchens können wegen der gesteigerten Urinproduktion starke Schmerzen entstehen, weil der Patient trotz praller Blase und schmerzhaftem Harndrang kein Wasser lassen kann. Auch bestimmte Reize wie Kälte, Alkohol oder Stress können einen akuten Harnverhalt auslösen. Patienten mit wiederkehrendem Harnverhalt sind nicht tauchtauglich. Taucher mit Prostatahyperplasie ohne wiederkehrenden Harnverhalt sollten ausführlich über die möglichen Risiken während des Tauchens aufgeklärt werden.

---

### Kompaktinformation

**Urogenitalerkrankungen: Kontraindikationen**

- Dialysepatienten
- Zystenniere
- Harnleiterstein
- Urinfisteln

---

Selbstverständlich darf die Trinkmenge zur Vorbeugung eines Harnverhalts vor dem Tauchen nicht verringert werden. Bei ungestörter Entleerung der Blase, nach operativer Entfernung der Prostata oder der problemlosen Verwendung von Blasendauerkathetern kann der Tauchsport ausgeübt werden.

## 40.6 Silikon- und flüssigkeitsgefüllte Implantate

Silikonhaltige Implantate werden inzwischen an vielen Körperstellen eingesetzt. War es noch vor einiger Zeit vor allem die weibliche Brust, die so vergrößert wurde, tragen inzwischen auch immer mehr Männer Implantate zur Betonung einzelner Körperregionen. Auch in der Adipositaschirurgie finden flüssigkeitsgefüllte Bänder (Gastric-Banding) Anwendung.

Barotraumen während des Tauchens sind normalerweise nicht möglich, da die Implantate vollständig mit Silikon oder einer Flüssigkeit gefüllt sind. Im Gegensatz hierzu ist aber eine Aufsättigung des Silikons mit Stickstoff im Rahmen des Tauchens möglich. In Druckkammerversuchen konnte dies auch nachgewiesen werden. Die Blasenbildung in der Dekompressionsphase führte aber nicht zu einer kritischen Größenzunahme des Implantats. Eine Gefährdung scheint daher, vor allem bei konservativem Tauchverhalten, nicht zu bestehen.

Hersteller von Implantaten werben damit, dass mit ihren Produkten bis zu 100 m tief getaucht werden kann. Allerdings kann es an der Grenzfläche Implantat/Gewebe zu einer vermehrten Inertgasblasenbildung kommen. Auch dies sollte Grund für ein konservatives Tauchverhalten sein (keine dekompressionspflichtigen Tauchgänge).

Durch das Tauchgerät kann es jedoch zu mechanischen Verletzungen des Implantats kommen. Es sollten daher Tauchanzüge und Tauchgeräte verwendet werden, die keine Druckschädigungen verursachen.

## 40.7 Gerinnungsstörungen

Es gibt verschiedenartige Störungen der Blutgerinnung. So kann es zu einer vermehrten Blutungsneigung wie auch zu einem erhöhten Thromboserisiko kommen.

Eine **Thrombophilie** (Thromboseneigung) kann durch verschiedene Faktoren ausgelöst werden. Bei ansonsten gesunden Patienten sind angeborene Gendefekte die häufigste Ursache. Hierbei besteht ein erhöhtes Risiko, eine Thrombose oder auch eine Embolie zu erleiden. Thrombophilien stellen eine relative Kontraindikation für den Tauchsport dar. Je nach Typ der Erkrankung ist die Einnahme von Medikamenten zur Vermeidung von Thrombosen empfohlen.

Die Einnahme von Vitamin-K-Antagonisten (z. B. Marcumar®), die die Gerinnung des Blutes beeinflussen und zu einer längeren Blutungszeit führen, gilt prinzipiell nicht als absolute Kontraindikation für das Tauchen. Jedoch sollte beachtet werden, dass es bei Verletzungen vor, während und nach dem Tauchen zu stärkeren Blutungen kommen kann. So sollten während der Vorbereitung des Tauchgangs auch kleinere Verletzungen möglichst vermieden werden. Unter Wasser kann es im Rahmen von druckbedingten Verletzungen zu Blutungen kommen. Durch einen verspätet durchgeführten Druckausgleich kann es so zu Einblutungen in das Mittelohr kommen. Bei der Einnahme von gerinnungshemmenden Medikamenten sollten die Gerinnungsparameter regelmäßig kontrolliert werden und der Taucher über die Risiken aufgeklärt werden.

Patienten mit **Hämophilie** (Bluterkrankheit) haben eine angeborene erhöhte Blutungsneigung. Unter einer entsprechenden, gut eingestellten Therapie kann bei Beachtung der möglichen Risiken und Komplikationen der Tauchsport ausgeübt werden.

## 40.8 Tumoren und Chemotherapie

In der Medizin versteht man unter einem Tumor im Allgemeinen eine Raumforderung. Im engeren Sinn sind meist Neubildungen von Körpergewebe gemeint, die durch Fehlregulationen des Zellwachstums entstehen und in gutartig oder bösartig eingeteilt werden können. Bösartige Tumoren werden auch als Krebs bezeichnet. Die weitere Einteilung der Tumoren erfolgt meist nach ihrem Wachstumsverhalten und nach der zellulären Herkunft. Je nach Lokalisation und Funktion des durch den Tumor geschädigten Organs kommt es zu Beeinträchtigungen des Gesamtorganismus.

Bei gutartigen Tumoren, die keinen Druck auf Organe, Nerven oder Gefäße ausüben (beispielsweise Lipome, Fibrome) besteht meist keine Einschränkung der Tauchtauglichkeit. Vor allem bei bösartigen Tumoren kann es aber zu allgemeiner Schwäche, Gewichtsverlust, Ödemen, Veränderungen der Muskeln und Nerven kommen. Unabhängig von der Art des Tumors besteht dann keine Tauchtauglichkeit.

Bisher existieren weder Studien noch empirische Daten, die den Einfluss des Tauchens auf den jeweiligen Tumor zeigen. Auch das Dekompressionsverhalten von Tumorgewebe kann bisher nicht vorhergesagt werden. Generell sollte daher vor allem bei größeren Tumoren bis zur Ausheilung der Erkrankung möglichst auf den Tauchsport verzichtet werden.

Prinzipiell besteht keine Tauchtauglichkeit bei Tumoren, die neurologische Symptome, wie beispielsweise Krampfanfälle, auslösen können. Auch bei Tumoren des Kopf- und Halsbereichs, die zu Schluckstörungen oder Lähmung der Gesichtsnerven führen können, darf nicht getaucht werden. Tumoren und Metastasen in der Lunge stellen ebenfalls eine Kontraindikation dar, da es zum „Air Trapping" kommen kann. Bei Neubildungen im Bauchraum besteht grundsätzlich die Gefahr, dass an Engstellen des Darms Barotraumen entstehen können. Jedoch kann hier bei bisher unauffälligem Krankheitsverlauf und guter körperlicher Leistungsfähigkeit eine eingeschränkte Tauchtauglichkeit möglich sein. Diese kann auch bei Tumoren des Bewegungsapparats bestehen, solange der Taucher über eine ausreichende Beweglichkeit und Fitness verfügt. Bei destruierenden Knochentumoren ist allgemein die Gefahr von Knochenbrüchen erhöht.

Problematisch ist die Dauer der Gültigkeit der Tauchtauglichkeit, da es im Rahmen eines Tumorleidens schnell zur Verschlechterung des Allgemeinzustands kommen kann. Nach Möglichkeit sollte bei den regelmäßigen Arztbesuchen zur Behandlung der Grundkrankheit die Tauchtauglichkeit überprüft und besprochen werden.

Die Therapie eines Tumors richtet sich nach seiner Art, Lokalisation und Größe. Neben der operativen Entfernung können auch Bestrahlungen und Chemotherapien notwendig sein. Tauchtauglichkeit besteht erst wieder nach ausreichender Erholung und bei guter körperlicher Leistungsfähigkeit. Bei Patienten, die mit dem Chemotherapeutikum Bleomycin behandelt wurden, besteht auch lange nach der Therapie ein erhebliches Risiko, eine Pneumonitis (Entzündung der Lunge ohne Erreger) mit Lungenfibrose (bindegewebiger Umbau des Lungengewebes) zu bekommen. Diese erhöht wiederum das Risiko für ein „Air Trapping" und somit für ein Lungenbarotrauma. Daher besteht auch noch Jahre nach Ende der Behandlung absolute Tauchuntauglichkeit.

## 40.9 Infektionskrankheiten (Hepatitis und HIV)

### 40.9.1 Hepatitis

Als Hepatitis bezeichnet man eine Entzündung der Leber, die durch verschiedene Ursachen hervorgerufen werden kann. Die meisten Erkrankungen werden durch Viren ausgelöst, andere beruhen auf einer Autoimmunerkrankung. Auch durch langen und übermäßigen Alkoholkonsum kann eine Hepatitis entstehen. Bei den Verlaufsformen kann man akute und chronische Erkrankungen unterscheiden. Die Hepatitisviren, die verschiedenen Virusfamilien angehören, werden mit A bis G bezeichnet. In Mitteleuropa sind in der Regel nur die Hepatitis-A-, -B- und -C-Viren relevant.

#### Hepatitis A
Das Hepatitis-A-Virus ist die häufigste Ursache der akuten viralen Hepatitis. Es kommt vor allem in Ländern mit niedrigem Hygienestand vor. Die Verbreitung erfolgt als Kontakt- und Schmierinfektion beispielsweise über verunreinigte Nah-

rungsmittel. Die Hepatitis A kann akut über mehrere Wochen bis Monate verlaufen. Sie wird nicht chronisch und führt deshalb auch zu keiner dauerhaften Schädigung der Leber. Typische Symptome sind Übelkeit, Erbrechen, Bauchschmerzen, Fieber, Durchfall und Abgeschlagenheit. Aufgrund der verminderten körperlichen Belastbarkeit besteht während der akuten Phase keine Tauchtauglichkeit. Nach Abklingen der Symptome und bei ausreichender Fitness kann der Tauchsport wieder ausgeführt werden.

### Hepatitis B
Die Infektion erfolgt durch Kontakt mit Blut oder anderen Körperflüssigkeiten eines mit dem Hepatitis-B-Virus infizierten Menschen. Die Eintrittspforten sind kleinste Verletzungen der Haut oder der Schleimhaut. Diese Erkrankung verläuft in 5–10 % der Fälle chronisch. Typische Krankheitszeichen sind Gelbsucht, Fieber, Abgeschlagenheit, Bauchschmerzen und Verdauungsbeschwerden. In vielen Fällen verläuft die Infektion jedoch unbemerkt und ohne Symptome.

Zur Tauchtauglichkeit bei akuter und chronischer Hepatitis B gibt es bisher keine wissenschaftlichen Publikationen. Prinzipiell sollte sich die Tauchtauglichkeit an den körperlichen Beschwerden und der Leistungsfähigkeit orientieren.

### Hepatitis C
Die Hepatitis C ist eine Infektionskrankheit, die in der Akutphase wegen des symptomlosen oder symptomarmen Verlaufs oftmals nicht diagnostiziert werden kann. Die Erkrankung wird in vielen Fällen vom Betroffenen gar nicht oder lediglich als vermeintlich grippaler Infekt wahrgenommen. Die Akutphase kann jedoch in eine chronische Verlaufsform übergehen. Diese verläuft oft über viele Jahre schleichend mit milder Symptomatik. Müdigkeit, unspezifische Oberbauchbeschwerden und verminderte Leistungsfähigkeit treten bei etwa zwei Drittel dieser Patienten auf.

Ähnlich wie bei der Hepatitis-B-Infektion sollte sich die Tauchtauglichkeit an den Beschwerden und der körperlichen Fitness orientieren.

Prinzipiell ist die Reaktivierung einer chronischen Hepatitis-B- oder -C-Infektion durch sportliche Aktivität möglich. Dies betrifft vor allem den Leistungssport. Körperliche Aktivität wird jedoch empfohlen.

### 40.9.2 HIV und Aids

Aids wird durch das „human immunodeficiency virus" (HI-Virus, HIV) verursacht und ist eine chronische Erkrankung. Das HI-Virus zerstört bestimmte Zellen der Immunabwehr des Körpers. Bakterien, Viren und Pilze können nicht mehr effektiv bekämpft werden und es kann zu verschiedenen Infektions- und Tumorerkrankungen kommen. Der Begriff Aids („acquired immunodeficiency syndrome" = Krankheitsbild der erworbenen Abwehrschwäche) bezeichnet ein spätes Stadium der HIV-Infektion.

Vor allem zu Beginn der Infektion sind die Patienten häufig symptomfrei und meist auch tauchtauglich. Im weiteren Verlauf der Erkrankung kann es unter anderem zu neurologischen Symptomen und Erkrankungen der Lunge kommen, die ein weiteres Ausüben des Tauchsports verbieten. Die Therapie der HIV-Infektion wird meist mit mehreren Medikamenten durchgeführt, die sehr unterschiedliche Nebenwirkungen haben können. Eine eingeschränkte Tauchtauglichkeit ist nur dann gegeben, wenn über einen längeren Zeitraum keine Nebenwirkungen auftreten und eine gute körperliche Leistungsfähigkeit vorhanden ist.

Ähnlich wie bei der chronischen Hepatitis B und C ist auch hier eine Verschlechterung der Erkrankung durch Leistungssport denkbar. Körperliche Aktivität wird jedoch auch für HIV-Infizierte empfohlen.

**Hinweis.** Chronische Virusinfektionen wie Hepatitis B und HIV können durch Körperflüssigkeiten wie Blut, Speichel etc. übertragen werden. Theoretisch besteht eine Ansteckungsgefahr über den Speichel am Atemregler, wenn dieser im Rahmen der Wechselatmung benutzt wird. Dies ist jedoch bislang nicht beschrieben worden und die Gefahr ist als äußerst gering anzusehen. Die Übertragung im Rahmen der Wiederverwendung bei Leihausrüstung ist bei sachgerechter Reinigung (kräftiges Ausspülen) nicht gegeben.

### Tipps für Tauchlehrer

1. Es sollte der Aufmerksamkeit des verantwortlichen Tauchlehrers nicht entgehen, ob ein Taucher wegen akuter oder chronischer Erkrankungen nur eingeschränkt oder vorübergehend nicht tauchtauglich ist. Ein vertrauliches Gespräch und die Rückfrage des betroffenen Tauchers bei seinem Taucharzt können eventuelle Unklarheiten beseitigen.
2. Bei Erkältung, Unwohlsein, Restalkohol (!) und unter dem Einfluss verschiedener Medikamente darf die Teilnahme an Tauchgängen nicht gestattet werden.
3. In jedem Fall ist es gesundheitsförderlich, die Gelegenheit zu schaffen, viel zu trinken und unmittelbar vor einem Tauchgang von Land oder vom Boot aus jegliche Notdurft verrichten zu können.
4. Mit stark übergewichtigen Personen sollten möglichst „konservative" Tauchgänge (d. h. flach, keine Anstrengung, V-Profil etc.) unternommen werden.
13. Aufgrund befürchteter oder realer Infektionsgefahr müssen im Rettungskoffer Latex-Handschuhe und Beatmungsmaske bereitgehalten werden. Der Ablauf von Wechselatmungsübungen ist im Einzelfall kritisch zu überdenken.

## Weiterführende Literatur

1. Dietel M et al.: Harrisons Innere Medizin 15. Aufl. ABW Wissenschaftsverlag, Berlin, 2002
2. Wendling J, Ehm OF, Ehrmann R et al.: Manual Tauchtauglichkeit, 2. Aufl. Gesellschaft für Tauch- und Überdruckmedizin, Schweizerische Gesellschaft für Unterwasser- und Hyperbarmedizin, Österreichische Gesellschaft für Tauch- und Hyperbarmedizin, 2001
3. Weidauer H: HIV und Tauchen. In: Weidauer H, Klingmann C (Hrsg) Tauchmedizin aktuell. Gentner, Stuttgart, 2004

## Internetadressen

1. http://www.gtuem.org/info/guidelines.htm
2. http://www.kompentenznetz-hiv.de
3. http://www.kompentenznetz-hepatitis.de

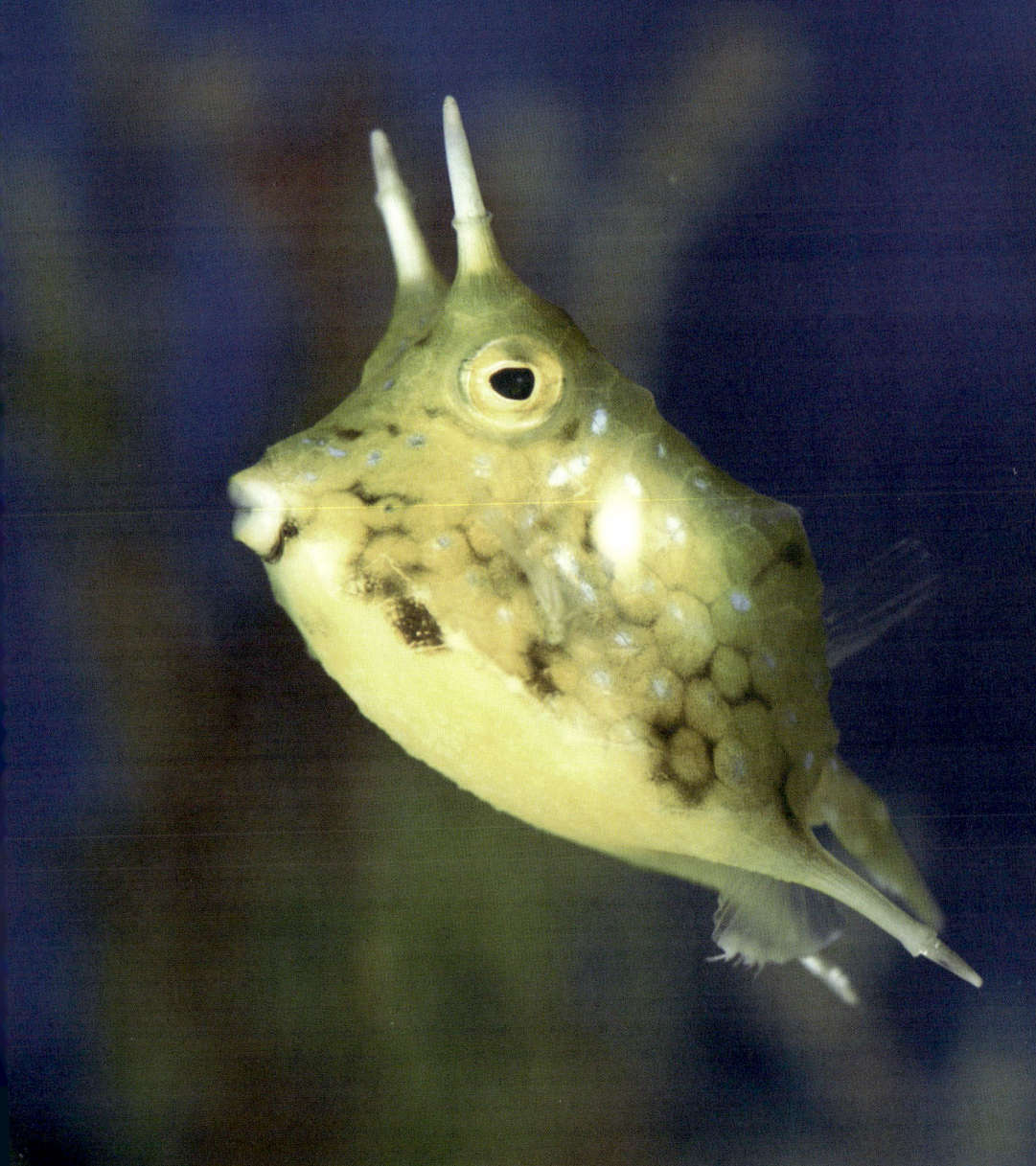

# 41 Neurologische Spätschäden und Hirnläsionen bei Sporttauchern

*M. Knauth*

Macht Tauchen dumm? Diese mal ängstlich, mal provokativ oder gar plakativ gestellte Frage geistert nun schon seit vielen Jahren durch die Sporttauchergemeinden oder dient als Überschrift in Zeitungen, deren Seriositätsgrad einer weiten Variation unterliegt. In diesem Kapitel soll zu diesem Thema ausgewählte Literatur vorgestellt und diskutiert werden. Der Schwerpunkt wird auf dem Sporttaucherbereich und auf chronischen Schädigungen liegen.

## 41.1 Einführung

Verschiedene Arbeitsgruppen haben Hinweise dafür gefunden, dass bei Tauchern Spätschäden im Bereich des Zentralnervensystems auftreten können. Diese Hinweise ergaben sich entweder aus klinisch-neurologischen und neuropsychologischen Untersuchungen oder aus Untersuchungen, die mit Hilfe moderner bildgebender Verfahren, besonders der Magnetresonanztomographie, durchgeführt wurden.

Im Rahmen von Tauchunfällen können Schäden des zentralen Nervensystems auftreten, die zum Teil schwere und bleibende Funktionsausfälle oder gar den Tod zur Folge haben. Warren et al. (1988) untersuchten 14 Taucher mit DCS II, wobei aufgrund der Symptomatik und der klinischen Untersuchung bei vier Tauchern eine zerebrale Schädigung vermutet wurde. Bei der magnetresonanzgraphischen Untersuchung des Gehirns wurden bei drei der vier Taucher akute krankhafte Veränderungen festgestellt, deren Lokalisation mit den klinischen Symptomen gut korrelierte. Dass bei einem Tauchunfall akute Schädigungen des Gehirns auftreten können, ist unstrittig und soll nicht weiter Gegenstand des vorliegenden Kapitels sein.

Unter den Arbeiten, die sich mit chronischen Schäden des Gehirns befassen, gibt es solche, die untersuchen, ob bei Tauchern vermehrt neurologische oder neuropsychologische Symptome (z. B. Merkfähigkeits- oder Konzentrationsstörungen) auftreten. Ein anderer Ansatz ist die Untersuchung der Gehirne der Taucher mit den modernen bildgebenden Verfahren, vor allem der Magnetresonanztomographie. Hier können kleine Veränderungen des Hirngewebes gesehen werden, auch ohne dass der oder die Betroffene irgendwelche Symptome bemerkt. In der Regel handelt es sich um kleine „weiße" Flecken, die bei bestimmten Untersuchungstechniken im Hirngewebe gefunden werden und die in den entsprechenden Veröffentlichungen entweder als „Läsionen" oder aber als „weiße Flecken" bzw. als „Hyperintensitäten" bezeichnet werden.

Der Vorteil der Magnetresonanztomographie liegt darin, dass sie sehr empfindlich bei dem Nachweis von Hirnveränderungen ist; ein Nachteil ist, dass man nicht weiß, was diese Hirnläsionen für den betroffenen Taucher bedeuten: Handelt es sich um untergegangenes Gewebe, also um „Narben" im Gehirn, oder ist das Gewebe zwar irgendwie verändert, aber noch funktionsfähig?

Ideal wäre eine Studie, die wiederholt sowohl neurologische, neuropsychologische als auch moderne bildgebende Untersuchungen bei einer großen Gruppe von Sporttauchern über einen längeren Zeitraum beinhaltet. Am besten wäre es, Tauchnovizen über beispielsweise ein Jahrzehnt zu untersuchen. Allerdings wäre eine solche Studie sehr zeit- und kostenintensiv und dementsprechend existiert eine solche Untersuchung nicht.

Welche Studien gibt es also, die sich mit neurologischen Spätschäden bzw. mit Hirnveränderungen bei Tauchern befassen? Die im Folgenden beschriebenen Untersuchungen stellen eine Auswahl dar; ein Anspruch auf Vollständigkeit wird nicht erhoben.

## 41.2  Die norwegische Berufstaucherstudie

Eine norwegische Arbeitsgruppe untersuchte 156 Berufstaucher und 100 nichttauchende Probanden. Das Untersuchungsprotokoll umfasste neben einer Anamnese klinisch-neurologische und elektrophysiologische Untersuchungen (EEG = Hirnstromkurven) sowie eine Magnetresonanztomographie des Gehirns. Die Autoren fanden in der Gruppe der Berufstaucher deutlich mehr abnormale EEG-Befunde in Form meist temporal lokalisierter fokaler langsamer Wellen und Potenzialspitzen. Diese auffälligen EEG-Befunde waren bei 18 % der Taucher zu finden. Des Weiteren waren die Leitungszeiten akustischer Signale im Hirnstamm in der Tauchergruppe verlängert. Diese für eine chronische Schädigung des Zentralnervensystems sprechenden Veränderungen spiegelten sich jedoch nicht in der Magnetresonanztomographie des Gehirns wider. Allerdings war der magnetresonanztomographische Teil der Studie mit gravierenden methodischen Mängeln behaftet.

**Hinweis.** Die entscheidende Information der norwegischen Studie an Berufstauchern ist, dass es Hinweise für chronische Hirnschädigungen bei Berufstauchern gibt.

## 41.3  Milwaukee-Studie an Pressluftarbeitern

Neunzehn Pressluftarbeiter, die bei Tunnelbauprojekten in und um Milwaukee in hyperbarer Luft arbeiteten, wurden MR-tomographisch untersucht und mit elf Kontrollpersonen verglichen, die der gleichen Arbeitsgruppe angehörten, aber keine Pressluftexposition hatten. In der Gruppe der Pressluftarbeiter wurden signifikant mehr Hirnläsionen als in der Kontrollgruppe gefunden (152 vs. 22 Hirnläsionen). Die Hirnläsionen in der Pressluftarbeitergruppe waren sehr inhomogen verteilt. Während bei 7 (= 37 %) Pressluftarbeitern mindestens 20 Läsionen gefunden wurden, wies die Läsionsanzahl der 12 anderen Pressluftarbeiter keinen signifikanten Unterschied zu der Läsionsanzahl der Vergleichsgruppe auf.

Da Pressluftarbeiter wie auch Sporttaucher Pressluft atmen, kann man möglicherweise die Ergebnisse dieser Studie auf Taucher übertragen, wenngleich die Bedingungen der Pressluftarbeit durch die sehr viel längeren Expositionszeiten nicht genau denen des Tauchens entsprechen.

**Hinweis.** Die Milwaukee-Studie an Pressluftarbeitern lieferte den ersten Hinweis dafür, dass möglicherweise ein Subkollektiv der pressluftexponierten Arbeiter ein höheres Risiko besitzt, durch die hyperbare Exposition MR-tomographisch fassbare Hirnläsionen zu erleiden. Die Autoren bieten keine Erklärung hierfür an.

## 41.4  Die Aachener Taucherstudie

Die Aachener Arbeitsgruppe war die erste, die ein größeres Kollektiv von Sporttauchern auf das Vorhandensein von Hirnschäden untersuchte. Der Neuroradiologe Jürgen Reul und seine Mitarbeiter hatten 52 Sporttaucher und 50 nichttauchende Kontrollpersonen, die bezüglich Geschlecht, Alter und Lebenswandel korreliert waren, mittels Magnetresonanztomographie untersucht und eine statistisch signifikante Häufung von Hirnläsion bei den Sporttauchern gefunden. Während in der Aachener Studie bei 52 Tauchern 86 Hirnläsionen nachweisbar waren, wurden bei 50 Kontrollpersonen nur 14 solcher Läsionen gefunden. Betrachtet man die „Tauchergruppe" isoliert, so fällt auf, dass bei 14 Tauchern (27 %) 68 Hirnläsionen (79 %) gefunden wurden (Tabelle 41.1), während für die übrigen Taucher die Anzahl der Hirnläsionen nicht oder nicht signifikant über der der Kontrollgruppe lag.

Auch in der Aachener Studie beruht der signifikante Unterschied in der Häufigkeit der Hirnläsionen also auf einer Subgruppe von etwa 25–30 % der Taucher, die die weitaus überwiegende Anzahl von Hirnläsionen in der Tauchergruppe aufwiesen.

**Tabelle 41.1.** In der Aachener Taucherstudie war der Unterschied in der Häufigkeit von Hirnläsionen durch eine 27 % der Taucher betragende Subgruppe bedingt, die nahezu 80 % der Hirnläsionen auf sich vereinten. (Tabelle modifiziert aus Reul et al. 1995)

| Anzahl der Läsionen | Taucher | Kontrollen |
|---|---|---|
| 0 | 25 | 40 |
| 1 | 8 | 7 |
| 2 | 5 | 4 |
| 3 | 5 | 3 |
| 4 | 2 | 0 |
| 5 | 0 | 0 |
| 6 | 4 | 0 |
| >6 | 3 | 0 |

Die Autoren bieten keinen pathophysiologisch plausiblen Entstehungsmechanismus für die Hirnläsionen im Allgemeinen und deren Beschränkung auf eine Subgruppe der Taucher im Speziellen an. Es wird zwar vermutet, dass Inertgasbläschen eine Rolle spielen, diese müssten allerdings intraarteriell auftreten, um die Hirnläsionen erklären zu können.

**Hinweis.** Die Aachener Taucherstudie sorgte für Furore. Die Autoren fanden bei Sporttauchern im Vergleich zu nichttauchenden Personen signifikant häufiger Hirnläsionen (oder „weiße Flecken"). Davon schienen einige Taucher (ca. 25–30 %) besonders betroffen zu sein. Eine Erklärung bzw. ein Entstehungsmechanismus wurde nicht angeboten.

## 41.5 Exkurs: Offenes Foramen ovale (PFO)

Alle Säugetiere – also auch der Mensch – haben während ihrer Zeit im Mutterleib ein offenes Foramen ovale: Dies ist eine Verbindung zwischen der rechten und linken Herzhälfte, durch die das von der Plazenta („Mutterkuchen") kommende sauerstoffreiche Blut an der noch funktionslosen Lunge vorbeigeleitet wird. Nach der Geburt schließt sich das Foramen ovale ganz oder weitgehend, da jetzt ja die Lunge für die Sauerstoffversorgung einspringen muss. Allerdings ist bei ca. 25–30 % aller Menschen der Verschluss des Foramen ovale nicht vollständig und es verbleibt ein „Restloch". Dieses offene Foramen ovale wird im Deutschen manchmal als „OFO" abgekürzt, gebräuchlicher ist aber die Abkürzung „PFO", wobei das „P" für „persistierend" oder im Englischen für „patent" steht.

**Was hat das PFO mit Tauchen zu tun?**

Venöse Bläschen treten nach einem Tauchgang zwar häufig auf, können allerdings normalerweise den Lungenfilter nicht passieren und erreichen daher das arterielle System nicht. Eine intraarterielle Neuentstehung von Inertgasbläschen ist unter den Bedingungen einer langsamen Dekompression, wie sie beim Sporttauchen vorkommt, praktisch ausgeschlossen. In Fällen eines PFOs (oder eines anderen Rechts-Links-Shunts) können die venösen Inertgasbläschen den Lungenfilter jedoch umgehen und das arterielle System erreichen.

## 41.6 Die Heidelberg-Mannheimer Taucherstudien

Die Grundidee der ersten Heidelberg-Mannheimer Taucherstudie war, dass die Taucher, die MR-tomographisch nachweisbare Hirnläsionen aufweisen, möglicherweise jene sind, die ein PFO haben. Der vermutete Pathomechanismus war der Übertritt venöser Inertgasbläschen über ein PFO in das arterielle System mit darauffolgenden arteriellen Embolien, die dann die Hirnläsionen verursachen (Abb. 41.1). Es wurden 87 Taucher magnetresonanztomographisch auf das Vorliegen von Hirnläsionen sowie mit einem Ultraschallverfahren (kontrastmittel-unterstützte transkraniellen Doppler-sonographie) auf ein PFO untersucht. Bei 25 Tauchern wurde ein PFO gefunden, in 13 Fällen wurde dieses als „groß" klassifiziert.

Mit der Magnetresonanztomographie wurden 41 Hirnläsionen bei elf Tauchern gefunden. Sieben der Taucher ohne PFO hatten jeweils eine Hirnläsion, während vier Taucher mit PFO zusammen 34 Läsionen aufwiesen. Die Häufigkeit multipler Hirnläsionen war in der Gruppe von Tauchern mit PFO signifikant höher als

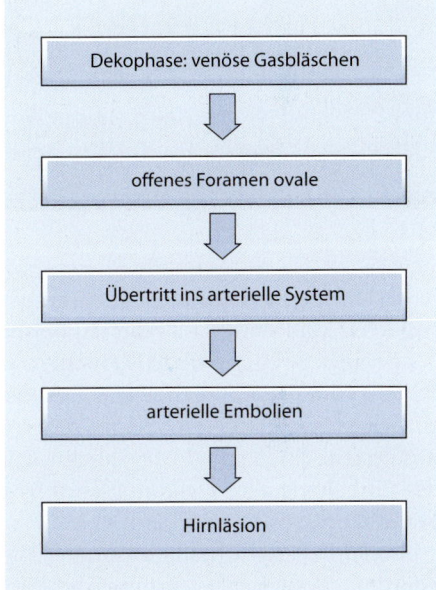

**Abb. 41.1:** Vermuteter Pathomechanismus der Entstehung der Hirnläsionen bei Sorttauchern. Venöse Gasbläschen, die häufig während und nach Dekompressionen aus relativ geringen Tiefen auftreten, können über das offene Foramen ovale oder einen anderen Rechts-Links-Shunt in das arterielle System übertreten. Die Hirnläsionen könnten dann durch arterielle Gasembolien verursacht sein

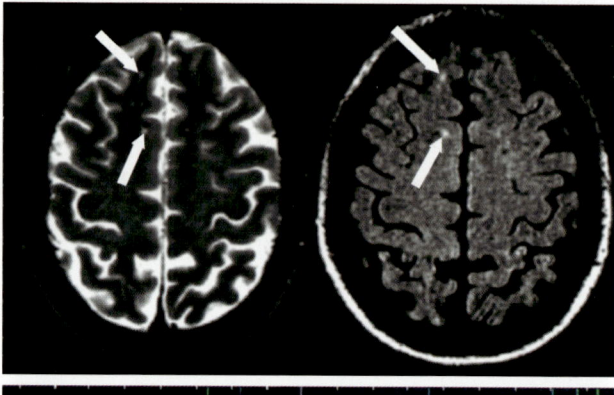

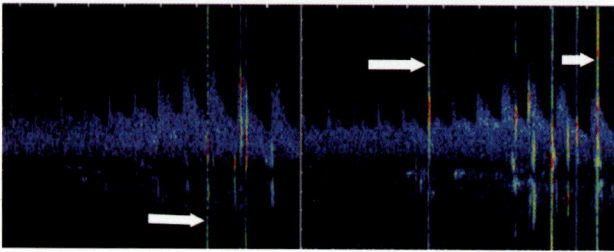

**Abb. 41.2:** 42-jähriger Taucher mit 853 Tauchgängen. Die MRT (oberer Teil der Abbildung) zeigt eine Hirnläsion in der subkortikalen weißen Substanz (Pfeile). Es wurden noch weitere (insgesamt 12) Hirnläsionen nachgewiesen. Die transkranielle Dopplersonographie (unten) zeigt multiple Störsignale (Pfeile) im Strömungssignal der A. cerebri media. Ein großer Rechts-links-Shunt ist damit bewiesen

in der Gruppe der übrigen Taucher, besonders wenn es sich um ein großes PFO handelte. Abbildung 41.2 zeigt ein Beispiel eines betroffenen Tauchers.

In einer zweiten Studie versuchten wir, einen Zusammenhang zwischen Hirnläsionen und neuropsychologischer Leistungsfähigkeit herzustellen. Hierzu wurde ein neues Sporttaucherkollektiv untersucht. Ein Teil dieser Taucher hatte bereits mindestens einen paradoxen Tauchunfall erlitten, d. h. DCS-Symptome traten trotz des Einhaltens aller Dekompressionsregeln auf. Während die zweite Heidelberg-Mannheimer Studie wiederum eine Häufung von Hirnläsionen bei Tauchern mit großem PFO zeigte, bestand kein statistisch signifikanter Zusammenhang zwischen neuropsychologischer Leistung und Hirnläsionen. Es ergab sich lediglich eine vage

## Kompaktinformation

Die Ergebnisse der ersten Heidelberg-Mannheimer Taucherstudie legen nahe, dass ein großes PFO einen Risikofaktor für das Auftreten von Hirnläsionen bei Tauchern darstellt und dass der wahrscheinliche Pathomechanismus eine Arterialisierung von venösen Inertgasbläschen ist. Andererseits hatten aber auch die Mehrzahl der Taucher mit großem PFO keine Hirnläsionen. Ein großes PFO ist also nur ein Risikofaktor: Es führt nicht automatisch zu Hirnläsionen.

**Kompaktinformation**

Die zweite Heidelberg-Mannheimer Taucherstudie konnte einen Zusammenhang zwischen Hirnläsionen und einer Minderung der Hirnleistungsfähigkeit nicht beweisen. Die Zahl der untersuchten Taucher war allerdings klein. Es gibt bis heute keine Studie, die einen Zusammenhang zwischen magnetresonanztomographisch fassbaren Hirnläsionen und einer Einschränkung der geistigen Leistungsfähigkeit hergestellt hat.

Tendenz zu minimal geminderter Leistungsfähigkeit, wenn Hirnläsionen vorlagen. Im untersuchten Kollektiv waren allerdings nur 5 Taucher, die multiple Hirnläsionen aufwiesen. Bei einer derart kleinen Gruppe müssten neuropsychologische Leistungsminderungen sehr ausgeprägt sein, um statistisch signifikant zu sein.

## 41.7 Die Schweizer Sporttaucherstudie

Die wichtigste weitere Studie, die zu dem von uns behandelten Thema erschienen ist, stammt von einer Schweizer Arbeitsgruppe um Schwerzmann (2001). Das Studiendesign ähnelte dem der ersten Heidelberg-Mannheimer Taucherstudie, beinhaltete aber zusätzlich eine nichttauchende Kontrollgruppe. Schwerzmann et al. fanden bei den Tauchern mit PFO doppelt so viele Hirnläsionen wie bei Tauchern ohne PFO. Allerdings fanden sie bei allen Tauchern signifikant mehr Hirnläsionen als bei den nichttauchenden Kontrollen (Abb. 41.3). Die von Schwerzmann et al. gefundene doppelt so hohe Läsionszahl bei den Tauchern mit PFO ist mit den Er-

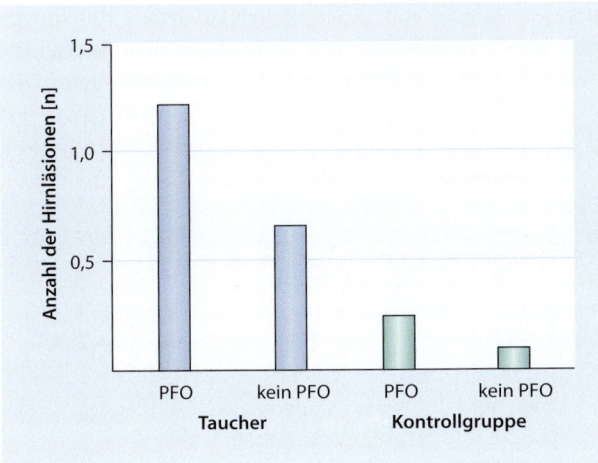

**Abb. 41.3:** Alle Taucher wiesen mehr Hirnläsionen auf als nicht tauchende Kontrollpersonen. Innerhalb der Tauchergruppe wiesen die Taucher mit PFO doppelt so viele Läsionen auf wie die Taucher ohne PFO. (Modifiziert nach Schwerzmann et al. 2001)

gebnissen der ersten Heidelberg-Mannheimer-Taucherstudie gut zu vereinen. Die darüber hinaus gefundene höhere Läsionszahl aller Taucher gegenüber der nichttauchenden Kontrollgruppe weist darauf hin, dass es neben dem PFO eben auch noch andere Mechanismen gibt, eine Hirnläsion beim Tauchen zu erleiden, z. B. ein „Überlaufen" des Lungenfilters.

## 41.8   Die Genfer „Memory-dive"-Studie

In dieser Studie wurde bei 215 Sporttauchern die Durchblutung des Gehirns mit einem bildgebenden Verfahren (sog. SPECT) gemessen und die Hirnleistungsfähigkeit mit neuropsychologischen Tests erfasst. Beides wurde mit dem Tauchverhalten der Taucher korreliert. Die Autoren fanden einen negativen Einfluss von Tauchtiefe (mehr als 40 m) und der Tauchumgebung (mehr als 80 % Kaltwassertauchgänge) auf die globale Hirndurchblutung. Kognitive Leistungen (v. a. Geschwindigkeit und Flexibilität) waren bei einer hohen Anzahl von Tauchgängen (mehr als 100 Tauchgänge/Jahr) und einer hohen Anzahl von Tauchgängen unter 40 m vermindert. Eine Korrelation der Ergebnisse mit magnetresonanztomographischen Untersuchungen („Hirnläsionen") und PFO („paradoxe Inertgasembolien") wäre wünschenswert gewesen, war aber nicht Teil der Studie.

## 41.9 Diskussion und Zusammenfassung

Eine klare Aussage zu der Problematik zu treffen, ist nicht leicht: Die vorliegenden Studien im Sporttaucherbereich zu neurologischen Spätschäden beantworten viele Fragen, lassen aber mindestens ebenso viele unbeantwortet bzw. werfen neue Fragen auf. Trotzdemsoll hier versuchet werden, einige Schlüsselaussagen zu extrahieren.

1. In der Magnetresonanztomographie des Gehirns sind bei Sporttauchern im Vergleich zu nichttauchenden Kontrollgruppen vermehrt „Hirnläsionen" oder „weiße Flecken" bzw. „Hyperintensitäten" nachweisbar. Diese Aussage scheint für die Gesamtgruppe der Taucher, besonders aber für solche mit einem großen PFO zu gelten.
Die Häufung von Hirnläsionen bei Tauchern mit großem PFO impliziert, dass die Arterialisierung venöser Inertgasbläschen eine wichtige Rolle bei der Entstehung (zumindest eines Teils) der Hirnläsionen spielt. Dieser Mechanismus ist wahrscheinlich auch die Ursache für den von anderen Arbeitsgruppen nachgewiesenen Zusammenhang zwischen bestimmten Formen von Dekompressionskrankheiten und PFO.
Betroffene Taucher sollten versuchen, die Entstehung und den Übertritt venöser Inertgasbläschen zu vermeiden oder zu vermindern. Die Tauchcomputer bzw. Tauchtabellen sollten nicht „ausgereizt" werden. Wahrscheinlich ist es ratsam, dekompressionspflichtige Tauchgänge generell zu vermeiden. Wenn sich bereits Inertgasbläschen im Blut befinden, sollten Valsalva-Manöver (d. h. keine JoJo-Tauchgänge) unterbleiben, da diese zu einem vermehrten Übertritt venösen Bluts in das arterielle System führen. Flugverbotszeiten nach einem Tauchgang sollten von Tauchern mit großem PFO besser großzügig verlängert werden. Die Ratschläge dieses Absatzes sind plausibel, jedoch nicht durch wissenschaftliche Studien bewiesen.
Es ist nachdrücklich darauf hinzuweisen, dass auch Taucher ohne PFO keinen Freibrief für unsicheres Tauchen besitzen: In der Studie von Schwerzmann und Mitarbeitern wies auch die Gruppe von Tauchern, die kein PFO hatten, eine (leicht) gesteigerte Anzahl von Hirnläsionen im Vergleich zu nichttauchenden Kontrollpersonen auf. Dies unterstreicht, dass ein PFO zwar einen Risikofaktor für Hirnläsionen darstellt, es daneben aber auch noch weitere Mechanismen gibt, wie venöse Inertgasbläschen arterialisiert werden können, z. B. durch „Überlaufen" des Lungenfilters.

2. Es gibt bis heute keine Studie, die nachgewiesen hat, dass magnetresonanztomographisch fassbare Hirnläsionen mit einer Minderung der Leistungsfähigkeit des Gehirns verbunden ist. Ein solcher Nachweis ist allerdings auch schwer zu führen, da man hohe Fallzahlen braucht, um leichte Minderungen der Leistungsfähigkeit nachzuweisen. Wenngleich nicht bewiesen ist, dass die Hirnläsionen zu

einer Störung der Hirnleistung führen, gebietet der gesunde Menschenverstand, die Hirnläsionen nicht auf die allzu leichte Schulter zu nehmen.

3. In der Genfer Studie wurden bei Sporttauchern eine Minderung der Hirndurchblutung und eine Verminderung geistiger Leistungsfähigkeit gefunden. Es zeigte sich eine Abhängigkeit dieser Veränderungen von Tauchhäufigkeit (mehr als 100 TG/Jahr), Tauchtiefe (> 40 m) und Tauchumgebung (See-TG, Kaltwasser). Eine Korrelation mit Hirnläsionen und einem PFO wurde nicht untersucht, wäre aber wünschenswert gewesen.

Insgesamt ist hinsichtlich neurologischer Spätschäden in Form von Minderungen der Hirnleistungsfähigkeit oder Hirnläsionen weder eine Dramatisierung noch eine Verharmlosung angezeigt. Hirnläsionen sind bisher nicht mit einer Minderung der Hirnleistungsfähigkeit verknüpft worden und die in der Genfer Studie gezeigten Minderungen der Hirnleistungsfähigkeit traten bei recht extremen Tauchgewohnheiten auf. Andererseits handelt es sich bei Sporttauchen um eine Freizeittätigkeit und bei dem Gehirn um das Organ, dem wir unsere geistige Leistungsfähigkeit und unsere Persönlichkeit verdanken. Wie in anderen Lebensbereichen auch sollte auch beim Tauchen gelten: Alles in Maßen. Für den moderaten Sporttauchbereich sind neurologische Spätfolgen in Form von Minderungen der Hirnleistungsfähigkeit jedenfalls bisher nicht nachgewiesen.

## Weiterführende Literatur

1. Fueredi GA, Czarnecki DJ, Kindwall EP: MR findings in the brains of compressed-air tunnel workers: relationship to psychometric results. Am J Neuroradiol 1991; 12: 67–70
2. Klingmann C: Recht-/Links-Shunt bei Sporttauchern: Zusammenhang mit Hirnläsionen und paradoxen Tauchunfällen. Inauguraldissertation, Heidelberg, 2002
3. Knauth M, Ries S, Pohimann S et al.: Cohort study of multiple brain lesions in sport divers: role of a patent foramen ovale. BMJ 1997; 314: 701–705
4. Reul J, Weis J, Jung A, Willmes K, Thron A: Central nervous system lesions and cervical disc herniations in amateur divers. Lancet 1995; 345: 1403–1405
5. Schwerzmann M, Seiler C, Lipp E, Guzman R, Lovblad KO, Kraus M, Kucher N: Relation between directly detected patent foramen ovale and ischemic brain lesions in sport divers. Ann Intern Med 2001; 34(1): 21–24
6. Slosman DO, De Ribaupierre S, Chicherio C et al.: Negative neurofunctional effects of frequency, depth and environment in recreational scuba diving: the Geneva "memory dive" study. Br J Sports Med 2004; 38(2): 108–114
7. Todnem K, Skeidsvoll H, Svihus R, Rinck P, Riise T, Kambestad BK, Aarli JA: Electroencephalography, evoked potentials and MRI brain scans in saturation divers. An epidemiological study. Electroencephalogr Clin Neurophysiol 1991; 79: 322–329
8. Warren LP Jr, Djang WT, Moon RE et al.: Neuroimaging of scuba diving injuries to the CNS. Am J Roentgenol 1988; 151: 1003–1008

# 42 Hörstörungen durch das Tauchen

*Ch. Klingmann*

Hörstörungen bei Tauchern können verschiedene Ursachen haben und beispielsweise als Folge akuter Tauchunfälle des Mittelohrs oder Innenohrs auftreten. Lange Zeit nahm man auch an, dass die Ausübung des Tauchens allein, also unabhängig von akuten Tauchunfällen, zu einer Schwerhörigkeit führen könne. Dieser Sachverhalt ist heute jedoch strittig und muss bezweifelt werden.

## 42.1 Vorgeschichte

Tauchen macht taub! Auf diesen provokanten Nenner brachten manche Autoren ihre Studienergebnisse. In den achtziger und neunziger Jahren des letzten Jahrhunderts wurden vor allem Studien an Berufs- und Militärtauchern durchgeführt, die teilweise ein schlechteres Hörvermögen im Vergleich zu Nichttauchern zeigten. Allerdings wurde zum Teil nicht zwischen Tauchern unterschieden, die einen Innenohrtauchunfall erlitten hatten oder überdurchschnittlichem Lärm am Arbeitsplatz ausgesetzt waren. Nach und nach bildete sich bei den Experten die Meinung, dass Taucher Spätschäden des Gehörs erleiden. Man ging sogar soweit, dass Hörschäden und dysbare Osteonekrosen (siehe Kap. 44) die einzig gesicherten Spätschäden bei Tauchern seien. In diesem Kapitel wird diese Fragestellung deshalb etwas genauer beleuchtet.

## 42.2 Hörstörungen als Folge akuter Tauchunfälle

### 42.2.1 Äußeres Ohr

Tauchunfälle des äußeren Ohrs werden durch ein Barotrauma des äußeren Gehörgangs verursacht. Eine Hörstörung als Folge eines solchen Außenohrbarotraumas ist nur denkbar, wenn es zu einer Vernarbung des Gehörgangs kommen würde, was bis heute noch nicht beschrieben wurde. Hörstörungen als Folge akuter Tauchunfälle des äußeren Ohres haben also keine Relevanz.

## 42.2.2 Mittelohr

Das Barotrauma des Mittelohrs ist der häufigste Unfall bei Tauchern. Die Hörminderung tritt jedoch nur vorübergehend auf und führt selten zu bleibenden Schäden. Kommt es in Ausnahmen doch zu einer permanenten Schädigung des Mittelohrs, handelt es sich um Schallleitungsstörungen, d. h. einer Schädigung, die den Apparat der Schallübertragung vom Mittelohr auf das Innenohr betrifft. Die Hörschnecke selbst funktioniert dabei tadellos, nur wird der Schall gedämpft auf das Innenohr übertragen. Durch operative Maßnahmen kann zum Beispiel durch Rekonstruktion des Trommelfells oder der Gehörknöchelchenkette wieder ein normales Hörvermögen hergestellt werden. Aus diesem Grund sind bleibende Schädigungen des Hörvermögens durch ein Mittelohrbarotrauma eine Ausnahme.

## 42.2.3 Innenohr

Das Innenohr kann durch ein Barotrauma sowie durch eine Dekompressionserkrankung des Innenohrs akut geschädigt werden. Hierbei kommt es zu einer Schädigung der Hörschnecke, die sich häufig nicht vollständig zurückbildet. Deshalb sind Taucher nach einem Innenohrtauchunfall häufig mit Hörstörungen, Gleichgewichtsproblemen oder einem Ohrgeräusch (Tinnitus) behaftet. Genaueres zur Entstehung und Therapie der Innenohrtauchunfälle kann in Kap. 10 nachgelesen werden.

In diesem Abschnitt soll es nur um Spätschäden durch Innenohrtauchunfälle gehen.

### Barotrauma des Innenohrs

Ein Innenohrbarotrauma kann zu einer diskreten Hörminderung führen oder aber eine komplette Ertaubung des betroffenen Ohrs verursachen. Bisher gibt es wenige Untersuchungen über den Langzeitverlauf nach einem Innenohrbarotrauma. Taucher, die ein Innenohrbarotrauma hatten, scheinen nicht Gefahr zu laufen, erneut oder auf der Gegenseite ein Innenohrbarotrauma zu erleiden. Allerdings kommt es bei 33–78 % zu einer bleibenden Schädigung des Hör- und Gleichgewichtsorgans. Meistens klagen die betroffenen Taucher über ein Ohrgeräusch und diskrete Hörschädigungen, allerdings treten auch komplette Ertaubungen auf.

### Dekompressionserkrankung des Innenohrs

Bei Tauchern mit einer Dekompressionserkrankung des Innenohrs ist wesentlich häufiger das Gleichgewichtsorgan als das Hörorgan betroffen. Zwar lässt nach dem akuten Unfallereignis der Schwindel innerhalb weniger Tage bis Wochen nach, allerdings zeigen genauere apparative Untersuchungen, dass das Gleichgewichtsorgan häufig unwiederbringlich geschädigt ist. Das Gehirn hat jedoch die Möglichkeit, diese Schädigung durch eine vermehrte Informationsverarbeitung aus dem Gleichgewichtsorgan der Gegenseite zu kompensieren.

Chronische Hörschädigungen traten in unserem eigenen Untersuchungskollektiv in ca. 30 % der Fälle und in einem israelischen Untersuchungskollektiv in 50 % der Fälle auf. Zählt man allerdings die Schädigung des Gleichgewichtsorgans hinzu (es handelt sich ebenfalls um eine Struktur des Innenohrs), so sind in unserem und in dem israelischen Untersuchungskollektiv mehr als 80 % der Taucher mit Spätschäden behaftet.

## 42.3 Hörschädigungen unabhängig von akuten Tauchunfällen

Treten bei Tauchern unabhängig von akuten Tauchunfällen Spätschäden im Bereich des Gehörs auf? Diese Frage ist komplex und kann nicht endgültig beantwortet werden.

### 42.3.1 Hörschädigungen der Hörschnecke

Der Großteil aller weltweit durchgeführten Studien, die sich mit Hörstörungen bei Tauchern befasst haben, unterscheidet nicht zwischen Schädigungen der Hörschnecke bzw. der zentralen Hörbahn. Man geht aber davon aus, dass eine mögliche Schädigung des Gehörs am ehesten die Hörschnecke betrifft.

Grundsätzlich muss man bedenken, dass sich das Tauchprofil verschiedener Taucher sehr unterscheiden kann. Ein Sporttaucher, der nur im Urlaub tauchen geht, aber den Rest des Jahres mit einem Presslufthammer arbeitet, kann durchaus schwerhörig sein. Aber macht Tauchen deshalb taub?

Die meisten Studien, die bisher veröffentlicht wurden, befassten sich mit Berufs- oder Militärtauchern, die zum Teil einem erheblichen Lärm am Arbeitsplatz ausgesetzt waren. Militärtaucher führen regelmäßig Schießübungen durch, und bei Berufstauchern wurde vor allem in den 70er und 80er Jahren eine erhebliche Lärmbelastung am Arbeitsplatz gemessen. Häufig wurde die Dekompression in Druckkammern durchgeführt, in denen keine Schallschutzmaßnahmen getroffen wurden. Auch wird unter Wasser der Schall wesentlich besser übertragen, so dass bei Schweiß-, Hammer- oder Bohrarbeiten erhebliche Lärmpegel auf das Ohr einwirken. Die maximal gemessenen Lärmpegel entsprechen dabei dem Lärm eines startender Düsenjet aus 100 m Entfernung. Heute werden jedoch geeignete Lärmschutzmaßnahmen geleistet, um das Gehör von Berufstauchern so wenig wie möglich zu gefährden.

Vergleicht man die Hörergebnisse von Berufstauchern mit Hörergebnissen von Hafenarbeitern, die auch im Lärm arbeiten, so stellt sich heraus, dass beide Gruppen schlecht hören. Ein Rückschluss auf eine schädigende Wirkung des Tauchens ist deshalb nicht zulässig!

Es gab auch eine Untersuchung von Perlentauchern, die keinem Lärm ausgesetzt waren. Auch diese zeigten ein reduziertes Hörvermögen. Aber in dieser Studie wurden vornehmlich Taucher untersucht, die einen akuten Innenohrtauchunfall erlitten hatten. Auch dieses Studiendesign lässt leider keinen Rückschluss zu, ob Tauchen unabhängig von Tauchunfällen zu einer Schädigung des Hörvermögens führt.

Gut geeignet für eine Beurteilung, ob das Tauchen unabhängig von Lärm und Tauchunfällen zu einer Hörbeeinträchtigung führt, ist deshalb die Untersuchung von Sporttauchern mit ausreichender Taucherfahrung. Um diese Frage zu beantworten, führten wir die Heidelberger Taucher-Hörstudie durch. In dieser Studie wurde das Hörvermögen von Sporttauchern und Nichttauchern verglichen, die dem gleichen Maß an Freizeit- und Berufslärm ausgesetzt waren. Taucher mit akuten Innenohrtauchunfällen wurden aus der Studie ausgeschlossen. Wir konnten zeigen, dass Taucher und Nichttaucher kein unterschiedliches Hörvermögen aufwiesen.

Betrachtet man also die verschiedenen Studienergebnisse genauer, kann man heute nur mit Sicherheit sagen, dass es keine Beweise für eine Verschlechterung des Hörvermögens durch das Tauchen gibt.

### 42.3.2 Hörschädigungen der zentralen Hörbahnen

Nur wenige Studien befassten sich mit der Lokalisation möglicher Hörstörungen. Entsprechend dem Aufbau der Hörbahn kann man zwischen Hörstörungen der Hörschnecke, den Bahnen von der Hörschnecke bis zum Hirnstamm (retrokochleäre Hörbahn) und der Hörrinde unterscheiden. Wie in Kap. 41 beschrieben, wurden bei ausgesuchten Tauchern Läsionen der Hirnsubstanz festgestellt. Es ist durchaus denkbar, dass auch Läsionen in der zentralen Hörbahn vorliegen und so

---

**Kompaktinformation**

In der Vergangenheit gab es viele Untersuchungen von (vornehmlich) Berufstauchern, die aufzeigen sollten, dass Tauchen (unabhängig von Tauchunfällen) zu Spätschäden im Bereich des Gehörs führen kann. Neuere Studien zeigen jedoch bisher keinen Hinweis, dass Tauchen unabhängig von akuten Tauchunfällen eine Beeinträchtigung des Hörvermögens verursacht. Aus diesem Grund ist eine Angst vor „stillen" Schädigungen des Hörorgans sicher nicht gerechtfertigt und sollte auch niemanden vom Tauchen abhalten.

zu einer Hörstörung führen könnten. Bisher gibt es jedoch nur wenige Arbeiten, die sich mit dieser Frage beschäftigten und die darüber hinaus widersprüchliche Ergebnisse zeigten. Eine abschließende Beurteilung ist deshalb noch nicht möglich.

## Weiterführende Literatur

1.  Klingmann C, Plinkert PK: Hörminderung bei Tauchern. HNO 2005; 53(12): 1016–1019

**Langzeitfolgen an Lunge und Atemwegen**

*K. Tetzlaff*

Schädigungen von Lunge und Atemwegen als Langzeitfolge des Tauchens sind insbesondere bei gewerblichen Sättigungstauchern beschrieben worden. Diese können sich auch entwickeln, wenn kein Tauchunfall erlitten wurde. Im Falle des Sporttauchens spricht allerdings vieles dafür, dass keine Spätfolgen des Tauchens an Lunge und Atemwegen auftreten. Dies soll im Folgenden dargestellt werden.

## 43.1 Besondere Belastungen von Lunge und Atemwegen beim Tauchen

Wie bereits in Kap. 11 beschrieben, wird die Atmung unter Wasser durch verschiedene Faktoren beeinflusst, die einerseits durch das Eintauchen des menschlichen Körpers in das Medium Wasser und andererseits durch die Besonderheiten von Gasen unter erhöhtem Umgebungsdruck verursacht werden.

Das Eintauchen (Immersion) führt zu Einschränkungen von atembaren Lungenvolumina wie der Vitalkapazität und erhöht die Atemwiderstände in den kleinen Atemwegen durch eine vermehrte Blutfüllung des Brustkorbs und somit der Lungen.

Durch die erhöhte Luftdichte – eine Folge des erhöhten Umgebungsdrucks – steigt die Turbulenz der Luftströmung in den großen Atemwegen und somit ebenso der Atemwiderstand. Die erhöhte Sauerstoffmoleküldichte bedingt einen erhöhten Teildruck des Sauerstoffs ($pO_2$). Dieser kann ab einer gewissen Höhe und Zeitdauer Schädigungen am Epithel der Atemwege hervorrufen, was insbesondere beim Tauchen mit sauerstoffangereicherten Atemgasen und reinem Sauerstoff relevant ist. Wenn die Atemwege fortdauernd einem $pO_2$-Wert von z. B. 50 kPa ausgesetzt sind – das entspricht einer Atmung von 50 % Sauerstoff unter normalen atmosphärischen Bedingungen oder einem Tauchgang mit Luft in etwa 15 m Tiefe – so kommt es bereits zu entsprechenden Schädigungen der Atemwege. Allerdings lassen sich diese durch Unterbrechung der Sauerstoffzufuhr (Sauerstoffpausen) deutlich hinauszögern.

Im Falle des Sporttauchens mit komprimierter Luft ist die Intensität der Sauerstoffexposition zu gering und zu kurz, als dass nennenswerte Schädigungen zu erwarten sind. Dies stellt sich aber beim Nitrox- und insbesondere Sauerstofftauchen anders da.

Weiterhin werden die Stickstoff- oder Inertgasblasen über den venösen Rückstrom des Blutes in die Lungenstrombahn geleitet und durch die Lungenkapillaren aufgefangen, so dass der Stickstoff bzw. das Inertgas in die Alveolen zurückdiffundiert. Das Auftreten dieser Gasblasen in den Kapillaren führt zur Aktivierung von körpereigenen Botenstoffen, die ein Entzündungsgeschehen in Gang setzen können.

Da die Luft in den Tauchflaschen trocken ist, um die Flaschen vor Korrosion zu schützen, kommt es vermehrt zum Flüssigkeitsentzug über unsere Atemwege. Dies wird vor allem beim Sporttauchen mit üblicher Ausrüstung dadurch verstärkt, dass über den am Mund sitzenden Atemregler eingeatmet wird und so die normale Befeuchtung und Anwärmung der Luft über Nase und Nasenrachenraum entfällt!

**Hinweis.** Bei körperlicher Anstrengung unter Wasser, wie z. B. Tauchen entgegen starker Strömung, kommt es zu einem deutlichen Flüssigkeits- und Wärmeverlust über die Atemwege, bedingt durch Einatmen kalten und trockenen Atemgases über den Mund!

Direkte schädigende Effekte sind auch durch weitere Besonderheiten von Tauchgeräten möglich: Im Falle von halboffenen und geschlossenen Tauchgeräten, die mit so genanntem Kohlendioxydabsorber gefüllt werden, wobei es sich in der Regel um Kalziumhydroxid handelt, kann es zur Belastung mit derartigen Staubpartikeln kommen, wenn diese in den Einatemschenkel gelangen. Weitere schädigende Effekte sind durch die Verwendung von Silikonspray bei Neoprentauchanzügen beschrieben worden und bei Verwendung bestimmter Desinfektionsmittel in Druckkammern.

## 43.2 Ergebnisse bisheriger Untersuchungen

### 43.2.1 Akute Effekte

In einer Reihe von Studien wurden akute Veränderungen der Lungenfunktion sowohl nach Luft- als auch nach Sättigungstauchgängen gezeigt. Während Sättigungstauchgänge in der Regel in Druckkammern simulierte, also „trockene" Tauchgänge sind, wurden Lufttauchgänge sowohl in Druckkammern feucht und trocken simuliert als auch im offenen Wasser durchgeführt.

## Sättigungstauchgänge

Nach experimentellen Sättigungstauchgängen zeigten sich sowohl nach mehreren Tauchgängen in Druckkammern, aber auch einzelnen Tauchgängen auf zum Beispiel 300 m Tiefe mit einer Gesamtzeit von 12 Tagen, dass die Lungenfunktion nach den Tauchgängen deutlich eingeschränkt war und sich nur langsam erholte. Auch die Belastungsfähigkeit war reduziert. Man stellte fest, dass die Diffusionskapazität der Lunge für Kohlenmonoxid ($TL_{CO}$), ein relativ einfach zu messender Lungenfunktionswert, der etwas über den Gasaustausch aussagt, zuerst mit einem Abfall reagierte, bevor es zu Einschränkungen von Atemvolumina und Atemflüssen kam. Dieser Abfall zeigte einen direkten Zusammenhang mit der Sauerstoffdosis, die während der Sättigungstauchgänge auf die Lunge einwirkte. Weiterhin zeigte sich eine Einschränkung der Funktion der kleinen Atemwege, die auch noch Jahre nach den Sättigungstauchgängen anhielt.

## Lufttauchgänge

Ein wichtiges Ergebnis nach in Druckkammern simulierten Tauchgängen von zum Beispiel 45 m Tiefe mit einer Grundzeit von 25 min war der Nachweis von Mikrogasblasen in der rechten Herzkammer oder der Lungenarterie nach Lufttauchgängen, der mit einem Abfall der $TL_{CO}$ einherging. Dieser Abfall der $TL_{CO}$ war etwa 1 Stunde nach dem Tauchgang maximal ausgeprägt und erholte sich anschließend wieder. Somit kommt es also nach Tauchgängen, die mit venösen Mikrogasblasen einhergehen, zu einer vorübergehenden Gasaustauschstörung der Lunge (Abb. 43.1).

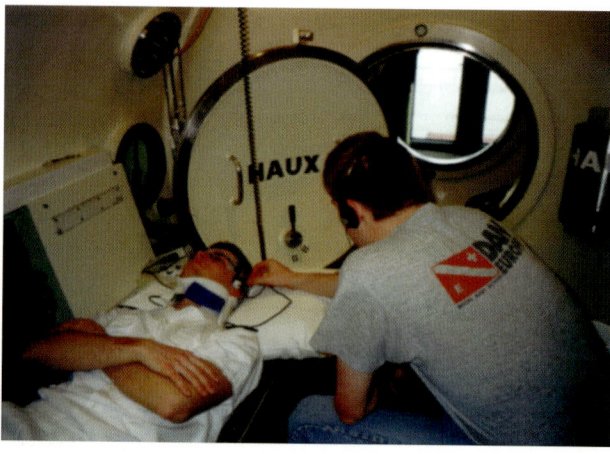

**Abb. 43.1:** Anpassung von Doppler-Sonden vor der Ableitung von Mikrogasblasen während eines Druckkammertauchgangs

Während nach trockenen Druckkammertauchgängen, die vom Tauchprofil übliche Tauchgänge simulierten, keine bedeutsamen Veränderungen von Lungenvolumina und Atemflüssen messbar waren, so fanden sich nach Tauchgängen im offenen kalten Meer und nach simulierten Kaltwassertauchgängen in der Druckkammer in der Tat derartige Veränderungen, und zwar sogar schon – wenn auch weniger ausgeprägt – nach Tauchgängen in 10 m Tiefe. Dies deutet darauf hin, dass neben Faktoren wie dem erhöhten $pO_2$ und dem Auftreten von Mikrogasblasen weitere Faktoren eine Rolle spielen müssen, da beides auf 10 m „quasi" nicht vorhanden ist. Möglicherweise spielen Kälte und Immersion eine eigenständige Rolle hierbei, in Kombination mit der Atmung kalter trockener Luft.

### 43.2.2 Langzeiteffekte

Die entscheidende Frage ist nun, inwieweit diese akuten Veränderungen der Lungenfunktion nach Tauchgängen auf längere Sicht zu möglichen Spätfolgen führen.

Schon vor mehr als 30 Jahren fand man heraus, dass Berufstaucher große Lungenvolumina haben. Man verglich hierbei die gemessenen Werte einer Vielzahl von britischen und norwegischen Tauchern, die in der Ölindustrie in der Nordsee arbeiteten, mit jenen Sollwerten, die aufgrund ihres Alters, Geschlechts und ihrer Größe errechnet wurden, und stellte eine im Mittel um etwa 20 % erhöhte Vitalkapazität fest. Bis heute ist allerdings umstritten, ob es sich hierbei um einen Trainingseffekt durch das häufige Atmen gegen erhöhten Widerstand (im Rahmen des Tauchens) handelt oder ob dies einfach durch die Auswahl besonders kräftiger Kandidaten zum Berufstauchen bedingt ist.

In späteren Untersuchungen wurden an gewerblichen und militärischen Tauchern ein verstärkter Abfall der Atemvolumina nach dem 30. Lebensjahr und im Vergleich zu Nichttauchern kleinere Atemflüsse gefunden. Diese Ergebnisse wurden dahingehend gedeutet, dass es im Verlauf der Taucherkarriere zu einer Störung der Funktion der kleinen Atemwege kommt, insbesondere da sich Zusammenhänge zu Tauchvariablen wie der maximalen Tiefe oder der Gesamtzahl der Tauchjahre zeigten. Diese Zusammenhänge mit den Tauchvariablen waren auch unabhängig von Lebensalter und Nikotinkonsum nachweisbar.

Andere Auffälligkeiten betrafen eine bei militärischen Tauchern im Vergleich zu U-Boot-Fahrern bzw. Schiffspersonal erhöhte Häufigkeit des Nachweises überempfindlicher Atemwege, möglicherweise ebenfalls durch die häufige Atmung kalter und trockener Luft verursacht (Abb. 43.2).

Für Sporttaucher liegen nur wenige Untersuchungen zur Lungenfunktion vor und die Ergebnisse sind teilweise widersprüchlich. Problematisch ist hierbei, dass es keine so genannten Längsschnittstudien von Sporttauchern gibt, die Personen über einen längeren Zeitrum beobachten. Das Ergebnis einer neueren großen Längs-

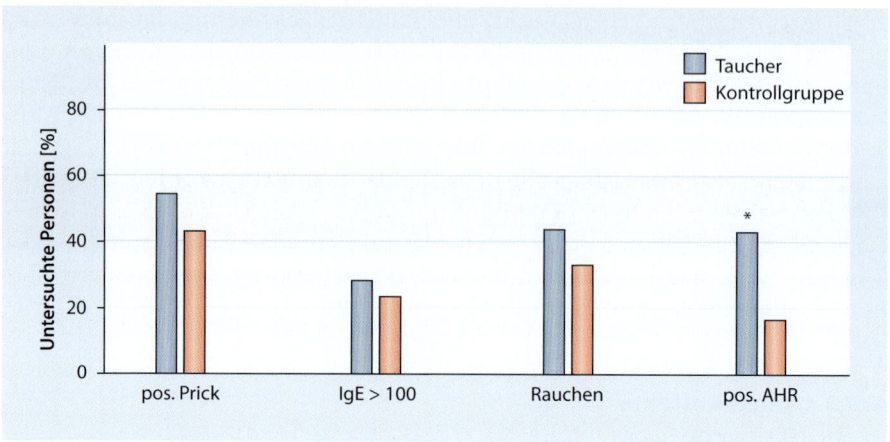

**Abb. 43.2:** Vergleich eines positiven Hautallergietests (Prick) auf gängige inhalative Allergene, ein erhöhtes Immunglobulin E im Blut, Häufigkeit des Rauchens und Nachweises einer Atemwegs-überempfindlichkeit (AHR) in Prozent der untersuchten Taucher und Kontrollpersonen. Eine Über-empfindlichkeit ist deutlich häufiger unter Tauchern (siehe Stern), was nicht durch Allergie oder Rauchen erklärt werden kann

schnittstudie an militärischen Tauchern, die über viele Jahre mehrfach untersucht wurden und häufig mehr als 500 Tauchgänge durchgeführt hatten, zeigte keinerlei Einschränkungen der Lungenfunktion. Auch bei Kampfschwimmern, die mit Sauer-stoffkreislaufgeräten tauchen, konnten keine Einschränkungen gefunden werden. Diese Ergebnisse sind einerseits für Sporttaucher beruhigend, da die militärischen Tauchgänge mit denen im Sporttauchbereich vergleichbar sind, andererseits sind aber Unterschiede im Tauchgerät zu beachten wie z. B. die im militärischen Bereich verwendete Vollgesichtsmaske mit integriertem Atemregler, die auch unter Wasser Nasenatmung erlaubt.

## Weiterführende Literatur

1. Thorsen E: Long term effects of diving on the lung. In: Brubakk AO, Neuman TS (Hrsg): Bennett and Elliott's Physiology and Medicine of Diving. 5. Aufl. Saunders, Edinburgh, 2003, S. 651–658)
2. Tetzlaff K, Thorsen E: Breathing at Depth: Physiologic and Clinical Aspects of Diving while Breathing Compressed Gas. Clin Chest Med 2005; 26: 355–380

# 44 Dysbare Osteonekrose

*A. Koch*

Schäden am Skelettsystem gehören zu den selteneren, aber dennoch klinisch bedeutenden Langzeitfolgen des Tauchens, die in einigen Fällen aufwändige Behandlungen nach sich ziehen. Die so genannte dysbare Knochennekrose (Osteonekrose) wird als Langzeitschädigung durch das Tauchen in vielen Ländern als mögliche Berufskrankheit der Taucher anerkannt.

## 44.1 Hintergrundinformation zur Osteonekrose

Untergang von Knochengewebe ohne vorangegangene Infektion im Knochen wird als aseptische Knochen- oder Osteonekrose bezeichnet und auf diese Weise von Knocheninfarkten in Folge einer lokalen Infektion unterschieden. Eine Reihe verschiedener Ursachen kann eine solche nichtinfektiöse Zerstörung von Knochengewebe auslösen, wobei sich in sehr vielen Fällen eine örtliche kritische Mangeldurchblutung des Knochengewebes als direkte Ursache nachweisen lässt, die letztlich zum Tode der Knochenzellen führt.

## 44.2 Erstbeschreibung und Häufigkeit der Dysbaren Osteonekrose (DON)

Bornstein und Plate beschrieben 1911 zum ersten Mal, dass bei Überdruckarbeitern, die am Bau der ersten Elbtunnelröhre beteiligt waren und die zum Schutz vor eindringendem Elbwasser unter Überdruck arbeiteten (sog. Caissonbaustelle), gehäuft schmerzhafte Knochenschäden auftraten, insbesondere wenn diese auch bereits andere Symptome einer Dekompressionserkrankung (DCS) gezeigt hatten. Noch deutlicher wurde der nahe liegende Zusammenhang zu Überdruckexposition und Dekompression, als Grutzmacher 1941 über den ersten dokumentierten Fall eines Tauchers mit Dysbarer Osteonekrose (DON) berichtete.

Hinsichtlich ihrer Häufigkeit ist die Dysbare Osteonekrose sehr variabel: Je nach technischem Tauchstandard und verwendetem Dekompressionsverfahren kann die DON ein äußerst seltenes Ereignis wie bei europäischen Sporttauchern sein oder auch zu einem ernst zu nehmenden Problem werden, wie aus den Prozentzahlen für das Auftreten einer DON in verschiedenen Berufsgruppen aus Tabelle 44.1 ersichtlich ist.

## 44.3 Pathophysiologie der Dysbaren Osteonekrose

Der Zusammenhang zwischen Überdruckexposition, nicht optimalen Dekompressionsverfahren und dem Auftreten von Knochenschäden gilt heute als gesichert, nachdem in zahlreichen wissenschaftlichen Untersuchungen an Tauchern und Überdruckarbeitern entsprechende Läsionen im Skelettsystem der Betroffenen nachgewiesen werden konnten (Tabelle 44.1).

Dennoch ist der genaue Schädigungsmechanismus, der die eigentliche kritische Durchblutungsstörung des Knochens auslöst, noch nicht mit letzter Sicherheit geklärt. Eine sehr wahrscheinliche Erklärung ist jedoch eine Verlegung von Blutgefäßen im Knochen durch Stickstoffblasen (sog. Inertgasembolie), die dann entweder direkt oder zusammen mit der Bildung eines lokalen Blutgerinnsels die schädliche Durchblutungsstörung im Knochen auslöst. Möglicherweise kommen hier dann noch weitere Kofaktoren hinzu wie die Aktivierung von bestimmten Entzündungsfaktoren (Leukotriene) oder eine direkte Schädigung der Gefäßinnenwand (Endothel). Darüber hinaus werden jedoch auch eine lokale Fettembolie als (Mit-)Ursache der DON diskutiert oder osmotische Gaseffekte mit Fettmarknekrose innerhalb des Knochens. Als ein wichtiges zusätzliches Argument für den oben genannten Schädigungsmechanismus der Inertgasembolie muss überdies gelten, dass nach tödlich verlaufenen Dekompressionserkrankungen in den Knochen der Verunfallten tatsächlich ausgedehnte Thromben nachgewiesen wurden.

**Tabelle 44.1:** Häufigkeiten von DON bei verschiedenen Gruppen von Tauchern

| Autor | Beruf | Untersuchte Personen [n] | Dysbare Osteonekrose [%] | |
|---|---|---|---|---|
| | | | total | gelenknah |
| McCallum (1966) | Überdruckarbeiter | 241 | 19,0 | 10,0 |
| Harrison (1971) | Taucher der Royal Navy | 383 | 4,2 | |
| Ohta (1974) | Muscheltaucher | 301 | 50,5 | 14,6 |
| Sphar (1977) | Taucher der US-Navy | 934 | 1,7 | |
| DCS/CR University of Newcastle upon Tyne (1981) | Berufstaucher | 4980 | 4,2 | 1,3 |
| Heyer (1994) | Berufstaucher | 20 | 45,0 | 5,0 |
| Wilmshurst (1998) | Sporttaucher | 1 | Fallreport | |
| Laden (2004) | Sporttaucher | 1 | Fallreport | |

## 44.4 Lokalisation und Beschwerdebild der Dysbaren Osteonekrose

### 44.4.1 Lokalisation der Befunde und ihre radiologischen Zeichen

Nicht alle Knochen des Körpers sind in gleicher Weise anfällig für das Auftreten einer DON, sondern es sind besonders die langen Röhrenknochen mit vorwiegend Fettmark betroffen. Unter diesen finden sich am häufigsten Veränderungen (Läsionen) speziell in drei Knochen, dem Humerus (Oberarmknochen), dem Femur (Oberschenkelknochen) und der Tibia (Schienbein). Andere Lokalisationen sind dagegen deutlich seltener.

Je nachdem, wo in den langen Röhrenknochen die typischen aseptischen Knochenschädigungen nachzuweisen sind, werden zwei Typen der DON-Läsion im Knochen unterschieden: die Typ-A-Läsion ist im so genannten „juxtaartikulären Bereich" nahe der Gelenkflächen von Hüfte und Schulter lokalisiert, während die Typ-B-Läsion einen Bereich des Knochens betrifft, der weiter von den gelenktragenden Flächen entfernt ist. Typ-B-Läsionen finden sich daher im Schaftbereich von Humerus und Femur, sehr selten auch im Bereich des Schädels (s. auch Abb. 32.1).

Zum Einsatz in der bildgebenden Diagnostik der DON kommen heute sowohl konventionelle Röntgentechniken als auch mit immer größer werdendem Anteil die Magnetresonanztomographie (MRT) des betroffenen Knochens oder Gelenks. Dabei ergänzen sich die beiden Bildgebungsverfahren hinsichtlich ihres jeweiligen Informationsgehaltes und sollten deshalb in Kombination eingesetzt werden.

Nach ihrem radiologischen Befund werden die Typ-A- und die Typ-B-Läsion in mehrere Subgruppen unterschieden (s. Kompaktinformation).

---

**Kompaktinformation**

**Gelenknahe Läsionen (A-Läsionen):**

- Verdichtungszonen mit intakter Kompakta (meist Oberarmkopf)
- Sphärische Verdichtungen (segmentär im Oberarmkopf)
- Lineare Verdichtungen (meist Oberarmkopf)
- Strukturelle Läsionen in Bandenform direkt unterhalb der Kompakta (Oberschenkel-/Oberarmkopf), oft Einbruch der Gelenkfläche mit Untergang von Knochengewebe (Sequestrierung)
- Sekundäre degenerative Gelenkentzündung mit Knochenausziehungen

**(Knochen-) Kopf-, Schaft-, Hals-Läsionen (B-Läsionen):**

- Verdichtungszonen, meist an mehreren Stellen, oft an beiden Körperseiten (Oberschenkelhals oder körpernaher Schaft von Oberschenkel bzw. Oberarm)
- Irreguläre Verkalkungszonen (körperferner Oberschenkel, körpernaher Schienbeinteil bzw. Oberarm; ggf. auf beiden Körperseiten)
- Aufhellungen, Zysten (im Oberschenkelhals bzw. Kopf des Oberschenkel- bzw. Oberarmknochens)
- Verdickung der Kompakta

---

## 44.4.2 Beschwerdebild der Dysbaren Osteonekrose

Nach Eintritt der initialen Knochenschädigung kann die Entwicklung der DON zunächst weitestgehend symptomlos ablaufen und damit in diesem ersten Stadium nur einen Zufallsbefund im Röntgenbild darstellen (Abb. 44.1 und 44.2). Ob und wann nach Eintritt der Schädigung im Knochen Beschwerden auftreten, die zur weiteren Diagnostik Anlass geben, hängt sehr von der Lokalisation des Knochenschadens ab. Auch kann sich das Beschwerdebild einer DON erheblich vom Schweregrad der Röntgenbefunde unterscheiden: Eine im Röntgenbild sehr auffällige Typ-B-Läsion, die im Schaft eines langen Röhrenknochens lokalisiert ist und weder Bezug zu einer Gelenkfläche hat noch den Knochen als Ganzes destabilisiert, kann völlig symptomlos bleiben. Solche Befunde sind dann häufig Zufallsentdeckungen bei Röntgenuntersuchungen und müssen besonders sorgfältig gegenüber Knochennekrosen anderer Ursachen wie Knocheninfektionen oder bösartigen Knochentumoren abgeklärt werden.

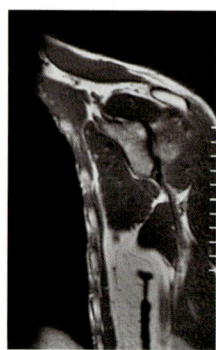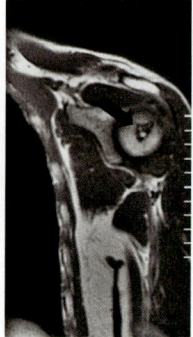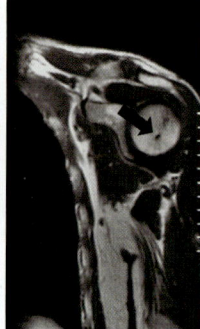

**Abb. 44.1:** Taucher, männlich, 50 Jahre: Typ-A-Läsion (Pfeil) im subchondralen Bereich der linken proximalen Humerusepiphyse (MRT). Typ-B-Läsion in der Metaphyse des linken Humeruskopfes (Mit freundlicher Genehmigung: Prof. Dr. med. M. Reuter)

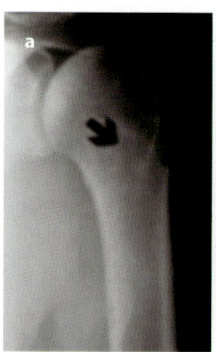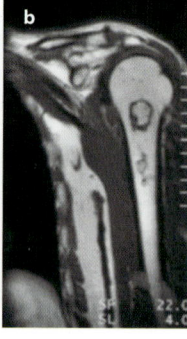

**Abb. 44.2: a** Röntgenbild mit kleiner Sklerosezone (Pfeilspitze) in der Epiphyse und größerer diskreter Verdichtung in der Metaphyse (Pfeil). **b** T1-gewichtetes MRT mit auffallender ovaler Läsion im Mark der Metaphyse des Humerus. (Mit freundlicher Genehmigung: Prof. Dr. med. M. Reuter, Klinik für Diagnostische Radiologie, Universitätsklinikum Schleswig-Holstein, Campus Kiel)

Eine eher kleine Typ-A-Läsion hingegen, die nahe einer sehr stark beanspruchten Gelenkfläche wie z. B. der Hüftgelenkspfanne liegt, kann dagegen schon sehr früh bewegungsabhängige Beschwerden im Gelenk auslösen, wenn es zu strukturellen Schädigungen des gelenknahen Knochens mit sekundären degenerativen Gelenkveränderungen kommt.

Dabei ist das klinische Erscheinungsbild der DON nicht von demjenigen einer aseptischen Knochennekrose anderer Ursache zu unterscheiden, so dass neben der bildgebenden Diagnostik vor allem die Vorgeschichte – Expositionen im Überdruck, insbesondere mit riskanten Dekompressionsphasen – die Diagnose einer DON nahe legt. Dies ist insofern von Wichtigkeit, als dass die DON bei beruflich überdruckexponierten Personen, vor allem Berufstauchern und Überdruckarbeitern, eine arbeitsmedizinisch relevante Erkrankung darstellt mit entsprechenden versicherungsrechtlichen Ansprüchen von Seiten des Patienten gegenüber dem Arbeitgeber.

## 44.5 Therapie der Dysbaren Osteonekrose

### 44.5.1 Asymptomatischer Zufallsbefund

Wenn die Diagnose einer wahrscheinlichen DON auf einem röntgenologischen Zufallsbefund beruht und der Patient keine Beschwerden hat, stellt sich die Frage, ob überhaupt ein akut behandlungsbedürftiger Befund vorliegt. Dies kann insbesondere auf gelenkferne Typ-B-Läsionen zutreffen, die die Knochenstabilität nicht in Frage stellen.

Es sollte jedoch nicht vergessen werden, dass bei einem reinen Zufallsbefund ohne wegweisende Tauchanamnese mit kritischen Dekompressionen auch eine Knochennekrose ganz anderer Ursache dem Befund zu Grunde liegen kann. Nicht jede bei einem Taucher entdeckte Osteonekrose muss eine DON sein und sollte deshalb genau differenzialdiagnostisch abgeklärt werden. Ist jedoch nach Tauchanamnese und klinischer Diagnostik eine asymptomatische DON hoch wahrscheinlich, die zum Diagnosezeitpunkt weder eine wesentlich erhöhte Fraktur- noch eine Gelenkschädigungsgefahr birgt, sollten dennoch regelmäßige Verlaufskontrollen erfolgen, insbesondere wenn der Befund als Typ-A-Läsion gelenknah lokalisiert ist. Art und Häufigkeit der Verlaufskontrolle hängen hierbei von der Lokalisation und der Größe der DON ab.

## 44.5.2 Symptomatische DON

Gerade juxtaartikuläre Typ-A-Läsionen können zu einer Instabilität der betroffenen Gelenkfläche führen, wobei die nachfolgende Destruktion des Knorpel-/Knochenbereichs zu einer deutlichen Zunahme eventuell schon vorher aufgetretener Beschwerden führt. Die konservative Behandlung dieser schweren Gelenkschädigung ist leider häufig unbefriedigend, so dass bei zunehmender Symptomatik dann letztlich nur der operative Eingriff bis hin zum Gelenkersatz als therapeutischer Ausweg bleibt. Grundsätzlich orientiert sich hierbei das therapeutische Vorgehen an den orthopädisch/chirurgischen Standards für die Behandlung aseptischer Knochennekrosen.

## 44.5.3 Vorbeugung einer DON

In jedem Fall sollte dem Patienten jedoch klar gemacht werden, dass die DON mit hoher Wahrscheinlichkeit die Folge einer oder mehrerer insuffizienter Dekompressionen ist und dass daher in Zukunft jeder Dekompressionszwischenfall mit relevanter Symptomatik adäquat nach tauchmedizinischem Therapiestandard behandelt werden muss. Dies ist nicht unbedingt für einen Taucher oder Überdruckarbeiter selbstverständlich. Die Meldung einer Dekompressionserkrankung (DCS), seien es nun „nur" bends, also Gelenkbeschwerden nach dem Tauchen, oder eine DCS mit milden neurologischen Symptomen wie Parästhesien oder vorübergehenden Gangstörungen, führt nämlich neben der Therapie auch zu Nachfragen seitens des Arbeitgebers und möglicherweise zum Verlust der Tauch-/Überdrucktauglichkeit. Es konnte jedoch mehrfach in der Literatur nachgewiesen werden, dass die optimale Therapie einer DCS, auch von bends, das DON-Risiko bei dem Betroffenen deutlich reduziert.

Deshalb ist die Einhaltung eines hohen Sicherheitsstandards bei jeder Art von Überdruckexposition der beste Schutz vor der Dysbaren Osteonekrose.

## Weiterführende Literatur

1. Bolte H, Koch A, Tetzlaff K, Bettinghausen E, Heller M, Reuter M: Detection of dysbaric osteonecrosis in military divers using magnetic resonance imaging. Eur Radiol 2005; 15: 368–375
2. Yildiz S, Cimsit C, Toklu AS, Cimsit M: Dysbaric osteonecrosis screening in submarine escape instructors. Aviat Space Environ Med 2004; 75(8): 673–675

## Tipps für Tauchlehrer zu den Kapiteln 41 bis 44

1. Regelwidriges Tauchverhalten sowie sehr intensives Tauchen über lange Zeit bergen prinzipiell das Risiko, dauerhafte Gesundheitsprobleme (Spätschäden) zu erleiden.
2. Die Prävention von Spätschäden beginnt schon mit dem Beitrag des Tauchlehrers, der die Regeln sicheren Tauchens überzeugend aus stets aktuellem tauchmedizinischem Wissen ableitet und bemüht ist, sie zum ureigenen Anliegen seiner Tauchschüler zu machen.
3. Standardtauchprofile sind V-Profile innerhalb der Nullzeit mit Sicherheitsstopp. Gute Tarierfähigkeit und Orientierung in der Vertikalen erleichtern fehlerfreie Aufstiege (Analyse am graphischen Profil am PC).
4. Spätestens nach einer kurzen „Sturm und Drang-Phase" lassen sich viele Taucher überzeugen, dass flache Tauchgänge (warm, hell) weitaus erfreulicher sind, als tiefe (düster, kalt, kurz, gefährlich).
5. Aufgrund der geringen Übersättigungstoleranz langsamer Gewebe sollte das Non-limit-Tauchen mit 3–4 Tauchgängen pro Tag nicht propagiert werden, weder für Tauchgäste noch für Tauchguides!
6. Um dauerhafte Schädigungen des Hörvermögens zu vermeiden, muss seitens des Tauchlehrers darauf geachtet werden, dass der Flaschenfülldienst am Kompressor stets mit Lärmschutz ausgestattet ist.

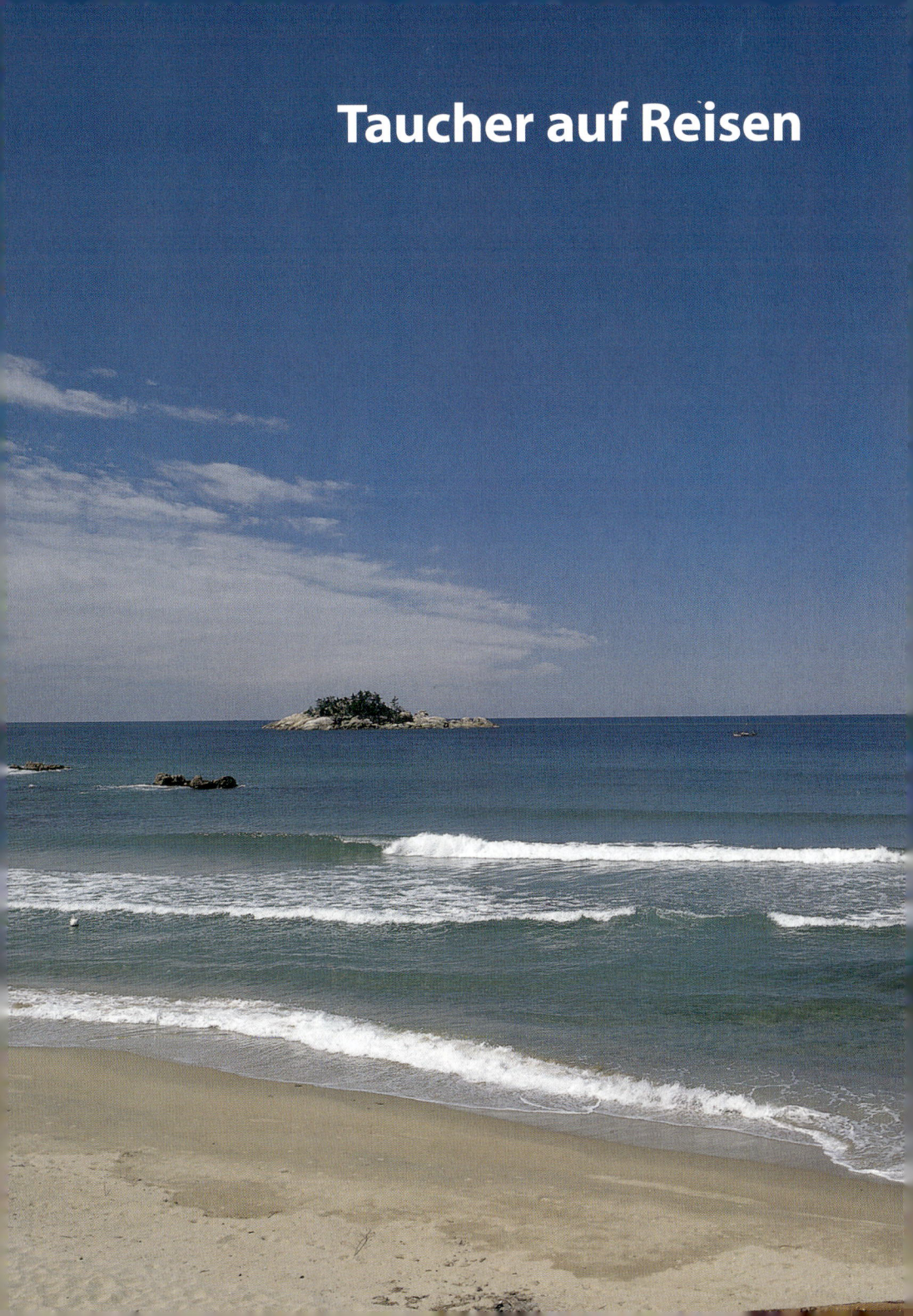

# Taucher auf Reisen

# 45 Reise- und Tropenmedizin für Taucher

*J. Wantzen*

Die schönsten Tauchgebiete finden sich häufig in den Tropen und warmen Klimagebieten. Natürlich wird hier nicht nur getaucht, sondern auch gerne das Land mit Familie oder Freunden bereist. Dies wird häufig verbunden mit anderen Freizeitaktivitäten, wie Trekking oder Safariausflügen. Der Tauchreisende ist daher den gleichen Gesundheitsrisiken wie anderen Touristen ausgesetzt, die aber unter Beachtung einiger Vorsichtsmaßnahmen und bei guter Vorbereitung relativ gering bleiben können.

## 45.1 Vorbeugen ist besser als heilen

Dieses Motto gilt auch bei Fernreisen. Das besondere Gesundheitsrisiko hängt nicht nur von dem Reiseziel, sondern auch von einer Reihe anderer Faktoren ab:
- Welches Land? (aktuelle länderspezifische Infos einholen)
- Welche Jahreszeit?
- Dauer des Aufenthalts?
- Urlaub oder Arbeitseinsatz?
- Rucksackurlaub oder 5-Sterne-Hotel?
- Enger Kontakt zur Bevölkerung?
- Sanitäre und medizinische Einrichtungen vor Ort?
- Impf- bzw. Immunitätsstatus des Reisenden?

Welche Impfungen Reisende brauchen, hängt insbesondere von den Ländern ab, die sie besuchen, sowie von der Reisezeit und vom Reisestil.

Die Gesundheitsgefahren für Schwangere und Kleinkinder sind bei Reisen in die Tropen viel höher als für andere Menschen. Man sollte sich deshalb gut überlegen, ob solchen Fällen die Reise wirklich wichtig ist. Ebenso stellen bestimmte chronische Vorerkrankungen, wie z. B. Herz- und Kreislaufschwäche, Bluthochdruck und Diabetes, ein erhöhtes Risiko dar, das sehr sorgfältig mit dem beratenden Arzt abgewogen werden sollte.

Besondere Aufmerksamkeit genießt in letzter Zeit die Flugreisethrombose, auch „Economy-Class-Syndrom" genannt. Hier kommt es durch langes Sitzen unter beengten Verhältnissen und verminderter Beweglichkeit zu einer Strömungsverlangsamung des Blutes, das darüber hinaus durch Flüssigkeitsmangel (trockene Kabinenluft!) visköser ist, also „zäher" fließt. Die Folge kann bei einigen Menschen eine

## Kompaktinformation

**Economy-Class-Syndrom**

*Risiko*

- Reise über 8 Stunden
- Unbewegliches Sitzen, verstärkt durch Alkohol, Schlaftabletten
- Alter >60 J
- Schwangerschaft
- fam. Thromboseneigung + frühere Thrombosen
- große Varizen (Krampfadern)
- Ovulationshemmer (Pille), Hormontherapie + Rauchen
- Übergewicht
- Austrocknung (Flüssigkeitsmangel)

*Abhilfe:*

- Platzwahl (Mittelgang), Aufstehen und Umherlaufen
- Schuhe ausziehen,
- Gymnastik
- Mineralwasser (100 ml pro Stunde), kein Alkohol!
- Keine Beruhigungsmittel/Schlaftabletten
- Stützstrümpfe
- Blutverdünnende Medikamente (Heparin-spritzen) nach Rücksprache und nur auf ärztliche Verordnung!

Thrombose sein, also die Entstehung eines Blutgerinnsels, das meist eine tief verlaufende Beinvene ganz oder teilweise blockieren kann. Diese kann unter Umständen auch noch Stunden bis Tage nach Beendigung der Reise auftreten und macht sich durch schmerzhaftes Schweregefühl, Schwellung und rot-bläuliche Verfärbung bemerkbar. Eine gefürchtete, wenn auch sehr seltene Komplikation der Thrombose ist die Lungenembolie, bei der es durch Verschleppung des Blutgerinnsels zu einer Blockierung eines Lungenblutgefäßes kommt.

## 45.2 Grundsätzliche Regeln für Tropenreisen

- Schwangere und Kinder sollten möglichst nicht in die Tropen reisen!
- Möglichst vorher einen Tropenarzt oder reisemedizinisch versierten Arzt aufsuchen und die wichtigsten aktuellen Informationen erfragen.
- Auch Monate nach Rückkehr aus den Tropen können Krankheiten auftreten. Erinnern Sie Ihren Hausarzt an Ihren zurückliegenden Tropenaufenthalt, wenn Sie Beschwerden haben.
- Genug Zeit zur Vorsorge einplanen, das heißt, sich frühzeitig informieren und impfen lassen, am besten vier bis sechs Wochen vor Reiseantritt.
- Sparen Sie nicht an Impfungen, auch wenn nicht alle von der Krankenkasse erstattet werden. Denken Sie daran, wie teuer allein der Flug für Ihre Reise ist und wie viel Geld vergeudet wäre, wenn Sie während der Reise erkranken würden. Einen Teil der Reisekosten sollten Sie daher auch in Ihre Gesundheit investieren!

## 45.3 Basisschutz

Ein paar Impfungen sind für alle Reisenden in die Tropen und Subtropen wichtig. Sie sollten sich gegen folgende Krankheiten auf jeden Fall impfen lassen: Tetanus, Diphtherie, Hepatitis A, Polio. Dies gilt, außer der Polioimpfung, auch für den Mittelmeerraum; die Polioimpfung ist aber z. B. für Reisen nach Osteuropa sinnvoll. Da die Hepatitis B einen chronischen Verlauf nehmen kann und eine lebensgefährliche Krankheit ist, sollte man Tropenreisenden auch diese Impfung empfehlen.

### 45.3.1 Indikations- und Pflichtimpfungen

Die Typhusimpfung ist indiziert bei Reisen in die Tropen und Subtropen unter schlechten hygienischen Bedingungen. Sie ist nicht oft nötig, aber für Rucksack-Reisende in diesen Regionen angeraten.

Pflichtimpfungen sind diejenigen, die das jeweilige Reiseland vorschreibt. Meist betrifft dies die Impfung gegen Gelbfieber. Bei grenzüberschreitendem Reiseverkehr, der nicht mit dem Flugzeug stattfindet, kann das eine Land das andere zum Gelbfieber-Endemiegebiet erklären, obwohl dies offiziell von der WHO nicht so eingeschätzt wird. Wer also etwa mit dem Auto mehrere Länder (insbesondere in Afrika) bereist, sollte geimpft sein. Weitere Pflichtimpfungen können die Impfung gegen Cholera sein, die gelegentlich verlangt werden kann, und die Impfung gegen Meningokokkenmeningitis, die z. B. Saudi-Arabien allen Hajj-Pilgern vorschreibt.

Eine Impfung gegen Meningokokkenmeningitis kann auch sinnvoll sein für Menschen, die im tropischen Afrika aus beruflichen Gründen oder aufgrund ihres Reisestils große Nähe zu Einheimischen haben, Trekkingreisen unternehmen und mit öffentlichen Verkehrsmitteln reisen.

Trekkingreisenden und allen, die längere Zeit in tropischen Ländern bleiben wollen, vor allem ihren Kindern, ist unbedingt die Impfung gegen Tollwut zu empfehlen. Im asiatischen Raum kann bei dieser Personengruppe auch eine Impfung gegen die Japanische Enzephalitis nötig sein.

### 45.3.2 Durchfallerkrankungen

Durchfall (Diarrhö) ist das häufigste Gesundheitsproblem bei Tropenreisen. Die Hälfte aller Tropenreisenden entwickeln im Laufe ihrer Reise Durchfälle. Oft treten sie schon während der Reise auf und klingen nach wenigen Tagen von selbst ab. Es handelt es sich dabei meist um vorübergehende Darminfekte mit Bakterien, die üblicherweise nicht Bestandteil der normalen Darmflora sind. Parasiten (Amöben, Lamblien u. a.) sind relativ selten die Ursache.

---

**Kompaktinformation**

**Wie kann man Reisedurchfällen vorbeugen?**

An erster Stelle steht eine vernünftige Nahrungs- und Trinkwasser-Hygiene! Nehmen Sie möglichst nur Folgendes zu sich:

- Gut gekochtes Gemüse und durchgebratenes Fleisch
- Geschältes oder mit sauberem Wasser gespültes Obst
- Abgekochtes oder ausreichend behandeltes Trinkwasser
- Getränke aus frisch geöffneten Flaschen ohne Eiswürfel

Diese einfachen Regeln helfen zusätzlich, die Häufigkeit von Reisedurchfällen zu verringern:

- Kein roher Fisch, keine rohen Schalentiere
- Keine Rohmilch oder Produkte aus Rohmilch
- Kein Eis
- Keine Mayonnaise
- Kein Leitungswasser zum Zähneputzen

---

Wenn Blut im Stuhl ist, der Durchfall länger andauert, erst nach Rückkehr auftritt oder von Fieber begleitet ist, dann sollte unbedingt ein Arzt aufgesucht werden. Zur sofortigen Therapie des Durchfalls empfiehlt es sich, viel Flüssigkeit mit oralen Elektrolytlösungen zu sich zu nehmen, um einem Wasser- und Salzverlust vorzubeugen. Für einen optimal ausgewogenen Flüssigkeitsmineralersatz sind Zucker-Mineralsalz-Gemische als Pulver oder Tabletten im Handel erhältlich. Im Allgemeinen kann man den Flüssigkeitsverlust gut mit den lokal verfügbaren Mitteln korrigieren. Man gibt auf einen Liter sauberes Trinkwasser einen gestrichenen Teelöffel Kochsalz und zehn Teelöffel Zucker sowie allenfalls zwei bis drei Gläser Fruchtsaft und erhält eine sehr vernünftige „isotonische" Flüssigkeitsersatzlösung. Als Faustregel kann gelten, von dieser Lösung nach jeder dünnflüssigen Stuhlentleerung ein Glas zu trinken.

Die meisten Infektionskeime werden durch die Nahrung oder Getränke aufgenommen. Wird ausschließlich sauberes Essen und saubere Getränke konsumiert, so entfallen praktisch alle Durchfallerkrankungen durch Infektionserreger.

Zweifellos gibt es auch in tropischen Ländern saubere Restaurants und Hotels, leider kann man sich in der Beurteilung gelegentlich aber auch täuschen. Auch übertriebene Vorsicht kann das Infektionsrisiko jedoch nie ganz beseitigen!

## 45.4 Gefahren am Strand und Pool

Vorsicht beim Barfußlaufen und „Sandbuddeln" an manchen Stränden der Karibik und des Indischen Ozeans. Hier können im feuchten Sand Hakenwurmlarven von Katzen und Hunden lauern! Auf der Suche nach ihrem Endwirt durchbohren sie auch die menschliche Haut und wandern dort bis zu ihrem Absterben unter der Haut umher. Dieses auch als „Hautmaulwurf" oder „creeping eruption" be-

## Kompaktinformation

**Mangos, Papayas und Seeigelstachel**

Im Wasser lauern so manche „Übeltäter", wie z. B. Seeigel, deren Stacheln tief in die Haut eindringen, häufig beim Entfernungsversuch dort abbrechen und eitrige Wunden verursachen können. Erprobter Tipp der einheimischen Bevölkerung bei tiefsitzenden Stacheln: Mango- oder Papayaschalen mit der Fruchtseite auf der Wunde fixieren (Binde) und dort über Nacht „einwirken" lassen! Am nächsten Morgen lassen sich meistens aus der durch die Fruchtenzyme mazerierten (aufgelockerten) Haut auch noch tiefsitzende Stacheln mit der Pinzette problemlos und schmerzfrei (wichtig für Kinder!) entfernen.

Weiteres zu unangenehmen und gefährlichen Meeresbewohnern s. Kap. 14.

zeichnete Übel erschreckt durch einen sichtbaren, sich windenden Gang unter der Haut und juckt sehr stark. Erste Abhilfe können aufgebrachte Eiswürfel bieten. Der Tropenmediziner verschreibt dann speziell zubereitete Salben auf Thiobendazolbasis oder Tabletten. Ein weiterer Übeltäter an tropischen Stränden ist der Sandfloh (*Tunga penetrans*), dessen Weibchen sich vorzugsweise unter dem Großzehennagel eingräbt, um hier seine Eier abzugeben. In einem solchen Fall ist nur die mechanische Entfernung (mit Instrumenten) durch den Sachkundigen hilfreich. Ein seltenes, aber sehr unangenehmes „Mitbringsel" aus warmen Ländern Afrikas und Südamerikas ist der Befall der Haut mit Fliegenlarven („Tumbufliege", „Mangofly" usw.) Die Fliegeneier werden auf feucht-warme am Schwimmbadrand abgelegte Kleidung und Handtücher (auch „linksgewendete" Taucheranzüge) „abgeworfen", entwickeln sich bei Hautkontakt schnell zu Larven, die sich unverzüglich im Unterhautgewebe eingraben und dort (wohlgenährt) bis zum Schlüpfen der Fliegen verbleiben würden, wenn sie nicht vorher durch den Tropenarzt entfernt werden. Prophylaktisch sollten in Infektionsgebieten besser keine feuchten Badesachen im Freien aufgehängt werden – falls doch, dann sollten sie vor dem Benutzen gebügelt werden. Immer auch an den Tetanusimpfschutz vor der Reise denken!

## 45.5  Sonneneinwirkung

Für manche Sonnenanbeter aus Europa ist das Sonnenbaden gerade der Hauptgrund, in die Tropen zu reisen. Aber Vorsicht: Selbst bei scheinbar bedecktem Himmel ist die Strahlenbelastung für die Europäerhaut schon manchmal zu intensiv, am schlimmsten ist es aber zur Mittagszeit unter dem Äquator! Daher:

- nicht zwischen 11:00 und 15:00 Uhr in der Sonne aufhalten („Between eleven and three – slip under a tree!"),
- immer Kopfbedeckung mit Nackenschutz und T-Shirt (auch beim Schnorcheln) tragen,

- Nase und Ohren besonders schützen durch „Sunblocker" (LF 30 und mehr),
- der weiße Sand kann zur Mittagszeit glühend heiß werden → Badeschuhe tragen.

Durch zuviel Sonne kann es sogar zu einem „Sonnenstich" (engl. „Heatstroke") kommen, einer potenziell lebensgefährlichen Überhitzung des gesamten Organsystems mit Symptomen wie rotem Kopf, Erbrechen, Fieber, Blutdruckabfall, schneller Puls, usw.

> **Fallbeispiel.** Die 39-jährige Touristin erbittet um 3:00 Uhr morgens einen dringenden Haus- (eher „Hütten"-)besuch in meiner Funktion als „Inselarzt" auf Kuramathi, Malediven: Ich stelle einen niedrigen Blutdruck, schnellen Puls, hohe Temperatur, Erbrechen und Sehstörungen sowie weitere neurologische Ausfallserscheinungen fest.
> **Diagnose:** Sonnenstich! (med.: Insolation). Nach intensiver Behandlung geht es ihr wieder besser; ich verlasse den Bungalow, nicht ohne dringend auf die Gefahren der Sonnenexposition in diesem für sie völlig ungewohnten Milieu hinzuweisen. Keine 24 Stunden später sehe ich die Patientin wieder - um 12:00 Uhr mittags – ausgestreckt auf einer Liege am Strand …

## 45.6 Malaria

Malaria ist weltweit eine der bedeutendsten Infektionskrankheiten. Immer noch erkranken in Deutschland jährlich viele Menschen an Malaria, weil sie sich während der Reise nicht ausreichend geschützt hatten (pro Jahr ca. 800–1000 Menschen!)

> **Fallbeispiel.** Mitte März 2004 starb eine 38-jährige Münchnerin an den Folgen einer Malaria tropica. Sie lag mit Fieber und Bauchschmerzen im Bett, als ihr Lebensgefährte sich morgens auf den Weg zur Arbeit machte – bei seiner Rückkehr am Abend war sie tot. Die beiden hatten im Februar zwei Wochen Urlaub in Kenia in der Nähe von Mombasa verbracht. Aus dem bei der Obduktion gewonnenen Blut konnten Erreger der Malaria (*Plasmodium falciparum*) nachgewiesen werden.

Bei diesem tragischen Fall ist hervorzuheben, dass nicht nur keine Chemoprophylaxe eingenommen wurde, sondern auch nach Auftreten von Fieber weder Patientin noch Hausarzt an eine mögliche Malaria gedacht haben: wie häufig bei Malaria ein vermeidbarer Todesfall.

Eine wirksame Impfung gegen Malaria gibt es noch nicht! Da Malaria durch den Stich der weiblichen Anophelesmücke übertragen wird, bestehen zwei Schutzmöglichkeiten:

- Verhinderung von Mückenstichen (Mückenschutz oder Expositionsprophylaxe)
- Vorbeugende Einnahme von Medikamenten (medikamentöser Schutz oder Chemoprophylaxe)

## 45.7 Wirkungsvoller Mückenschutz (Expositionsprophylaxe)

Viele Tropenkrankheiten werden durch Mücken übertragen. Die Gefahr, sich durch einen Mückenstich eine gefährliche Krankheit zuzuziehen, ist in den letzten Jahren wieder gestiegen. Der beste Schutz gegen Malaria, Dengue- und Gelbfieber ist nach wie vor der Schutz vor dem Stich. Viele Hausmittel halten aber nicht, was sie versprechen: Apfelessig hat, wenn überhaupt, nur eine sehr geringe Schutzwirkung. Knoblauch vertreibt bestenfalls den Tischnachbarn. Gin mit dem Inhaltsstoff Chinin lindert wegen des Alkohols vielleicht den Juckreiz, gestochen wird man trotzdem. Vitamin B verfehlt seine Wirkung, selbst wenn mancher Urlauber das von vielen als Wundermittel beschworene Vitamin B in großen Mengen zu sich nimmt. Parfüm als Abwehr der penetranten Angreifer einzusetzen, bringt nichts und ist ein Ammenmärchen (kann aber bei gleichzeitiger Sonnenlichteinwirkung zu einer bräunlichen Tätowierung, dem so genannten Bergamotte-Effekt, führen). Mückenpiepser, die Insekten per Ultraschall vertreiben sollen, zeigen in den Tropen häufig keine Wirkung. Wirkungsvoller sind folgende Maßnahmen:

■ **Kleidung**
Die beste Möglichkeit, sich zu schützen, erreicht man durch lange, helle Kleidung. Stechmücken landen lieber auf dunklem Untergrund. Der Stoff sollte fein gewebt sein, damit die Mücken nicht hindurchstechen können. Auch Safari-Hosen mit Hosenbeinen (Unterschenkel) zum Abzippen können helfen: Man sollte noch zuhause die unteren Hosenteile abtrennen, sie auf die Wäscheleine hängen, gut einsprühen, sie in einen Gefrierbeutel oder dichte Tüte packen und jeweils abends, wenn die Anophelesmücken aktiv sind, an die Hosen zippen (Mückenschutz zum Anziehen). Sprühflaschen für Kleidung enthalten zwar giftige Pyrethroide, wirken aber gut und sind auch für das Moskitonetz geeignet.

■ **Moskitonetz**
Es schützt nicht nur vor Mücken, sondern auch vor Wanzen und anderem Ungeziefer. Nachts gehört ein engmaschiges Moskitonetz über das Bett, das mit mückenabweisendem Mittel eingesprüht wird.

■ **Klimaanlage**
Sehr effektiv ist es auch, die Klimaanlage einzuschalten, da Mücken in kühlen Räumen schlechter fliegen können und diese meiden. Wichtig ist außerdem eine gute Durchlüftung, da die Insekten keinen Wind mögen. Nachteil: Dies kann leicht zu Erkältungen führen, also gut zudecken!

■ **Räucherspiralen, Mückensprays und Elektroverdampfer**
Nicht alle Mückenschutzmittel sind zum Einreiben. Viele Globetrotter schwören auf so genannte Elektroverdampfer und Mückenspiralen. Allerdings gilt auch hier: Sie sind zwar sehr wirkungsvoll, aber giftig. Vor allem in geschlossenen

Räumen sollten sie nicht angewendet werden bzw. nach Anwendung sollte man gut durchlüften.

- **Chemische Repellenzien** (z. B. „AUTAN" oder „NoBite")
Hierbei handelt es sich um Mittel, die Insekten vertreiben und auf unbedeckte Hautstellen aufgetragen werden. Die beiden am weitesten verbreiteten Wirkstoffe DEET und Bayrepel wirken gut, können allerdings gelegentlich allergische Reaktionen hervorrufen. Tipp: Verpackungsbeilage genau studieren und nur auf nicht bedeckte Hautpartien auftragen. Nicht das Gesicht einreiben, bei kleinen Kindern auch nicht auf Hände und Füße auftragen, da sie oft Mundberührung haben.
- **Ätherische Öle** (natürliche Repellenzien)
Einige natürliche Wirkstoffe wie Zitronengrasöl, Lavendelöl und Sandelholz helfen tatsächlich, allerdings ist die Wirkungsdauer um ein Vielfaches geringer als bei chemischen Substanzen. Natürliche Repellenzien müssen schon nach kurzer Zeit erneut auf die Haut aufgetragen werden. Geduld ist also gefragt.

Weitere Tricks findiger Globetrotter:

- **Obere Etagen und gelbe Glühbirnen**
Moskitos sind träge und fliegen am liebsten in Bodennähe. Wer Stiche vermeiden will, sucht sich daher im Hotel ein höher gelegenes Zimmer. Äußerst wirkungsvoll ist es auch, gelbe statt weiße Glühbirnen zu verwenden. Mücken werden von gelbem Licht offenbar nicht angezogen. Auch Motten hält man so auf Distanz.
- **Lebendfalle**
Nützt das alles nichts, und man hat auch kein Moskitonetz dabei, hilft nur noch eine Lebendfalle, bei der man selbst der Köder ist. Über eine Wasserschüssel auf dem Nachttisch wird in zehn Zentimeter Höhe eine Taschenlampe gehängt. Ins Wasser gibt man etwas Spülmittel. Durch den Schweißgeruch, die Feuchtigkeit und das Licht angezogen, landen die Mücken auf dem Wasser. Weil das Spülmittel die Oberflächenspannung herabsetzt, sinken sie ein und ertrinken. Wichtig ist allerdings, dass man gut zugedeckt ist, sonst landet die Mücke schon vorher auf dem Körper – und sticht zu. Der Trick funktioniert immer, selbst in moskitoverseuchten Gebieten Afrikas.

## 45.8 Medikamentöser Schutz (Chemoprophylaxe)

### 45.8.1 Malariaprophylaxe und Tauchen

Das Credo der tauchmedizinischen Gesellschaften weltweit heißt „No drugs in diving", also auf Medikamente aller Art beim Tauchen möglichst zu verzichten, da unter hyperbaren Bedingungen unvorhersehbare Nebenwirkungen auftreten

## Kompaktinformation

**Medikamentöse Malariaprophylaxe**

*Mefloquin (Handelsname: "Lariam"):* Für dieses Medikament spricht die langjährige Erfahrung sowie die Möglichkeit einer mehrmonatigen Einnahme, dagegen die bedingte Verträglichkeit vor allem aufgrund neurologischer Nebenwirkungen und zunehmender Resistenzen. Die GTÜM empfiehlt für Taucher eine Einnahme von 1 Tabl. (250 mg) pro Woche, vier Wochen vor bis vier Wochen nach Aufenthalt im Malariagebiet unter sorgfältiger Beachtung aller möglichen Unverträglichkeiten und Nebenwirkungen. Da die Nebenwirkungen meist schon nach Einnahme einer Tablette auftreten, bestünde so noch genügend Zeit, auf ein anderes Präparat zu wechseln. Anmerkung: Die Bundeswehr verbietet ausnahmslos allen Einsatzkräften im Flug- und Tauchbetrieb (Kampftaucher, Piloten) die Anwendung von Lariam!

*Alternativen zu Lariam:* Atovaquon/Proguanil (Handelsname: "Malarone"): Erfahrungen seit 1997 deuten auf eine gute Verträglichkeit dieses Medikaments hin, zunehmend auch unter hyperbaren Bedingungen. Die Einnahme ist einfach: täglich 1 Tabl. (250 mg), 1 bis 2 Tage vor, während und 7 Tage nach Verlassen des Malariagebiets. Es ist daher ideal für Kurzreisen und selbst noch bei Last-Minute-Reisen geeignet. Nachteilig ist der hohe Preis und die auf 28 Tage beschränkte Einnahmedauer.

*Doxycyclin:* Doxycyclin ist in Deutschland zur Chemoprophylaxe der Malaria nicht zugelassen, was eine intensive Aufklärung über das Präparat durch den verordnenden Arzt nach sich ziehen muss. Doxycyclin (1-mal täglich 1 Tabl. à 100 mg, 1 Tag vor bis 4 Wochen nach Ausreise) wird zwar von der WHO für diese Indikation empfohlen, hat aber in seltenen Fällen eine Photosensibilisierung (erhöhte Neigung zu Sonnenbrand) provoziert. Auf die Notwendigkeit zum Gebrauch eines Sonnenschutzmittels mit einem hohen Schutzfaktor sind die Reisenden hinzuweisen. Ein Vorteil ist, dass die Reisenden unter dieser Prophylaxe gleichzeitig gegen Rickettsiosen, Leptospirose und Pest geschützt sind. Für Kinder, Schwangere und weitere Personengruppen nicht anwendbar.

können. Für den „Tropentaucher" bedeutet das, dass er/sie bei der Reiseplanung darauf versucht, Rücksicht zu nehmen, indem z. B. die Tauchkreuzfahrt fernab aller Mückenplagen zuerst vorgenommen wird und dann unter Chemoprophylaxe die Landsafari erfolgt. Lässt sich dies nicht einhalten und die Option Chemoprophylaxe ist unvermeidbar, ist zuerst eine individuelle Beratung durch einen tropen- und reisemedizinisch versierten Arzt wichtig, nicht zuletzt auch deshalb, weil die Medikamente ausnahmslos verschreibungspflichtig sind. Eine wertvolle Hilfe ist das Studium der entsprechenden Seiten der Gesellschaft für Tauch und Überdruckmedizin GTÜM (http://www.gtuem.org/info/malariaproph.htm) sowie der Homepage der deutschen Gesellschaft für Tropenmedizin und internationale Gesundheit: http://dtg.org/malaria.html

**Hinweis.** Zu bedenken ist, dass Empfehlungen zur Malariachemoprophylaxe rasch wechseln können, je nach Resistenzsituation und Bekanntwerden neuer Nebenwirkungen!

Es gibt Reisende, die ihren Urlaub in weniger gefährdeten Gebieten verbringen und auf die nebenwirkungsträchtigen Prophylaxemedikamente zunächst verzichten möchten. Dann sollte aber sorgfältig auf Krankheitszeichen geachtet werden.

Auch hinter unspezifischen grippeartigen Symptomen oder Durchfallerkrankungen kann eine Malaria stecken. Ein typisches Symptom ist Fieber, das nicht immer in den berüchtigten Schüben auftreten muss. Bei solchen Anzeichen muss der Reisende sofort einen Arzt aufsuchen. Wenn das nicht möglich ist, sollen mitgeführte Notfallmedikamente eingenommen werden.

Voraussetzung hierfür ist eine kompetente Beratung vor Reiseantritt. Für eine mögliche Stand-by-Therapie gilt:

- für Reiseziele mit niedrigem Malariarisiko möglich,
- Expositionsprophylaxe konsequent durchführen,
- bei Malariaverdacht immer unverzüglich Arzt aufsuchen,
- wenn kein Arzt erreichbar: Notfalltherapie einleiten,
- umfangreiche Aufklärung des Reisenden erforderlich,
- hohe Disziplin des Reisenden notwendig.

### 45.8.2 Was tun bei Malariaverdacht?

Bei Reisen in einem Malariagebiet, aber auch mehrere Monate nach Rückkehr besteht bei jedem Fieber zunächst Malariaverdacht. Weitere Anzeichen sind schweres Krankheitsgefühl, Schüttelfrost sowie Kopf- und Gliederschmerzen. Man sollte in einem solchen Fall noch im Urlaubsland sofort einen Arzt aufsuchen.

Wenn ärztliche Hilfe nicht erreichbar ist, sollte man eigenhändig mit einer Notfallbehandlung beginnen. Für diesen Fall erhalten Sie von Ihrem Arzt ein spezielles Notfallmedikament verordnet.

- „Malarone": 4 Tabletten (= 1000 mg) Einzeldosis an je drei aufeinander folgenden Tagen (bei Körpergewicht > 40 kg).
- „Lariam" initial 3 Tabletten (= 750 mg ), nach 6–8 Stunden weitere 2 Tabletten (= 500 mg) falls Körpergewicht über 60 kg, nach weiteren 6–8 Stunden 1 weitere Tablette.
- Es gibt eine Vielzahl weiterer Medikamente, die zur Malariavorbeugung, aber auch zur Behandlung eingesetzt werden können. Allerdings sind diese Medikamente zu diesem Zweck manchmal nicht zugelassen und können nur auf ärztlicher Verordnung nach ausführlicher Beratung eingesetzt werden, wie z. B. das Antibiotikum Doxycyclin.

**Hinweis.** Jede Malariaerkrankung ist heilbar, wenn sie rechtzeitig erkannt wird!

## 45.9 Chikungunya-Fieber

Chikungunya („der gebeugte Mann", Kisuaheli) ist die Bezeichnung für eine durch Stechmücken übertragene Viruserkrankung. Ursprünglich in Afrika beheimatet, verbreitet sich die Erkrankung zurzeit rasch auch im Bereich des Indischen Ozeans (La Reunion, Mauritius, Seychellen, Madagaskar) und hat bereits den indischen Subkontinent erreicht.

Der Erreger, ein so genannter Alphavirus, wird durch verschiedene Stechmückenarten übertragen, die tag- und nachtaktiv sowie z. T. sehr „stechfreudig" sind. Die zebraähnlich gemusterte und daher auch „Tigermücke" genannte *Aedes albopictus* kann sogar dünne Kleidung durchstechen!

Nach einer 2- bis ca. 12-tägigen Inkubationszeit äußert sich das Krankheitsbild mit Fieber, Glieder- und Gelenkschmerzen, Bindehautentzündung, starker Leistungsminderung und Abgeschlagenheit. Schmerzbedingt nimmt der Erkrankte eine gebeugte Haltung ein, daher auch der Name der Krankheit! Insgesamt ähnelt das Krankheitsbild sehr dem Denguefieber, das in der gleichen Region verbreitet ist und teilweise durch den gleichen Vektor (Stechmücke) verbreitet wird. Nach einer Krankheitsdauer von ca. 14 Tagen kommt es in der Mehrzahl der Fälle zu einer Spontanheilung mit lebenslanger Immunität gegen den Erreger. Etwa 5 % der Erkrankten leiden jedoch an z. T. jahrelang weiter bestehenden schmerzhaften Gelenkbeschwerden, die wie ein Gelenkrheuma auftreten, die Gelenke jedoch nicht zerstören.

Die Behandlung besteht in der Gabe von fiebersenkenden und entzündungshemmenden Mitteln (Paracatamol, Ibuprofen etc.). Auf die Einnahme von Aspirin sollte ebenso wie bei Dengueverdacht besser verzichtet werden. Eine kausale Therapie, wie virushemmende Arzneimittel, ist noch nicht bekannt, ebenso existiert noch keine Impfung dagegen!

Die zurzeit einzige Maßnahme zur Verhinderung der Erkrankung besteht in der Expositionsprophylaxe, wie oben beschrieben. Personen mit Vorerkrankungen, die mit einer Schwächung des Immunsystems einhergehen, sollten Infektionsgebiete besser meiden.

### Internetadressen

1. www.auswaertiges-amt.de
2. www.crm.de
3. www.dtg.org
4. www.fit-for-travel.de
5. www.tropendoktor.de
6. www.gtuem.org

# 46 Reiseapotheke für Taucher

*M. Röschmann*

Die Deutschen sind ein reiseintensives Volk und das mit steigender Tendenz. Viele dieser Reisen führen in Länder, die besondere medizinische Vorsorge benötigen und weit von gewohnten medizinischen Standards entfernt sind. Daher ist es sinnvoll, sich mit dem Thema medizinische Vorsorge auf Reisen und Reiseapotheke zu befassen.

## 46.1 Reisen ins Ausland

### 46.1.1 Einleitung

Rund 43 Millionen Bundesbürger fahren mindestens einmal im Jahr in Urlaub, dies sind etwa 53 % der Gesamtbevölkerung. Auch wenn über ein Drittel dieser Urlauber in Deutschland bleibt, fahren doch jedes Jahr gut 34 % ins europäische Ausland, zählt man die Türkei hinzu, sogar rund 40 %. Betrachtet man nur Fernreiseziele wie Thailand, Philippinen, Indonesien, die Malediven, die Karibik, aber auch Ägypten – also die typischen Tauchreiseziele – so fahren immerhin noch ca. 1,5 Millionen Deutsche jedes Jahr in diese Länder. Es ist verständlich, dass ein großer Teil gerade der Fernreiseziele von Tauchern besucht wird. Versprechen doch die Tauchreviere in Fernost, auf den Malediven oder in Ägypten bei angenehmen Wassertemperaturen, klarer Sicht und interessanten Tauchspots unvergessliche Taucherlebnisse.

### 46.1.2 Medizinische Überlegungen

Durch Flugreisen werden dabei immer weitere Ziele in immer kürzeren Zeiten zu immer günstigeren Preisen erreichbar. Viele Reiseziele, die vor Jahren noch echte Expeditionsgebiete darstellten und nur nach entsprechend langwierigen Vorbereitungen erreicht werden konnten, stehen heute auf der Angebotsliste von Last-Minute-Anbietern. Der offensichtliche Reiz, schöne Hotelanlagen in fernen Ländern zu besuchen, täuscht oft darüber hinweg, dass zum Teil gefährliche einheimische Krankheitserreger keineswegs vor den Hoteltüren halt machen. So ist es nicht verwunderlich, dass über 1 Million Deutsche jedes Jahr im Ausland erkranken oder verunglücken und viele die Hilfe von internationalen Notrufdiensten oder des Auswärtigen Amtes in Anspruch nehmen müssen.

Dabei stehen Durchfall und allgemeine Reiseübelkeit zwar an oberster Stelle (bei Reisen in tropische Länder erkranken über 35 % aller Reisenden hieran), jedoch erleiden auch tausende Bundesbürger jährlich klassische Tropenkrankheiten wie Dengue-Fieber oder Malaria. An der Malaria beispielsweise sterben jährlich rund 40 Deutsche.

Für reise- und tropenmedizinisch tätige Ärzte stellen die Erkrankungen im Ausland ein spürbar zunehmendes Problem dar.

## 46.2 Allgemeine Reiseapotheke

### 46.2.1 Ärztliche Beratung

Reisende sollten, auch wenn entfernte Reiseziele heutzutage leicht erreichbar sind, eine fundierte reisemedizinische Beratung einholen. Neben der Überprüfung des allgemeinen und reisespezifischen Impfschutzes gehört hierzu die Abwägung der Notwendigkeit einer Malariaprophylaxe, die Beratung über die für das Reiseland typischen Gesundheitsrisiken und die Beratung für eine individuelle Reiseapotheke.

Daraus folgt, dass es eine pauschale Empfehlung für eine Reiseapotheke nicht geben kann. Diese muss, wie bereits erwähnt, auf das Urlaubsland und den Gesundheitszustand des Reisenden ausgerichtet sein. Zudem müssen Besonderheiten von Zeitverschiebungen (z. B. bei der „Pille" oder Insulin) oder klimatische Faktoren (eingeschränkte Haltbarkeit von Medikamenten oder das Schmelzen von Zäpfchen in warmem Klima) berücksichtigt werden. Zudem gibt es in einigen Ländern Einfuhrbeschränkungen auch bei allgemein therapeutisch eingesetzten Medikamenten (z. B. das Schmerzmittel Tramadol in einigen arabischen Ländern).

Weiterhin muss beachtet werden, dass viele Medikamente sich nicht mit dem Tauchen vertragen. So können verschiedene Mittel gegen Reiseübelkeit die Empfindlichkeit für einen Tiefenrausch heraufsetzen oder die räumliche Orientierung und die Reaktionsgeschwindigkeit einschränken. Das Malariamittel Mefloquin (Lariam) kann Schwindelgefühl und Benommenheit verursachen, die Wahrnehmung einschränken und sogar Psychosen auslösen. Es wird daher von vielen Ärzten aufgrund der potenzierenden Gefahr bei erhöhtem Stickstoffpartialdruck (Tiefenrausch) beim Tauchen abgelehnt.

Die Zusammenstellung einer Reiseapotheke sollte also zumindest einmal gemeinsam mit einem erfahrenen Hausarzt, Reise- oder Tauchmediziner erfolgen, der diese Faktoren berücksichtigen und erforderliche Medikamente verordnen kann. Zudem verfügen qualifizierte Beratungsstellen über mehrsprachige Bescheinigungen, auf denen die Verordnung der mitgeführten Medikamente ärztlich bestätigt wird, um Grenzprobleme (vor allem bei Ampullen und Spritzen) zu vermeiden.

## Kompaktinformation

**Übersicht Reiseapotheke**

Der folgende Inhalt einer Reiseapotheke ist nur eine allgemeine Empfehlung. Es muss zudem beachtet werden, dass sich einige Medikamente nicht mit dem Tauchen vertragen. Die hier empfohlenen Medikamente sind mit gängigen Handelsnamen aufgeführt, jedoch lohnt es sich stets in der Apotheke nach Präparaten mit gleichem Wirkstoff zu günstigeren Preisen zu fragen.

Natürlich sollten „Handwerkszeug" wie Verbandschere, Pinzette, Sicherheitsnadeln, Fieberthermometer, sowie zusätzlich persönlich benötigte Medikamente nicht vergessen werden.

1. Pflaster und Verbandmaterial
2. Elastische Binde
3. Wunddesinfektionsmittel (z. B. Betaisodona oder Mercurochrom)
4. Salben oder Gels gegen Sonnenbrand und/oder Insektenstiche (z. B. Fenistil, Soventol)
5. Schmerzmedikamente (z. B. Aspirin oder Paracetamol, beides auch fiebersenkend)
6. Mittel gegen Magen-Darm-Beschwerden (z. B. Paspertin oder Vomex A) *
7. Mittel gegen Reisekrankheit (z. B. Peremesin oder Scopoderm TTS Pflaster) *
8. Mittel gegen Durchfallerkrankungen (z. B. Imodium-Tropfen)
9. Breitspektrumantibiotikum (die Verabreichung verschreibungspflichtiger Medikamente sollte nur nach Rücksprache mit einem Arzt erfolgen)*
10. Elektrolytlösung zum Ausgleich bei Durchfall (z. B. Elotrans)
11. Nasentropfen (z. B. Nasivin oder Otriven) *
12. Antibiotikahaltige Ohrentropfen (nach Rücksprache mit dem Arzt; z. B. Ciprofloxacin-Tropfen)

Die mit *gekennzeichneten Mittel sollten nur mit Vorsicht beim Tauchen angewandt werden

An dieser Stelle sei angemerkt, dass die reisemedizinische Beratung in Deutschland nicht zu Lasten der Krankenkassen gehen darf, aber mit meist 20,– bis 30,– Euro auch nicht allzu teuer ist. Auch für die Reiseapotheke erforderliche Medikamente (außer Dauermedikationen) dürfen nicht auf Kassenkosten verordnet werden.

Eine allgemeine Übersicht über die Zusammenstellung einer Reiseapotheke s. unter „Kompaktinformation".

### 46.2.2 Besondere Tipps beim Tauchen

Neben dem Hinweis, dass sich viele Medikamente mit dem Tauchen nicht vertragen, soll außerdem auf einige tauchspezifische Besonderheiten eingegangen werden.

Gerade in warmen Gewässern neigen einige Taucher regelmäßig zu Gehörgangsentzündungen. Oftmals ist die Ursache selbst verschuldet: So wird Ohrenschmalz häufig als unangenehm empfunden und gerne entfernt. Jedoch stellt der Schmalz eine natürliche Schutzschicht auch gegen Infektionen dar. Bei Benutzung der berüchtigten Wattestäbchen kommt hinzu, dass diese gelegentlich den Schmalz noch tiefer in den Gehörgang hinein schieben.

Vorbeugend hilft hingegen das vorsichtige Ausspülen der Ohren nach einem Tauchgang mit Trinkwasser. Sollte bei besonders empfindlichen Gehörgängen der Wunsch nach vorbeugenden Ohrentropfen bestehen, kann man sich diese nach folgendem Beispielrezept in jeder Apotheke mischen lassen: Acid Acet glac mind 99 0,5, Aqua purif 2,5; Alcohol Isopropylicus ad 50. Jedoch ist die Wirksamkeit dieser Ohrentropfen nicht wissenschaftlich bewiesen und zudem sollte der Gehörgang nach einer solchen Anwendung mit Olivenöl aus der Apotheke rückgefettet werden.

Abschließend sei noch erwähnt, dass bei Gehörgangsentzündungen auch hierfür Medikamente mitgenommen werden können. Dies ist vor allem dann zu empfehlen, wenn aus Erfahrung die Neigung zu Gehörgangsentzündungen bekannt ist. Bekannt ist z. B. das Antibiotikum Panotile. Sollte man sich für ein Präparat mit gleichzeitig schmerzstillendem Zusatz entscheiden, darf keinesfalls getaucht werden, weil dann das Empfinden für den notwendigen Druckausgleich gestört ist.

# 47 Versicherungsschutz für Taucher

*M. Röschmann*

Zum Thema Sicherheit beim Tauchen gehört auch die Auseinandersetzung mit dem Versicherungsschutz. Taucher sind hier besonders betroffen, da gesetzliche Krankenkassen praktisch gar keine und private Versicherer meist nur noch eingeschränkt z. B. Druckkammerbehandlungen nach Tauchunfällen zahlen.

## 47.1 Unfall- und Krankenversicherung

### 47.1.1 Einleitung

Der soziale Versicherungsschutz der Deutschen ist im weltweiten Vergleich nach wie vor sehr gut. Gerade im Hinblick auf die Versorgung im Krankheitsfall sind lebensrettende medizinische Eingriffe auch heute noch fast immer durch die gesetzlichen Krankenkassen abgesichert.

Allerdings war der Gesetzgeber in den letzten Jahren aufgrund dramatisch steigender Kosten im Gesundheitswesen mehrfach gezwungen, die gesetzlichen Leistungen der sozialen Versicherungssysteme deutlich zu reduzieren, um den Kollaps der Sozialversicherungen in Deutschland zu verhindern. Bekannte Beispiele hierfür sind die reduzierten Kostenerstattungen bei Zahnersatz, Krankengymnastik oder die Zuzahlung bei Medikamenten. Weniger bekannt ist, dass auch Taucher hiervon in besonderem Maß betroffen sind.

Zunächst sollen zwei oft miteinander in Zusammenhang gebrachte Begrifflichkeiten voneinander getrennt werden: der Begriff der *Krankenversicherung* und der Begriff der *Unfallversicherung*.

### 47.1.2 Krankenversicherung

Die Krankenversicherung deckt Behandlungen, die unmittelbar in Folge einer Erkrankung oder eines Unfalls zur Therapie und Genesung erforderlich sind. Hierzu gehören Leistungen, wie Arzt- oder Krankenhausbehandlung, Medikamente und Hilfsmittel wie Gehhilfen. Dabei ist es grundsätzlich egal, ob die Behandlung durch eine akute oder chronische Erkrankung oder durch einen Unfall erforderlich wurde.

Das zugrunde liegende Rechtswerk ist das in elf Teile aufgegliederte deutsche Sozialgesetzbuch (SGB), das die gesetzliche Grundlage der Sozialversicherungssysteme in Deutschland bildet. Die für die Krankenversicherung wichtigen Abschnitte befinden sich alle im SGB V (Gesetzliche Krankenversicherung).

Die Krankenversicherung in Deutschland ist dabei im Wesentlichen auf zwei Versicherungsträger verteilt: die gesetzlichen Krankenkassen (zu denen auch die Ersatzkassen zählen) und die privaten Krankenversicherungen.

Die gesetzlichen Krankenkassen und Ersatzkassen bilden mit rund 87 % aller Versicherten die Hauptsäule der Krankenversicherung in Deutschland. Die von diesen Kassen übernommenen Leistungen und die Beiträge sind nach dem Solidaritätsprinzip gesetzlich festgelegt. Dies bedeutet, dass Besserverdienende mehr zahlen als Mitglieder mit geringem Einkommen, unabhängig davon, ob jemand beispielsweise aus Altersgründen ein höheres Risiko mit sich bringt oder nicht.

Im Gegensatz hierzu können die privaten Krankenversicherungen ihre Versicherungsbedingungen innerhalb bestimmter Grenzen frei gestalten und die Beiträge nach dem tatsächlich gegebenen Risiko bemessen. Daher sind private Krankenversicherungen in jungen Lebensjahren bei Gesunden trotz umfangreicher Leistungen meist attraktiv günstig, werden aber mit steigendem Lebensalter (und damit mit dem steigenden Krankheitsrisiko) erheblich teurer. Um dem wirtschaftlichen Risiko der Versicherten durch die steigenden Beiträge im Alter vorzubeugen, hat der Gesetzgeber festgelegt, dass nur Besserverdienende oder Selbstständige aus der gesetzlichen Versicherungspflicht entlassen werden und sich privat versichern können. Da der privat Versicherte sich bewusst aus dem Solidaritätsprinzip verabschiedet, ist im Alter (bei hohen Beiträgen) eine Rückkehr von einer privaten zu einer gesetzlichen Krankenversicherung meist nicht möglich.

Erwähnt werden soll noch, dass es neben diesen auch noch viele weitere Krankenversicherungsformen in Deutschland gibt (z. B. öffentliche und freie Heilfürsorge, die See-Krankenkassen, Knappschaften, Künstlersozialkassen usw.), die aber an dieser Stelle nicht einzeln besprochen werden können.

### 47.1.3 Unfallversicherung

Ergänzend hierzu greift die Unfallversicherung. Sie deckt Folgekosten von Unfällen ab, z. B. durch Leistungen bei Invalidität oder Todesfall. Einige Unfallversicherungen decken dabei Unfälle aller Art ab, andere beschränken ihre Leistungen nur auf bestimmte Unfälle, wie z. B. Verkehrsunfälle oder Tauchunfälle. Dabei sind Unfälle im versicherungsrechtlichen Sinn Ereignisse, die plötzlich, unfreiwillig von außen und gesundheitsschädigend auf den Körper einwirken. Findige Versicherungen haben daraus geschlossen, dass es sich bei einem Dekompressionsunfall nicht um einen Unfall handelt, weil die Ursache der Gesundheitsschädigung (die Bubbles) von innen wirke. Allerdings wurde dieser Auslegung bereits Anfang der 90er Jahre mehrfach in der Rechtssprechung widersprochen, so dass inzwischen auch Dekompressionsunfälle durchweg als Unfälle im versicherungsrechtlichen Sinn angesehen werden.

Ein wichtiger Unterschied zwischen Kranken- und Unfallversicherung betrifft auch die Mehrfachversicherung. Ist ein Versicherter im Rahmen seiner gesetzlichen Krankenkasse und einer privaten Zusatzversicherung für eine medizinische Leistung doppelt versichert, so wird die Behandlung dennoch nur einmal gezahlt (Subsidaritätsprinzip).

Hat der Versicherte mehrere Unfallversicherungen, die inhaltlich bei demselben Unfall greifen, so werden hier die Leistungen jeder einzelnen Unfallversicherung fällig (z. B. Invaliditätsleistungen).

### 47.1.4  Versicherungslage von Tauchern

Noch vor wenigen Jahren wäre ein solches Kapitel in einem Lehrbuch für Tauchmedizin völlig undenkbar gewesen. War doch insbesondere der Krankenversicherungsschutz, egal ob gesetzlich oder privat versichert, zumindest im Inland gesichert und im Ausland durch Abschluss einer einfachen Auslandsreisekrankenversicherung zuverlässig ergänzbar. Seit den 90er Jahren aber hat es zum Teil einschneidende, zum Teil aber auch schleichende Veränderungen gegeben, die jeden Taucher dazu bewegen sollten, die eigene Situation gründlich zu überprüfen.

Die wichtigsten Änderungen betreffen die gesetzlichen Krankenversicherungen, deren Leistungen, wie bereits erwähnt, zunehmend reduziert wurden. Bereits im Jahre 1993 wurde beschlossen, dass ambulante Druckkammerbehandlungen nicht mehr von den Kassen getragen werden müssen. Dass bis 2001 die Krankenkassen dennoch regelmäßig Tauchunfälle auch in der ambulanten Therapie bezahlt haben, lag einfach an der bis dahin unverbindlichen Regelung: Da viele Tauchunfallbehandlungen oft „nur" 1500,– bis 4000,– Euro kosten, also für Versicherungen eine überschaubare Größenordnung, wurden diese meist aus Kulanz von den Kassen weiter getragen. 2001 aber führte ein richterlicher Beschluss dazu, dass diese Regelungen künftig als verbindlich gilt, d. h. gesetzliche Kassen *dürfen* seitdem solche Behandlungen nicht mehr übernehmen. In der Praxis bedeutet dies, dass gesetzlich krankenversicherte Taucher seit 2001 definitiv keine Kosten mehr erstattet bekommen, wenn sie nach einem Tauchunfall in einer ambulanten Druckkammer behandelt werden.

Aber auch privat Versicherte und Taucher mit klassischen Auslandsreisekrankenversicherungen müssen mit Einschränkungen leben. Zwar werden bei ihnen oft notwendige Druckkammerbehandlungen nach einem Tauchunfall noch übernommen, aber eben nicht immer. Da rund 30 % der Druckkammern im Ausland nicht zu Krankenhäusern oder Ärzten gehören, sondern Hotelanlagen oder Tauchbasen angegliedert sind, erhält man nach einer Behandlung auch eine Rechnung von einem

Hotel oder einer Tauchbasis über die Druckkammertherapie. Hier erstatten private Krankenversicherer oder Auslandsreisekrankenversicherungen regelmäßig keine Kosten, weil laut deren Statuten nur Arzt- oder Krankenhausrechnungen anerkannt werden.

Für alle Taucher ist es daher wichtig, den eigenen Versicherungsschutz zu klären. Besonders Tauchlehrer trifft hier eine besondere Verantwortung: Da gerade Tauchanfänger über diese Einschränkungen nicht informiert sind, haben Tauchausbilder im Rahmen ihrer Fürsorgepflicht ihre Schüler hiervon in Kenntnis zu setzen.

### 47.1.5 Tauchunfallversicherungen

Taucher benötigen also einen Versicherungsschutz, der das Risiko der Tauchunfallbehandlung in einer Druckkammer abdeckt. Allerdings ist die Tauchmedizin bis heute an den medizinischen Universitäten kein verbindlich vorgeschriebenes Fach, weshalb viele (Not-)ärzte nicht mit den Besonderheiten bei Tauchern vertraut sind. Daher ist es von Bedeutung, nicht nur eine spezielle Versicherung zu haben, sondern über einen ständig erreichbaren Notruf auch kompetente tauchmedizinische Hilfe zu erhalten.

Von diesen kombinierten Notruf- und Versicherungsanbietern gibt es zur Zeit drei leistungsfähige Anbieter auf dem deutschen Markt: aqua med reise- und tauchmedizin, Divers Alert Network (DAN) und der Verband deutscher Sporttaucher (VDST). Während DAN und der VDST nicht kommerziell bzw. ehrenamtlich arbeiten, ist aqua med ein kommerzieller Anbieter, der ursprünglich nur Unternehmen betreut hat. Der Unterschied wird vor allem beim Ablauf eines Notrufs deutlich: So wird ein Anruf auf der Hotline bei DAN oder dem VDST zunächst in einer Assistancezentrale bearbeitet, die bei Bedarf einen Tauchmediziner hinzuschaltet, da mehr als die Hälfte der gemeldeten Unfälle nicht tauchmedizinischer Natur sind. Aqua med betreut seine Mitglieder mit einem eigenen tauch- und notärztlichen Assistancedienst.

### 47.1.6 Assistance

Der Begriff Assistance kommt aus dem Französischen und beschreibt Hilfsleistungen aller Art, wie beispielsweise Pannendienste, oder auch die Hilfe bei medizinischen Notfällen im Ausland. Gerade im Bereich der Tauchmedizin und im Ausland ist eine Assistance von großer Bedeutung. Sie hilft bei Kostenübernahmen im Falle von Behandlungen im Ausland, kümmert sich um Rücktransporte ins Heimatland, organisiert erforderliche Behandlungen (z. B. Druckkammertherapie) usw. (Abb. 47.1 und 47.2).

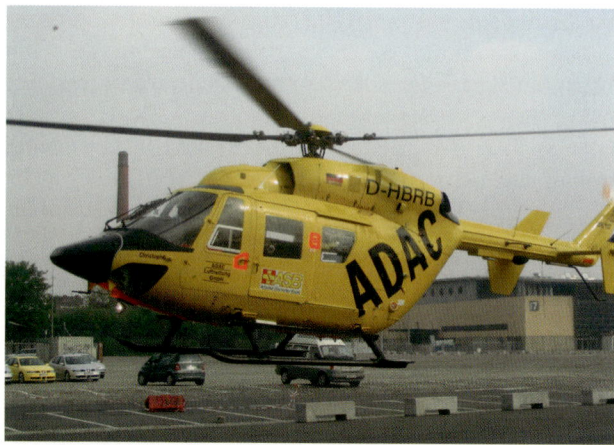

**Abb. 47.1:** Rettungshubschrauber Christoph: Ein solcher Transport erhöht die Tauchunfallkosten beträchtlich

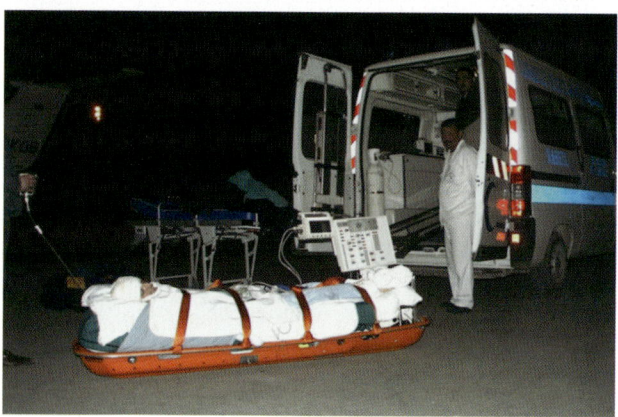

**Abb. 47.2:** Ein Krankenrücktransport aus dem Ausland wird nicht durch die gesetzliche Krankenversicherung erstattet. Deshalb sollte man als Taucher auf eine geeignete Tauch- und Unfallversicherung Wert legen

Im Bereich der Tauchmedizin stehen die Assistancen der Anbieter für Fragen bei tauchmedizinischen Notfällen dem Betroffenen, eventuellen Ersthelfern oder behandelnden Ärzten zur Verfügung.

### 47.1.7 Vergleich der Anbieter

Einen Vergleich der verschiedenen Versicherungen in einem Handbuch für Tauchmedizin vorzustellen, ist nicht praktikabel, da alle Anbieter bemüht sind, ihre Leistungen dem jeweils aktuellen Bedarf anzupassen, weshalb ein solcher Abschnitt zu schnell veraltet wäre. Allerdings sollen an dieser Stelle einige Empfehlungen gegeben werden, um das passende Angebot für sich zu finden. Die Informationen kann sich jeder Leser selbst aus dem Internet von den entsprechenden Homepages herunterladen: bei aqua med finden sich diese unter www.aqua-med.de, bei DAN unter www.daneurope.org und beim VDST unter www.vdst.de.

## Kompaktinformation

Neben dem Vergleich der reinen Deckungssummen sollte der Leser vor allem auf das Kleingedruckte in den Versicherungsbedingungen achten, das sich zum Teil erheblich voneinander unterscheidet. Folgende Fragen sollten daher geprüft werden.

### Fragen zu den Versicherungsbedingungen:

1. Gibt es Einschränkungen im Tauchverfahren (z.B. Tiefe, Technik oder Solotauchen) bzw. ist man an die Regeln eines bestimmten Verbands gebunden?
2. Ist die Druckkammertherapie überall weltweit und heimatnah versichert?
3. Werden eventuelle Hotelkosten bei einer Druckkammertherapie im Ausland voll übernommen?
4. Ist eine vollständige Auslandsreisekrankenversicherung im Angebot enthalten? Werden auch Behandlungen übernommen, die nichts mit dem Tauchen zu tun haben?
5. Werden auch ambulante Eingriffe vollständig getragen, gibt es Eigenbeteiligungen?
6. Werden nur „medizinisch notwendige" Leistungen übernommen oder auch „medizinisch sinnvolle"?
7. Werden auch psychiatrische Notfallbehandlungen getragen (diese können z.B. durch die Nebenwirkungen von Malariamitteln erforderlich werden)?

### Fragen zur Assistance/Hotline:

8. Müssen Behandlungskosten vorgestreckt werden, oder kümmert sich die Hotline um erforderliche Formalitäten? Gibt es ein professionelles Notfallmanagement?
9. Ist es für den vollen Versicherungsanspruch notwendig vor Behandlungsbeginn die Hotline zu informieren oder kann man auch im Nachhinein die Rechnungen einreichen?
10. Am besten wendet man sich immer vor Behandlungsbeginn an die Hotline, um eine optimale medizinische Behandlung zu erhalten, da dort direkt Spezialisten mit viel Erfahrung arbeiten.

## Tipps für Tauchlehrer

1. Jeder Taucher, ob Hobbytaucher oder Profi, sollte seine Versicherungssituation bzgl. Tauchunfallbehandlung nebst aller Begleiterscheinungen aktiv überprüfen (Aussage des Versicherers schwarz auf weiß einfordern) und sich ggf. entsprechend zusätzlich versichern.
2. Die Sorgfaltspflicht des Tauchlehrers gebietet es, seine „arglosen" Tauchschüler auf die Notwendigkeit einer Tauchunfallversicherung hinzuweisen. Dies sollte fester Bestandteil der Theorieausbildung sein.
3. Kommerziell arbeitende Tauchlehrer müssen eine geeignete Berufshaftpflichtversicherung abschließen. Auf einer Tauchbasis muss sie ggf. mehrere Mitarbeiter einschließen.

# 48 Tauchberufe und Arbeiten auf einer Tauchbasis

M. Schmitt und M. Heß

Immer wieder bilden sich Freizeittaucher zum professionellen Tauchführer (Guide) oder Tauchlehrer fort, entweder um sich als Sporttaucher zu professionalisieren oder um schließlich das Hobby zum Beruf zu machen. Dieser Personenkreis ist Wissensträger und Ansprechpartner in tauchmedizinischen Fragen, aber auch eine eigene Risikogruppe im Sinne der Tauchmedizin. Gerade die Frage nach Langzeitschäden und deren Vermeidung ist ein wichtiges Thema im Bereich des „professionellen Sporttauchens". Nachfolgend soll daher ein kleiner Einblick gegeben werden, wie die Arbeit auf einer Tauchbasis im Allgemeinen aussehen kann, einerseits um den Tauchmediziner über Alltagsrealität und Belastung bzw. Gefährdung der genannten Personengruppe zu informieren, andererseits zur Sensibilisierung des Profi(sport)tauchers für arbeitsmedizinische Überlegungen und zur Unterstützung einer sicherheitorientierten Handlungsbereitschaft.

## 48.1 Sporttauchen

Allgemein versteht man unter Sporttauchen das Tauchen unter sportlichen, nichtberuflichen und nichtmilitärischen Gesichtspunkten. Dabei stehen körperliche Betätigung und Spaß im Vordergrund.

Dies trifft seit den Anfängen des Sporttauchens in den fünfziger Jahren des letzten Jahrhunderts bis heute sicher für die meisten Hobbytaucher zu. Während jedoch bis vor etwa 30 Jahren Gerätetaucher an einem Baggersee noch wie Exoten bestaunt wurden, kann man heute schon fast von einem Breitensport sprechen. Dementsprechend hat sich die Anzahl von Tauchorganisationen, Tauchgeschäften, Vereinen und Basen erhöht. Im Zuge dessen hat sich zusehends ein neuer Berufsstand professionell arbeitender Sporttaucher ausgebildet, die als Guide oder Tauchlehrer in der Regel gewerbsmäßig arbeiten.

Das Berufsbild des professionell arbeitenden Sporttauchers ist nicht einheitlich. Je nach Ausbildungsstand und Verantwortung (Tauch-Guide, Tauchlehrerassistent, Tauchlehrer), Ausübungsort (Binnenland, Meer) und Dauer der Tätigkeit (Job für wenige Wochen bis hin zur ganzjährigen Saison) sowie der beruflichen Schwerpunktbildung (hauptberuflich, nebenberuflich) treten unterschiedliche Alltagsgestaltungen und Belastungen auf.

Vereinfachend lassen sich drei typische Situationen unterscheiden: der Tauch-Guide, der Tauchlehrer auf einer Basis am Meer (Ausland) und der Tauchlehrer mit einer Tauchschule im Binnenland (Inland).

## 48.2 Tauch-Guide

Ein so genannter Guide ist ein reiner Tauchgangsführer und begleitet bereits ausgebildete Taucher. Meist obliegen ihm auch Hilfsaufgaben wie beispielsweise Flaschen füllen, Boote beladen, Ausrüstungsverleih, eventuell Animation der Tauchgäste und dergleichen. Er selbst ist fortgeschrittener Taucher, aber noch kein Tauchlehrer; in der Regel hat er entsprechende Kenntnisse in Gruppenführung und Navigation unter Wasser.

Dieser Personenkreis ist typischerweise hoch motiviert (Alter 20+, intensives Ausleben des Hobbys, Perspektive Tauchlehrer). Vertrautheit mit dem Gelände und überdurchschnittliche Tauchpraxis machen sie zu wertvollen Mitarbeitern, ein ausgeprägtes Selbstbewusstsein und die Routine in der Hochsaison bergen aber auch ein Risikopotenzial.

Auf einer Auslandsbasis oder an Bord eines Schiffes ist ein Guide neben besagten Hilfsaufgaben praktisch ständig mit Tauchen befasst – mit bis zu drei oder gar vier Tauchengängen am Tag. Da er keine Tauchschüler, sondern nur brevetierte Taucher unterschiedlicher Leistungsstufen führt, sind die getauchten Tiefen meist größer als 10 m und reichen oft sogar bis zur Grenze von 40 m. Ob und in welchen Abständen ein Ruhetag möglich ist, hängt von der Führung des jeweiligen Betriebes ab. Somit spielen für den Guide meist Gefährdungen wie hohe Gewebesättigungen und selbst in warmen Gewässern eine permanente Auskühlung eine wichtige Rolle. Ferner kann es durch häufiges Tauchen über lange Zeit hinweg zu Entzündungen des äußeren Gehörganges kommen, die aus zeitlichen Gründen oft nicht richtig auskuriert werden.

### Jobs
Für fortgeschrittene Taucher ist es über Ausschreibungen im Internet (taucher.net oder die Internetseiten der Tauchverbände bzw. der Basen) oder persönliche Kontakte vielfach möglich, einen Job als Guide zu bekommen; die Mindestdauer liegt bei vier bis sechs Wochen, insbesondere wenn eine Einarbeitungszeit erforderlich und/oder dem Bewerber das Tauchgebiet noch unbekannt ist. Diese Arbeit ist allerdings meist gering oder überhaupt nicht bezahlt; die Entschädigung erfolgt meist über freie Kost und Logis, kostenloses Tauchen oder Ausbildung gegen Arbeit, d. h. es können z. B. Praktikumszeiten für die Ausbildung zum Tauchlehrer absolviert werden.

## 48.3 Tauchlehrer

### 48.3.1 Allgemein

Das Tätigkeitsprofil eines Tauchlehrers kann sehr unterschiedlich sein; dennoch gibt es einige grundsätzliche Aufgaben:

Je nach personeller Ausstattung der Tauchbasis übernimmt ein Tauchlehrer ebenfalls die Aufgaben eines Guide. Er hat sich ganz allgemein um die Betreuung seiner Kunden über und unter Wasser zu kümmern. Darüber hinaus ist ein Tauchlehrer in verstärktem Maße verantwortlich für die gesamte Logistik und Technik der Basis: Material, Ersatzteile, Fahrzeuge, Boote, Benzin, Reparaturen, Flaschen füllen, Filterwechsel am Kompressor, TÜV-Termine und vieles mehr. Schließlich kann er mit der erforderlichen Sachkunde auch Revisionen an Atemreglern ausführen.

**Hinweis.** Die Sachkunde setzt in der Regel den Besuch von entsprechenden Seminaren der betreffenden Hersteller voraus; gerade im Zusammenhang mit dem Verleih von Ausrüstungsgegenständen müssen haftungsrechtliche Aspekte beachtet werden. Mehr hierzu s. Kap. 49.

Die Ausbildung von Tauchschülern ist ein wesentlicher Aspekt der Arbeit eines Tauchlehrers. Dies fängt mit der Akquise beim Schnuppertauchen an, beinhaltet Theorieunterricht, Pool- und Freiwasserausbildung bis hin zur Überprüfung des Lernerfolgs. Damit hängen Verwaltungsaufgaben zusammen – ein weiteres Arbeitsgebiet, das hauptsächlich in den Aufgabenbereich des Basisleiters fällt: In dieser Funktion ist der Tauchlehrer auch Unternehmer, als Inhaber oder als angestellter Geschäftsführer. So hat er neben dem Tauchbetrieb auch die Verantwortung für eine ordnungsgemäße Buchführung, Steuerabwicklung, Korrespondenzen, Werbung, An-/Abmeldungen von Gästen und Tauchgruppen sowie evtl. für die Organisation von Unterkünften oder sonstige Aktivitäten wie Teilnehmeranimation etc.

### Der Tauchlehrer als Berater

Neben Fragen zum Tauchsport allgemein oder dem gerade absolvierten Tauchgang im Speziellen, zu Flora und Fauna, Ausrüstung und Technik usw. wird der Tauchlehrer nicht selten zu tauchmedizinischen Fragen konsultiert. Je nach Tauchgebiet werden die ortsansässigen Mediziner von mitteleuropäisch geprägten Tauchtouristen weniger konsultiert; unter Umständen fehlt, wie z. B. auf einer kleinen Malediveninsel, ein Arzt vor Ort. Selbst in Deutschland ist es oft einfacher, den Tauchlehrer zu fragen als einen Arzt aufzusuchen – zumal es auch in Westeuropa sehr abgelegene Tauchgebiete (z. B. Bergseetauchen) gibt.

So muss der Tauchlehrer im Ernstfall nicht nur Erste Hilfe leisten können, sondern ist auch beim normalen Tauchbetrieb mit vielfältigen medizinischen Fragen konfrontiert; oft sind es Fragen zu Druckausgleichproblemen und deren mögliche Ursachen, Erkältungen, Blut in der Maske, Ohrenschmerzen vor oder nach dem Tauchgang und dergleichen. Obwohl gerade die medizinische Fortbildung für einen Tauchlehrer sehr wichtig ist, qualifiziert ihn dies nicht zum Arzt! Er kann beraten und bestenfalls Empfehlungen geben, Diagnosen oder gar medikamentöse Behandlungsempfehlungen darf er nicht stellen oder geben.

### 48.3.2 Ausland

In den von Tauchern bevorzugten Urlaubsländern liegt eine Tauchbasis in der Regel in unmittelbarer Nähe zum Meer, so dass entweder direkt von Land oder ohne allzu großen Aufwand vom Boot aus getaucht werden kann (Abb. 48.1). Kurze Wege, Tauchschüler in Urlaubsstimmung und mit ausreichend Zeit sowie ein guter Mix zwischen Theorie- und Praxisvermittlung erleichtern die Ausbildung.

Die Haupteinnahmen einer Basis resultieren aus Kursen, Tauchgängen und Materialverleih; hingegen wird sich kaum ein Gast größere Ausrüstungsgegenstände (wie z. B. Anzug oder Atemregler) im Ausland kaufen – schon wegen möglicher Garantieprobleme. Somit spielen Verkaufserlöse nur eine marginale Rolle.

Der Tauchlehrer im Ausland hält sich viel im Wasser auf; im Gegensatz zum Guide hat er oft einen etwas höheren Anteil flacherer (Ausbildungs-)Tauchgänge, diese jedoch bei ungünstiger Unterrichtsplanung mit vielen Ab- und Aufstiegen (Jojo-Tauchprofile). Belastungen und Gefährdungen ergeben sich aus Sättigung und Auskühlung.

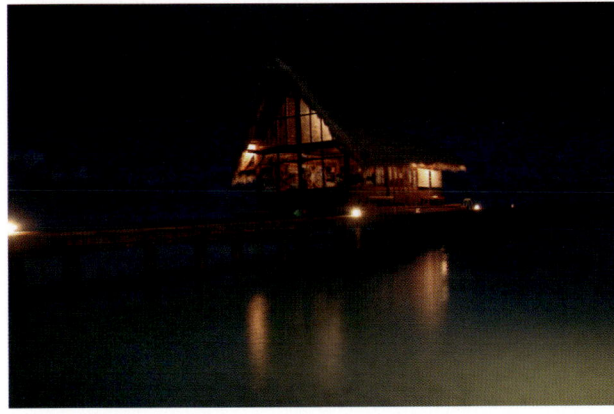

Abb. 48.1: Tauchbasis im Ausland. Betrachtet man diese Tauchbasis, wird verständlich, warum viele von der Arbeit als Tauchlehrer im Ausland träumen. Einen solchen Arbeitsplatz bekommt man aber nicht geschenkt (Foto: Dr. Tobias Huber)

**Fallbeispiel.** Ein Tauchtag auf einer Meeresbasis hat häufig folgenden Ablauf:

7:00 Aufstehen, Frühstück

8:00 Aufschließen der Tauchbasis, Arbeitseinteilung mit dem Team, Boot(e) klar machen

8:30 Tauchgäste kommen vom Frühstück, Verteilen von Leihausrüstung, Gruppeneinteilung

9:00 Boot beladen und erste Tauchausfahrt, Ankern am Tauchplatz, Tauchplatzbeschreibung, Tauchgang und/oder Warten auf Rückkehr der Tauchgruppen, Rückfahrt

10:30 Ausrüstung versorgen, Duschen, Flaschen füllen

11:00 Theorieunterricht

12:00 Mittagspause

14:00 Praxisunterricht mit den Tauchschülern im Pool oder Meer von Land aus in zwei aufeinander folgenden Gruppen, Ausrüstung versorgen, Duschen

16:00 Einchecken neuer Tauchgäste, nebenher Flaschen füllen

17:00 Stempeln von Ausbildungsnachweisen, Buchführung, Werkstattarbeiten

19:00 Boot(e) versorgen, Basis aufräumen und reinigen

20:00 Feierabend oder Vorbereitung zum Nachttauchgang …

Es sind jedoch auch völlig andere Tagesabläufe/Arbeitseinteilungen möglich. Üblich ist auf großen Tauchbasen ein hohes Maß an zeitlich parallelen Aktivitäten: Guides machen Tauchausfahrten und füllen Flaschen, angestellte Tauchlehrer übernehmen die Ausbildung in Theorie und Praxis, der Basisleiter organisiert, kümmert sich um die Buchführung und ist Ansprechpartner für die Kundschaft etc.

Wer einmal Tauchlehrer ist und eine längerfristige Anstellung im Ausland oder eine eigene Basis gefunden hat, möchte diesem Beruf möglichst dauerhaft ausüben. Tauchmedizinisch sind bei dieser Berufsgruppe mögliche Langzeitschäden sowie deren Vermeidung relevant. Viele Tauchlehrer klagen über chronische Ohrenent-

---

## Kompaktinformation

**Besondere Belastungen bzw. Gefährdungen**

- allgemeine Gefahren des Gerätetauchens bei Fehlverhalten
- Unterkühlung (abhängig von Wassertemperatur, Schutzkleidung, Expositionszeiten und Pausen)
- hohe permanente Stickstoffsättigung langsamer Gewebe durch Repetitivtauchgänge
- Belastung von Gelenken und Bandscheiben durch Tragen von Lasten (Flaschen, Bleigürtel)
- Verletzungsgefahr (Boot, Kompressor, Werkstatt)
- Belastung der Haut und Augen durch intensive Sonnenstrahlung

- Beeinträchtigung des Gehörs durch Aufenthalt in Kompressornähe
- Verletzung bzw. Vergiftung durch Meerestiere, Tropenkrankheiten
- psychische Belastungen (Verantwortung für Tauchkunden insbesondere unter Wasser, Befriedigung der Bedürfnisse anspruchsvoller Kundschaft und der Mitarbeiter, Arbeitspensum in der Hochsaison, existenzielle Ängste, oft nur oberflächliche und kurzzeitige soziale Kontakte, wenig Abwechslung auf kleinen Inseln)

## Kompaktinformation

**Sicherheit Boot**

*Eignung des Bootes:*

- Wetterverhältnisse
- Dauer der Ausfahrt
- Tauchgebiet (Tiefe, Ankermöglichkeiten)
- Anzahl der Taucher
- Komfort

*An Bord:*

- Ohnmachtsichere Rettungswesten entsprechend der Personenzahl
- Handlampe, Signalhorn, Signalboje → Funktionsfähigkeit?
- Spiegel
- Notsignale (Rotlichtraketen, Wasserfärber → Alter überprüfen)
- Lenzpumpe, tragbare unabhängige Ersatzpumpe
- Bootshaken, Paddel
- 2 Anker und ein Treibanker

- Feuerlöscher
- Erste-Hilfe-Koffer, Notfallkoffer, ausreichend Sauerstoff
- Sicherheitsleinen mit Karabiner
- Seefunkgerät, Handy
- Werkzeuge und Ersatzteile
- Reserveflasche, Atemregler
- Trinkwasser
- Seekarte, Tidenkalender

*Aufklärung der Gäste über*

- alle Sicherheitsbelange
- Umwelt
- Wege an Bord freihalten
- Gefahr über Bord zu gehen

*Schiffsführer*

- hat Schiffspapiere mitzuführen (Nachweis des Eigentums und der Nationalität).
- Im Ausland ist eine Haftpflichtversicherung Pflicht.

zündungen bis hin zu Rückenproblemen und Hüftgelenksbeschwerden – für den Bereich des Sporttauchens gibt es dazu leider nur wenig Literatur. Mehr zu diesem Thema findet sich in Teil VII „Spätschäden durch Tauchen".

## Sicherheit

Der Tauchlehrer ist selbstverständlich für alle Sicherheitsfragen verantwortlich. Er sorgt für die Bereitstellung eines Sauerstoffkoffers und eines Erste-Hilfe-Kastens bzw. besser noch eines vollständigen Rettungskoffers. Eine gute Tauchbasis zeichnet sich unter anderem dadurch aus, dass für alle Beteiligte, d. h. auch für die Gäste, Notrufnummern und eine Beschreibung der Rettungskette sichtbar vorliegt und eine entsprechende Einweisung erfolgt. Gerade im Ausland sind dies wichtige Informationen, denn ein Arzt oder die nächste Deko-Kammer kann unter Umständen 200 km weit entfernt und nur mit dem Boot oder einem Flugzeug in bestenfalls einigen Stunden erreichbar sein. Jedes Boot muss eine geeignete Sicherheitsausrüstung vorhalten.

Trotz aller Vorsorge steht die Vermeidung eines Unfalls an oberster Stelle; dies setzt entsprechend sicherheitsbewusstes und vernünftiges Verhalten sowohl über

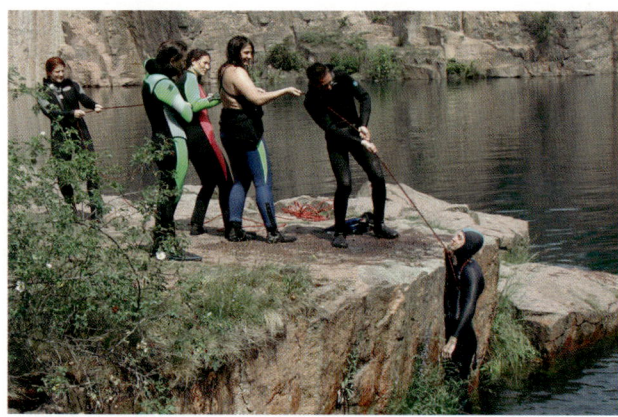

**Abb. 48.2:** Nur durch regelmäßige Übung von Notfallsituationen gelingt es im Notfall ruhig und routiniert zu handeln (Foto: Detlef Braunroth)

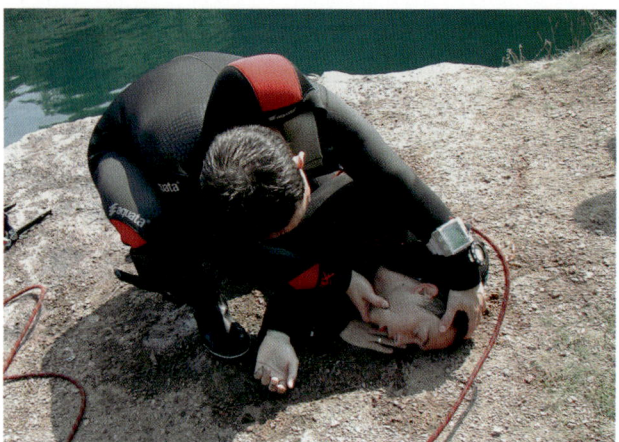

**Abb. 48.3:** Wenn man in schwer erreichbaren Gewässern taucht, muss man auch die Rettung verunfallter Taucher beherrschen. Regelmäßige Übungen führen zum Erlernen von Automatismen, die in Unfallsituationen abgerufen werden können (Foto: Detlef Braunroth)

als auch unter Wasser voraus. Manchmal werden die Vorgaben der Basis von den Kunden allerdings als unnötig restriktiv empfunden. Da der Tauchlehrer jedoch für die Sicherheit seiner Kunden garantieren muss und sich Tauchunfälle obendrein schädlich auf den Ruf einer Tauchbasis auswirken, sind entsprechende Regeln ohne Diskussion vorzugeben (Abb. 48.2 und 48.3).

Der Tauchlehrer muss also mit diplomatischem Geschick einerseits die Sicherheit gewährleisten, andererseits seinen Gästen den Spaß erhalten. Er muss verhindern, dass verärgerte Gäste weniger oder gar nicht mehr tauchen, da dies dann direkt die Einnahmequelle der Tauchbasis betrifft.

**Jobs**

Über Anzeigen in den einschlägigen Tauchmagazinen oder die Internetseiten der Verbände oder der Tauchbasen (über Suchmaschinen, z. B. bestimmte Region eingrenzen) ist immer eine Anstellung als Tauchlehrer zu finden; dabei sind Anforderungsprofil und Konditionen zu klären.

So sind z. B. die Malediven für Urlaubstaucher sicherlich ein Traumziel; will man jedoch beruflich dort aktiv werden, wird es möglicherweise zu einem Problem, wenn man sich auf einer Insel aufhält, die man in zehn Minuten umrunden kann. Zudem ist die Privatsphäre sehr eingeschränkt: 99 % der Gäste sind zum Tauchen dort und für sie ist eben der Tauchlehrer erster Ansprechpartner für alles; kaum einer würde verstehen, wenn dieser auf seiner Privatsphäre bestünde.

Andererseits gibt es Tauchbasen, die ausschließlich ein einziges Tauchgebiet anfahren; was selbst einen Tauchanfänger nach 14 Tagen langweilen würde. Gerade bei der Arbeitssuche sind also persönliche Kontakte und Insiderinformationen hilfreich.

In der Regel werden Tauchlehrer mit Ausbildungsberechtigungen bestimmter Organisationen gesucht, die zum Profil der jeweiligen Tauchbasis passen. Längerfristige Verträge (mehr als eine Saison) sind eher selten – es sei denn man kauft oder pachtet eine Basis. Für erfahrene Tauchlehrer gibt es allerdings auch die Möglichkeit, für zwei bis vier Wochen als Urlaubsvertretung einzuspringen.

Die Bezahlung ist je nach Ausbildungsstand, Erfahrung, Land und sonstigen Vereinbarungen über Anreise, Kost und Logis sehr unterschiedlich, so dass hier kaum Richtwerte gegeben werden können.

### 48.3.3 Inland

Eine Tauchbasis im Inland liegt meist nicht direkt an einem See; in vielen Fällen sind sogar Anfahrten von einer Stunde und mehr zu bewältigen, bevor man ein Gewässer erreicht, in dem Tauchen erlaubt und möglich ist. Bei längeren Anfahrten wird der Tauchausflug nicht selten zu einem Wochenendausflug mit Übernachtung oder Zeltwochenende.

Generell sind Naturschutz und Parkvorschriften zu beachten; mancherorts sind Tauchzonen oder Einstiegsstellen festgelegt. So kommt es nicht selten vor, dass die Ausrüstung erst zum Ufer transportiert werden muss oder ein kleiner Fußmarsch in voller Ausrüstung zur Einstiegsstelle notwendig wird.

Selbst für Übungsstunden im Pool ist teilweise ein erheblicher Transportaufwand notwendig: In der Regel muss ein öffentliches Freibad benutzt oder ein Hallenbad (oft komplett) gemietet werden. Somit muss die gesamte Ausrüstung in Autos verladen, transportiert, ausgeladen, nach Gebrauch wieder eingeladen, zurücktransportiert und zum Trocken wieder ausgeladen werden. Gleichzeitig beginnen mit dem Verladen der Pressluftflaschen in einen PKW bereits die ersten Sicherheitsüberlegungen, da auf die Ladungssicherung beim Transport geachtet werden muss!

Ein Tauchkurs im Inland zieht sich meist über mehrere Wochen oder Wochenenden hin, da die Tauchschüler nur in ihrer Freizeit teilnehmen können und Fahrtzeiten berücksichtigt werden müssen. Oft werden Nachholtermine notwendig, da immer wieder Schüler terminlich oder krankheitsbedingt verhindert sind.

Aus Sicht der Tauchschule ist dieser Aufwand bei dem in Deutschland inzwischen herrschenden Konkurrenzdruck kaum rentabel zu gestalten. Der Hauptverdienst resultiert aus dem Verkauf von Ausrüstung; insbesondere die Ausbildung von Tauchanfängern kann sich finanziell nur über den danach erwarteten Verkauf von Equipment rechnen. Daher werden Tauchbasen im Inland vielfach nebenberuflich geführt; es gibt nur wenige in Deutschland, die von einem Tauchshop leben können, vorausgesetzt, der Shop ist groß und damit umsatzstark genug.

Ein Tauchlehrer in Deutschland ist wochentags eher selten im Wasser; dafür an den Wochenenden und insbesondere bei der Ausbildung umso länger. Je nach Sichtverhältnissen und Ausbildungsstand der Schüler ist es aus Sicherheitsgründen meistens nicht zu verantworten, mit mehr als einem oder maximal zwei Schülern gleichzeitig ins Wasser zu gehen. Zudem hat das kalte Wasser einen entscheidenden Einfluss und selbst hochwertige Trockentauchanzüge sind nur für eine begrenzte Zeit kälteabweisend.

Kälte und schlechte Sicht sind als psychische Faktoren bei der Ausbildung, aber auch bei fortgeschrittenen Tauchern, besonders zu beachten.

### Sicherheit

Manch „harter Profi", der regelmäßig in Deutschland taucht, vernachlässigt aus einer gewissen Gewöhnung heraus elementare Sicherheitsfragen. Die Tatsache, dass in Deutschland fast überall ein Rettungswagen binnen weniger Minuten verfügbar sein kann, sollte jedoch nicht zu Nachlässigkeiten verleiten. So kann Sauerstoff und eine

---

#### Kompaktinformation

**Sicherheit bei Tauchgängen von Land**
*Notfalldaten*

- Anfahrt: Wie ist die Tauchstelle für Rettungsfahrzeuge erreichbar? Genaue Wegbeschreibung, Bezeichnung, Ortsnamen?
- Evtl. Landeplatz für Hubschrauber: Eignung, Koordinaten?
- Notruf: Karten-, Münztelefon, Notrufsäule, Handy?

- Rettungsleitstelle: Ort, Telefon (Vorwahl bei Handy beachten!)
- Hubschrauber: Ort, Telefon (falls Verbindung zu Rettungsleitstelle versagt)
- Tauchernotruf: Medizinischer Rat, Alternativen
- Wasserschutzpolizei, Wasser- und Schifffahrtsamt: Ort, Telefon
- Verfügbarkeit der nahegelegensten Druckkammer

## Kompaktinformation

*Allgemeine Sicherheitsvorkehrungen*
- Gruppenzusammenstellung → Tagesform beachten
- Information über aktuelle Tauchbedingungen, ggf. besondere Erschwernisse oder Gefahren
- Wählen geeigneter Rahmenbedingungen, keine Kombination von Erschwernissen
- Rettungskette klären (s. Notfalldaten)
- Bezugsperson an Land oft sehr hilfreich
- Sauerstoff, Wasser und medizinischer Notfallkoffer
- geeigneten Ein- und Ausstieg sicherstellen
- Wasserfahrzeuge meiden → Informationen über Fahrpläne
- Tauchplatz absichern oder Tauchboje mitführen
- Kompassrichtung „landwärts" merken

- angemessenes Briefing inkl. Tauchplatzbeschreibung, Verhalten bei Zwischenfällen bzw. Notfällen besprechen
- Check von Grund- und Zusatzausrüstung
- trockene Ausrüstung sichern: Wäsche, Flaschen, Handy, Schlüssel
- dezentes Auftreten, keine Materialschlacht

*Kaltwasserausrüstung*
- vollständiger Kälteschutz: Anzug, Handschuhe, Kopfhaube, ggf. Trockentauchanzug, Vollgesichtsmaske
- zwei unabhängige, kaltwassertaugliche Atemregler an zwei getrennt absperrbaren Ventilen
- „Plan B" bei Vereisen des Atemreglers und entsprechende Übungen
- Tauchzeitbegrenzung auch nach der Temperatur

Erste-Hilfe-Ausrüstung auch an einem Binnengewässer Leben retten; der Tauchlehrer sieht sich im Ernstfall schwerwiegenden Vorwürfen ausgesetzt und ist juristisch haftbar. Er sollte in jedem Fall das Sicherheitsequipment mitführen sowie in seinem Briefing auf die Rettungskette und die Maßnahmen im Falle des sich Verlierens unter Wasser eingehen.

Dabei ist zu beachten, dass es in abgelegenen Gegenden keinen Handy-Empfang geben kann: Wo ist das nächste Telefon? Benötigt man Kleingeld oder eine Karte dafür und wo liegt beides? etc.

Da Tauchlehrer, die im Inland meist nebenberuflich arbeiten und somit existenziell nicht direkt vom Tauchen abhängen, können sie ihr Sicherheitskonzept etwas leichter durchsetzen. Das Problem dabei sind eher die „alten Hasen", die in gewissem Maße „beratungsresistent" sind und auf fachlich fundierte Argumente in puncto Sicherheit nicht ausreichend ansprechen.

### Jobs im Inland

Eine hauptberufliche Anstellung als Tauchlehrer ist im Inland nur sehr schwer zu finden. Je nachdem, wie intensiv man nebenberuflich als Tauchlehrer arbeiten möchte, gibt es verschiedene Möglichkeiten, die sich allerdings auf einen bestimmten geografischen Umkreis des Wohnorts beschränken: Von Sonderrabatten beim Verkauf von Equipment, über eine Honorierung pro Teilnehmer bis hin zur Gewinnbeteiligung reicht die Spanne. Der persönliche Kontakt ist hier meist entscheidend.

## Tipps für Tauchlehrer

1. Es wird dringend empfohlen, zu Beginn jeder Saison umfassende Wasserrettungsübungen mit dem gesamten Tauchbasis-Team durchzuführen. Achtung: Rettungsübungen sind wegen des unvermeidlichen Stressniveaus unfallträchtige Situationen.
2. Unterweisungen der Mitarbeiter am Kompressor, Boot, Werkstatt etc., Hinweise auf das richtige Tragen von Lasten und die Notwendigkeit von Sonnen- und Lärmschutz.
3. Der Tauchbasisleiter bemüht sich um ein gutes Arbeitsklima im Team und unterstützt dies durch regelmäßige Besprechungen.
4. Aushang eines Notfallplanes (mit Notruftext in Landessprache) – wichtige Telefonnummern testen. Hinweise zum Umweltschutz und ggf. zu giftigen/gefährlichen Meerestieren sollten für jeden sichtbar aushängen.
5. Sauerstoffkoffer mit Flasche und Beatmungseinrichtung, Funk bzw. Handy und Kopie des Motorbootführerscheins für alle Bootsführer gehören auf jedes Boot (auch auf ein kleines Schlauchboot); während jeder Tauchausfahrt muss eine Funkwache an der Tauchbasis ansprechbar sein. Der Bootsführer sollte nach Möglichkeit nicht am Tauchgang teilnehmen, aber ausgebildeter Taucher sein und ein vollständiges Tauchgerät für Notfälle an Bord bereit stehen haben.
6. Mehr als 2 Tauchgänge pro Tag sollten für Kundschaft und Mitarbeiter (!) die Ausnahme sein. Dies sollte durch die Vorgabe fester Ausfahrtzeiten, eine vernünftige Einteilung der Mitarbeiter und das richtige Verhältnis zwischen Mitarbeitern und Kunden auch in der Hochsaison möglich sein. Tauchlehrer und Tauchguides sollten tauchfreie Tage haben!
7. Ein Checktauchgang für jeden Neuankömmling gleich welchen Ausbildungsstandes ist internationaler Standard, Anfänger mit Grundschein benötigen ggf. einen Guide. Maximal 2 Tauchschüler pro Tauchlehrer unter Wasser, auch im warmen, klaren, flachen Wasser.
8. Die Kundschaft hat ein Recht auf anschauliche Tauchplatzbeschreibungen durch den Guide vor jedem Tauchgang an jedem Tauchplatz.
9. Tauchplatzabsicherung durch Flagge Alpha an Bord bzw. einen mitgeführten Schwimmkörper für Tauchgänge von Land in Gebieten mit Wasserverkehr.
10. Absolute Tiefengrenze für erfahrene Taucher 40 m sowie keine dekompressionspflichtigen Tauchgänge im Sporttauchbereich.

## Weiterführende Literatur

1. Bartmann H: Taucher-Handbuch, 4. Aufl. ecomed, Landsberg, 2002
2. VDTL (Hrsg): Tauchen lernen II – Spezialkurse zum Tauchsportabzeichen. Kohlhammer, Stuttgart, 1994
3. VDTL (Hrsg): Tauchen lernen III – Vom Fortgeschrittenen zum Tauchlehrer. Kohlhammer, Stuttgart, 1998

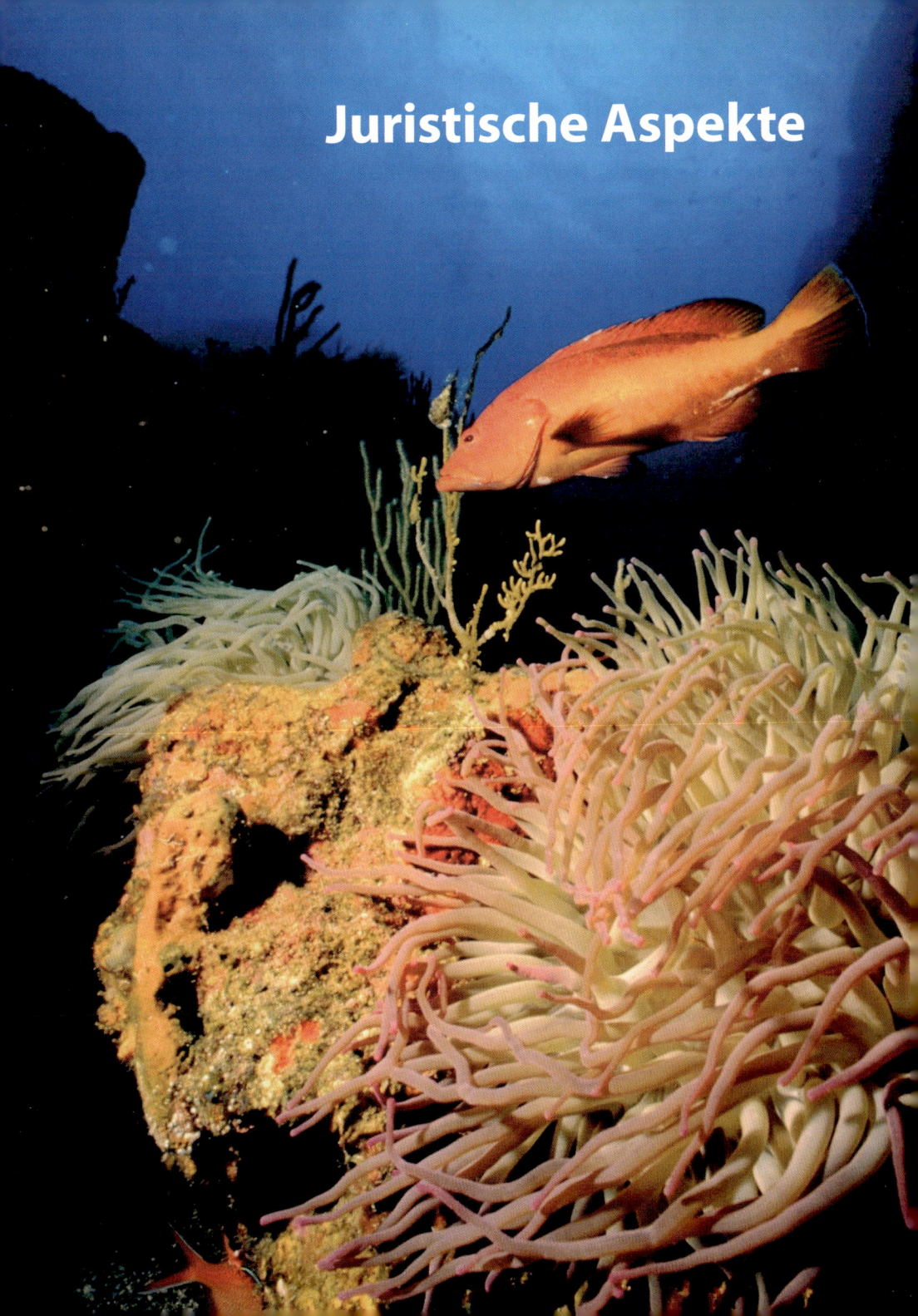

# Juristische Aspekte

# 49 Juristische Aspekte

*B. Scharpenberg*

Jeder Taucher, insbesondere jeder Tauchlehrer und jeder Betreiber einer Tauchschule hat bei der Ausübung des Tauchsports und beim Betrieb seines Unternehmens eine Vielzahl gesetzlicher und sonstiger Vorschriften zu beachten. Ihre
Kenntnis ist insbesondere von Bedeutung, um nicht mit einem Bußgeld- oder
Strafverfahren konfrontiert zu werden und eine zivilrechtliche Haftung zu vermeiden. Neben Kenntnissen der einschlägigen Vorschriften im deutschen Straf- und
Zivilrecht sind hierfür zunehmend Kenntnisse internationaler Vorschriften auf
europäischer Ebene sowie des Arzneimittel- und Medizinrechts und der Besonderheiten des Reiserechts erforderlich. Der Wortlaut der deutschen Gesetze und
Verordnungen im Einzelnen kann im Internet unter www.gesetze-im-internet.de
nachgelesen werden.

## 49.1 Vom Taucher und Tauchlehrer zu beachtende Vorschriften

### 49.1.1 DIN EN 250:2000

Diese Vorschrift hat im Jahr 2000 die DIN EN 250:1993 abgelöst. Zweck dieser
Norm ist, ein Mindestmaß an Sicherheit für den Einsatz von Leichttauchgeräten bis
zu einer maximalen Tiefe von 50 m zu gewährleisten. Ein gebrauchsfertiges Leicht-
tauchgerät besteht hiernach aus mehreren zueinander kompatiblen Baugruppen,
wobei jede dieser Baugruppen die entsprechenden Anforderungen der neuen DIN
EN 250 erfüllen muss. Ein Tauchgerät entspricht mithin nur dann insgesamt dieser
Norm, wenn die einzelnen Baugruppen, aus denen es zusammengebaut ist, jede für
sich nach den Vorschriften der DIN EN 250:2000 geprüft sind. Dies ist auch für den
Laien leicht zu prüfen, da jede hiernach geprüfte Baugruppe eine entsprechende
Kennzeichnung aufweisen muss. Hierauf sollte beim Kauf von Ausrüstungsteilen
und/oder dem Zusammenbau von Tauchgeräten und deren Verwendung unbedingt
geachtet werden, um dem Vorwurf der Fahrlässigkeit und darauf gegründeten strafrechtlichen Vorwürfen oder zivilrechtlichen Haftungsansprüchen zu begegnen.

Ein Leichttauchgerät nach dieser Norm muss während des Gebrauchs mindestens folgende Bauelemente aufweisen: Druckluftflasche(n) mit Flaschenventil(en),
Atemregler, Sicherheitseinrichtung, Atemanschluss (z. B. Mundstücksgarnitur)
und Tragesystem. Die Druckluftflaschen und Flaschenventile müssen hierbei den

nationalen und europäischen Vorschriften entsprechen, für den Nennbetriebsdruck geprüft und zugelassen sein. Als Sicherheitseinrichtungen sind zugelassen: Manometer, Reserveventil und andere aktive Warneinrichtung. Wenn die vorhersehbaren Einsatzbedingungen es erfordern, muss das Leichttauchgerät zusätzlich mit einer oder mehreren der oben aufgeführten Sicherheitseinrichtungen ausgestattet sein, die den drohenden Gefahren entsprechen (z. B. Dunkelheit oder Strömung). Die Sicherheitseinrichtung muss deutlich anzeigen, dass der Restdruck in der Flasche nach dem Ansprechen mindestens 50 bar beträgt. Bei Ausrüstungen mit mehreren Flaschen muss dieser Druck in allen Flaschen vorhanden sein. Die DIN EN 250:2000 enthält darüber hinaus eine Vielzahl von Einzelregelungen zur Beschaffenheit der einzelnen Ausrüstungsteile, deren Darstellung den Rahmen dieser Abhandlung sprengen würde.

Sämtliche Regelungen dieser Norm sind – insbesondere von einem Tauchlehrer – dahin gehend zu beachten, dass es ein schuldhaftes Handeln darstellen würde, wenn er selbst mit einer Ausrüstung tauchen geht oder mit einem Tauchschüler taucht, dessen Ausrüstung dieser Norm nicht entspricht. Eine Ausnahme gilt insoweit, als ältere Tauchgeräte verwendet werden, die nachweislich als komplettes Gerät nach einer früheren Norm für Leichttauchgeräte (z. B. DIN EN 250:1993) geprüft und zertifiziert worden sind. Für diese Geräte besteht Bestandsschutz, d. h. dass sie auch weiterhin eingesetzt werden dürfen.

### 49.1.2 Geräte- und Produktsicherheitsgesetz (GPSG); CE-Zeichen

Das am 1. Mai 2004 in Kraft getretene GPSG hat das bisherige Gerätesicherheitsgesetz (GSG) und das bisherige Produktsicherheitsgesetz (ProdSG) abgelöst. Es beinhaltet Regelungen zur Verbesserung des einheitlichen Verbraucher- und Arbeitnehmerschutzes und verschärft die Informations- und Rückrufpflichten für Hersteller und Händler.

Das GPSG enthält keine eigenen Sicherheitsanforderungen, nimmt aber Bezug auf die europaweit geltenden Binnenmarktrichtlinien, wie z. B. die Druckgeräterichtlinie (DGRl), die allgemeine Sicherheitsanforderungen an Produkte stellen. Ein Gerät, das einer solchen Richtlinie unterfällt, wie z. B. eine Druckgasflasche, darf nach § 4 GPSG nur in den Verkehr gebracht werden, d. h. einem anderen überlassen werden, wenn es den in der Richtlinie vorgesehenen Anforderungen entspricht und Sicherheit und Gesundheit der Verwender oder Dritter nicht gefährdet. Sämtliche Regelungen des GPSG gelten aber nur für selbständige Tätigkeiten im Rahmen einer wirtschaftlichen Unternehmung, wie z. B. in Tauchschulen oder durch selbständig tätige Tauchausbilder.

Wenn auch das in § 6 GPSG geregelte CE-Zeichen kein Verbraucherschutzzeichen ist, bestätigt es dennoch, dass das hiermit versehene Produkt alle relevanten Richtlinien erfüllt. Das in § 7 GPSG geregelte GS-Zeichen (geprüfte Sicherheit) darf nur verwendet werden, wenn dieses durch die zuständige Stelle für den jeweiligen Gebrauchsgegenstand zuerkannt worden ist.

### 49.1.3 Druckgeräterichtlinie (DGRl)

Die neue europaweit gültige DGRl ist seit dem 29. November 1999 in Kraft und muss seit dem 29. Mai 2002 in der gesamten EU angewendet werden. Sie enthält Regelungen für die Auslegung, Fertigung und Konformitätsbewertung von Druckgeräten und Baugruppen mit zulässigem Druck von über 0,5 bar. Gebrauchsanweisung und Konformitätserklärung sind beizufügen. Druckgasflaschen erhalten hiernach zusammen mit dem Ventil eine Bauartzulassung und ein CE-Zeichen. Damit ist jetzt auch die Druckgastauchflasche eine Baugruppe nach EN 250:2000. Beim Kauf ist darauf zu achten, dass die Tauchflasche und das Ventil eine gemeinsame Zulassung haben und auch entsprechend gekennzeichnet sind.

Wird ein anderes Ventil (nicht Originalersatzteil oder identisches gebrauchtes Ventil) eingeschraubt, erlischt die Bauartzulassung. Dieser Eingriff stellt eine wesentliche Veränderung im Sinne der Betriebssicherheitsverordnung (BetrSichV) dar, durch die der Handelnde zum Hersteller wird und entsprechend haftet. Das Gleiche gilt, wenn bei einem Atemregler zwei unterschiedliche Stufen miteinander verbunden werden.

Für bereits vor dem 29. Mai 2002 in Verkehr gebrachte Druckgasflaschen gilt Bestandsschutz. Es ist somit nicht erforderlich, dass diese Druckgasflaschen nachträglich mit einem CE-Zeichen versehen werden. Vor diesem Datum hergestellte Flaschenventile ohne CE-Zeichen können auch weiterhin als nach der „guten Ingenieurpraxis" hergestellt verkauft werden.

### 49.1.4 Betriebssicherheitsverordnung (BetrSichV)

Die BetrSichV vom 27. September 2002 hat die Druckbehälterverordnung abgelöst. Bei dieser Verordnung handelt es sich zwar nicht um ein Endverbrauchergesetz. Sie ist aber auf jeden Fall von Arbeitgebern (Tauchbasen) im Verhältnis zu ihren Arbeitnehmern anzuwenden und ihr Inhalt stellt allgemein verbindliche (auch strafrechtlich und haftungsrechtlich) Regelungen über den Stand der Technik dar. Die BetrSichV enthält folgende wichtige Neuerungen: Festigkeitsprüfung der Tauchflaschen nur alle 5 Jahre, Gewichtsprüfung und äußere und innere Prüfung alle 2,5 Jahre. Dies gilt gleichermaßen für Stahl-, Alu- und Verbundflaschen. Die Hersteller und die Überwachungsstelle können jedoch kürzere Fristen festlegen. Tauchflaschen, deren Prüffrist abgelaufen ist, müssen sofort entleert werden und dürfen nicht mehr für einen Tauchgang verwendet werden. Beim Transport auf öffentlichen Straßen sind sie ebenfalls vorher zu entleeren.

Druckgasbehälter, die vor dem 1. Januar 2003 bereits in Betrieb waren, können bis Ende 2007 weiterhin gemäß den bisherigen Regelungen in den Technischen Regeln Druckgase (TRG) alle 2 Jahre einer Komplettprüfung unterzogen werden. Bei Reparaturen dürfen nur noch Originalersatzteile verwendet werden (mit Herstellererklärung versehen).

### 49.1.5  Technische Regeln Druckgase (TRG)

Diese Regeln wurden vom Deutschen Druckbehälterausschuss aufgestellt, der nach den Regelungen des früheren Gerätesicherheitsgesetz eingesetzt worden war. Solange sie nicht durch den neu geschaffenen Ausschuss für Betriebssicherheit überarbeitet und neu bekannt gemacht worden sind, gelten sie bezüglich ihrer betrieblichen Anforderungen fort. Die TRG geben den Stand der Sicherheitstechnik hinsichtlich Werkstoffe, Herstellung, Berechnung, Ausrüstung, Kennzeichnung, Prüfung und Betrieb der Druckgasbehälter sowie hinsichtlich Errichtung, Prüfung und Betrieb der Füllanlagen für Druckgase wieder.

### 49.1.6  Die ADR-Gefahrgutvorschriften (Europäisches Übereinkommen über die Internationale Beförderung gefährlicher Güter auf der Straße)

Die Vorschriften des ADR 2005 gelten gemäß Abschnitt 1.1.3 u. a. nicht für Beförderungen gefährlicher Güter, die von Privatpersonen durchgeführt werden, sofern die betreffenden Güter einzelhandelsgerecht abgepackt und zum persönlichen oder häuslichen Gebrauch bzw. für Freizeit und Sport bestimmt sind. Dies gilt jedoch nur, wenn Maßnahmen getroffen werden, die unter normalen Beförderungsbedingungen ein Freiwerden des Inhalts verhindern. Als Beispiele für erforderliche Maßnahmen im Sinne dieser Regelung nennen die Durchführungsrichtlinien zur GGVSE (Gefahrgutverordnung Straße und Eisenbahn; hierdurch werden die ADR in deutsches Recht umgesetzt) beim Transport von Tauchflaschen zum einen eine ausreichende Ladungssicherung und zum anderen einen wirksamen Schutz von Verschlussventilen (z. B. Schutzkappen).

Zur hinreichenden Sicherung der Ladung beim Transport verpflichtet bereits § 22 der Straßenverkehrsordnung. Danach ist die gesamte Ausrüstung so zu sichern., dass sie auch einer Notbremsung stand hält. Da die Durchführungsrichtlinien zu den neuen ADR 2005 nunmehr darüber hinaus ausdrücklich einen wirksamen Schutz der Verschlussventile fordern, reicht es – entgegen sogar in Tauchzeitschriften immer wieder zu lesenden Behauptungen – nicht mehr aus, lediglich eine Verschlussschraube am Seitenstutzen des Flaschenventils so fest einzuschrauben, dass bei einem ungewollten Öffnen des Flaschenventils kein Gas abströmen kann. Gefordert ist vielmehr ein Schutz des Ventils selbst; es muss vor äußerer Gewalteinwirkung geschützt werden. Dies kann durch das Anbringen geeigneter Schutzkappen oder durch den Transport der Tauchflaschen in geeigneten Schutzbehältern (z. B. Kisten) geschehen. Die Tatsache, dass der wirksame Schutz von Verschlussventilen in den Durchführungsrichtlinien nur als Beispiel für die erforderlichen Maßnahmen aufgeführt sind, bedeutet nicht, dass man hierauf verzichten dürfte. Die beispielhaft aufgeführten Maßnahmen sind vielmehr als mindestens erforderliche Maßnahmen anzusehen, die je nach Einzelfall durch weitere erforderliche Maßnahmen zu ergänzen sind. Es ist kaum vorstellbar, dass in einem Unglücksfall, in dem durch ein abgeschlagenes Ventil ein Schaden verursacht wurde, gerade angesichts dieser Tatsache erfolgreich dargelegt werden könnte, weshalb ausgerechnet bei diesem Transport auf den in der Durchführungsrichtlinie beispielhaft aufgeführten Schutz verzichtet werden durfte.

Die Befreiung von den Gefahrguttransportvorschriften gilt nur bis zu bestimmten Transporthöchstmengen. Für Druckluft gilt, dass die Menge (Volumen) je Verpackung, also Flasche, 450 l nicht übersteigen darf und die Höchstmenge der transportierten Luft 1000 l (z. B. 10 Flaschen á 10 l) nicht überschreiten darf.

Sofern die vorstehenden Voraussetzungen erfüllt sind bzw. Einschränkungen beachtet werden, unterfallen aufgrund anderweitiger Vorschriften auch gewerbliche Tauchschulen nicht den Beschränkungen der ADR und der GGVSE.

### 49.1.7  DIN-EN-Normen Dienstleistungen des Freizeittauchers

Im Jahre 2004 wurden folgende sechs DIN-EN-Normen für Dienstleistungen im Bereich des Freizeittauchens mit dem Ziel erlassen, eine Serie von Festlegungen sicherer Vorgehensweisen für die Erbringung von Dienstleistungen auf dem Sektor des Freizeit-Gerätetauchens zu schaffen:

- EN 14153-1:2004: Beaufsichtigter Taucher
- EN 14153-2:2004: Selbständiger Taucher
- EN 14153-3:2004: Tauchgruppenleiter
- EN 14413-1:2004: Tauchausbilder Stufe 1
- EN 14413-2:2004: Tauchausbilder Stufe 2
- EN 14467:2004: Dienstleister des Freizeit-Gerätetauchers

Die letztgenannte Vorschrift richtet sich an natürliche und juristische Personen, die Tauchausbildung, organisierte und geführte Tauchgänge für zertifizierte Taucher oder den Verleih von Tauchausrüstungen betreiben. Neben Regelungen über die allgemeinen Anforderungen beim Erbringen dieser Dienstleistungen enthält sie spezielle Regelungen für jede dieser drei Dienstleistungsarten.

Im allgemeinen Teil werden die Dienstleister verpflichtet, ihre Kunden sowohl vor der Erbringung der Dienstleistung, wie auch währenddessen umfassend zu informieren. Ferner wird den Dienstleistern die Pflicht auferlegt, vor jedem Tauchgang eine näher beschriebene Risikoanalyse durchzuführen und Maßnahmen zu ergreifen, um sicherzustellen, dass alle Risiken soweit wie möglich beherrscht werden. Für alle Örtlichkeiten, an denen Tauchaktivitäten stattfinden, muss der Dienstleister die Verfügbarkeit einer geeignete Erste-Hilfe-Ausrüstung, einer Einrichtung zur Verabreichung von reinem Sauerstoff mit einer Kapazität von mindestens 15 l/min über mindestens 20 min und einer geeignete Notrufmöglichkeit sicherstellen. Darüber hinaus müssen an jedem Tauchplatz näher beschriebene dokumentierte Notfallpläne vorhanden sein.

**Hinweis.** Vor jedem Tauchgang muss sichergestellt werden, dass eine geeignete Erste-Hilfe-Ausrüstung, eine Einrichtung zur Verabreichung von reinem Sauerstoff mit einer Kapazität von mindestens 15 l/min über mindestens 20 min und eine geeignete Notrufmöglichkeit zur Verfügung stehen.

Der Dienstleister, der Tauchausbildungen durchführt, muss einen erfahrenen Tauchausbilder der Ausbildungsstufe 2 benennen, der die gesamtheitliche Verantwortung für den Unterricht und die praktische Ausbildung von Tauchern hat. Da Tauchausbilder der Ausbildungsstufe 2 nur ist, wer für qualifiziert erachtet worden ist, Tauchschüler bis zur Ausbildungsstufe 3 (CMAS***, Divemaster) zu unterrichten und zu bewerten, dürfte ein CMAS-TL* bzw. OWI nicht als solcher angesehen werden können. Taucher der Ausbildungsstufe 3 dürfen nur eingesetzt werden, um bei der Kontrolle und Sicherung von Kunden zu assistieren, jedoch nicht, um Kunden zu prüfen oder Fertigkeiten und Wissen zu unterrichten.

Die Norm, in der die Ausbildung zum Freizeitgerätetaucher der Ausbildungsstufe 1 geregelt ist, begrenzt die Tiefe während der Ausbildungstauchgänge auf maximal 12 m. Alle Fertigkeiten im Freigewässer sind von einem Tauchausbilder zu unterrichten, direkt zu beaufsichtigen und zu bewerten. Der Tauchausbilder muss sich während jedes Freigewässertauchgangs im Wasser befinden und die volle Verantwortung tragen. Er muss die Anzahl der Tauchschüler je Tauchausbilder beschränken, wenn keine optimalen Umgebungsbedingungen vorherrschen. Er oder ein Sicherungstaucher müssen während des Freigewässertauchgangs jederzeit Körperkontakt zu jedem Tauchschüler herstellen können. Bevor ein Tauchschüler an Freigewässertauchgängen teilnehmen kann, muss er ausreichendes theoretisches Wissen sowie die Beherrschung der praktischen Fähigkeiten im begrenzten Gewäs-

---

### Kompaktinformation

- Die von Tauchlehrer und Tauchschüler benutzten Ausrüstungen müssen den Anforderungen der DIN EN 250:2000 entsprechen.
- CE- und GS-Zeichen auf den Ausrüstungsteilen bestätigen dem Käufer, dass diese Teile den einschlägigen Sicherheits- und Verbraucherschutzvorschriften entsprechen.
- Seit Ende Mai 2002 bilden Druckgasflasche und Ventil eine Einheit, die nur insgesamt eine Bauartzulassung erhält; Letztere erlischt, wenn

- ein anderes Ventil (nicht Originalersatzteil) eingeschraubt wird.
- Für ab Anfang 2003 in Betrieb genommene Tauchflaschen gelten neue, längere Prüffristen, die jedoch vom Hersteller und der Überwachungsstelle auch kürzer festgelegt werden können.
- Beim Transport von Tauchflaschen ist vor allem auf eine ausreichende Ladungssicherung und auf einen wirksamen Schutz von Verschlussventilen (z. B. durch Schutzkappen oder Kisten) zu achten.

---

ser nachgewiesen haben. Dies bedeutet, dass die theoretische Prüfung vor Beginn der Freiwasserausbildung abzulegen ist. Pro Kalendertag darf ein Tauchschüler höchstens zwei Freiwasser-Tauchgänge durchführen; hierbei hat er eine DIN-gerechte Tauchausrüstung zu tragen.

**Hinweis.** Bei der Ausbildung von Tauchanfängern dürfen pro Kalendertag höchstens zwei Freiwassertauchgänge auf max. 12 m Tiefe durchgeführt werden. Diese sind unbedingt von einem mittauchenden Tauchausbilder zu leiten. Der Ausbilder selbst oder ein weiterer Sicherungstaucher müssen jederzeit Körperkontakt zu jedem Tauchschüler herstellen können. Vor dem ersten Freiwassertauchgang muss der Tauchschüler die theoretische Prüfung abgelegt haben und die Beherrschung der praktischen Fähigkeiten im begrenzten Gewässer nachgewiesen haben.

## 49.2 Strafrechtliche Verantwortlichkeit des Tauchpartners und des Tauchlehrers

### 49.2.1 Fahrlässige Körperverletzung (§ 229 StGB), fahrlässige Tötung (§ 229 StGB)

Nach diesen Vorschriften wird bestraft, wer durch Fahrlässigkeit die Körperverletzung oder den Tod einer anderen Person verursacht. Fahrlässigkeit liegt vor, wenn leichtsinnig gehandelt wird bzw. wenn Sorgfaltspflichten verletzt werden. Maßgebend sind hierbei die allgemein anerkannten Regeln und geltenden Richtlinien und Vorschriften. Dies gilt sowohl hinsichtlich der vorgenannten oder anderen techni-

**749**

schen Richtlinien, Verordnungen und Gesetze, wie auch hinsichtlich nicht förmlich gefasster, aber allgemein anerkannter Regeln, wie z. B. der Grundsatz „Tauche nie allein". Insoweit sind auch die im wesentlichen inhaltsgleichen Sicherheitsvorschriften der großen Tauchverbände von erheblicher Bedeutung.

**Hinweis.** Tauche nie allein: Lässt ein Tauchausbilder oder -veranstalter (z. B. Tauchschule, Tauchguide) eine Abweichung von diesem Grundsatz zu, kann dies für ihn strafrechtliche Konsequenzen zur Folge haben.

Eine von allen Beteiligten gewollte und vollzogene Selbstgefährdung, bei der sich das mit der Gefährdung bewusst eingegangene Risiko realisiert, unterfällt jedoch grundsätzlich nicht dem Tatbestand eines Körperverletzungs- oder Tötungsdelikts. Unerheblich ist insoweit, ob die Selbstgefährdung nur in Kauf genommen wird oder als sicher vorausgesehen wird. Auch wer eine solche gewollte Selbstgefährdung veranlasst, ermöglicht oder fördert, nimmt an einem Geschehen teil, das kein strafbarer Vorgang ist. Die Strafbarkeit beginnt jedoch dort, wo der sich Beteiligende kraft überlegenen Sachwissens das Risiko und/oder die Tragweite einer Entscheidung besser erfasst, als der sich selbst Gefährdende. Letzteres trifft z. B. auf einen Mittaucher zu, der eine erheblich umfassendere Ausbildung und ggf. auch Taucherfahrung aufzuweisen hat als sein Mittaucher.

**Fallbeispiel.** Ein Taucher, der Inhaber des CMAS\*\*\*-Brevets ist und in den letzten 10 Jahren 400 Tauchgänge absolviert hat, geht mit einer Tauchpartnerin tauchen, die gerade ihr CMAS\*-Brevet abgelegt und 20 Tauchgänge absolviert hat. Beide vereinbaren, dass sie gemeinsam vom Boot aus auf 10 m Tiefe abtauchen. Dort soll die Tauchanfängerin warten, während ihr Tauchpartner weiter bis auf 34 m Tiefe abtauchen will. Der Tauchgang wird vereinbarungsgemäß durchgeführt. Als der Tauchpartner aus der Tiefe zurück kommt, findet er seine Tauchpartnerin auf 10 m Tiefe reglos vor; sie hat in der Zwischenzeit einen tödlichen Tauchunfall erlitten, der bei Anwesendheit des Tauchpartners hätte vermieden werden können.
Das Landgericht Darmstadt hat im Jahre 1999 den erfahrenen Sporttaucher aus diesem Fallbeispiel wegen fahrlässiger Tötung verurteilt, da dieser aufgrund seines überlegenen Sachwissens das Risiko und die Tragweite der Entscheidung seiner Tauchpartnerin besser erfasst hatte als diese.
Wären beide Taucher gleichermaßen – mehr oder weniger - qualifiziert gewesen, wäre eine Bestrafung des Überlebenden nicht in Frage gekommen.

Sobald erfahrene Taucher mit unerfahrenen Tauchpartnern tauchen gehen, sollten sich Erstere daher stets ihrer auch strafrechtlichen Verantwortlichkeit für ihr Tun bewusst sein. Pflichtwidrig und damit fahrlässig handelt auch, wer etwas unternimmt, ohne die erforderlichen Fähigkeiten oder das erforderliche Erfahrungswissen zu besitzen, um die bei seinem Handeln möglicherweise entstehenden Gefahren zu vermeiden. Auf gut Deutsch: „Schuster bleib bei Deinen Leisten" – oder: „Traue Dir nicht mehr zu, als Du gelernt hast".

Bezogen auf das Tauchen bedeutet dies, dass nur unter Bedingungen getaucht werden darf, deren Beherrschung vorher erlernt wurde. Dies bezieht sich auf alle erdenklichen Umstände, wie z. B. Gruppengröße, Tauchtiefe, Gewässerart, Atemgas, Sicht, Strömung, Temperatur, Wracks und Höhlen.

Hinsichtlich der Frage, welche Qualifizierungsstufen gemeinsam Tauchende mindestens aufweisen sollten, gelten seit Inkrafttreten der oben vorgestellten DIN-EN-Normen „Dienstleistungen des Freizeittauchens" konkrete Vorschriften. Gerätetaucher der Ausbildungsstufe 1 (z. B. Grundtauchschein, Basic-Diver) sind danach lediglich qualifiziert, mit einem Gerätetaucher der Ausbildungsstufe 3 (Tauchgruppenleiter; CMAS\*\*\*, Divemaster) innerhalb näher festgelegten Rahmenbedingungen zu Tauchen. Darüber hinausgehende Erfahrungen dürfen sie nur in Begleitung eines Tauchausbilders sammeln. Gerätetaucher der Ausbildungsstufe 2 (Selbstständiger Taucher) sind qualifiziert, innerhalb näher festgelegter Rahmenbedingungen (z. B. max. Tiefe 20 m, keine Deko-Stopps, angemessene Unterstützung von der Oberfläche) mit anderen Tauchern zumindest derselben Ausbildungsstufe ohne Aufsicht durch einen Tauchausbilder zu tauchen. Ist eine weiterführende Ausbildung erforderlich, kann diese nur von einem entsprechend qualifizierten Tauchausbilder der Ausbildungsstufe 2 durchgeführt werden. Eine verbindliche Vergleichstabelle, welche Tauchqualifikation der großen Tauchorganisationen der Ausbildungsstufe 2 entspricht, enthalten die DIN-EN-Normen nicht. Von ihrem Inhalt her steht außer Frage, dass auf jeden Fall die Qualifikationen CMAS/CEDIP\*\*, Advanced Open Water Diver und denen äquivalente Qualifikationen hierunter fallen. Welche Taucher als solche der Ausbildungsstufe 2 zuzurechnen sind, ist letztlich eine Frage der Auslegung der DIN-EN-Normen, die verbindlich jedoch weder von einer, noch von einer Vielzahl von Tauchsportorganisationen vorgenommen werden kann, sondern letztlich nur durch die Rechtsprechung. Der Gerätetaucher der Ausbildungsstufe 3 (Tauchgruppenleiter) ist qualifiziert, jegliche Tauchaktivitäten durchzuführen, für die er eine geeignete Ausbildung erfahren hat (Tabelle 49.1).

**Tabelle 49.1:** Tauchqualifikationen

| | Darf tauchen mit | Fortbildung durch | Äquivalent zu |
|---|---|---|---|
| Tauchschüler | Tauchausbilder | Tauchausbilder | Kein Brevet |
| Taucher Stufe 1 | Taucher Stufe 3 | Tauchausbilder | Grundtauchschein, Basic-Diver, OWD |
| Taucher Stufe 2 | Taucher Stufe 2+3 (mit Einschränkungen) | Tauchausbilder 2+3 | CMAS/CEDIP\*\*, AOWD |
| Taucher Stufe 3 | Taucher Stufe 1–3 | Tauchausbilder 2+3 | CMAS/CEDIP\*\*\*, Divemaster, Tauchgruppenleiter |

## Tauchtauglichkeitsbescheinigung

Immer wieder wird die Frage gestellt, ob ein Tauchausbilder oder ein erfahrener Taucher fahrlässig handelt, wenn er mit Tauchschülern bzw. wenig erfahrenen Tauchern taucht, ohne sich ein gültiges ärztliches Attest über deren Tauchtauglichkeit vorlegen zu lassen. Diese Frage dürfte zumindest im deutschen Rechtsraum und bezogen auf Freiwassertauchgänge klar mit „Ja" zu beantworten sein.

Die Vorlage einer ärztlichen Tauchtauglichkeitsbescheinigung vor Beginn der Freiwassertauchgänge ist nach den Sicherheitsstandards aller hier tätigen bedeutenden Sporttauchverbände Pflicht. Das Gleiche gilt für die Vornahme von erneuten Untersuchungen nach Ablauf bestimmter Zeiträume (i. d. R. 1–2 Jahre). Damit ist der Besitz einer gültigen ärztlichen Tauchtauglichkeitsbescheinigung in Deutschland Bestandteil der allgemein anerkannten Regeln des Tauchsports. Die für einen Tauchgang Verantwortlichen sind verpflichtet dafür zu sorgen, dass diese Regeln bei der Ausübung des Tauchsports eingehalten werden. Dies kann in Bezug auf die Tauchtauglichkeitsbescheinigung nur in der Weise erfolgen, dass der Verantwortliche sich diese vorlegen lässt.

**Hinweis.** Tauchausbilder und -veranstalter dürfen nur Personen im Freiwasser tauchen lassen, die im Besitz einer gültigen ärztlichen Tauchtauglichkeitsbescheinigung sind.

Die Formulierungen der Regelungen hierzu in den im Jahre 2004 in Kraft getretenen DIN-EN-Normen „Dienstleistungen des Freizeittauchens" haben gelegentlich für Verwirrung gesorgt; im Ergebnis ändert sich hierdurch jedoch nichts. Für Gerätetaucher der Stufen 1–3 schreiben die Normen vor, dass der Tauchschüler in Bezug auf seine Eignung für das Freizeitgerätetauchen mittels eines geeigneten Fragebogens oder einer medizinischen Untersuchung überprüft worden sein muss. Wie sich aus den anschließenden Regelungen ergibt, ist der Verzicht auf eine medizinische Untersuchung durch Verwendung eines Fragebogens jedoch keineswegs unproblematisch. Denn danach sind „in allen Zweifelsfällen bzw. nach Ermessen des Tauchausbilders" die Tauchschüler an eine geeignete medizinische Stelle zu verweisen. Da dem Tauchausbilder hierdurch ein Ermessen eingeräumt wird, obliegt es ihm, in jedem Einzelfall nachzuweisen, was ihn gerade in diesem Fall entgegen den allgemein anerkannten Regeln des Tauchsports dazu veranlassen durfte, von der Verweisung an eine geeignete medizinische Stelle abzusehen. Der Nachweis einer fehlerfreien Ermessensausübung dürfte ihm insoweit– insbesondere nach einem eingetretenen Tauchunfall – nur schwer gelingen.

Sowohl an den Inhalt der Tauchtauglichkeitsbescheinigung wie auch an die Qualifikation des ausstellenden Arztes sind bestimmte Anforderungen zu stellen. Der Bescheinigung muss zu entnehmen sein, was Inhalt der Untersuchung war. Dies geschieht am einfachsten durch Bezugnahme auf bestimmte Untersuchungsrichtlinien, die von einer Organisation, einem Verband oder einer staatlichen Stelle festgelegt worden sind. Dem entspricht z. B. das ärztliche Zeugnis der Gesellschaft für Tauch- und Überdruckmedizin e.V. (GTÜM), da es die Bestätigung enthält, dass die Untersuchung gemäß den Richtlinien der GTÜM (Ausgabe 1998) vorgenommen worden ist, die genaue Vorgaben zu Art und Umfang der Untersuchung sowie Kontraindikationen beinhalten. Zudem ist vom Arzt die Gültigkeitsdauer der Bescheinigung festzulegen. Gesetzliche Vorgaben hierzu bestehen nicht. Als Anhaltspunkt für die insoweit in Deutschland anerkannten Regeln des Tauchsports können auch hier die Sicherheitsstandards der in Deutschland tätigen großen Tauchsportorganisationen dienen, die durchgehend bis zum 40. Lebensjahr eine Gültigkeitsdauer von 2 Jahren und danach von einem Jahr anerkennen. Die GTÜM sieht in ihren Untersuchungsrichtlinien bei unauffälligem Befund eine Nachuntersuchung bei einem Alter bis zu 40 Jahren erst nach drei Jahren vor. Angesichts der anderweitigen gängigen tatsächlichen Handhabung erscheint es unter Haftungs- und Verschuldensaspekten jedoch bedenklich, eine über 2 Jahre alte Untersuchung als gültig anzusehen. Tauchlehrer und -veranstalter dürfen sich nicht nur hinsichtlich Art und Inhalt eines Tauchtauglichkeitsattests nicht blindlings auf dessen Aussagen verlassen, sondern müssen auch die vom Arzt bescheinigte Gültigkeitsdauer anhand der ihnen bekannten tatsächlichen Übung und den in Deutschland bestehenden verbandlichen Sicherheitsstandards würdigen. Eine mehr als 2 Jahre alte Tauchtauglichkeitsbescheinigung sollte daher zur eigenen Sicherheit – auch wenn sie eine längere Gültigkeitsdauer ausweist – nicht als zur Ausübung des Tauchsports berechtigend angesehen werden. Die im Jahre 2004 in Kraft getretenen DIN-EN-Normen legen für Tauchausbilder fest, dass ihre medizinische Untersuchung höchstens 1 Jahr zurückliegen darf, außer der behandelnde Arzt hat eine längere Gültigkeit des Attests festgelegt. Aus dem Vorstehenden ergibt sich jedoch, dass auch insoweit bestenfalls von einer zweijährigen Gültigkeit ausgegangen werden darf.

Ferner muss der ausstellende Arzt selbst hinreichend qualifiziert sein, um die Voraussetzungen für das Vorliegen einer Tauchtauglichkeit beurteilen zu können. Hierzu sind Kenntnisse auf dem Gebiet der hyperbaren Medizin oder der Sportmedizin erforderlich. Nach Angaben des Rechtsanwalts François Jaeck in der Zeitschrift Alert Diver hat vor kurzem ein französisches Gericht geurteilt, dass ein ärztliches Attest, das keine genauen Details enthält und von einem nicht sportmedizinisch qualifizierten Arzt ausgestellt wurde, nicht nur keine Wirkung im Sinne einer Haftungsfreistellung entfaltet, sondern sogar den Vorwurf der Fahrlässigkeit mit sich bringt, wenn man sich darauf einlässt.

Anders ist die Situation bei der Durchführung von Schnuppertauchangeboten im Pool zu beurteilen. Hier gibt es keine einheitliche Regelung bei den in Deutschland tätigen bedeutenden Tauchsportorganisationen hinsichtlich der Vorlage einer Tauchtauglichkeitsbescheinigung. Für die Teilnahme an einer derartigen Veranstal-

---

### Kompaktinformation

Für **Tauchtauglichkeitsbescheinigungen** gilt:

1. Personen ohne gültige Bescheinigung über eine durchgeführte Tauchtauglichkeitsuntersuchung dürfen nicht zu Freiwassertauchgängen zugelassen werden
2. Der Bescheinigung muss zu entnehmen sein, was Inhalt der Untersuchung war (z. B. Hinweis auf Untersuchungsrichtlinien)
4. Bei Personen im Alter bis zu 40 Jahren sollte eine – unabhängig von der vom Arzt bescheinigten Gültigkeitsdauer – eine mehr als zwei Jahre alte Bescheinigung nicht anerkannt werden.

Bei Personen im Alter über 40 Jahren sollte die Bescheinigung nur für ein Jahr als zur Ausübung des Tauchsports berechtigend angesehen werden.

Für das **Schnuppertauchen** im Pool reicht es aus, dass der Teilnehmer in Bezug auf seine gesundheitliche Eignung für das Gerätetauchen mittels eines geeigneten Fragebogens geprüft wird und durch seine Unterschrift zusätzlich bestätigt, dass er eine vom Tauchausbilder vorgelegte schriftliche Information bezüglich Krankheiten und körperlicher Zustände, die ein tauchrelevantes Risiko darstellen können, verstanden hat.

---

tung dürfte es daher ausreichen, dass der Teilnehmer in Bezug auf seine gesundheitliche Eignung für das Gerätetauchen mittels eines geeigneten Fragebogens geprüft wird. Zu beachten ist hierbei, dass der Teilnehmer nach den o. a. DIN-EN-Normen durch seine Unterschrift zusätzlich bestätigen muss, dass er eine vom Tauchausbilder vorgelegte schriftliche Information bezüglich Krankheiten und körperlicher Zustände, die ein tauchrelevantes Risiko darstellen können, verstanden hat. Dass bei minderjährigen Teilnehmern ein Erziehungsberechtigter sowohl den medizinischen Fragebogen wie auch die zusätzliche Erklärung mit unterschreiben muss, bedarf keiner weiteren Erläuterung.

### 49.2.2 Unterlassene Hilfeleistung (§ 323 c StGB)

Nach dieser Vorschrift wird bestraft, wer bei Unglücksfällen oder Not nicht Hilfe leistet, obwohl dies erforderlich und ihm nach den Umständen auch zuzumuten ist. Probleme bereitet in den meisten Fällen die Frage, was einem „nach den Umständen zumutbar" ist. Eine allgemeingültige Antwort kann es hierauf nicht geben, weil sich das Zumutbare ja gerade nach den konkreten Umständen im Einzelfall richtet. Zu diesen Umständen gehört u. a. auch die Qualifikation desjenigen, der zur Hilfe aufgerufen ist. Er ist verpflichtet, zur Hilfeleistung – soweit dies erforderlich ist – sein gesamtes Wissen und Können einzusetzen (z. B. HLW, $O_2$-Gabe). Eine Verpflichtung zu einer darüber hinaus gehenden Hilfeleistung besteht nicht. Dies gilt insbesondere für Behandlungsmaßnahmen, die dem Arzt vorbehalten sind (Intubieren, Luftröhrenschnitt etc.). Unter den Arztvorbehalt fällt jedoch nicht der Einsatz eines automatisierten externen Defibrillators (AED). Da diese Geräte mit einer gut verständlichen Beschreibung ausgestattet sind, auch für den Laien sehr einfach zu bedienen sind, Bedienungsfehler durch die Konstruktion der Geräte ausgeschlossen sind und sie nur bei selbstdiagnostizierter Indikation auslösen, ist der Einsatz eines AED zumutbar im Sinne des § 323 c StGB.

**Hinweis.** Die Anwendung eines AED ist für jeden Laien zumutbar.

Bei jedem Tauchunfall – ohne Ausnahme – ist vom Laienhelfer, der darin ausgebildet ist, normobarer Sauerstoff zu geben. Unterbleibt dies, obwohl hierzu die Möglichkeit bestanden hat, dürfte dies den Tatbestand der unterlassenen Hilfeleistung erfüllen.

**Hinweis.** Jeder ausgebildete Taucher muss Sauerstoff am Unfallort applizieren, sofern dieser vorhanden ist. Sowohl im Falle einer arteriellen Gasembolie, wie auch im Falle einer Dekompressionskrankheit ist anschließend die hyperbare Sauerstofftherapie die Therapie der „einzigen" Wahl (so das Sozialgericht Köln in seinem Beschluss vom 31. Juli 2000 S 19 KA 191/00, BAnz 2000, 17425).

Die Pflicht zur Hilfeleistung besteht nicht, wenn sich der Helfer hierdurch in erhebliche eigene Gefahr bringt, oder andere wichtige Pflichten verletzen würde. Hinsichtlich beider Umstände muss im konkreten Einzelfall eine Güterabwägung vorgenommen werden. Auf der einen Seite sind die Art der Gefahr oder Not, in der sich der Hilfsbedürftige befindet, und die dadurch bedrohten Rechtsgüter (Gesundheit, Leben, Eigentum) zu werten. Dem ist die Art und Erheblichkeit der Gefahr, in die sich der Helfer zur Hilfeleistung begeben müsste und die dadurch bedrohten Rechtsgüter (ebenfalls Gesundheit, Leben, Eigentum) entgegenzusetzen. Beide Seiten müssen mit einander verglichen werden um festzustellen, welche Rechtsgüter überwiegen. Das Gleiche gilt für die wichtigen Pflichten, die der Helfer verletzen müsste, wenn er Hilfe leisten würde. Einem Tauchlehrer ist im Verhältnis zu seinen Tauchschülern, aufgrund seiner umfassenden Ausbildung aber auch gegenüber anderen Tauchern, erheblich mehr zuzumuten, als einem anderen Mittaucher.

### 49.2.3 Besondere Strafbarkeit wegen „Garantenstellung" (§ 13 StGB)

Diese Vorschrift richtet sich an denjenigen, der eine so genannte Garantenstellung innehat. Dabei handelt es sich um Personen, die aufgrund besonderer Umstände in einem gesteigerten Maße dafür zu sorgen haben, dass ein anderer nicht zu Schaden

Tauchlehrer und auch gleich qualifizierte Mittaucher trifft eine „Garantenstellung", die sie verpflichtet, sich um das Wohlergehen der Tauchschüler bzw. anderen Mittaucher in besonderer Weise zu kümmern und die bei einer Verletzung dieser gesteigerten Fürsorge- und Beistandspflicht zu einer erhöhten Strafbarkeit führen kann.

kommt. Solche besonderen Umstände sind z. B. die vertragliche Übernahme einer Personenbetreuungspflicht, wie dies beim Abschluss eines Vertrages über die Ausbildung zum Sporttaucher der Fall ist. Der Tauchlehrer übernimmt hiermit die Pflicht, sich um den Tauchschüler und dessen Wohlergehen während der Ausbildung in besonderer Weise zu sorgen. Auch ohne schriftlichen Abschluss eines Ausbildungsvertrages trifft jeden Tauchausbilder diese Personenbetreuungspflicht und damit die Garantenstellung, der mit weniger geübten Tauchern oder Tauchanfängern Tauchübungen durchführt.

Eine Garantenstellung gegenüber dem oder den Mittauchern trifft aber auch gleichqualifizierte Taucher, die gemeinsam als Gruppe tauchen; sie bilden eine so genannte Gefahrengemeinschaft, in der jeder auf den anderen angewiesen ist.

Als Inhaber einer solchen Garantenstellung ist man verpflichtet, sich um das Wohlergehen desjenigen, auf den sich diese Stellung bezieht, in besonderer Weise zu kümmern und im Rahmen seiner gesamten Möglichkeiten Schaden von ihm abzuwenden. Kommt der Inhaber der Garantenstellung dieser Verpflichtung dadurch nicht nach, dass er eine zur Schadensabwehr notwendige Handlung nicht vornimmt – also unterlässt –, so wird er nicht nur wegen unterlassener Hilfeleistung nach § 323 c StGB bestraft, sondern gemäß der für diesen speziellen Fall geltenden Vorschrift des § 13 StGB so, als hätte er den bei seinem Schutzbefohlenen durch sein Nichthandeln eingetretenen Schaden vorsätzlich herbeigeführt. Je nachdem, welchen Schaden der Inhaber der Garantenstellung von seinem Schutzbefohlenen nicht abgewendet hat, kommt daher seine Bestrafung z. B. wegen Körperverletzung oder Totschlag in Betracht. Erforderlich hierfür ist jedoch, dass die Handlung, die vom Inhaber der Garantenstellung zu fordern war, den Eintritt des Schadens mit an Sicherheit grenzender Wahrscheinlichkeit verhindert hätte. Steht nur fest, dass die Handlung die Gefahr verringert hätte, so greift § 13 StGB nicht ein.

## 49.3 Haftpflicht des Tauchlehrers

Wer schuldhaft das Leben, den Körper, die Gesundheit, die Freiheit, das Eigentum oder ein sonstiges Recht eines anderen widerrechtlich verletzt, ist dem anderen zum Ersatz des daraus entstehenden Schadens verpflichtet. Das Gleiche gilt, wenn einem anderen ein Schaden dadurch entsteht, dass jemand schuldhaft gegen ein Gesetz verstößt, das den Schutz des anderen bezweckt (§ 823 BGB). Als Verschuldensform kommt neben dem Vorsatz auch Fahrlässigkeit in Betracht. Der Fahrlässigkeitsbegriff hier im Zivilrecht stimmt mit dem im Strafrecht (s. oben zu 49.2.1) überein. Fahrlässigkeit liegt danach vor, wenn leichtsinnig gehandelt wird bzw. wenn Sorgfaltspflichten verletzt werden. Als Sorgfaltspflichten, deren Verletzung einen Tauchausbilder zur Leistung von Schadensersatz verpflichten können, kommen insbesondere die Aufsichtspflicht, die Fürsorge- und Sorgfaltspflicht und Verkehrssicherungspflichten in Betracht.

Während die Aufsichts- wie auch die Fürsorge- und Sorgfaltspflicht nach Inhalt und Umfang allgemein bekannt sind, bedarf der Begriff der Verkehrssicherungspflicht der Erläuterung. Seine Grundlagen finden sich nicht im Gesetz, sondern wurden durch die Rechtssprechung entwickelt, die sie aus der Regelung in § 823 Abs. 1 BGB abgeleitet hat. Der Grundgedanke dieser Rechtsfigur ist, dass niemand einen anderen mehr als unvermeidlich gefährden soll. Bei Nichtbeachtung wird für das Unterlassen von gefahrenabwendenden Maßnahmen gehaftet. Hieraus folgt, dass jeder, der in seinem Verantwortungsbereich eine Gefahrenquelle oder eine besondere Gefahrenlage schafft oder andauern lässt, diejenigen ihm möglichen und zumutbaren Maßnahmen und Vorkehrungen treffen muss, die zur Abwendung von hieraus drohenden Gefahren für Leib und Leben Dritter notwendig sind.

Verkehrssicherungspflichten bestehen insbesondere aufgrund folgender Fallkonstellationen:

- **Eröffnung eines Verkehrsbereichs**

  Dies gilt sowohl für die Ausbildungsstätte wie auch für die Tauchbasis. Der Betreiber ist dafür verantwortlich, dass die Einrichtungen gefahrlos benutzt werden können. Neu auftretende Gefahrenquellen, wie die berühmte Bananenschale auf dem Fußboden, hat er umgehend zu beseitigen. Die Verkehrssicherungspflicht trifft den Betreiber der Basis auch, wenn er diese lediglich gemietet hat. Sofern ein Schwimmbad oder ein Pool für die Ausbildung genutzt wird, obliegt es dem Tauchausbilder, vor besonderen Gefahren zu warnen und ihnen vorzubeugen (z. B. Sprunggrube). Ihm obliegt die Beaufsichtigung aller Teilnehmer; er hat – wie auch bei Nutzung eines Freigewässers – eine funktionierende Rettungskette sicherzustellen. Das Freigewässer hat er dem Ausbildungsstand entsprechend auszuwählen und muss vor den dort herrschenden von ihm nicht zu behebenden Gefahren (z. B. Rutschgefahr) warnen.

- **Teilnahme am öffentlichen Verkehr; hier im Sportbereich**

  Bei der Ausübung des Tauchsports sind die allgemein anerkannten Regeln dieser Sportart im vollen Umfang einzuhalten. Beim Tauchen handelt es sich um eine so genannte parallele Sportart, die nicht darauf ausgerichtet ist, körperlich gegeneinander anzutreten, sodass die Verpflichtung zur umfassenden

Regeleinhaltung nicht gemindert ist. Die allgemein anerkannten Regeln des Tauchsports sind zwar nicht normiert, jedoch werden bestimmte Grundsätze von allen Tauchverbänden anerkannt, wie z. B. „Tauche nie allein", „40 m Tiefenlimit" und „Vier-Sterne-Prinzip bei der Gruppenzusammenstellung". Auch das Tauchen nur mit gültiger Tauchtauglichkeitsbescheinigung gehört hierzu; vgl. insoweit oben zu 49.2.1.

Weitere Grundsätze sind das Einhalten der Dekostufen, das Einhalten der empfohlenen maximalen Aufstiegsgeschwindigkeit, der Sicherheitsstopp am Ende eines Tauchgangs und die Verwendung einer dem jeweiligen Tauchvorhaben und den vorherrschenden Bedingungen angepassten Ausrüstung (z. B. kaltwassertaugliche Ausrüstung; zwei getrennte Abgänge). Gefordert sind immer auch situationsbedingte spezifische Verhaltensweisen.

**Fallbeispiel 1.** Von einem Tauchlehrer verlangt die Rechtsprechung eine besonnene und gewissenhafte Beurteilung der Einzelsituation. In Kroatien kamen im August 2001 ein Vater und sein Sohn durch eine Mine ums Leben. Der Tauchgang fand von einem Boot aus statt, das jedoch nicht als Tauchboot gekennzeichnet war. Ein Fischer hatte die Umrisse der Taucher in 20 Meter Tiefe, die sich von ihrem Boot ein ganzes Stück weit entfernt hatten, für einen Fischschwarm gehalten und eine Mine darauf geworfen.

Der für den Tauchgang Verantwortliche wurde in Kroatien zu 5,5 Jahren Freiheitsstrafe verurteilt. Begründung für den Vorwurf erheblicher Fahrlässigkeit: Das Setzen der Flagge Alpha und ein Tauchen in Nähe des Bootes hätten den Unfall verhindern können.

**Fallbeispiel 2.** Mit Urteil vom 16. August 1999 (Az. 19 U 2221/99) hat das OLG München festgestellt, dass in einem Gebiet, in dem Motorboote verkehren, ein Schnorchler unter bestimmten Umständen verpflichtet sein kann, einen Sicherheitsballon zu benutzen. Dies muss im Erst-Recht-Schluss natürlich auch für jeden Taucher gelten.

**Fallbeispiel 3.** Wenngleich sie unter Sporttauchern noch immer verpönt ist, dürfte die Benutzung einer Buddy-Line zwischen den Tauchern bei entsprechend ungünstigen Sicht- oder Strömungsverhältnissen unter Wasser dringend geboten sein. Ein Verzicht hierauf kann in diesem Fall durchaus als fahrlässiges Verhalten angesehen werden. Der Verwaltungsgerichtshof Baden-Württemberg hat in seinem Urteil vom 11. Juli 1997 (Az. 8 S 2684/96) festgestellt, dass eine solche Leine auch für Sporttaucher eine unter Sicherheitsgesichtspunkten sinnvolle Maßnahme darstellt und hat das erstinstanzliche Urteil des Verwaltungsgerichts Freiburg vom 2. Juli 1996 (Az. 6 K 1756/94) bestätigt, das festgestellt hatte, dass der Nutzen einer solchen Leine überwiegt.

### ■ Veranstaltersicherungspflicht
Durch vorausschauende Planung ist jede auch nur denkbare Gefahrensituation zu vermeiden. Hierzu gehört insbesondere das individuelle Gefahrenmanagement (z. B. bei Strömungstauchgängen, beim Nachttauchen etc.; Ausbildungsvor-

schriften müssen vollumfänglich eingehalten werden). Geschuldet wird ein geordneter Ablauf.

■ **Verkehrssicherungspflicht als Eigentümer der Ausrüstung**
Sie gilt auch für geliehene Ausrüstung (Verein), die Tauchschülern zur Verfügung gestellt wird. Die Ausrüstung ist vor jedem Gebrauch auf Funktion zu prüfen. Wartungsintervalle sind einzuhalten und die Wartung ist durch zertifizierte Personen vorzunehmen und zu dokumentieren. Insbesondere Prüffristen für Tauchflaschen sind einzuhalten. Gefährliche Gegenstände müssen beaufsichtigt werden (z. B. Flaschen). Erforderlich ist eine Einweisung in die Handhabung der gesamten Ausrüstung und wiederholtes abgestuftes Üben.

■ **Verkehrssicherungspflicht als Anlagenbetreiber (Kompressor)**
Vorformulierte Haftungsbeschränkungen oder -ausschlüsse, die zur mehrmaligen Verwendung bestimmt sind, fielen früher unter die Bestimmungen des AGB-Gesetzes. Seit Anfang 2001 sind entsprechende Regelungen in das BGB aufgenommen worden. Nach § 309 BGB ist ein genereller Haftungsausschluss unwirksam. Danach kann die Haftung nur für normale und leichte Fahrlässigkeit, nicht jedoch für grobe Fahrlässigkeit oder gar Vorsatz ausgeschlossen werden. Für den Fall möglicher Körperschäden ist eine formularmäßiger Beschränkung oder gar ein Ausschluss der Haftung nach § 309 Nr. 7a BGB sogar überhaupt nicht wirksam. Da Körperschäden beim Tauchen stets möglich sind, ist damit ein wirksamer Haftungsausschluss für den gesamten Tauchsportbereich durch vorformulierte Erklärungen nicht mehr möglich.

**Hinweis.** Ein genereller Haftungsausschluss für das Tauchen ist nicht wirksam.

## 49.4 Pflichten, Haftpflicht und Strafbarkeit des untersuchenden Arztes

### 49.4.1 Anamnese

Der untersuchende Arzt hat eine gründliche Anamnese durchzuführen und hierbei insbesondere Feststellungen zu früheren Erkrankungen zu treffen, die Auswirkungen auf die Tauchtauglichkeit haben könnten. Sofern Minderjährige untersucht werden (z. B. angehender 12-jähriger Tauchschüler) darf er nicht darauf vertrauen, dass diese in der Lage sind, insoweit alle entscheidenden Angaben zuverlässig machen zu können. In diesen Fällen dürfte die Befragung der Erziehungsberechtigten geboten sein.

### 49.4.2 Umfang der Untersuchung

In der Regel richtet sich der Umfang der Untersuchung und damit die einzelnen Untersuchungselemente nach festgelegten Untersuchungsrichtlinien (z. B. Richtlinien der GTÜM oder anderer Verbände bzw. arbeitsmedizinische Untersuchungsgrundsätze wie G 31). Diese stellen auch zugleich den üblichen Standard dar, nach dem Tauchtauglichkeitsuntersuchungen in Deutschland durchgeführt werden. Selbst wenn ein untersuchender Arzt mithin nicht bescheinigt, dass er eine Untersuchung nach bestimmten Untersuchungsrichtlinien durchgeführt hat, ist von ihm dennoch zu erwarten, dass seine Untersuchung, aufgrund deren er eine Tauchtauglichkeitsbescheinigung ausstellt, dem üblichen Standard entspricht. Sofern in der Bescheinigung nicht auf bestimmte eingehaltene Untersuchungsrichtlinien Bezug genommen wird, muss anderweitig sichergestellt werden, dass der Inhalt der durchgeführten Untersuchung aus der Bescheinigung ersichtlich ist (s. 49.2.1 Tauchtauglichkeitsbescheinigung).

Da sich Inhalt und Umfang der Tauchtauglichkeitsuntersuchung nach dem Gefährdungspotenzial des Tauchens für den menschlichen Körper richten, ist sie in ihrem üblichen Rahmen nicht geeignet, den Gesundheitszustand des Patienten vollständig und umfassend zu bewerten. Zweck der Untersuchung ist lediglich, eine fundierte Beurteilung über die Tauchtauglichkeit zu gewinnen. Möchte ein Patient darüber hinaus gehende gesundheitliche Risiken ausschließen, muss er entsprechende ausdrückliche Zusatzaufträge erteilen und damit zum Ausdruck bringen, dass er eine über den üblichen Rahmen einer Tauchtauglichkeitsuntersuchung hinausgehende Begutachtung begehrt.

### 49.4.3 Einwilligung der Erziehungsberechtigten in die Untersuchung

Die Einwilligung der Erziehungsberechtigten in die Vornahme der Tauchtauglichkeitsuntersuchung ist auf jeden Fall erforderlich, wenn die Untersuchung einen ärztlichen Heileingriff in die Unversehrtheit des menschlichen Körpers beinhaltet. Dies könnte beim Anfertigen von Röntgenaufnahmen (z. B. Lunge) oder der Entnahme von Blut durchaus der Fall sein. Insoweit wird man nicht mit einer vermuteten Einwilligung wie im Falle einer akuten schweren Erkrankung oder eines Unfalls die ausdrückliche Einwilligung für nicht erforderlich erachten können, da eine Tauchtauglichkeitsuntersuchung nicht unaufschiebbar oder akut unbedingt erforderlich ist. In Fällen, in denen die elterliche Sorge beiden Eltern gemeinsam zusteht (§§ 1626 ff. BGB) ist grundsätzlich die Einwilligung beider Elternteile erforderlich. Jedoch wird man im Allgemeinen davon ausgehen können, dass der mit dem Kind beim Arzt erscheinende Elternteil ermächtigt ist, die Einwilligung in die ärztliche Behandlung für den abwesenden Elternteil mit zu erteilen. Hierauf darf der Arzt in Routinefällen, wie bei einer Sporttauglichkeitsuntersuchung, vertrauen, solange ihm keine entgegenstehenden Umstände bekannt sind (vgl. Urteil des Bundesgerichtshofs – BGH – vom 15. Februar 2000 VI ZR 48/99, BFHZ 144, 1 ff., NJW 2000, 1784 ff.).

### 49.4.4 Schutzpflichten während der Untersuchung

Der Arzt als Betreiber seiner Praxis und die Untersuchung leitende Person hat zum einen die allgemeinen Verkehrssicherungspflichten zu beachten, die oben unter 49.3 bezüglich der Haftpflicht des Tauchlehrers bereits dargestellt wurden. Zusätzlich hat er jedoch eine Schutz- und Obhutspflicht, die über die Anforderungen hinaus geht, die ansonsten an beliebigen anderen, dem Publikumsverkehr offenstehenden Räumen im Rahmen der allgemeinen Verkehrssicherungspflicht zu erbringen sind. So hat er insbesondere bei der Durchführung der einzelnen Untersuchungselemente dem Patienten alle notwendige Schutz- und Hilfemaßnahmen angedeihen zu lassen. Die Durchführung der Diagnostik ist so zu organisieren, dass jede vermeidbare Gefährdung des Patienten ausgeschlossen ist.

**Fallbeispiel.** Der Arzt überwacht den Patienten während des Belastungs-EKG auf dem Ergometer ständig. Nach Beendigung der Belastung und der anschließenden Erholungsphase wendet er sich der Auswertung des Protokolls zu, während die Arzthelferin anderweitig tätig ist. Der Patient kommt beim Absteigen vom Ergometer zu Fall und verletzt sich. Der Arzt hat hier seine Obhutspflicht gegenüber dem Patienten verletzt, was seine Haftung für die dadurch eingetretene Schädigung des Patienten begründet. Er hätte sicherstellen müssen, dass der Patient das Ergometer gefahrenfrei verlassen und sich endgültig erholen kann (vgl. Urteil des OLG Köln vom 21. Juni 1989 27 U 156/88, OLGZ 1990, 444 ff. zu den Obhutspflichten eines Augenarztes).

### 49.4.5 Auswertung der Untersuchungsergebnisses

Die Auswertung der Untersuchungsergebnisse ist mit besonderem Bezug auf die sich daraus ergebenden spezifischen Risiken für den Tauchsport vorzunehmen. Dies setzt selbstverständlich entsprechende medizinische Kenntnisse voraus (z. B. Tauchen mit Diabetes). Es sind sich daraus ergebende Einschränkungen in Bezug auf die Ausübung des Tauchsports ebenso mit dem Patienten zu besprechen, wie er über die Folgen verschiedener Verhaltensweisen in Bezug auf den Untersuchungsbefund aufzuklären ist. Insbesondere Kinder und Jugendliche und vor allem deren Erziehungsberechtigte sind auch bei uneingeschränkter Tauchtauglichkeit über mögliche gesundheitliche Risiken des Tauchsports gerade für diese Altersgruppe hinzuweisen (z. B. Möglichkeit negativer Auswirkungen auf das Wachstum, Tiefengrenzen). Entsprechendes gilt für schwangere Frauen und mögliche andere Personengruppen mit spezifischem Gefährdungspotenzial.

### 49.4.6 Dokumentation des Untersuchungsverlaufs

Wie bei der gesamten ärztlichen Tätigkeit ist auch in Bezug auf die Durchführung von Tauchtauglichkeitsuntersuchungen eine lückenlose Dokumentation von großer Bedeutung. Der Dokumentation müssen sämtliche durchgeführten Untersuchungs-maßnahmen mit Datum, durchführender Person und Ergebnis zu entnehmen sein. Die Dokumentation hat zeitnah in unmittelbarem Zusammenhang mit der Behandlung zu erfolgen und ist nicht beliebig nachholbar. Weist sie erhebliche Lücken auf, wird dem Patienten der Nachweis eines fehlerhaften Verhaltens unbillig erschwert. Ihm ist deshalb zumindest eine Beweiserleichterung zuzubilligen, die dazu führt, dass ein Behandlungsfehler als erwiesen gilt, wenn dieser ernsthaft in Betracht kommt (vgl. Urteil des LG Hechingen vom 15. Oktober 2004 2 O 285/02, JURIS). Dadurch, dass eine aus medizinischen Gründen aufzeichnungspflichtige Untersuchung bzw. ein dokumentationspflichtiges Element nicht dokumentiert worden ist, ist indiziell anzunehmen, dass diese gebotene Untersuchung nicht durchgeführt worden ist (vgl. Urteile des OLG Hamm vom 24. Oktober 2001 3 U 123/00, OLGR Hamm 2002, 286 ff. und des LG Rottweil vom 27. November 2003 2 O 537/01, JURIS).

### 49.4.6 Haftung des Arztes, Strafbarkeit

Der Arzt haftet für einen Schadenseintritt beim Patienten aus einer schuldhaften Verletzung von Sorgfaltspflichten aus dem Behandlungs-/Untersuchungsvertrag, sofern der Schadenseintritt hierauf beruht. In Betracht kommt insoweit, dass der Arzt einzelne Untersuchungselemente die zum üblichen Standard einer Tauchtauglichkeitsuntersuchung gehören, nicht durchführt und dadurch eine gesundheitliche Beeinträchtigung des Patienten nicht feststellt, die eine Tauchuntauglichkeit oder eine nur beschränkte Tauchtauglichkeit unter Auflagen begründet. Verwirklicht sich das in dieser gesundheitlichen Beeinträchtigung liegende Risiko bei Ausübung des Tauchsports, haftet der Arzt für den dem Patienten daraus entstehenden Schaden. Ein Arzt, der nicht sämtliche zum üblichen Standard einer Tauchtauglichkeitsuntersuchung gehörende Untersuchungselemente durchführt, geht daher ein in seiner Größenordnung nicht zu überschauendes Haftungsrisiko ein.

**Hinweis.** Die Tauchtauglichkeitsuntersuchung muss unbedingt sämtliche zum üblichen Standard einer solchen Untersuchung gehörenden Elemente umfassen, um ein unüberschaubares Haftungsrisiko des Arztes zu vermeiden.

Eine Haftung des untersuchenden Arztes ist ferner gegeben, wenn er den Patienten nicht zutreffend oder nur unzureichend über die sich aus den Untersuchungsergebnissen ergebenden spezifischen Risiken für den Tauchsport informiert und/oder wegen der daraus zu ziehenden Schlussfolgerungen für den Patienten berät. Mangelnde sport- bzw. tauchsportmedizinische Kenntnisse des Arztes vermögen diesen nicht zu exkulpieren.

**Hinweis.** Mangelnde tauchsportmedizinische Kenntnisse schützen nicht vor Haftung.

Stellt ein Zivilgericht fest, dass ein grober Behandlungsfehler vorliegt, führt dies grundsätzlich zur Umkehr der Beweislast, d. h., dass nunmehr der Arzt beweisen muss, dass der eingetretene Schaden nicht Folge seines Behandlungsfehlers war. Nur ausnahmsweise kann auch bei Annahme eines groben Behandlungsfehlers eine Beweislastumkehr ausgeschlossen sein, wenn es gänzlich unwahrscheinlich ist, dass der Fehler zum Schadenseintritt beigetragen hat. Die Annahme eines groben Behandlungsfehlers setzt die Feststellung voraus, dass der Arzt eindeutig gegen bewährte ärztliche Behandlungsregeln oder gesicherte medizinische Erkenntnisse verstoßen und einen Fehler begangen hat, der aus objektiver Sicht nicht mehr verständlich erscheint, weil er einem Arzt schlechterdings nicht unterlaufen darf (vgl. Urteil des BGH vom 13. Januar 1998 VI ZR 242/96, BGHZ 138, 1, NJW 1988, 1780). Bei der Beurteilung, ob ein Behandlungsfehler als grob einzuordnen ist, handelt es sich um eine durch das jeweilige Gericht vorzunehmende juristische Wertung. Diese Wertung hat auf tatsächlichen Anhaltspunkten zu beruhen, die sich in der Regel aus der medizinischen Wertung des Behandlungsgeschehens durch den in diesen Fällen vom Gericht zu beauftragenden medizinischen Sachverständigen ergeben. Hinsichtlich der Durchführung von Tauchtauglichkeitsuntersuchungen stützen

## Kompaktinformation

- Die Richtlinien der tauchsportmedizinischen Vereinigungen (z. B. GTÜM) stellen den üblichen Standard für Tauchtauglichkeitsuntersuchungen in Deutschland dar, der in jedem Fall einzuhalten ist.
- Vor der Untersuchung Minderjähriger ist regelmäßig die Einwilligung der/des Erziehungsberechtigten in die Vornahme der Tauchtauglichkeitsuntersuchung einzuholen

- Auch die Durchführung der Tauchtauglichkeitsuntersuchung ist mit allen ihren Elementen lückenlos zu dokumentieren.
- Die Verletzung der Sorgfaltspflichten aus dem Untersuchungsvertrag kann sowohl die zivilrechtliche Haftung des Arztes für spätere (Körper-)Schäden des Patienten begründen, wie auch eine strafrechtliche Verfolgung des Arztes nach sich ziehen.

**763**

diese sich insoweit in der Regel auf die Richtlinien entsprechender Vereinigungen und Institutionen (z. B. GTÜM) oder arbeitsmedizinische Vorgaben.

Den Arzt trifft als Durchführenden einer Tauchtauglichkeitsuntersuchung eine strafrechtliche Garantenstellung nach § 13 StGB gegenüber seinem Patienten. Wegen der Begrifflichkeit und der strafrechtlichen Folgen s. 49.2.3 (Garantenstellung des Tauchlehrers). Eine Strafbarkeit hiernach kommt aber nur in Betracht, soweit der Arzt Sorgfalts- oder Aufklärungspflichten vorsätzlich verletzt und die mögliche Verletzungs- oder Todesfolge dabei zumindest billigend in Kauf nimmt, was in der Praxis kaum vorstellbar ist.

Die oben geschilderten Verletzungen der Sorgfaltspflichten aus dem Behandlungs-/Untersuchungsvertrag, wie z. B. das Nichtdurchführen eines standardmäßig vorgesehenen Untersuchungselements aus Unachtsamkeit oder Unwissenheit (mangelnde tauchsportärztliche Kenntnisse), können jedoch durchaus eine strafrechtliche Verfolgung des Arztes wegen fahrlässiger Körperverletzung oder fahrlässiger Tötung nach sich ziehen, wenn es aufgrund der Sorgfaltspflichtverletzung zur entsprechenden Schädigung des Untersuchten beim Tauchen kommt.

## 49.5 Arzneimittel- und Medizinrecht

### 49.5.1 Arzneimittelgesetz (AMG)

Das AMG liegt nunmehr in der Fassung der Bekanntmachung vom 12. Dezember 2005 (BGBl Teil I 2005, 3394 ff.) vor. Arzneimittel sind danach Stoffe, die dazu bestimmt sind, durch Anwendung am oder im menschlichen Körper Krankheiten, Leiden, Körperschäden oder krankhafte Beschwerden zu heilen, zu lindern, zu verhüten oder zu erkennen. Ausgehend von dieser Definition ist medizinischer Sauerstoff ein sogenanntes Fertigarzneimittel und unterliegt damit den Bestimmungen des AMG. Hieraus ergibt sich die Verpflichtung zur Angabe eines Verfalldatums auch für medizinischen Sauerstoff. Seine Verfalldauer beträgt 3 Jahre; nach deren Ablauf darf er nicht mehr verwendet werden. Sonstige Arzneimittel in Form von Medikamenten können zwar durchaus in einen Tauchernotfallkoffer gehören. Sie dürfen jedoch nur von einem Arzt verabreicht werden, da nur diesem das Behandlungsrecht zusteht. Dieser Arztvorbehalt gilt nur für ein Arzneimittel nicht: medizinischen Sauerstoff. Dieser ist bei jedem Tauchunfall in normobarer Form in höchst möglicher Konzentration (100 %) dem Verunfallten auch von Laien zu verabreichen.

**Hinweis.** Normobarer Sauerstoff sollte in höchstmöglicher Konzentration bei jedem Tauchunfall appliziert werden

### 49.5.2 Medizinproduktegesetz (MPG) und Medizinprodukte-Betreiberverordnung (MPBetreibV)

Die Bestimmungen der MPBetreibV, die im Jahre 1998 die Medizingeräteverordnung abgelöst hat, gelten für das Errichten, Betreiben und Anwenden von Medizinprodukten, wenn diese gewerblichen oder wirtschaftlichen Zwecken dienen oder in deren Gefahrenbereich Arbeitnehmer beschäftigt werden. Dies ist beim Betrieb einer Tauchschule stets der Fall. Unter den in § 3 MPG geregelten Begriff des Medizinprodukts fallen neben sämtliche Verbandsstoffe auch Absauggeräte, Beatmungsbeutel, pneumatisch oder elektrisch betriebene Beatmungsgeräte und Blutdruckmessgeräte. Für den Anwender solcher Medizinprodukte ergibt sich aus den Bestimmungen des MPG und der MPBetreibV die Pflicht, sich vor jeder Anwendung von der Funktionsfähigkeit und dem ordnungsgemäßen Zustand des Produkts zu überzeugen, bei jeder Anwendung die Gebrauchsanweisung und Herstellerhinweise zu beachten und die Instandhaltungshinweise zu befolgen. Auf dem Medizinprodukt aufgebrachte Verfallsdaten sind zu beachten (auch beim Wundschnellverband, Pflaster). Es dürfen nur solche Medizinprodukte in Betrieb genommen werden, die das CE-Kennzeichen tragen. Medizinprodukte dürfen nur von Personen angewendet werden, die über die dafür erforderliche Ausbildung oder Kenntnis und Erfahrung verfügen. Die Anwendung hat zu unterbleiben, wenn das Medizinprodukt Mängel aufweist oder eine Gefahr von ihm ausgeht. Medizinprodukte dürfen nur im Rahmen ihrer vom Hersteller festgelegten Zweckbestimmung angewendet werden.

## 49.6 Besonderheiten des Reiserechts

### 49.6.1 Reiseausfall-(Insolvenz-)Versicherung (§§ 651a ff BGB)

Veranstalter von Pauschalreisen sind seit 1994 verpflichtet, dem Reiseteilnehmer vor Reiseantritt durch Aushändigung eines Sicherungsscheins nachzuweisen, dass im Falle der Zahlungsunfähigkeit oder der Eröffnung des Insolvenzverfahrens die Rückerstattung der von dem Reisenden geleisteten Beträge und die Rückreisekosten sichergestellt sind. Vor Übergabe des Sicherungsscheins darf eine Anzahlung nicht gefordert oder angenommen werden.

Reiseveranstalter ist jeder, der eine Gesamtheit von Reiseleistungen zu einem Gesamtpreis zu erbringen verspricht. Dies ist bereits der Fall, wenn zwei selbständige Hauptleistungen vorliegen, nämlich neben der Reise selbst (Bus, Schiff, Flug, Bahn) z. B. der Transfer, die Unterkunft, die Verpflegung, die Gruppenleitung oder Zusatzangebote (Seminar, Sport, Sprachkurs etc.). Damit ist jede organisierte Tauchreise eine Reise i. S. d. Reiseveranstaltungsgesetzes. Der Tauchlehrer oder Basisinhaber, der solche Reisen zu einem Gesamtpreis anbietet, wird dadurch Reiseveranstalter.

Ausgenommen von der Verpflichtung zur Aushändigung eines Sicherungsscheins sind juristische Personen des Öffentlichen Rechts (d. h. Körperschaften, Anstalten, Stiftungen des öffentlichen Rechts, wie z. B. Kreise, Gemeinden, Kammern oder kirchliche Einrichtungen), Reiseveranstalter, die nur gelegentlich und außerhalb ihrer gewerblichen Tätigkeit Reisen anbieten, und Reiseveranstalter, wenn die Reise nicht länger als 24 Stunden dauert, keine Übernachtung einschließt und der Reisepreis € 75,– nicht übersteigt. Diese Voraussetzungen dürften mit Ausnahme von eintägigen Tauchausflügen bei Tauchreisen in der Regel nicht vorliegen.

Ein Verstoß gegen diese Vorschriften z. B. durch unberechtigtes Kassieren des Reisepreises vor Reiseende ohne Sicherungsschein hat nicht nur zivilrechtliche Konsequenzen, sondern wird gemäß § 147 b der Gewerbeordnung auch als Ordnungswidrigkeit mit einer Geldbuße bis zu € 5000,– geahndet. Dies gilt selbstverständlich auch für Tauchsportvereine. Die Kosten pro Sicherungsschein betragen ca. € 0,50 bis € 1,–.

### 49.6.2 Personen- und Sachschaden-Haftpflicht des Reiseveranstalters

Der Reiseveranstalter haftet neben dem Leistungsträger für Verletzungen und Tötungen von Reiseteilnehmern beim Absturz von Flugzeugen, für Unfälle von beauftragten Land- und Seetransportunternehmen, für Unfälle, die der Gast im Hotel oder in sonstigen Unterkünften erleidet sowie für jede Art der Schädigung, die dem Gast durch ein Leistungsträgerverschulden zugefügt wird (z. B. auch durch verdorbene Speisen). Die gleiche Haftung gilt für Schäden, die dem mitgeführten Eigentum der Teilnehmer zugefügt werden (Sachschäden).

Zwar kann der Reiseveranstalter durch Vereinbarung mit dem Reisenden seine Haftung auf den dreifachen Reisepreis beschränken, soweit dem Reisenden der Schaden nicht vorsätzlich oder grob fahrlässig zugefügt wird oder soweit der Reiseveranstalter für einen Schaden des Reisenden allein wegen eines Verschuldens eines Leistungsträgers verantwortlich ist. Da eine Haftungsbegrenzung damit an bestimmte Voraussetzungen geknüpft ist und für Körperschäden generell überhaupt nicht möglich ist, sollte sich der Reiseveranstalter gegen seine Haftungsinanspruchnahme unbedingt durch eine Personen- und Sachschaden-Haftpflicht-Versicherung versichern. Die Prämie hierfür liegt unter € 1,–/Reisenden.

## Tipps für Tauchlehrer

1. Den Tauchlehrer trifft eine besondere Verantwortung in Sachen Sorgfalts-, Fürsorge-, Aufsichts- und Verkehrssicherungspflicht. Diese Bürde ist nicht nur moralischer, sondern auch rechtlicher Natur.

2. In seiner Stellung als Garant für Leben, Gesundheit und Wohlbefinden seiner Schützlinge muss der Tauchlehrer planvoll, aufmerksam und bestimmt vorgehen. Dazu gehören Sicherheitsbelehrungen und Sicherheitsmaßnahmen über Wasser genauso, wie die Interventionsbereitschaft unter Wasser.

3. Vorsicht mit der Formulierung von Haftungsausschlusserklärungen. Hier sollte ein Jurist zu Rate gezogen werden.

4. Es ist für jeden Tauchlehrer erforderlich, seinen Ausbildungsplan an die EN 14467:2004 anzupassen, unabhängig von den Vorgaben seines Verbandes und ggf. in Abwandlung des bereits Bewährten.

5. Wartungsarbeiten an Atemreglern und sonstigen tauchtechnischen Apparaten nur nach Autorisierung durch den Hersteller (durch erfolgreiche Teilnahme an entsprechenden Kursen).

6. Die Vorlage einer gültigen medizinischen Tauchtauglichkeitsbescheinigung durch jeden zu betreuenden Tauchschüler oder Tauchgast ist verpflichtend (am besten Kopie anfertigen), das Ausfüllen eines medizinischen Fragebogens durch jeden Teilnehmer vor jedem Schnuppertauchkurs ebenfalls.

7. Die Verwendung von Ventilschutzkappen beim Transport von Druckluftflaschen mit dem Auto ist keine Empfehlung, sondern eine verbindliche Rechtsvorschrift!

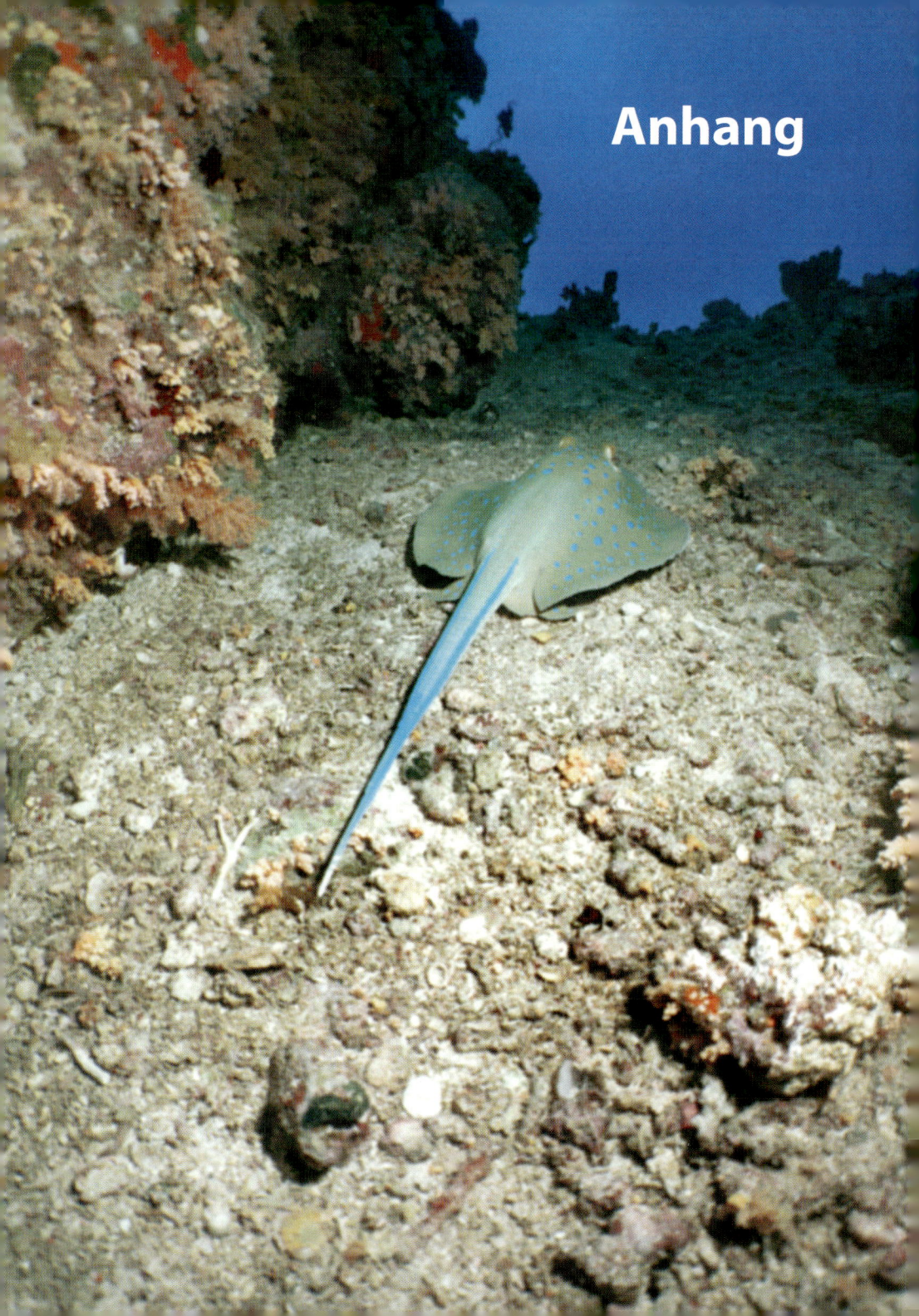

**Anhang**

# Biografien der Herausgeber

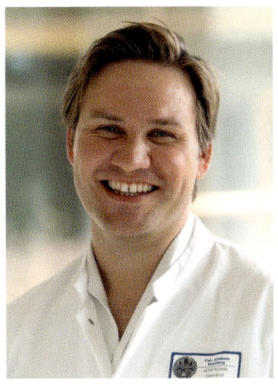

**Dr. med. Christoph Klingmann** ist Oberarzt an der Universitäts-Hals-Nasen-Ohren-Klinik Heidelberg. Im Jahr 2002 gründete er die Heidelberger Tauchersprechstunde, die auf HNO-Fälle und die Behandlung und Abklärung von Tauchunfällen spezialisiert ist und in der Patienten aus ganz Deutschland und Übersee behandelt werden. 2003 veröffentlichte er die Homepage www.tauchersprechstunde.de, auf der sich Taucher über tauchmedizinische Probleme informieren können. Er ist Preisträger des Heller-Mager-von Schrötter Wissenschaftspreises der Gesellschaft für Tauch- und Überdruckmedizin (GTÜM) und seit 2005 Mitglied im Vorstand der GTÜM. Dr. Klingmann taucht seit 1988, ist seit 1991 Tauchausbilder und seit 1997 als CMAS**-Tauchlehrer aktiv. Schon während seines Studiums praktizierte er in Druckkammerzentren in Ägypten und bei der britischen Marine und behandelt bis heute Tauchunfälle auf den Malediven und den Seychellen. Er publiziert regelmäßig in internationalen wissenschaftlichen Fachzeitschriften, schrieb mehrere Buchbeiträge zum Thema Tauchmedizin und gab 2004 das Buch „Tauchmedizin aktuell" im Gentner Verlag heraus.

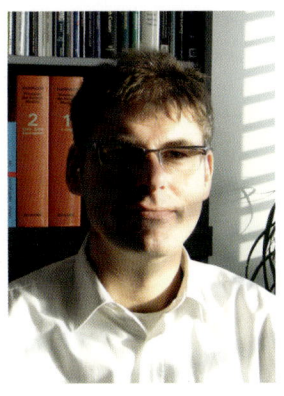

**Priv.-Doz. Dr. med. Kay Tetzlaff** ist Gastwissenschaftler an der Abteilung Sportmedizin des Universitätsklinikums Tübingen. Er ist Internist und Pneumologe und hat sich zu den respiratorischen Effekten des Tauchens an der Universität Kiel habilitiert. Seit 1991 aktiver Sporttaucher und Taucherarzt seit 1992, hat er sich seitdem insbesondere mit den medizinischen Aspekten des Tauchens befasst. Schwerpunkte der wissenschaftlichen Tätigkeit bilden die Erforschung der akuten und Langzeiteffekte des Tauchens auf Lunge und Atemwege. Er ist seit 1993 Mitglied der GTÜM und leitet seit 2002 den Ausschuss Tauchtauglichkeit dieser Gesellschaft.

# Autorenverzeichnis

**Hubertus Bartmann**
Traubenweg 6
93309 Kelheim
tauch@t-online.de

**Dr. med. Christian Beyer**
Schwerpunktpraxis für Kinder-
und Jugendmedizin
Wandsbeker Marktstr. 69–71
22041 Hamburg
beyer-hamburg@t-online.de

**Prof. Dr. rer. nat. Franz Brümmer**
Universität Stuttgart
Biologisches Institut
Pfaffenwaldring 57
70569 Stuttgart
franz.bruemmer@bio.uni-stuttgart.de

**Dr. med. Anke Fabian**
Druckkammerzentrum Heidelberg
Wissenschaftszentrum
Vangerowstraße 18/1
69115 Heidelberg
dkzhd@t-online.de

**Dr. med. Karl-Peter Faesecke**
Praxis für Arbeits- und Tauchmedizin
Wolfgangsweg 6
20459 Hamburg
info@tunneldoc.de

**R. Gerke**
Sana-Klinikum Remscheid
Medizinische Klinik
Burgerstraße 211
42859 Remscheid
r.gerke@sana-klinikum-remscheid.de

**Dr. med. Jochen Hansel**
Universitätsklinikum Tübingen
Medizinische Klinik
Abteilung Sportmedizin
Silcherstr. 5
72076 Tübingen
jochen.hansel@med.uni-tuebingen.de

**Dr. rer. nat. Martin Heß**
Biozentrum der LMU München
AG Hazsprunar
Großhaderner Straße 2
82152 Planegg-Martinsried
hess@zi.biologie.uni-muenchen.de

**Dr. med. Armin Kemmer**
BG Unfallklinik Murnau
Intensivstation/HBO
Professor-Küntscher-Straße 8
82418 Murnau am Staffelsee
kemmer@bgu-murnau.de

**Dr. med. Rolf Kern**
Universitätsklinikum Mannheim
Neurologische Klinik
Theodor-Kutzer-Ufer 1–3
68167 Mannheim
kern@neuro.ma.uni-heidelberg.de

**Dr. med. Christoph Klingmann**
Universitäts-Hals-Nasen-Ohrenklinik
Heidelberg
Im Neuenheimer Feld 400
69120 Heidelberg
Christoph.Klingmann@med.uni-
heidelberg.de

**Prof. Dr. med. Michael Knauth**
Universitätsklinikum Göttingen
Abteilung Neuroradiologie
Robert-Koch-Straße 40
37099 Göttingen
michael.knauth@med.uni-goettingen.de

**Dr. med. Andreas Koch**
Schiffahrtmedizinisches Institut der Marine
Kopperpahler Allee 120
24119 Kronshagen
koch@email.uni-kiel.de

**Dr. rer. medic. Anne Kathrin Liedtke**
Institut für Präventive Psychologie Halle
Kleine Marktstraße 5
06108 Halle/Saale
kontakt@psychologie-liedtke.de

**Dr. med. Hendrik Liedtke**
Martin-Luther-Universität Halle
Klinik für Anästhesiologie
und Operative Intensivmedizin
Ernst-Grube-Straße 40
06097 Halle/Saale
h.liedtke@krankenhaus-halle-saale.de

**Prof. Dr. med. Herbert Löllgen**
Sana-Klinikum Remscheid, Med. Klinik
Medizinische Klinik
Burgerstraße 211
42859 Remscheid
h.loellgen@sana-klinikum-remscheid.de

**Dr. med. Claus-Martin Muth**
Universitätsklinikum Ulm
Universitätsklinik für Anästhesiologie
Sektion Spezielle Anästhesie
Prittwitzstraße 43
89073 Ulm
claus-martin.muth@uniklinik-ulm.de

**Dr. med. Birger Neubauer**
See-Berufsgenossenschaft
Überbetrieblicher Arbeitsmedizinischer Dienst
Reimerstwiete 2
20457 Hamburg
birger.neubauer@see-bg.de

**Dr. med. Tim Piepho**
Johannes-Gutenberg-Universität Mainz
Klinik für Anästhesiologie
Langenbeckstr. 1
55131 Mainz
tim.piepho@gmx.de

**Priv.-Doz. Dr. med. Gerhard Pressel**
Gartenweg 1A
55583 Bad Münster
gerhard.pressel@gmx.net

**Dr. med. Hans Joachim Roggenbach**
Villenweg 11
45276 Essen
hanjoroggenbach@t-online.de

**Marco Röschmann**
aqua med reise- und tauchmedizin GmbH
Hohenlohestraße 7–9
28209 Bremen
m.roeschmann@aqua-med.de

**Benno Scharpenberg**
Dorfstraße 11c
17493 Greifswald-Wieck
schabe@t-online.de

**Dr.-Ing. Matthias Schmitt**
Bayernstraße 4
34131 Kassel
mats@vdtl.de

**Priv.-Doz. Dr. med. dent. Marc Schmitter**
Ruprecht-Karls-Universität Heidelberg
Poliklinik für Zahnärztliche Prothetik
Im Neuenheimer Feld 400
69120 Heidelberg
marc_schmitter@med.uni-heidelberg.de

**Dr. med. Dieter Schnell**
Otto-Willach-Straße 2
53809 Ruppichteroth
schnell-dieter@t-online.de

**Steffen Gerhard Scholz**
Saarstraße 88
52062 Aachen
email@steffenscholz.eu

**Priv.-Doz. Dr. med. Kay Tetzlaff**
Medizinische Klinik und Poliklinik
Abteilung Sportmedizin
Silcherstr.5
72067 Tübingen
k.tetzlaff@gtuem.org

**Michael Waldbrenner**
Waldbrenner AG
Besselstraße 18
68219 Mannheim
michael.waldbrenner@waldbrenner.de

**Dr. med. Johannes Wantzen**
Im Hungerborn 21
55411 Bingen/Rhein
jowantzen@hotmail.com

**Dr. med. Wilhelm Welslau**
Seeböckgasse 17
1160 Wien
Österreich
w. welslau@gtuem.org

# Register

Hypoglykämie 169, 635, 636, 638
Hyposensibilisierung 503
Hypothalamus 55
Hypothermie 53, 55, 56, 360
– Behandlung 59
– Schweregrade 58
Hypothyreose (Schilddrüsen-unterfunktion) 667
Hypoventilation, alveoläre 129
Hypovolämie (Volumen-mangelschock) 299
Hypoxämie 359, 360
Hypoxie 142, 166, 236, 238, 359, 360

**I**

Immersion 131, 138, 351, 537, 694
Impfschutz 711
Impfung 709
Implantat, silikonhaltiges 670
Inaktivitätsosteoporose 591
Inertgas 32, 40, 43, 65, 163
Inertgasbläschen, venöse
– Arterialisierung 687
Inertgasembolie 700
– paradoxe 686
Inertgasnarkose 244, 245, 358
Inertgaspartialdruck 75
Inertgaspartialdruckdifferenz 66
Inertgassättigung 105
Inertgasspeicher 71
Inertgasüberdruck 73
Inertgasüberspannung, tolerierte 90
Infekt, grippaler 172
Infektionskrankheiten 672
Inflator 101
Innenohr 181
– Barotrauma 197, 496, 690
– Dekompressionserkrankung 496
– Tauchunfall 690

Innenohrflüssigkeit (Perilymphe) 490
Inspiration (Einatmung) 213
Insulin 634
Intensivtherapie mit maschineller Beatmung 356
International Association for Handicapped Divers 588
International Divers Association 588
Intubation 239
Invertebraten, marine 252
Ischämie 166
– zerebrale (Hirninfarkt) 169, 445
Ischialgie 570
Isopression 88
Isopressionsphase 65
Iterationsmechanismus 77
IVE-Test 616

**J**

Jacket, s. auch Tarierweste 101
Jojo-Tauchgang 86, 87, 177
Jojo-Tauchprofil 733
Juckreiz, s. Pruritus

**K**

Kalkpatrone 393
Kalkschwämme (Calcarea) 265
Kälterezeptor 131
Kälteurtikaria 662
Kältezittern 55, 58
Kalziumantagonisten 539
Kalziumhydroxid 394, 400, 695
Kammerflimmern 60
Kammerwinkel (KW) 462
Kampfschwimmer 420, 424, 698
Kapazität
– aerobe 653
– anaerobe 654
Kapillaren 211

Kapsel-Band-Apparat 567
Kardiomyopathie (Herzmuskel-verdickung) 538, 544
– dilatative 544
– hypertrophe 544
Karenia brevis 260
Karpaltunnelsyndrom 574
Katastrophenschutz 416
Katecholaminausschüttung, endogene 360
Katecholamine 60
Kaumuskulatur 515, 517
Kausystem, Funktions-störungen 517
Kaverne 530
Kaviation 67
Kegelschnecke 279
Kehlkopfinfektion 512
Kelvin-Skala 49
Kernkörpertemperatur 53, 58
Kiefergelenk 515
Kiefergelenkgeräusch 518
Kiefergelenkuntersuchung 518
Kieselalgen (*Bacillario phyceae*) 259
Kindermundstück 614
Kindertauchen
– Eigenanamnese 615
– Empfehlungen 618
– Familienanamnese 615
– körperliche Untersuchung 616
– Medikamente 617
Kleinhirn (Zerebellum) 438
Knochen-/Gelenkverletzung 564
Knocheneiterung 483, 489
Knochenfische 283
Knocheninfektion 702
Knochennekrose 399, 702
– aseptische 398
– dysbare 699
Knochentumor 702
Knorpelfische 282
Knorpeltransplantat 490
Kochsalz-Nasenspülung 510
Kohlendioxid 40, 141